Secrets des médecines alternatives

Guide pratique pour se soigner autrement

Sélection du Reader's Digest

PARIS • BRUXELLES • MONTRÉAL • ZURICH

Secrets des médecines alternatives

est une réalisation de Sélection du Reader's Digest.

NOUS REMERCIONS TOUS CEUX QUI ONT COLLABORÉ À CET OUVRAGE.

CONSULTANTS
Jean-Ernest Altherr, docteur en médecine, gynécologue, acupuncteur

AUTEURS
Jean-Ernest Altherr, docteur en médecine, gynécologue, acupuncteur
Jean-Luc Bermond, ostéopathe DOMROF
Patricia Chairopoulos, journaliste scientifique
Clara Delpas, journaliste scientifique
Frédéric Denhez, journaliste scientifique
Corinne Drault, journaliste scientifique
Christine Maillet-Thiout, masseur-kinésithérapeute DE, méziériste
Marielle Mayo, journaliste scientifique
Daniel Scimeca, docteur en médecine, président du Syndicat de la médecine homéopathique
Bénédycte Transon Capone, journaliste scientifique

ILLUSTRATIONS
Éric Josie

NOUS REMERCIONS ÉGALEMENT
Valérie Lecoeur (secrétariat de rédaction)
Colman Cohen (effets graphiques)
Marie-Claude Germain, Brigitte Nérou (rédaction)
Damien Noirot (prépresse)

POUR LA PRÉSENTE ÉDITION
Réalisation éditoriale : **Bookmaker**
Iconographie : **Anne Silve**

ÉQUIPE DE SÉLECTION DU READER'S DIGEST
Directeur éditorial : **Éric Jouan**
Directrice éditoriale adjointe : **Elizabeth Glachant**
Directrice artistique : **Dominique Charliat**
Responsable éditorial : **José Antoine Cilleros**
Couverture : **Didier Pavois**
Maquette : **Françoise Boismal, Didier Pavois**
Lecture-correction : **Béatrice Argentier, Catherine Decayeux, Emmanuelle Dunoyer**
Iconographie : **Danielle Burnichon**
Fabrication : **Marie-Pierre de Clinchamp**
Prépresse : **Philippe Pétour**

Code projet : FR 1955/G

PREMIÈRE ÉDITION
Premier tirage

Pour nous communiquer vos suggestions et remarques sur ce livre, utilisez notre adresse e-mail : editolivre@readersdigest.tm.fr

ISBN : 978-2-7098-2038-7

Préface

En 1985, en France, 50 % des malades avaient consulté, au moins une fois, un praticien alternatif. Ils étaient plus de 70 % en 2000. Depuis 1982, un enseignement de médecine naturelle sanctionné est délivré par l'université Paris-XIII à Bobigny. Aux États-Unis, les médecines alternatives sont enseignées dans une vingtaine d'établissements aussi prestigieux que l'université de Harvard et proposées aux patients dans 15 % des hôpitaux environ.

Comment expliquer cet engouement alors que ces médecines sont mal connues, souvent mystérieuses, pour ne pas dire obscures ? Alors que leurs principes sont généralement invérifiables, que leurs mécanismes d'action sont inconnus ? Alors que les milieux scientifiques les rejettent, car leur « personnalisation », leurs méthodologies rendent impossible une validation scientifique par étude en double aveugle contre placebo nécessaire à une reconnaissance officielle ?

Certes, l'attrait du mystère et de l'exotisme n'est pas étranger à leur succès, mais leur essor s'explique avant tout par une plus grande maturité de l'individu, une prise de conscience de soi et de sa responsabilité et la fin de la confiance aveugle dans un monde technoscientifique complexe et individualiste. Prendre sa santé en main, participer activement au processus de guérison, mettre en place des comportements de prévention, voilà le message principal de ce livre. C'est pourquoi le lecteur trouvera ici une information objective sur les principales médecines alternatives, des mieux établies aux plus discutables (principes, modes d'action, indications et contre-indications, ce qu'en pense la science, comment trouver un praticien, mises en garde, etc.).

Ce livre aborde ensuite une centaine de maux quotidiens pour lesquels il propose notamment de mettre en pratique les réponses données par les médecines alternatives : premières mesures à prendre en attendant la consultation, solutions pour guérir plus vite, conseils pour réduire le risque de récidive.

Attention ! la prudence s'impose en matière d'automédication : un diagnostic ne peut être sûr à 100 %, et un patient ne peut évaluer seul l'urgence ou la gravité de son problème. Aussi, les traitements que vous entreprendrez le sont sous votre seule responsabilité et restent symptomatiques. Si vous n'obtenez pas de résultats rapides (en 24 à 48 heures) et nets, consultez rapidement. Consultez aussi chaque fois que nous le conseillons.

Car médecine traditionnelle et médecines alternatives ne s'opposent pas, elles se complètent. La première ne peut que réparer, les secondes aident à vivre.

Jean-Ernest Altherr,
docteur en médecine,
gynécologue, acupuncteur

Sommaire

1 Les thérapies de A à Z 8

Les maladies de A à Z 254

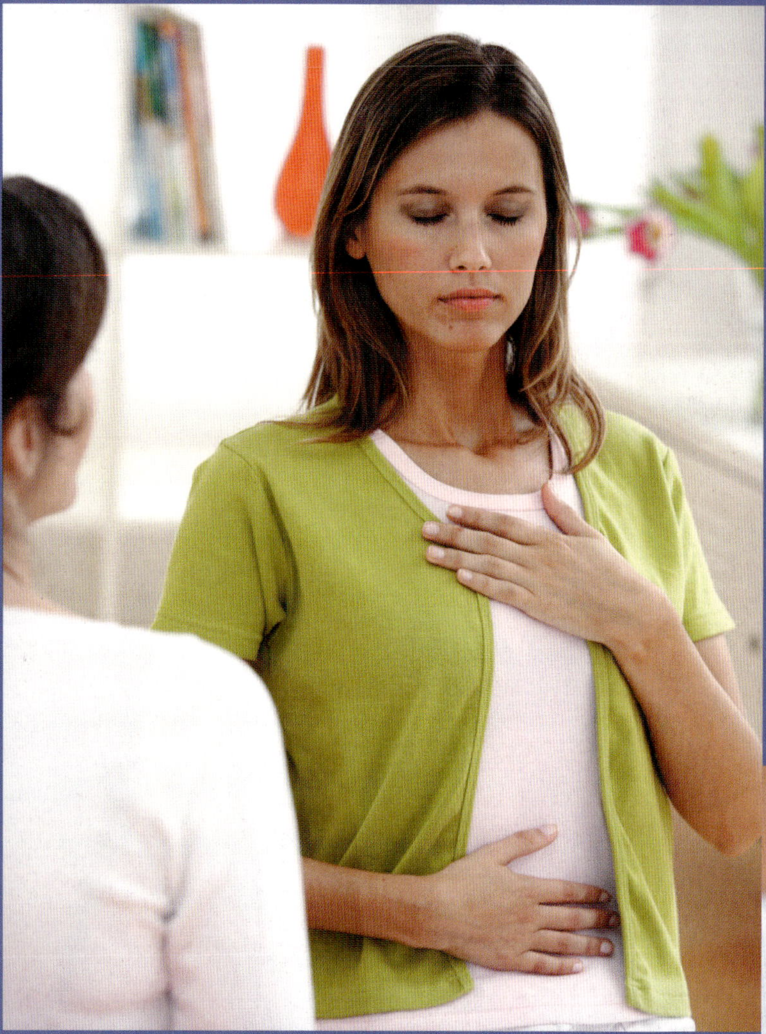

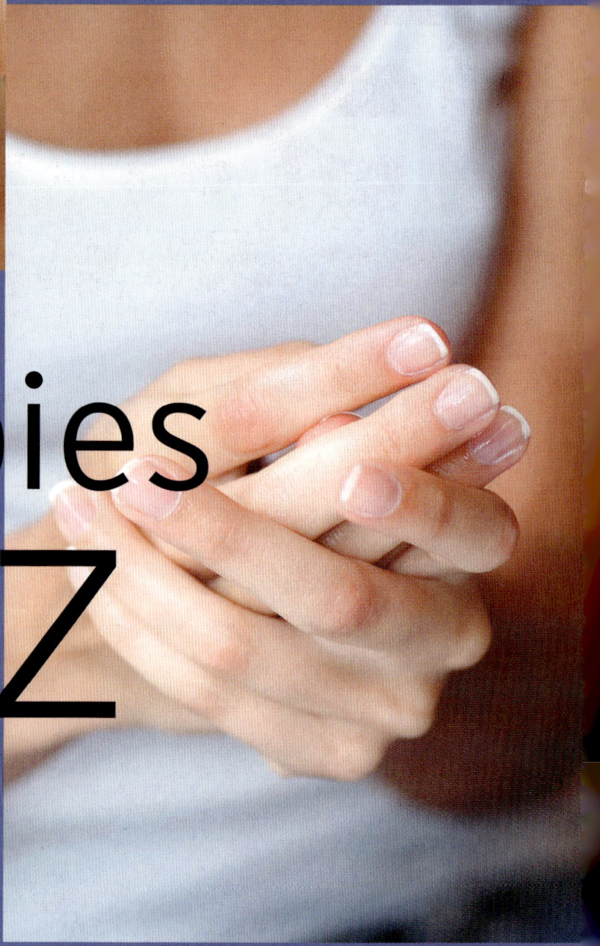

Les thérapies de A à Z

Partie 1

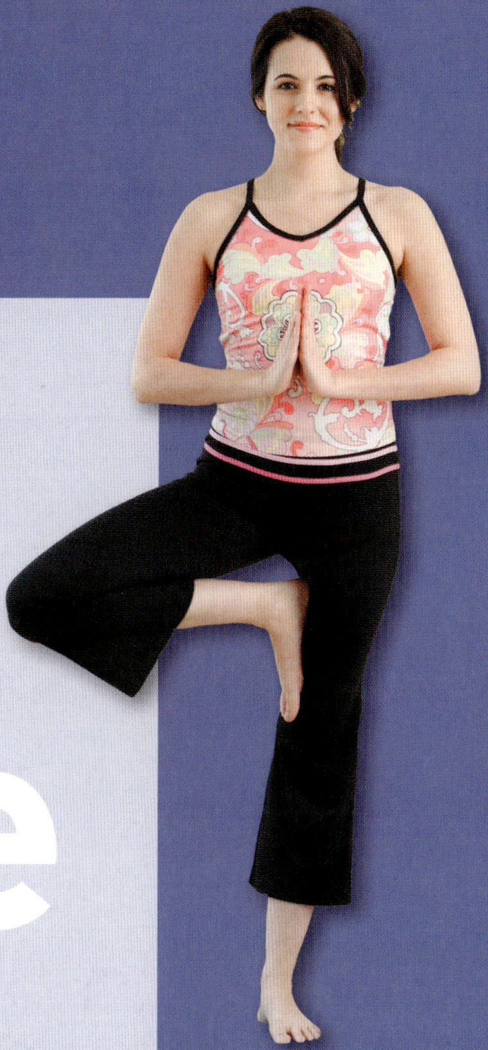

Acupuncture

L'acupuncture est l'une des branches de la médecine traditionnelle chinoise. Fondée sur une vision globale de l'être humain, elle a pour but de rétablir une circulation harmonieuse de l'énergie vitale par l'introduction d'aiguilles en certains points du corps. Médecine dite externe, elle agit surtout en prévention de la maladie.

Voir aussi Médecine traditionnelle chinoise, *p. 125.*

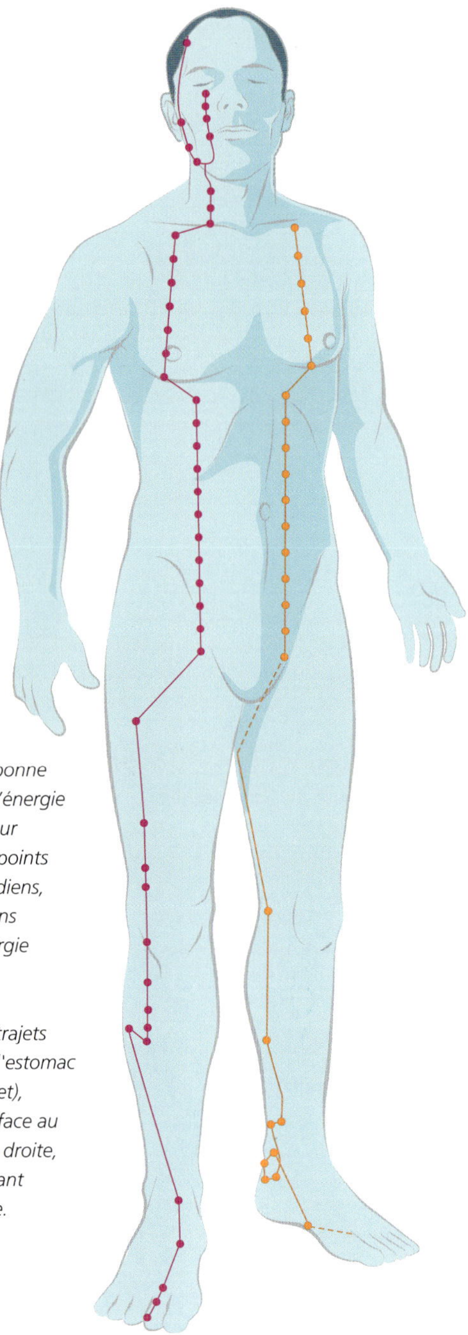

Pour rétablir une bonne circulation du qi, l'énergie vitale, l'acupuncteur intervient sur des points situés sur les méridiens, canaux virtuels dans lesquels cette énergie circule.

Sur ce dessin, les trajets des méridiens de l'estomac (à gauche, en violet), descendant de la face au pied, et du rein (à droite, en orangé), montant du pied à la gorge.

PRINCIPES

- L'acupuncture repose sur la **conception énergétique de la médecine traditionnelle chinoise** (voir p. 125), fondée sur les **deux forces complémentaires** qui ordonnent le monde : le **yin** et le **yang**.

- Très schématiquement, elle interprète l'ordre de l'Univers selon **deux systèmes cycliques :**
  - celui des **six énergies**, qui ont chacune une polarité yin et yang. D'origine externe, elles pénètrent dans le corps et gagnent les viscères, qu'elles synchronisent ;
  - celui des cinq mouvements, ou **cinq éléments** (bois, feu, terre, métal, eau), système autorégulé (chaque élément contrôle le fonctionnement des quatre autres). La nature énergétique de chaque mouvement met ce dernier en relation avec un des viscères (organes : foie, cœur, rate, poumon, rein, pour son aspect yin ; entrailles : vésicule biliaire, intestin grêle, estomac, gros intestin, vessie, pour son aspect yang), une saison, une couleur, un sens, une émotion (voir Médecine traditionnelle chinoise, tableau p. 125).

LE SAVIEZ-VOUS ?

Une dénomination impropre

Ce sont les missionnaires jésuites qui ont créé le mot acupuncture au début du XVIIe siècle à partir du latin *acus*, aiguille, et *punctura*, piqûre. Mais le nom chinois de l'acupuncture est *zhenjiu* (tsenn kiou), mot à mot aiguille et feu, ce qui est plus logique car la pratique de la moxibustion est presque aussi utilisée que le traitement par piqûre.

- Du yin et du yang naît le ***qi*** (l'énergie vitale) lequel, normalement, circule librement dans tout l'organisme le long des **méridiens**. Ceux-ci sont des **canaux virtuels** qui unissent un viscère, et les tissus qui lui sont liés, à un ensemble de points en relation avec les fonctions de ce viscère. Il y a **douze méridiens**, dits **principaux**, de chaque côté du corps, six yin et six yang. Dix sont reliés aux dix viscères, les deux autres à des fonctions particulières : le Triple Réchauffeur (yang) est chargé de l'assimilation des énergies, et le Maître du cœur (yin), de la circulation du sang et des fonctions du système neurovégétatif.

● Il existe en plus un **réseau de méridiens secondaires**. Branchés sur les méridiens principaux, ils distribuent l'énergie dans tout le corps.

● Il y a enfin un troisième réseau de méridiens, les **huit méridiens curieux**, qui harmonisent la distribution et la répartition des énergies dans le corps. Parmi ceux-ci, deux sont médians et portent des points : le vaisseau Gouverneur (*Dumai*, prononcer Toumo) dans le dos et sur le crâne, et le vaisseau Conception (*Renmai*, prononcer Jennmo) sur le ventre et la poitrine.

● Si le *qi* circule librement, tout va bien. Mais la moindre perturbation de sa circulation dans un méridien peut affecter l'organisme. Pour y remédier, le médecin acupuncteur dispose de 670 points (les Chinois les appellent « puits ») répartis sur les méridiens et de plus de 1500 points « hors méridiens » d'action symptomatique. **En insérant de fines aiguilles** en ces points spécifiques, **il libère, stimule ou freine le flux énergétique.**

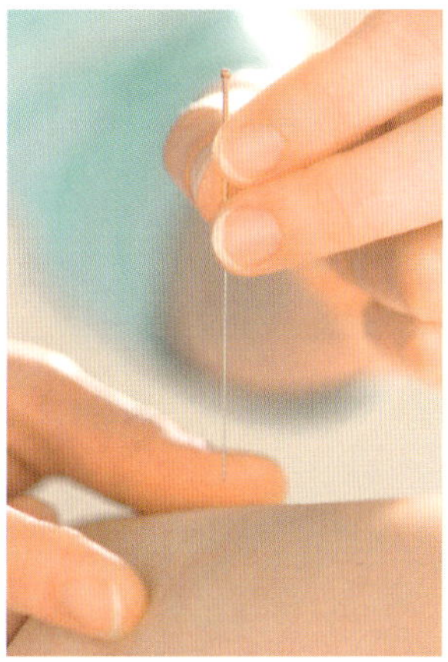

● Le praticien peut utiliser d'**autres techniques de stimulation** des points : la moxibustion, les ventouses, la saignée, le marteau fleur-de-prunier ou encore la digitopuncture et le massage.

Les aiguilles

● Le médecin utilise des aiguilles **stériles à usage unique** en acier inoxydable (parfois le manche est dans un autre métal) pour éviter tout risque infectieux. Elles sont très fines (de 0,25 à 0,40 mm de diamètre) et leur taille dépend de la profondeur des points à piquer ; les plus employées font 2,5 cm de long.

● Le **risque d'infection** est **quasi nul**, car les aiguilles, pleines, ne véhiculent pas de germes lors de la piqûre (contrairement aux aiguilles creuses utilisées pour les injections). Seul incident relativement fréquent : la piqûre de petits vaisseaux. Elle est totalement bénigne mais se traduit par la formation d'un léger hématome au niveau du point.

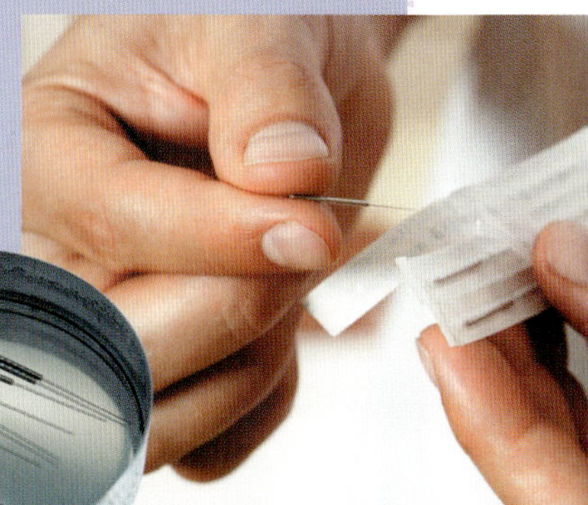

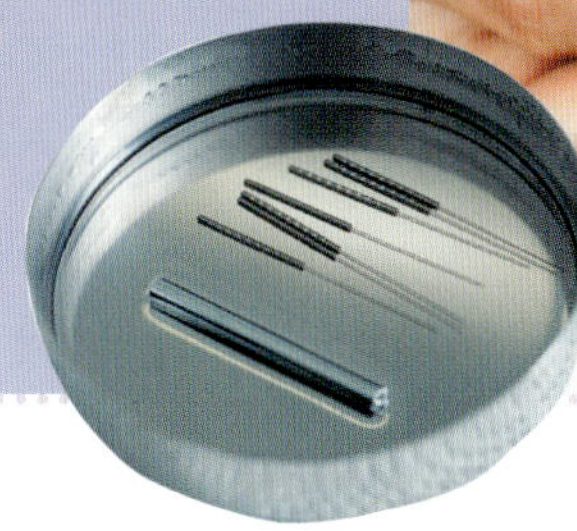

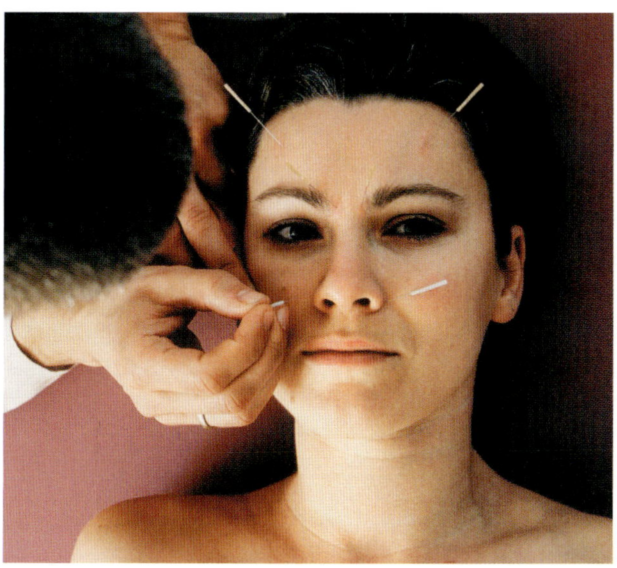

Le nombre de points traités est très variable selon le patient, l'affection et le praticien. Les aiguilles sont à usage unique, ce qui permet d'écarter tout risque infectieux.

● Les **moxas** sont fréquemment utilisés. Ce sont des **objets que l'on chauffe qui permettent de stimuler les points** d'acupuncture. Trois techniques coexistent : le moxa en rouleau de feuilles d'armoise de Chine, le moxa indirect et l'aiguille chauffée. La moxibustion apporte de l'énergie yang (chaleur). Elle est très employée en cas de ralentissement de la circulation de l'énergie (rhumatismes, douleurs abdominales, diarrhées, etc.).

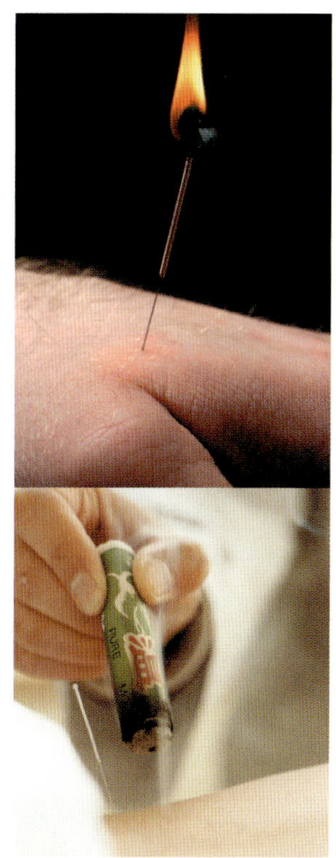

L'aiguille chauffée et le rouleau de feuilles d'armoise que l'on fait brûler, deux des objets utilisés pour pratiquer la moxibustion.

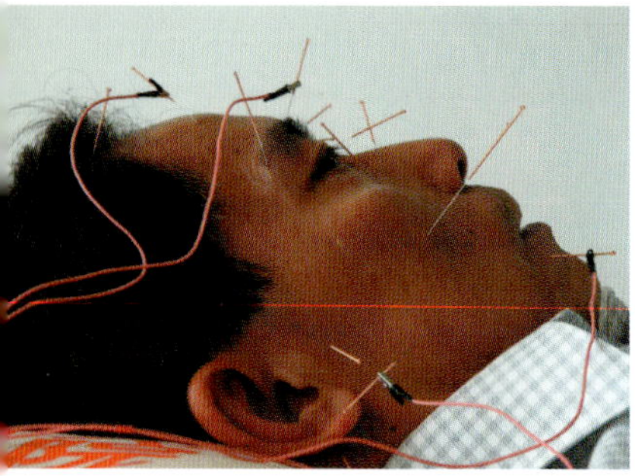

Stimulation électrique des aiguilles.

● Certains praticiens stimulent les aiguilles à l'aide d'un **courant électrique de très faible intensité**. Cette technique est surtout intéressante pour traiter des **douleurs chroniques** et en analgésie (dentisterie, par exemple).

Avant d'appliquer des ventouses, le praticien en évacue l'air en y introduisant un morceau de coton enflammé.

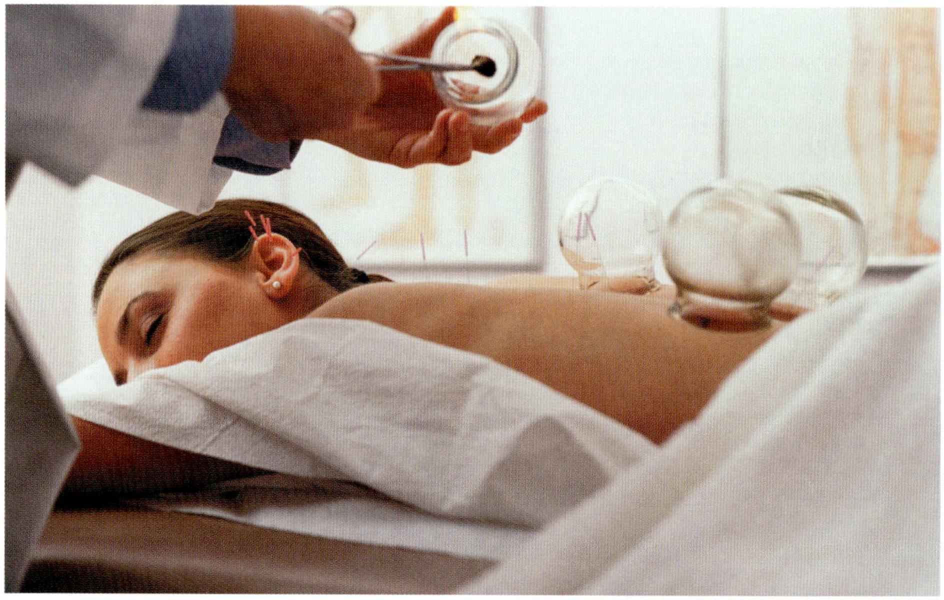

● Les **ventouses** (en verre ou en bambou), destinées à **aspirer les énergies impures** hors du corps, sont posées en cas de rhumatismes, de furoncles, d'asthme, d'infections respiratoires. Le praticien crée un vide partiel à l'intérieur de la ventouse en chauffant l'air avec un morceau de coton enflammé ; puis il l'applique au niveau du point à traiter. Il existe aussi des ventouses à tubulure ; le vide y est fait à l'aide d'une pompe.

● La **saignée** se pratique avec une aiguille de section triangulaire, au niveau des dilatations de petits vaisseaux sous-cutanées. Elle est indiquée essentiellement dans les **douleurs** cervicales, dorsales ou lombosacrées chroniques.

● Le **marteau fleur-de-prunier** est une sorte de petit maillet à manche très flexible. Chacune de ses faces est porteuse d'un grand nombre de fines pointes. Le praticien en percute rapidement la peau en suivant le trajet des méridiens superficiels. Cette technique est surtout employée pour des **problèmes musculoligamentaires**.

● La **digitopuncture** (voir p. 50) consiste à masser et à exercer des pressions sur les points ou le long des méridiens. Elle est particulièrement recommandée **pour les personnes qui redoutent les piqûres**.

CE QUE SOIGNE L'ACUPUNCTURE

● N'hésitez pas à consulter aux tout **premiers symptômes de grippe, d'un rhume ou** au début **d'un zona** (si possible dans les premières heures) : l'acupuncture peut alors s'avérer très efficace.

● Elle peut vous soulager en cas de **mal de dos ou de dent, de sciatique**, de névralgie, de migraine, de règles douloureuses et de rhumatismes.

● Vous pouvez y avoir recours pour traiter les **troubles fonctionnels**, qu'ils soient digestifs (colites, constipation, diarrhée, reflux gastro-œsophagien, brûlures d'estomac), respiratoires (asthme, toux, sinusite et laryngite chroniques) ou circulatoires (troubles veineux, palpitations, hypertension artérielle), mais aussi sexuels (baisse de libido, difficultés d'érection, rapports douloureux) ou endocriniens (troubles accompagnant la puberté, la ménopause, l'andropause).

● Elle peut vous aider à régler les problèmes liés aux **allergies,** au **stress** et à l'**anxiété,** si vous souffrez de troubles du sommeil, de spasmophilie, de dermatose chronique (eczéma, psoriasis, acné), de vertiges, de bourdonnements d'oreille. Elle semble particulièrement adaptée si vous voulez **arrêter de fumer**.

● Si vous avez subi une opération ou avez eu un accident, l'acupuncture **facilite la cicatrisation**. Le praticien peut intervenir pour traiter votre cicatrice si elle est restée sensible, ou pour vous aider à régler d'éventuels problèmes liés au traumatisme subi.

● L'acupuncture est une méthode utilisée pendant la **grossesse** et l'**accouchement**. **Attention**, consultez un médecin ou une sage-femme habitués à cette pratique, car un certain nombre de points sont contre-indiqués ou à traiter avec prudence pendant la grossesse.

CONTRE-INDICATIONS

● La première des contre-indications est la **peur irraisonnée des aiguilles** (pensez alors à la digitopuncture, voir p. 50), l'incapacité à rester en place et les maladies psychiatriques lourdes (psychoses).

● Si vous **prenez des corticoïdes, des neuroleptiques ou des antidépresseurs,** l'acupuncture peut se révéler moins efficace. La prise prolongée de l'un de ces traitements peut aussi constituer une contre-indication, de même que celle d'**anticoagulants,** en raison de l'utilisation des aiguilles.

MISES EN GARDE

● **Avant d'entreprendre des séances** d'acupuncture, **faites poser un diagnostic** par votre médecin. En apaisant la douleur, le traitement peut en effet masquer les premiers signes d'une affection grave ou d'une urgence médicochirurgicale.

● L'acupuncture peut être pratiquée **chez l'enfant** dès 4 à 5 ans. Mais il est préférable de **consulter un praticien habitué à soigner les plus jeunes,** qui saura les mettre en confiance.

COMMENT TROUVER UN PRATICIEN

● En France, l'acupuncture est enseignée en faculté de médecine (depuis le début des années 1980 à la faculté de Bobigny). **Seuls les médecins ont le droit de l'exercer**, ainsi que les sages-femmes et les docteurs en chirurgie dentaire dans le cadre de leur exercice. Cependant, beaucoup d'acupuncteurs ne sont pas médecins.

● Pour trouver un médecin acupuncteur, vous pouvez consulter les fichiers du Conseil national de l'ordre des médecins (www.conseil-national.medecin.fr) ou vous adresser à une association professionnelle de médecins acupuncteurs ; jusqu'à la création d'un diplôme interuniversitaire d'acupuncture, en 1989, ces dernières délivraient un enseignement théorique et pratique de qualité, sanctionné par un diplôme national.

VRAI OU FAUX ?

L'acupuncture ne traite pas le cancer.

VRAI. Elle est sans effet sur les maladies malignes. En revanche, elle peut traiter une affection qui survient au cours de la maladie ou qui lui est associée, ou soulager des douleurs. Il est alors possible d'envisager la réduction des doses d'antalgiques.

LE SAVIEZ-VOUS ?

Acupuncture vétérinaire

L'acupuncture sur les animaux est mentionnée dans les plus anciens textes. Aujourd'hui, elle est surtout utilisée pour les troubles fonctionnels et les douleurs des gros animaux d'élevage, mais aussi en obstétrique équine, bovine, porcine, ovine... Certains vétérinaires l'emploient également pour les animaux de compagnie. Elle aurait notamment un effet très intéressant sur les troubles caractériels des chiens et des chats.

POUR EN SAVOIR PLUS

Petite histoire de l'acupuncture

La médecine traditionnelle chinoise, et avec elle l'acupuncture, serait apparue vers la fin du IIe millénaire avant notre ère ; certains pensent même qu'elle remonterait aux empereurs mythiques Shenong et Huangdi, à l'aube du IIIe millénaire. Sa pratique régulière est attestée dès le début de la dynastie des Zhou (1025-256 av. J.-C.). L'acupuncture est introduite en Europe par les Jésuites à la fin du XVIe siècle, d'abord en France, puis au Portugal, aux Pays-Bas et en Angleterre. Elle est alors surtout pratiquée dans les campagnes. Au début du XIXe siècle, le docteur Louis Berlioz (1776-1848), médecin dauphinois et père du compositeur, soutient une thèse sur l'électro-acupuncture.
Dans les années 1930, son usage s'intensifie. En 1931, le docteur Paul Ferreyrolles (1880-1955) crée la première consultation parisienne d'acupuncture à l'hôpital Bichat et, en 1943, Roger de La Fuÿe fonde la Société française d'acupuncture, première association scientifique et première école d'acupuncture en France. Dans les années 1970, la Chine s'ouvre à l'Occident : la diffusion de nombreux reportages sur des interventions, accouchements et césariennes pratiqués sous analgésie par acupuncture popularise cette forme de thérapie.

Comment se déroule une séance

LE DIAGNOSTIC

● Le médecin procède à un **examen classique**. Au besoin, il vous prescrit des examens complémentaires (examens en laboratoire, imagerie, etc.).

● Ensuite, il établit un **diagnostic énergétique** en vous interrogeant sur vos troubles selon les huit règles diagnostiques (voir ci-dessous).

● Puis **il vous examine** : analyse de votre silhouette, de votre corpulence, de votre gestuelle, examen de votre visage, de votre teint, de votre chevelure, de votre langue, de votre regard, de vos mains, de votre voix, de votre respiration, etc.

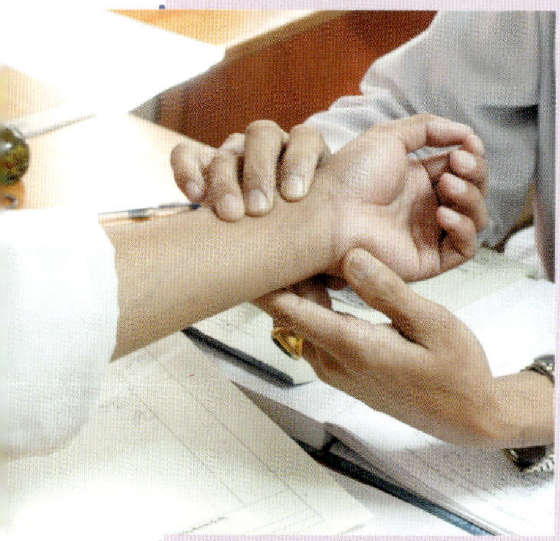

● Enfin, il exerce des pressions sur des points de votre corps choisis en fonction de vos troubles et **prend vos pouls.** En médecine chinoise, il y en a 12 (en superficie, 3 à droite et 3 à gauche ; en profondeur, 3 à droite et 3 à gauche) ; ils informent sur l'état des viscères et de leurs méridiens.

LES POINTS

● Le médecin décide des points à traiter **en fonction du diagnostic énergétique posé, de l'horaire de la séance, de la saison.** Il vous propose de vous allonger sur le dos, plus rarement sur le ventre. Vous êtes en sous-vêtements.

● Votre praticien repère les points à la palpation. Certains préfèrent se servir d'un détecteur électrique. La **piqûre** (profondeur moyenne de 1 à 6 mm) est **rapide et le plus souvent indolore**.

Les huit règles diagnostiques

Elles se concentrent sur **quatre couples** de qualités.
- Le couple **vide-plénitude** : un vide d'énergie se traduit par une douleur qui peut être améliorée par la pression.
- Le couple **chaud-froid** : le froid traduit un ralentissement de la circulation de l'énergie, la chaleur, son accélération. Un trouble froid est amélioré par l'application de chaleur, et réciproquement.
- Le couple **intérieur-extérieur** est à la fois topographique (la douleur peut siéger en profondeur ou en superficie) et étiologique (elle peut être d'origine interne : psychologique, alimentaire ou externe : traumatique, climatique, etc.).
- Le couple **yin-yang** porte sur la nature de l'énergie perturbée. Une douleur yin est sourde, profonde, pénétrante ; une douleur yang est violente, pulsatile, accompagnée d'agitation, voire de fièvre.

LE TRAITEMENT

● **Le nombre de points traités varie** de 1 à 15 au cours d'une même séance. Il est souvent d'autant moins important que le praticien est expérimenté.

● Lorsqu'il manipule l'aiguille – c'est-à-dire lorsqu'il la fait tourner entre le pouce et l'index soit en l'enfonçant, soit en la retirant –, vous ressentez une **sensation locale de gonflement, d'engourdissement** voire des picotements ; c'est parfaitement normal et cela se dissipe rapidement.

● Si vous souffrez d'une **affection aiguë**, les séances sont courtes. **Une seule séance peut suffire**, mais il faut parfois les répéter deux ou trois fois à intervalles courts (de quelques heures à trois-quatre jours). En cas d'affection chronique, les séances sont souvent plus longues (trente à quarante minutes). Elles doivent être répétées toutes les semaines, puis espacées progressivement.

● Si vous n'avez pas de résultat au bout de six à huit séances, il est inutile de poursuivre.

LES EFFETS INDÉSIRABLES

● Le traitement induit fréquemment une **fatigue**, s'accompagnant d'une sensation de détente, de bien-être. Parfois, vous pouvez éprouver une **sensation désagréable**, surtout près des extrémités (mains, pieds).

● Lors de la piqûre d'un point, vous pouvez ressentir un **léger malaise**. Signalez-le à votre médecin. Il ôtera la ou les dernières aiguilles et vous piquera ou massera certains points spécifiques. Parfois, il vous donnera une boisson amère (un café, par exemple).

● Il est possible que vos troubles s'aggravent temporairement ou que vous ressentiez un trouble nouveau, inhabituel. Voilà qui est normal et passe rapidement. Signalez-le toutefois à votre acupuncteur. Ce peut être une information précieuse pour la suite du traitement.

CE QU'EN DIT LA RECHERCHE

Les points d'acupuncture

● En 1952, en France, le docteur Niboyet montre que la résistance électrique de la peau chute fortement au niveau des points d'acupuncture : de l'ordre de 1 à 3 mégohms à 1 mm du point, elle tombe à 10 kilohms en son centre. Ce phénomène a permis la mise en œuvre des détecteurs électriques de points.

● Des études menées sur la structure de la peau (notamment celles de Senelar, Auziech et Orcel) révèlent que **le point ressemble à un cône allongé, renfermant de nombreuses terminaisons nerveuses**, des petites veinules et de fins vaisseaux lymphatiques, enrobés dans un tissu conjonctif lâche. Le diamètre d'un point varie d'environ 1 mm près des extrémités à 5 mm sur l'abdomen et autour des hanches. Sa profondeur varie de 1 mm à plusieurs centimètres.

Les méridiens

● Les méridiens n'ont **pas d'existence réelle d'un point de vue matériel** : aucune structure anatomique ne correspond à leurs trajets. Sur le plan fonctionnel, le problème est plus complexe. En 1974, en France, le docteur Maurice Mussat montre qu'il existe une **variation de potentiel électrique tout le long d'un méridien**. Un signal électrique introduit en un point d'acupuncture se propage le long du méridien, alors que le même signal introduit en un point quelconque ne diffuse pas.

● Entre 1982 et 1984, à l'hôpital Necker, à Paris, les docteurs Jean-Claude Darras et Pierre de Vernejoul ont réalisé une série d'injections de technétium 31 (un marqueur radioactif) en divers points cutanés. Ils ont suivi la progression du produit à l'aide d'une gamma-caméra. En dehors des points d'acupuncture, le produit diffuse peu et dans toutes directions.

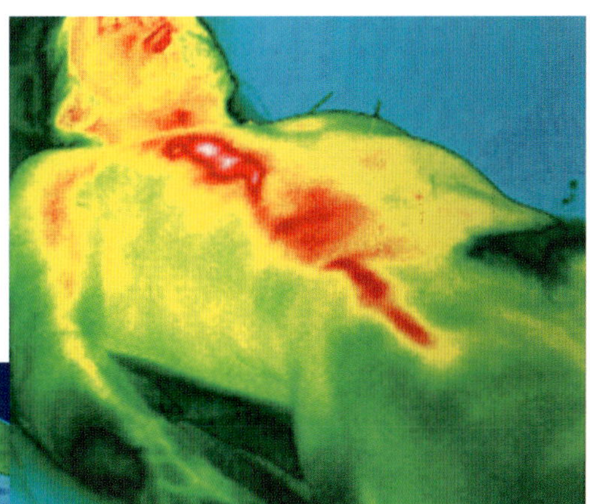

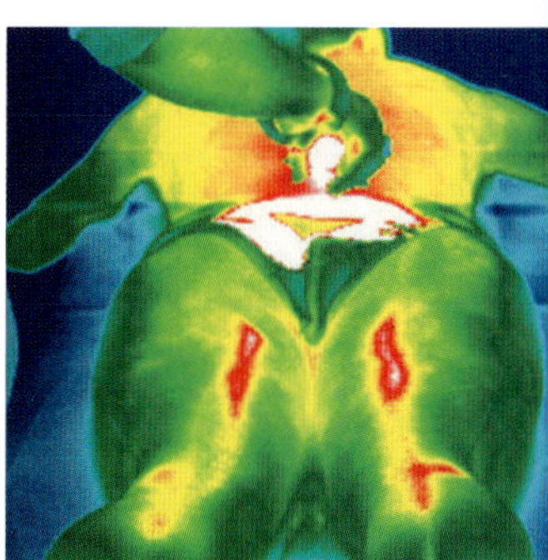

Des expériences menées en France dans les années 1980 par injection d'un marqueur radioactif tendent à démontrer l'existence des méridiens.

Lors de l'injection en un point d'acupuncture, le produit diffuse sur quelques centimètres le long du trajet du méridien. Dans une seconde série d'expériences, ils ont obtenu lors d'une injection au point Rein 7 une diffusion le long de la jambe, de la cuisse et jusque dans le petit bassin, selon un trajet ne correspondant à aucune structure anatomique connue, mais en revanche identique à celui du méridien du rein. Cependant, cette diffusion n'a pas pu être reproduite lors d'essais ultérieurs.

Une validation difficile

● De nombreux médecins utilisent l'acupuncture notamment pour sa capacité à calmer la douleur. Des études ont démontré son efficacité en ce domaine. À l'hôpital de Toronto, au Canada, les travaux du docteur Bruce Pomeranz montrent que l'acupuncture **favorise la libération dans le sang d'endorphines** (substances proches de la morphine, qui soulagent la douleur et possèdent une action euphorisante). Ils prouvent également que l'injection de naloxone (antagoniste de la morphine) inhibe une partie des effets antidouleurs de l'acupuncture.

● L'action antalgique de l'acupuncture pourrait également être expliquée par le phénomène du gate-control – en français, théorie de la porte ou du portillon (voir Réflexothérapie plantaire, p. 208). Un autre domaine fait l'objet de recherches : il s'agit du **renforcement de l'immunité**. L'acupuncture semble en effet stimuler la production des globules blancs et des anticorps. En revanche, elle réduit les taux d'IgE (protéines de l'allergie) chez les allergiques.

● Cependant, même si les études sont nombreuses, la science a du mal à reconnaître leur validité, car leurs **résultats sont souvent contradictoires**. Soit elles montrent l'intérêt et l'efficacité de l'acupuncture, mais ne remplissent pas les critères des études cliniques scientifiques (vrai placebo, double aveugle, etc.). Soit elles respectent ces critères, et, selon les résultats obtenus, l'acupuncture n'est pas plus efficace que le placebo.

● Pour les acupuncteurs, cela s'explique aisément : la médecine traditionnelle chinoise et l'acupuncture traitent un patient donné à un moment donné. À un unique diagnostic posé par la médecine occidentale peuvent correspondre de très nombreux diagnostics énergétiques et plus encore de combinaisons de points (certainement plusieurs milliers). Et du point de vue de l'acupuncture, lorsqu'on teste une combinaison préétablie de points sur différents patients atteints de la même maladie, il s'agit purement et simplement d'un traitement placebo.

Les additifs alimentaires

Les additifs alimentaires sont des substances chimiques ou naturelles ajoutées aux aliments pour les modifier. Ils peuvent servir à éviter le développement bactérien, à rehausser une couleur ou une saveur ou encore à épaissir une crème. Certains, comme les conservateurs, sont très utiles, mais la plupart sont utilisés pour compenser la qualité moyenne de l'alimentation industrielle.

Principes

- Trois cent soixante additifs alimentaires sont autorisés en France et en Europe. Ils n'ont pas tous la même origine ni le même rôle. **Certains d'entre eux sont naturels**, extraits de céréales, de fruits ou de légumes : les vitamines C et E sont ainsi utilisées comme conservateurs, et le bêtacarotène, issu des carottes ou des tomates, comme colorant. **D'autres sont obtenus par la modification de substances naturelles** : l'amidon extrait des céréales est utilisé comme agent épaississant. Mais **la majorité des additifs alimentaires est d'origine synthétique**. Soit ils reproduisent des substances présentes dans la nature, comme l'acide ascorbique, un agent acidifiant, soit ils sont totalement artificiels, à l'image des édulcorants (saccharine, aspartame...).

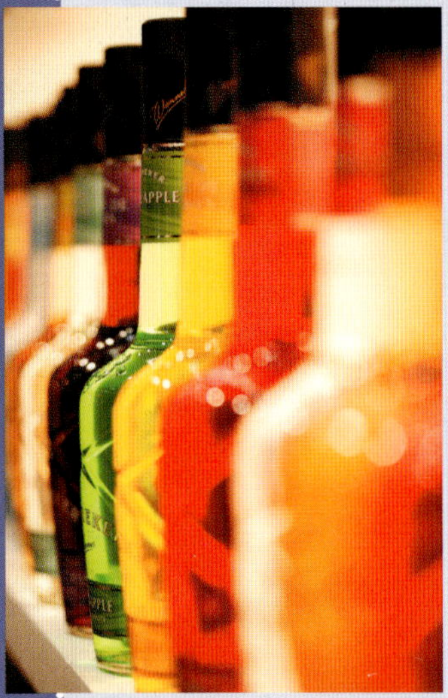

- **Leur rôle peut être essentiel sur la santé du consommateur.** Les conservateurs évitent la contamination des aliments par des champignons et des bactéries, et les antioxydants ralentissent leur dégradation. Ces deux catégories d'additifs permettent également de consommer des produits variés toute l'année, assurant une nutrition équilibrée et contribuant à une bonne santé. Toutefois, la plupart servent avant tout à **modifier l'apparence des produits alimentaires**, comme les colorants, ou les émulsifiants et épaississants, qui en améliorent la texture et/ou le goût.

Que dit la réglementation ?

- **Les additifs sont soumis à une stricte réglementation harmonisée au niveau européen.** Ils sont d'abord évalués par les autorités sanitaires françaises (Afssa), qui transmettent leur avis à la Commission européenne. **Pour être autorisé, un additif doit prouver son innocuité et son intérêt pour le consommateur.** Enfin, il ne doit pas induire le consommateur en erreur, c'est-à-dire servir à masquer la médiocrité d'un produit. Si toutes ces conditions sont remplies, l'additif peut alors être ajouté dans certains produits alimentaires et à des quantités précises.

- Selon le code européen, **tous les additifs doivent être clairement mentionnés sur les emballages,** à la fin de la liste des ingrédients, par un E suivi de trois ou quatre chiffres, ou bien encore par leur nom chimique. Par exemple,

POUR EN SAVOIR PLUS

La classification des additifs

Les additifs sont classés en huit familles principales :

- les colorants, qui modifient la couleur des denrées ;
- les conservateurs, qui bloquent le développement des micro-organismes pathogènes ;
- les antioxydants ou antioxygènes, qui ralentissent l'oxydation des aliments ;
- les émulsifiants et les gélifiants, qui augmentent la viscosité des textures ;
- les stabilisants, qui prolongent la durée des couleurs, mais aussi celle des mélanges d'eau et de graisses, principalement en charcuterie ;
- les édulcorants, qui donnent un goût sucré ;
- les exhausteurs de goût, qui augmentent la saveur des aliments ;
- les acidulants, qui accroissent l'acidité des préparations.

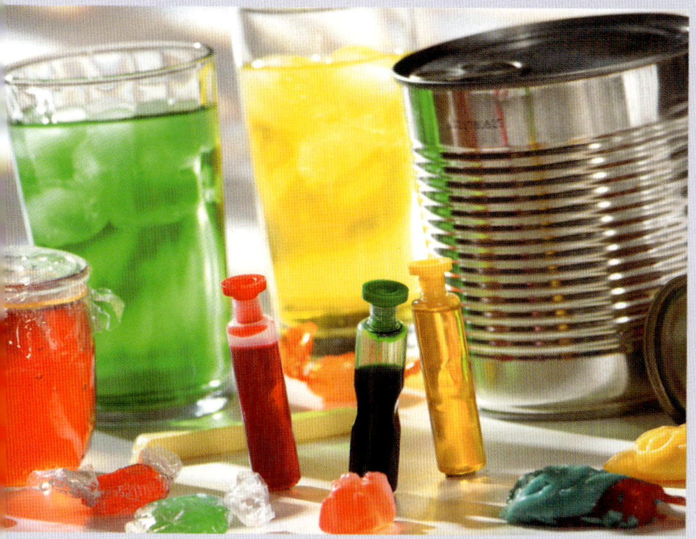

CE QU'EN DIT LA SCIENCE

Plusieurs études ont été menées sur les risques présentés par les additifs alimentaires. L'une d'entre elles, effectuée par l'université de Southampton (Grande-Bretagne), financée par la Food Standards Agency (FSA) et publiée dans la revue médicale *The Lancet*[1], révèle que la consommation de certains colorants (E110, E112, E124) pourrait favoriser des comportements hyperactifs chez les enfants. Près de 300 enfants âgés de 3 à 9 ans ont participé à l'étude, certains recevant un cocktail d'additifs composé d'un conservateur et de plusieurs colorants, les autres un simple jus de fruits. L'essai a été réalisé à double insu, c'est-à-dire que ni les chercheurs ni les enfants ne connaissaient le contenu de ce qui était consommé. Les résultats montrent clairement l'effet défavorable des additifs alimentaires sur le comportement des enfants.

1. Source : www.thelancet.com Published online September 6, 2007 DOI: 10.1016/S0140-6736(07)61306-3.

E249 correspond au nitrite de potassium, un conservateur utilisé dans les charcuteries et les salaisons pour éviter la redoutable bactérie responsable du botulisme. La Direction générale de la concurrence, de la consommation et de la répression des fraudes (DGCCRF) est chargée de contrôler, et si besoin d'interdire, certains produits s'il y a manquement à la législation.

Mises en garde

- **Les additifs alimentaires** ne sont pas nocifs pour la santé dans des conditions d'utilisation et de consommation normales. Mais de nombreuses études ont mis en évidence les **effets indésirables** de quelques dizaines d'entre eux.

Il s'agit surtout de réactions d'intolérance alimentaire. En effet, les additifs se transforment au cours de la digestion, et il peut y avoir libération de substances dont on ne connaît pas toujours bien la nature ni l'effet. Par exemple, les produits dérivés de l'acide benzoïque – un conservateur – peuvent déclencher des intolérances qui se manifestent par un asthme ou une urticaire.

- À cela s'ajoutent les **risques d'intolérance particulière**. Après une consommation excessive de bonbons ou de sauces riches en colorants tels que le jaune orangé S (E110), l'azorubine (E122), le rouge cochenille A (E124) ou encore le noir brillant (E151), vous pouvez avoir des rougeurs. Si vous ressentez, après deux ou trois verres de vin blanc, des bouffées de chaleur, une douleur abdominale, une envie d'éternuer, etc., vous avez peut-être une intolérance aux sulfites (E220 à E228), additifs utilisés en tant que conservateurs dans le poisson, les crustacés et surtout les boissons (vins, bières et autres alcools).

LE SAVIEZ-VOUS ?
Testés à court et à long terme

Avant d'obtenir une autorisation d'utilisation, chaque additif est soumis à une batterie de tests toxicologiques sur au moins deux espèces animales (souvent rat et souris), à court terme et à long terme. Différentes doses d'additifs sont administrées aux animaux. Les recherches visent à déterminer l'existence d'effets secondaires : effets cancérigènes, mutations sur les gènes ou malformations des fœtus. On analyse aussi la façon dont l'additif est modifié et conservé dans le corps. Après avoir défini quelle est la dose sans effet chez l'animal, on la divise par 100 pour obtenir la dose journalière admissible (DJA) chez l'homme.

En pratique

- On ne peut pas se passer complètement des additifs : même les producteurs d'aliments biologiques ont recours à une trentaine d'additifs (majoritairement des acidifiants, des émulsifiants et des épaississants). Mais il est préférable d'en limiter la consommation.

- Choisissez plutôt des aliments frais, donc exempts de conservateurs, ou sans additifs (pâtes, riz, lentilles, etc.). Préférez les yaourts nature à ceux aux fruits, et confectionnez vous-même vos sauces ou vos pâtisseries.

Savoir identifier les additifs aux effets indésirables

Les additifs sont soumis à une stricte réglementation. Bien que leur innocuité ait été démontrée avant leur mise sur le marché, certains peuvent provoquer des réactions chez certaines catégories de personnes. Ce tableau recense ces additifs en précisant leur code européen et leur nom courant, leur rôle et leur utilisation dans les principaux groupes d'aliments (ces indications ne sont pas exhaustives), les effets possibles et, éventuellement, les catégories de personnes exposées.

ADDITIF	FONCTION	UTILISATION	EFFETS INDÉSIRABLES POSSIBLES
E102 Tartrazine	Colorant jaune orangé	Boissons, merguez, bonbons, gâteaux et médicaments	Urticaire, eczéma, œdèmes. Risques accrus chez les asthmatiques intolérants à l'aspirine.
E104 Jaune de quinoléine	Colorant jaune-vert	Bonbons et chewing-gums	Urticaire, eczéma, œdèmes.
E110 Jaune orangé S	Colorant jaune	Glaces, pâtisseries et médicaments (paracétamol)	Urticaire, eczéma, œdèmes. Risques accrus chez les asthmatiques.
E120 Carmin de cochenille	Colorant rouge bleuté	Boissons sucrées, yaourts, chewing-gums	Urticaire, eczéma, œdèmes. Risques accrus chez les asthmatiques.
E122 Azorubine, carmoisine	Colorant bleu	Bonbons, desserts	Urticaire, eczéma, œdèmes. Risques accrus chez les asthmatiques.
E123 Amarante	Colorant rouge	Vins, spiritueux et œufs de poisson	Réactions possibles chez les personnes sensibles à l'aspirine : asthme, urticaire.
E124 Ponceau 4R, rouge cochenille A	Colorant rouge	Chewing-gums, yaourts, fruits confits	Urticaire, eczéma, œdèmes. Risques accrus chez les asthmatiques.
E127 Érythrosine	Colorant jaune	Cerises confites, bonbons, fruits au sirop	Réactions possibles chez les personnes allergiques à l'iode et chez celles souffrant d'hyperthyroïdie.
E128 Rouge 2G	Colorant rouge	Saucisses anglo-saxonnes, viandes utilisées dans les hamburgers	Urticaire, eczéma, œdèmes. Risques accrus chez les asthmatiques.
E129 Rouge allura AC	Colorant rouge	Bonbons, gâteaux	Urticaire, eczéma, œdèmes. Risques accrus chez les asthmatiques.
E131 Bleu patenté V	Colorant bleu-violet	Nombreux aliments, dont le chewing-gum	Urticaire, eczéma, œdèmes. Risques accrus chez les asthmatiques.
E154 Brun FK	Colorant brun	Uniquement les harengs fumés des pays nordiques	Urticaire, eczéma, œdèmes. Risques accrus chez les asthmatiques.
E155 Brun HT	Colorant brun	Gâteau au chocolat	Urticaire, eczéma, œdèmes. Risques accrus chez les asthmatiques.
E160 b Rocou, bixine, norbixine	Colorant jaune au rouge pêche	Certains produits laitiers	Urticaire, eczéma, œdèmes. Risques accrus chez les asthmatiques.
E161 g Canthaxantine	Colorant orange	Saucisses de Strasbourg	Urticaire, eczéma, œdèmes. Risques accrus chez les asthmatiques.
E 180 Lithol-rubine BK Interdit en Australie	Colorant rouge	Croûte des fromages	Urticaire, eczéma, œdèmes. Risques accrus chez les asthmatiques.
E 200 Acide sorbique	Conservateur	Lait, yaourts, salade de fruits, confiseries, boissons aux fruits non alcoolisées, fromages frais	Urticaire de contact autour de la bouche.
E210 à E214 Acide benzoïque et benzoates de sodium, potassium et calcium	Conservateurs	Boissons sucrées et confitures	Symptômes cutanés, parfois respiratoires ou digestifs. Risques accrus chez les asthmatiques.

E214 à E219 P-hydroxybenzoate d'éthyle et ses dérivés (le E216, ou parabène de propyle, est interdit depuis 2006)	Conservateurs	Viandes et gelées utilisées en charcuterie, bonbons	Dermite de contact, réaction immédiate avec urticaire et bronchospasmes.
E220 Anhydride sulfureux	Conservateur, antioxygène	Viandes et gelées utilisées en charcuterie, bonbons	Réactions allergiques, œdèmes, bronchospasmes. Risques accrus chez les asthmatiques.
E221-E228 Sulfite de sodium, de potassium et de calcium	Conservateur, antioxygène	Poissons, vins, bières	Irritation de la peau et des muqueuses. Risques accrus chez les asthmatiques.
E249 à E252 Nitrite de potassium et de sodium	Conservateur	Viandes, charcuteries, fromages, poissons fumés, séchés ou salés	Symptômes cutanéomuqueux, migraines, troubles gastro-intestinaux. Cancérigène.
E310 à E312 Gallate de propyle, d'octule et de dodécyle	Antioxydants	Huile végétale et matières grasses, pommes de terre minute, plats pour restauration rapide	Peut provoquer une irritation gastrique ou cutanée chez les asthmatiques. Interdit chez les nourrissons.
E320-E321 Butylhydroxyanisol (BHA) et butylhydroxytoluène (BHT)	Antioxygène, anti-rancissement	Huile végétale et matière grasse de friture, flocons de pommes de terre, purée en sachet	Le E320 est soupçonné d'être cancérigène. Réactions cutanées locales (par exemple eczéma) ou irritation des yeux et des muqueuses.
E401 Alginate de sodium	Gélifiant	Glaces, desserts, crèmes, nappages	Symptômes cutanéomuqueux.
E407 Carraghénanes (algues euchema transformées)	Gélifiant	Glaces, sauces, yaourts, desserts laitiers	Symptômes digestifs.
E412 Gomme guar	Épaississant	Sauces, glaces et crèmes	À fortes doses, troubles digestifs, nausées.
E413 Gomme adragante, tragacanthe	Épaississant	Sauces, confiseries et crèmes	Exceptionnellement incriminées dans des allergies.
E414 Gomme d'acacia ou gomme arabique	Épaississant	Vins et boissons	Exceptionnellement incriminées dans des allergies.
E416 Gomme karaya	Émulsifiant	Amuse-gueules, nappages et enrobages des pâtisseries	Allergies de contact.
E420 Sorbitol	Édulcorant	Bonbons, chewing-gums, crèmes glacées et chocolats	Diarrhées. À éviter chez les enfants de moins de 3 ans.
E421 Mannitol	Édulcorant	Bonbons, chewing-gums, crèmes glacées et chocolats, friandises rafraîchissant l'haleine	Diarrhées. À éviter chez les enfants de moins de 3 ans.
E620-E621 Acide glutamique, glutamate de sodium	Exhausteurs de goût	Viandes, soupes, plats préparés, conserves à base de viande	Bronchospasmes, céphalées, vomissements (appelés aussi le « syndrome du restaurant chinois » car souvent présents dans les plats asiatiques). Risques accrus chez les asthmatiques.
E951 Aspartame	Édulcorant	Nombreux aliments, dont des boissons et aliments light	Éventuelles crises d'épilepsie chez des personnes hypersensibles à l'aspartame, mais pas prouvé. À éviter chez les personnes souffrant de phénylcétonurie (maladie génétique).
E953 Isomalt	Édulcorant	Bonbons, chewing-gums, crèmes glacées et chocolats	Diarrhées. À éviter chez les enfants de moins de 3 ans.
E965 à E967 Maltitol, lactitol et xylitol	Édulcorant	Bonbons, chewing-gums, crèmes glacées et chocolats	Diarrhées. À éviter chez les enfants de moins de 3 ans.
E1105 Lysozyme	Conservateur	Fromages	À éviter chez les personnes allergiques à l'œuf.

Aromathérapie

L'aromathérapie fait partie de la phytothérapie, la médecine par les plantes. Elle est fondée sur l'utilisation des huiles essentielles (HE), concentré d'arômes naturels de plantes obtenu par distillation. Cette thérapeutique a fait la preuve de son efficacité dans de nombreux domaines, mais doit être utilisée avec prudence, car les huiles essentielles sont des substances très actives et potentiellement toxiques.

PRINCIPES

- Comme la médecine officielle, l'aromathérapie traite les maladies à l'aide d'anti-inflammatoires, d'antiviraux, d'antimycosiques, etc. Mais au lieu de molécules de synthèse, elle **utilise les molécules naturelles** volatiles et aromatiques **de certaines plantes**. Tous les tissus des plantes aromatiques (feuille, bois, écorce, fleur, tige, etc.) produisent, dans des proportions très faibles, des substances aromatiques. Ces dernières sont extraites des glandes végétales par un processus de distillation à la vapeur d'eau. Les huiles essentielles (HE) sont le produit de cette extraction.

- Malgré l'appellation d'huile, les HE ne contiennent pas de corps gras. Cependant, elles sont **liposolubles**, c'est-à-dire solubles dans les huiles, ce qui leur permet d'être **facilement absorbées par la peau** et par les muqueuses.

VRAI OU FAUX ?

On peut mesurer l'efficacité d'une huile essentielle sur un germe.

VRAI. En cas d'infections chroniques récidivantes, ou pour certains patients réagissant insuffisamment au traitement, l'aromathérapeute peut prescrire un aromatogramme. C'est un examen comparable dans sa réalisation à l'antibiogramme. On effectue un prélèvement bactériologique qui est mis en culture. Le germe isolé est repiqué. On dispose alors sur les cultures de petits disques imprégnés de différentes HE. Au bout d'une journée, on mesure l'effet de chaque HE selon l'importance de la zone où on été détruits les germes (halo d'inhibition).

CE QUE SOIGNE L'AROMATHÉRAPIE

- Les HE vous soulageront si vous souffrez :
  - de **douleurs migraineuses** ou **dentaires** ;
  - de **troubles nerveux** (anxiété, angoisse, insomnie, déprime, etc.) ;
  - de **troubles circulatoires**, **fonctionnels digestifs** ou **respiratoires** ;
  - de **problèmes liés à la ménopause**.

- Elles pourront vous être prescrites en complément de votre traitement pour en **soulager les effets secondaires**. Ainsi l'HE de mélaleuque à feuilles alternes (tea tree ou arbre à thé) est-elle employée en applications cutanées pour prévenir ou traiter les brûlures provoquées par la radiothérapie.

- Certaines HE vous traiteront en cas d'**infections** notamment **virales** (grippe, rhume, pharyngite, herpès, etc.) ou **mycosiques** (candidoses, par exemple). Elles peuvent avoir une action directe sur les germes (HE de thym).

CONTRE-INDICATIONS

- Les HE sont **formellement déconseillées aux femmes enceintes**. Nombre d'HE sont contre-indiquées pendant la grossesse en raison des risques qu'elles font encourir à l'enfant à naître. Des malformations cardiaques, par exemple, ont été constatées après utilisation d'HE de sauge officinale. Cette même HE ainsi que toutes celles qui sont riches en cétones – composés très actifs, mais fortement toxiques pour le système nerveux – peuvent déclencher des crises d'épilepsie.

- Elles sont **contre-indiquées pour les bébés et les enfants** en dehors d'éventuelles prescriptions par un pédiatre aromatologue.

- Si vous avez des **antécédents** personnels ou familiaux **de cancer du sein**, les HE d'action estrogene-like, c'est-à-dire qui ont des effets comparables à ceux des hormones féminines, sont contre-indiquées (HE de sauge officinale, de sauge sclarée, de houblon, d'anis étoilé, etc.).

- Si vous avez eu une **réaction allergique** à une HE donnée, ne l'utilisez plus du tout.

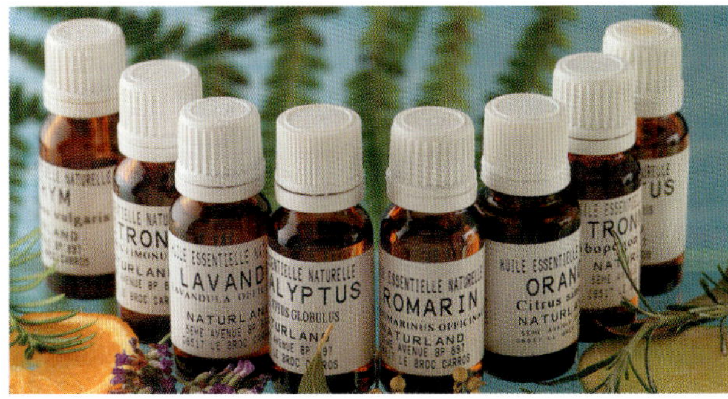

L'étiquette des flacons d'HE doit comporter le nom français et le nom latin complet de la plante, complétés éventuellement par la mention de la partie utilisée et du type chimique de la plante (chaque type chimique a des propriétés particulières).

● **Beaucoup** d'HE **sont contre-indiquées par voie cutanée** car elles sont allergisantes, irritantes ou photosensibilisantes. D'autres sont à proscrire par voie interne en raison de leur toxicité.

MISES EN GARDE

● N'employez les huiles essentielles qu'avec une **grande prudence** : ce sont des substances très actives et souvent **toxiques, voire mortelles**. Comme pour tout médicament allopathique, les effets et la toxicité des huiles essentielles augmentent avec la dose administrée.

● La posologie idéale est souvent proche du seuil de toxicité : en général, elle est **de 1** (plus rarement 2) **goutte, deux ou trois fois par jour**. Si vous prenez plusieurs huiles essentielles, la dose totale sera la même que pour une seule.

● **Respectez** toujours scrupuleusement **les doses** conseillées ou prescrites par votre médecin et, en automédication, pour traiter des problèmes simples, restez vigilant.

● **Ne laissez pas vos flacons** d'HE ni vos préparations à base d'HE **à portée de main des enfants.**

● **N'appliquez jamais une HE pure sur les muqueuses** car elle peut provoquer une brûlure, ni sur les parties du corps où la peau est sensible (aisselles, aine, visage, conduits auditifs).

COMMENT TROUVER UN PRATICIEN

● En France, les phytothérapeutes sont formés et compétents en aromathérapie.

PRÉSENTATION DES HUILES ESSENTIELLES

● Les HE pures sont commercialisées après de nombreux contrôles de qualité. Elles sont conditionnées dans des flacons de verre teinté. Avant de les utiliser, vous devez, en règle générale, les **diluer** avec de l'huile d'amande douce pour le massage, du miel ou du sirop d'érable pour la voie buccale, de l'eau chaude pour le bain, etc.

● Les préparations doivent toutes être **commandées en pharmacie**. Adressez-vous à une pharmacie conseillée par votre aromathérapeute et n'utilisez que des HE de qualité, 100 % pures et naturelles.

● Les huiles essentielles peuvent être préparées en :
- **solution alcoolique, gélules, capsules gastrorésistantes, capsules oléo-aromatiques, tablettes perlinguales**, etc., pour la voie buccale. Si l'on vous a prescrit des gouttes de solution alcoolique, prenez-les dans un peu d'eau ou dans une infusion (10 à 60 gouttes en une à trois prises par jour) ; attention, le goût des HE est rarement apprécié, et toutes les préparations destinées à être ingérées peuvent engendrer des éructations odorantes très gênantes ;
- **suppositoires** pour la voie rectale et **ovules** pour la voie vaginale. Vous devez les conserver au frais. Par précaution, rincez-les à l'eau froide avant de les utiliser afin d'éliminer toute trace d'HE à leur surface ;
- **solution huileuse, gel** ou **crème** pour onction ou massage ;
- **huile** pour le bain ;
- **aérosol** pour inhalation.

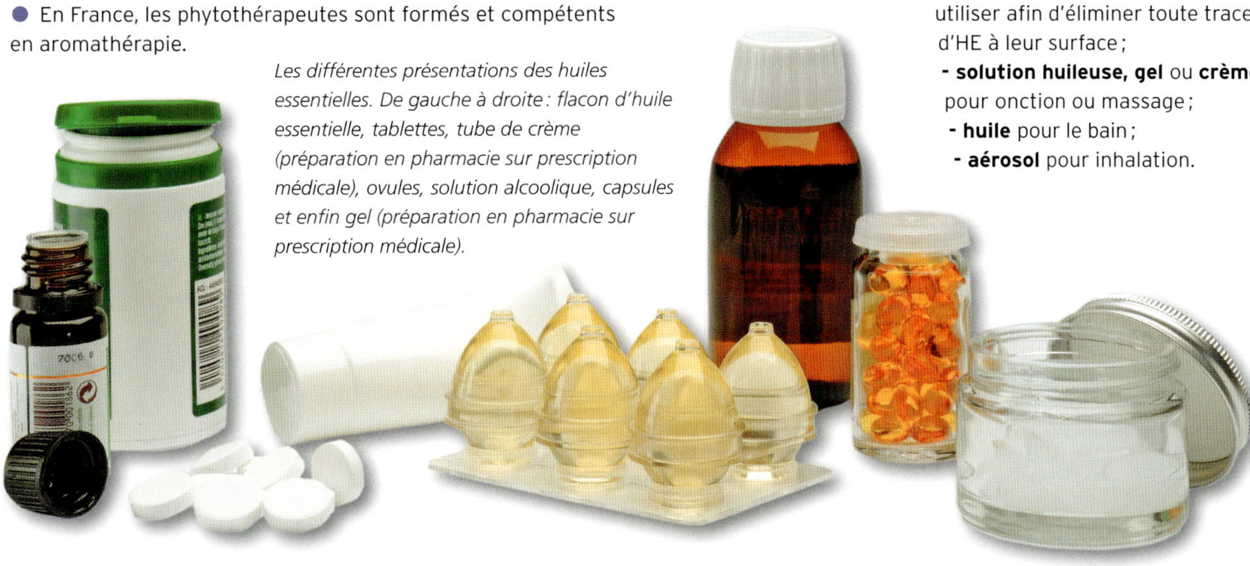

Les différentes présentations des huiles essentielles. De gauche à droite : flacon d'huile essentielle, tablettes, tube de crème (préparation en pharmacie sur prescription médicale), ovules, solution alcoolique, capsules et enfin gel (préparation en pharmacie sur prescription médicale).

À faire soi-même

● Vous pouvez utiliser les HE pour soulager ou traiter les **maux de la vie courante**. Toutes les HE que vous utilisez doivent être achetées en pharmacie. **En cas d'ingestion en excès**, ne buvez surtout pas d'eau, mais de l'huile végétale. De même, **en cas d'instillation oculaire ou auriculaire**, rincez avec de l'huile et non de l'eau. Dans tous les cas, **téléphonez immédiatement à un centre antipoison**.

● Constituez-vous une pharmacie de sept petits flacons (5 ou 10 ml), que vous choisirez selon votre problème parmi la liste proposée. Conservez-les hermétiquement fermés, à l'abri de l'air et de la lumière, **hors de portée des enfants**.

● Ajoutez-y un flacon d'**huile végétale d'amande douce**. Elle servira à diluer vos HE pour les applications externes, ou à les éliminer en cas d'ingestion en excès ou d'application inappropriée.

HUILE ESSENTIELLE	PRESCRIPTION	MODE D'ADMINISTRATION	PRÉCAUTION D'EMPLOI
Camomille romaine	Migraines, névralgies, règles douloureuses, troubles gastriques et intestinaux, rhumatismes, insomnie, suites d'intervention chirurgicale, choc nerveux.	Voie orale : solution buvable. Voie cutanée : friction, onction.	
Eucalyptus citronné à citronnellal (feuilles)	Rhumatismes, cystites, zona.	Voie orale. Voie cutanée : friction.	
Eucalyptus officinal (feuilles)	Grippe, rhinites, rhinopharyngites, bronchites, toux, etc. C'est également un excellent purificateur d'atmosphère.	Massage, inhalation.	
Girofle	Douleurs et infections dentaires, infections ORL, cystites.	Voie orale : application gingivale.	Ne l'utilisez pas en usage externe.
Hélichryse italienne	Contusions, hématomes, rhumatismes, rhinites, périphlébites.	Voie orale.	Respectez les doses (1 ou 2 gouttes deux ou trois fois par jour) : c'est une HE neurotoxique.
Lavande vraie	Brûlures, coups de soleil, plaies, piqûres d'insectes, nervosité, angoisses, agitation, insomnie, crampes.	Application locale, voie orale.	
Mélaleuque à feuilles alternes (tea tree)	Toutes infections, aphtes, gingivites, abcès dentaires, herpès, etc.	Application locale, voie orale.	
Menthe poivrée	Chocs, coups, migraines, maux de tête, mal des transports, gingivite, mal de dent, nez bouché.	Application locale, voie orale.	Contre-indication formelle chez l'enfant de moins de 30 mois.
Origan compact	Toutes infections (surtout respiratoires et digestives), torticolis.	Application locale, voie orale.	HE très irritante, vous devez impérativement la diluer pour les applications cutanées.
Ravensare aromatique	Infections virales, grippes, herpès, etc.	Application locale, friction, onction, massage des pieds.	
Thym vulgaire à thujanol	Rhinopharyngites, otites, sinusites, bronchites, gastroentérites, cystites, vaginites, acné, gingivites, torticolis, angoisses.	Application locale, friction, onction, massage des pieds, inhalation, voie orale.	

Comment se déroule une séance

LE DIAGNOSTIC

● Le praticien vous **interroge en détail** sur les motifs de votre consultation, vos antécédents personnels et familiaux, la qualité de votre sommeil et sur votre mode de vie (habitudes alimentaires, exercices, postures, comportements, etc.).

● L'examen habituel peut être complété par l'**étude de zones** dites **réflexes** (pieds, mains, oreilles, points du corps, iris, etc. ; voir Réflexothérapie, p. 208), de façon à se faire une idée aussi précise que possible de votre état général.

● Il vous prescrit vos HE, parfois associées à d'autres remèdes et à des conseils d'hygiène de vie.

● Il peut également vous proposer un **traitement par massage**, qui dure de trente à quatre-vingt-dix minutes.

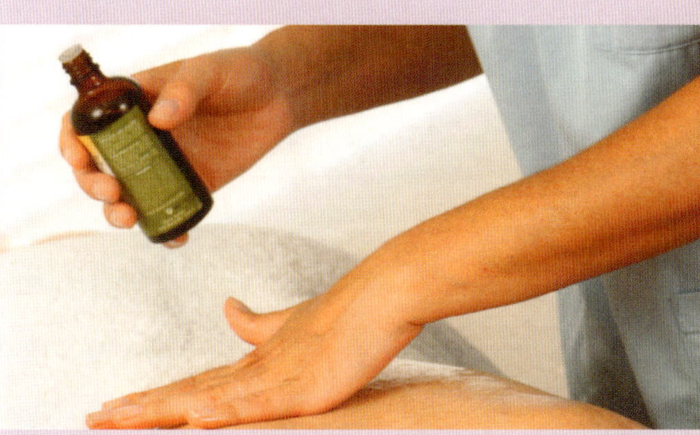

N'utilisez jamais d'HE à l'état pur pour le massage, elles vous irriteraient la peau ! Diluez-les préalablement dans de l'huile d'amande douce.

LE TRAITEMENT

● Les HE peuvent vous être prescrites selon trois voies principales :
- **la voie interne** (buccale, rectale, vaginale, etc.) ;
- **la voie respiratoire :** aérosols d'HE purs, inhalations, diffusions d'ambiance, etc.
- **la voie cutanée** par onctions, frictions ou massages de zones douloureuses, de la région d'un organe à traiter, du plexus solaire, de zones réflexes ou de parties du corps particulièrement réceptives (plis des coudes, faces antérieures des poignets, dos des mains et des pieds).

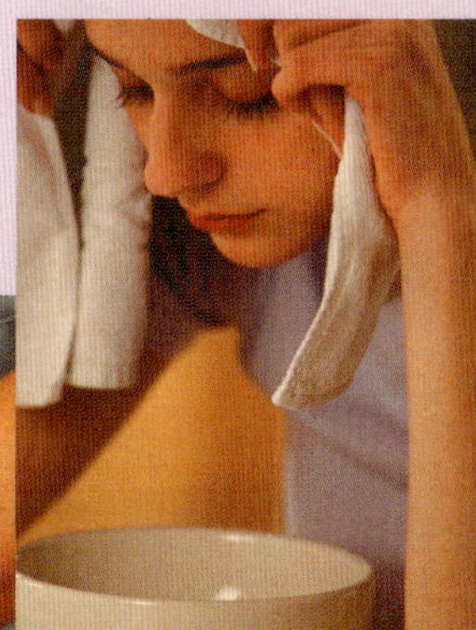

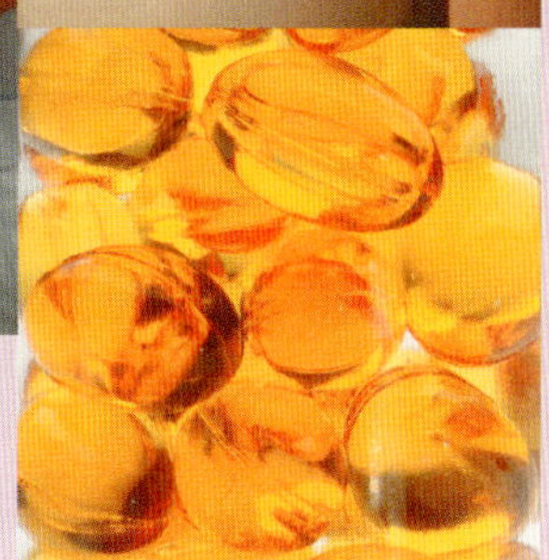

● **Le traitement doit être court** : une dizaine de jours semble un maximum.

● Vous devez noter une amélioration rapide de vos troubles dans les vingt-quatre à quarante-huit heures.

Pour un traitement par inhalation, la posologie habituelle est de quelques gouttes d'huiles essentielles, diluées dans un bol d'eau bouillante.

Capsules pour administration par voie buccale.

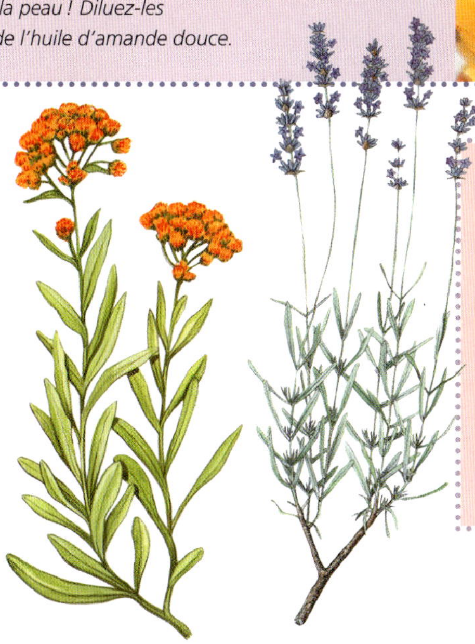

Hélichryse à gauche et lavande à droite.

LE SAVIEZ-VOUS ?

Un produit cher

Les huiles essentielles de qualité ont un coût élevé. Celui-ci s'explique par la quantité de plantes et la main-d'œuvre nécessaires à leur production. Pour obtenir 1 l d'HE, il faudra par exemple distiller environ 4 t de pétales de rose de Damas (à peu près la production de 1 ha de roseraie), 12 t de mélisse citronnelle, 150 kg de sommités fleuries de lavande vraie, 7 kg de boutons floraux de girofle, et exprimer le zeste de 3 000 citrons.

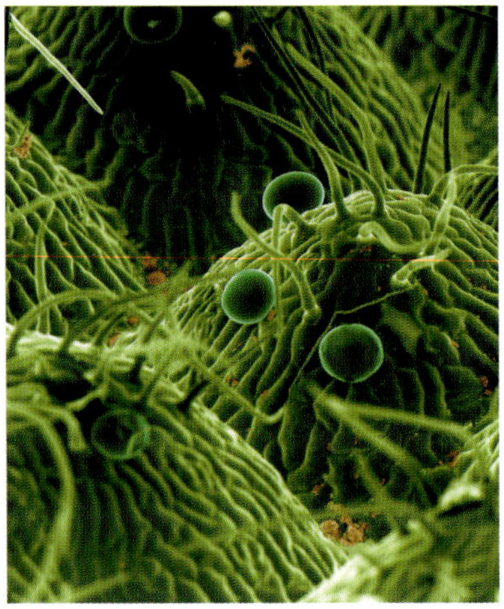

Feuille de sauge. Grossie 80 fois au microscope à balayage, la surface inférieure de cette feuille de Salvia officinalis laisse apercevoir deux types d'excroissances : des « poils » chargés de protéger la feuille et des « poils glandulaires » sphériques qui contiennent les huiles aromatiques.

CE QU'EN DIT LA SCIENCE

- L'aromathérapie se prête facilement à l'expérimentation in vitro et in vivo, tant chez l'animal que chez l'homme. De très nombreuses études ont été et sont menées avec des résultats positifs. Les **propriétés thérapeutiques** des constituants aromatiques sont **aujourd'hui bien connues**, et les services hospitaliers proposent les huiles essentielles en complément des traitements classiques.

- Toutefois, les études menées portent sur de trop petits nombres de cas pour être irréfutables. Certains scientifiques doutent encore de leur efficacité car quelques huiles essentielles révèlent des propriétés qu'aucun de leurs constituants ne possède. C'est par exemple le cas de l'HE de géranium, réputée hypoglycémiante.

À SAVOIR

Un peu de botanique

- Quelques expériences simples mettent en évidence la présence de substances volatiles chez certains végétaux. En froissant une feuille de sauge officinale, on perçoit son aspect duveteux et un parfum caractéristique s'en dégage immédiatement. La peau d'un citron ou d'une orange présente un aspect granuleux. En l'observant par transparence, on y voit comme de nombreuses petites billes. Si l'on écrase ces dernières, l'odeur du fruit s'exhale brusquement.

Les chémotypes

- Une même plante, selon l'ensoleillement reçu et la nature du sol où elle pousse, verra la composition de son HE varier plus ou moins considérablement : pour désigner ces différentes entités chimiques, on parle de chémotype (CT). Le thym vulgaire, par exemple, qui pousse un peu partout, possède de très nombreux chémotypes, dont cinq sont utilisés en thérapeutique : HECT de thym vulgaire à thujanol, à thymol, à linalol, à géraniol et à paracymène.

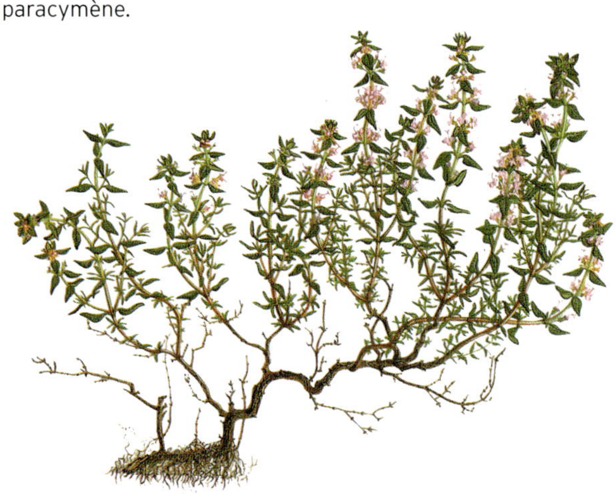

Art-thérapie

Les psychothérapies par l'art sont de bons moyens de se découvrir et de surmonter des blocages émotionnels et relationnels. Guidée par un thérapeute, la création artistique aide parfois à dire une souffrance. Un dessin, une danse, la lecture de textes permettront d'exprimer des émotions, de dédramatiser des peurs intimes...

Voir aussi Musicothérapie, *p. 139.*

PRINCIPES

- L'art-thérapie, ou psychothérapie par l'art (on parle également de psychothérapie de créativité ou de thérapie à médiation artistique), est une méthode qui utilise des **outils de création artistique** – le dessin, la peinture, la photographie, les arts de la scène, l'écriture, etc. – pour aider l'individu à exprimer ses émotions et à se **libérer de ses angoisses** ou de ses difficultés relationnelles.

- La **stimulation de l'imagination** et des capacités créatrices permet de lever certains **mécanismes de défense** (notamment le refoulement des souvenirs douloureux) et de s'extérioriser. En transformant les difficultés personnelles en productions artistiques, nous les mettons à distance et nous en reprenons le contrôle.

- L'art-thérapie permet également de restaurer la **confiance en soi** et d'avoir une meilleure image de son corps.

- Dans l'art-thérapie, la **valeur artistique** de l'œuvre **importe peu** : l'enjeu est uniquement thérapeutique.

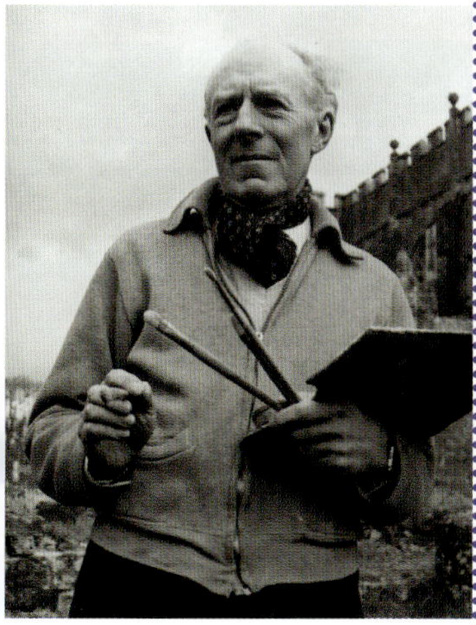

Le peintre Adrian Hill, inspirateur d'une forme de thérapeutique par l'art.

POUR EN SAVOIR PLUS

Art et psychiatrie

L'art entre dans les asiles d'aliénés dès le XIXe siècle. Les psychiatres, puis les psychanalystes, tentent de décrypter les œuvres des malades mentaux. En 1941, les tableaux du peintre tuberculeux Adrian Hill, réalisés en sanatorium, sont à l'origine d'une thérapeutique par l'art mise en œuvre par la Croix-Rouge. En 1959, des médecins et cliniciens fondent la Société internationale de psychopathologie de l'expression.

CE QUE PROPOSE L'ART-THÉRAPIE

- Vous pouvez vous tourner vers l'art-thérapie pour **dépasser des difficultés personnelles** (deuil, séparation, isolement, etc.), pour vous remettre d'un état dépressif, ou si vous souffrez d'un **handicap psychomoteur ou sensoriel**.

- Si vous êtes sujet à des **troubles psychosomatiques**, ce type de thérapies peut vous être proposé pour vous aider à lutter contre vos angoisses et à vous libérer du stress.

- Si vous êtes suivi pour un **problème d'addiction, de troubles du comportement alimentaire** ou de troubles psychiatriques sévères, elles peuvent faire partie de votre prise en charge.

CONTRE-INDICATION

- Il n'existe pas de contre-indication majeure. Toutefois, cette pratique peut être inadaptée en cas de dépression profonde ou de grande excitation.

MISES EN GARDE

- L'art-thérapie doit s'inscrire dans un projet de soins global. L'art n'a pas, en lui-même, de vertus thérapeutiques : **l'accompagnement par le thérapeute est fondamental**.

- Une psychothérapie par l'art n'est pas appropriée pour développer un don ; ce n'est pas une démarche artistique.

COMMENT TROUVER UN PRATICIEN

- Les psychothérapies par l'art sont proposées par des **psychothérapeutes spécialisés**, dans les hôpitaux psychiatriques, les centres de réinsertion ou de réadaptation, les foyers d'accueil, etc. Des infirmiers, des éducateurs ou des personnels paramédicaux sont formés à l'encadrement d'ateliers.

- Vous trouverez aussi de nombreux thérapeutes dans le secteur privé. Mais il n'y a pas de formation standardisée. Renseignez-vous auprès de la Fédération française des art-thérapeutes (FFAT).

Comment se déroule une séance

- Le thérapeute vous aide, la première fois, à exprimer vos problèmes et vos attentes et à choisir le mode d'expression le mieux adapté à votre état.

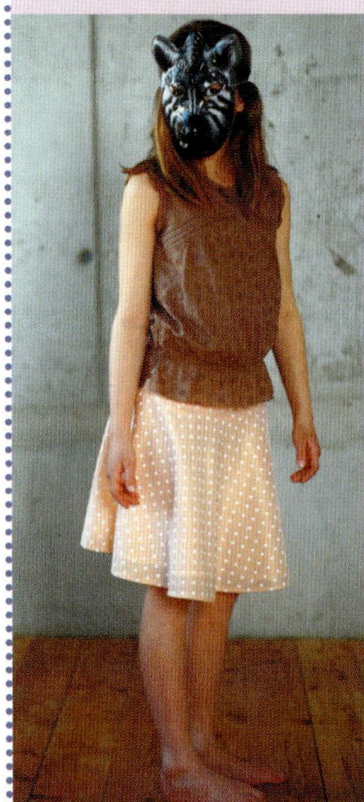

- Le **travail avec des marionnettes** ou des masques peut être utile pour laisser parler votre inconscient.

- Le **théâtre** et la **danse** vous permettent de mettre en scène vos émotions. Ces arts gestuels favorisent en outre la réappropriation du corps et renforcent la confiance en soi.

Fillette suivant un atelier de théâtre. Pour l'art-thérapeute, toute forme d'art est valable, pourvu que le patient extériorise ce qu'il ressent.

- En fin de séance, vous êtes invité à vous exprimer verbalement sur ce que vous avez ressenti.

- Les **séances** peuvent être **individuelles ou collectives** ; elles durent au moins une heure.

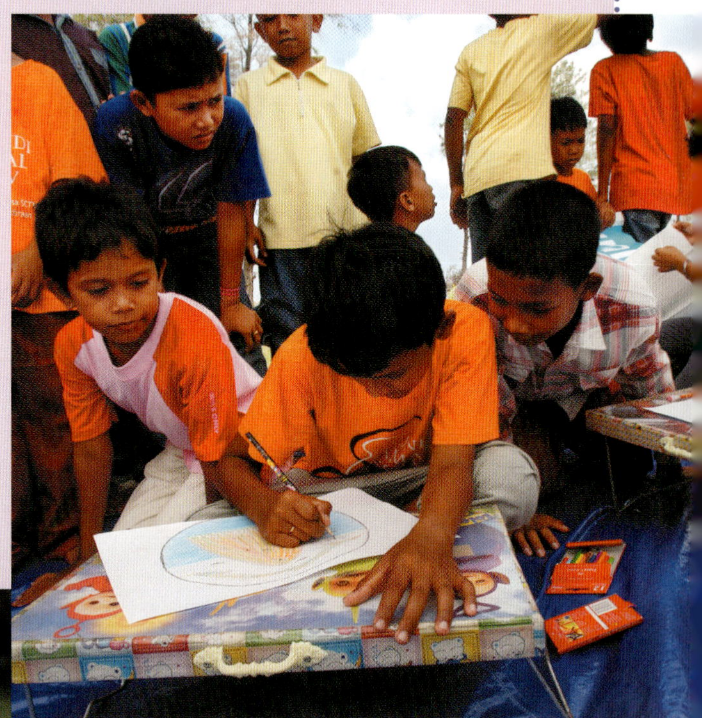

Des séances d'art-thérapie ont été mises en œuvre auprès d'enfants thaïlandais ayant perdu toute leur famille après le tsunami de décembre 2004.

- Pour vous aider à transposer de manière symbolique vos émotions et difficultés, le praticien vous propose d'**explorer diverses thématiques : couleurs, formes,** etc.

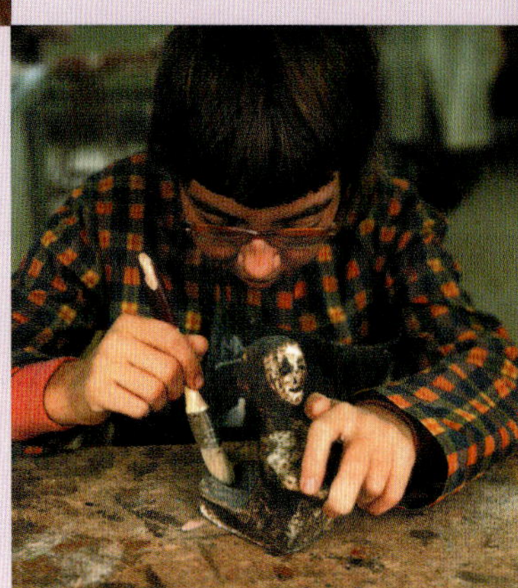

Un enfant handicapé mental à l'œuvre lors d'un atelier de peinture.

Danse-thérapie

La danse-thérapie, ou thérapie par la danse, est un travail corporel, improvisé ou étroitement guidé, qui favorise l'affirmation de soi et l'expression des émotions.

● Elle est utilisée dans le **traitement du stress, de l'anxiété ou des addictions**, ou encore pour aider à la réinsertion sociale. Chez des personnes atteintes de troubles psychomoteurs, elle permet de renforcer le **tonus** et d'**améliorer la coordination**.

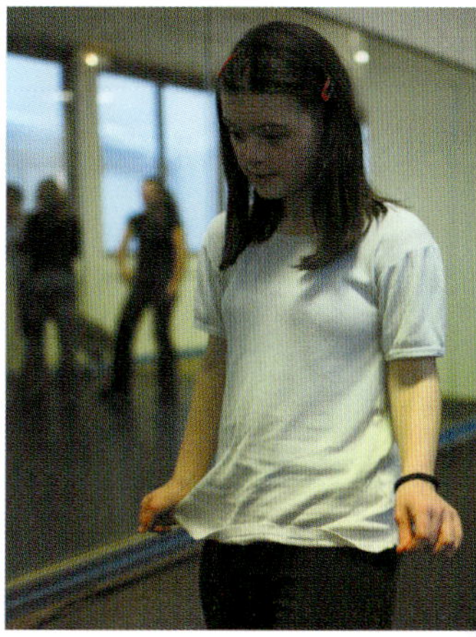

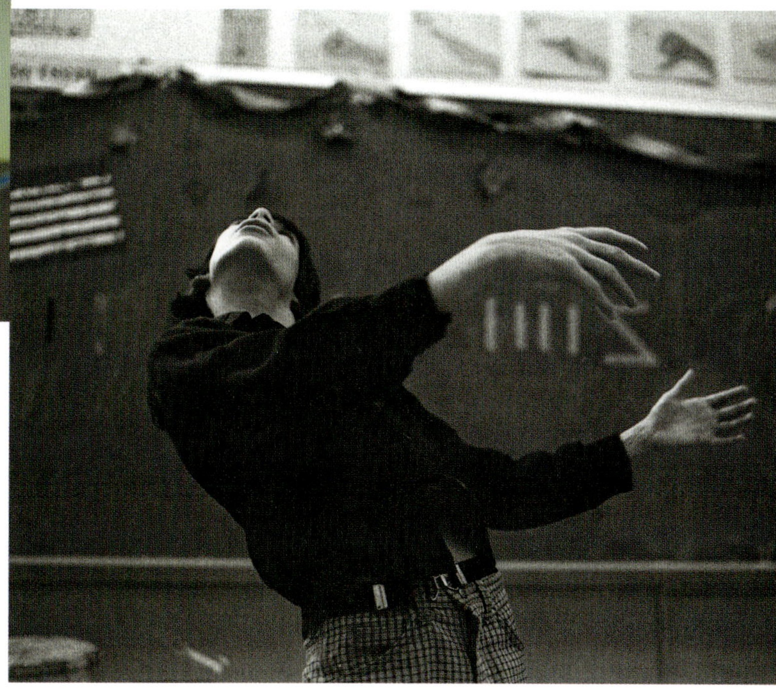

Le handicap mental est l'un des champs d'application de la danse-thérapie. Ci-dessus et ci-contre, jeune fille trisomique et adolescent autiste dansant.

● La **biodanza**, ou danse de la vie, a été créée par le Chilien Rolando Toro. Elle s'appuie sur une méthodologie précise : des **danses simples**, inspirées de pratiques traditionnelles, sur des musiques expressives (jazz, latino, classique, etc.) sont **utilisées comme un langage universel**. La biodanza vise à faciliter la rencontre avec soi-même et avec l'autre, et permet l'expression des émotions.

Scénothérapie

Cette méthode repose sur la lecture à haute voix de textes littéraires, sélectionnés pour leur capacité à induire des émotions.

● Elle est utilisée dans la prise en charge des **bégaiements**, de l'**échec** scolaire des adolescents, des **démences séniles débutantes**, et en **milieu carcéral**.

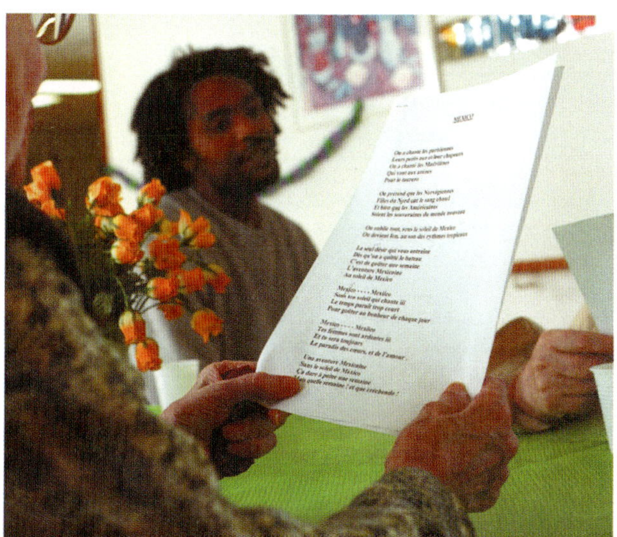

Séance de lecture dans une maison de retraite.

LE SAVIEZ-VOUS ?

De l'asile à la scène

Au tout début du XIXe siècle, ses mœurs libertines valent au marquis de Sade – qui jouit de toutes ses facultés mentales – d'être interné à l'asile de Charenton. Il y monte des pièces de théâtre, la distribution comportant généralement, outre des comédiens professionnels, quelques « aliénés ». Le tout-Paris se presse aux représentations.

Auriculothérapie

L'auriculothérapie consiste à traiter des maladies par une action physique – piqûre, pression, courant électrique, champ magnétique, radiation lumineuse – appliquée sur des points précis du pavillon des oreilles. Elle constitue un élargissement moderne du champ d'action de l'auriculopuncture et dérive donc de l'acupuncture.

Voir aussi Acupuncture, *p. 10, et* Réflexochromie, *p. 39.*

PRINCIPES

● L'auriculothérapie considère que le corps se projette de façon symétrique au niveau des pavillons des oreilles, et que **tout organe ou tissu correspond à un point de l'oreille**. Il y aurait ainsi **plus de 200 points par pavillon**.

● Tant que l'organisme fonctionne normalement, les pavillons des oreilles seraient muets : aucun point n'y serait détectable. Mais, **si un désordre survient** dans une partie du corps, **des points deviennent décelables dans la zone correspondante des oreilles**, soit du côté malade, parfois du côté opposé, voire des deux côtés à la fois. Une action sur ces points permettrait de traiter la partie du corps à laquelle ils correspondent.

● De nombreuses hypothèses ont été formulées pour tenter d'expliquer comment la stimulation de ces points agirait sur des éléments du corps, mais aucune n'a été confirmée. Pour la médecine traditionnelle chinoise, la transmission passerait par les méridiens qui, tous, envoient des ramifications dans les pavillons auriculaires. Certains praticiens ont évoqué une transmission nerveuse, les pavillons étant très richement innervés. À l'heure actuelle, les auriculothérapeutes évoquent plutôt la **libération d'endorphines et/ou de neuromédiateurs**, comme cela se produit avec l'acupuncture.

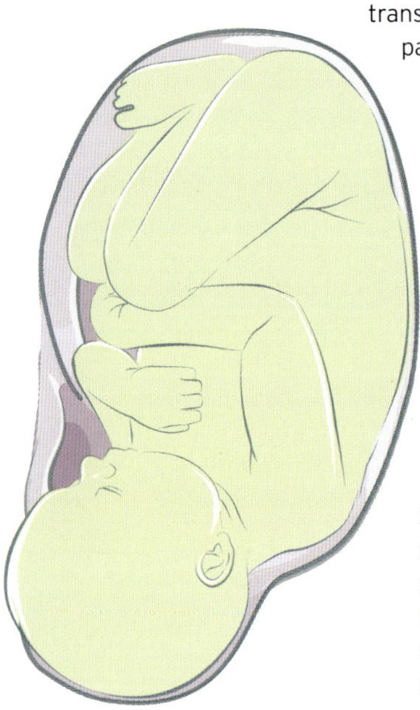

Selon les principes de l'auriculothérapie, le pavillon de l'oreille figure, grossièrement, l'image d'un fœtus tête en bas. La localisation des points découle de cette similarité.

CE QUE SOIGNE L'AURICULOTHÉRAPIE

● Vous pouvez vous tourner vers l'auriculothérapie si vous souffrez de **rhumatismes**, de **sciatique**, de **maux de dos**, de **migraine** ou de **névralgie**, si vous avez des **règles douloureuses**, ou encore si vous êtes atteint d'un **zona**.

● Elle pourrait aussi vous aider en cas de **troubles fonctionnels respiratoires** (asthme, toux chronique, sinusite chronique, bronchites à répétition, etc.), **digestifs** (colites, troubles du transit, etc.), de **troubles sexuels**, d'un **syndrome prémenstruel**, d'**allergie** (rhinites allergiques, eczéma, urticaire, etc.), si vous êtes sujet au **stress**, à l'**angoisse** ou à l'**anxiété**, ou encore si vous souffrez d'**insomnie**.

● Elle peut aider à **arrêter de fumer**.

● Elle fait partie des techniques employées dans le cadre des **soins palliatifs**.

CONTRE-INDICATIONS

● Il y a trois vraies contre-indications à l'auriculothérapie :
- les **troubles caractériels majeurs** (la détection et le traitement des points sont parfois désagréables, voire douloureux, ce qui risque de déclencher des réactions imprévisibles) ;
- les **blocages vertébraux** ;
- la **prise de corticoïdes** ou de **neuroleptiques**.

● Elle n'est **d'aucun secours si vous souffrez d'une maladie grave**, d'une affection maligne ou si vous avez une insuffisance endocrine. En revanche, elle pourrait vous aider, dans un second temps, pour traiter des troubles associés ou pour soulager des douleurs résiduelles.

Les principaux points de l'auriculothérapie

01 Point supérieur des extractions dentaires
05 Dents
06 Maxiliaire supérieur
07 Maxiliaire inférieur
08 Point inférieur des extractions dentaires
10 Yeux
12 Oreille interne
13 Corps amygdalien n° 4
14 Joue
15 Tronc cérébral
16 Pointe cérébrale
18 Matières grises
19 Avaires
20 Asthme
21 Testicules
22 Occiput
23 Front
24 Taiyang
25 Vertex
26 Glandes endocrines
27 Globe oculaire n° 1
28 Globe oculaire n° 2
29 Hypertension artérielle
31 Larynx, pharynx
32 Nez interne
36 Glandes surrénales
38 Maître du cœur
39 Abdomen
40 Thorax
41 Cou
42 Vertèbres lombosacrées
43 Vertèbres dorsales
44 Vertèbres cervicales
45 Glandes mammaires
48 Lombalgies
52 Articulation du genou
53 Hanche
54 Genou
55 Nerf sciatique
57 Système neurovégétatif
58 Shenmen
59 Utérus
60 Asthme
61 Point supérieur d'abaissement tensionnel
62 Fonctions hépatiques
63 Articulation coxo-fémorale
64 Point inférieur d'abaissement tensionnel
65 Point des infections génitales
68 Coude
69 Épaule
70 Articulation de l'épaule
72 Zone urticarienne
77 Voies urinaires basses
78 Organes génitaux externes
79 Sommet de l'oreille
80 Corps amygdalien n° 1
81 Corps amygdalien n° 2
82 Corps amygdalien n° 3
83 Yang du foie n° 1
84 Yang du foie n° 2
91 Diaphragme
92 Bouche
93 Œsophage
94 Cardia
95 Estomac
96 Duodénum

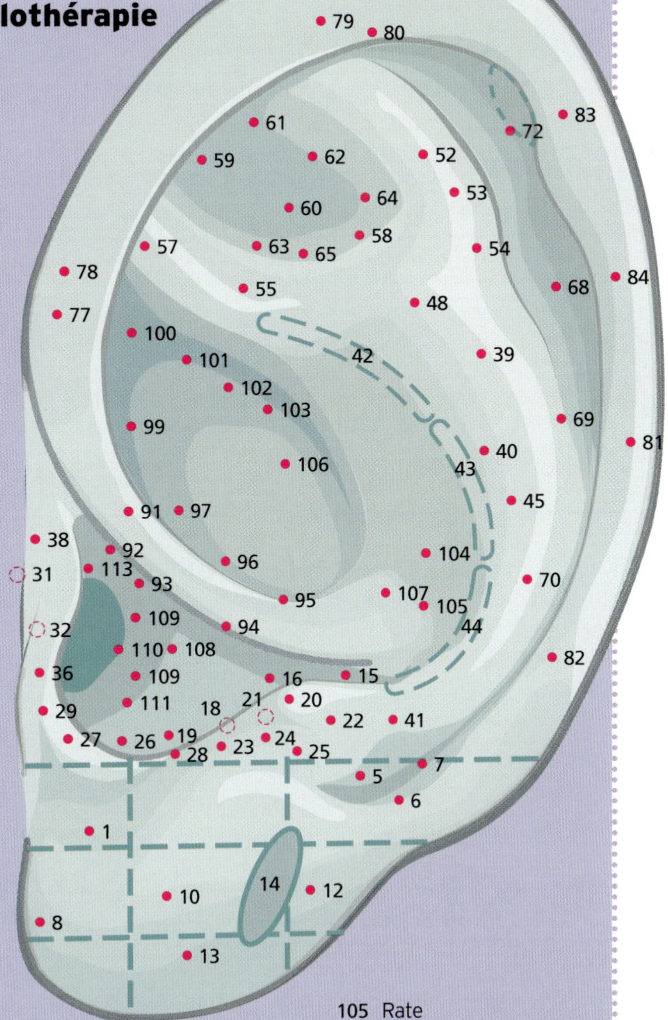

97 Intestin grêle
99 Gros intestin
100 Vessie
101 Uretère
102 Rein
103 Pancréas et vésicule biliaire
104 Foie
105 Rate
106 Équilibre hydrique
107 Point du relâchement musculaire
108 Cœur
109 Poumons
110 Trachée
111 Triple réchauffeur
113 Bas-ventre

MISES EN GARDE

- La recherche et le traitement des points auriculaires peuvent être **franchement désagréables**.

- **En cas de grossesse**, la **prudence** reste de règle. Consultez un médecin auriculothérapeute habitué au traitement des femmes enceintes.

COMMENT TROUVER UN PRATICIEN

- En France, **seuls les médecins peuvent pratiquer l'auriculothérapie**. Il n'y a pas de formation universitaire officielle. Toutefois, des associations professionnelles médicales veillent à la qualité de l'enseignement et garantissent l'éthique et la déontologie des praticiens. C'est le cas du Groupe lyonnais d'études médicales (Glem), fondé par Paul Nogier.

Comment se déroule une séance

LE DIAGNOSTIC

- Le médecin auriculothérapeute procède tout d'abord à un **interrogatoire précis et détaillé** : motif de votre consultation, ce dont vous souffrez ou avez souffert, maladies de vos parents, grands-parents et collatéraux, votre vie au travail et votre vie familiale, votre mode de vie (alimentation, activité physique, addictions, etc.).

- Il fait un examen classique si nécessaire, puis un **examen visuel des oreilles** à la recherche de lésions, et enfin **recherche les points à traiter**. Pour cela, il se place derrière votre tête et palpe rapidement les pavillons de vos oreilles. Puis il entreprend une détection précise avec un **palpeur à pression**, sorte de sonde à ressort (comme un stylo à la pointe rétractable) qui permet de parcourir l'oreille en maintenant une pression constante. Les points correspondant à la partie malade de l'organisme sont souvent douloureux. Parfois, on en vérifie le caractère pathologique en prenant en même temps le pouls radial.

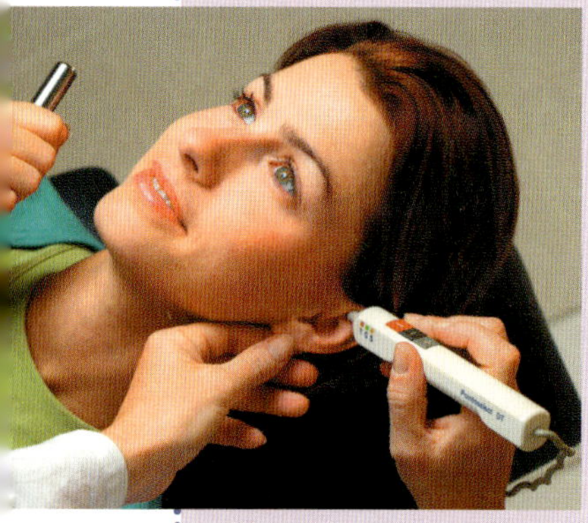

- L'auriculothérapeute peut aussi examiner vos oreilles avec un **détecteur de points**, un boîtier électronique, relié à deux électrodes. Vous tenez l'une d'elles à la main, tandis qu'avec l'autre le thérapeute explore vos oreilles. En passant sur un point pathologique, l'appareil émet un microsignal électrique.

LE TRAITEMENT

- Il commence juste après l'examen. En général, le médecin traite deux ou trois points du côté des troubles, plus rarement du côté opposé, avec des aiguilles stériles.

- Si vous souffrez de douleurs chroniques, notamment, il ajoutera une **stimulation électrique de très faible intensité** sur les aiguilles.

- Il peut aussi choisir de poser des **aiguilles dites semi-permanentes.** Il en existe de deux types : les premières ressemblent à une mini-punaise munie d'une pointe longue de 1 à 1,5 mm, les secondes à un petit harpon plat. Ces aiguilles ont l'avantage de rester en place jusqu'à s'éliminer d'elles-mêmes sous l'effet de la cicatrisation (de quelques jours à deux, voire trois semaines). Une fois posées, elles sont protégées par un léger pansement adhésif ou par une goutte de colle chirurgicale.

- D'autres techniques existent :
  - la **cautérisation** (brûlure) des points (quasi abandonnée depuis l'usage des aiguilles dites semi-permanentes) ;
  - les **champs magnétiques** (ponctuels ou appliqués à toute l'oreille), très utilisés ;
  - une **stimulation électrique** (de très faible intensité) directe des points ;
  - les **massages** ou les étirements des points (voir Massage auriculaire page ci-contre) ;
  - les **radiations électromagnétiques** (elles sont particulièrement utiles pour les personnes craignant les piqûres, par exemple les enfants) : soft-laser (laser froid pulsé), microlaser, infrarouges, lumières colorées (voir Réflexochromie, p. 39) ou blanche.

- Si une **seconde séance** est nécessaire, elle doit suivre la première assez rapidement (de quelques jours à une ou deux semaines). Dans les problèmes chroniques, il peut être nécessaire de répéter les séances une fois par semaine en début de traitement.

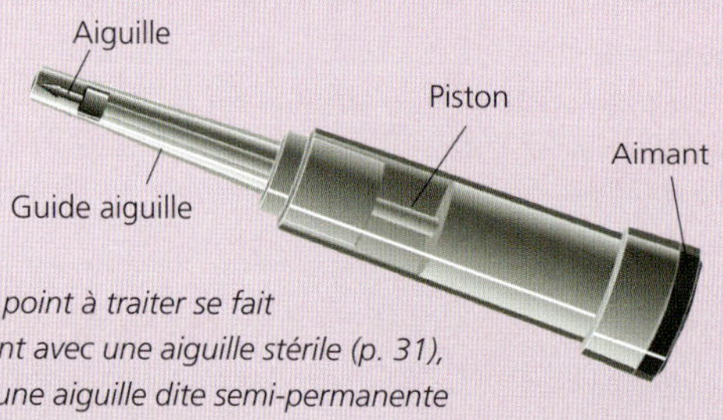

La piqûre du point à traiter se fait le plus souvent avec une aiguille stérile (p. 31), parfois avec une aiguille dite semi-permanente de type ASP ® comme ci-dessus.

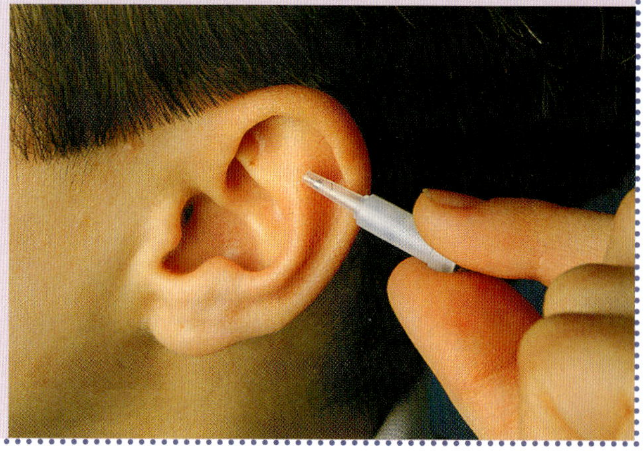

Après une séance

- Attendez un peu avant de vous lever, vous éviterez ainsi d'éventuels petits malaises. En revanche, une fois debout, faites quelques mouvements.
- **Attention**, si l'amélioration est généralement rapide, vous pouvez présenter (surtout après une première séance) une **aggravation temporaire** de vos troubles ou un trouble nouveau transitoire.
- Si votre auriculothérapeute utilise des aiguilles semi-permanentes, vous devrez les stimuler plusieurs fois par jour par des pressions (pour les punaises) ou à l'aide de petits aimants (harpons). Il vous expliquera comment faire lors de la première séance.

Auriculopuncture

L'auriculopuncture, ou acupuncture auriculaire (voir Acupuncture, p. 10), fait partie de l'arsenal de la médecine traditionnelle chinoise.

- En France, elle est pratiquée par les **médecins acupuncteurs**, qui utilisent les moyens classiques de l'acupuncture : pose d'aiguilles, cautérisation, massage (à l'aide d'un bâtonnet de verre), etc., et emploient parfois la stimulation électrique des aiguilles.
- L'auriculopuncture est essentiellement **symptomatique**, c'est-à-dire qu'elle va agir sur le trouble dont vous souffrez sans pour autant en résoudre la cause, de la même façon qu'un médicament antidouleur soulage un mal de tête sans traiter ce qui le provoque. C'est un **traitement complémentaire** qui doit être associé à un traitement plus profond. C'est souvent l'acupuncture, mais ce peut être n'importe quelle autre médecine (allopathie, phytothérapie, homéopathie, etc.).

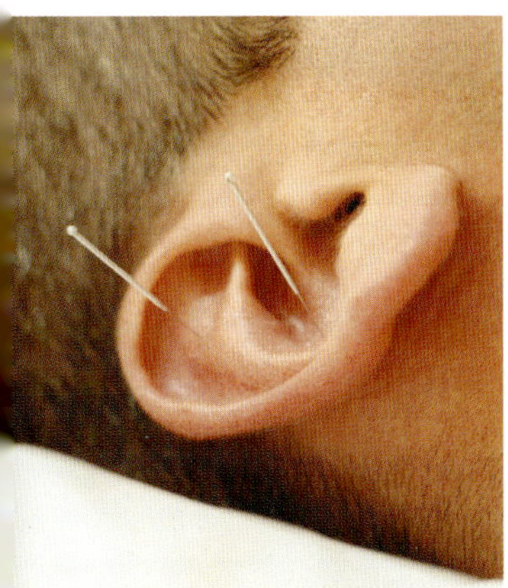

L'auriculothérapeute laisse les aiguilles en place de quelques secondes à quelques dizaines de minutes, selon les besoins.

Massage auriculaire

Le massage auriculaire fait partie des techniques de l'auriculopuncture, mais les points sont traités par massages ou par étirements.

- Son action est encore plus symptomatique que celle de l'auriculopuncture. C'est un traitement de première ligne mis en œuvre pour **soulager une douleur en attendant d'en diagnostiquer la cause** et d'en entreprendre le traitement. Le massage auriculaire est souvent employé par des kinésithérapeutes pour calmer des douleurs rhumatismales ou arthrosiques.
- Il est facile de le **pratiquer soi-même** : vous avez juste besoin d'une **pointe mousse** (tête ronde d'épingle, tête d'allumette, capuchon de stylo, pointe d'un stylo-bille vide, ou bien l'ongle de votre petit doigt) et d'une carte vous indiquant les zones où rechercher les points. Un miroir peut s'avérer pratique. Installez-vous confortablement et au calme. Commencez par explorer le pavillon de votre oreille du côté dont vous souffrez. Recherchez un point sensible à une pression modérée. Massez doucement, par petits cercles. Vous trouverez dans cet ouvrage plusieurs exemples de traitement à faire en attendant de consulter.
- La douleur au niveau du point commence par augmenter, puis elle diminue pour enfin disparaître.
- **Attention**, ne traitez jamais un point spontanément douloureux ; en cas de massage près du conduit auditif, veillez à ne pas glisser. Vous risqueriez de vous blesser le tympan. **Consultez** même si vous êtes complètement soulagé, sauf si votre problème est connu et diagnostiqué.

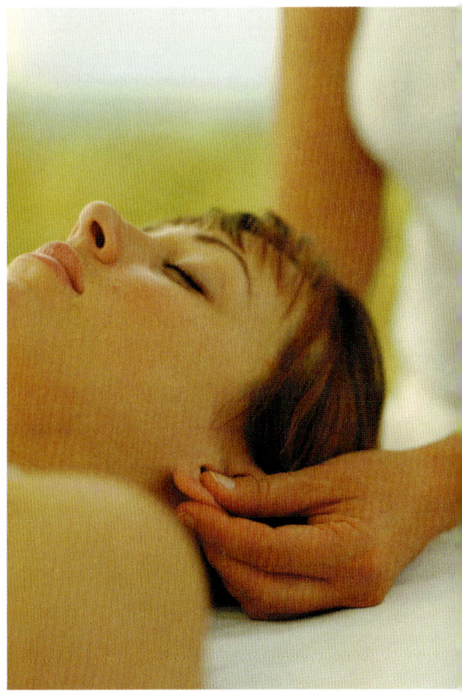

Le massage auriculaire est surtout utilisé pour soulager rapidement certaines douleurs, en attendant un traitement de fond.

Auriculomédecine

Cette méthode originale d'aide au diagnostic est issue des travaux du docteur Paul Nogier. Elle oriente le médecin auriculothérapeute vers le type de traitement qu'il va conseiller : alternatif ou classique.

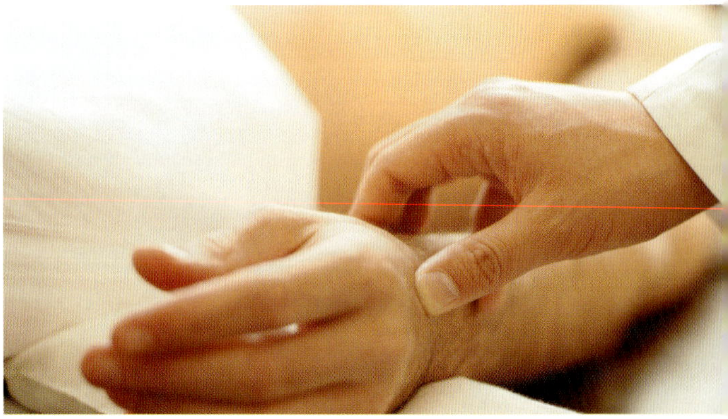

● Médecin homéopathe acupuncteur lyonnais, le docteur Paul Nogier (1908-1996) observe que, dans sa clientèle, beaucoup de malades portent des traces de brûlures ponctuelles aux oreilles. Il mène son enquête et découvre que des guérisseurs locaux **soulagent par cautérisation des névralgies, des sciatiques, des maux de dos**, etc. En comparant les points cautérisés aux points d'oreille décrits par la médecine traditionnelle chinoise, il se rend compte que le corps se projette **au niveau du pavillon de l'oreille** sous l'image d'un fœtus inversé. En 1951, il formule la base de l'auriculothérapie : « Chaque point du corps a sa correspondance auriculaire. »

● Poursuivant ses investigations, il constate, en 1967, que la détection d'un point perturbé entraîne une modification du pouls pris au poignet. Il désigne cette réponse sous le terme de **réflexe auriculocardiaque** (RAC). En 1968, il découvre, avec la collaboration de son élève, le docteur René Bourdiol, que le RAC peut être provoqué par une stimulation infraliminaire (c'est-à-dire restant inférieure aux seuils de perception et de réaction conscientes de l'organisme) de n'importe quel point cutané. À partir de cette constatation, il met au point une méthode diagnostique qu'il appelle « auriculomédecine ». Il rebaptise alors le RAC **réflexe autonome circulatoire**.

LE SAVIEZ-VOUS ?

Le RAC

Le pouls perçu sur l'artère radiale, au niveau du poignet, est dû à ce que l'on appelle un phénomène d'onde stationnaire qui est produit par la propagation le long de l'artère, d'un côté, de l'onde de contraction cardiaque et, de l'autre, de l'onde réfléchie au franchissement du poignet. Au repos, cette onde stationnaire reste localisée en un point précis. En cas de stimulation cutanée, probablement sous l'effet de l'intervention du système neurovégétatif, l'onde s'approche ou, au contraire, s'éloigne du poignet, puis revient rapidement à sa position de repos. C'est le réflexe autonome circulatoire (RAC) ou réflexe artériel de Nogier (RAN). En cas de trouble, l'onde de pouls se déplace lors de la stimulation, mais tarde à revenir à sa position d'équilibre.

● Cette méthode est pratiquée exclusivement par des médecins spécialement formés : il s'agit souvent d'homéopathes-acupuncteurs et allopathes.

● Elle **repose sur la prise du pouls au poignet**. Si un organe fonctionne mal, la stimulation du point correspondant à cet organe provoque une perturbation prolongée du pouls. L'auriculomédecine, en comparant les points détectés, parvient ainsi à affiner le diagnostic de la cause d'une souffrance ou d'une maladie.

● Toujours grâce au RAC, il est possible de **tester les traitements**. Une fois la modification prolongée du pouls obtenue, des disques imprégnés chacun d'un remède différent (chimique, homéopathique, à base de plantes, etc.) sont présentés au niveau du point. Les remèdes bénéfiques provoqueraient le retour du pouls à la normale, alors qu'un médicament inadapté serait sans effet, voire perturberait encore plus le pouls. L'auriculomédecine permettrait ainsi de choisir le médicament le plus adapté au patient. Elle serait une **approche intéressante dans les douleurs anciennes**, complexes, dans la **spasmophilie**, les **allergies**, la **fatigue chronique**, les états dépressifs, les intolérances et allergies alimentaires et nombre de troubles fonctionnels chroniques.

● En France, pour trouver un auriculomédecin, vous pouvez vous adresser au Groupe lyonnais d'études médicales (Glem).

CE QU'EN DIT LA SCIENCE

● Plusieurs études cliniques auraient montré une efficacité des traitements auriculaires, en particulier dans le domaine de la douleur. Cependant, elles ne sont pas scientifiquement recevables , car elles ne satisfont pas aux critères exigés pour une étude clinique. D'une part, le praticien ne peut ignorer qu'il traite de faux points, ce qui ne respecte pas le traitement en double aveugle. D'autre part, les traitements réels s'appliquent le plus souvent de façon personnalisée (selon les principes des médecines globales) et non selon un protocole standardisé pour traiter un symptôme.

Bates (méthode de)

La méthode de Bates se propose de corriger certaines déficiences visuelles par une gymnastique des yeux. Pratiquer des exercices oculaires serait aussi efficace et plus durable que porter des lunettes, puisque ces exercices déboucheraient non seulement sur une amélioration de la vision, mais aussi sur un affinement de la perception visuelle.

PRINCIPES

- Simples prolongements du cerveau, les yeux ne contribuent qu'à 20 % de la perception visuelle. Les 80 % restants concernent l'analyse de ce qui est vu par le cerveau. En conséquence, **les défauts de la vision ne sont pas entièrement de nature organique**, mais reposent aussi sur une analyse tronquée, liée à une **mauvaise utilisation de nos yeux**.

- L'ophtalmologiste américain W. Bates (1860-1931) a ainsi mis au point une série d'exercices oculaires dont le but est de **détendre à la fois les yeux et le regard** (donc le cerveau). Ils consistent à :
  - stimuler le mouvement saccadé naturel ;
  - apprendre à détendre les yeux et l'esprit fatigués ;
  - recouvrer la vision périphérique tout en apprenant à se concentrer sur le centre de la vision, là où elle est le plus nette ;
  - travailler la dilatation et la contraction de la pupille afin de la rendre plus réactive à tous les degrés de la luminosité ;
  - apprendre à regarder consciemment, c'est-à-dire à être attentif à tout ce que l'on voit.

CE QUE PROPOSE LA MÉTHODE DE BATES

- Cette méthode est destinée à corriger les problèmes de vue ; vous pouvez y avoir recours si vous êtes **myope**, **hypermétrope**, **astigmate** ou **presbyte**.

- Elle pourrait également vous aider à corriger un **strabisme** ou à calmer vos **migraines**.

MISES EN GARDE

- Les exercices du docteur Bates ne doivent absolument pas vous faire oublier de prendre régulièrement **rendez-vous chez votre ophtalmologiste** et de porter vos lunettes.

- **Ne portez pas vos lentilles de contact** en faisant les exercices.

- **La vision directe du soleil**, prônée par certains praticiens, est très **dangereuse** (risque de brûlure grave du fond de l'œil). **Refusez** absolument **de vous y adonner**.

COMMENT TROUVER UN PRATICIEN

- Adressez-vous à l'association L'Art de voir, qui réunit des praticiens formés à cette méthode.

CE QU'EN DIT LA SCIENCE

- Aucune étude clinique n'a été menée récemment sur la méthode de Bates. Néanmoins, certains ophtalmologistes y croient suffisamment pour la pratiquer ou la conseiller. Les scientifiques attirent l'attention sur le fait que le présupposé organique de la méthode (l'œil accommode grâce aux muscles extraoculaires) à partir duquel la gymnastique est mise en place est totalement faux (l'œil accommode en fait grâce aux muscles ciliaires).

Comment se déroule une séance

- Elle se pratique en groupe avec un enseignant, ou chez vous, en vous laissant guider par des enregistrements audio.

- Une séance dure un peu plus de **quarante minutes** au cours desquelles **vous alternez mouvement du corps et des yeux**, **repos des yeux** occultés avec les mains sans appuyer, **travail sur l'accommodation.**

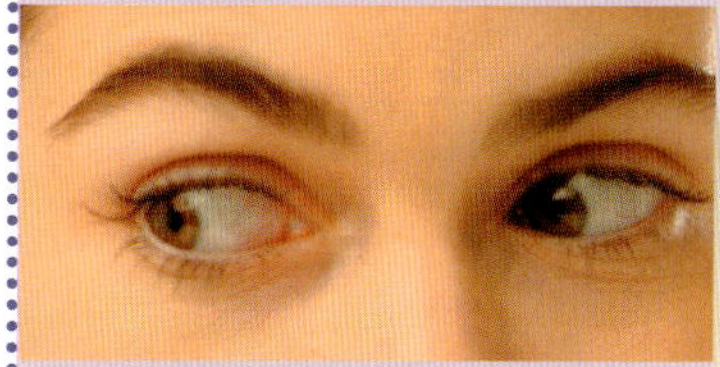

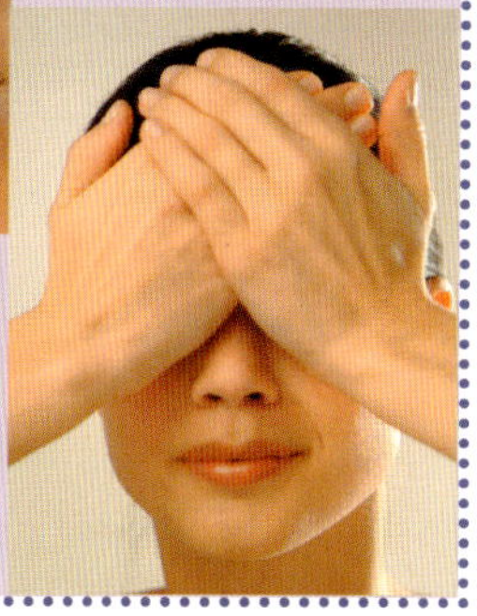

Deux des exercices pratiqués dans le cadre de la méthode de Bates : des mouvements des globes oculaires et la mise au repos des yeux par occultation de la lumière.

Les biorythmes

Chaque individu semble suivre une alternance de cycles biorythmiques qui cadencent son fonctionnement physique, émotionnel et intellectuel. Ainsi, certaines personnes sont au maximum de leurs capacités un jour donné, alors que le lendemain elles se trouvent dans une phase dépressive. L'étude des biorythmes propose de discerner les jours critiques de ceux qui sont plus favorables.

Les différents cycles

Les biorythmes se divisent en trois cycles :

- **le cycle physique** dure 23 jours, il régit la vitalité, l'énergie, l'endurance, la résistance aux maladies ;

- **le cycle émotionnel** dure 28 jours, il gouverne humeur, réactions nerveuses et sensibilité créatrice ;

- **le cycle intellectuel** dure 33 jours, il détermine les prises de décision et les capacités de mémorisation.

Chaque cycle fait alterner deux phases : **une phase ascendante** (période de décharge), où chaque jour est positif, suivie d'une **phase descendante** (période de recharge), où chaque jour est négatif. Ces phases peuvent être représentées par des ondes oscillant de part et d'autre d'une ligne horizontale appelée **ligne critique** (voir schéma ci-dessous). Le moment où une onde coupe cette ligne est défini comme un jour critique. Ces jours critiques ne sont pas dangereux, mais on observe chez certaines personnes une prédisposition aux défaillances dans le domaine correspondant.

Courbes de biorythme

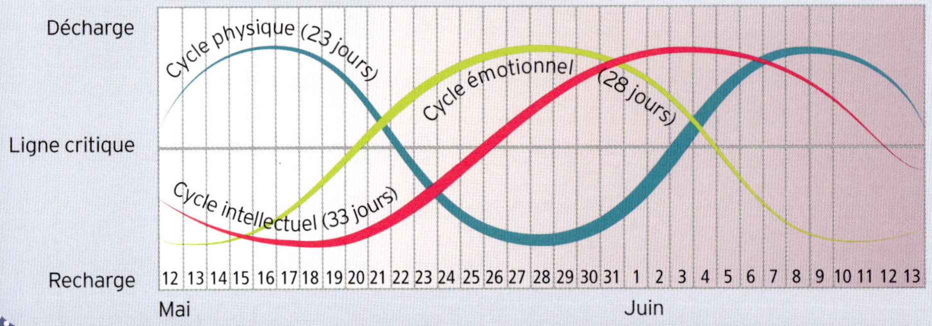

Comment interpréter vos biorythmes ?

Vous devez d'abord établir vous-même une **carte de vos biorythmes** (à l'aide d'ouvrages spécialisés ou d'informations glanées sur des sites Internet).
Une fois vos cycles établis, il est facile de lire les périodes d'activité ou de repli. Ainsi, deux courbes qui se coupent au-dessus de la ligne critique marquent une journée favorable, et sur la ligne critique, une journée difficile.

Les rythmes physiologiques quotidiens

Le fonctionnement de l'organisme est soumis à des variations périodiques. La **chronobiologie** vise à étudier les rythmes physiologiques quotidiens qui sont liés notamment à la production des hormones, mais aussi à la température corporelle et à la pression artérielle, la principale référence du corps restant basée sur l'alternance jour/nuit.
Cette discipline fait aujourd'hui l'objet de recherches importantes, qui ont permis de distinguer les différentes **phases du sommeil** et ont mis en évidence l'influence de ces rythmes sur l'**action des médicaments** : l'heure de la prise jouerait en effet sur leur efficacité (voir ci-contre).

Les différents rythmes

Les **circadiens** durent 24 heures et ont une fréquence moyenne. Ils rythment l'alternance veille/sommeil et les variations de la température corporelle.
Les **ultradiens** ont une durée inférieure à 20 heures et une haute fréquence. Ils rythment l'activité cérébrale et la libération de certaines hormones.
Les **infradiens** durent de 1 semaine à 1 mois et ont une basse fréquence. Ils rythment les défenses immunitaires, le renouvellement de certaines cellules et le cycle menstruel chez la femme.
Les **circannuels** durent 1 an et ont une fréquence ultrabasse. Ils rythment les variations de l'humeur.

Respectez votre horloge interne

Dormez mieux

Si vous avez des **problèmes pour vous endormir**, vous avez tout intérêt à apprendre comment fonctionne votre cycle de sommeil. Toutes les deux heures, votre organisme stimule le cerveau afin qu'il libère de la sérotonine, hormone aux vertus relaxantes et apaisantes. Cela entraîne une série de bâillements. Vos paupières se font lourdes. C'est le moment d'aller vous coucher. Si vous vous forcez à rester éveillé, il vous faudra attendre un autre cycle, soit environ deux heures, avant de vous endormir. On compte entre quatre et sept cycles par nuit.

LE SAVIEZ-VOUS ?

La notion d'horloge biologique, qui synchronise le fonctionnement des êtres vivants avec les rythmes de l'alternance jour/nuit ou des saisons, semble évidente depuis l'Antiquité. En 1953, deux biologistes allemands, Halberg et Aschoff, proposent le terme de synchroniseurs pour définir l'influence de ces cycles externes sur les rythmes internes des cellules et des organismes. Dans les années 1960, la découverte du fonctionnement oscillant de certaines glandes, notamment l'hypothalamus et l'épiphyse, conduit à la naissance de la chronobiologie, nommée ainsi par le chercheur français Alain Reinberg.

En cas de **rupture de votre rythme habituel**, votre organisme peut être perturbé : il continue de se régler sur le cycle jour/nuit qu'il connaît. Votre temps d'endormissement est plus long et les cycles du sommeil paradoxal (le plus réparateur) sont perturbés. Si votre appétit au lever est diminué, attendez 40 minutes avant de prendre votre petit déjeuner.

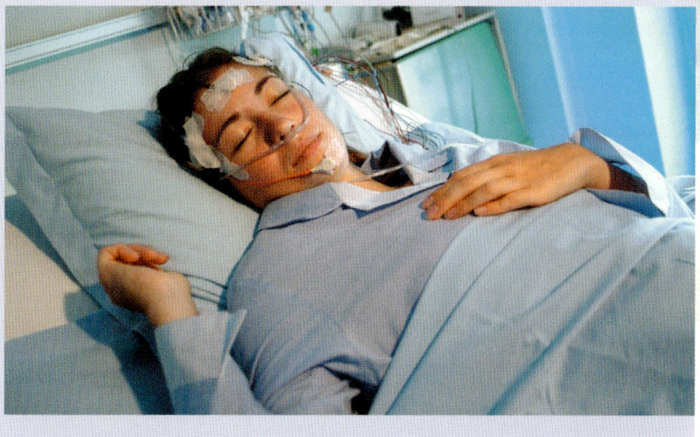

Le biorythme circadien (sur une journée) est celui qui donne le tempo du jour et de la nuit à notre corps et synchronise nos fonctions biologiques. Lorsqu'il se détraque, l'insomnie s'installe, et il faut réapprendre les cycles du sommeil.

CE QU'EN DIT LA SCIENCE

De multiples découvertes en chronobiologie permettent de penser que les médicaments peuvent agir différemment selon l'heure où on les prend. Cela a été confirmé par nombre d'études (chronopharmacologie expérimentale) et mis en application avec la chronothérapie, qui vise à administrer les médicaments au meilleur moment. Par exemple, la toxicité du cisplatine, utilisé en cancérologie, varie de 0 à 70 % selon l'heure de son administration. Les études dans ce domaine n'en sont qu'à leurs débuts.

Optimisez les traitements médicaux

- Corticoïdes : prenez toute la dose le matin vers 8 heures, ou bien les deux tiers à ce moment et l'autre tiers vers 15 heures.
- Anti-inflammatoires non stéroïdiens : vers 19-20 heures.
- Aspirine : vers 22 heures.
- Antiacides et antiulcéreux : le soir.
- Anticoagulants oraux : vers 19 heures.
- Antiasthmatiques : le soir, ou deux tiers de la dose le soir et un tiers le matin.

De plus en plus de traitements sont administrés de façon séquentielle par des **chronopompes**. C'est le cas pour la LH-rH (une hormone sécrétée par l'hypothalamus) dans le traitement de certaines formes de stérilité féminine, ou d'antimitotiques utilisés en chimiothérapie anticancéreuse.

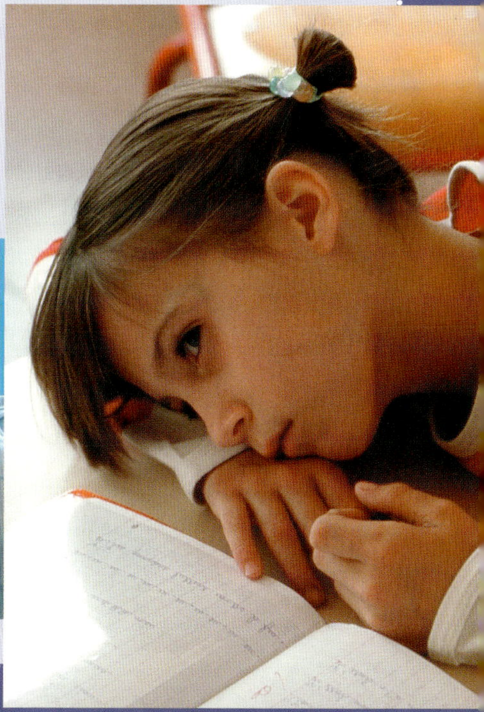

C

Chiropractie

La chiropractie, aussi appelée chiropraxie ou chiropratique, est une technique fondée sur le réajustement de vertèbres déplacées grâce à la manipulation de la colonne vertébrale et du bassin. Le but est de libérer les nerfs comprimés qui causent douleurs et autres troubles. La chiropractie est légalement reconnue dans la plupart des États d'Amérique du Nord, mais pas en France.

PRINCIPES

- Selon la chiropractie, technique née à la fin du XIXe siècle aux États-Unis, le **moindre déséquilibre articulaire** au niveau des vertèbres, du bassin ou d'autres articulations **peut comprimer un nerf**, avec, pour conséquences, des névralgies, des dérèglements biomécaniques ou organiques.

- La chiropractie consiste à rechercher la cause du trouble et à **ajuster manuellement l'articulation** incriminée **pour améliorer la propagation de l'influx nerveux.**

CE QUE SOIGNE LA CHIROPRACTIE

- Elle peut être indiquée si vous avez des **douleurs** ou des **gênes vertébrales articulaires** (torticolis, lumbagos, lombalgies), ou encore des **troubles fonctionnels**, notamment digestifs ou ORL. Des **migraines** dues au déplacement d'une vertèbre cervicale peuvent disparaître en une séance.

CONTRE-INDICATIONS

- La chiropractie est à éviter si vous souffrez d'**ostéoporose**, de certains types d'inflammations (**arthrite rhumatismale**) ou encore de **sciatiques** très douloureuses.

- Les manipulations vertébrales ou articulaires sont également déconseillées si vous avez un **problème infectieux, traumatique** (fracture) **ou tumoral**.

COMMENT TROUVER UN PRATICIEN

- En France, il n'existe pas de décret concernant l'obtention de titre de chiropraticien. Adressez-vous à un praticien diplômé, inscrit à l'Association française de chiropratique (AFC). Celui-ci aura suivi une formation d'une durée de six ans dans une école de chiropractie accréditée par le Council on Chiropractic Education (CCE), en France ou à l'étranger.

CE QU'EN DIT LA SCIENCE

- Des études menées aux États-Unis démontrent que les patients ayant accès aux soins chiropratiques sont moins souvent malades que les autres. Certains scientifiques émettent néanmoins des doutes sur l'innocuité des manipulations vertébrales et cervicales.

Comment se déroule une séance

LE DIAGNOSTIC

- Vous êtes installé sur une table articulée. Lors de la première séance, le chiropraticien effectue un **examen physique** (analyse de la posture, palpation des muscles et des articulations, etc.) ; munissez-vous de vos radiographies osseuses si vous en avez.

- Le praticien complète ensuite son diagnostic par une palpation destinée à **repérer les déplacements et les points douloureux**.

LE TRAITEMENT

- C'est alors qu'il réajuste la vertèbre déplacée par une pression spécifique. Des **craquements** peuvent se faire entendre, mais vous ne devez ressentir **aucune douleur**.

- En général, il faut **trois ou quatre séances** pour venir à bout d'un problème mécanique de type lombalgie. Les séances ne sont pas remboursées par la Sécurité sociale, mais certaines mutuelles les prennent en charge.

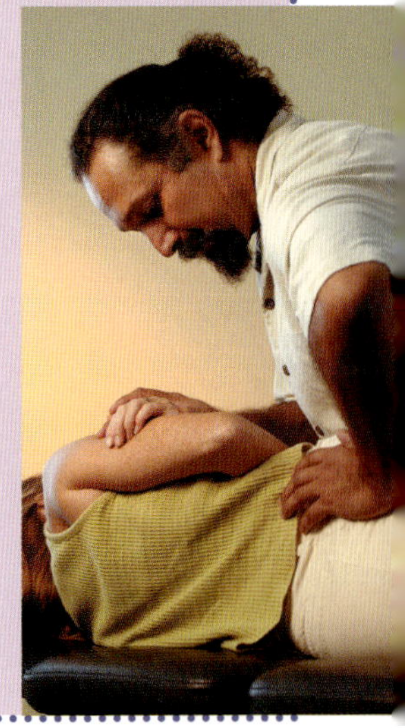

Chromothérapie

La chromothérapie s'appuie sur le principe (issu de certaines médecines traditionnelles) selon lequel couleurs, organes, fonctions vitales et énergie sont en correspondance, et sur l'idée que chaque couleur est une force énergétique qui agit, à sa manière, sur le corps, les émotions et l'esprit.
Les vibrations émises par les couleurs pourraient stimuler l'organisme, influer sur le bien-être général et même avoir une action curative.

PRINCIPES

- Chaque couleur est une **onde lumineuse**, de longueur différente, **qui vibre** à une certaine fréquence. Selon la chromothérapie, **ces vibrations affectent les cellules et les organes**. La couleur rouge, par exemple, accélère la circulation sanguine.

- Sous l'effet de la vibration, l'organisme se mobilise pour soulager une affection, soit en renforçant une énergie déficiente, soit en calmant l'énergie excédentaire.

- L'action de la couleur peut être diffuse – dans un environnement d'une couleur donnée, celle-ci va agir d'une façon continue sur l'équilibre, les émotions – ou plus directement thérapeutique – dans ce cas, on diffuse **un rayon d'une couleur déterminée** sur le corps, un organe affecté ou au niveau de points énergétiques (oreilles, pieds, mains ou méridiens d'acupuncture : c'est la réflexochromie, voir ci-après) qui transmettent l'information à l'organe lésé.

- **Les couleurs activeraient la fabrication d'hormones** nécessaires à l'harmonie du corps, palliant ainsi certaines carences dues à la maladie ou à une mauvaise hygiène de vie.

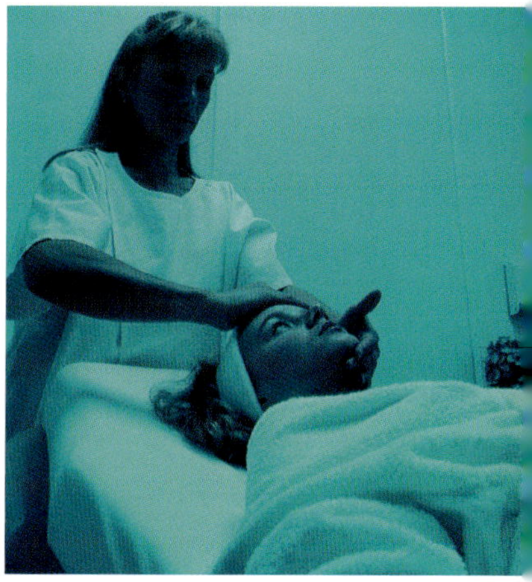

Certains établissements de thalassothérapie proposent, dans le cadre de leur cure, des soins de chromothérapie.

POUR EN SAVOIR PLUS

Les Anciens soignaient déjà avec les couleurs

Les couleurs affectent le moral. Les Anciens l'avaient compris, et la mise en application des principes de la chromothérapie est attestée dès l'Antiquité. Les Grecs et les Égyptiens construisaient des temples de lumière surmontés d'une coupole sertie d'une variété particulière de pierres précieuses (émeraudes, rubis, saphirs, etc.) qui filtraient les rayons solaires. La salle était ainsi éclairée de la couleur correspondante : vert, rouge, bleu, etc. On dirigeait les patients vers l'une ou l'autre en fonction de la maladie dont ils souffraient. Les Chinois et les Indiens avaient eux aussi recours aux couleurs pour soigner leurs patients.
La chromothérapie fait son apparition en Europe et aux États-Unis dans la seconde moitié du XIXe siècle. Elle connaît son véritable essor dans les années 1930 grâce à un savant indien, Dinshah Ghadiali, qui publie un ouvrage très documenté, *The Spectro Chrometry Encyclopedia*. Parallèlement, le docteur Harry Riley Spitler met au point aux États-Unis une méthode de chromothérapie, la thérapie syntonique.

CE QUE SOIGNE LA CHROMOTHÉRAPIE

- Vous pouvez avoir recours à la chromothérapie si vous ressentez une **baisse d'énergie** ou souffrez de **troubles liés au stress** (irritabilité, fatigue, dépression, anxiété, tristesse, dérèglement des cycles veille-sommeil, déficiences immunitaires, baisse du désir sexuel…) mais aussi de **troubles de l'attention et de la personnalité**.

- Elle peut vous aider en cas de **boulimie**, de douleurs menstruelles, de **maladie de peau,** de **migraine** et éventuellement pour traiter des **problèmes d'addiction** (drogues, tabac, alcool).

CONTRE-INDICATION

- Il n'y en a qu'une : l'irradiation abdominale de la **femme enceinte**.

MISES EN GARDE

- **Veillez à protéger vos yeux** avec des lunettes de soleil ou, mieux, avec des protège-yeux en plastique proposés dans les instituts de bronzage, et à ne pas trop vous approcher de la source lumineuse pour éviter de vous brûler !

- Rappelez-vous également que les séances ne peuvent être envisagées qu'en **complément d'un traitement traditionnel** prescrit par un médecin.

COMMENT TROUVER UN PRATICIEN

- La chromothérapie est utilisée par des praticiens de la médecine énergétique : naturopathes, réflexologues, auriculothérapeutes, iridologues, acupuncteurs...

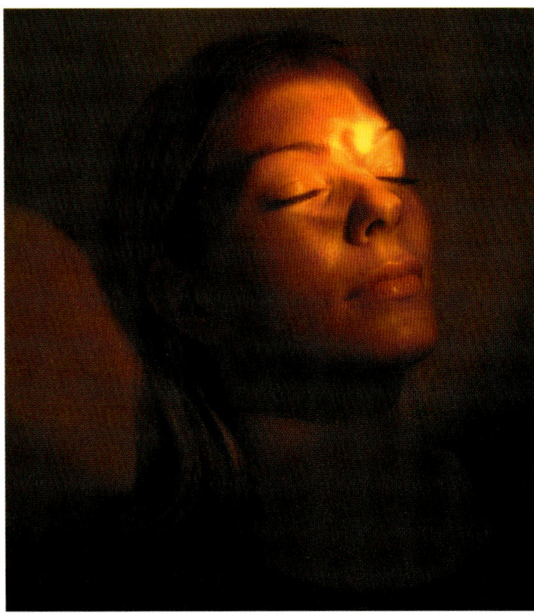

Traitement de la dépression par application locale de lumière. Le choix de la couleur est fonction du type de dépression, des comportements et des réactions du patient.

CE QU'EN DIT LA SCIENCE

- Les médecins connaissent depuis longtemps l'action des infrarouges et des ultraviolets sur l'organisme, et certains acceptent l'idée d'une influence des couleurs sur l'humeur et les émotions. En revanche, aucune étude n'a été menée pour expliquer et prouver l'effet thérapeutique que pourraient avoir les rayons lumineux.

Comment se déroule une séance

LE DIAGNOSTIC

- Le premier rendez-vous est consacré à un **interrogatoire** sur votre passé médical. En principe, chacun sait intuitivement quelle est la couleur qui lui permet de trouver son équilibre interne. Certains praticiens vous demandent donc de **classer huit couleurs par ordre de préférence** : c'est le test de Luscher. D'autres préfèrent établir un diagnostic sur la base d'un **examen de la colonne vertébrale**. Chaque vertèbre correspond en effet à un organe ou à une partie du corps ainsi qu'à une couleur. À la palpation, le praticien repère les vibrations émises et localise d'éventuels déséquilibres chromatiques.

- Une fois identifié l'organe ou la zone à soigner, le praticien sélectionne la couleur appropriée et estime le temps d'exposition nécessaire.

LE TRAITEMENT

- Le traitement se déroule **dans l'obscurité** ou dans la pénombre. Le thérapeute **applique le rayon lumineux** d'une ampoule de couleur (lampe halogène) **soit sur tout le corps** (rarement), **soit sur la racine du nez**, yeux fermés (cas le plus fréquent), **soit sur une zone réflexe** (réflexochromie, voir page suivante). Il utilise pour cela un appareil de type projecteur, équipé de différentes ouvertures aux formes géométriques variées, ou de stylets ou de torches lumineuses.

- Il adapte les couleurs et leur intensité au fur et à mesure de votre traitement, en fonction de votre état.

- En général, l'application de la lumière colorée dure **trois minutes** (une minute chez l'enfant) ; elle est suivie par celle de la couleur complémentaire (trente secondes chez l'adulte, dix secondes chez l'enfant).

- Chaque séance dure environ **une heure**. Comptez au minimum une séance par semaine pendant sept semaines.

- Avant la séance, vous devez éviter toute application de colorant (éosine), crème, gel, lotion, onguent, liniment, maquillage ou parfum sur la région à traiter.

- Après la séance, vous devez rester une demi-heure au repos dans l'obscurité (traitement général), ou abriter de la lumière la zone traitée par un tissu noir absorbant.

Les vertus des couleurs

COULEURS	PROPRIÉTÉS DE LA COULEUR « MATIÈRE » (mobilier, revêtements muraux, vêtements, accessoires, bijoux, etc.)	INDICATIONS DE LA COULEUR « LUMIÈRE » (radiations électromagnétiques de longueur d'onde définie)
Rouge	Couleur de la vie, de l'amour, de l'ardeur sexuelle mais aussi de la colère et de l'agressivité, il est très stimulant au moment des examens ou des compétitions.	Bronchites ; rhumatismes ; diarrhée, constipation ; anémie et états dépressifs ; favorise la circulation sanguine ; élève la tension artérielle ; stimule le foie, active les fonctions vitales ; accélère la consolidation des fractures, la cicatrisation postopératoire.
Orange	Couleur de l'optimisme que l'on associe également au luxe et aux plaisirs, il favorise le sentiment de bien-être.	Problèmes de thyroïde, douleurs musculaires, arthritiques et lombaires ; crises d'asthme et allergies respiratoires (pour dilater les voies respiratoires) ; cellulite ; troubles sexuels, des règles et de la lactation ; maux de tête ; dermatoses sèches ; accélère la cicatrisation des plaies ; favorise la fixation du calcium.
Jaune	Couleur de l'énergie, de la motivation et de l'inspiration, il stimule les fonctions cérébrales.	Problèmes digestifs, troubles hépatiques et vésiculaires, constipation ; perte de tonus musculaire, palpitations ; infection et inflammation aiguës, problèmes dermatologiques (suintants ou purulents) comme l'eczéma ; dépression.
Vert	Rafraîchissant et fortifiant, il représente le renouveau, le retour à la vie, mais aussi la stabilité et l'harmonie. Il favorise également la prise de décision.	Épuisement, stress intense, insomnie et troubles sexuels ; douleurs dorsales ; hémorroïdes ; hypertension ; problèmes visuels.
Bleu	Couleur reflétant à la fois le pouvoir et l'autorité, la quiétude et la paix, elle a un effet calmant et régénérant sur le système nerveux et favorise la méditation.	Anxiété ; angines, sinusites, laryngites ; règles douloureuses ; maladies inflammatoires ; crampes musculaires ; excès de poids, cellulite ; douleurs dentaires.
Violet	Apaisant, il calme les états coléreux ; il est efficace en cas d'irritation, de nervosité, de jalousie et d'angoisse.	Cystites ; sciatiques chroniques ; asthme, toux sèche ; perte de cheveux ; purifie le sang, élimine les toxines, désengorge le foie, stimule la rate, renforce le système immunitaire.

Réflexochromie

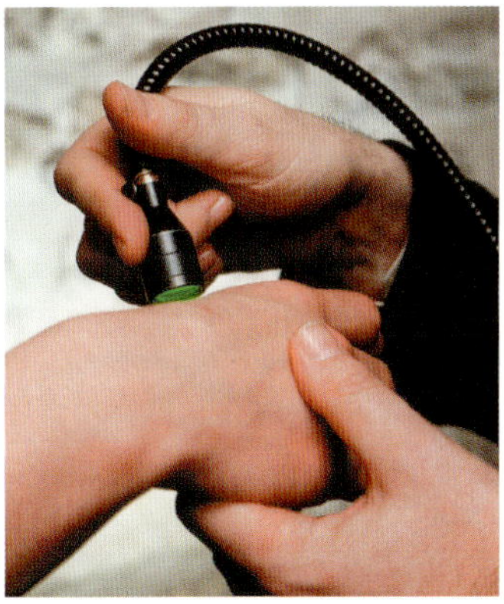

Proche parente de la chromothérapie, la réflexochromie consiste à envoyer des ondes de couleur sur les zones réflexes des pieds, des mains ou des oreilles (voir Auriculothérapie, p. 28, et Réflexothérapie, p. 208).

- Elle permet de **traiter des zones inaccessibles** (sous un plâtre, par exemple), **ou fragiles** (périnée, sexe, poitrine, etc.).

- Elle est bien adaptée aux **personnes agitées**, aux **enfants** et aux **femmes enceintes**.

Diététique et régimes alimentaires

Qu'il s'agisse de conserver son poids, de maigrir ou simplement de préserver sa santé, la diététique offre un ensemble de conseils alimentaires adaptés à chaque cas. Le choix des aliments, le calcul d'un apport équilibré et varié qui couvre les besoins énergétiques sont des éléments qui obéissent à des règles précises. Pour être efficace et sans danger, un régime doit également être individualisé.

Voir aussi Nutrition, *p. 150.*

PRINCIPES

- Au sens premier du terme, la diététique peut se définir **comme l'art de bien se nourrir de façon équilibrée** pour vivre mieux et plus longtemps.

- La diététique moderne s'intéresse tout à la fois à la **valeur nutritive des aliments**, à l'**impact des modes de préparation** et à divers aspects pratiques. Ces connaissances permettent de proposer une offre nutritionnelle personnalisée. Le choix des denrées, le calcul des rations alimentaires, les conseils de préparation et de répartition des apports au cours de la journée sont adaptés à l'état physiologique de l'individu et prennent en compte ses problèmes de santé, ses goûts, ses habitudes culturelles et religieuses, et son mode de vie.

POUR EN SAVOIR PLUS

Un art de vivre ancien

Dès l'Antiquité, Socrate ou Hippocrate évoquent la *diaita* comme un art de vivre s'appuyant sur l'alimentation pour entretenir son corps. Au début de notre ère, la diététique est conçue comme une branche annexe de la médecine. Au Moyen Âge, les médecins, s'appuyant sur la théorie des humeurs, estiment que la nourriture doit s'adapter au tempérament de chacun.
Dans toutes les cultures, les conseils alimentaires font partie de la thérapeutique. En médecine traditionnelle chinoise, par exemple, on s'attache au caractère yin ou yang des aliments. La diététique occidentale contemporaine s'appuie, quant à elle, sur les acquis les plus récents de la nutrition afin de définir l'alimentation adaptée à chacun (voir Nutrition, p. 150).

- Destinée à rétablir l'équilibre alimentaire, la diététique s'avère aussi un **élément clé de prévention** : de nombreux facteurs nutritionnels interviennent en effet dans les maladies.

- On parle de **régime** lorsqu'on veut **modifier l'alimentation habituelle** à des fins thérapeutiques ou pour des besoins spécifiques. Un régime comporte généralement des prescriptions pratiques : nutriments et aliments permis ou interdits, apport calorique journalier. Il doit être individualisé.

CE QUE PROPOSENT LA DIÉTÉTIQUE ET LES RÉGIMES ALIMENTAIRES

- Des conseils diététiques vous sont utiles si vous désirez **simplement établir de bonnes habitudes alimentaires** pour votre bien-être ou pour répondre à des besoins précis : par exemple si vous êtes un sportif ou si vous êtes enceinte.

- Si vous souffrez d'une **pathologie particulière**, la mise en place d'un régime peut être un élément essentiel de votre thérapie : notamment en cas de **surpoids** et d'obésité, de **diabète, d'excès de cholestérol** (hypercholestérolémie) **ou de triglycérides** (hypertriglycéridémie) dans le sang, ou encore d'hypertension.

- Il accompagne également le traitement des **pathologies cardiovasculaires**, des troubles du système digestif et de l'insuffisance rénale.

- Enfin, si vous avez des **allergies** et des **intolérances alimentaires**, vous devrez adapter votre alimentation.

CONTRE-INDICATIONS

- Si vous suivez un **régime hypocalorique**, attention : il peut être à l'origine de **carences et de troubles du comportement alimentaire**. Les femmes enceintes, celles qui allaitent et les personnes souffrant de désordres psychiatriques doivent être vigilantes. Ce type de régime est déconseillé, ou strictement encadré, pour les enfants, les adolescents et les personnes âgées.

- En cas d'**insuffisance rénale**, **hépatique ou cardiaque**, le **régime hyperprotéiné**, associé à une restriction calorique sévère, **est totalement contre-indiqué**. Il peut aggraver votre état de santé si vous êtes atteint d'une grave infection ou de certaines pathologies cancéreuses, cardiaques, cérébrovasculaires, rénales ou hépatiques.

MISES EN GARDE

- **L'adoption d'un régime se fait au cas par cas.** Vous pouvez simplement avoir besoin de stabiliser votre poids ou de perdre les kilos superflus qui nuisent à votre santé. La recherche à tout prix de la taille mannequin conduit souvent à une dévalorisation de l'image de soi et à des comportements alimentaires aberrants, avec un sentiment permanent d'échec qui, au final, ne facilite pas la prise en charge.

- Les régimes élaborés pour lutter contre différentes pathologies doivent être entrepris **sous contrôle médical**. Certains peuvent présenter des dangers pour la santé. Parlez-en à votre médecin.

COMMENT TROUVER UN PRATICIEN

- Vous pouvez consulter un nutritionniste ou un diététicien.

- Le nutritionniste est un **médecin** hospitalier ou libéral ayant suivi une **formation complémentaire en nutrition**.

- Le **diététicien** a suivi deux ans d'études paramédicales spécialisées, sanctionnées par un diplôme d'État. Il exerce en restauration collective, à l'hôpital ou en cabinet. Dans ce cas, il peut jouer le rôle d'un rééducateur nutritionnel pour vous aider à corriger vos erreurs alimentaires ou intervenir sur prescription médicale. Certains diététiciens pratiquent le coaching diététique : accompagnement à domicile, mise en place d'un programme d'activités physiques, renforcement de la motivation, etc.

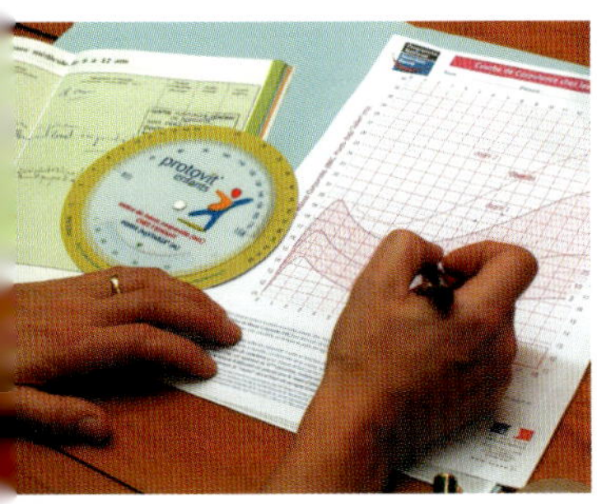

Comment se déroule une consultation

LE DIAGNOSTIC

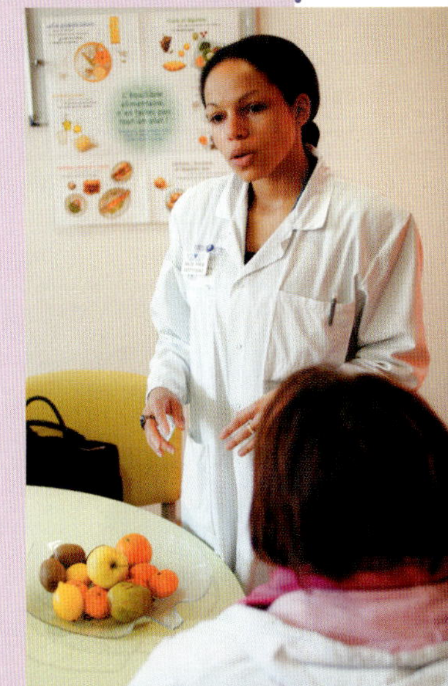

- Lors de votre premier rendez-vous, le praticien établit un **bilan diététique**. Il vous interroge sur votre consommation et votre comportement alimentaires, votre motivation et votre mode de vie.

- Il peut aussi, en fonction des besoins, utiliser d'autres données, comme vos **mesures : poids, taille, indice de masse corporelle** (IMC), **pli cutané** pour évaluer le tissu adipeux, et les résultats d'un diagnostic médical (antécédents, examens biologiques, traitements suivis, contre-indications, etc.).

LE TRAITEMENT

- Sur cette base, il vous propose un **accompagnement** pour modifier votre comportement alimentaire. Vous formulez ensemble des **objectifs diététiques réalisables**. Pour vous aider, il peut vous inviter à tenir un carnet alimentaire, sorte de journal de bord. Il vous donne également des conseils très pratiques pour la conception de repas, les achats, etc.
Vous serez amené à consulter régulièrement pour un **suivi** qui permet d'évaluer les résultats ou de fixer de nouveaux objectifs nutritionnels. Ces consultations de suivi peuvent être coordonnées avec les autres thérapeutes intervenant dans votre prise en charge.

Calculez votre IMC

L'indice de masse corporelle, ou IMC, évalue la corpulence en fonction de la taille et permet d'estimer les risques pour la santé. Il est défini par la formule : poids (exprimé en kilos) divisé par la taille (exprimée en mètres) au carré (P/T^2). Par exemple, si vous mesurez 1,62 m et pesez 63 kg, votre IMC sera de : 63/[1,62 x 1,62], soit 24.
L'IMC correspondant au poids santé se situe entre 18,5 et 25. Au-delà, on parle de surpoids, et en deçà, de maigreur.
On commence à parler d'obésité si l'IMC est supérieur à 30. Au-delà de 35, l'obésité est dite sévère et, au-delà de 40, massive ou morbide (risques extrêmement élevés).

À faire soi-même

VRAI OU FAUX ?

Certains aliments font maigrir.

FAUX. L'existence d'aliments brûleurs de graisse, ou à calories négatives, est un mythe. Certains aliments sont réputés amaigrissants parce qu'ils sont peu caloriques ou diurétiques (chou, thé), d'autres parce qu'ils contiennent des enzymes censées faciliter la digestion (bromélaïne de l'ananas), ou parce qu'ils augmentent la production de chaleur de l'organisme (piment). Mais ils apportent toujours plus d'énergie qu'ils n'en font dépenser pour les assimiler.

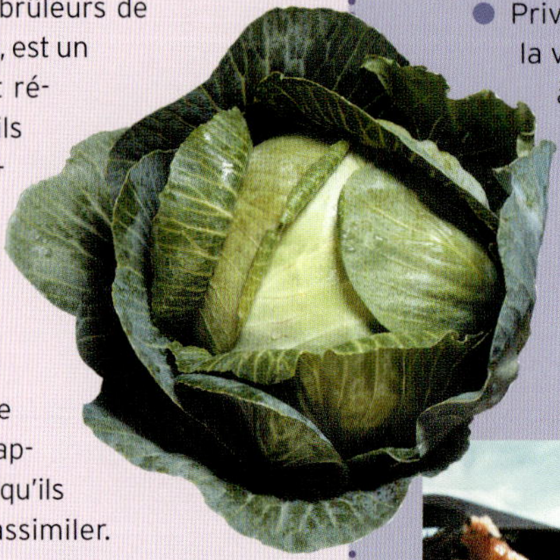

DIMINUEZ VOTRE CONSOMMATION DE SUCRE

- Prenez l'habitude de **diminuer d'un tiers** le sucre dans les recettes de pâtisserie et redécouvrez les salades de fruits, les compotes, etc.

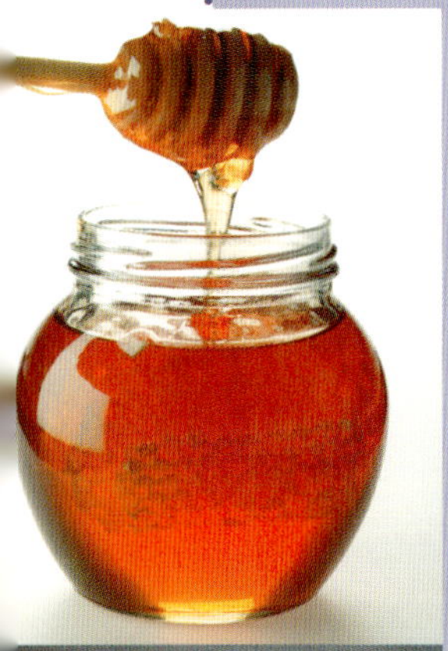

- Sucrez votre thé ou votre infusion avec une petite cuillerée de **miel**. Surtout, attention aux boissons sucrées : 1 l de soda apporte l'équivalent de 15 à 25 morceaux de sucre !

- **Les produits allégés** en sucre **ne sont pas systématiquement** recommandés. Les succédanés de sucre (édulcorants) de la famille des polyols restent assez caloriques. Les édulcorants intenses (aspartam, saccharine ou acésulfame-K) permettent d'obtenir un goût sucré sans apport calorique, mais présentent l'inconvénient d'entretenir le goût sucré et sont suspectés de générer des problèmes de santé.

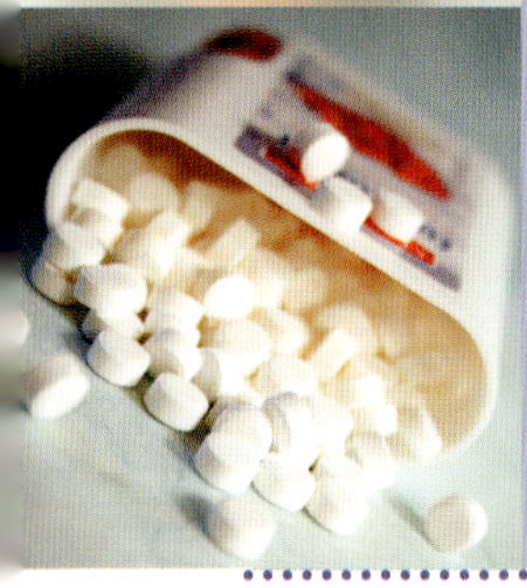

La consommation d'édulcorants permet de limiter l'apport en sucre, mais cela ne serait pas sans risque pour la santé.

DIMINUEZ VOTRE CONSOMMATION DE GRAISSES

- Privilégiez la cuisson à la vapeur, en papillote, à l'étouffée, au court-bouillon. Et préparez les sautés dans une poêle antiadhésive, sans ajouter de matière grasse.

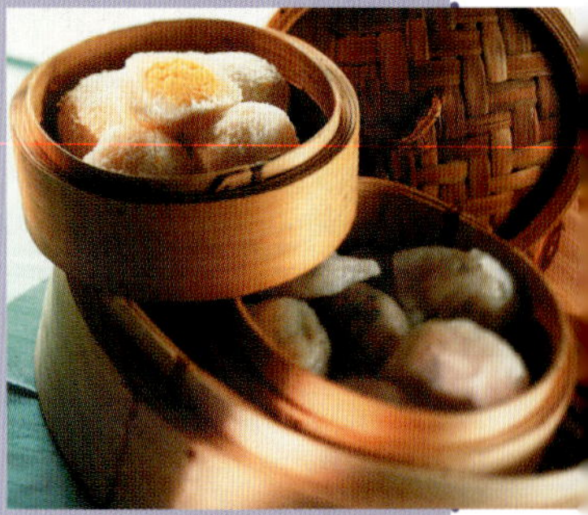

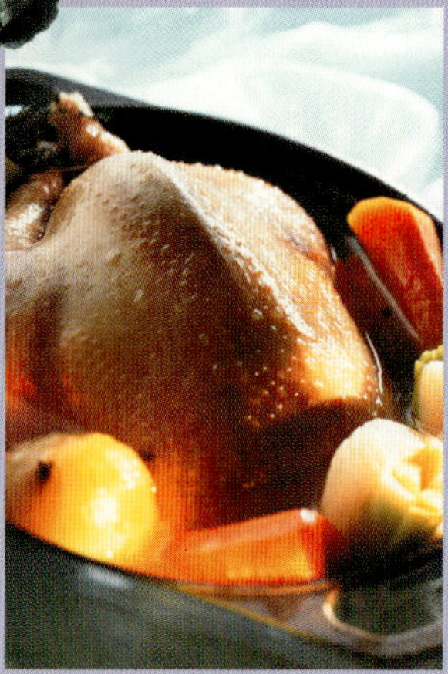

La cuisson à la vapeur et au court-bouillon : deux modes de préparation qui permettent de diminuer la teneur en graisse des aliments, sans pour autant leur faire perdre leur goût.

- Choisissez des **morceaux de viande peu gras** : cœur, bifteck, faux-filet maigre, jambon cuit dégraissé, lapin, escalope de veau…

- Ne mangez pas la peau des volailles ou piquez-la avant la cuisson, puis dégraissez la sauce.

- Pensez à **varier les assaisonnements** en remplaçant les graisses par de la sauce tomate, de la sauce de soja, des sauces à base de crème allégée.

LE SAVIEZ-VOUS ?

Tour de taille à surveiller

Publiée en 2004, l'étude Interheart menée dans 52 pays a révélé que le tour de taille est un bon indicateur du risque cardiovasculaire. En effet, la graisse abdominale sécrète des facteurs (dont des hormones telle la résistine, par exemple) qui favorisent le diabète, l'excès de lipides dans le sang et l'encrassement des artères. Selon l'OMS, un tour de taille supérieur à 102 cm pour les hommes et 88 cm pour les femmes représente un risque accru.

À faire soi-même

EN CAS DE SURPOIDS OU D'OBÉSITÉ

- Vous devrez corriger les excès **sans bouleverser votre mode de vie**. Votre régime ne doit **pas** être **trop restrictif** (entre 1500 et 2200 kcal par jour selon l'activité physique) afin de ne pas vous pousser dans le cycle infernal des restrictions/tentations/prises alimentaires compulsives et de maintenir une meilleure diversité.

- Généralement, une **réduction de 15 à 30 %** des apports énergétiques estimés, ou des apports correspondant aux deux tiers de vos dépenses énergétiques, est conseillée.

- Les glucides doivent représenter au moins 45 à 50 % de l'apport calorique, les protéines 15 % et les lipides 35 % maximum (voir Nutrition, p. 150).

- L'alimentation doit être répartie en **trois ou quatre prises par jour** pour éviter les fringales.

- Le **sucre du commerce** n'est pas interdit, mais doit être limité (10 % des apports énergétiques).

- **Contrôlez** les quantités de **pain et** de **féculents** consommées à chaque repas : 60 g de pain ou trois petites pommes de terre ou 5 à 6 cuillerées à soupe de riz, pâtes, semoule, légumes secs, maïs ou petits pois cuits, ou 2 cuillerées à soupe de farine.

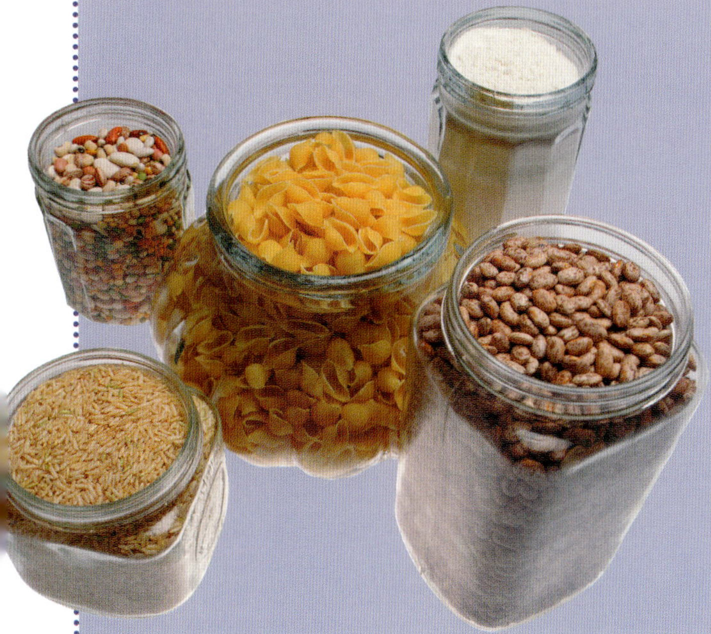

TENEUR EN MATIÈRES GRASSES DES PRODUITS LAITIERS

	Eau	Matière sèche	Grammes de lipides pour 100 g de produit
Yaourt maigre			0,1
Yaourt demi-écrémé			1
Yaourt au lait entier			3,6
Fromage blanc 0 %	82	18	0
Fromage blanc 20 %	82	18	3,6
Fromage blanc 40 %	82	18	7,2
Camembert 45 %	50	50	22
Comté 45 %	33	67	30

- Choisissez vos apports de **matières grasses** en fonction de votre bilan lipidique. Et limitez-les à l'équivalent de **1 cuillerée à soupe d'huile par repas**. Les aliments riches en graisses cachées (charcuteries, fritures, etc.) doivent être exceptionnels. Préférez les laitages allégés à 0 ou 20 % (voir tableau).

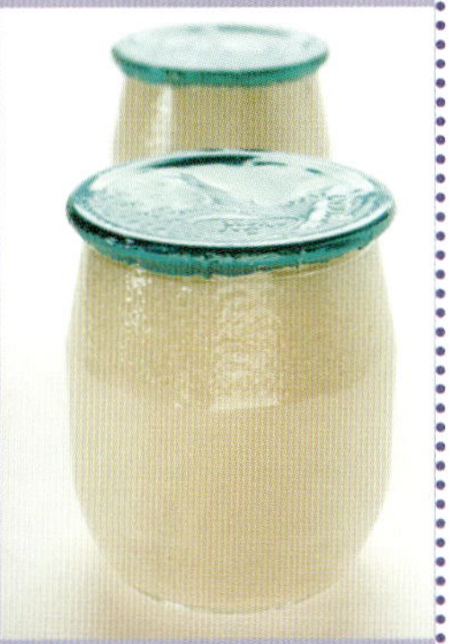

- Votre apport quotidien en **protéines** ne doit pas excéder une à deux parts de viande, d'œufs ou de poisson (soit 100 g de viande, 120 g de poisson blanc, 2 œufs, 80 g de jambon blanc ou une douzaine d'huîtres) et trois produits laitiers.

- Votre traitement diététique doit se doubler d'une **activité physique régulière**, comme trente minutes de marche rapide quotidienne.

LE SAVIEZ-VOUS ?

La restriction cognitive

Le concept de restriction cognitive décrit un phénomène qui se met en place lorsqu'on décide de maigrir : on restreint sa nourriture sans tenir compte de ses sensations de faim ou de satiété, et en allant à l'encontre de ses goûts ou de ses émotions… Ce combat de l'esprit contre le corps contribue à l'apparition de troubles du comportement alimentaire. C'est l'une des principales causes d'échec à long terme des régimes amaigrissants.

À faire soi-même

EN CAS DE DIABÈTE NON INSULINODÉPENDANT

- Un régime alimentaire est la première arme de votre traitement (voir aussi Diabète non insulinodépendant, p. 302).

- Si vous êtes en **surpoids** (IMC supérieur à 25), **tout amaigrissement**, même limité, **aura un impact positif sur votre glycémie** (taux de sucre sanguin). L'objectif peut être une perte de 5 à 10 % de votre poids initial sur six à douze mois (voir conseils plus haut).

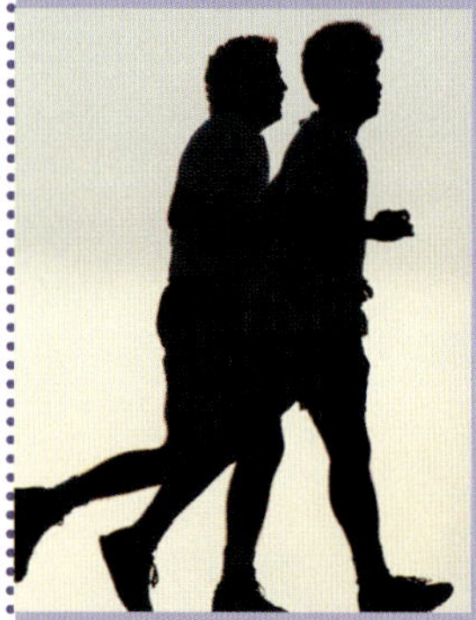

- Si votre poids est normal, sachez qu'une réduction des apports lipidiques est souvent bénéfique. Dans tous les cas, la pratique d'une activité physique est recommandée.

- En cas de diabète insulinodépendant, votre régime doit impérativement être établi avec un professionnel de santé.

EN CAS DE TAUX SANGUINS DE CHOLESTÉROL ET (OU) DE TRIGLYCÉRIDES TROP ÉLEVÉS

- Vous devez les faire baisser pour réduire les risques cardiovasculaires.

- Pour un taux de cholestérol élevé (hypercholestérolémie), le régime vise à **diminuer votre consommation d'acides gras saturés** (graisses d'origine animale) au profit d'acides gras mono- ou polyinsaturés, en particulier de type **oméga-3** (poisson, huile de colza), mais également à réduire les apports de cholestérol alimentaire (jaune d'œuf, abats, viandes grasses, fromage).

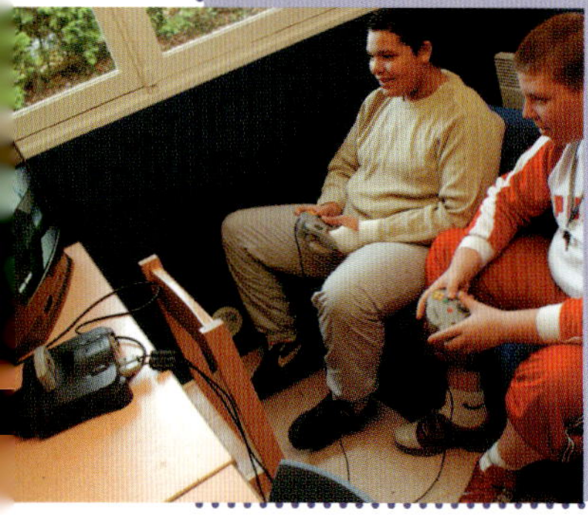

- L'introduction de fruits, légumes et produits céréaliers vous aidera à normaliser votre taux de cholestérol grâce à leur apport en fibres.

L'obésité des enfants et des adolescents : un grave problème de société, dont l'une des causes majeures est une nourriture trop grasse et trop sucrée.

- Pour un taux de triglycérides trop élevé (hypertriglycéridémie), le régime s'apparente à celui préconisé pour un excès de poids. Pratiquez une activité physique régulière.

Limitez la part de produits contenant du sucre du commerce, qui ne doit pas excéder 10 % de votre ration calorique. Sachez qu'une consommation même modérée d'**alcool** peut être à l'origine d'une élévation persistante des triglycérides.

EN CAS D'HYPERTENSION, D'INSUFFISANCE CARDIAQUE OU RÉNALE

- Votre thérapeute vous prescrira sans doute un régime **pauvre en sodium** (1 g de sel contient 400 mg de sodium).

- Avec un régime strict, la quantité de sel journalière est **inférieure à 2 g** ; avec le régime élargi, la consommation de sel peut atteindre jusqu'à 4 g par jour.

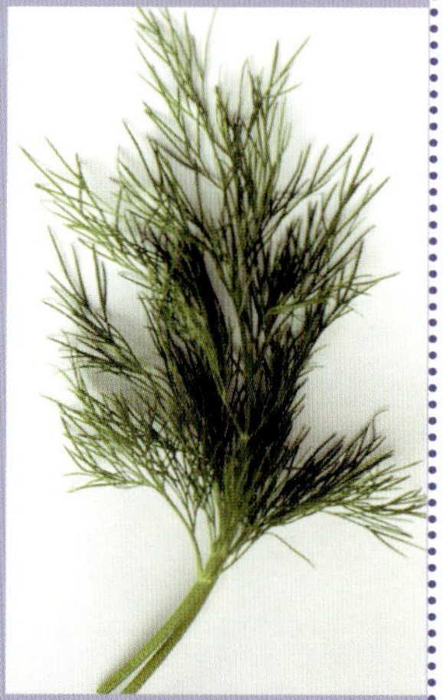

- **Le sel** de cuisson et d'assaisonnement **vous sera interdit**, ainsi que de nombreux aliments du commerce : salaisons, pain, gâteaux, conserves, sauces et condiments, certaines eaux minérales, laitages, etc. La fadeur de ce régime peut faire perdre l'appétit et entraîner une dénutrition, en particulier chez les sujets âgés. Pensez donc aux **aromates**, aux épices et aux fines herbes.

Autres pathologies

En cas d'**allergie** ou d'intolérance alimentaire, vous devez juste supprimer l'aliment en cause ou réduire sa consommation.

En cas de **rhumatismes**, vous pouvez soulager vos articulations par une perte de poids.

Si vous avez des **crises de goutte**, évitez une alimentation trop riche, l'alcool, les abats et la charcuterie.

Les régimes santé et longévité

Régime Okinawa

● Il doit son nom au fait que de nombreux habitants de cet archipel japonais vivent centenaires. Le secret de cette longévité résiderait dans une **alimentation à base de riz, de dérivés du soja, de légumes variés, de produits de la mer et de thé vert**, mais aussi dans l'habitude de rester sur sa faim, dans le choix d'aliments frais et colorés ou dans les modes de préparation et de cuisson douce.

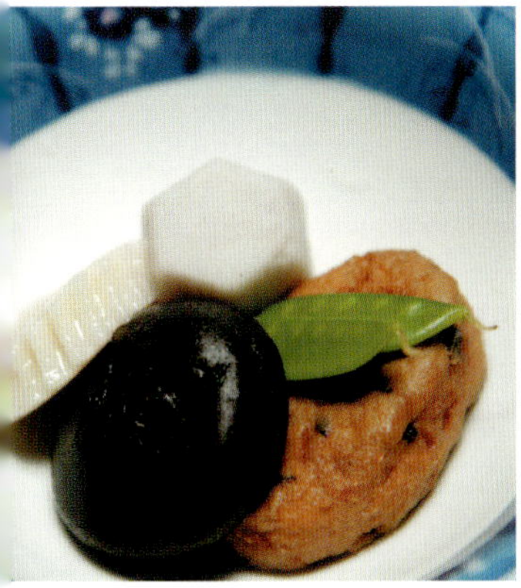

● L'alimentation est pauvre en matières grasses mais **riche en oméga-3**, à haute teneur en vitamines, minéraux et substances **antioxydantes,** et peu calorique.

● Ce régime favorise la perte de poids et protège des troubles du métabolisme, des maladies cardiovasculaires et du cancer. **Attention**, il est carencé en protéines animales.

Régime crétois (ou méditerranéen)

● Il s'agit plus d'un **régime santé** que d'un régime minceur. Ses bienfaits pour le système cardiovasculaire sont connus depuis les années 1950.

● Au menu, des **fruits et légumes** frais ou secs, des céréales, de l'**huile d'olive** mais peu de graisses animales, du **poisson**, de la viande blanche et des œufs plusieurs fois par semaine (voir aussi Nutrithérapie et micronutrition, p. 160).

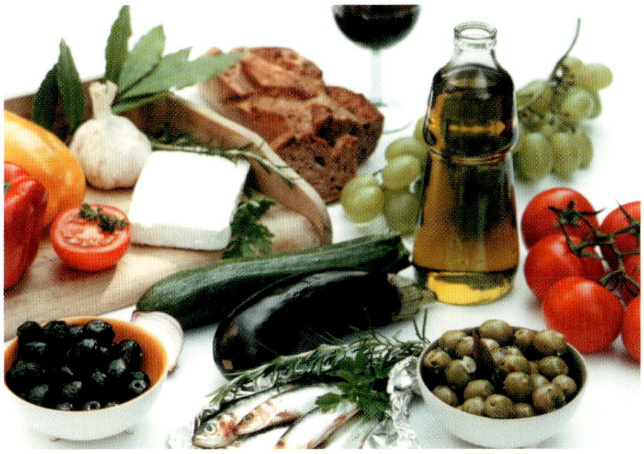

Méthode Kousmine

● Mise au point par le docteur Catherine Kousmine, pionnière de l'alimentation santé, cette méthode met en avant la **diminution de la consommation de graisses** (surtout animales), d'œufs et de viande, d'**aliments transformés,** de sucre, de chocolat et d'alcool. Elle **privilégie les fruits et légumes crus**, les céréales complètes et, de façon générale, les aliments non transformés et non raffinés. Des lavements, des jeûnes et une complémentation peuvent être préconisés.

● Ce régime rejoint les recommandations nutritionnelles par sa **haute teneur en fibres** et sa faible teneur en matières grasses et en sucres simples.

● **Attention**, le docteur Kousmine voyait dans sa méthode une façon de stimuler les forces d'autoguérison, et ainsi d'améliorer la vie des patients souffrant de maladies chroniques graves, mais il n'existe aucune preuve scientifique de ses bienfaits dans ce cadre.

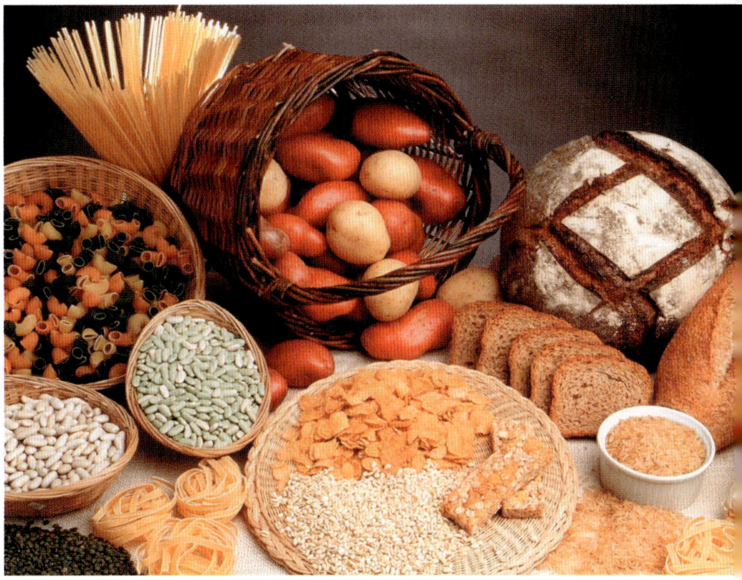

Régime anti-inflammatoire du docteur Weil

● Ce médecin américain a créé ce régime **semi-végétarien** pour prévenir les troubles immunitaires et à composante inflammatoire.

● Il se fonde sur une **alimentation riche en fibres** et **pauvre en matières grasses**, complémentée en vitamines et minéraux. **Attention**, il peut engendrer des problèmes intestinaux.

Régime Seignalet

● Élaboré par le médecin français Jean Seignalet, il a pour but de **prévenir** et de **traiter** diverses maladies, dont l'athérosclérose, les rhumatismes, le cancer, la sclérose en plaques, la dépression, le diabète, l'asthme.

● Il préconise un **retour à une alimentation ancestrale hypotoxique**, si possible issue de l'agriculture biologique, excluant les laits animaux et leurs dérivés, les céréales contenant du gluten et les aliments cuits à plus de 110 °C. La prise de suppléments en vitamines et minéraux est conseillée. **Attention**, des témoignages de malades font part d'une amélioration de leur état, mais les bienfaits de ce régime ne sont pas prouvés scientifiquement.

Régime des groupes sanguins

● Il est fondé sur les observations et travaux des naturopathes James et Peter d'Adamo, pour lesquels chaque groupe sanguin serait le témoin d'habitudes alimentaires ancestrales. Ainsi, le **groupe O**, seul présent au temps des chasseurs-cueilleurs, serait génétiquement programmé pour un régime riche en protéines animales, le **groupe A** pour être végétarien, le **groupe B** pour être omnivore et équilibré, le **groupe AB** empruntant aux deux précédents. **Attention**, il est non validé scientifiquement.

Régime The Zone

● Aussi appelé « régime des stars », il a été mis au point par l'Américain Barry Sears. Il vise à **conserver un taux de glucose sanguin stable et à maintenir** ainsi dans une zone d'équilibre **la sécrétion d'insuline**, hormone nécessaire à l'utilisation du sucre par l'organisme.

● Hyperprotéiné et **pauvre en glucides** (30 % de protéines, 30 % de graisses, 40 % de glucides), il n'interdit aucun aliment, mais impose la réduction des glucides à index glycémique élevé (voir Nutrition, p. 150), ainsi que celle des viandes grasses, abats, jaunes d'œufs, etc. **Attention**, ce régime peut engendrer un déficit en fibres et en vitamines du groupe B, pour une perte de poids modérée.

Chrononutrition

● Proposé par le Français Alain Delabos, ce régime vise à **réorganiser** les repas en fonction **des rythmes biologiques**.

● Le **petit déjeuner** est riche en lipides, le **déjeuner**, en protéines et en glucides complexes, le **goûter** est sucré et le **dîner**, léger. On préconise la prise de compléments alimentaires.

● Ce régime est adapté à la physiologie et à l'activité de l'individu. Plutôt équilibré (mais **attention** aux déficits en calcium, etc.), il peut **aider à mincir** dans la mesure où il conduit à une restriction spontanée des apports caloriques.

Les régimes hypocaloriques et d'exclusion

Régime de densité énergétique des aliments

● Élaboré par l'Américaine Barbara Rolls, il est fondé sur le choix d'aliments de **faible densité énergétique**, peu caloriques par rapport à leur volume, donc plus rassasiants : fruits et légumes riches en fibres, soupes, céréales entières, légumineuses, poissons et viandes maigres, boissons non sucrées... La **satiété** facilite la perte de poids. **Attention**, ce régime expose à un risque de carence en acides gras essentiels.

Régime Pritikin

● Préconisé par Nathan Pritikin, il fait la part belle aux **glucides** (75 à 80 % des calories). Presque végétarien, il comporte un apport protéique modéré (10 à 15 %) et un apport en matières grasses extrêmement faible (5 à 10 %). **Attention**, il peut entraîner des carences en acides gras essentiels et en vitamines liposolubles.

Régime Scarsdale

● Ce programme amaigrissant se déroule sur **quatorze jours**. Il est composé de menus types excluant les matières grasses et les féculents.

● **Hypocalorique et hyperprotéiné**, il offre une efficacité immédiate satisfaisante. **Attention**, sa prolongation ou sa répétition induisent des **carences** (calcium, acides gras essentiels...) et une **fonte musculaire**.

Régime Mayo

● **Très restrictif** (800 à 1 000 kcal par jour) et se déroulant sur deux semaines, il interdit matières grasses, féculents et légumes secs, produits sucrés et laitages, et limite fortement la consommation de fruits. En revanche, il encourage celle d'œufs. Très déséquilibré et carencé, **ce régime est à proscrire absolument**.

Les régimes dissociés

L'idée est de ne consommer qu'une seule catégorie d'aliments par repas ou par jour pour éviter des associations censées faire grossir. En réalité, même si l'on peut manger à volonté, on se lasse face à son assiette de riz nature (ou de viande, ou de fruits, etc.), d'où une perte de poids liée à la diminution de l'apport calorique ! **Attention**, l'étape suivante presque obligée est celle d'une reprise des kilos perdus. Ces régimes sont simples à suivre, mais n'ont aucune base scientifique. Ils peuvent entraîner des déficits nutritionnels importants, une perte musculaire, une anémie, etc.

LE SAVIEZ-VOUS ?

Le régime dissocié a été inventé en 1911 par l'Américain William Hay. Selon sa théorie, protéines et glucides ne doivent pas être ingérés au même moment pour être bien digérés. Cette dissociation ne se pratique pas toujours de la même façon. Ainsi, le régime Antoine doit être suivi une semaine par mois : durant cette semaine, seule une famille d'aliments peut être consommée chaque jour. Le régime Shelton préconise la dissociation des aliments sur la journée.

Régime Montignac

- C'est une variante de régime dissocié. Il **supprime les aliments à index glycémique élevé** (pain blanc et autres céréales raffinées, sucreries, pommes de terre, etc.) et interdit d'associer les céréales complètes et les légumineuses aux lipides.

- Selon Michel Montignac, **en limitant les pics d'insuline** (hormone de régulation du taux de sucre dans le sang), **ce régime conduirait à brûler l'énergie** plutôt qu'à la mettre en réserve. Mais si la perte de poids est assez facile, c'est que l'apport calorique est spontanément réduit.

- Malgré sa richesse en fibres et des conseils judicieux sur le choix des matières grasses, ce régime est **trop riche en lipides**.

Régime Atkins

- Il **supprime les glucides** pour forcer l'organisme à puiser son énergie dans ses réserves de graisse. Il a été mis au point par le docteur Atkins dans les années 1970 et propose de consommer à volonté viande, poisson, œufs, matières grasses et laitages, avec un peu de légumes verts.

- Facile à suivre, il permet de maigrir vite et sans avoir faim.

- **Attention**, il expose à un **taux de cholestérol élevé**, à la fonte musculaire et à des nausées. Les kilos sont repris à l'arrêt du régime.

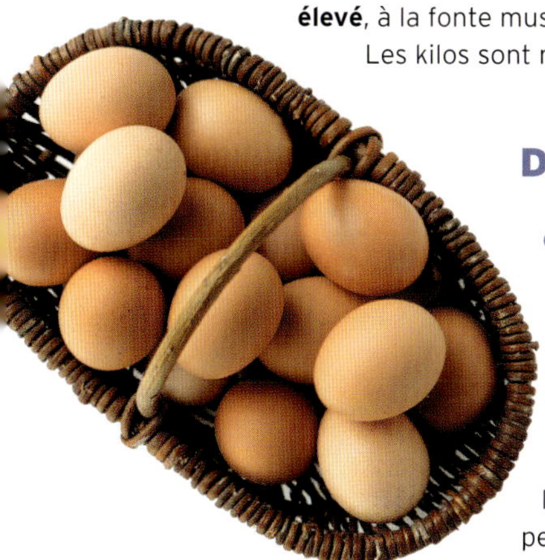

Diète protéinée

- Ce régime très strict, qui dure de trois semaines à un mois, remplace deux ou trois repas par des **substituts de repas protéinés**. Quelques légumes et parfois un peu de viande peuvent être autorisés.

- L'**apport calorique** est **extrêmement réduit** (inférieur à 800 kcal) et une complémentation en vitamines et minéraux est nécessaire.

- La perte de poids peut être spectaculaire, mais sa stabilisation relève de l'exploit. **Attention**, ce régime est à mettre en place seulement **sous contrôle médical**.

Régime Hollywood (ou Beverly Hills)

- Ce régime pousse la dissociation à l'extrême : il s'agit de ne consommer **que des fruits pendant une semaine**. Les légumes, puis les protéines animales et les féculents sont réintroduits très progressivement.

- Ce régime est **très déséquilibré,** pour obtenir une perte de poids qui ne sera que temporaire.

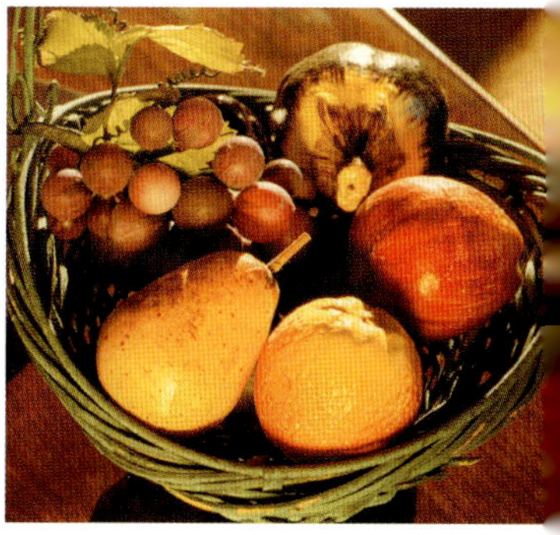

Fit for life

- Mis au point par le Canadien Harvey Diamond, ce régime dissocié se fonde sur les **rythmes naturels de la digestion**, décrits comme comprenant trois cycles : épuration et élimination des déchets (de 4 heures du matin à midi) ; ingestion et digestion (de midi à 20 heures) ; assimilation, absorption et utilisation (de 20 heures à 4 heures du matin). Ainsi préconise-t-on par exemple de n'ingérer que des fruits le matin et de réserver la consommation de viande, volaille, poisson et laitages au soir, après 20 heures.

- Restrictif et monotone, riche en fruits et en légumes et très pauvres en viande et en produits laitiers, ce régime entraîne mécaniquement une forte réduction de l'apport calorique. **Attention** à l'effet yo-yo et aux carences diverses.

Les approches globales

Régime du docteur Phil

● Conçue par le docteur Phillip McGraw, cette méthode, qui vise à atteindre et à conserver un poids de santé, est fondée sur **une approche psychologique et comportementale**. Retrouver la confiance en soi, maîtriser ses émotions, faire de l'exercice, être soutenu par ses proches, éviter la tentation… : autant de conseils de bon sens, pas si faciles à mettre en œuvre !

● Pour le reste, le régime **privilégie les aliments à haute dépense énergétique** (qui sont longs à préparer, demandent à être mastiqués longuement et exigent beaucoup d'énergie pour être digérés) **et à rendement élevé** (par opposition aux « calories vides» apportées par les sucres raffinés, les graisses saturées, etc.). C'est donc un **régime classique** pauvre en matières grasses, en sucre et en féculents à index glycémique élevé. À moyen terme, une perte de poids est possible.

Régime Shapiro

● Son inventeur, Howard Shapiro, propose une approche visant à la **prise de conscience de nos comportements alimentaires** grâce à la tenue d'un journal de bord et à la **visualisation de l'apport calorique** des aliments à l'aide d'images grandeur nature des différents plats portant la mention de leur teneur en calories.

● Ce régime valorise les aliments clés du régime crétois (voir p. 45). L'objectif est d'entretenir un **rapport plus sain** à la nourriture.

● Ce régime fait plutôt consensus, mais l'absence d'interdit relatif aux grignotages reste controversée. La perte de poids est, quant à elle, variable.

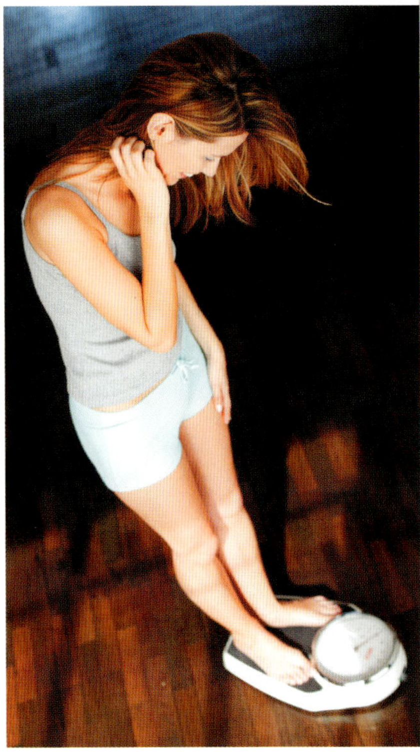

Weight Watchers

● Cette multinationale organise dans une trentaine de pays des **réunions** hebdomadaires **destinées à accompagner les personnes dans leur perte de poids** par un apprentissage alimentaire et des conseils pratiques. Le groupe est là pour renforcer la motivation des adhérents.

● Ce régime restrictif en calories, équilibré selon un **système de points**, peut permettre une perte de poids modérée et régulière. Mais l'obligation de tout comptabiliser se révèle contraignante, et à l'arrêt la reprise de poids et l'apparition de troubles du comportement alimentaire sont possibles.

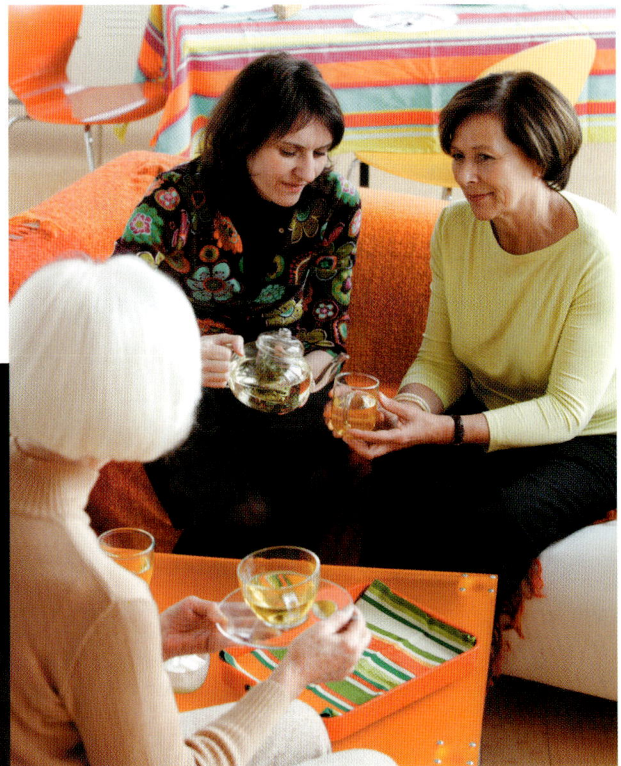

Lors d'un régime alimentaire, la tentation est forte de monter chaque jour sur la balance à l'affût du moindre gramme perdu, un comportement peu efficace et générateur d'anxiété. Mieux vaut s'assurer du soutien de son entourage et/ou de personnes ayant entrepris un régime en même temps que vous.

Les modes alimentaires alternatifs

Régime bio

- Il s'appuie sur le choix d'une **alimentation plus respectueuse de l'environnement**, excluant l'usage de produits chimiques et de synthèse.

- Les bénéfices pour la santé sont probables mais restent difficiles à évaluer.

- L'important est de veiller à ce que votre alimentation soit **suffisamment** diversifiée.

Régime végétarien

- Il se base essentiellement sur la **consommation de produits végétaux**. Mais certains produits animaux peuvent être autorisés, tels les laitages et les œufs, et même parfois la volaille et le poisson.

- Riche en glucides et en fibres et pauvre en acides gras saturés, ce régime **limite les risques d'obésité** et de maladie cardiovasculaire.

- **Attention**, **des carences** en acides aminés essentiels, en vitamines D et B12, en calcium, en fer, en iode et en zinc **peuvent apparaître**.

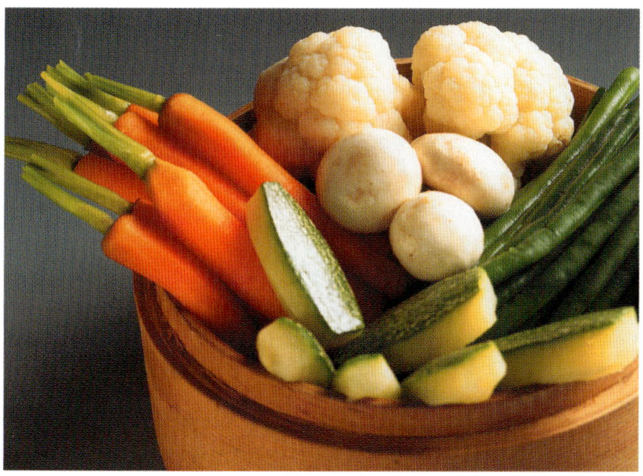

Régime végétalien

- Il exclut tout produit d'origine animale.

- **Attention**, observé strictement, il expose à de **graves carences**, notamment en calcium, vitamines D et B12, surtout dommageables pendant la croissance.

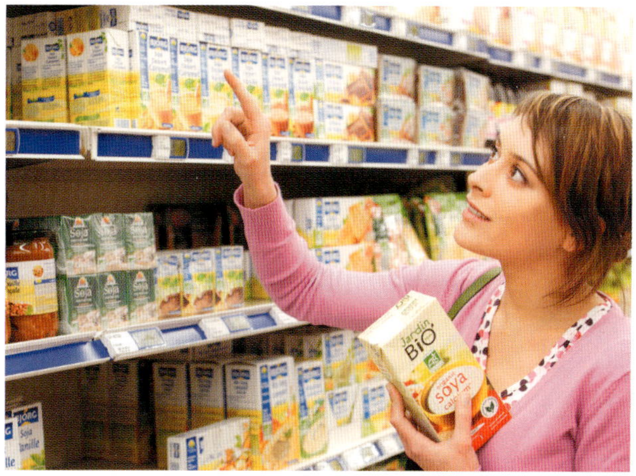

Régime macrobiotique

- Inspiré par les principes orientaux du tao (voir Médecine traditionnelle chinoise, p. 125), ce régime vise à **favoriser la longévité** tout en maintenant un équilibre entre l'homme, l'Univers et l'environnement.

- Il s'agit de **ne pas consommer en trop grande quantité des aliments très yin** (sucre raffiné, légumes crus, fruits tropicaux, laitages, etc.) **ou très yang** (viande, sel raffiné, café, etc.) et de leur préférer ceux qui sont situés entre ces deux pôles : céréales entières, légumes, algues et légumineuses, ainsi que les poissons blancs.

- Sous sa **forme la plus stricte**, le régime macrobiotique ressemble à un régime végétalien excluant certains fruits et légumes et apportant 50 à 60 % de céréales complètes. **Attention**, Il est alors carencé, voire **dangereux**, notamment pour les enfants.

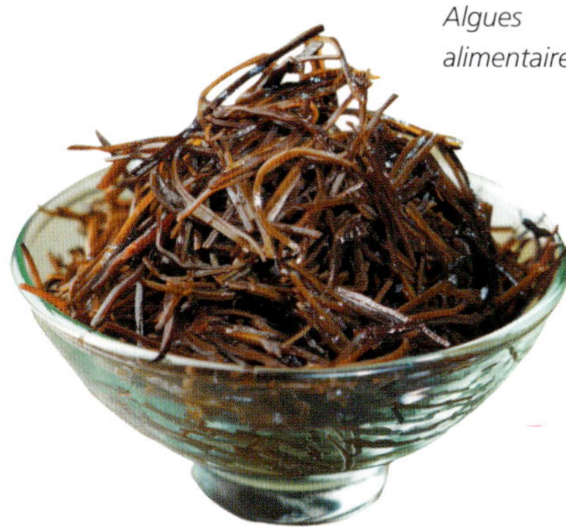

Algues alimentaires.

Digitopuncture

Issue de la médecine traditionnelle chinoise, la digitopuncture, également appelée acupression, est une technique de stimulation des points d'acupuncture par pression des doigts. Elle agit avant tout sur les symptômes : elle permet de soulager les effets d'une maladie mais ne suffit pas, le plus souvent, à en traiter la cause.

Voir aussi Acupuncture, *p. 10,* Médecine chinoise traditionnelle, *p. 125, et* Shiatsu, *p. 222.*

PRINCIPES

● La digitopuncture repose sur une **conception énergétique** de la vie et de la santé. On est en bonne santé lorsque l'énergie circule librement dans le corps. Mais dès que la circulation de cette énergie est gênée, ralentie, voire bloquée, l'organisme souffre, et la maladie peut s'installer.

LE SAVIEZ-VOUS ?

De nombreux noms

La stimulation digitale des points d'acupuncture n'a pas de nom bien établi. Selon les auteurs, on la trouve sous l'appellation digitopuncture, digitopressure, digitopression ou digipressure, acupression ou acupressure...

Acupression prévaut dans les pays anglo-saxons. En France, l'habitude joue en faveur de digitopuncture, alors que le terme correct est plutôt digitopression.

● **La stimulation de certains points du corps** lèverait les obstacles et **favoriserait la guérison**. C'est ce que fait l'acupuncture avec des aiguilles (voir p. 10). La digitopuncture appartient, comme elle, à l'ensemble des pratiques manuelles de la médecine chinoise traditionnelle (voir p. 125), et a de nombreux points communs avec le shiatsu (voir p. 222) et le do-in (voir p. 224) ou le Jin Shin Do® (voir ci-après, p. 53).

● C'est une **pratique simple**, dite de première ligne, c'est-à-dire qu'elle ne nécessite pas de matériel et peut être **mise en œuvre en tout lieu et à tout moment**.

● Cette simplicité a son revers : en dehors de problèmes légers et ponctuels, la digitopuncture **ne suffit pas. Il faut** en général **l'associer à une autre thérapeutique** (phytothérapie chinoise ou occidentale, homéopathie, médecine allopathique classique, etc.).

CE QUE SOIGNE LA DIGITOPUNCTURE

● La digitopuncture vous permettra de **diminuer les doses d'antalgiques et/ou d'anti-inflammatoires**, car elle agit avant tout pour **soulager et réduire la douleur**.

● Vous pouvez l'employer **si vous** avez mal au **dos, à la nuque ou à la tête** et si vous souffrez de **douleurs articulaires** ou **musculoligamentaires**.

● Elle pourra vous être utile pour traiter les **suites d'un traumatisme**, les **troubles fonctionnels respiratoires** ou **digestifs** (nausées, vomissements, constipation, ballonnements, etc.), ou encore en cas d'**allergie**. Elle est également utile dans le cadre de **soins palliatifs**.

● Régulièrement pratiquée, la digitopuncture pourrait **renforcer vos défenses immunitaires** et améliorer votre état général ; si vous êtes sujet aux rhumatismes chroniques, par exemple, elle peut vous permettre de réduire votre traitement classique.

● Si vous devez consulter un acupuncteur mais que vous craignez les aiguilles, celui-ci pourra proposer de vous traiter par la digitopuncture.

CONTRE-INDICATION

● Il n'y a pas de réelle contre-indication à la digitopuncture. C'est surtout une pratique complémentaire de mieux-être qui s'ajoute à votre traitement habituel.

MISES EN GARDE

● Vous devez ressentir une amélioration de votre état assez rapidement. Si, après trois séances, vous ne constatez pas d'amélioration, arrêtez et consultez votre médecin.

● La **prudence** s'impose dans le **traitement des enfants et des femmes enceintes**. Vérifiez que votre thérapeute possède une bonne expérience dans ce domaine.

COMMENT TROUVER UN PRATICIEN

- Il n'y a pas de formation officielle qualifiante en digitopuncture. Ce sont surtout les naturopathes, les chiropraticiens, les ostéopathes, les kinésithérapeutes, etc., qui la proposent en plus de leur spécialité. Renseignez-vous avant de vous engager.

- Les praticiens de shiatsu l'emploient aussi. Vous pourrez trouver un praticien certifié en vous adressant à la Fédération française de shiatsu traditionnel.

- En France, certains médecins, chirurgiens-dentistes, sages-femmes qui bénéficient d'une formation qualifiante en acupuncture peuvent vous proposer cette méthode.

CE QU'EN DIT LA SCIENCE

- Il n'existe pas d'étude solide montrant un effet de cette thérapie. La plupart des études qui concluent à un effet bénéfique ne remplissent pas les critères scientifiques nécessaires pour être validées. S'il est à peu près prouvé que des douleurs peuvent être soulagées ou calmées par un massage local, ou au moins que les doses d'antalgiques peuvent être réduites, les médecins restent sceptiques quant à une possible action thérapeutique ou préventive de la digitopuncture.

Comment se déroule une séance

LE DIAGNOSTIC

- Une séance dure d'**une demi-heure à une heure**. Prévoyez plus de temps pour votre premier rendez-vous, car le praticien doit vous examiner et vous interroger.

- Après un interrogatoire précis et détaillé, il vous propose de vous allonger sur une table de massage ou un tapis posé au sol. Vous n'avez pas besoin d'être dévêtu. Portez des vêtements amples qui ne gênent pas le massage ni la circulation des énergies.

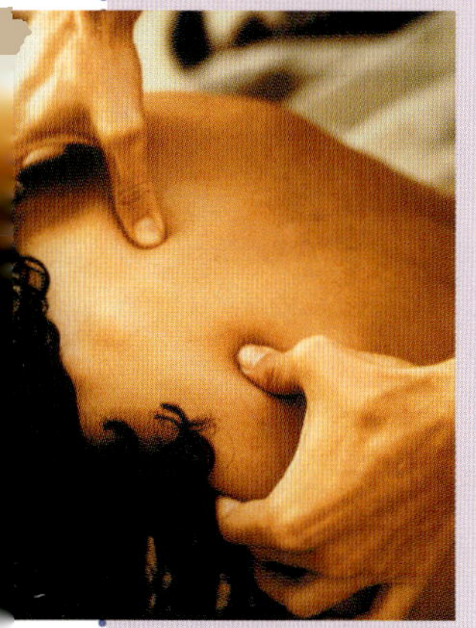

- **Le praticien** n'emploie ni produit ni instrument, **il se sert uniquement de ses mains et de ses doigts** : il vous examinera en pressant certains points de votre corps et en prenant vos pouls, temps important de l'examen en médecine traditionnelle chinoise.

LE TRAITEMENT

- Le praticien traite les points qu'il a détectés durant son examen. Avec le pouce, le majeur, ou parfois l'index, il exerce des **pressions plus ou moins fortes**, plus ou moins prolongées sur ces différents points. Il peut également compléter ce traitement par des **frictions** le long des méridiens, et par des **conseils d'hygiène de vie** (modifications des habitudes alimentaires, exercices physiques, etc.). Dès la première séance, la fatigue musculaire et les tensions nerveuses commencent à s'estomper.

- Pour des problèmes ponctuels, prévoyez une ou deux séances, parfois trois. Pour des problèmes chroniques ou répétitifs, il en faudra beaucoup plus (parfois vingt et plus), ou vous devrez envisager des séances d'entretien régulières (par exemple en cas de rhumatismes chroniques). Vous pouvez aussi prévoir des séances à la demande, notamment dans le cadre d'une remise en forme.

- **Attention**, au cours du traitement, vous pouvez ressentir une **douleur passagère au point traité**, c'est parfaitement normal. De même, il est possible qu'après une séance, surtout au début, vous ressentiez une **aggravation temporaire** de vos troubles. C'est tout aussi normal et cela passe le plus souvent rapidement.

- Précautions : attendez si possible une heure et demie à deux heures après la fin d'un repas pour faire votre séance. Lorsqu'elle est achevée, restez allongé quelques minutes. Relaxez-vous !

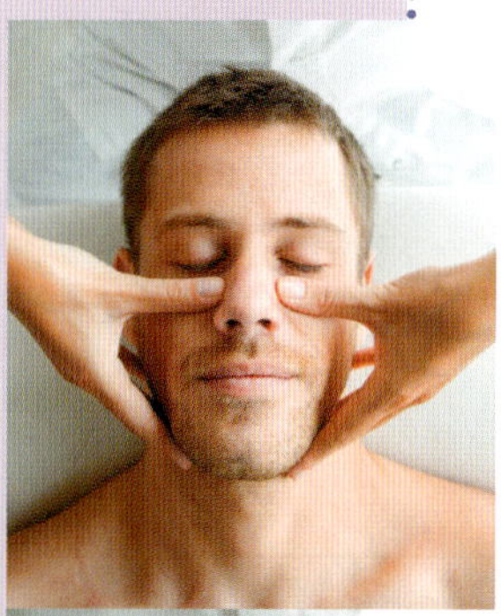

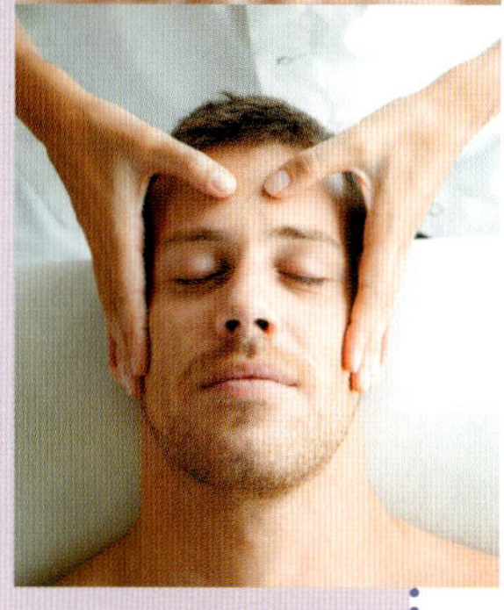

La digitopuncture fait aujourd'hui partie de l'arsenal de nombreux centres de soin et instituts de beauté, notamment, comme ici, pour stimuler la tonicité du visage.

À faire soi-même

- Vous pouvez utiliser les techniques de la digitopuncture sur vous-même pour **traiter les petits maux de la vie courante** (douleurs, rhumatismes, nausées, troubles intestinaux, etc.). Pour cela, référez-vous au schéma ci-contre ou à un manuel qui vous indiquera les points à stimuler. Sachez également qu'il existe des cours destinés à se familiariser avec ce type de traitement.

- Installez-vous confortablement, **au calme**, dans une pièce à la température agréable.

- **Localisez les points** à traiter **par un léger massage** : ils sont tendus, sensibles, ou donnent au contraire l'impression de creux, de vide. Selon les cas, vous les tonifierez, les disperserez ou les harmoniserez à l'aide de pressions du pouce ou du majeur.

- **Traitez-vous** des deux côtés **de façon symétrique**, sauf si votre problème est unilatéral (tendinite, entorse, traumatisme...).

- Certains points peuvent être difficiles à atteindre. Dans ce cas, faites-vous aider par un proche.

- **Attention**, dans tous les cas, vous devez obtenir des **résultats rapides ; sinon, consultez**.

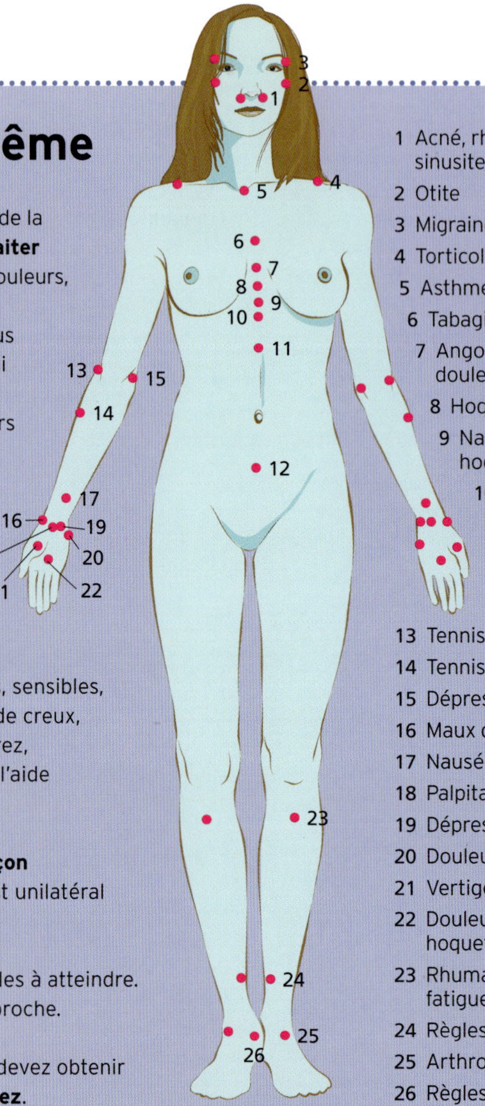

1 Acné, rhume, rhinite, saignements de nez, sinusite
2 Otite
3 Migraine, maux de tête
4 Torticolis
5 Asthme
6 Tabagisme
7 Angoisse, anxiété, dépression, douleurs des seins, tabagisme
8 Hoquet
9 Nausées et vomissements de la grossesse, hoquet, mal des transports
10 Angoisse, anxiété, hoquet, mal des transports
11 Nausées et vomissements de la grossesse, mal des transports
12 Asthme
13 Tennis-elbow
14 Tennis-elbow
15 Dépression
16 Maux de gorge
17 Nausées et vomissements de la grossesse
18 Palpitations
19 Dépression, palpitations, trac
20 Douleurs cervicales
21 Vertiges
22 Douleurs rhumatismales (poignets), fièvre, hoquet, bouffées de chaleur (ménopause)
23 Rhumatismes, mal de dos, maux d'estomac, fatigue, hypotension, vertiges
24 Règles douloureuses
25 Arthrose, rhumatismes, mal de dos
26 Règles douloureuses

POUR EN SAVOIR PLUS

Les trois techniques de stimulation des points

- **La dispersion**. Vous l'emploierez en cas de tension : points durs, avec parfois la sensation de petites granulations sous la peau. Du bout du pouce, pressez fermement le point pendant vingt à trente secondes. Relâchez. Répétez ce cycle au moins trois fois. Complétez ce traitement par un massage doux linéaire exécuté dans le sens du méridien en partant du point traité (aidez-vous d'une carte des méridiens). Vous pouvez traiter de cette façon les points spontanément douloureux.

- **La tonification**. Elle corrige les vides. Vous l'utiliserez en cas de fatigue, de faiblesse. Pressez rapidement le point (environ deux fois par seconde) de la pulpe de votre pouce, ou percutez-le de votre majeur, d'un geste souple qui doit partir du poignet.

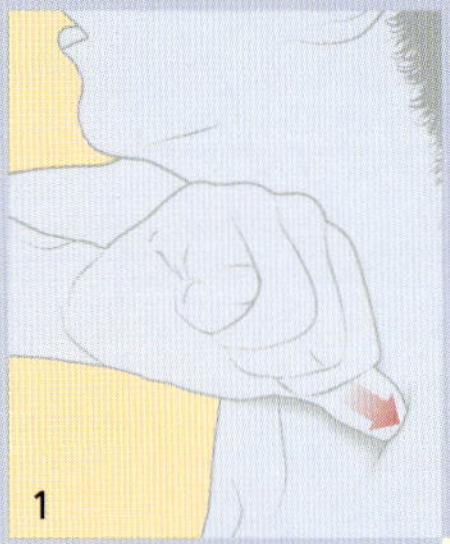

- **L'harmonisation** ou régularisation convient en cas de doute sur la conduite à tenir. Faites du bout du pouce ou du majeur des rotations alternatives dans un sens puis dans l'autre, à raison de deux par seconde pendant au moins une minute.

1 La dispersion.
2 La tonification.
3 L'harmonisation

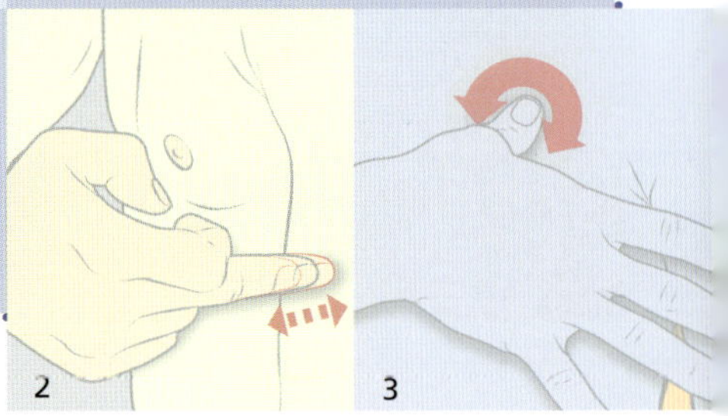

Jin Shin Do®

Le Jin Shin Do® associe la digitopression proprement dite à un travail sur la prise de conscience des émotions ainsi déclenchées.

- Cette technique a été mise au point dans les années 1970 par une psychothérapeute américaine, Iona Marsaa Teeguarden. Le Jin Shin Do® (littéralement « la voie de l'esprit de compassion ») recherche la **détente du corps et de l'esprit**.

- **Attention**, ce n'est pas une méthode de psychothérapie. Le code de déontologie du praticien lui interdit d'ailleurs toute intervention ou toute interprétation des sentiments et émotions exprimées par le patient. Avant de commencer le traitement, le patient est prévenu qu'il est libre de parler de son ressenti ou de garder le silence.

- Lors des séances, le thérapeute agit par **pressions digitales sur certains points**, situés ou non sur les méridiens de l'acupuncture. Tout en exerçant ces pressions, il invite le patient à ressentir le message de son corps puis à exprimer les émotions, les sentiments qui se manifestent ainsi. La séance peut se terminer par quelques exercices de qi gong. Une séance dure **entre une heure et une heure et demie**.

- Le Jin Shin Do® est d'abord une **méthode de relaxation** qui diminue le stress et les tensions. En traitement, après bilan médical, il peut vous être utile si vous souffrez du cou, du dos, de maux de tête, de fatigue chronique, d'insomnie, de règles douloureuses, du syndrome prémenstruel, de troubles ménopausiques, de troubles fonctionnels digestifs...

- Le Jin Shin Do® ne présente aucune contre-indication. En revanche, **si vous êtes enceinte, soyez prudente**, assurez-vous que votre thérapeute est habitué au traitement pendant la grossesse. Posez-lui la question.

- Pour trouver un praticien certifié, adressez-vous à la Jin Shin Do Foundation.

- Jusqu'à présent aucune étude scientifique n'a été réalisée pour valider ou non l'intérêt thérapeutique du Jin Shin Do®.

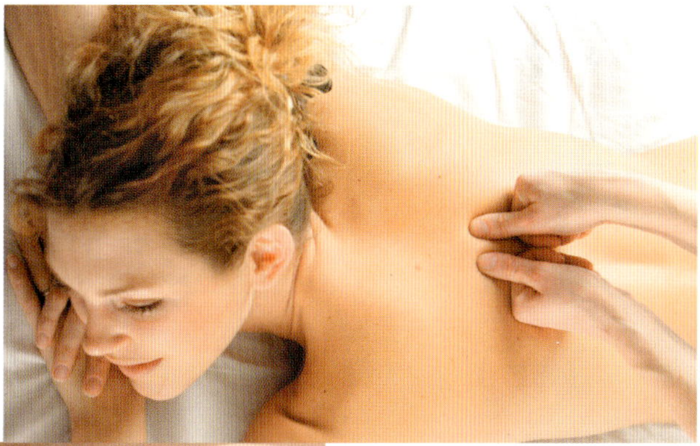

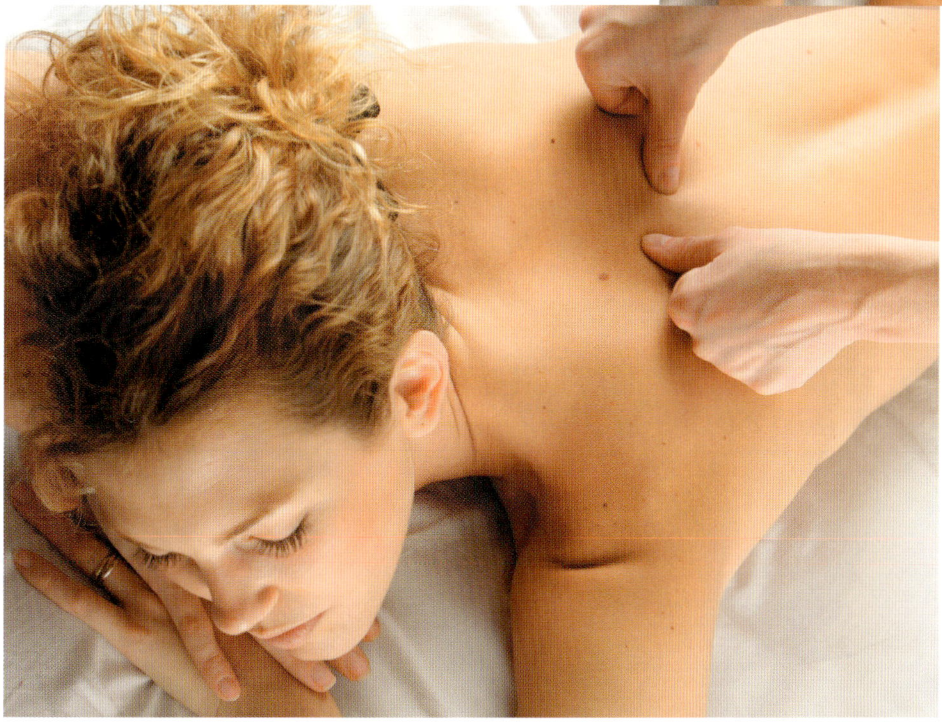

Le praticien presse simultanément deux points à l'aide de ses pouces : avec un pouce, il stimule un premier point correspondant à une zone de tension ou de douleur, avec l'autre, tour à tour différents points plus ou moins éloignés du premier. Il cherche ainsi à améliorer la circulation de l'énergie entre les points.

Électrothérapie

L'électrothérapie consiste à stimuler certaines zones du corps avec des courants électriques de très faible intensité. Cette technique est essentiellement utilisée pour soulager les douleurs chroniques et améliorer la tonicité musculaire.

PRINCIPES

- Les courants électriques ont des effets différents selon leur fréquence : ainsi, les **courants de basse fréquence** (inférieure ou égale à 20 Hz) sont **utilisés pour leurs propriétés antalgiques**. Les nerfs associés à une douleur sont stimulés par l'intermédiaire d'électrodes posées sur la peau : cette stimulation bloque la sensation de douleur. La technique porte le nom de neurostimulation électrique transcutanée (TENS).

- Les **courants de moyenne fréquence** (60 à 200 Hz) sont utilisés pour l'**électrostimulation musculaire**. Dans ce cas, il n'y a pas d'effet antalgique. Les micro-impulsions peuvent en revanche simuler un influx nerveux sur un muscle et provoquer sa contraction. Cette technique permet de **tonifier certains muscles**.

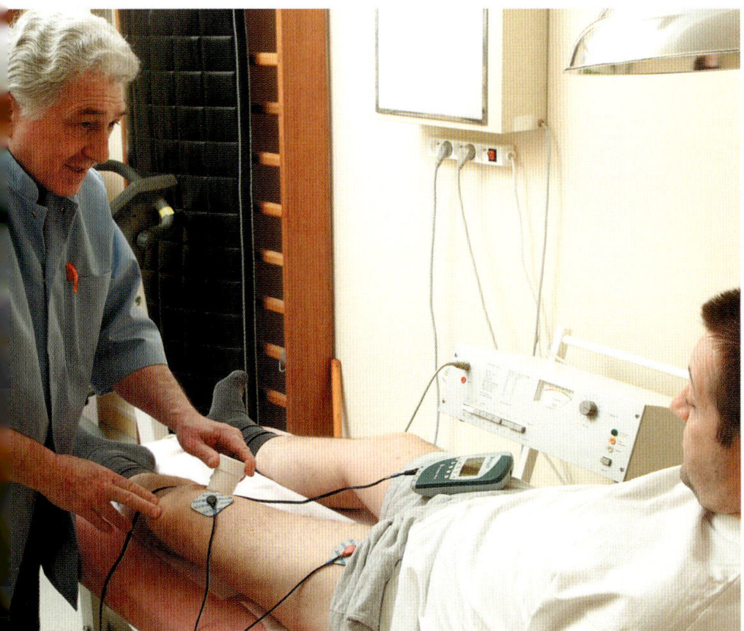

Une séance de rééducation musculaire : à la suite d'une entorse, on stimule électriquement, pour les renforcer, les muscles de la cuisse.

CE QUE SOIGNE L'ÉLECTROTHÉRAPIE

- L'électrothérapie peut soulager les **douleurs chroniques** comme la sciatique, les névralgies faciales, les douleurs de membres amputés ou encore les douleurs postopératoires (cicatrices douloureuses).

- Elle sera également efficace si vous souhaitez **améliorer votre tonicité musculaire** ou pour lutter contre les **contractures**.

CONTRE-INDICATIONS

- L'électrothérapie est formellement contre-indiquée chez les personnes porteuses **de prothèses métalliques** (pacemaker, orthèse, stérilet au cuivre) et chez les **femmes enceintes**.

COMMENT TROUVER UN PRATICIEN

- En cas de douleurs chroniques, l'idéal est de vous rendre dans un **centre antidouleur** où un médecin fera le point sur l'intérêt de ce traitement dans votre situation.

- Vous pouvez également vous adresser à un **kinésithérapeute** équipé d'appareils d'électrothérapie, après avoir fait établir un diagnostic précis par votre médecin.

- Les séances d'électrothérapie prescrites par un médecin pour soulager la douleur ou dans le cadre d'une rééducation musculaire sont remboursées par la Sécurité sociale.

CE QU'EN DIT LA SCIENCE

- L'électrothérapie est jugée efficace par le corps médical pour soulager la douleur, mais ne s'attaque pas aux causes. Attention, elle ne doit pas être confondue avec l'électrostimulation pratiquée à domicile avec des appareils vendus dans le commerce pour remodeler la silhouette – pratique qui ne bénéficie d'ailleurs d'aucune validation médicale.

Comment se déroule une séance

● Avant de débuter la séance, vous prenez soin d'**ôter tout bijou ou objet métallique**.

● Puis le praticien pose des **électrodes souples** sur votre peau. Si vous souffrez de douleurs neurologiques, elles sont appliquées sur le trajet du nerf à traiter. Vous recevez des impulsions électriques indolores.

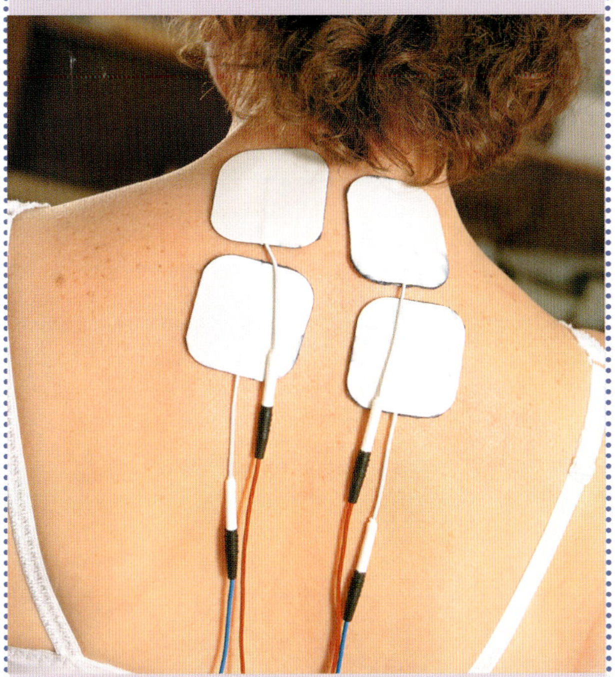

Séance d'électrostimulation pour le traitement de douleurs cervico-dorsales hautes.

● L'**intensité du courant** est **augmentée progressivement** jusqu'à ce que vous ressentiez un **fourmillement** assez désagréable. Ce fourmillement se substitue peu à peu à la douleur, dans un délai très variable. Chez certaines personnes, il ne survient qu'après plusieurs séances.

● Une séance dure environ une **demi-heure**. Vous pouvez repartir immédiatement après : il n'y a pas d'effet secondaire, hormis un possible engourdissement de la région traitée.

● L'impression de soulagement n'est **jamais** définitive. Elle persiste plus ou moins longtemps en fonction de l'ancienneté des douleurs, de la profondeur du tronc nerveux en cause, du rythme des séances et du patient lui-même. La fréquence des séances doit être adaptée à chaque cas.

À faire soi-même

● Si les séances d'électrothérapie vous apportent un soulagement appréciable, vous pouvez envisager la location ou l'achat d'un appareil de neurostimulation transcutanée (il en existe à moins de 150 €). Il vous permettra de pratiquer vous-même, sans risques, vos séances à domicile lorsque vous en ressentirez le besoin. Demandez conseil à votre médecin ou à votre kinésithérapeute, qui vous montreront de plus comment procéder.

Galvanisation

Essentiellement employée pour traiter la transpiration excessive (ou hyperhydrose), cette technique, appelée aussi ionophorèse, utilise un courant électrique continu (galvanique).

● Le praticien place vos mains (ou vos pieds) dans deux bacs emplis d'eau contenant des électrodes en acier. Il augmente progressivement le courant jusqu'à une intensité maximale de 20 mA.

● Chaque séance dure **vingt minutes**. Les séances sont pratiquées trois fois par semaine les trois premières semaines ; ensuite, vous passez à un traitement de fond, avec des séances plus espacées.

● La galvanisation est effectuée **en cabinet médical** (dermatologie, angiologie, kinésithérapie) ou **à domicile.**

● Cette méthode, dont le mode d'action n'a pas encore été bien établi, ne permet d'arrêter la transpiration excessive que de façon **temporaire**.

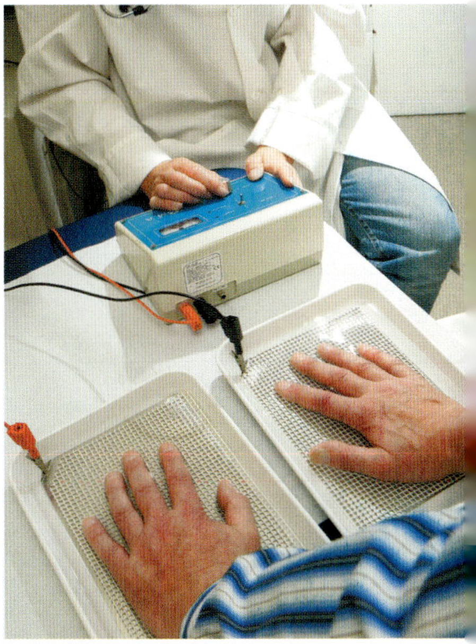

La galvanisation est une technique sans danger, à condition de prendre des précautions. Ainsi, avant la séance, le patient doit ôter tout objet métallique (bague, montre, etc.) ; pendant son déroulement, il doit veiller à ne pas mettre sa peau en contact avec les électrodes.

f

Fasciathérapie

La fasciathérapie est une méthode de massage doux et profond. Elle intervient sur les fascias, membranes qui recouvrent et relient, telle une toile d'araignée, tous les éléments anatomiques de notre corps : muscles, os, viscères, cerveau, nerfs, moelle épinière… Par des gestes précis, le praticien peut enrayer des douleurs mais aussi aider le patient à prendre conscience de son corps.

PRINCIPES

- Très élastiques, les fascias sont comme une **chaîne de transmission** pouvant faire communiquer le ventre avec le thorax, la gorge avec la tête, l'orteil avec le genou, etc. Aussi, la notion même de fascia permet d'envisager le corps humain dans sa globalité et dans une dynamique de **tissus vivants interdépendants**.

POUR EN SAVOIR PLUS

Fasciathérapie, fasciapulsologie et somato-psychopédagogie

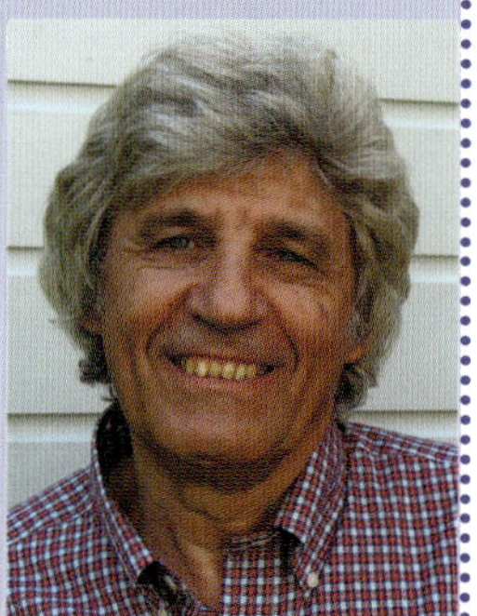

- La fasciathérapie est née en France au début des années 1980, des travaux de l'ostéopathe et kinésithérapeute Danis Bois. Devenu professeur d'université, Danis Bois continue actuellement de mener des recherches scientifiques sur la fasciathérapie à l'Université moderne de Lisbonne (Portugal). Sa méthode est aujourd'hui enseignée dans de nombreux pays.

- Dans les années 1980, Christian Carini, praticien de la fasciathérapie, met au point la fasciapulsologie, qui cible l'harmonisation des flux lymphatique et veineux.

- En continuation de ses travaux sur la fasciathérapie, Danis Bois crée la somato-psychopédagogie. Cette discipline associe une approche manuelle dérivée de la fasciathérapie, une approche gestuelle (gymnastique sensorielle) et des entretiens qui permettent aux personnes de s'exprimer sur ce qu'elles ont vécu.
La somato-psychopédagogie permet de mieux gérer les relations entre le corps et le psychisme (stress, somatisations, anxiété, tendances dépressives).

- Par nature, les fascias sont très sensibles au stress, qu'il soit physique ou psychique. Ils absorbent tous les traumatismes afin de les disperser, puis ils se relâchent. Par exemple, les lésions créées par une entorse se localisent dans le fascia des muscles et engendrent des douleurs même après la guérison.

- Si les stress ou les traumatismes se répètent (blessure chronique, vieillissement, mais aussi troubles d'un organe…), les fascias ne se relâchent plus. D'où l'apparition d'une crispation qui peut conduire à l'apparition de divers maux : douleurs, fatigue, mal-être, etc., préparant le terrain aux maladies proprement dites. Par des **massages ou/et des pressions** justes à l'endroit souhaité, le praticien débloque les zones de crispation pour que tous **les fascias retrouvent leur mobilité naturelle** et laissent circuler librement l'énergie.

- Au-delà de son aspect thérapeutique, la fasciathérapie est aussi une **méthode d'accompagnement par le toucher** qui permet de développer chez le patient la perception de son corps et l'aide à être plus à l'écoute de ce qu'il ressent.

CE QUE SOIGNE LA FASCIATHÉRAPIE

- Elle est particulièrement conseillée si vous souffrez de **douleurs musculaires et articulaires** : lumbagos, sciatiques, épaules douloureuses, fibromyalgie, rhumatismes.
Cette discipline est d'ailleurs souvent intégrée aux programmes de soins des sportifs de haut niveau pour traiter les **entorses, tendinites et claquages**.

- Vous pouvez également y avoir recours pour soulager **migraines**, **sinusites**, **troubles digestifs** et **respiratoires** (bronchite et asthme) et si vous êtes sujet aux **allergies,** aux **infections,** à la **dépression,** à la **fatigue,** à des **déséquilibres hormonaux**.

- Elle permettrait aussi de prévenir certains **troubles liés au vieillissement** : perte de la souplesse et de la mobilité du corps, pathologies articulaires, viscérales ou neurologiques, perte d'équilibre, de la mémoire.

● Elle peut apporter un réel soulagement aux **femmes enceintes** pour **apaiser les douleurs et les malaises physiques** liés à leur état : lombalgies, problèmes circulatoires, constipation, etc. Des sages-femmes l'utilisent dans les séances de préparation à l'accouchement. Selon les praticiens, cette approche favoriserait la perception de la relation entre le bébé et la maman à travers le toucher et une gymnastique sensorielle (somato-psychopédagogie, voir encadré p. 56).

● Elle s'avère assez efficace sur les **enfants** pour traiter une **scoliose**, des **problèmes de sommeil, d'alimentation,** ou les **apaiser** s'ils sont anxieux, instables ou hyperactifs.

● Si vous êtes atteint d'une maladie grave, les séances de fasciathérapie permettent de **soulager la douleur**. Dans de nombreux centres antidouleur, cette approche est employée en association avec des médicaments et d'autres méthodes.

CONTRE-INDICATIONS

● Elle n'est pas indiquée en cas de **pathologie aiguë** ou de traumatisme aigu comme les fractures.

● Assurez-vous par un diagnostic médical préalable que la fasciathérapie ne vous est pas contre-indiquée.

COMMENT TROUVER UN FASCIATHÉRAPEUTE

● L'Association nationale des kinésithérapeutes fascia-thérapeutes (ANKF) fournit une liste de kinésithérapeutes-médecins certifiés et diplômés en fasciathérapie de la méthode Danis Bois, qui, aujourd'hui, fait autorité.

● La prestation peut être remboursée par la Sécurité sociale si elle est effectuée par des kinésithérapeutes conventionnés, la fasciathérapie étant reconnue comme une discipline de kinésithérapie. Certaines mutuelles la prennent en charge.

CE QU'EN DIT LA SCIENCE

● Les essais cliniques sur les effets bénéfiques de la fascia-thérapie sont de plus en plus nombreux. En 2007, un essai mené par ne Quéré (École supérieure de fasciathérapie, Seine-et-Marne), en collaboration avec des chercheurs de l'Inserm, sur des patients stressés ou atteints d'hypertension artérielle, a montré que les séances de fasciathérapie amélioraient la circulation du sang dans les artères et pourraient ainsi lutter contre l'hypertension artérielle.

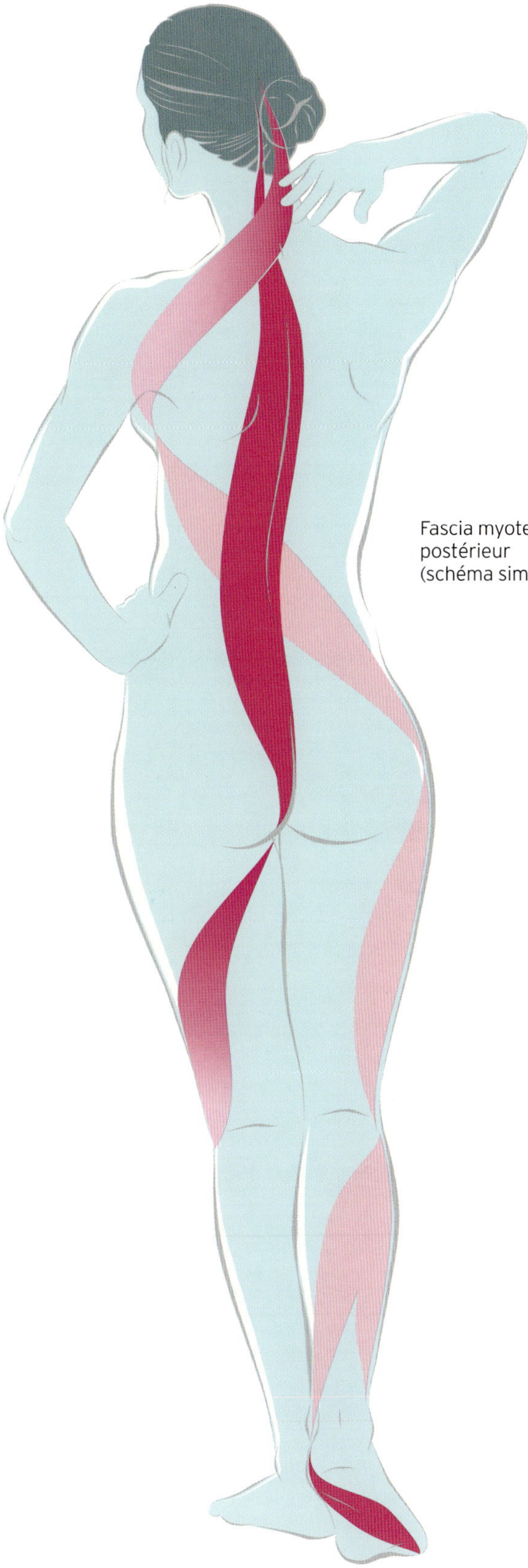

Fascia myotensif postérieur (schéma simplifié).

Comment se déroule une séance

● Le praticien vous invite à vous allonger sur une table de massage, dévêtu ou légèrement habillé. Dans le silence, sans manipulation, mais simplement par un toucher doux, il se met à l'écoute de votre corps.

● Il repère les **zones de tension et de blocage des fascias**, pour peu à peu leur redonner leur mobilité, leur élasticité. Au fur et à mesure que votre corps se libère sous ses mains, vous pouvez ressentir des sensations oubliées, des émotions ou des pensées. Cette étape de prise de conscience est aussi nécessaire au succès de la thérapie que les qualités de toucher et d'empathie du praticien.

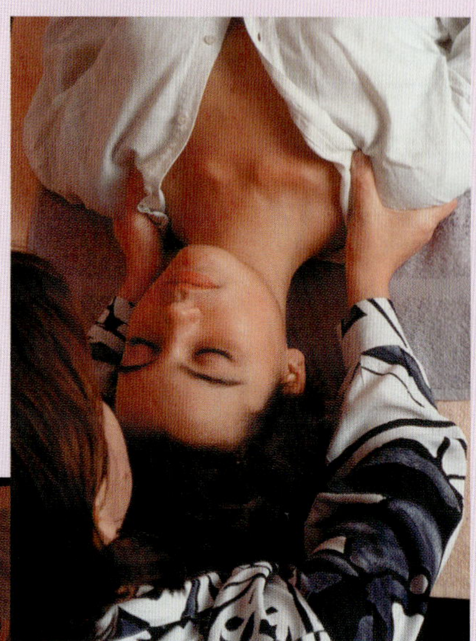

2 *Pour cela, il est amené à rétablir le libre fonctionnement de fascias à distance de la région où siège le trouble.*

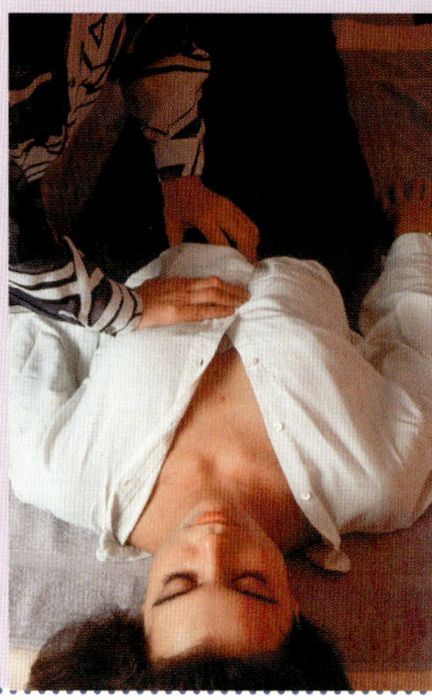

1 *En fasciathérapie, la prise en charge d'un trouble est globale. Pour traiter un problème digestif, par exemple, le praticien s'intéresse aux organes et aux fascias qui les enserrent, mais cherche aussi à rétablir la circulation de l'énergie dans l'abdomen tout entier.*

● Une séance dure entre **une demi-heure et une heure** et se termine éventuellement par un entretien sur ce que vous avez ressenti.

● **Une ou deux séances** viennent en général à bout d'une douleur aiguë.

● Lorsque le problème est **chronique**, votre traitement doit se prolonger par des **séances régulières**.

Technique Bowen®

Mise au point par l'Australien Thomas Bowen (1916-1982), cette technique consiste en une manipulation spéciale des tissus par des pressions puis des relâchements en des points précis, un peu comme le pincement d'une corde de guitare.

● Parce qu'elle découle surtout d'intuitions, il est difficile d'en définir les bases théoriques. Elle repose toutefois sur deux concepts importants :
- l'organisme possède ses propres mécanismes d'autoguérison qui peuvent être réactivés ;
- il existe une énergie vitale qui, si l'on veut rester en bonne santé, doit circuler librement dans le corps.

● Selon ses praticiens, la technique Bowen® serait efficace pour **réduire le temps de rétablissement** d'une maladie, d'une opération, d'une blessure, pour **soulager les douleurs musculosquelettiques**, y compris celles causées par la fibromyalgie, pour **améliorer les troubles digestifs** (constipation, diarrhée), **respiratoires** (sinusite, rhume des foins) **et du système reproducteur** (douleurs menstruelles, infertilité), mais aussi pour aider les enfants qui ont des problèmes d'**incontinence** nocturne.

Drainage lymphatique

Cette technique de massage doux s'effectue sur l'ensemble du corps en suivant le sens de la circulation de la lymphe, liquide incolore dont la fonction est de nourrir et nettoyer les cellules.

● Le drainage lymphatique permettrait de **diminuer les risques d'infection** et d'**accélérer les processus de cicatrisation**. Il serait également utile pour traiter les troubles de la circulation sanguine et lymphatique.

● **Attention**, il doit être exercé avec précaution en cas d'hyperthyroïdie, de thrombose, d'œdème cardiaque, d'asthme, et de thrombose du sinus carotidien. Il est **contre-indiqué** sans avis médical **en cas d'infection** en phase aiguë et de **tumeur cutanée.**

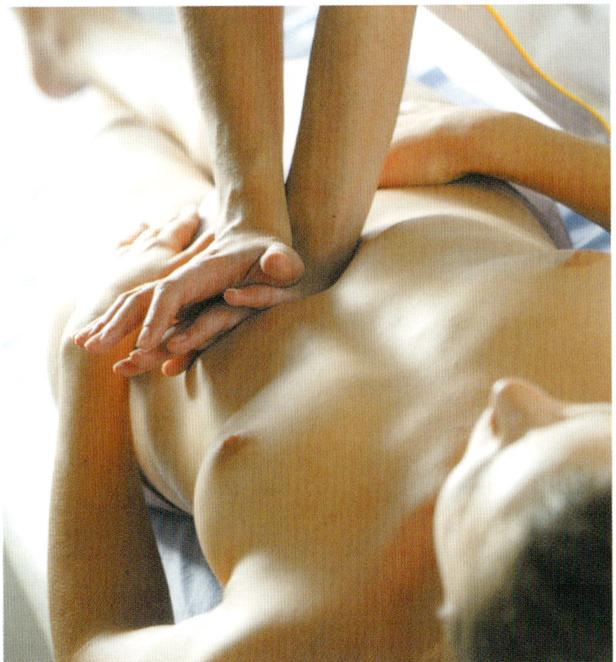

Dans le drainage lymphatique, la circulation de la lymphe est stimulée par une série de pressions et dépressions (« effet de pompes ») au niveau du plexus solaire.

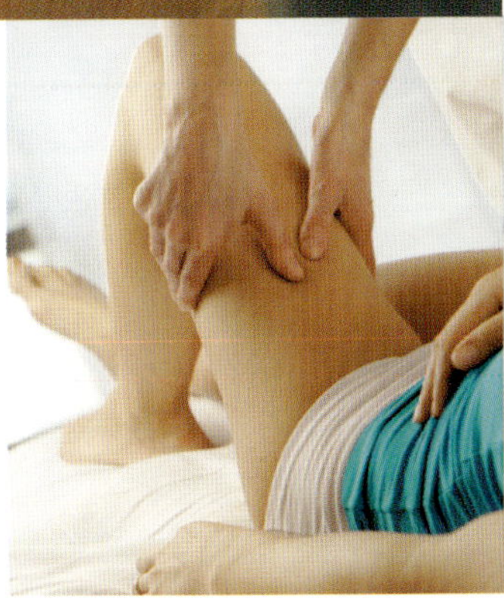

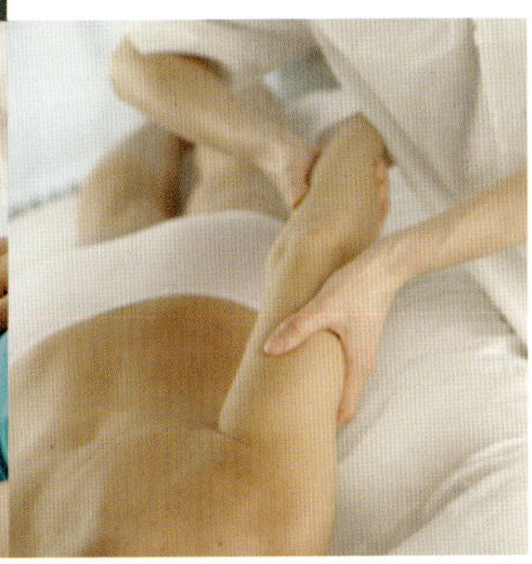

Le drainage lymphatique permet d'accélérer la circulation de la lymphe là où elle s'est accumulée dans les tissus.

Rolfing®

Le Rolfing® associe les manipulations à des exercices pour repositionner le corps selon son axe central et l'aider à retrouver le sens de la gravité.

● Le terme de Rolfing® vient du nom de sa créatrice, la biochimiste américaine Ida Rolf (1896-1976), qui découvrit le rôle des fascias dans la posture corporelle. Le stress, le poids des ans, les mauvaises habitudes de maintien, etc., crispent les tissus et les organes, ce qui perturbe l'alignement du corps. Pour y remédier, elle a mis au point une technique sous licence, le Rolfing®.

● Pour étirer les fascias dans tous les sens et les assouplir, le praticien exerce vigoureusement des gestes de type **pressions et frottements**. Ces manipulations peuvent provoquer une certaine douleur si les tissus sont contractés en profondeur depuis longtemps.

● Le Rolfing® s'adresse aux personnes de tout âge, souffrant de problèmes dus à une **mauvaise posture**, de **blessures** ou **douleurs chroniques**, à celles qui n'arrivent plus à relâcher les tensions, ainsi qu'à celles exerçant une discipline physique et souhaitant améliorer leurs performances.

Hellerwork®

Cette approche manuelle a été mise au point dans les années 1980 par l'Américain Joseph Heller. Elle s'apparente au Rolfing® avec, en plus, un dialogue entre le patient et l'intervenant.

● Le Hellerwork® pourrait traiter les **maux du dos et de nuque,** le **syndrome du canal carpien,** ainsi que tous les maux liés à la **tension musculaire** et au **stress.**

Feldenkrais (méthode)

La méthode Feldenkrais consiste à faire des mouvements aussi inhabituels que faciles à exécuter (les exercices se font sans tension ni effort) afin de libérer les muscles de leurs habitudes et, ainsi, de développer la conscience de son corps et favoriser la performance physique et mentale.

PRINCIPES

- Le développement des **habitudes**, c'est-à-dire des gestes et des postures que nous répétons sans même nous en rendre compte, **conduit** peu à peu **notre corps à une perte de liberté**. Ce dernier a moins de latitude pour lutter contre la douleur ou pour prendre possession de son espace.

- La méthode Feldenkrais permet de **développer d'autres habitudes, non figées** ou, en d'autres termes, susceptibles d'être choisies en fonction de chaque situation : activité (danse, par exemple), période (soir, jour), attitude (couché, assis)...

- Il s'agit de prendre conscience de sa **liberté de mouvement** par l'apprentissage de **mouvements inhabituels**. Autrement dit, la méthode offre de redécouvrir à la fois l'extraordinaire palette des gestes que peut faire notre corps, réduite à presque rien par les mauvaises habitudes, et d'en finir avec les postures que nous avons développées inconsciemment pour contourner (et en fait déplacer) les douleurs du quotidien.

- Le corps retrouve sa **flexibilité et toutes ses possibilités d'évolution**. La conscience de soi n'en est que meilleure.

POUR EN SAVOIR PLUS

Un homme, une méthode

D'origine russe, Moshe Feldenkrais (1904-1984) commence sa carrière comme ingénieur physicien. Après une blessure au genou, il commence à s'intéresser au mouvement. Il met au service de ses recherches sur le fonctionnement du corps humain tout à la fois ses connaissances de physicien mais aussi celles d'adepte des arts martiaux (il était ceinture noire de judo). Après s'être installé en Israël, il met au point sa méthode pour aider le corps à retrouver sa mobilité et pour remplacer les habitudes qui nous « rendent aveugles à toutes les alternatives qui s'offrent à nous ».

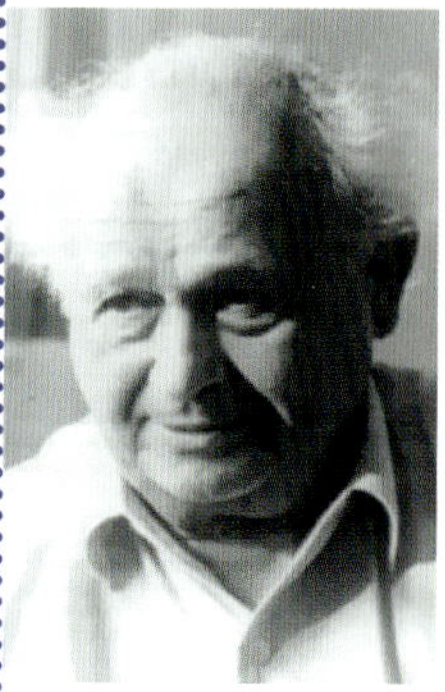

CE QUE PROPOSE LA MÉTHODE FELDENKRAIS

- Si vous souhaitez **retrouver la souplesse** des épaules, du cou, des hanches et du bassin, la méthode Feldenkrais est tout à fait appropriée.

- Vous pouvez y avoir recours pour **atténuer la douleur occasionnée par certaines postures** (en cas d'arthrose et de troubles musculosquelettiques par exemple), ou pour faciliter une réadaptation fonctionnelle.

- Vous l'utiliserez également si vous êtes à la recherche **d'une meilleure appropriation de votre corps.** Les artistes de scène la pratiquent d'ailleurs fréquemment.

CONTRE-INDICATION

- La méthode Feldenkrais, qui est une non-gymnastique, ne demande aucun effort particulier. **Elle est accessible à tous,** homme et femme, jeune ou âgé.

MISES EN GARDE

- Comme pour d'autres pratiques alternatives, **des praticiens** de la méthode Feldenkrais **peuvent ne pas avoir été correctement formés**. Avant de suivre un cours, vérifiez s'ils sont enregistrés auprès de l'association Feldenkrais-France.

- Certains fondent leur pratique sur une **interprétation ésotérique** des préceptes de Moshe Feldenkrais. Le risque est alors de passer du statut de patient volontaire à celui d'adepte assujetti.

COMMENT TROUVER UN PRATICIEN

● L'association loi 1901 Feldenkrais-France forme et tient à jour un annuaire des praticiens qu'elle reconnaît. Un praticien peut exercer après une formation d'environ 800 heures réparties sur trois ou quatre ans. Il a l'obligation de participer chaque année à un certain nombre de stages, de séminaires et de conférences.

CE QU'EN DIT LA SCIENCE

● Bien que les témoignages sur l'efficacité de la méthode Feldenkrais, notamment pour atténuer les douleurs musculaires et articulaires, ou l'arthrose, soient nombreux, aucune étude scientifique ne permet de valider les bienfaits de cette technique. Aujourd'hui, les danseurs et les acteurs utilisent cette méthode pour renforcer leur aisance physique,

Comment se déroule une séance

● La méthode Feldenkrais comprend deux approches distinctes, appelées intégration fonctionnelle et prise de conscience par le mouvement.

L'INTÉGRATION FONCTIONNELLE

● Elle se déroule exclusivement dans le cadre de séances individuelles, d'une durée d'**environ une heure**, et se propose de vous apprendre à vous **mouvoir différemment**. Chaque séance s'intègre dans un programme qui répond à un objectif : « être avec soi et ce qui nous entoure », « bouger avec souplesse et plaisir », « entretenir son dos »...

● Vous êtes allongé ou assis sur une **table basse**, tout habillé. Cette approche est essentiellement **non verbale** : le praticien guide votre cou, vos épaules, vos bras, vos hanches, votre bassin, vos jambes, pour effectuer des mouvements que vous ne connaissez pas ou peu.

● Ces postures peuvent vous déranger, car elles vous donnent une image de vous à laquelle vous n'êtes pas habitué.

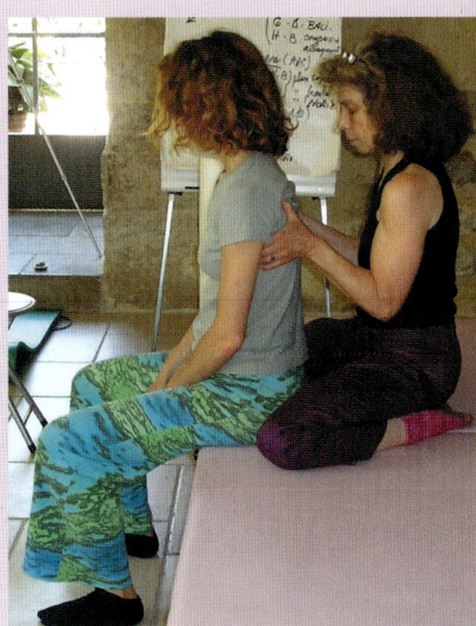

L'Intégration fonctionnelle fait appel aux sensations ancrées en nous depuis la petite enfance : toucher, sensations de traction et de pression, caresse...

LA PRISE DE CONSCIENCE PAR LE MOUVEMENT

● En groupe ou dans le cadre de **séances** individuelles **d'une heure environ**, vous explorez et effectuez des gestes nouveaux, selon des objectifs identiques à ceux des séances individuelles.

● Vous effectuez des gestes simples, **guidé par la voix du praticien** mais sans son intervention physique (il ne montre pas les mouvements à effectuer), pour permettre à votre corps de briser les rigidités, de reprendre possession de l'espace situé autour de lui.

● En fin de séance, vous êtes invité à partager vos perceptions nouvelles avec les autres membres du groupe et avec le praticien.

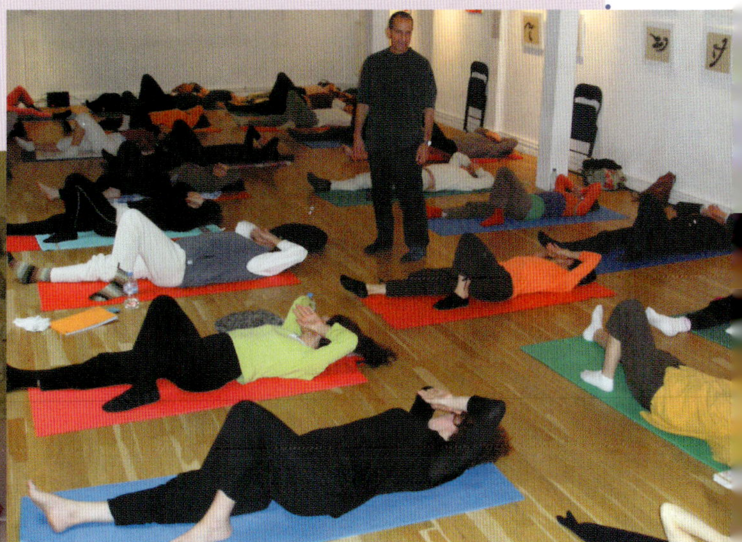

Selon la définition de son fondateur, Moshe Feldenkrais, la prise de conscience par le mouvement est « un apprentissage à travers des arrangements de mouvements destinés à mobiliser des modes de fonctionnement inconnus ou oubliés ».

f

Florithérapie

La florithérapie utilise des élixirs floraux très dilués pour agir sur l'état émotionnel des individus. Son but : en améliorant la vie psychoaffective et relationnelle, favoriser le mieux-être, prévenir la maladie et aider à la guérison.

POUR EN SAVOIR PLUS

Edward Bach (1886-1935)

Edward Bach a consacré sa vie à découvrir une méthode de guérison simple et applicable à toutes les maladies. Il se tourne tout d'abord vers l'immunologie, puis mène des recherches en bactériologie. Prenant conscience qu'un traitement identique ne guérit pas toujours une même maladie, il en déduit que la personnalité du malade a davantage d'importance que ses symptômes. L'attitude du patient face à la vie lui semble être l'élément déterminant de l'efficacité de la thérapie, et il va avoir l'occasion de le vérifier sur lui-même. En 1917, son médecin diagnostique un cancer et lui donne trois mois à vivre. L'idée de ne pouvoir achever son œuvre l'obsède. Il s'y consacre alors jour et nuit et finit par constater que sa santé s'améliore, ce qui lui fait réaliser qu'un centre d'intérêt absorbant, un but précis sont des facteurs de bonheur et des stimulants importants dans la lutte contre les maladies. Dans les années 1920, Bach étudie l'homéopathie puis les plantes. De plus en plus convaincu que la nature peut offrir des remèdes efficaces, il élabore ses trois premiers remèdes floraux.
Parallèlement, l'observation de ses patients lui permet de préciser sa théorie des groupes psychologiques. De 1930 à 1935, il répertorie 38 états d'âme négatifs qui constituent l'origine des maladies. Il choisit 37 fleurs qui leur correspondent. Le trente-huitième élixir est une eau de source très pure réputée pour ses propriétés thérapeutiques (Rock Water). Il publie plusieurs fascicules, dont *Guéris-toi toi-même* en 1930 et *les Douze Guérisseurs et autres remèdes.* Il meurt en novembre 1935, conscient d'avoir accompli sa mission : la découverte d'un système thérapeutique cohérent, sans danger et à la portée de tous.

PRINCIPES

- La florithérapie propose de **traiter l'être dans sa globalité.** La santé suppose en effet l'harmonie entre le corps et l'esprit, et nécessite une bonne entente entre les êtres humains. **Les états de pensée négatifs** comme la haine, la jalousie, l'envie, la colère, la peur, le manque de confiance, l'ignorance, etc., affaiblissent l'énergie vitale et **font le lit des maladies**.

- Le médecin anglais Edward Bach, créateur de cette thérapie dans les années 1930, décrit ainsi **38 états d'esprit négatifs**, qu'il classe en 7 catégories d'états émotionnels (voir tableaux p. 66 à 69), empêchant la personne de vivre pleinement. À ces 38 états correspondent **38 élixirs à base de fleurs** destinés à transformer une émotion dite de souffrance en qualité, par exemple, la haine en bienveillance, et ainsi de **recouvrer la plénitude**, ce qui aidera à la guérison des maladies.

CE QUE SOIGNE LA FLORITHÉRAPIE

- Les élixirs floraux s'utilisent surtout **pour prévenir les maladies en améliorant un état de mal-être**. Vous agirez ainsi sur les pensées négatives, qui affaiblissent votre système de défenses immunitaires.

- Vous pouvez également y avoir recours **en complément des traitements de maladies chroniques** comme l'arthrose, l'hypertension, les allergies, etc., pour des **troubles psychoaffectifs** (angoisse, anxiété, insomnie, dépression…) **ou du comportement** (agressivité, passivité…).

- Il existe un trente-neuvième élixir, le remède d'urgence, spécifiquement destiné à traiter les **états de choc physiques ou psychologiques** (voir encadré page suivante).

- Certains fabricants proposent de nouveaux élixirs, présentés comme les autres, et adaptés, selon eux, aux **maux de nos sociétés modernes** : toxicomanie, stress, mal-être, perte des repères, des valeurs, contestation, individualisme, etc. Toutefois, les 38 élixirs traditionnels couvrent parfaitement ces situations.

CONTRE-INDICATIONS

- Il n'y a aucune contre-indication aux élixirs, car ils n'entraînent pas d'effets secondaires. Si vous vous trompez dans leur choix, cela sera sans conséquence.

- Compte tenu de leur mode de préparation, les élixirs ne recèlent aucune trace chimique de l'extrait floral. De ce fait, ils ne peuvent pas provoquer d'allergies.

MISES EN GARDE

- Au début de la prise des élixirs, vous pouvez ressentir une **aggravation temporaire**. C'est rare mais normal et de courte durée. Persévérez dans votre traitement. Au besoin, prenez le remède d'urgence.

- Les élixirs **ne soignent pas directement les maladies** : ils agissent sur les états de pensée négatifs et facilitent le retour à la santé ou, tout au moins, vers un mieux-être.

- Si vous suivez déjà un traitement classique adapté à votre maladie, vous devez impérativement le poursuivre : les élixirs floraux peuvent être associés à toute thérapie, y compris la médecine allopathique.

- **Attention**, faire un travail sur ses émotions et ses comportements négatifs suppose des **prises de conscience** qui peuvent se révéler **difficiles**, voire douloureuses.

La posologie habituelle pour le remède d'urgence : quatre gouttes dans un verre d'eau, à boire à petites gorgées, ou, si vous utilisez un spray, deux pulvérisations directement sous la langue ou dans un verre d'eau, à renouveler au besoin.

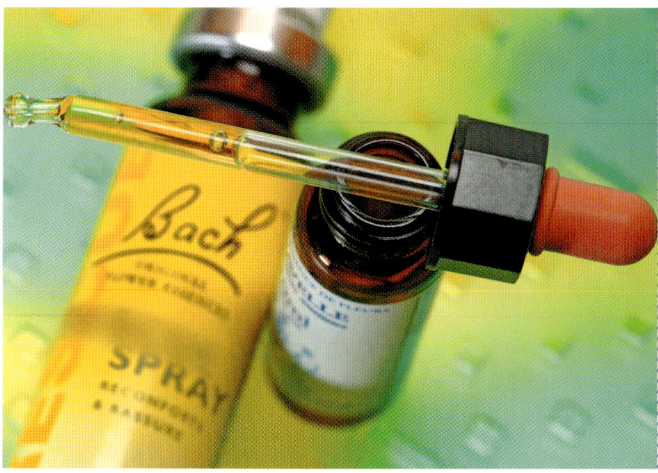

COMMENT TROUVER UN PRATICIEN

- Vous ne trouverez pas de thérapeute spécialisé dans la prescription des élixirs du docteur Bach. Ce dernier les a conçus pour que vous puissiez les utiliser seul. Toutefois, les naturopathes peuvent vous conseiller, et certains médecins, kinésithérapeutes, psychothérapeutes et quelques sages-femmes les proposent en complément de leurs traitements.

CE QU'EN DIT LA SCIENCE

- Les élixirs ne contiennent pas de substance détectable. Aucune théorie scientifique ne peut expliquer leur action, aussi les scientifiques les considèrent-ils comme des placebos. Selon leurs défenseurs, ils agiraient par un mécanisme de « résonance vibratoire », à la façon de l'homéopathie : le remède normaliserait les variations de champ électromagnétique de certaines cellules de l'organisme.

POUR EN SAVOIR PLUS

Le remède d'urgence

Le remède d'urgence est un mélange des 5 élixirs qui agissent sur les émotions les plus fréquemment éprouvées en cas de choc : Star of Bethlehem (étoile de Bethléem), Impatiens (impatience), Cherry plum (prunier myrobolan), Clematis (clématite) et Rock rose (hélianthème). Il est préconisé pour faire face à un événement stressant : examen, rendez-vous chez le dentiste, mauvaise nouvelle...

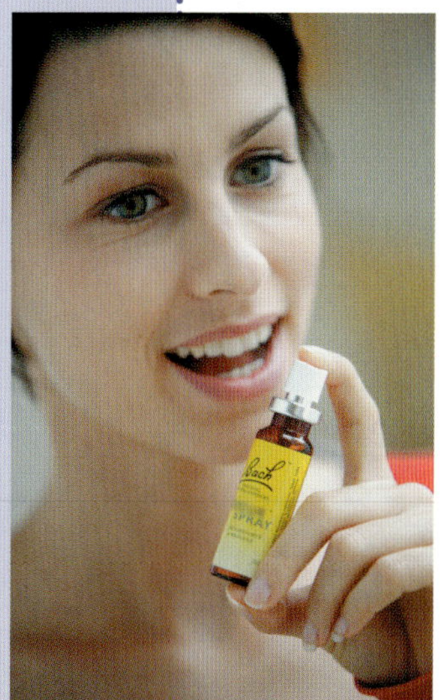

Le remède d'urgence est par ailleurs le seul élixir à exister en spray et en crème ; sous cette dernière forme, il est composé, outre les 5 élixirs énumérés ci-dessus, de Crab apple (pommier sauvage). On l'utilise pour faciliter la cicatrisation en cas de petite coupure, de piqûre d'insecte, de coup de soleil, etc.

La préparation des élixirs floraux

Après avoir été récoltées à pleine floraison, les fleurs sont triées ; celles qui sont abîmées ou flétries sont écartées. Puis elles sont mises à macérer dans de l'eau de source très pure et exposées trois à quatre heures au soleil. Si celui-ci est absent, le préparateur fait bouillir le mélange trente minutes. La macération obtenue est ensuite filtrée puis mélangée avec une part d'alcool (de type cognac) pour obtenir une teinture mère (TM) ou essence. Pour les enfants, les femmes enceintes et les personnes ayant une affection du foie, il existe des élixirs préparés avec de la silice colloïdale ou du vinaigre de framboise.

Comment se déroule une consultation

- Le praticien vous interroge sur vos comportements, les émotions que vous ressentez, de façon constante ou ponctuelle. Ces questions sont très semblables à celles qui sont répertoriées page suivante (voir « À faire soi-même »). Le but est de vous aider à identifier vos états négatifs.

- Guidé par vos réponses, le praticien choisit le ou les élixirs qui vous conviennent.

- Il peut vous prescrire également un traitement pour une maladie précise.

La présentation des élixirs floraux

- Les 38 élixirs du docteur Bach sont commercialisés sous forme de teintures mères (TM) – à ne pas confondre avec les teintures mères homéopathiques –, ou d'essences conditionnées en flacons de 10 ml. C'est à partir de ces teintures mères que vous préparerez votre mélange personnalisé (voir « À faire soi-même », page suivante).

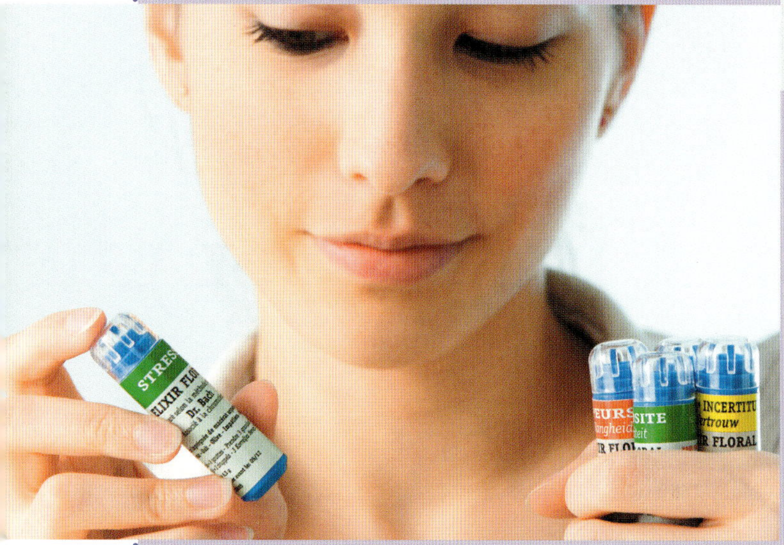

Certains laboratoires proposent les élixirs de Bach sous forme de granules. Inconvénients : le traitement vous reviendra plus cher et le nombre de prises quotidiennes sera beaucoup plus important.

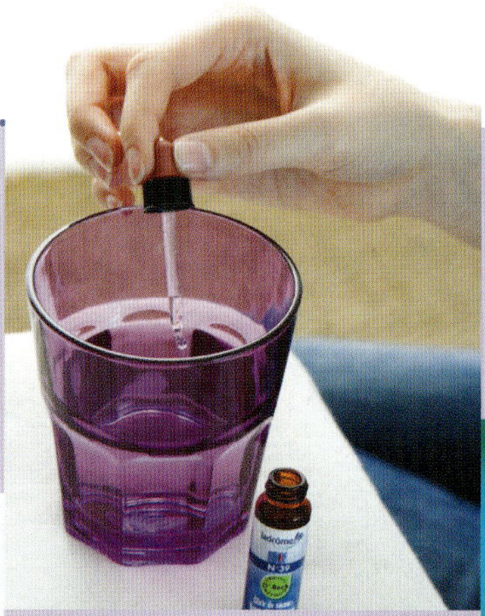

Les 38 élixirs de Bach se présentent sous forme de solutions buvables à diluer dans de l'eau.

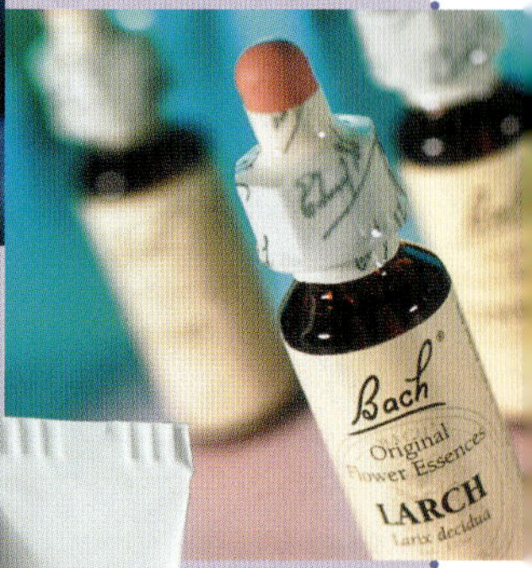

- Les élixirs sont également disponibles sous forme de granules.

- Le remède d'urgence (voir encadré page précédente) est disponible en spray et en gouttes. C'est le seul élixir qui est aussi présenté en crème pour application locale.

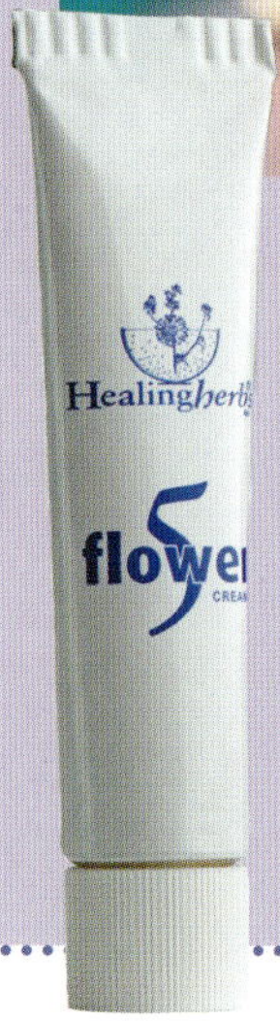

Le remède d'urgence existe en crème pour des soins locaux. Si un traitement conventionnel vous a été prescrit, poursuivez-le en lui associant la crème.

À faire soi-même

IDENTIFIER SES ÉTATS ÉMOTIONNELS NÉGATIFS

- Isolez-vous au calme, prenez une feuille de papier et **répondez le plus simplement possible** à des questions du type : « En ce moment, je me sens… », « Je me sens souvent… », « Face à la situation X (celle ou celles qui me posent problème), je réagis par… » ; cherchez les mots qui vous décrivent le mieux. Par exemple : « En ce moment, je me sens triste, déprimé, incompris, etc. ».

- Essayez de **repérer** également **si certains états se reproduisent**. Si vous avez noté une « peur », essayez de cerner ce qui la provoque. Est-ce une chose concrète ? Sans raison ? La peur d'essuyer un refus ? de vous faire du mal ? d'échouer ?, etc.

- Cet **autoquestionnement** n'est pas toujours facile, aussi pouvez-vous **demander l'aide d'un proche**.

CHOISIR LE BON ÉLIXIR

- Une fois que vous avez identifié vos principaux états négatifs, reportez-vous à une **table** qui vous indique, pour chaque état, le ou les élixirs correspondants.

- De telles tables se trouvent dans les librairies spécialisées ou certaines boutiques de produits naturels. Vous pouvez aussi utiliser les tables reproduites p. 66 à 69 en vous servant des mots clés.

TRAITER UN PROBLÈME PONCTUEL

- La prise des élixirs floraux dépend de la nature de vos troubles.

- Devant un **état émotionnel** ou un **problème comportemental circonstancié** (par exemple de la colère, de la jalousie, un sentiment de frustration après une mauvaise nouvelle) :
  - choisissez la ou les fleurs recommandées ;
  - prenez 2 gouttes de chaque élixir en TM, placez-les directement sous votre langue, gardez-les en bouche une à deux minutes avant de les avaler ;
  - vous pouvez aussi verser les gouttes dans un verre (ou une petite bouteille) d'eau minérale non gazeuse ; buvez à petites gorgées plus ou moins rapprochées.

- La **durée du traitement** – de quelques heures à quelques jours – dépend de l'amélioration de votre état. C'est à vous d'en juger.

TRAITER UN PROBLÈME DE FOND

- Pour transformer des **émotions** ou des **problèmes comportementaux plus ancrés**, comme un manque de confiance en soi ou dans les autres, la peur, l'impatience, l'intolérance, etc., la posologie et la durée du traitement seront différentes :
  - sélectionnez vos élixirs (de 5 à 10 au maximum) ;
  - remplissez aux trois quarts un flacon de 30 ml en verre opaque avec un compte-gouttes (vendu en pharmacie) d'eau peu minéralisée non gazeuse ;
  - versez-y 2 gouttes de chaque TM et complétez avec un alcool type cognac ou du vinaigre de framboise ;
  - secouez le flacon énergiquement et conservez-le au frais, à l'abri de la lumière ;
  - placez sous votre langue 4 gouttes de cette préparation quatre à six fois par jour ;
  - suivez ce traitement au moins trois semaines pour obtenir les premiers résultats, puis continuez jusqu'à ce que vous constatiez la disparition des états négatifs.

- En l'**absence de résultat**, changez d'élixirs.

COMMENT TRAITER UN ENFANT

- Utilisez une **TM sans alcool**. Donnez-lui 4 gouttes de la préparation avec un peu d'eau, dans son biberon ou directement sous sa langue, quatre à six fois par jour.

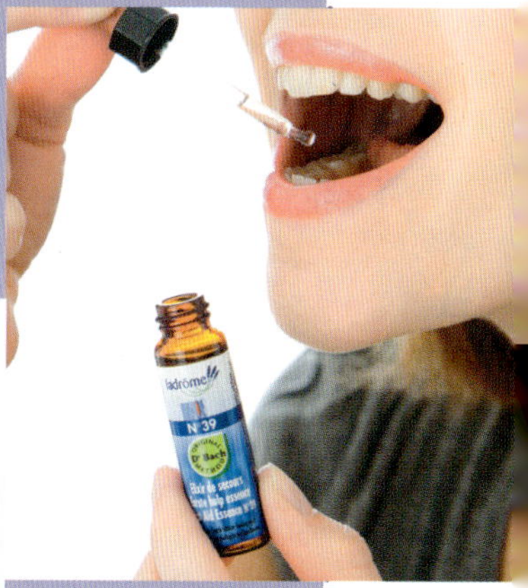

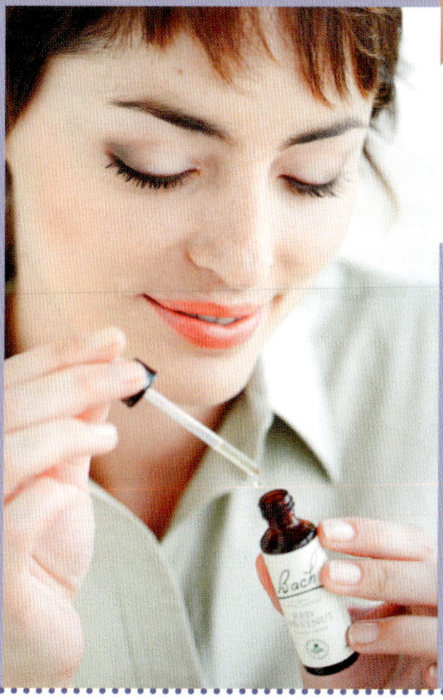

Les gouttes d'élixir peuvent être placées directement sous la langue ou diluées dans un peu d'eau.

Les 38 élixirs pour les 7 catégories d'états émotionnels

1 - PEUR

N°	Élixir	Mots clés	Comportements et qualités à développer	Élixirs complémentaires*
26	Rock rose (hélianthème)	Angoisse aiguë, terreur, panique, cauchemars.	Équilibre nerveux, calme, courage, force de volonté.	20, 2, 6, 29
20	Mimulus (muscade mimule)	Peur de choses ou de circonstances définies, timidité.	Pardonner ses réactions, confiance en soi, tranquillité.	2, 26
6	Cherry plum (prunier myrobolan)	Peur de perdre le contrôle de soi, de craquer, impulsivité.	Apaisement, calme et sang-froid en toutes circonstances, prise de recul, lucidité.	30, 35
2	Aspen (tremble)	Peur sans raison apparente, pressentiment vague, inquiétude, appréhension.	Confiance en soi (et dans les autres), sentiment de sécurité, ouverture.	20, 26, 6
25	Red chestnut (marronnier rouge)	Peur pour les autres, crainte du pire les concernant, tendance à être « mère poule ».	Confiance dans la vie, dans les autres et leurs choix, respect pour la liberté d'autrui.	8

2 - ÉTATS D'INCERTITUDE ET DE DÉCOURAGEMENT

N°	Élixir	Mots clés	Comportements et qualités à développer	Élixirs complémentaires*
5	Cerato (plumbago)	Doute dans sa capacité de jugement.	Désir d'assumer sa propre responsabilité, renouer avec sa certitude intérieure.	4, 28, 19
28	Scleranthus (scléranthe, gravelle)	Indécision, difficultés à choisir entre deux options, instabilité.	Capacité à choisir, résolution, équilibre intérieur, « juste milieu ».	5
12	Gentian (gentiane)	Pessimisme, doute de soi, découragement, hésitation.	Pensées positives, trouver le bon côté des choses et des êtres, confiance, persévérance.	19, 21, 37, 13
13	Gorse (ajonc)	Désespoir, pessimisme.	Espoir, foi, certitude, confiance dans ses capacités de guérison.	12, 21, 37, 30, 6
17	Hornbeam (charme)	Épuisement, accablement, fatigue devant le quotidien.	Retrouver son entrain, relativiser.	23, 11
36	Wild oat (folle avoine)	Doute sur le chemin à prendre dans la vie, sur sa vocation.	Capacité d'introspection, foi dans son intuition, talent, ambition, affirmation de sa raison d'être.	28, 38, 5, 19, 9

** Les élixirs complémentaires sont ceux qui complètent, renforcent, spécifient l'action de l'élixir dont on parle.*

3 - MANQUE D'INTÉRÊT POUR LE PRÉSENT

N°	Élixir	Mots clés	Comportements et qualités à développer	Élixirs complémentaires*
9	Clematis (clématite)	Inattention, distraction, rêverie, déconnection du réel.	Concilier créativité et action, concentration, attention, réalisme.	16, 7, 23
16	Honeysuckle (chèvrefeuille)	Nostalgie, regrets, mal du pays.	Dépasser son passé sans l'oublier pour autant, désir de vivre son présent.	9, 7, 24
37	Wild rose (églantier)	Apathie, indifférence, résignation, passivité.	Curiosité pour la vie et les gens, enthousiasme, dynamisme, espérance.	13, 23, 29, 30
23	Olive (olivier)	Épuisement psychique et physique, « au bout du rouleau ».	Énergie, capacité à gérer son énergie, à se ressourcer.	17, 11
35	White chestnut (marronnier blanc)	Pensées obsédantes, préoccupations.	Concentration, détente, sérénité, orientation positive des pensées.	9, 6, 28
7	Chestnut bud (bourgeon de marronnier)	Répétition de ses erreurs sans tenir compte de ses expériences antérieures, de ses échecs.	Concentration sur le présent, hiérarchisation des pensées, compréhension et intégration des expériences vécues.	16, 9

4 - SOLITUDE

N°	Élixir	Mots clés	Comportements et qualités à développer	Élixirs complémentaires*
34	Water violet (violette d'eau)	Orgueil, fierté, préférence pour la solitude.	Comprendre que l'on apprend des autres, les aider avec son intelligence et son cœur, mettre ses capacités à leur service (discrètement).	32, 1
16	Impatiens (impatience)	Impatience, irritabilité.	Tolérance, compréhension des autres, détente, contrôle de son « agitation » interne.	31, 32
37	Heather (bruyère)	Bavardages (cherche la compagnie pour parler), égoïsme, égocentrisme.	Écouter, comprendre les autres et leurs problèmes, altruisme.	1, 8

** Les élixirs complémentaires sont ceux qui complètent, renforcent, spécifient l'action de l'élixir dont on parle.*

5 - HYPERSENSIBILITÉ AUX INFLUENCES ET AUX IDÉES

N°	Élixir	Mots clés	Comportements et qualités à développer	Élixirs complémentaires*
1	Aigrimony (aigremoine)	Cache ses soucis et tourments, se montre sous un aspect enjoué, « clown triste ».	Apprendre à s'accepter tel que l'on est, avec ses qualités et ses défauts, et se montrer tel quel.	14, 31, 8
4	Centaury (centaurée)	Soumission, facilement influencé, difficultés à dire « non », veut toujours plaire.	Apprendre à dire « non », affirmation de soi, faire ce qui est « juste ».	5, 33, 9
33	Walnut (noyer)	Hypersensible aux idées et aux influences car doute de la justesse de ses décisions, besoin de se sentir protégé.	Confiance en soi, conscience de ses aspirations, sérénité face à l'inconnu.	4, 5, 9, 36, 20
15	Holly (houx)	Colère, haine, envie, jalousie, suspicion, défiance, rapports conflictuels avec les autres.	Se réjouir des succès et joies des autres, tolérance, compréhension, générosité.	32, 3

6 - PRÉOCCUPATIONS EXCESSIVES D'AUTRUI

N°	Élixir	Mots clés	Comportements et qualités à développer	Élixirs complémentaires*
8	Chicory (chicorée)	Possessivité, égoïsme, manipulation, protection excessive.	Don de soi, gratuité de l'amour, respect de la liberté de chacun, sécurité intérieure.	22, 14, 32
31	Vervain (verveine)	Excès d'enthousiasme, fanatisme, cherche à imposer ses convictions.	Acceptation du point de vue des autres, modération, sens du compromis.	8, 18, 32, 22
32	Vine (vigne)	Autoritarisme, ambition, domination, inflexibilité.	Employer ses capacités pour le bien commun, autorité sage et bienveillante, acceptation de la différence, humilité.	31, 8
3	Beech (hêtre)	Arrogance, causticité, intolérance, critique excessive, voudrait que les autres soient parfaits.	Tolérance, indulgence, acceptation des différences, réduction de la critique aux seuls points essentiels.	27, 31, 32, 18
27	Rock water (eau de roche)	Rigidité morale, strict dans ses principes, dur avec lui-même.	Ouverture aux idées différentes, accepter la confrontation, sourire de soi, accepter les « exceptions », la joie de vivre.	31, 3, 32, 34

** Les élixirs complémentaires sont ceux qui complètent, renforcent, spécifient l'action de l'élixir dont on parle.*

7 - ABATTEMENT ET DÉSESPOIR

N°	Élixir	Mots clés	Comportements et qualités à développer	Élixirs complémentaires*
19	Larch (mélèze)	Manque de confiance en soi, sentiment d'infériorité, n'agit pas par crainte de l'échec.	Prendre conscience de ses succès, de ses capacités, tirer la leçon de ses échecs, agir sans crainte du résultat, avec détermination.	20, 17, 11
24	Pine (pin sylvestre)	Culpabilité, autopunition.	Accepter et dépasser ses erreurs, relativiser, simplicité et humilité.	38, 27, 19, 10
11	Elm (orme)	Perte de confiance, sentiment d'incapacité, d'être dépassé par les responsabilités.	Savoir « lâcher prise », prendre en compte ses propres exigences, déléguer, être efficace et confiant.	23, 17, 22, 31
30	Sweet chestnut (châtaignier)	Désespoir extrême, angoisse à la limite de la résistance, « au bord du gouffre ».	Contrôle de ses émotions, foi en l'avenir, ouverture au renouveau.	1, 6, 13
29	Star of Bethlehem (étoile de Bethléem, ornithogale)	Traumatisme, choc et leurs conséquences, douleur, chagrin, peine, blocage émotionnel.	Paix intérieure, ouverture à la consolation, courage d'entreprendre une thérapie.	26, 9
38	Willow (saule)	Amertume, ressentiment, apitoiement sur son sort.	Se remettre en question, reconnaître ses responsabilités, rechercher la compagnie des gens positifs, humour.	16, 15, 14
22	Oak (chêne)	Sacrifice personnel, sens inébranlable du devoir, lutte avec acharnement.	Prendre conscience des exigences de son corps, s'accorder plus de repos, patience, mesure.	11, 4, 24
10	Crab apple (pommier sauvage)	Sentiment d'impureté physique et psychique, de saleté, de honte, image négative de soi.	Accepter l'imperfection comme inévitable, s'accepter, relativiser, ne pas se perdre dans les détails.	24

VRAI OU FAUX ?

On peut donner des fleurs de Bach aux animaux.

VRAI. Il faut choisir les élixirs en fonction du comportement de l'animal. Pour un animal blessé, choqué, on administre d'abord le remède d'urgence.

VRAI OU FAUX ?

Les élixirs se conservent parfaitement.

VRAI. La date de péremption indiquée sur les flacons de teinture mère n'est qu'une mention légale. Abrités de la lumière, du froid et de la chaleur, les flacons d'origine se conservent indéfiniment. Les mélanges, eux, se gardent quelques mois.

** Les élixirs complémentaires sont ceux qui complètent, renforcent, spécifient l'action de l'élixir dont on parle.*

Gélothérapie

La thérapie par le rire, ou gélothérapie, est aujourd'hui intégrée à des programmes de soins. En agissant tout à la fois sur le psychisme et sur certaines fonctions de l'organisme, les séances de rire aideraient à maintenir ou à recouvrer une bonne santé : pour cela, il suffit de leur consacrer dix minutes par jour.

PRINCIPES

- Le rire provoque dans le corps une série de phénomènes dont l'un des plus intéressants est la **libération d'endorphines**. Ces hormones permettent d'évacuer le stress et possèdent une action **antidouleur**, capitale pour apaiser les tensions musculaires.

- Il favoriserait également l'**activation de la production des lymphocytes T** et des immunoglobulines, essentiels au fonctionnement du système immunitaire.

- Les mouvements musculaires déclenchés par le rire entraînent la contraction d'une quinzaine de muscles faciaux, du diaphragme, des abdominaux. Le ventre et les voies digestives sont ainsi massés, ce qui **améliore** la digestion et le transit intestinal.

- La pression sanguine augmente et les échanges respiratoires sont multipliés par quatre, d'où un **meilleur apport en oxygène**.

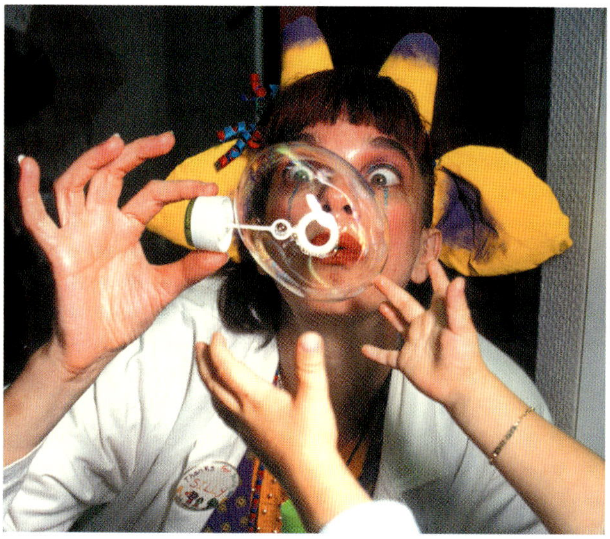

Des « clowns du rire » interviennent régulièrement à l'hôpital, tout particulièrement dans les services de cancérologie pédiatrique.

POUR EN SAVOIR PLUS

Le yoga du rire

Il existe des clubs du rire, qui organisent des séances pour rire ensemble. Ces séances se déroulent autour d'un animateur qui enseigne la technique du yoga du rire. Cette méthode, inventée par le docteur indien Madam Kataria, consiste en une série d'exercices, inspirés du yoga, qui peuvent paraître insolites la première fois qu'on les pratique. Chaque exercice a une fonction précise : par exemple, le « rire du lion » délie la langue et desserre la gorge, le « cocktail de rire » est très euphorisant. Au cours de la séance, vous faites également des mouvements de gymnastique, ainsi que des pauses respiration et de la méditation. Les séances sont hebdomadaires et durent une heure.

CE QUE PROPOSE LA GÉLOTHÉRAPIE

- La gélothérapie peut vous aider à **améliorer votre digestion**, à **renforcer votre système immunitaire** et à apaiser certaines de vos douleurs (céphalées entre autres).

- Si vous souffrez de troubles du sommeil, de troubles sexuels, de stress, ne vous privez pas d'éclater de rire !

CONTRE-INDICATIONS

- Évitez les crises de fou rire si vous souffrez de **descente d'organe**, de **glaucome**, de **hernie** abdominale, d'**hypertension** artérielle, de crises d'**hémorroïdes**, de **troubles cardiaques**, ou après une chirurgie abdominale (comme l'appendicite) et durant une **grossesse à risque**.

COMMENT TROUVER UN PRATICIEN

- Renseignez-vous auprès d'un animateur de club du rire. L'École française du rire dispose de listes de professionnels.

Gestalt-thérapie

La gestalt-thérapie fait partie de la famille des psychothérapies corporelles. C'est une thérapie holistique (du grec *holos*, le tout) qui amène la personne traitée à avoir une vision d'ensemble d'elle-même, afin de mieux comprendre comment elle fonctionne. Elle utilise le jeu et la mise en scène, ce qui facilite l'expression des émotions.

PRINCIPES

- La gestalt-thérapie repose sur l'idée que **la santé mentale est un tout** dépendant d'un ensemble d'éléments : la vie, le passé, le comportement, le psychisme, etc. Tous ces éléments doivent être pris en compte pour parvenir au mieux-être, d'où l'importance de bien se connaître.

- *Gestalt* vient du verbe allemand *gestalten,* qui signifie « mettre en forme, donner une structure ». Fondée par Fritz Perls, psychiatre allemand émigré aux États-Unis en 1953, la gestalt-thérapie vise donc à **replacer le problème dans son contexte global,** sans l'isoler des autres éléments de la personne (passé, psychisme).

- La méthode consiste à jouer, à mettre en scène les troubles de comportement, et non à en parler. La **théâtralisation des difficultés** de la vie permet d'en comprendre les origines, et ainsi de trouver de nouvelles solutions.

- Au-delà de l'aspect thérapeutique, elle est souvent présentée par ses adeptes comme un art de vivre, une philosophie pour laquelle le sens de la vie est dans **l'ici et maintenant**.

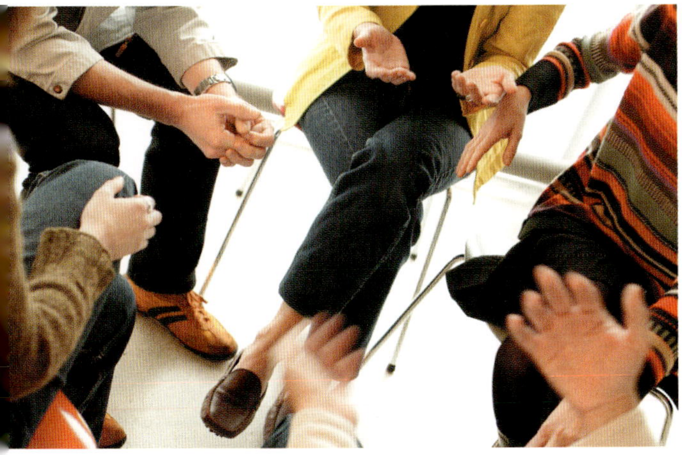

La gestalt-thérapie a connu un essor considérable à partir des années 1970. Les séances se déroulent le plus souvent en groupes de cinq à quinze personnes.

CE QUE SOIGNE LA GESTALT-THÉRAPIE

- Vous pouvez vous tourner vers la gestalt-thérapie si vous souffrez de **troubles du comportement alimentaire**, comme la boulimie, ou de **comportements addictifs**, d'**angoisse**, de **dépression**, ou si votre **vie sexuelle** pose des problèmes.

- Elle peut aussi vous aider à surmonter une **timidité** excessive...

CONTRE-INDICATION

- La gestalt-thérapie n'a pas de véritable contre-indication. Toutefois, elle est **déconseillée en cas de déstructuration de la personnalité**.

COMMENT TROUVER UN PRATICIEN

- De nombreux psychothérapeutes se sont initiés à la gestalt-thérapie. En France, la gestalt-thérapie est représentée par deux mouvements différents, l'École parisienne de gestalt (EPG) et l'Institut français de gestalt (IFG). Chacun peut vous fournir une liste de thérapeutes.

- Certaines associations de gestalt-thérapie organisent des journées portes ouvertes permettant de découvrir les différents aspects de la méthode, et même de les tester, et de rencontrer des thérapeutes.

CE QU'EN DIT LA SCIENCE

- La gestalt-thérapie semble particulièrement adaptée au traitement des troubles addictifs. Toutefois, aucune étude contrôlée n'a jamais été mise en place pour démontrer son efficacité, et l'affirmation de ses effets bénéfiques repose sur des témoignages personnels.

Comment se déroule une séance

● Le praticien vous propose des séances **en individuel, en couple, en famille ou en groupe**, tout dépend des difficultés que vous souhaitez résoudre. En gestalt-thérapie, contrairement au principe de la psychanalyse, **le thérapeute intervient**, mais **sans être directif** : lorsque vous faites différents exercices, il peut exprimer son ressenti afin de vous aider à explorer vos propres difficultés.

LES TECHNIQUES

Le praticien peut en utiliser plusieurs pendant la séance.

● Lors de l'**amplification**, le thérapeute **repère vos gestes inconscients**, automatiques, et vous demande de les **exagérer**, afin de vous faire prendre conscience de certains aspects de votre fonctionnement. L'objectif est de rendre explicite ce qui est implicite.

● Le **monodrame** est une technique couramment utilisée. Le thérapeute vous invite à **exprimer les différents personnages qui sont à l'intérieur de vous**, afin de faire ressortir les facettes contradictoires de votre personnalité, les aspects que vous vous cachez ou que vous projetez sur les autres.

● Pour la **mise en action**, vous êtes invité à **jouer divers personnages de votre vie quotidienne** (père, mère, conjoint, enfant, etc.) ou un épisode de votre vie passée, présente ou future. Le thérapeute peut ainsi repérer les traces de traumatismes (décès, agression sexuelle pendant l'enfance, humiliation, etc.) que vous portez en vous et qui parasitent votre existence actuelle. En rejouant un tel épisode, il vous est possible de l'intégrer dans votre structure psychique, de lui donner une signification et de le dépasser.

● L'**interpellation directe** constitue un autre grand classique de la gestalt-thérapie. Vous vous adressez à quelqu'un de votre entourage, même s'il est absent. Pour cela, vous choisissez une chaise vide, un objet ou une autre personne du groupe. Cela vous permet de **libérer** plus librement **une émotion**, et ainsi de mettre en lumière un problème inconscient.

● En dépit de son aspect ludique, la gestalt-thérapie demande un **travail personnel important**. Une thérapie individuelle dure en moyenne **deux ans** à raison d'une séance par semaine.

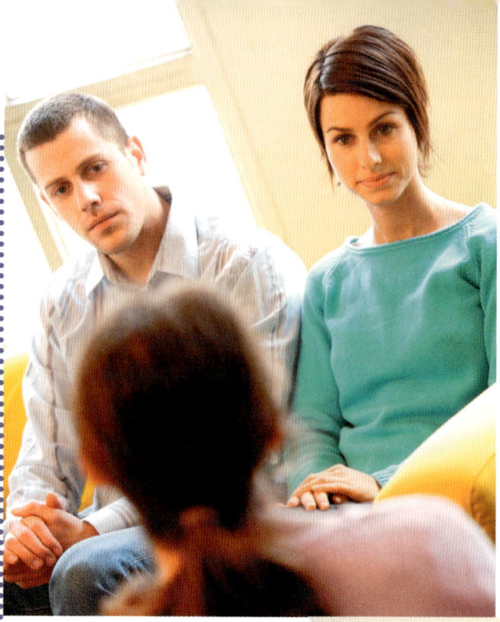

1 *Le thérapeute propose un exercice d'interpellation directe et engage l'une des personnes du groupe à intervenir.*

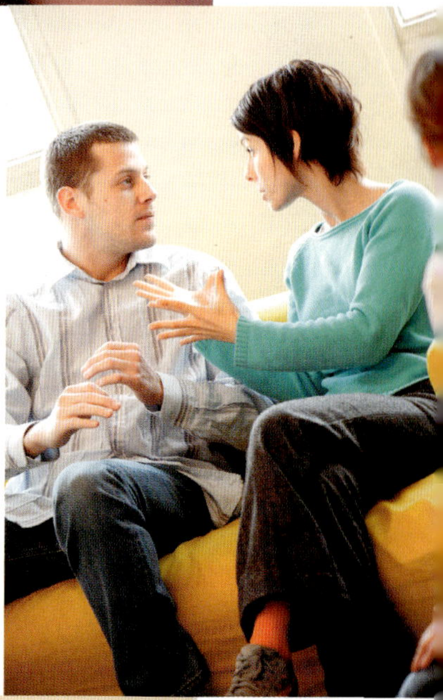

2 *Celle-ci s'adresse à un membre du groupe, qui accepte de tenir le rôle d'une personne précise de son entourage.*

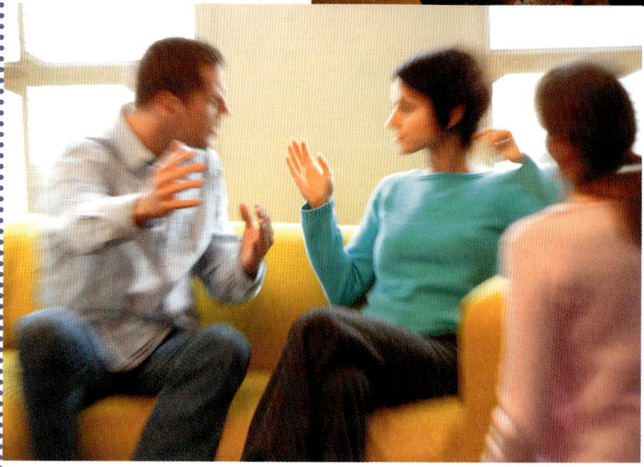

3 *L'échange qui s'ensuit révèle le mode de fonctionnement de la personne qui s'est ainsi exposée.*

Gymnastique douce

La gymnastique douce est un terme générique qui regroupe différentes techniques corporelles, telles les méthodes Feldenkrais, Pilates ou Mézières, ainsi que le yoga. Elle consiste en exercices physiques qui permettent de prendre pleinement conscience de son corps et aident à repérer les tensions musculaires afin de les éliminer.

Voir aussi Feldenkrais (méthode), *p. 60,* Mézières (méthode), *p. 137,* Pilates (méthode), *p. 186, et* Yoga, *p. 248.*

PRINCIPES

- La gymnastique douce agit sur les tensions, qu'elles soient musculaires, nerveuses ou psychiques, par des postures réalisées essentiellement au sol. **Sans rechercher l'effort pour l'effort**, elle vise à **dénouer les raideurs** et à **alléger les pesanteurs** par des étirements doux, des mouvements lents répétés et des exercices de respiration. Ainsi, la colonne vertébrale redevient souple, les articulations retrouvent leur mobilité, et les muscles, leur tonicité.

- Les **trois parties fondamentales du corps** – la tête, la poitrine et le ventre – sont reconnectées, ce qui est un préalable indispensable à la reconstitution d'une unité physique perdue ou oubliée. D'autres **zones du corps**, pourtant familières mais souvent négligées, comme les pieds, le dos ou les yeux, reviennent à la conscience.

- La gymnastique douce requiert de la **concentration** et de l'**assiduité**. La répétition induit une certaine mémoire de l'organisme : plus la pratique est régulière, plus les améliorations sont durables.

- L'absence d'objectifs précis et le **rejet de toute performance, de toute compétition** facilitent la pratique et participent à la redécouverte des possibilités physiques de chacun.

CE QUE PROPOSE LA GYMNASTIQUE DOUCE

- En cas de tensions douloureuses, de raideurs, la gymnastique douce vous aide à développer et **restructurer votre corps** et à mieux contrôler les conséquences du stress.

- Si vous ressentez les effets néfastes de la vie moderne – baisse des capacités respiratoires, cardiaques et physiques liée à la sédentarité, déséquilibres apportés par le grignotage et la mauvaise alimentation –, vous avez tout intérêt à pratiquer les exercices proposés. En forçant votre organisme à **brûler plus de calories,** vous entretenez son bon fonctionnement.

- Si vous souffrez de **rhumatismes** ou si votre corps est **affaibli par la maladie,** la gymnastique douce vous apporte du réconfort.

- Vous pouvez également pratiquer si vous souhaitez **reprendre confiance** en vous, ou simplement **améliorer votre bien-être**.

LE SAVIEZ-VOUS ?

Une gymnastique contre la douleur

La gymnastique douce permet une « remise en route » de l'organisme. L'accélération du métabolisme général aide à évacuer plus rapidement les hormones impliquées dans la douleur, tandis que l'effort, même faible, se traduit par la production d'hormones antidouleur, telles que les endorphines. Par ailleurs, les exercices pratiqués obligent le corps endolori à se mouvoir, ce qu'il ne fait plus, ou peu. Les muscles sont ainsi mieux oxygénés, ce qui favorise un meilleur état général.

L'enroulement sur un gros ballon, un exercice notamment pratiqué dans le cadre de la méthode Pilates pour travailler la souplesse de la colonne vertébrale.

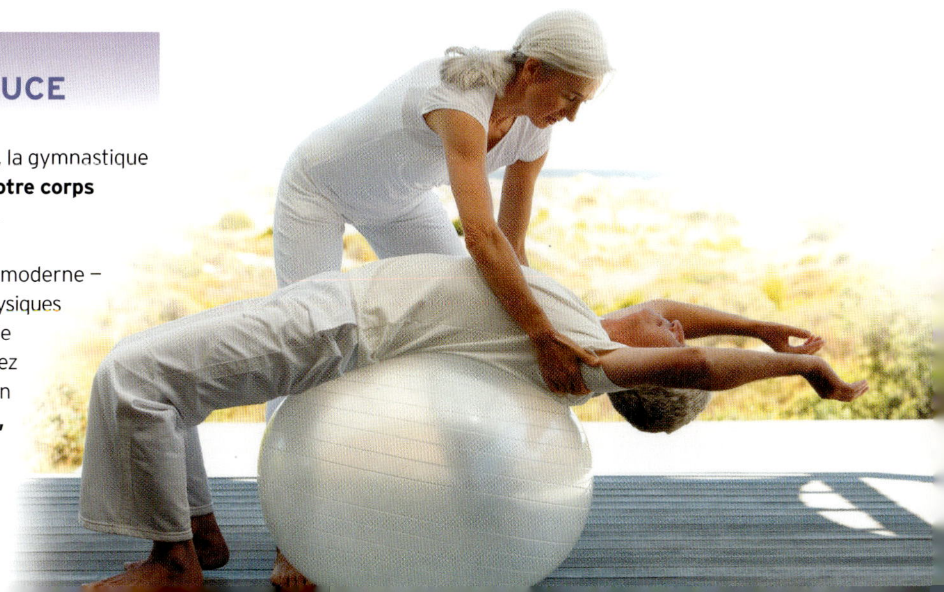

CONTRE-INDICATIONS

- Mis à part les personnes qui souffrent énormément ou qui n'ont véritablement plus de forces, **tout le monde peut pratiquer** la gymnastique douce.

- Les personnes atteintes de **rhumatismes** doivent toutefois ménager leurs articulations en évitant, par exemple, de rester trop longtemps les genoux pliés.

Comment se déroule une séance

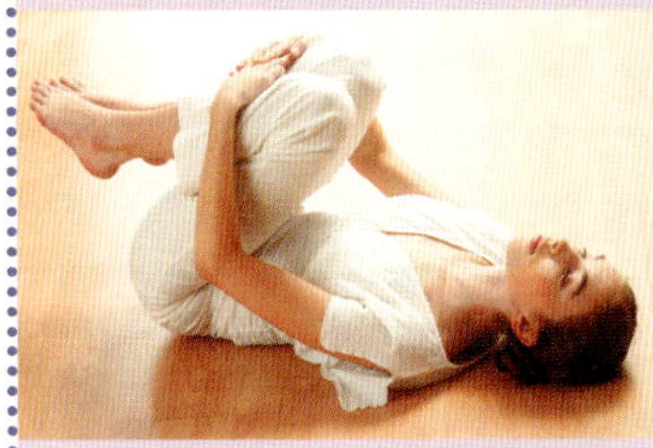

Les postures s'effectuent toujours sans contrainte musculaire. Il s'agit davantage de sentir son corps que de le mettre à l'épreuve.

- Le praticien commence en général par discuter avec vous de votre état physique, avant de vous proposer des exercices de **respiration**, d'**échauffement**, d'**étirement**.

- Vous enchaînez ensuite sur un travail de **prise de conscience des tensions** par l'exécution de **mouvements gymniques**, le maintien de **postures en position allongée** sur le sol ou l'**utilisation de matériels** (balles).

- Certains praticiens terminent la séance par un massage ou un échange sur votre ressenti.

- Chaque séance dure de **quarante-cinq minutes** à **une heure**, à raison d'**une séance par semaine** au minimum.

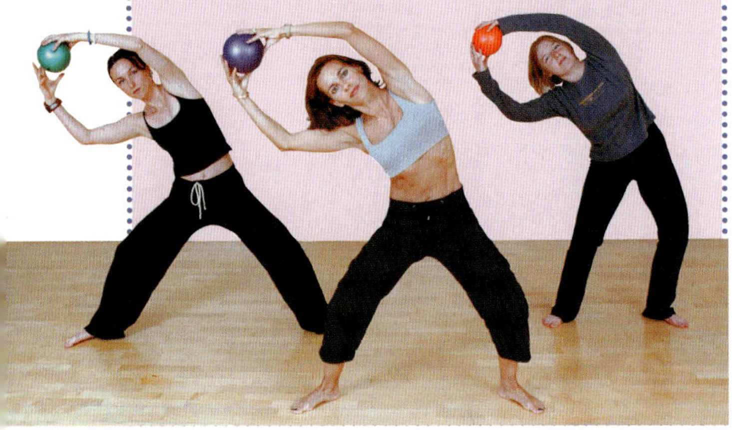

MISE EN GARDE

- La gymnastique douce sollicite des régions du corps que vous n'avez pas l'habitude de mobiliser au quotidien, ou fait travailler de façon très précise des muscles. Aussi **ne** faut-il **jamais forcer**.

COMMENT TROUVER UN PRATICIEN

- Contactez les associations des différentes disciplines qui composent la médecine douce : l'Association méziériste internationale de kinésithérapie (Amik), Feldenkrais-France et l'Association des élèves du docteur Ehrenfried (Aede).

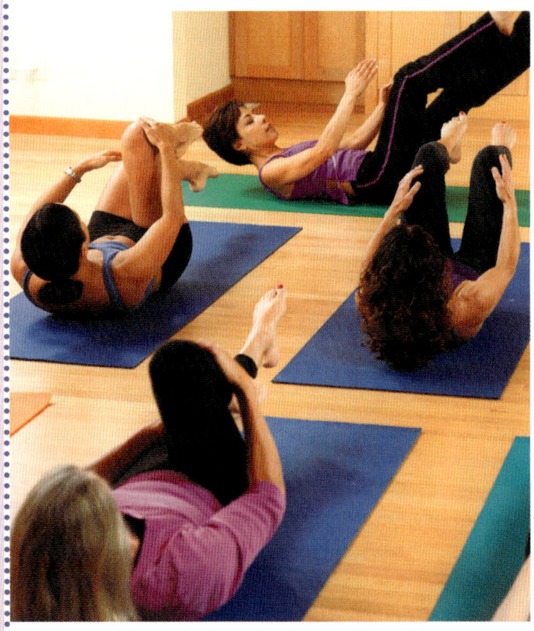

CE QU'EN DIT LA SCIENCE

- Les analyses globales des diverses études menées ont permis de montrer, avec une faible marge d'erreur, l'**impact positif d'un exercice physique modéré et répété** sur la prévention des maladies cardiovasculaires et des accidents vasculaires cérébraux (alors que c'est l'inverse pour le sport intensif), de l'obésité et du diabète de type II, ainsi que de l'ostéoporose.

- Certaines études, moins concluantes, démontrent un effet positif sur la prévention de cancers, comme celui du côlon.

- Les différentes gymnastiques aideraient aussi – c'est reconnu mais non formellement établi – les malades atteints d'arthrose ou de fatigue chronique. Elles ont également un effet certain sur le moral des personnes déprimées ou atteintes de longues maladies.

Gymnastique holistique® du docteur Lily Ehrenfried

La gymnastique holistique® est une façon de comprendre que toutes les parties du corps sont liées l'une à l'autre. Elle vise à prendre conscience de soi par le mouvement et la respiration.

- Au fil des exercices, les pratiquants découvrent qu'ils peuvent respirer sans forcer, en laissant venir le souffle, pour arriver à ce que l'on appelle la **respiration ternaire** (une petite apnée suit l'expiration), l'un des éléments fondamentaux de la gymnastique holistique.

- Les séances se déroulent en groupe ; **le praticien explique les gestes** à faire, **mais ne les montre pas**. À vous de les reconstituer : cette méthode permet de rapidement repérer les blocages qui empêchent le parfait exercice.

- Des **instruments**, comme les coussins ou les balles, sont utilisés pour aider à relâcher les tensions.

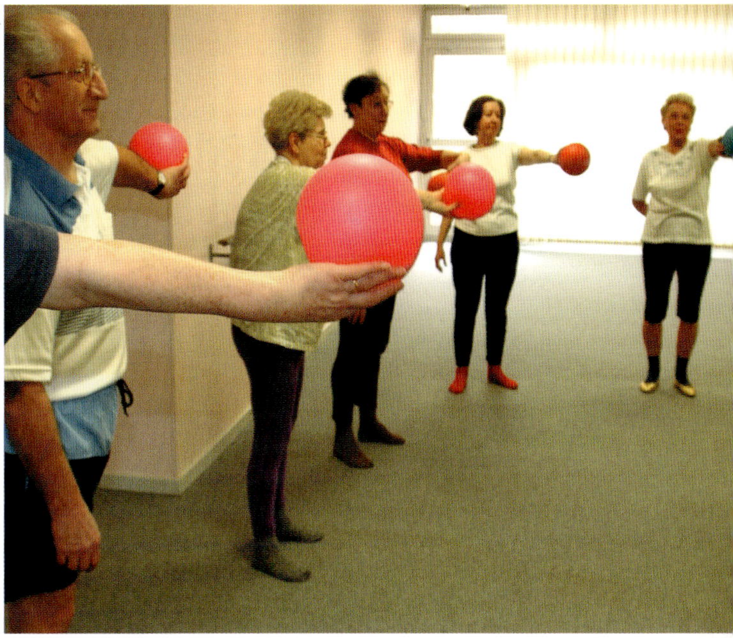

La gymnastique holistique® fait exclusivement appel à des mouvements lents et vise à développer l'harmonie corporelle.

Alexander (Technique)

Le déblocage des mauvaises habitudes gestuelles et posturales passe ici par la découverte que c'est la tête qui doit mener le corps, et non la colonne vertébrale.

- Cette gymnastique a été créée par un acteur shakespearien de profession, **Frederick Matthias Alexander** (1869-1955), qui se retrouva aphone et fut contraint d'abandonner son métier. Afin de retrouver le contrôle de sa voix, il mit au point une méthode proche de celles de Feldenkrais et de Thérèse Bertherat.

- Guidé par le toucher et les paroles de son éducateur, l'élève apprend à accomplir tous les gestes quotidiens en faisant l'économie des tensions accumulées dans l'**axe tête-cou-tronc**. Les mouvements du corps deviennent alors plus amples, plus aisés.

- Des recherches cliniques ont montré une **certaine efficacité** de cette méthode sur la respiration et la mobilité des personnes âgées.

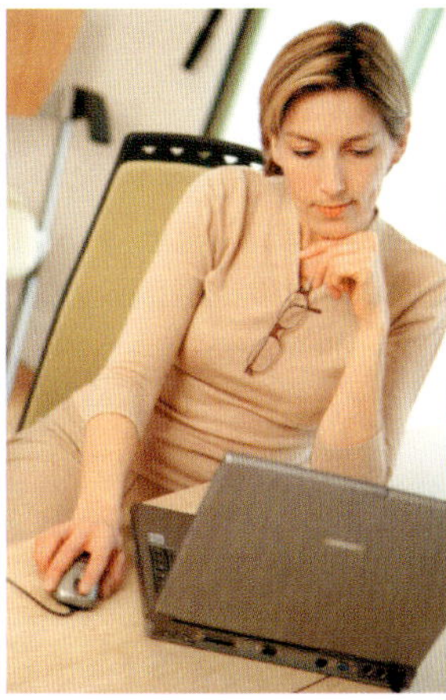

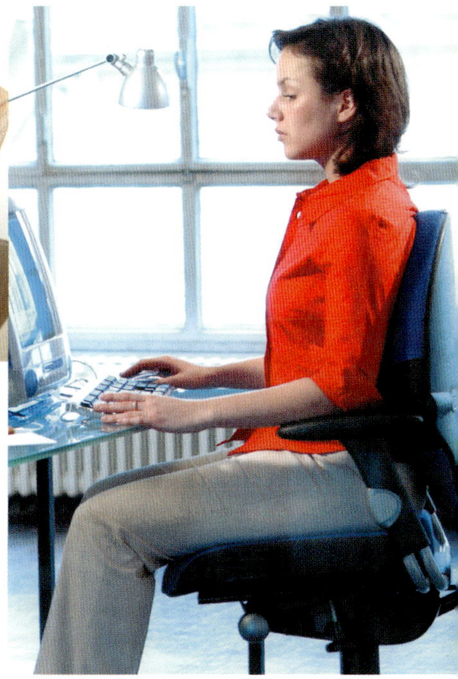

La technique Alexander peut vous apprendre à bannir les mauvaises postures, fréquentes chez les personnes travaillant toute la journée en position assise, et responsables de maux de dos chroniques.

Eutonie® de Gerda Alexander

Condamnée par la médecine à l'âge de 17 ans, Gerda Alexander (1908-1994) a créé cette gymnastique pour tenter de soulager ses rhumatismes articulaires grâce au mouvement et à la relaxation.

● L'eutonie® a ceci de particulier qu'elle propose moins de dénouer les tensions que de **vivre avec des tensions justes**, tension étant compris au sens de **tonus**, d'activité musculaire minimale au repos.

● C'est une méthode qui permet d'identifier puis de développer le tonus le plus juste pour chaque posture : pour cela vous devez être **attentif à vos tensions** et chercher quelles postures les amplifient ou les diminuent. Ensuite, le praticien vous invite par un travail non directif à déterminer votre niveau optimal de tension (tonus).

● L'eutonie® améliore le fonctionnement général de l'organisme, son autorégulation et met en évidence la somatisation (par des maux de dos, notamment) de problèmes d'ordre psychologique.

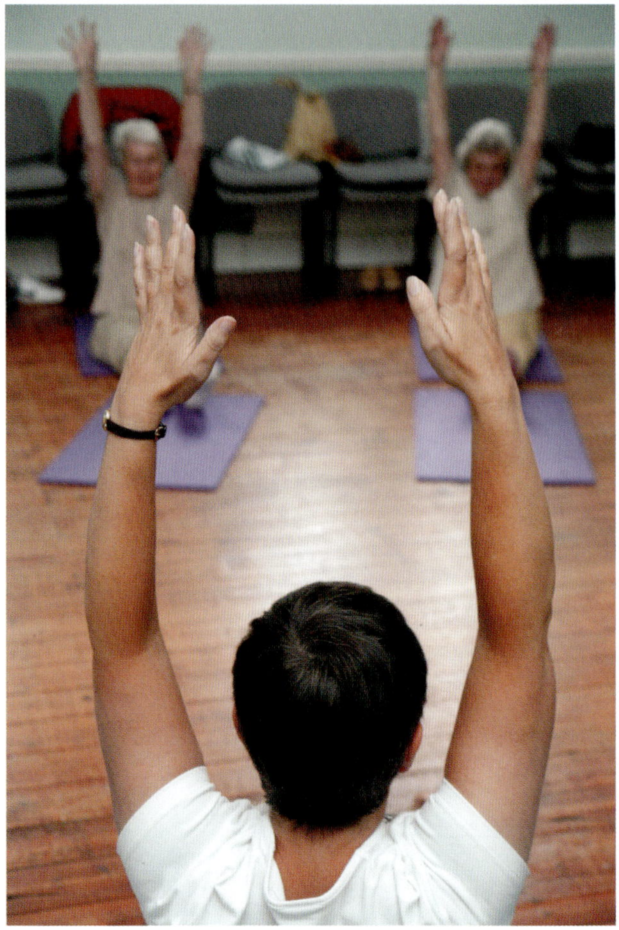

Dans la pratique de l'eutonie®, les participants sont invités à une observation vigilante de leurs sensations : prendre conscience qu'une zone du corps est tendue est la clé initiale qui permettra de dénouer cette tension.

Méthode de Libération des cuirasses, ou MLC®, de Marie-Lise Labonté

Proche de l'eutonie®, la MLC® considère que les tensions, lorsqu'elles ont eu le temps de s'accumuler et de s'enraciner, sont regroupées en cuirasses, tant physiques que psychiques.

● Certains **interdits de l'enfance se transforment** en effet **en blocages** à l'âge adulte. Pour les casser, il faut **désapprendre les interdits** et apprendre à oublier ce que le corps a mémorisé en s'obligeant à le réécouter.

● La libération des cuirasses passe donc d'abord par un **lâcher prise** afin de ressentir pleinement toutes les tensions du corps, puis par la pratique d'une série d'exercices corporels visant à affiner la perception.

● Chaque séance s'achève par une **analyse** menée par le praticien des émotions et des tensions ressenties, liées à celles à l'origine des cuirasses. La MLC® est une forme de **psychothérapie par le corps**.

Haptonomie

L'haptonomie n'est pas une thérapie ni même une méthode : c'est un art de l'accompagnement dont l'outil essentiel est le contact tactile. Elle s'adresse particulièrement aux femmes durant leur grossesse, mais concerne aussi la prise en charge de traumatismes psychiques ou l'aide aux personnes en fin de vie.

PRINCIPES

- Le mot haptonomie vient du grec *hapto*, « j'entre en contact », et *nomos*, loi. Il s'agit de **créer un lien par** le toucher et **le contact avec la peau** dans le but de donner à l'autre la confiance et la sécurité affective nécessaires pour qu'il puisse s'épanouir. Le concepteur de l'haptonomie, Frans Veldman, la qualifie d'ailleurs de **science de l'affectivité**.

- L'haptonomie peut aider l'être humain à tous les stades de la vie : pour les haptothérapeutes, **le toucher est le premier langage** que l'on puisse utiliser pour contacter l'enfant **dès le stade utérin**. Il permet aussi de **rétablir une relation avec les personnes mourantes.**

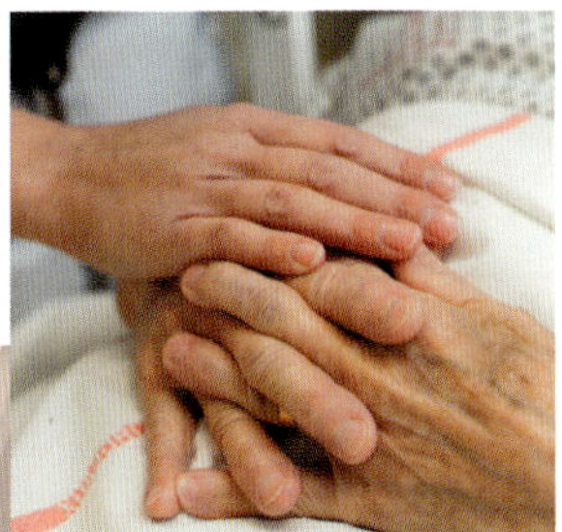

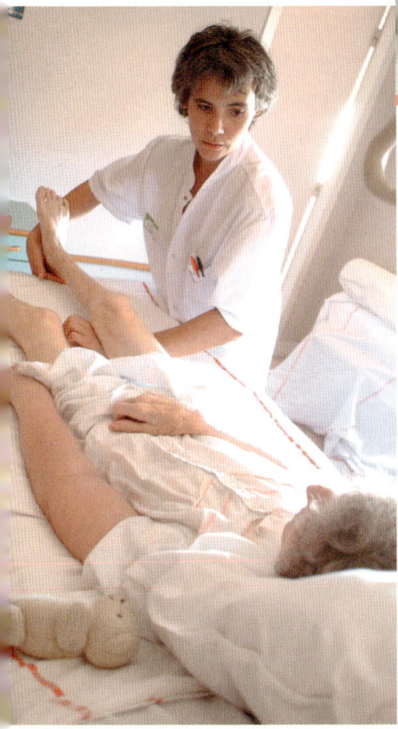

L'haptonomie peut être proposée, dans le cadre de l'accompagnement des personnes en fin de vie, par les services de soins palliatifs.

Branche de l'haptonomie, l'haptosynésie s'adresse plus spécifiquement aux personnes atteintes dans leur intégrité physique.

POUR EN SAVOIR PLUS

La découverte de l'haptonomie

En 1942, au cours de la Seconde Guerre mondiale, le médecin néerlandais Frans Veldman assiste à une exécution. Au cours de cet événement traumatisant, lui et tous les autres témoins se rapprochent spontanément les uns des autres. Il expérimente alors, malgré la cruauté de la situation, que ce contact tactile avec les autres lui donne le sentiment profond d'être relié à une humanité et que ce lien est inaltérable. À partir de cette constatation, il prend conscience de l'importance du toucher dans l'affectivité et du rôle capital de la peau comme organe de communication. C'est la base de la théorie fondatrice de l'haptonomie : lorsqu'on touche un individu en tant que sujet méritant d'être respecté, ce dernier sent ce message, son corps se détend. Les haptothérapeutes pensent que, lorsqu'ils utilisent ce toucher particulier, leurs patients sont plus réceptifs au traitement, ce qui facilite leur guérison.

CE QUE PROPOSE L'HAPTONOMIE

- L'haptonomie s'adresse aux **futurs parents** en leur apprenant comment favoriser le contact et avoir une meilleure relation avec leur bébé. La maman peut ainsi d'elle-même **modifier le maintien du fœtus** pendant la grossesse pour diminuer les douleurs dorsales et donner un espace suffisant à l'enfant.

- Ces gestes vous aideront également **au moment de l'accouchement** : le père pourra soulager la maman, et celle-ci saura accompagner son nouveau-né. Le bébé y gagne un important sentiment de sécurité.

- Vous pouvez également vous tourner vers deux autres champs d'application de l'haptonomie. Si vous ressentez le besoin de suivre une psychothérapie, l'haptopsychothérapie pourrait vous aider à vous libérer, à **relâcher les blocages,** et ainsi à être plus réceptif au travail du thérapeute.

● Quant à l'haptosynésie, elle peut vous **soutenir à la suite d'un traumatisme** physique ou d'une maladie grave : cette relation nouvelle établie avec votre praticien pourrait vous redonner l'énergie nécessaire pour mobiliser vos propres ressources de guérison.

● Il semblerait enfin que cette technique de communication par le contact tactile s'avère précieuse pour les personnes en fin de vie.

MISES EN GARDE

● Ce contact tactile est extrêmement difficile à décrire quand on ne l'a pas éprouvé. Cela dit, vous ne devez pas avoir d'appréhension particulière : il n'impose pas d'être déshabillé et n'a **aucune connotation sensuelle ni érotique.** Il peut être comparé au toucher simple et naturel entre une mère et son enfant.

● L'haptonomie ne se pratique **jamais en groupe**.

COMMENT TROUVER UN PRATICIEN

● Adressez-vous au Centre international de recherche en droits humains (CIRDH), seul organisme reconnu apte par le fondateur de l'haptonomie à enseigner les principes de son école.

● Si vous êtes enceinte et souhaitez être accompagnée par une sage-femme formée à l'haptonomie, les maternités peuvent vous fournir une liste de personnes agréées et formées.

● Pour un travail psychothérapeutique, certains thérapeutes sont également formés à cette technique.

CE QU'EN DIT LA SCIENCE

● Bien que certains médecins trouvent un intérêt dans l'approche haptonomique, notamment pour préparer une naissance ou au sein des unités de soins palliatifs, il y a très peu de preuves scientifiques de son efficacité : une telle approche est en effet particulièrement difficile à estimer selon les critères des études cliniques habituelles.

Comment se déroule une préparation à l'accouchement

● Prenez contact avec un praticien si possible **avant le quatrième mois** de grossesse. La séance se passe en couple, la **présence du père** étant **indispensable**.

● Le praticien vous fait découvrir les gestes à effectuer pour établir cette communication très subtile, gestes que vous reproduirez **chez vous**, en dehors des séances.

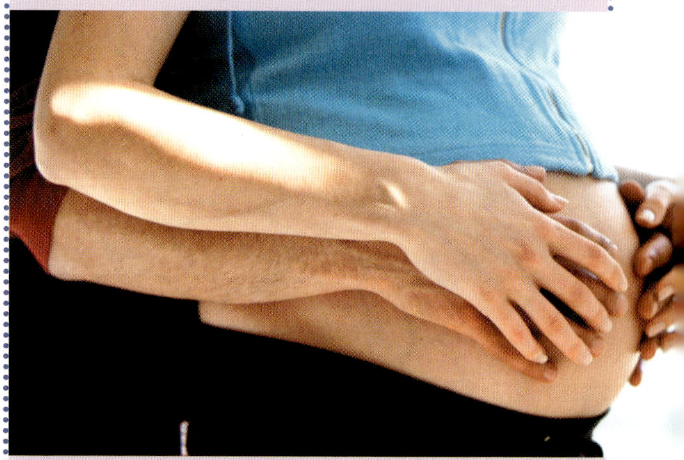

Le toucher permet au fœtus d'éprouver la tendresse de ses parents. Il en retire un sentiment de sécurité essentiel.

● Chaque séance dure **environ une heure**, et il faut généralement en prévoir **une huitaine**. Elles sont prises en charge par la Sécurité sociale.

● Les dernières séances sont plus spécifiquement consacrées à la **préparation à l'accouchement** lui-même et à l'accueil de votre enfant à sa naissance et dans les premières semaines de la vie.

● Idéalement, l'accouchement se déroule en présence du praticien.

● Une quinzaine de jours après la naissance, pour éviter tout sentiment de rupture, une dernière rencontre peut avoir lieu avec celui-ci.

Homéopathie

Élaborée il y a un peu plus de deux siècles, l'homéopathie est une méthode thérapeutique fondée sur le principe de similitude : elle vise à soigner avec des substances extrêmement diluées qui, si elles avaient été ingérées pures, auraient provoqué les symptômes présentés par le malade.

PRINCIPES

- La loi de similitude sur laquelle se fonde l'homéopathie (mot forgé à partir du grec *homeo,* semblable, et *pathos*, maladie) est établie en en 1796 par le médecin allemand Samuel Hahnemann (1755-1843). Cette loi peut se résumer ainsi : toute substance capable de provoquer des symptômes chez un sujet sain est capable de guérir ces mêmes symptômes chez un sujet malade. Autrement dit, on peut « **soigner le mal par le mal** ». Par exemple, boire trop de café l'après-midi et le soir peut entraîner des difficultés d'endormissement. Mais le café, préparé selon la méthode homéopathique, aide à recouvrer le sommeil.

- L'originalité de l'homéopathie tient aux deux grands principes auxquels obéit la préparation des médicaments : la **dilution** et la **dynamisation**.

- Pour avoir l'action thérapeutique prévue sans empoisonner le patient (de nombreux remèdes homéopathiques sont en effet préparés à partir de substances extrêmement toxiques à l'état pur, telles que l'arsenic), Hahnemann a l'idée de diluer les substances pour voir jusqu'à quel point il parvient à soigner sans nuire. À sa grande surprise, **plus il dilue, plus l'action est puissante**.

- Cette efficacité dépend d'une manipulation qui lui paraît tout d'abord anodine et qu'il baptise dynamisation : **après chaque dilution, la préparation doit être secouée vigoureusement** plusieurs fois.

POUR EN SAVOIR PLUS

Samuel Hahnemann : un homme, une idée

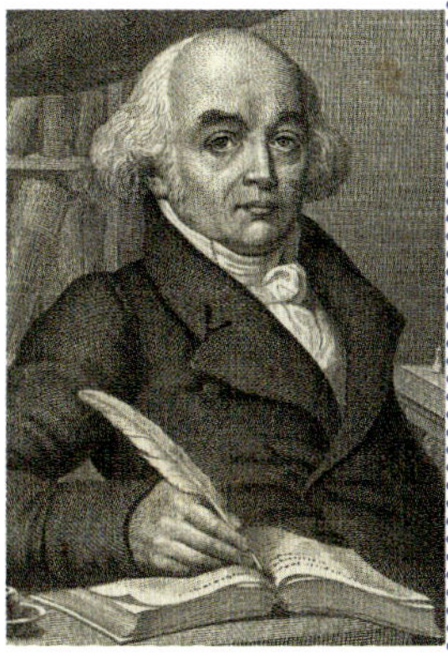

En 1796, alors qu'il traduit un ouvrage médical du célèbre médecin écossais William Cullen (1710-1790), la *Matière médicale*, Samuel Hahnemann redécouvre un vieux précepte connu depuis Hippocrate : on peut soigner par les contraires mais aussi par les semblables. Il y trouve en effet une description des effets de la poudre de quinquina contre les « fièvres intermittentes » (paludisme). Les dérivés du quinquina (Nivaquine®) sont d'ailleurs toujours utilisés pour soigner cette maladie. Or Hahnemann sait, pour l'avoir expérimenté sur lui-même, que le quinquina peut aussi provoquer la fièvre. Ainsi, ce qui rend malade peut soigner les mêmes symptômes ! C'est la loi de similitude. Hahnemann va consacrer sa vie à cette nouvelle voie thérapeutique dont il est le fondateur. Il meurt à Paris en 1843, alors qu'il pratique encore la médecine homéopathique.

LE SAVIEZ-VOUS ?

Des noms latins pour les médicaments

Tous les médicaments homéopathiques portent le nom latin de la substance, diluée et dynamisée, à partir de laquelle ils ont été fabriqués : *China* pour le quinquina, *Arsenicum album* pour l'arsenic ou encore *Apis mellifica* pour le venin d'abeille. Ainsi, dans toutes les pharmacies homéopathiques, en Europe ou ailleurs, il est facile de trouver le médicament que l'on cherche.

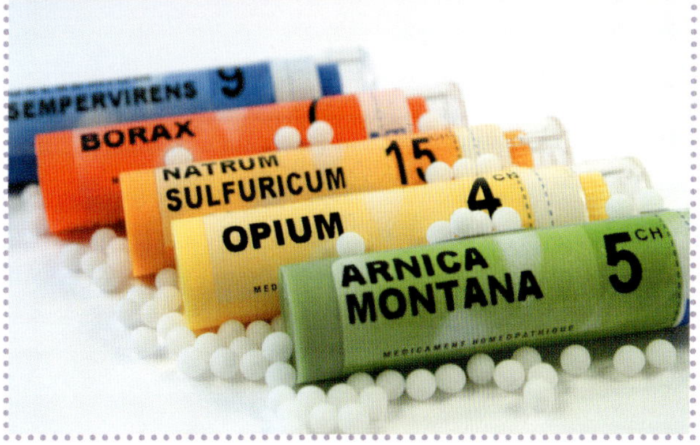

Les quatre diathèses

Les premiers essais thérapeutiques d'Hahnemann sont couronnés de succès. Mais les malades rechutent et reviennent sans cesse pour les mêmes symptômes. Il conclut que, si les symptômes reparaissent, c'est que ces patients souffrent d'une autre maladie, chronique et plus profonde, que le traitement ne parvient pas à soigner. Il nomme cette maladie chronique **diathèse** ; on peut plus simplement parler de terrain. **Soigner le terrain** doit permettre de **guérir** le malade **de façon définitive.** Le terrain est un peu comme un fil rouge qui relie entre elles non seulement les différentes rechutes de la maladie mais aussi d'autres maladies apparemment différentes mais qui y sont liées.

● Hahnemann décrit trois diathèses : la psore, la sycose et la luèse. L'un de ses successeurs, Antoine Nebel, en ajoutera une quatrième : le tuberculinisme (qui n'a rien à voir avec la tuberculose).
- La **psore** caractérise des personnes ayant tendance aux **allergies**, souffrant d'eczéma, d'urticaire, de rhume des foins, etc., ainsi que de **troubles digestifs** fréquents. Sa caractéristique principale est l'**alternance** : lorsqu'un symptôme s'estompe, un autre apparaît, car l'organisme cherche toujours la meilleure voie d'élimination des toxines par la maladie. Une autre caractéristique de la psore est la périodicité des troubles : le corps alterne les phases où la tendance à l'encrassement domine et des phases où c'est plutôt l'élimination. Les crises d'élimination par diarrhées, asthme, poussées d'urticaire, etc., se font donc à intervalles très réguliers.

VRAI OU FAUX ?

Il existe plus de quatre diathèses.

VRAI. Selon certains auteurs, d'autres diathèses existent : en particulier celle qui serait la conséquence des perturbations des défenses du fait du sida et des infections sexuellement transmissibles. Elle ressemblerait à la luèse mais en plus marqué avec fort amaigrissement et dépression.

- Les personnes dont la diathèse est la **sycose** ont la sensation que **tout marche un peu au ralenti** dans leur corps. Elles éliminent mal et ont tendance à retenir l'eau, la graisse, les toxines. Sur le plan psychique, de la même manière, elles n'éliminent pas et sont sujettes aux **idées fixes** et obsédantes. Cette tendance du corps à tout retenir et à être très lent à éliminer favorise l'apparition des kystes, fibromes de toutes sortes et verrues ou condylomes, autant de petits sacs à toxines que l'organisme ne parvient pas à éliminer tant il est ralenti et un peu sclérosé. L'encrassement favorise les infections ORL (sinusites, rhumes, otites) et/ou infections génitales ou urinaires.
- Les personnes ayant la **luèse** pour diathèse ont tendance à toujours réagir contre elles-mêmes, leur principale caractéristique étant l'**autodestruction**. Cela se traduit par des **maladies auto-immunes** comme la polyarthrite, la rectocolite, la maladie de Crohn, etc., mais aussi une tendance

Les quatre diathèses

DIATHÈSE (TERRAIN)	NOSODE (REMÈDE CORRESPONDANT)	CARACTÉRISTIQUES	MALADIES ASSOCIÉES
Psore	**Psorinum** : préparé à partir d'une petite bulle de gale.	Alternance et périodicité des troubles.	Eczéma, asthme, colites par poussées, migraines, etc.
Sycose	**Medorrhinum** : préparé à partir d'une sécrétion de blennorragie.	Ralentissement et rétention d'eau et de graisse.	Cellulite, sinusites, cystites, kystes, fibromes, verrues, etc.
Luèse (ou luétisme)	**Luesinum** : préparé à partir d'une sécrétion de syphilis.	Inflammation, autodestruction et sclérose.	Maladies auto-immunes, ulcères, problèmes cardiovasculaires, dépression, troubles psychologiques, etc.
Tuberculinisme	**Tuberculinum** : préparé à partir d'un crachat tuberculeux.	Fragilité, mauvaises défenses et fragilité pulmonaire.	Rhinopharyngites répétées, bronchites, certains eczémas, etc.

aux ulcères de l'estomac, de la peau (crevasses, fissures, etc.). Psychiquement, ce sont des personnes anxieuses, en colère contre tout. La sphère nerveuse est leur grande faiblesse, avec une tendance un peu chronique à la **dépression**.
Autre grande tendance : les maladies cardiovasculaires avec une prédisposition à l'artérite, aux problèmes coronariens.
- Enfin, les personnes dont la diathèse est le **tuberculinisme** sont des **fatiguées chroniques**, aux réactions molles et aux défenses insuffisantes. Chez elles, tout l'arbre respiratoire, des narines aux poumons, est fragile. Frileux ou, au contraire, ayant toujours trop chaud, elles sont plutôt minces sans faire d'efforts pour cela. Leur vie psychique est intense, mais, dans la vie réelle, elles manquent chroniquement d'énergie.

- **À chaque diathèse correspond un médicament précis**, appelé **nosode**, ou plus rarement biothérapique (voir tableau page ci-contre).

- Pour choisir le bon traitement, la connaissance de la diathèse doit être complétée par deux autres critères, seule la somme des trois permettant réellement de déterminer le terrain du patient :
- le **tempérament** : bilieux, sanguin, nerveux ou lymphatique (les quatre tempéraments hippocratiques) ;
- la **constitution**, qui prend en compte la **prédominance du carbone, du phosphore ou du fluor** dans l'organisme et comprend trois types : le phosphorique, plutôt mince, longiligne, avec des os fins ; le carbonique, trapu ; le fluorique, fluet, doté d'un squelette fragile.

CE QUE SOIGNE L'HOMÉOPATHIE

- L'homéopathie vous viendra en aide dans les **infections à répétition**, chez l'enfant en particulier, en stimulant les défenses immunitaires.

- Elle peut se montrer efficace pour traiter insomnie et dépression, et plus généralement les **problèmes liés au système nerveux**. Elle peut aussi apaiser les **troubles hormonaux** (règles douloureuses ou ménopause).

- Vous pouvez y avoir recours également pour tout ce qui a trait aux **allergies**, comme l'eczéma, l'asthme, la rhinite saisonnière, mais aussi pour les **maladies aiguës comme la grippe**.

- Si vous avez des **problèmes dentaires**, certains traitements peuvent agir sur la douleur, l'inflammation, les saignements lors des soins et même la tendance au déchaussement (parodontose).

- Si vous êtes **enceinte**, l'homéopathie peut s'avérer intéressante pour éviter l'utilisation des substances allopathiques aux effets secondaires parfois néfastes.

- Si vous souffrez d'une pathologie grave, l'homéopathie peut vous aider à **supporter les effets de traitements lourds**, à soigner votre terrain, améliorant ainsi votre forme générale et votre moral.

CONTRE-INDICATIONS

- L'homéopathie **n'a aucun effet négatif**. Vous pouvez l'associer aux traitements allopathiques.

- En revanche, il y a des non-indications : elle **ne soigne pas le cancer, le sida ou autres maladies graves.**

MISES EN GARDE

- L'automédication est parfaitement admissible avec l'homéopathie : vous pouvez soigner votre rhume ou des piqûres d'insectes avec des granules que vous aurez sélectionnées dans un guide.

- En revanche, comme toute thérapeutique, elle **nécessite un diagnostic correct** qui ne peut être établi que par le médecin. Si vous y avez recours pour vos enfants, notamment, vous devez consulter un médecin homéopathe. Il pourra utiliser d'autres thérapeutiques s'il le juge nécessaire.

- Le médecin homéopathe est un médecin avant tout. Attention aux homéopathes non médecins, qui peuvent être très compétents en matière de granules mais par définition inaptes à poser un diagnostic correct.

VRAI OU FAUX ?

Il ne faut jamais consommer de menthe durant un traitement homéopathique.

VRAI et **FAUX**. La menthe resserre les petits capillaires de la bouche, ce qui procure un effet de fraîcheur. Cela empêche l'homéopathie d'agir, mais seulement si vous éprouvez encore le goût mentholé au moment de la prise. Il convient donc de ne pas se brosser les dents avec un dentifrice mentholé avant ou après avoir pris ses médicaments.

COMMENT TROUVER UN HOMÉOPATHE

● Le meilleur endroit où poser cette question est votre pharmacie habituelle. Votre pharmacien voit passer les ordonnances et connaît les personnes satisfaites par tel ou tel médecin. Demandez-lui conseil.

● Il existe en France deux syndicats de médecins homéopathes qui peuvent vous indiquer la liste des praticiens diplômés en homéopathie dans votre département. Ce sont le Syndicat de la médecine homéopathique (SMH) et le Syndicat national des médecins homéopathes français (SNMHF).

● Parmi les spécialistes, certains gynécologues prescrivent l'homéopathie aux femmes enceintes. Des sages-femmes se forment également à cette spécialité. Renseignez-vous auprès des maternités.

La présentation des médicaments

Ils se présentent généralement sous forme de **granules**. Les tubes sont munis d'un bouchon doseur qui permet de **ne pas toucher les granules avec les doigts**, car les substances médicamenteuses sont déposées à la surface.

● Les **doses** sont plus petites et contiennent des **microgranules** ; elles se prennent en une seule fois.

● Sur les tubes figurent le nom latin du médicament, la dilution sous la forme d'un chiffre et la mention CH ou K, selon la méthode de dilution utilisée. *Nux vomica* 5CH correspond par exemple à la noix vomique, dont la dilution au centième a été faite cinq fois, selon la méthode hahnemannienne (voir encadré ci-dessus).

● Il existe beaucoup d'autres présentations : ampoules buvables, triturations ; pommades et crèmes pour les problèmes cutanés ; collyres, mais aussi suppositoires pour tous types de troubles.

À SAVOIR

La préparation du médicament : CH ou K

Sur chaque tube ou dose homéopathique figure un nombre de 1 à 30 suivi de CH, ou plus rarement K. Cette mention renseigne sur le degré et le mode de dilution.

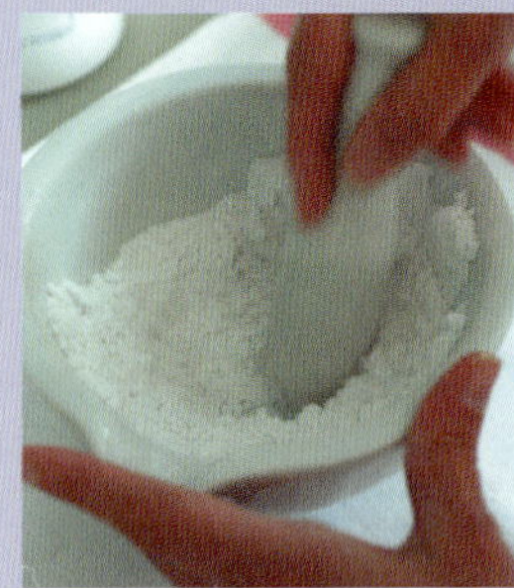

Les remèdes d'origine minérale font l'objet d'une préparation particulière : ils sont mélangés dans du lactose et non dilués dans de l'alcool.

● La méthode hahnemannienne, la plus courante, correspond à la mention CH. Elle consiste à diluer toujours au centième : une goutte du flacon de départ (avec la substance pure, une teinture de plante par exemple) est diluée avec 99 gouttes d'alcool. Cette dilution au centième est secouée plus de mille fois. À l'issue de cette dynamisation, qui permet à la substance de départ d'imprimer sa trace sur les 99 autres gouttes, la dilution est de « 1CH ». Le procédé est répété avec une goutte de la dilution « 1CH » et 99 gouttes de solvant, pour obtenir 2CH, et ainsi de suite jusqu'à 30CH.

● La méthode korsakovienne correspond à la mention K. Le principe de dilution est légèrement différent : au lieu de garder une goutte, on vide totalement le tube entre chaque dilution. C'est ce qui reste sur les parois du tube qui est mélangé au solvant pour être ensuite dynamisé, avant une nouvelle dilution.

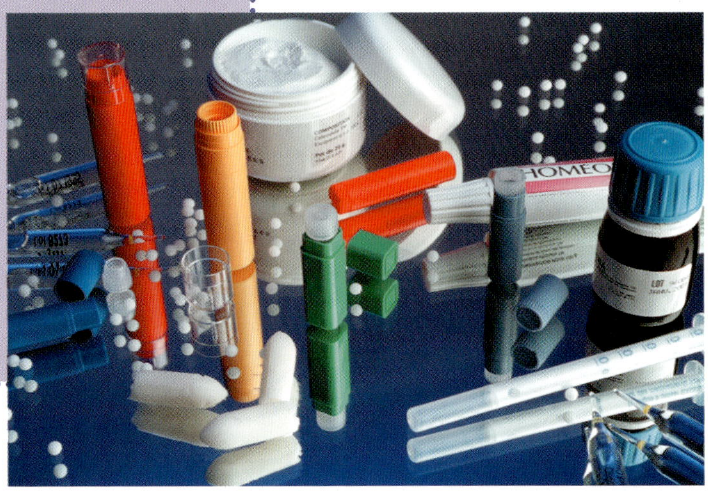

L'homéopathie est le plus souvent prescrite sous forme de granules, mais aussi, bien que plus rarement, sous forme de pommade, de crème, de collyre ou de suppositoires.

Comment se déroule une consultation

LE DIAGNOSTIC

- Dans un premier temps, le médecin homéopathe se comporte de la même façon que n'importe quel médecin : il vous soumet à un **interrogatoire**, à un **examen clinique** et vous prescrit éventuellement des examens complémentaires comme dans une approche classique.

- Tout en établissant son diagnostic, il vous pose une **multitude de questions** qui peuvent vous paraître surprenantes de prime abord : mangez-vous plutôt des choses salées ou sucrées ? Êtes-vous plutôt frileux ou intolérant à la chaleur ? Cela lui permettra d'établir un **second diagnostic** et de définir le médicament qui vous ressemble le plus, selon la loi de similitude.

- Il insiste aussi sur vos **antécédents familiaux et personnels** depuis la toute petite enfance afin de poser le **diagnostic de votre diathèse**. N'hésitez pas à lui demander quel est votre (ou vos) terrain(s).

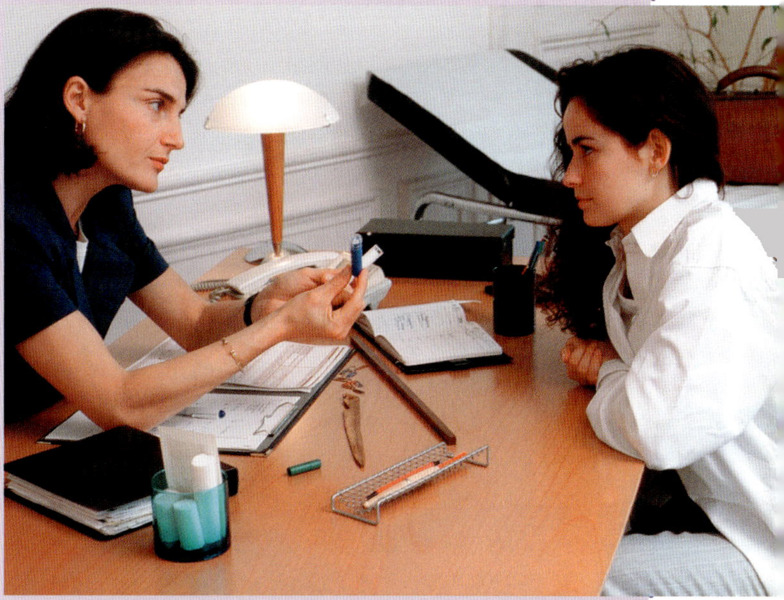

La prescription des remèdes est toujours précédée d'un long interrogatoire pour déterminer le terrain du patient.

LE TRAITEMENT

- Si vous consultez pour un problème aigu, votre traitement ne sera que de **quelques jours**, et avec plusieurs prises dans la journée. En revanche, si vous consultez pour un problème chronique, le traitement sera plus long (**plusieurs semaines** ou mois selon le cas) avec généralement une prise le matin et une autre le soir, voire une seule prise par semaine.

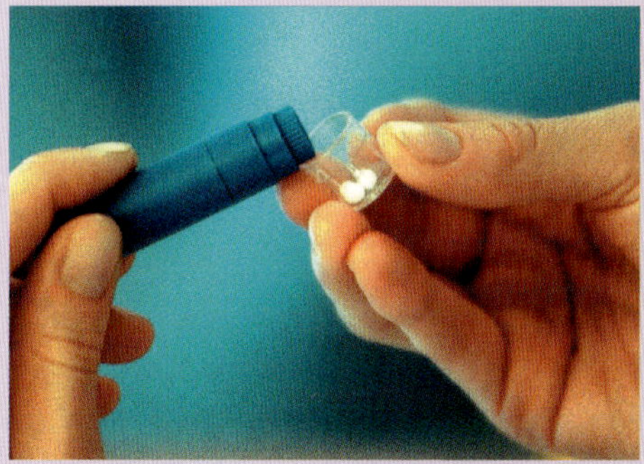

Évitez de toucher les remèdes : versez-les directement du bouchon dans votre bouche.

- En cas de **maladie aiguë** comme une rhinopharyngite ou une gastroentérite, l'homéopathie **agit très vite**.

- Les **doses** et **granules** sont habituellement à prendre le matin à jeun et le soir au coucher. Dans la journée, prenez-les **à distance des repas** (vous ne devez avoir aucun goût dans la bouche au moment où vous les prenez) et laissez-les fondre sous la langue.

- Le praticien dispose de trois modes de traitement :
  - l'**unicisme** est le fait de ne prescrire qu'**un seul médicament**. Il s'agit surtout de traiter les problèmes les plus anciens, à forte composante psychologique ;
  - le **pluralisme,** l'école majoritaire en France, consiste à prescrire **un ensemble de médicaments** (trois ou quatre) agissant tout à la fois sur les symptômes du moment, le fond, le terrain et la constitution ;
  - le **complexisme,** très peu pratiqué par les médecins, est répandu en autoprescription dans les pharmacies. Il s'agit de formules contenant un **nombre important de médicaments** homéopathiques **adaptés à une maladie précise**. Ces complexes agissent vite mais de façon assez superficielle, sans traiter le terrain.

LE SAVIEZ-VOUS ?

Une médecine pour les plus pauvres

Parmi les pays où l'homéopathie est le plus développée, l'Inde figure en bonne place, en raison de la pauvreté et du système social reposant sur les castes qui ne laissent pas le choix aux plus démunis.
Dans les pays les plus défavorisés, en Afrique en particulier, des associations humanitaires utilisent avec succès l'homéopathie, qui allie efficacité et faible coût.

CE QU'EN DIT LA SCIENCE

Depuis son origine, le concept de dilution et de dynamisation homéopathique divise le monde médical. Pour ses détracteurs, une substance diluée à ce point ne peut agir. Pour ses partisans, la substance s'amenuise en quantité à mesure des dilutions, mais s'enrichit en information et énergie grâce à la dynamisation. Or, d'après eux, ce qui marche dans le médicament homéopathique, c'est justement l'information et l'énergie, pas la quantité.

La mémoire de l'eau

- Éminent chercheur biologiste à l'origine de brillantes recherches sur l'allergie, Jacques Benveniste (1935-2004) travaille, dans les années 1980, sur des dilutions d'anticorps, pour observer quel sera le seuil en dessous duquel l'allergie disparaît. À sa grande surprise, en diluant à l'extrême, l'effet ne disparaît pas mais s'amplifie.

- D'après ses études, l'eau, ou n'importe quel solvant, peut garder une mémoire de ce qui y a été dissous même une fois que l'extrême dilution a fait totalement disparaître le produit d'origine. L'eau se comporterait comme une bande magnétique qui garde des informations. On parle, pour désigner ce mécanisme, de « mémoire de l'eau ».

- Les travaux de Benveniste déclenchent une bataille entre les partisans de l'homéopathie et ses détracteurs. Ceux-ci crient à la supercherie, partant du principe que, quand il n'y a plus rien dans un tube, plus rien ne peut agir. Injustement traité par ses pairs, Jacques Benveniste continuera malgré tout ses travaux avec une éthique scientifique irréprochable jusqu'à sa mort.

- Depuis cette découverte et le tollé qu'elle a suscité, des chercheurs ont montré que des cristaux de glace formés avec de l'eau pure n'ont pas la même forme au microscope que des cristaux formés avec une eau pure ayant servi à diluer à l'extrême différentes substances. La mémoire de la glace est ainsi venue étayer la théorie de la mémoire de l'eau !

L'homéopathie efficace ?

- Au-delà de ces polémiques, la plupart des études cliniques montrent bien que l'homéopathie agit. Mais ces études prouvent l'efficacité du médicament homéopathique par rapport à un placebo sans expliquer comment il peut agir en étant aussi dilué.

- Autrement dit, le mode d'action n'est pas encore prouvé et expliqué, alors que le principe de son action est acquis. Deux types d'études le montrent. Les premières sont faites en double aveugle contre placebo (ni le patient ni le médecin ne savent s'il s'agit du placebo ou du vrai médicament). Les secondes montrent un service médical rendu : dans une maladie bien précise, les gens soignés en homéopathie sont globalement moins malades, ont un confort de vie meilleur et ont moins d'effets secondaires.

- En France, la société savante d'homéopathie a recensé trente-deux études menées au cours des dix dernières années chez l'homme, en double aveugle contre placebo : une seule ne montre pas d'effet supérieur au placebo, toutes les autres sont en faveur de l'homéopathie.

- Ainsi, en janvier 2007, le *British Homeopathic Journal* (H. Frei *et al.*, p. 35-41) a publié les résultats d'une étude portant sur des enfants hyperactifs suivis durant plus de douze mois montrant une action du traitement homéopathique très nettement significative par rapport à celle d'un placebo.

POUR EN SAVOIR PLUS

Placebo et nocebo

Ces deux termes sont associés aux études sur l'effet des traitements médicaux de toutes sortes.
- **L'effet placebo** est celui que vous percevez alors que l'on vous a donné une substance neutre à la place d'un vrai médicament. C'est donc un effet psychologique qui repose sur la confiance que vous avez en celui qui vous l'a prescrit. Cet effet placebo a été chiffré : on parle de 30 %, c'est-à-dire que 1 patient sur 3 environ trouve toujours une amélioration même s'il n'a absorbé que du sucre !
Il est donc important que les études qui veulent prouver l'efficacité d'un traitement, quel qu'il soit, parviennent à montrer un effet supérieur au placebo.

- **L'effet nocebo** est un effet psychologique en sens inverse. Ainsi, vous aurez plus facilement tendance à trouver que tel traitement ne vous fait rien ou provoque des effets secondaires si le médecin prescripteur a été désagréable ou expéditif.

Hydrothérapie

Bains, douches, sauna… L'hydrothérapie est une méthode naturelle qui utilise l'eau sous différentes formes – liquide, vapeur, glace – et à diverses températures. Les propriétés thérapeutiques de l'eau sont en effet reconnues depuis l'Antiquité pour purifier, revitaliser et tonifier l'organisme mais aussi pour soulager certaines douleurs.

Voir aussi Thalassothérapie, *p. 234, et* Thermalisme, *p. 238.*

PRINCIPES

- L'eau exerce des **effets sur la circulation sanguine**. Ces effets varient en fonction de la température de l'eau. La peau contient en effet d'innombrables terminaisons nerveuses qui transmettent au cerveau les indications du chaud et du froid. Le cerveau joue alors un rôle de thermorégulateur afin de maintenir la température du corps à 37 °C.

- L'application d'**eau froide** sur la peau entraîne un rétrécissement des vaisseaux capillaires. L'information est aussitôt reçue par le système nerveux, qui signale à l'organisme de compenser ce refroidissement en envoyant immédiatement du sang chaud en direction de la peau. Le calibre des vaisseaux augmente pour laisser passer le sang : c'est la **vasodilatation**.

- À l'inverse, l'**eau chaude** entraîne une dilatation des pores et des canaux sanguins : aussi, davantage de sang y circule. Pour contrecarrer ce phénomène, le système nerveux lance des signaux à l'organisme afin qu'il diminue le calibre des vaisseaux. Moins de sang parvient à la surface de la peau : c'est la **vasoconstriction**.

- Cette **capacité de l'eau à modifier le flux sanguin** est la base de l'hydrothérapie.

- L'hydrothérapeute adapte les soins à votre personnalité, à votre sensibilité, à votre état général et, si nécessaire, à la pathologie dont vous souffrez. Il utilise ainsi plusieurs techniques. Parmi les plus courantes figurent les bains, les douches, les enveloppements (voir Algothérapie, p. 236, et Fangothérapie, p. 242).

POUR EN SAVOIR PLUS

Les bienfaits des exercices effectués dans l'eau

Lorsqu'on est dans l'eau, grâce à l'annulation de la pesanteur (selon le principe de la poussée d'Archimède), le travail musculaire est réduit et la contrainte exercée sur les articulations, minimale. Les exercices pratiqués favorisent ainsi la mobilité tout en soulageant la douleur. Même sans effectuer de mouvement, l'immersion favorise un déconditionnement qui permet la relaxation. L'intérêt des exercices physiques en piscine est scientifiquement reconnu dans le domaine de la rééducation fonctionnelle (entorses, contusions…).

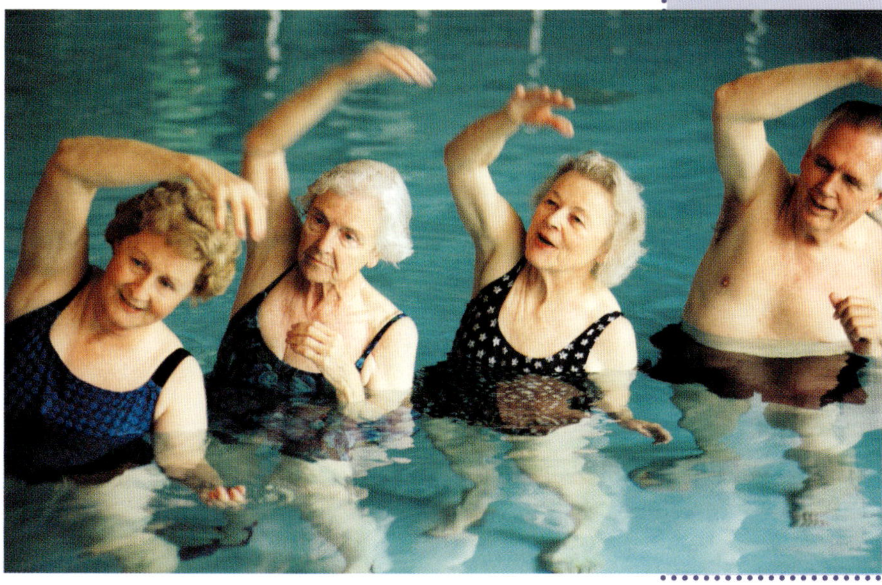

L'une des indications de la balnéothérapie : un travail musculaire et d'assouplissement tout en douceur adapté aux personnes âgées.

CE QUE SOIGNE L'HYDROTHÉRAPIE

- L'action de la température d'un bain ou d'une douche sur l'organisme a été confirmée par de nombreuses études scientifiques.

- Si vous souffrez d'**affections rhumatismales** (coxarthrose, lombalgies, rachialgies, cervicalgies), l'hydrothérapie peut calmer vos douleurs.

- Elle s'avère également efficace pour soulager les **courbatures** et contractures musculaires, les **problèmes circulatoires** ou l'**insuffisance veineuse** (douches froides), ou pour soigner les séquelles de fractures.

- Si vous êtes nerveux, surmené, sujet au **stress**, elle peut vous apaiser.

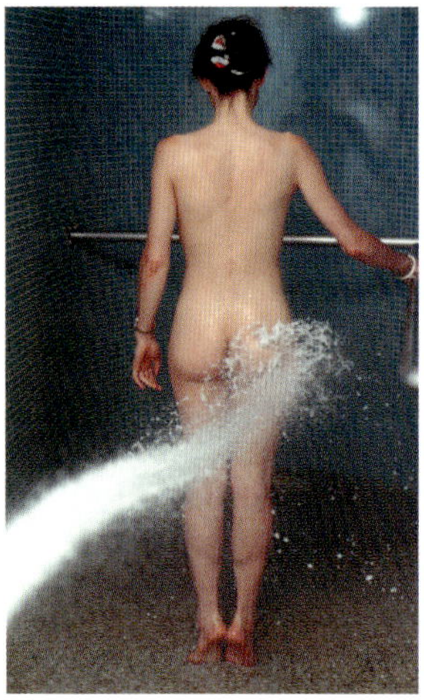

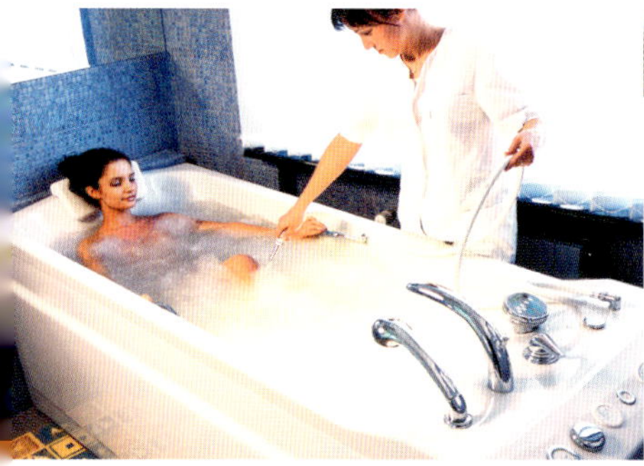

En hydrothérapie, les traitements par bain sont pratiqués avec de l'eau de source.

Les massages par jet sont notamment indiqués pour combattre la cellulite.

CONTRE-INDICATIONS

- Certaines pathologies exigent des précautions, en particulier les **maladies cardiaques** et les **maladies de peau** (affections mycologiques, dermites infectieuses, virales ou suintantes). Si vous souffrez de l'un de ces maux, demandez conseil à votre médecin.

COMMENT TROUVER UN PRATICIEN

- Vous pouvez vous adresser à un médecin homéopathe ou à un naturopathe.

- Généralement, l'hydrothérapie se pratique en **cure thermale** ou en **thalassothérapie** : les soins sont alors prescrits par un médecin de l'établissement. Ils sont ensuite dispensés par un hydrothérapeute.

À faire soi-même

- Le **bain froid** (entre 0 et 26 °C) **détend** tout le corps. Ne plongez jamais dans un bain froid d'un seul coup, pour éviter les accidents liés au choc thermique. En immersion partielle, le bain de siège froid **apaise les hémorroïdes**.

- Le **bain tiède** (entre 26 et 35 °C) est **calmant**.

- Le **bain chaud** (entre 35 et 40 °C) est le plus **relaxant**. Prenez-le au moins trois heures avant le coucher car, pour bien dormir, votre température doit diminuer, ce qui n'est pas le cas après un bain chaud.

- **Attention**, les bains chauds sont déconseillés si vous souffrez de troubles cardiovasculaires (angine de poitrine instable, infarctus du myocarde de moins de deux mois, insuffisance cardiaque, etc.) ou de phlébite aiguë.

- Les bains chauds en immersion partielle n'ont pas de contre-indication. Pensez aux **bains de pieds chauds** en cas de refroidissement **pour éviter de vous enrhumer**.

- Si vous avez des **varices**, douchez-vous les genoux et les mollets à l'**eau froide**.

- Si vous êtes sujet aux **migraines**, aspergez-vous la nuque à l'**eau froide**.

- Des **inhalations de vapeur** peuvent vous **aider à guérir rhumes ou sinusites**, notamment si vous y ajoutez de l'essence d'eucalyptus.

- Essayez aussi les **enveloppements** avec un linge humide : enveloppements chauds de la région abdominale en cas de **règles douloureuses**, enveloppements froids des mollets **pour faire tomber la fièvre**, enveloppements chauds de la poitrine en cas de **bronchite**.

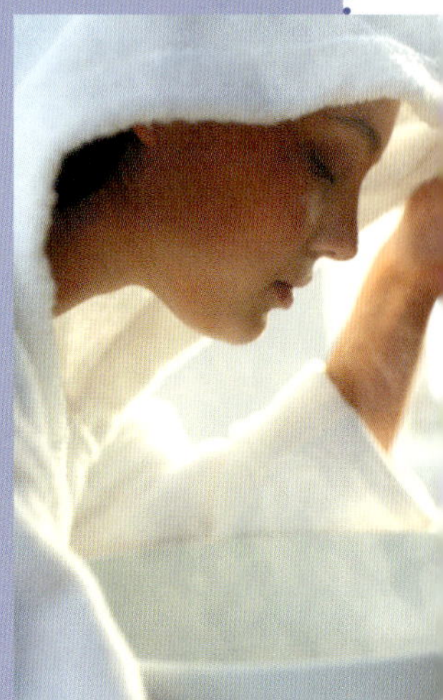

L'inhalation soulage rhumes et sinusites.

- Si vous souffrez d'une **sciatique** ou d'un **lumbago**, de **crampes abdominales** ou d'une **bronchite chronique**, vous pouvez pratiquer des enveloppements avec des **fleurs de foin**. Elles se présentent sous forme d'extraits, ou de sachets à chauffer à la vapeur avant de les appliquer sur la zone à traiter en les maintenant avec une serviette.

Sauna et hammam

Sauna et hammam sont deux techniques qui utilisent la vapeur d'eau pour procurer une sensation de bien-être et de relaxation, pour aider à combattre l'anxiété et le stress, pour favoriser l'élimination des toxines et des cellules mortes. La chaleur peut également soulager l'arthrose.

● À l'intérieur des cabines de sauna, l'air est plutôt sec (entre 3 et 20 % d'humidité) et chaud (entre 80 et 90 °C). Au hammam, l'air, nettement moins chaud, est saturé d'humidité.

● Une séance de sauna dure environ une heure trente : vous prenez une douche chaude, vous vous épongez, puis vous pénétrez dans la cabine pour transpirer ; après chaque passage dans la cabine – trois au total –, vous vous rincez sous un jet d'eau tiède et vous vous allongez pour vous reposer. Le dernier repos peut être plus long, environ vingt minutes.

● Au hammam, prévoyez également une heure trente environ, incluant un nettoyage de la peau et un repos d'environ vingt minutes.

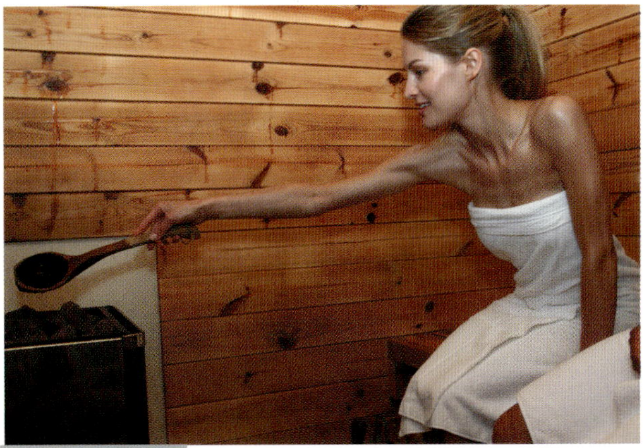

Dans un sauna, on doit régulièrement humecter les pierres du brasero, source de chaleur, pour humidifier l'atmosphère.

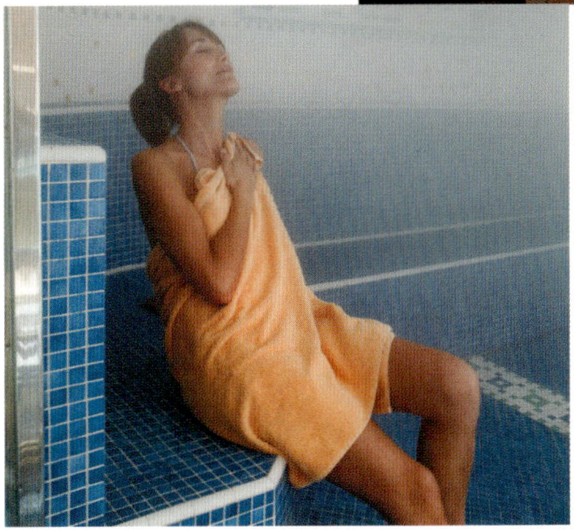

Un hammam comporte souvent deux pièces. On débute la séance par la moins chaude pour accoutumer l'organisme.

● Les séances se pratiquent avant le repas ou après la digestion, **jamais avant d'aller dormir**.

● **Attention**, il existe de **nombreuses contre-indications** médicales : insuffisance veineuse (jambes lourdes, varices), phlébites, maladies cardiovasculaires, épilepsie, dépression, hypotension artérielle, calculs rénaux, maladies inflammatoires ou musculaires (polyarthrite), fièvre.

VRAI OU FAUX ?

Cure thermale ou thalassothérapie, c'est la même chose.

FAUX. Si vous faites une cure thermale, l'hydrothérapie utilise les propriétés médicinales des eaux de source ; en thalassothérapie, elle utilise l'eau de mer. Mais, dans les deux cas, l'eau est la pièce maîtresse des soins proposés.

Balnéothérapie

La balnéothérapie regroupe l'ensemble des traitements et soins effectués par des bains. Elle est essentiellement proposée en centre de thalassothérapie ou en cure thermale mais peut se pratiquer à la maison.

● Le bain hydromassant est idéal pour activer la **circulation veineuse**. L'orientation des jets crée des courants d'eau qui suivent la circulation veineuse, et la répartition anatomique des buses pratique une réflexothérapie cutanée.

● Le bain bouillonnant, appelé bain à bulles, est massant et apaisant. Il est indiqué si vous êtes sujet aux **œdèmes et engorgements**, notamment dans les zones touchées par la cellulite.

● Les bains alternés peuvent vous soulager si vous souffrez de **troubles circulatoires veineux** et d'**artérite** des membres inférieurs. Selon la technique du pédiluve, vous vous trempez les pieds trois minutes dans un bain chaud, puis une minute dans un bain froid, trois fois de suite. Attention, ce soin est déconseillé aux personnes cardiaques.

La grossesse

Beaucoup de petits troubles de la grossesse et de l'accouchement peuvent être pris en charge par la médecine alternative. Depuis la nuit des temps, on a cherché à améliorer la procréation, les conditions de la grossesse et les modalités de l'accouchement par les plantes et les manipulations. Mais toutes ne conviennent pas, et les huiles essentielles, surtout, sont contre-indiquées en automédication.

Conseils généraux

La grossesse s'accompagne de désordres mineurs comme de vraies pathologies. Les désagréments les plus classiques sont la nausée, la fatigue, l'excès de salive, les ballonnements, les brûlures d'estomac, les jambes lourdes (troubles veineux), les hémorroïdes, la constipation, une prise de poids trop importante, les troubles nerveux, les fringales incontrôlables. Dans ces domaines, la pharmacopée conventionnelle est souvent pauvre puisque de nombreux médicaments sont contre-indiqués. En revanche, les affections comme l'éclampsie, les troubles thyroïdiens, les infections urinaires et gynécologiques, les hémorragies gynécologiques sont du seul ressort de la médecine. Cependant, la première des préventions reste une hygiène de vie saine. La suppression des toxiques (tabac, alcool, haschich, et quelquefois le thé noir) est indispensable, la propreté prévient les infections puerpérales, une alimentation équilibrée permet un poids adapté à chaque stade de la grossesse.

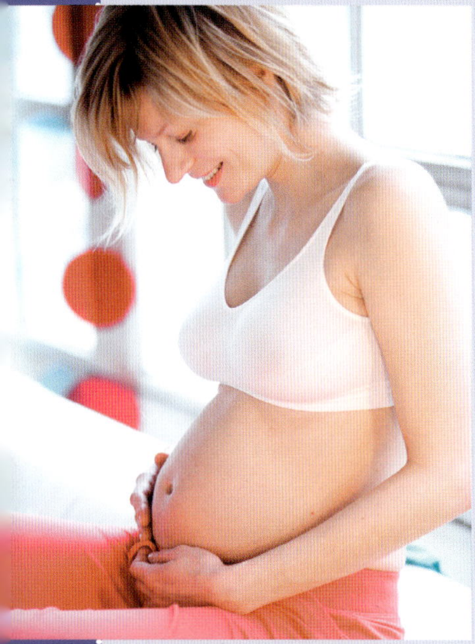

Grossesse et médecines douces

L'**acupuncture** est tout indiquée, mais chaque femme enceinte a son propre protocole. En premier lieu, la grossesse peut entraîner des excès ou des ralentissements énergétiques qui se traduisent par des douleurs digestives ou lombaires, par exemple. Pour chaque affection liée à la grossesse, il existe des points qui, stimulés judicieusement, permettent d'obtenir une amélioration, voire un réel soulagement.

En **nutrithérapie**, les médications se concentrent sur un bon équilibre en oligoéléments et en vitamines. Le concentré de jus d'argousier est excellent pour le tonus de la future mère et pour le métabolisme du couple mère-fœtus. L'apport complémentaire de fer se fait en prenant 50 mg de fer par jour. Attention, le thé empêche l'absorption du fer et doit donc être bu à distance.

En **phytothérapie**, on combat les nausées avec du gingembre sous forme de tisane ou même de racine confite, et les brûlures d'estomac avec du gingembre à petites doses, de l'angélique, de la camomille et de l'argile (préparée la veille). Le risque d'infection urinaire pourra être limité par la prise régulière de canneberge. La phytothérapie peut aussi apporter du fer grâce à l'extrait d'ortie, au lamier blanc ou même à la verveine.

L'**homéopathie** prescrit Ignatia, Ipeca ou Cocculus contre les nausées, Calcarea fluorica pour la circulation veineuse et, pour les apports en fer, Ferrum metallicum ou China (le quinquina). Ce dernier est également utilisé en phytothérapie contre l'anémie et les crampes de la femme enceinte.

LE SAVIEZ-VOUS ?

Infertilité

Les ostéopathes estiment que, pour permettre au bassin d'accueillir une nidation, il faut lui donner le maximum de mobilité.

Côté plantes, les espèces à potentiel androgénique comme *Tribulus terrestris* (croix de Malte) ou le ginseng agissent sur la libido mais aussi sur la qualité du sperme.

Chez la femme, on utilise les plantes depuis la nuit des temps pour lutter contre la stérilité. C'est le grand succès du gattilier, qui permet aux femmes ne produisant pas assez de corps jaune de concevoir. Pour mener une grossesse à terme, les Iroquoises prenaient de la décoction de racine et d'écorce de psisissewa *(Chimaphila umbellata)* et les Cherokees de l'infusion de racines de linguette *(Aletris farinosa)*.

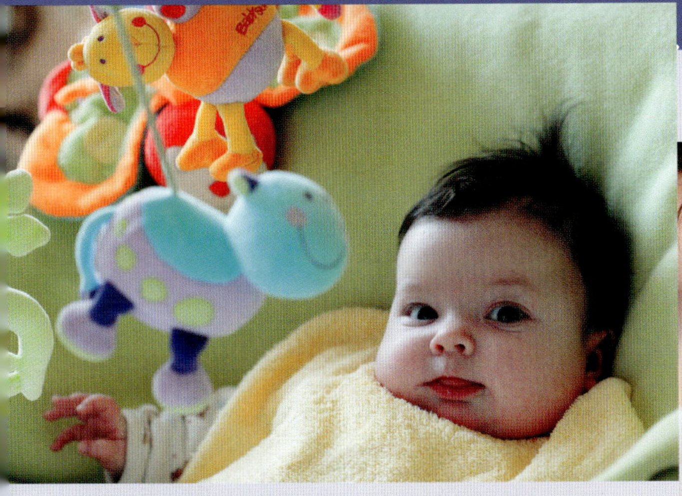

La **gemmothérapie** calmera les nausées avec les jeunes pousses de *Ficus carica* (figuier).
L'**ostéopathie** va jouer sur les tensions présentes au niveau du diaphragme et du bassin qui peuvent accroître la résistance au retour du sang.

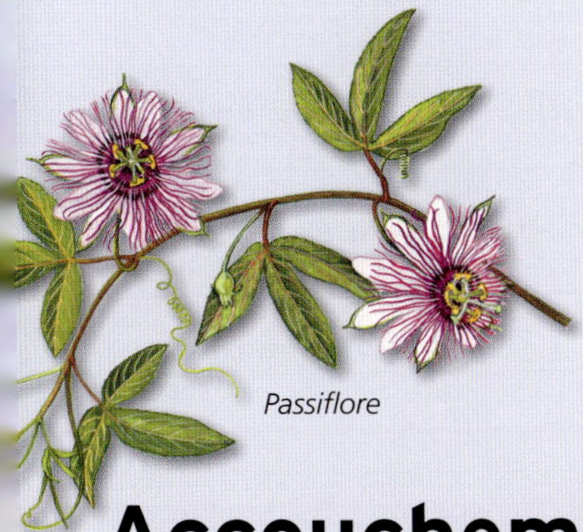

Passiflore

Accouchement et médecines douces

La peur de l'accouchement ainsi que la douleur peuvent être circonscrites avec des manœuvres psychotechniques comme l'**haptonomie**. Cette technique permet une communication par le contact main-abdomen-fœtus et développerait chez le fœtus une certaine sécurité affective.
La **relaxation** comme l'**hypnose** sont des techniques très intéressantes pour la mère, mais aussi pour déstresser le futur nouveau-né. L'intervention par la voix, en balayage sonore, est également précieuse. On a pu démontrer expérimentalement que les nouveau-nés utilisaient le rythme et le ton de paroles continues autour d'eux pour organiser leur sommeil.
Pour diminuer l'angoisse, l'**homéopathe** recourt souvent à Gelsemium, alors que le **phytothérapeute** prescrira plutôt la passiflore ou l'alchémille. Dès le début du travail, l'homéopathe préparera la femme avec Actea racemosa, puis lui donnera Caulophyllum en fin de travail, ainsi que des doses d'Arnica 9CH à la dilatation et contre les douleurs.

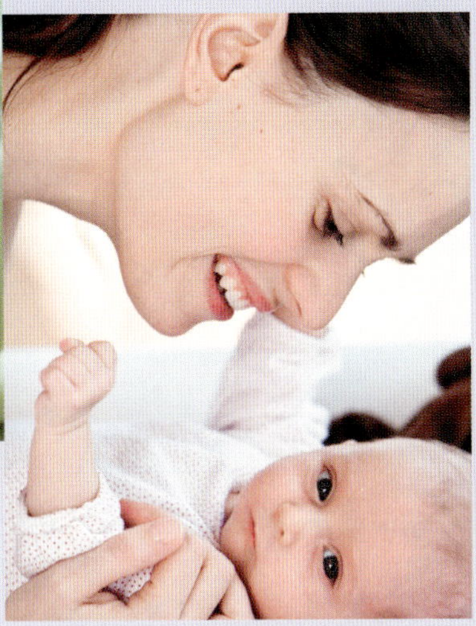

En **phytothérapie**, c'est la matricaire qui combat douleurs, inflammations, hémorragies et angoisses après l'accouchement.
Les **hémorragies** ont toujours été traitées par la médecine traditionnelle (aujourd'hui encore, une plante comme *Vitex doniana* est très utilisée en Afrique noire pour arrêter les saignements).
Après une **césarienne**, la phase de réanimation peut être facilitée par l'application d'huiles essentielles de gingembre, d'estragon ou de lavande sur le poignet en présence de l'anesthésiste. Les douleurs sont réduites par des applications locales de compresses à l'argile ou de pommades à l'arnica ou à l'hélichryse italienne, et par la prise d'extrait de griffe- du-diable *(Harpagophytum)* et de passiflore.

Après l'accouchement

La **dépression** est fréquente dans toutes les populations, et, en dehors d'une psychothérapie cognitive bien conduite, il faudra prescrire du millepertuis ou bien Nux moschata, Ignatia, Aurum metallicum ou les plantes cultivées sur métaux comme Hypericum ou Bryophyllum.
Les **angoisses** seront corrigées par la valériane ou l'escholtzia. Là interviendront aussi différentes huiles essentielles qui peuvent détendre, mais aussi stimuler le corps, voire l'appétit sexuel. On fera appel à la lavande, au néroli, à la mélisse et à l'ylang ylang. L'ostéopathie jouera aussi un rôle de rééquilibration.
La jeune mère étant attachée à retrouver un corps souvent maltraité par la grossesse, l'intervention de l'ostéopathe est ici primordiale. Un certain nombre de formules à base d'extraits de plantes ont fait leurs preuves dans le traitement des vergetures. Les plus intéressantes sont le lierre grimpant, la potentille, la centella, le ginseng. Par voie interne, on préconisera surtout quelques gouttes d'huile de baie d'argousier, à prendre dans un yaourt pour réparer les tissus cutanés détériorés.
L'ostéopathie comme les massages ou les touchers thérapeutiques sont aussi précieux contre les distensions au niveau du bassin et les relâchements du périnée qui entraînent des douleurs lors des rapports sexuels.

Hypnose

L'hypnose est une technique utilisée par certains praticiens pour faire accéder leurs patients à un état particulier de conscience, l'état hypnotique, situé entre la veille et le sommeil, au cours duquel l'inconscient est très sensible à la suggestion, et ainsi les aider à venir à bout de certains troubles tels que des addictions. Simple outil d'accompagnement, l'hypnose ne soigne pas à elle seule.

PRINCIPES

- L'hypnose mène à un état particulier de conscience que l'on pourrait comparer au somnambulisme. Cet état modifié conduit à une dissociation entre le conscient et l'inconscient, un peu **comme si les freins de la conscience étaient levés**. L'hypnotiseur peut alors directement agir sur le psychisme de la personne hypnotisée, lui donner des ordres qu'elle va exécuter sans même s'en rendre compte.

- Ces ordres peuvent être des **injonctions positives données dans un but thérapeutique,** telle une suggestion directe comme « Arrêtez de fumer ». Selon l'hypnose traditionnelle, ces injonctions permettent de remplacer les pensées inconscientes néfastes par des conditionnements positifs et conscients.

- Certains psychothérapeutes utilisent l'hypnose pour **guérir le psychisme**. En levant les blocages de la conscience, ils peuvent faire resurgir des traumatismes à l'origine de la plupart des souffrances.

L'hypnose peut être pratiquée dans le cadre d'une psychothérapie.

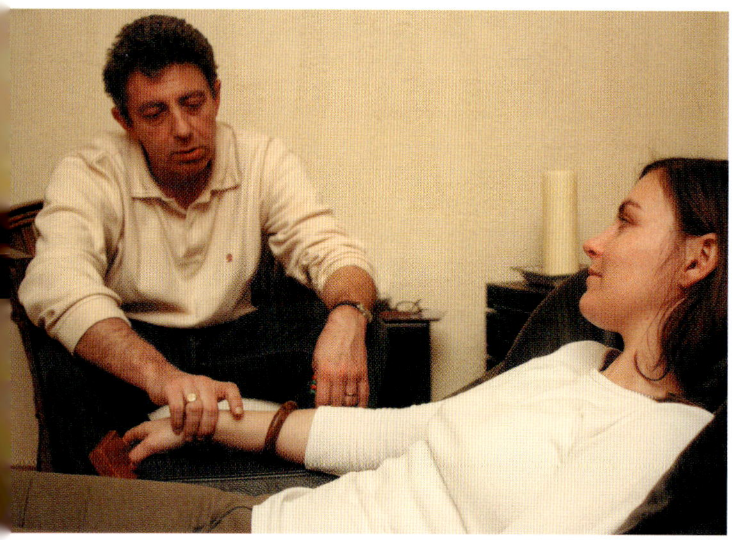

VRAI OU FAUX ?

On peut être hypnotisé à son insu.

VRAI. Certaines personnes peuvent tomber dans un sommeil hypnotique par des pressions sur des zones précises des globes oculaires ou au sommet de la tête. Il peut même arriver qu'une simple compression, même accidentelle, au niveau des poignets ou de la première phalange des doigts, produise un effet similaire. Toutefois, ces phénomènes demeurent exceptionnels.

CE QUE PROPOSE L'HYPNOSE

- Si vous souffrez d'une **addiction** particulière, au tabac ou à l'alcool, ou d'un **trouble du comportement alimentaire** (boulimie, anorexie...), l'hypnose traditionnelle peut vous aider.

- Elle est également efficace pour **apaiser les douleurs chroniques** telles les migraines ou les lombalgies, pour traiter les troubles intestinaux et certaines maladies de peau.

- Si vous souffrez de **stress**, d'**anxiété**, de **dépression**, l'hypnose éricksonienne (voir p. 93) est plus indiquée.

CONTRE-INDICATION

- L'hypnose n'est pas indiquée si vous êtes atteint de **psychose sévère** ou de pathologies relevant de la **psychiatrie lourde**.

MISE EN GARDE

- Certaines **sectes** utilisent des procédés proches de l'hypnose comme méthodes de persuasion. Par exemple, elles peuvent vous persuader de leur rester fidèles par la répétition d'affirmations au cours de séances de méditation dirigée. Ces pratiques exécutées en groupe, hors de tout cadre thérapeutique, peuvent être de puissants instruments de **manipulation mentale**.

LE SAVIEZ-VOUS ?

L'hypnose en milieu hospitalier

L'hypnose est utilisée en milieu hospitalier pour aider les patients à mieux gérer le stress et à soulager la douleur. James Esdaile, un chirurgien britannique du XIXe siècle, réalisa près de 300 opérations majeures (comme des amputations) sur des patients en état de profonde relaxation à une époque où l'anesthésie n'existait pas. Il utilisait les techniques de magnétisme animal proches de l'hypnose. En France, le professeur Léon Chertok (1911-1991) développa largement l'utilisation de l'hypnose à l'hôpital, notamment en postopératoire, après des interventions lourdes réputées douloureuses, comme des greffes de main. Il raconte même que, après avoir hypnotisé une patiente qui se faisait opérer du bras, il avait dû retourner à l'hôpital lui refaire une séance... pour la sortir de son état. L'hypnose avait été si efficace qu'elle ne sentait plus rien !

L'hypnose rend encore aujourd'hui de grands services pour contrôler la douleur postopératoire voire pour remplacer une anesthésie lors d'interventions chirurgicales, dentaires ou lors des accouchements. Elle permet aussi de faciliter le déroulement d'examens médicaux pénibles.

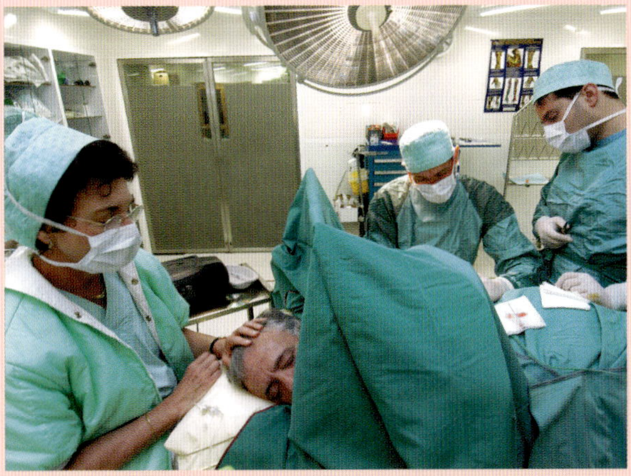

Le Dr Marie-Elisabeth Faymonville, anesthésiste du CHU de Liège, en Belgique, pratique l'hypnose comme alternative à l'anesthésie classique. Elle hypnotise son patient en évoquant un environnement qu'il affectionne et dans lequel elle lui suggère d'évoluer en songe, puis, pour le maintenir dans cet état, elle l'accompagne dans ce parcours imaginaire en lui parlant tout au long de l'opération. Cette technique lui permet de diviser par cinq les doses d'anesthésie classique.

COMMENT TROUVER UN HYPNOTHÉRAPEUTE

- Les hypnothérapeutes **ne sont pas reconnus officiellement**, et la plupart exercent sans diplômes particuliers.

- Certains médecins généralistes, psychiatres ou psychothérapeutes ont suivi des formations à l'hypnose ; renseignez-vous. Vous les retrouverez dans les associations professionnelles regroupant des listes de thérapeutes, telle l'Association française pour l'étude de l'hypnose médicale (AFEHM) ou l'Institut Milton H. Erickson de Paris.

CE QU'EN DIT LA SCIENCE

- De nombreuses études cliniques ont évalué l'intérêt de l'hypnose, notamment pour les soins dentaires, la préparation à l'anesthésie, le sevrage tabagique, etc. L'une des dernières en date, publiée en juillet 2007 et menée auprès de 200 femmes en attente d'une opération du sein, montre l'intérêt de l'hypnose préopératoire sur le plan de la qualité du réveil et des suites postopératoires. Les femmes qui avaient bénéficié de quinze minutes d'hypnose en période préopératoire passèrent moins de temps en salle de réveil, éprouvèrent moins de douleurs et présentèrent moins d'inconfort et de fatigue que les autres.

POUR EN SAVOIR PLUS

L'état hypnotique par impression violente

N'importe quel individu peut être plongé dans un état hypnotique à la suite d'un événement extérieur choquant, une situation de danger extrême ou un traumatisme violent. Cette plongée spontanée dans l'hypnose par le choc a d'ailleurs inspiré les premiers hypnothérapeutes, tel le docteur Charcot à l'hôpital de la Salpêtrière : pour hypnotiser les patients, il braquait un faisceau de lumière sur leurs yeux, faisait résonner un gong à leurs oreilles ou encore débouchait un flacon d'ammoniaque sous leur nez. Cette hypnose par impression violente s'avérait souvent dangereuse car elle provoquait des accès de catalepsie ou de somnambulisme.

En revanche, il est difficile de prouver son efficacité lors d'un sevrage tabagique. Les études publiées sont rares (moins de dix entre 1975 et 1988), leurs modalités extrêmement variables – d'une séance unique de trente minutes à une série de séances totalisant sept heures –, et elles portent sur trop peu de personnes pour que les résultats soient réellement significatifs sur le plan statistique.

Comment se déroule une séance

- Après un entretien approfondi concernant les motifs qui vous amènent à consulter, le thérapeute vous explique ce qu'il va vous proposer : **vous décidez donc ensemble** de la stratégie (elle pourra être modifiée à chaque séance).

L'ÉTAT HYPNOTIQUE

Installé confortablement sur un divan ou dans un fauteuil, vous écoutez la voix de l'hypnothérapeute. Il peut, éventuellement, vous demander de fixer un point précis devant vous. Peu à peu, vous tombez dans **une sorte de somnolence** : c'est l'état hypnotique. Vous avez conscience de ce qui se passe, votre vigilance est même augmentée. En réalité, vous ne perdez pas totalement le contrôle de vous-même.

- Vous pouvez ressentir une série de phénomènes, appelés phénomènes hypnotiques, qui vont de la sensation d'engourdissement et de somnolence à des impressions de lourdeur, d'analgésie ou de fourmillement dans les jambes.

- Selon la stratégie que vous avez choisie et le but recherché, le thérapeute vous fait différentes propositions : **suggestion directe** ou **indirecte**, **dialogue**.

- À la fin de la séance, il vous fait sortir de l'état d'hypnose en vous ramenant peu à peu, toujours avec sa voix, à votre état de veille. Les phénomènes hypnotiques peuvent durer encore quelques instants après la séance.

- La durée d'une séance varie de **trente à quarante-cinq minutes**. Après quelques séances, les effets sont évalués et la thérapie est éventuellement prolongée. Si le nombre de séances est fonction du problème à traiter, il est en général peu élevé.

À faire soi-même

- Après quelques consultations, le praticien peut vous proposer d'apprendre l'**autohypnose**. Celle-ci **prolonge ce qui est vécu en thérapie**, vous permet de puiser en vous-même de nouvelles ressources et surtout de devenir autonome. Il est préférable de suivre les conseils de votre thérapeute plutôt que d'apprendre seul avec un CD.

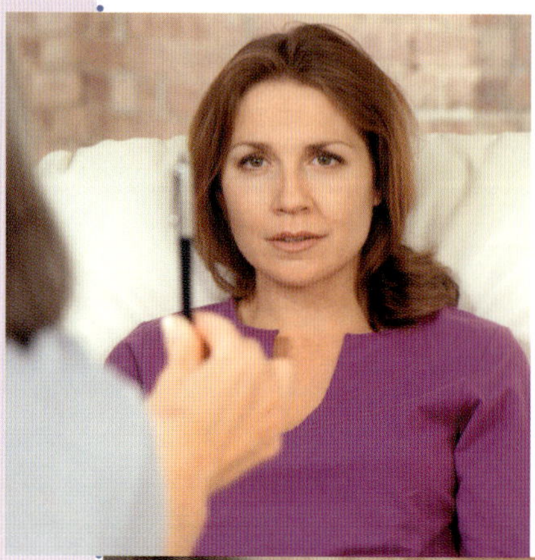

L'une des techniques employées pour plonger le patient dans un état d'hypnose : lui demander de fixer un point devant lui, comme la pointe d'un stylo.

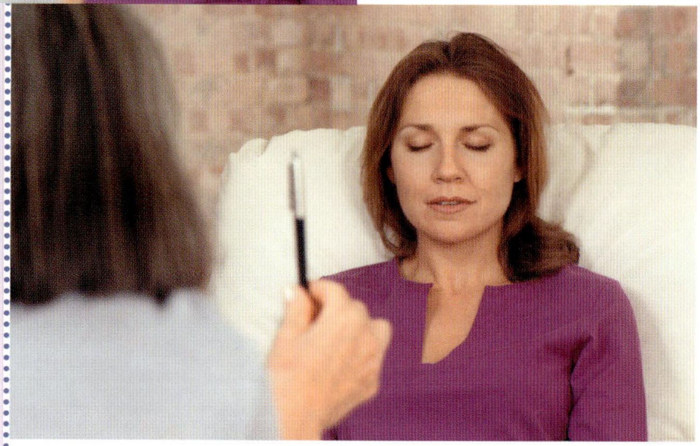

Méthode Coué

La méthode Coué, ou autosuggestion, est fondée sur une idée toute simple : nous pouvons agir sur notre inconscient par des pensées positives. Son créateur, Émile Coué (1857-1926), était d'ailleurs surnommé le « marchand de bonheur » par les Américains.

- Cet homme, pharmacien de son état à Nancy (France), recommandait de répéter vingt fois par jour, comme une litanie : « Chaque jour, à tout point de vue, je vais de mieux en mieux. » Cette **répétition** ne devait cependant pas intervenir n'importe quand mais **au moment du réveil et de l'endormissement**, des instants où nous sommes dans cet état particulier situé entre la veille et le sommeil. Coué pensait que peu à peu la phrase pénétrait l'inconscient et devenait agissante. Il s'agit en somme d'une **technique d'autosuggestion** qui permet de se passer de thérapeute.

Hypnose éricksonienne

Pour le psychiatre américain Milton Erickson (1901-1980), l'hypnose pouvait être une voie d'accès direct à l'inconscient. Mais, d'après ses observations, l'inconscient ne peut obéir aveuglément à n'importe quelles suggestions, mais juste à celles qui correspondent à ses besoins réels. Erickson met donc au point une méthode qui utilise la suggestion de façon indirecte : plutôt que de dire, comme dans l'hypnose traditionnelle, « Ne fumez plus », le thérapeute utilise une forme symbolique évocatrice de la fin de la dépendance à la cigarette : par exemple, l'image d'un oiseau libre de toute contrainte volant dans un ciel bleu et pur.

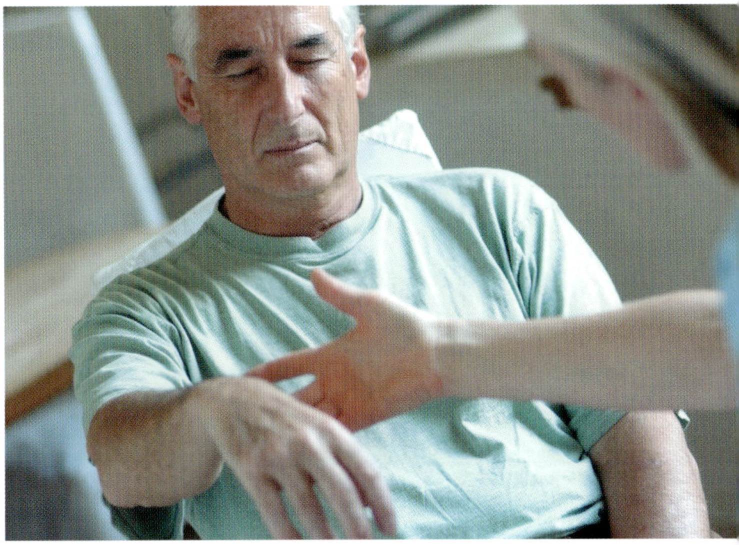

La chute de la main du patient, en catalepsie (absence de mouvements musculaires volontaires), atteste la profondeur de la transe.

LE SAVIEZ-VOUS ?

Quand le cerveau débranche

Selon Ernest Rossi, un grand spécialiste de l'hypnose éricksonienne, chaque individu se « débranche » spontanément, et tout à fait normalement, de la réalité extérieure toutes les quarante-cinq minutes environ : son regard devient fixe, comme rivé à un point, et semble plongé dans le vide. Loin d'être dans la lune, il est en autohypnose.

- Les partisans de cette méthode pensent que l'hypnose permet de **stimuler le travail de l'inconscient**, qui contient aussi toutes les solutions pour résoudre nos problèmes.

Méthode Silva

Mise au point dans les années 1940 par l'Américain José Silva, cette méthode est un dérivé de la méthode Coué.

- Elle repose sur une comparaison des réactions du cerveau humain entre l'état de veille et l'état de sommeil, et **combine pensée positive, relaxation, méditation, autosuggestion et visualisation**. Elle a pour but de mieux contrôler son mental afin d'être plus performant, plus positif, plus confiant et plus efficace, notamment par une meilleure gestion du stress.

- Elle est enseignée exclusivement à des **groupes** au cours de stages payants, d'une durée de trente-six heures.

- **Attention !** L'organisation qui enseigne la méthode Silva est répertoriée comme **secte** dans le rapport de la commission parlementaire de 1999. Les stages sont exclusivement organisés par un membre de cette organisation, qui fonctionne selon un système pyramidal : les organisateurs des stages reversent une partie des sommes perçues aux responsables locaux qui, à leur tour, envoient des fonds à la structure mère installée aux États-Unis. Malgré les recommandations de la commission, cette méthode est toujours largement diffusée dans les milieux de la formation en entreprise.

LE SAVIEZ-VOUS ?

Freud, un piètre hypnotiseur

L'hypnose analytique est utilisée pour permettre à l'inconscient de s'exprimer : le patient, sans inhibition ni peur, laisse resurgir les émotions profondément enfouies.
La psychanalyse a d'ailleurs été, à ses débuts, affiliée à l'hypnose : Freud y avait été formé, mais il était considéré comme un mauvais hypnotiseur ! Peut-être est-ce pour cela qu'il a eu l'idée de remplacer le questionnement sous hypnose par la méthode des associations libres.

i

Iridologie

L'iridologie est une méthode diagnostique qui repose sur l'observation minutieuse de la partie colorée de l'œil, l'iris. Pour les iridologues, en effet, il existe une étroite corrélation entre l'état général et la constitution d'une personne, et l'aspect de ses iris : l'examen permettrait de dresser un panorama de nos perturbations métaboliques et de nos tendances pathologiques.

PRINCIPES

- Chaque iris comporte des centaines de milliers de terminaisons nerveuses qui seraient en relation indirecte avec différents tissus et organes. L'iris représenterait une **véritable carte du corps** et porterait donc les traces des déficiences de tel ou tel organe, ces faiblesses favorisant, à un moment de la vie, l'apparition de maladies.

- Chaque iris est **divisé en zones qui correspondent** aux différentes **parties du corps** : la partie supérieure se situe dans le haut de l'iris, sa partie inférieure en bas, l'abdomen en dedans et les pieds et les mains en dehors.

- Les praticiens s'attachent à **analyser** la trame de **l'iris**, sa couleur (ou sa décoloration), ses taches et ses marques à la recherche de signes iriens.

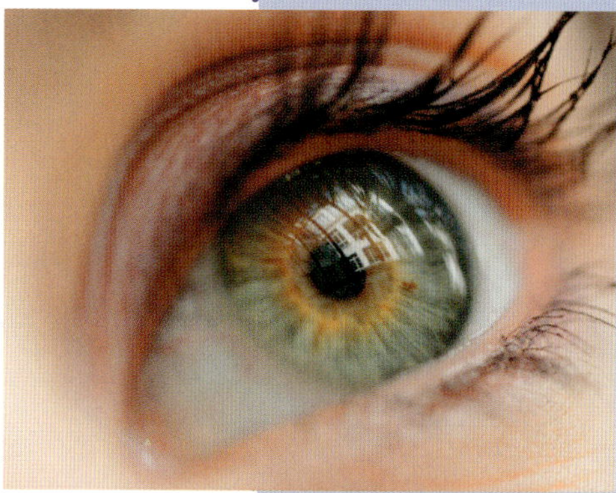

POUR EN SAVOIR PLUS

Des clés de lecture

En voici quelques-unes, proposées par l'iridologue français Gilbert Jausas :

- Les signes en arc de cercle sont plutôt l'indice d'une tendance aux troubles métaboliques ; en relief, d'une tendance inflammatoire ; en creux, ils signalent qu'un organe fonctionne mal.

- Les pigmentations trop denses sont issues de produits non éliminés tels que les médicaments.

CE QUE PROPOSE L'IRIDOLOGIE

- Une consultation en iridologie pourrait aider à orienter le diagnostic en cas de **fatigue inexpliquée** ou si vous avez des **crises de spasmophilie**.

- Plus généralement, l'examen vous renseigne sur votre état de santé physique et psychique. Cette **approche** a l'avantage d'être plus **légère** que les batteries de tests cliniques habituellement prescrits pour faire un simple bilan. En effet, ces examens (analyses sanguines, prélèvements, radiographies, etc.) ne sont prescrits que si l'iridologue a détecté une fragilité au niveau d'un organe, une prédisposition aux rhumatismes, une tendance à l'athérosclérose ou au diabète.

CONTRE-INDICATION

- Il n'y en a pas, mais gardez toujours présent à l'esprit que **cette méthode a ses limites**.

MISES EN GARDE

- **Faites toujours confirmer le diagnostic** par des examens complémentaires.

- La lecture de l'iris peut conduire à un bilan de santé inapproprié ou retardé, avec le **risque de laisser dans l'ombre une maladie grave**.

COMMENT TROUVER UN PRATICIEN

- En l'absence de reconnaissance officielle, médecins et non-médecins peuvent pratiquer l'iridologie. Parmi les médecins, ce sont essentiellement des praticiens d'une médecine alternative qui l'utilisent. Quant aux non-médecins, il s'agit en général de naturopathes qui doivent impérativement vous adresser à un médecin pour toute prescription d'examens complémentaires.

Carte de l'iris

Dans les années 1950, le médecin américain Bernard Jensen met au point une carte très détaillée, encore utilisée aujourd'hui.

Iris droit

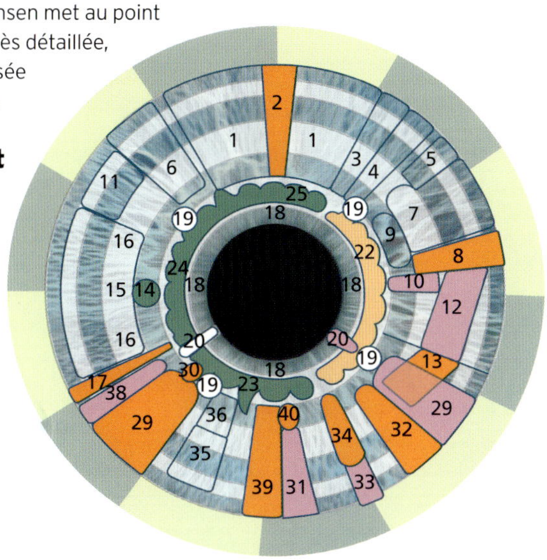

Iris gauche

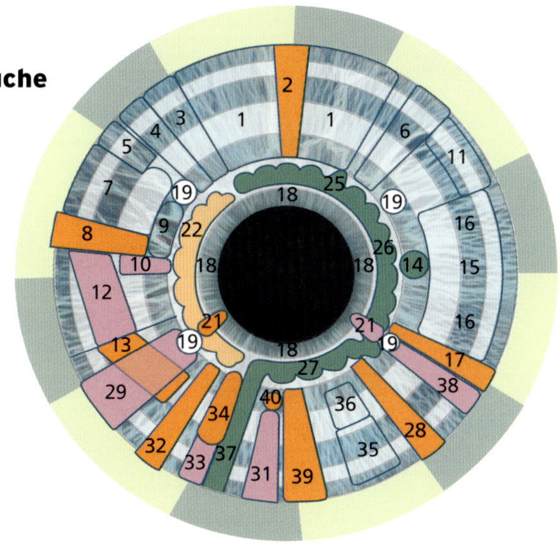

1 Cerveau
2 Thalamus - hypothalamus - hypophyse
3 Sinus frontal
4 Œil
5 Nez
6 Oreille interne et moyenne
7 Bouche - gorge - larynx - trachée
8 Thyroïde + parathyroïdes
9 Bronches
10 Œsophage
11 Colonne vertébrale cervicale
12 Colonne dorsale
13 Colonne lombaire et sacrée
14 Cœur
15 Poumon
16 Sein - thorax
17 Diaphragme
18 Estomac
19 Pancréas
20 Pylore
21 Duodénum
22 Intestin grêle
23 Cæcum
24 Côlon ascendant
25 Côlon transverse
26 Côlon descendant
27 Côlon sigmoïde
28 Rate
29 Foie
30 Vésicule biliaire
31 Rein
32 Vessie
33 Pénis - vagin
34 Prostate - utérus
35 Testicule - ovaire
36 Trompes de Fallope
37 Rectum - anus
38 Membre supérieur
39 Membre inférieur
40 Glande surrénale

Comment se déroule une séance

● Vous êtes installé **dans la pénombre** face à l'**iridoscope**, appareil binoculaire à fort grossissement optique qui permet de visualiser les détails et les reliefs de l'iris. Certains praticiens **photographient**, voire **filment** l'iris, ce qui permet de suivre l'évolution clinique au fil des consultations.

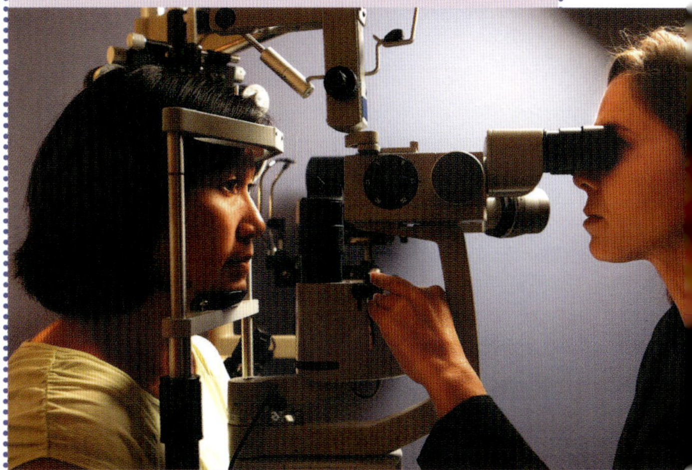

● La lecture de l'iris est **indolore**. L'examen dure **environ un quart d'heure**. Le praticien étudie d'abord la couleur de votre iris, recherche des taches et des dépôts, observe la forme de votre pupille et surtout la trame des fibres iriennes. Puis il identifie les organes malades en fonction de la forme et de l'emplacement des anomalies observées.

CE QU'EN DIT LA SCIENCE

● La plupart des études concluent à l'absence d'intérêt de l'iridologie. D'autant que la piètre qualité des clichés de l'iris, la variation des cartographies et de l'interprétation des signes selon les écoles ne plaident pas en sa faveur. En 2005, une étude prospective[1] réalisée auprès de 68 sujets souffrant d'un cancer et de 42 sujets sans cancer servant de groupe contrôle confirmait ces réserves. Les auteurs concluaient que l'iridologie n'était pas un outil de diagnostic efficace pour prévenir ou détecter les tumeurs.

1. Munstedt K., El-Safadi S., Bruck F. *et al. Can iridology detect susceptibility to cancer? A prospective case-controlled study.* J. Altern Complement Med., 2005 Jun. 11 (3) : p. 515-519.

Kinésiologie

Selon cette discipline, qui puise dans la médecine énergétique chinoise, le stress empêche la libre circulation des énergies. Et tout blocage d'énergie se traduit par une faiblesse musculaire spécifique. En testant la tonicité musculaire, le praticien tente d'identifier puis de dénouer les blocages.

PRINCIPES

- Pour la kinésiologie, quand l'être humain est soumis à un stress émotionnellement difficile à gérer, ce stress perturbe la circulation de l'énergie vitale dans les méridiens, laissant le champ libre à la maladie, et devient **décelable par une faiblesse musculaire spécifique**. Par exemple, si c'est le méridien de l'estomac qui est touché, le patient pourra se plaindre de maux d'estomac, d'un sentiment de frustration..., et l'atteinte du méridien estomac pourra être détectée par une faiblesse du grand pectoral claviculaire.

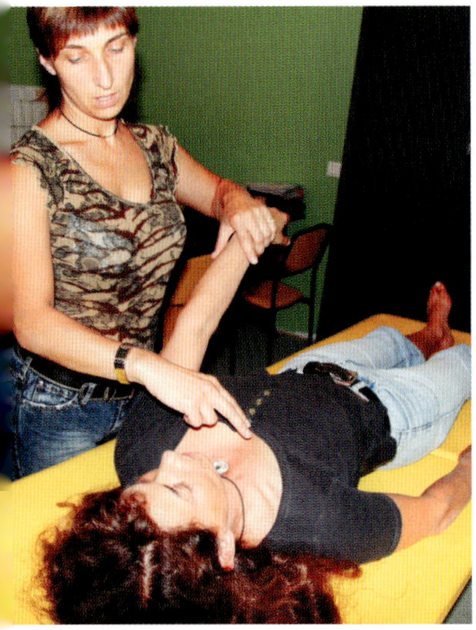

- Pour interroger le corps et rechercher la nature, le lieu, l'intensité, l'histoire, l'origine de nos blocages énergétiques, le praticien utilise une série de **tests évaluant la tonicité des muscles.** Puis il presse des points en rapport avec les muscles défaillants. Enfin, il fait exécuter des mouvements de coordination ou des exercices d'autosuggestion positive pour réactiver la libre circulation de l'énergie dans le corps.

En kinésiologie, le test musculaire cherche à mesurer non la force musculaire mais l'énergie circulante.

CE QUE PROPOSE LA KINÉSIOLOGIE

- Vous pouvez avoir recours à la kinésiologie si vous souffrez de **troubles liés à la posture** (notamment, des douleurs chroniques), de **migraines**, de **troubles visuels** (strabisme, troubles de l'accommodation et/ou de la convergence, fatigue oculaire, etc.), d'**allergies** (surtout alimentaires), de **difficultés d'apprentissage**, d'**anxiété excessive**, de **phobies**, de **troubles du comportement**.

- Elle peut aussi accompagner des **soins de prothèses dentaires** (appareillage, bridge, implant, etc.).

- Elle peut vous aider à lutter contre les **addictions** de toutes sortes.

- Elle peut entrer dans un programme de **préparation à l'accouchement**.

- Si vous pratiquez un **sport de haut niveau**, elle peut vous être utile pour vous préparer à la compétition, vous aider à récupérer et soulager d'éventuels traumatismes.

- Plus généralement, vous pouvez consulter un praticien pour **apprendre à mieux gérer votre stress et vos émotions**.

CONTRE-INDICATION

- Il n'y en a pas. Toutefois, le test musculaire est fortement déconseillé en cas d'**intervention chirurgicale ou** de **traumatisme récents**, ou de douleurs vives dans la zone testée.

MISE EN GARDE

- La kinésiologie ne pose pas de diagnostic médical, elle ne traite pas les maladies. **Méfiez-vous si votre praticien vous demande d'arrêter votre traitement conventionnel** et vous propose à la place un soutien de forme psychothérapique et/ou des régimes alimentaires.

COMMENT TROUVER UN PRATICIEN

- Les professionnels exerçant la kinésiologie sont souvent des kinésithérapeutes ou des psychothérapeutes formés à cette discipline. Vous pouvez contacter la Fédération française de la kinésiologie spécialisée (FFKS), qui met à disposition une liste d'adresses de praticiens ayant reçu une formation agréée.

- Bien que les diplômés s'engagent à respecter un code de déontologie, notamment à n'établir ni diagnostic ni traitement, à ne faire aucune prescription et à ne jamais demander de suspendre un traitement médical en cours, restez vigilant.

Comment se déroule une séance

● Le praticien vous demande d'exposer votre problème. En fonction de votre réponse, il choisit de **tester tel ou tel muscle**. Par exemple, dans un trouble comportemental ou phobique, le praticien teste en règle générale le deltoïde (muscle de l'épaule).

● Vous êtes debout ou assis, vous étendez le bras à l'horizontale sur le côté. Le praticien vous demande de penser à une situation agréable et appuie sur votre main vers le bas. Normalement, il parvient à baisser votre bras sur quelques centimètres, mais, en moins d'une seconde, votre deltoïde se contracte et remet votre bras en position horizontale. On dit qu'il « verrouille ». Si vous pensez à votre problème, le praticien peut abaisser complètement et durablement votre bras : le deltoïde « lâche ».

● Pour libérer vos blocages, il **stimule par pression et/ou massage certains points** d'acupuncture ou des points réflexes. Si le problème est résolu, un nouveau test musculaire montrera que votre deltoïde verrouille, même si vous visualisez votre problème initial.

● En général, **une ou deux séances** sont suffisantes. Ces séances durent en moyenne **une heure**.

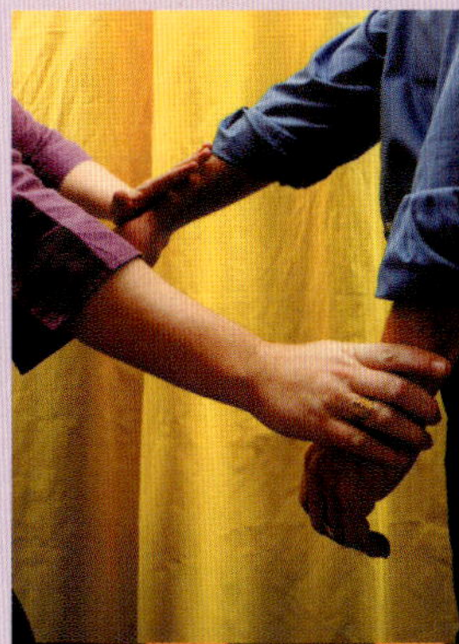

● À la suite des tests, le kinésiologue peut vous **orienter vers un thérapeute** (médecin allopathe, acupuncteur, homéopathe, phytothérapeute, chiropraticien, etc.).

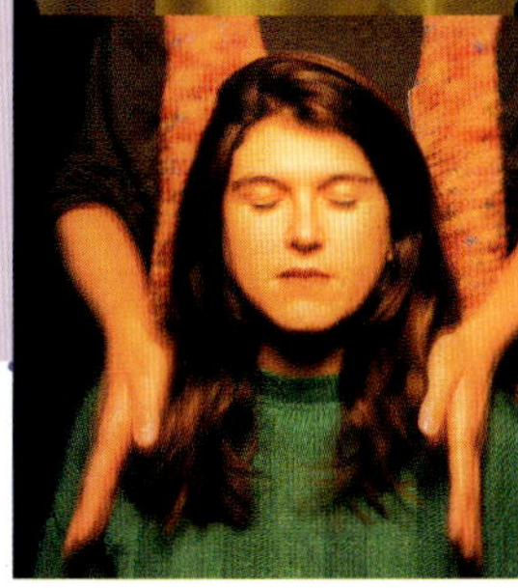

Quels que soient les muscles testés ou les points traités, les pressions exercées sont très douces et ne doivent occasionner aucune douleur.

CE QU'EN DIT LA SCIENCE

● Il n'y a pas d'étude scientifiquement recevable qui démontre l'intérêt de la kinésiologie. De plus, le principe même du test musculaire semble simpliste. C'est pourquoi beaucoup de médecins considèrent la kinésiologie comme un placebo.

POUR EN SAVOIR PLUS

Une thérapie énergétique

La kinésiologie a été inventée dans les années 1960 aux États-Unis. Un chiropracteur, le docteur George Goodheart, découvre en soignant une personne pour un déboîtement d'épaule dû à une faiblesse musculaire que le muscle faible semble en relation avec un problème dans une autre partie du corps. S'intéressant aux méridiens, clés de la médecine énergétique chinoise, Goodheart élabore des tests musculaires pour établir des corrélations muscles-méridiens-organes. Il parvient à améliorer l'état de santé de ses patients en renforçant un muscle dont la réponse au test musculaire est faible par la stimulation manuelle de points énergétiques.

Kinésiologie éducative

Cette discipline a pour but de favoriser la communication entre les hémisphères droit et gauche du cerveau, afin d'améliorer le langage, l'écriture, la vision, l'ouïe et la mémoire.

● Selon cette théorie, fondée en 1983 par Paul et Gail Dennison, le cerveau droit serait celui des réflexes, alors que le cerveau gauche correspondrait à la parole et à la logique.

● Si un hémisphère domine l'autre, des blocages à l'origine des difficultés d'apprentissage peuvent apparaître. **Les tests musculaires servent ici à repérer si un hémisphère domine l'autre.** Pour les défenseurs de la kinésiologie éducative, vos capacités de mémoire, votre gestion du stress pourraient ensuite être libérés par de simples mouvements musculaires et gymniques.

Lithothérapie déchélatrice

La lithothérapie déchélatrice consiste à administrer des remèdes préparés à partir de roches et de minerais utilisés dans leur intégralité, l'ensemble de leurs composants agissant en synergie. Outre l'apport de minéraux indispensables au fonctionnement de l'organisme, elle aurait la propriété de « libérer » ceux qui sont déjà présents dans l'organisme.

Voir aussi Homéopathie, *p. 79, et* Oligothérapie, *p. 165.*

PRINCIPES

- La lithothérapie déchélatrice est née à partir d'une observation : certaines maladies apparaissent dans des zones où la composition du sol est riche en telle ou telle roche. Ainsi, les sols granitiques semblent favoriser les cancers, les sols dolomitiques en diminuant statistiquement le nombre.

- Cette observation a conduit, voici un quart de siècle, un groupe d'homéopathes à sélectionner **une trentaine de roches et minerais** (granite, pyrolusite, chalcopyrite aurifère, diopside, ulexite, glauconie, etc.) en fonction de leur composition en sels minéraux connus pour leurs vertus thérapeutiques.

- Les remèdes fabriqués à partir de ces roches le sont selon les préceptes de l'homéopathie, c'est-à-dire dilués et dynamisés après chaque dilution, la méthode ayant pour originalité d'**employer la roche ou le minerai dans sa totalité**, contrairement à l'oligothérapie classique (voir p. 156), qui administre à faible dose des sels minéraux purifiés. Elle aurait ainsi une **action plus importante qu'un principe actif pris isolément**, l'ensemble des composants agissant en synergie. L'action du diopside sur le système nerveux, par exemple, est due à la synergie de ses trois composants : silice, calcium et magnésium.

- Comme l'oligothérapie, la lithothérapie déchélatrice apporte des **oligoéléments** (minéraux) indispensables au bon fonctionnement de l'organisme, mais s'en distingue par son **pouvoir déchélateur**. Cette capacité lui permet de **libérer les sels minéraux** présents dans l'organisme, mais chélatés, c'est-à-dire captés et inactivés par des molécules issues de l'alimentation (additifs, conservateurs, arômes, colorants), de la pharmacopée chimique (corticoïdes, somnifères, sulfamides et diurétiques) ou de l'environnement (insecticides, pesticides).

- Elle doit donc être envisagée non comme un traitement ponctuel mais comme une **médecine de terrain**. Elle distingue d'ailleurs trois « constitutions lithothérapiques » (voir tableau ci-dessous), qui ont chacune leurs remèdes spécifiques.

- La lithothérapie déchélatrice ne doit pas être confondue avec l'utilisation des pierres, minéraux ou cristaux pour leurs propriétés énergétiques ou vibratoires (voir encadré « Pour en savoir plus », page ci-contre).

Les trois constitutions lithothérapiques

NOM	CARACTÉRISTIQUES	REMÈDES DE FOND
Granitique	Plutôt trapu et résistant, sujet à la prise de poids (surtout dans la moitié supérieure du corps), aux surcharges métaboliques (cholestérol, triglycérides, goutte, diabète de type II...), à l'hypertension et aux troubles cardiovasculaires.	Granite D8
Mercuriel	Peu résistant à l'effort et aux agressions, sujet aux problèmes articulaires, ligamentaires, osseux (fractures, ostéoporose) ou vasculaires (varices, artériosclérose).	Cinabre D8, Iodargyrite D8, Fluorite D8
Magnésien	Plutôt longiligne, peu résistant à l'effort et aux agressions, sujet à l'hyperfonctionnement de la glande thyroïde (tachycardie, anxiété, nervosité...), parfois à son hypofonctionnement (obésité, surtout dans la partie inférieure du corps, œdèmes...).	Dolomite D8, Diopside D8

CE QUE SOIGNE LA LITHOTHÉRAPIE DÉCHÉLATRICE

● La lithothérapie déchélatrice peut vous soulager en cas de **problèmes rhumatismaux** (arthrose, arthrite), **respiratoires** ou **allergiques** (eczéma, asthme, migraine, rhinopharyngites à répétition).

● Si vous souffrez **d'insuffisance rénale et/ou hépatique**, de **troubles vasculaires** (hypertension), de **diabète** et de **dépression**, elle est également susceptible de vous aider.

● Cette thérapie traite enfin les **affections bénignes** telles que verrues, aphtes, oxyurose ou constipation.

CONTRE-INDICATIONS

● La lithothérapie déchélatrice est une médecine douce sans effets secondaires ni contre-indications.

● **Attention**, en cas d'**intolérance au lactose,** évitez les remèdes en poudre (roches insolubles) préparés avec du lactose.

COMMENT TROUVER UN PRATICIEN

● Vous pouvez vous adresser à un naturopathe, à un phytothérapeute ou à un homéopathe. Ce dernier est généralement le mieux qualifié : en tant que médecin, il saura diagnostiquer correctement le trouble dont vous souffrez, et, grâce à ses compétences en homéopathie, il pourra identifier votre terrain et choisir le traitement approprié.

CE QU'EN DIT LA SCIENCE

● La lithothérapie déchélatrice n'a jamais fait l'objet d'étude clinique scientifiquement recevable.

Les remèdes

● On les trouve habituellement en pharmacie (la plupart sont remboursés par la Sécurité sociale), sous formes d'**ampoules** de 1 ml diluées à la huitième décimale (D8). Seul le grès rose est commercialisé en **suppositoires**, dans le traitement de la constipation.

● Les ampoules se prennent **cinq à dix minutes avant un repas** – voire au coucher – **par voie perlinguale** (sous la langue). Les traitements se combinent **sans inconvénient** avec la médecine allopathique.

POUR EN SAVOIR PLUS

Les vertus des pierres, des pharaons au new age

● En Égypte ancienne, on maquillait les yeux des pharaons avec du lapis-lazuli réduit en poudre afin de rendre leur vue plus perçante. Les Grecs utilisaient la poudre de marbre contre les maux d'estomac et celle de jaspe rouge comme fortifiant.

● En Occident, la médecine alchimique de Paracelse (1493-1541) prescrivait les pierres, choisies selon la théorie des signatures : l'émeraude, par exemple, était censée soulager le foie puisque sa couleur rappelait celle de la bile.

Les roches et les minéraux sont employés à des fins médicales depuis la plus haute antiquité.

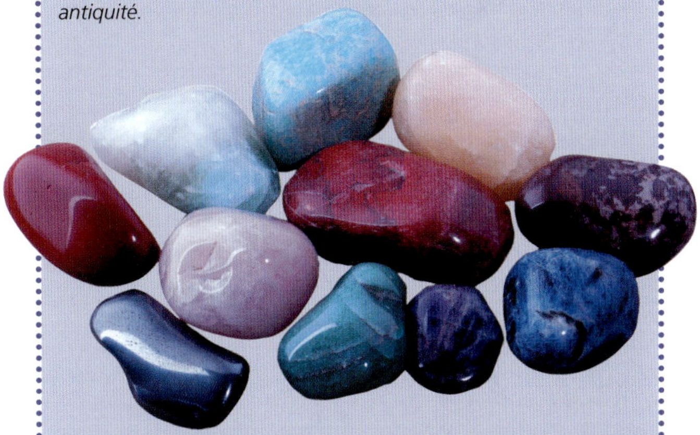

● Remise au goût du jour par le mouvement new age dans les années 1970, cette forme de lithothérapie attribue des vertus thérapeutiques à plus d'une cinquantaine de pierres précieuses ou semi-précieuses. En effet, chaque pierre, comme toute matière sur terre, possède une énergie (ou structure) vibratoire qui lui est propre. Celle-ci provient de la vibration de ses atomes et molécules selon des axes et des fréquences parfaitement définis. Elle varie selon sa couleur, sa composition chimique et sa forme.
Selon les adeptes de cette thérapie, il existe une correspondance entre certaines zones du corps connues pour être des centres d'énergie (chakras, zone réflexe de la plante des pieds ou point d'acupuncture) et certaines pierres. Une pierre pourrait donc rééquilibrer le flux énergétique d'un chakra si leur énergie vibratoire est en résonance.

● Variante de cette lithothérapie, la cristallothérapie utilise les cristaux en fonction de leur énergie vibratoire, de leur composition et des couleurs qu'ils donnent à la lumière.

Luminothérapie

La luminothérapie consiste à exposer les patients à une lumière blanche artificielle pour pallier le manque d'exposition à la lumière naturelle et les affections qui en découlent, en particulier la dépression saisonnière et les troubles du sommeil (jet-lag, par exemple) liés au dérèglement de l'horloge biologique interne.

PRINCIPES

- La lumière pénètre par les yeux jusqu'à une région du cerveau appelée hypothalamus ; cette dernière est chargée de contrôler les rythmes du corps dépendant de l'alternance jour-nuit (température, rythme cardiaque, activité motrice, vigilance, humeur, activités cognitives, etc.). **La lumière** vive **active la production de sérotonine**, **l'hormone de l'énergie**, et empêche notre cerveau de fabriquer un excès de mélatonine, l'hormone du sommeil.

- Lorsqu'il y a absence, baisse ou décalage de lumière naturelle, les rythmes biologiques se dérèglent. L'exposition à une source de **lumière artificielle** déclenche alors la production des hormones adéquates au bon moment et aide ainsi l'organisme à reprendre un bon rythme.

- La lumière utilisée en luminothérapie est une **lumière blanche** de forte intensité, **sans UV ni infrarouge**. Elle n'a rien à voir avec la lumière jaune des ampoules d'éclairage classique, ni avec celle des lampes à bronzer.

- On parle indistinctement de luminothérapie ou de **photothérapie**. Toutefois, le mot photothérapie désigne aussi une thérapie à base d'ultraviolets (UV) A ou B utilisée en dermatologie pour traiter le psoriasis et le prurit.

CE QUE PROPOSE LA LUMINOTHÉRAPIE

- Si vous souffrez, comme un homme sur dix et une femme sur cinq, de **trouble de l'humeur saisonnier ou THS** (voir encadré page ci-contre), elle vous sera d'une aide précieuse.

- Elle est également intéressante en cas de **troubles du sommeil** liés à une perturbation des cycles jour-nuit, d'**état dépressif léger** ou encore de **fatigue chronique** et de **stress**.

- Vous pouvez aussi y avoir recours si vous êtes victime du **jet-lag**, c'est-à-dire la mauvaise tolérance au décalage horaire, si vous travaillez de nuit ou dans un espace clos (galerie commerciale, entrepôt, bureau aveugle).

POUR EN SAVOIR PLUS

Lux d'hiver et d'été

Le lux (symbole lx) est l'unité de mesure d'éclairement. Or, en hiver, la lumière par temps couvert ne dépasse pas 1 000 lux, alors qu'elle peut atteindre 100 000 lux par une belle journée ensoleillée d'été. Durant les mois les plus sombres, la quantité de lumière qui pénètre à l'intérieur d'une pièce, même bien exposée, ne dépasse pas 500 lux.

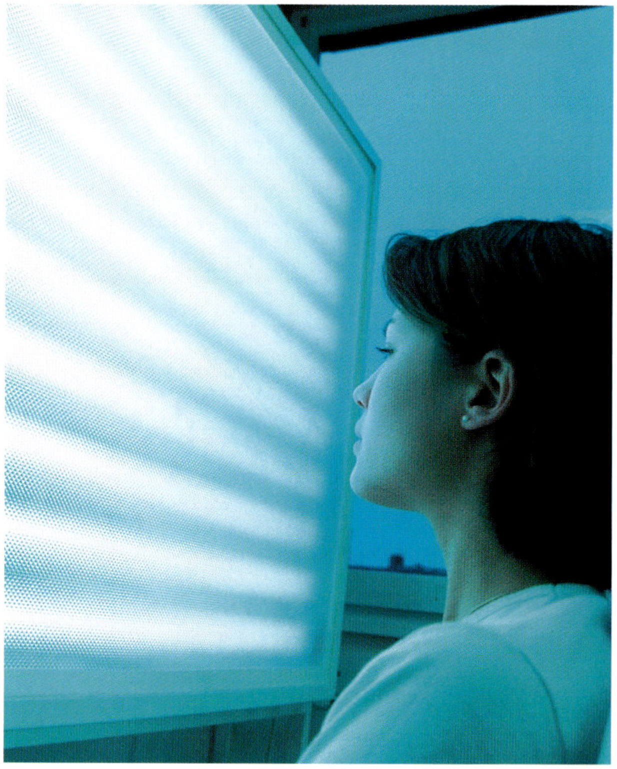

Des séances de luminothérapie sont dispensées par certains cabinets médicaux (en médecine générale, en psychiatrie, etc.). C'est bon à savoir, car les appareils proposés à la vente pour les séances à domicile sont relativement onéreux.

CONTRE-INDICATIONS

● Les séances de luminothérapie sont à éviter si vous êtes atteint d'une **pathologie grave des yeux** (cataracte, glaucome), de **désordres psychiques** tels que le syndrome maniacodépressif ou trouble bipolaire, ou encore si vous prenez des **médicaments augmentant la sensibilité des yeux** à la lumière (notamment des gouttes ophtalmiques).

MISE EN GARDE

● L'utilisation des appareils de luminothérapie peut avoir des effets secondaires : de **légères insomnies**, des **maux de tête**, des **irritations oculaires** ont été constatés en début de traitement. Les maux de tête tendent à disparaître au bout de quelques jours d'utilisation et il suffit d'éloigner légèrement la lampe pour éviter l'irritation des yeux. Toutefois, si ces symptômes ne s'atténuent pas, contactez un médecin avant de poursuivre le traitement. Cette précaution s'applique particulièrement aux personnes âgées, susceptibles de souffrir de maladies latentes de l'œil (dégénérescence maculaire liée à l'âge, altération de la rétine, etc.).

COMMENT TROUVER UN PRATICIEN

● Il n'existe pas de certification en luminothérapie. Mais la plupart des médecins généralistes, des psychiatres ou encore des naturopathes peuvent vous conseiller.

LE SAVIEZ-VOUS ?

20 % des Européens souffrent du THS

Avec le raccourcissement des jours en période hivernale, près de 20 % des Européens souffrent d'une baisse d'énergie et de motivation ainsi que d'un besoin excessif de sommeil. C'est ce que l'on appelle le trouble de l'humeur saisonnier (THS) ou trouble affectif saisonnier (TAS). En 1973, des chercheurs du National Institute of Mental Health (États-Unis), parmi lesquels un jeune chercheur du nom de Norman Rosenthal, ont démontré la relation entre dépression hivernale et manque de lumière. Ils ont alors mis au point une technique de soins consistant à se placer chaque matin, durant vingt minutes, devant un panneau lumineux dont la lumière est proche du spectre des couleurs solaires.

À faire soi-même

● La lampe que vous utilisez doit être conforme à la directive européenne 93/42/EEC relative aux dispositifs médicaux. Pour votre sécurité comme pour l'efficacité du traitement, ne pratiquez la luminothérapie qu'avec un **appareil spécifiquement destiné à cet usage** (les lampes halogènes ne conviennent pas). Les puissances proposées vont de 2 500 à 10 000 lux.

● Vous pouvez vous exposer une **demi-heure à deux heures** devant un appareil de luminothérapie, chez vous, **tous les jours**. Il est préférable de le faire **le matin** ; les séances de photothérapie effectuées le soir sont fortement déconseillées car elle peuvent perturber le début du sommeil.

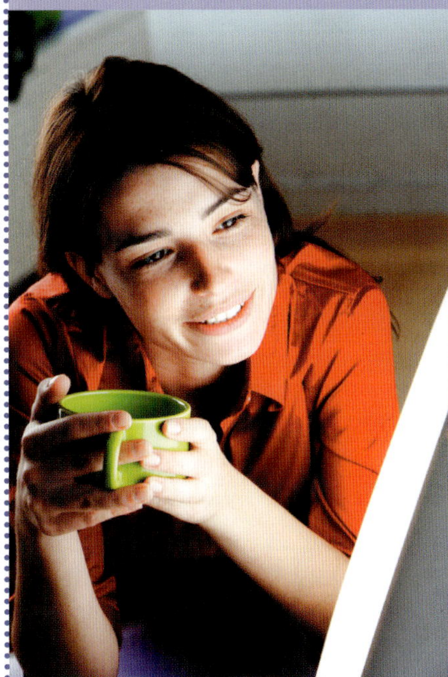

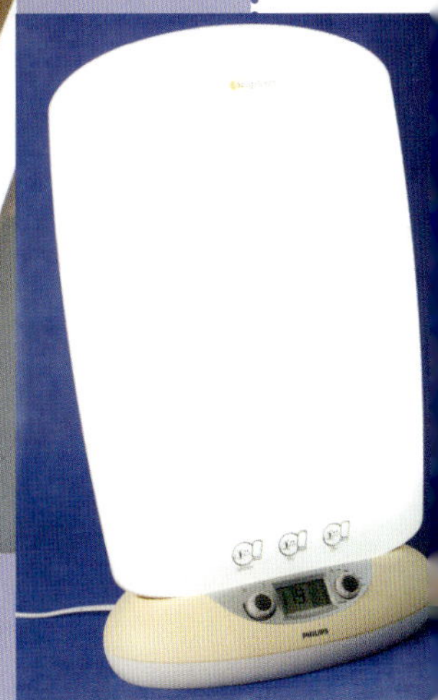

Pendant les séances, ne vous croyez pas obligé de regarder directement la source de lumière : il suffit qu'elle reste dans votre champ visuel.

CE QU'EN DIT LA SCIENCE

● En 2005, la luminothérapie a été reconnue officiellement par les associations psychiatriques américaines comme traitement de première ligne contre le trouble de l'humeur saisonnier. Des essais cliniques ont en effet montré une efficacité comparable à celle des médicaments antidépresseurs.

Magnétothérapie

La magnétothérapie utilise les champs électromagnétiques créés par les aimants. Placés à certains endroits du corps, ils pourraient notamment soulager les douleurs.

PRINCIPES

- Certains symptômes (migraines, douleurs de la nuque, du dos, etc.) seraient provoqués par une **altération du champ magnétique terrestre**. Cette idée semble être confirmée par le fait que les cosmonautes qui, dans l'espace, vivent dans un environnement où le champ magnétique est faible, souffrent de certains troubles, dont l'ostéoporose.

- Les **aimants** sont donc utilisés pour leur capacité à créer un **champ magnétique** et à influencer le fonctionnement de l'organisme.

- Il semblerait que les **ondes électromagnétiques** pourraient **activer une énergie** susceptible de stimuler les cellules et donc de **favoriser la guérison**. Mais cela n'a jamais été démontré.

CE QUE PROPOSE LA MAGNÉTOTHÉRAPIE

- Vous pouvez adopter le port d'aimants pour **soulager les douleurs,** accélérer la **cicatrisation** et aider à lutter contre des **symptômes liés au stress,** comme la migraine et l'insomnie.

CONTRE-INDICATIONS

- La magnétothérapie est contre-indiquée chez les **femmes enceintes**, les **porteurs de prothèses métalliques et de stimulateur cardiaque**.

COMMENT TROUVER UN PRATICIEN

- Il n'y a pas de formation pour cette discipline. Elle est surtout pratiquée par certains acupuncteurs, massothérapeutes ou ostéopathes, et par quelques praticiens en milieu hospitalier.

CE QU'EN DIT LA SCIENCE

- Les résultats des études sur l'éventuelle action antalgique des aimants permanents vendus dans le commerce sont discordants. En revanche, il a été démontré que les aimants pulsés, plus puissants et utilisés essentiellement en milieu médical, favorisent la guérison de certaines fractures et soulagent les symptômes de l'arthrose.

À faire soi-même

- Vous pouvez acheter des aimants (en pharmacie ou chez les vendeurs de matériel d'acupuncture) sous forme de pastilles munies d'un adhésif.

- Déterminez la zone où se situe la douleur en pressant avec vos doigts : le point douloureux correspond souvent à un point d'acupuncture. Placez l'aimant et laissez-le agir au moins trois heures par jour.

- Quarante-huit heures plus tard, selon les tenants de cette méthode, vous devriez ressentir un soulagement.

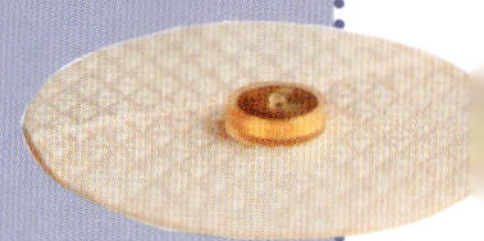

Magnétisme

Si les aimants dégagent une force électromagnétique, dont l'existence a été prouvée en physique, il y aurait également une autre force électromagnétique non mesurable, dégagée par tous les êtres vivants, les minéraux et les corps célestes : c'est le magnétisme.

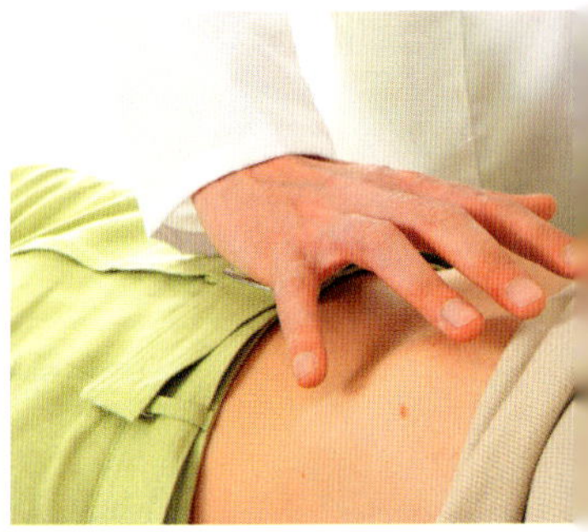

- Un **blocage** ou une **insuffisance de cette énergie magnétique** au sein de l'organisme pourrait provoquer des douleurs, voire des maladies. Les magnétiseurs guériraient les maladies en utilisant leur propre **fluide magnétique** pour rééquilibrer le flux énergétique de leurs patients.

- Le docteur Franz Anton Mesmer (1734-1815) établit le premier la théorie du magnétisme, après avoir découvert qu'il pouvait soigner des êtres humains par simple **imposition des mains**.

- Les magnétiseurs ont repris cette technique. Ils parviendraient également à guérir **à distance**, par l'intermédiaire d'objets chargé de leur propre magnétisme.

Massages
de prise de conscience du corps

Les massages de prise de conscience du corps se fondent tous, quelle que soit la technique (massage californien, suédois ou métamorphique), sur l'exploration du sens du toucher. En permettant à la peau de recouvrer toutes ses capacités sensorielles, ils procurent un sentiment réel de détente et d'abandon.

PRINCIPES

- Les massages de prise de conscience du corps sont directement **inspirés de la pratique du toucher**, spontanément employée pour soulager de petits problèmes de santé quotidiens tels que maux de tête et tensions, et couramment utilisée par la médecine populaire pour faciliter la convalescence après une blessure ou une maladie.

- La civilisation occidentale a longtemps relégué cette pratique, perçue comme gênante car associée au **plaisir sexuel**.

- Les massages de prise de conscience du corps sollicitent tous l'ensemble des quelque **720 000 terminaisons nerveuses** de la peau impliquées dans la sensation du toucher. Excitée au sens propre du terme, la peau effleurée recouvre sa fonction d'organe sensoriel, susceptible de **générer un plaisir qui favorise la détente**, physique et psychique.

- Les praticiens exercent un **mouvement enveloppant** qui, effleurant l'épiderme **sans** exercer aucune **pression**, n'agit pas sur les terminaisons nerveuses impliquées dans la douleur.

- Les mouvements s'accordent avec **la respiration**, qui **tend à s'apaiser** à mesure de la séance, concourant ainsi à une bonne relaxation.

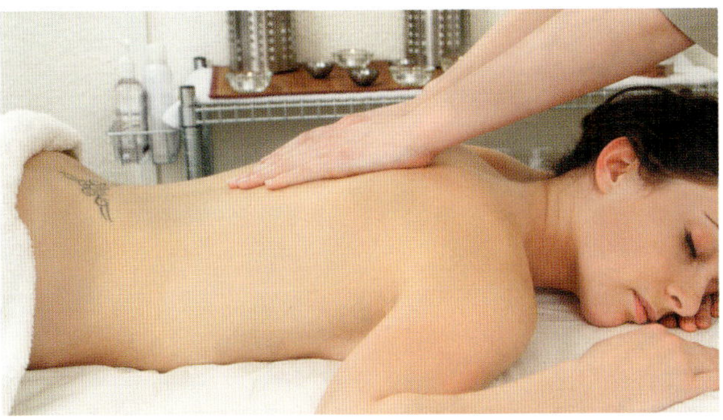

Un maître mot : la douceur. Le masseur doit se laisser guider par ses mains et s'accorder avec la respiration de son patient.

CE QUE PROPOSENT LES MASSAGES

- Vous pouvez reprendre confiance en vous : en vous sentant mieux dans votre corps, vous restaurez peu à peu votre propre estime.

- Ces massages dynamisent la circulation sanguine et lymphatique ; le mouvement enveloppant des mains opère un réel **drainage** qui améliore l'efficacité de l'irrigation des organes.

- Ils peuvent vous **soulager en cas de douleurs** postopératoires ou de lombalgie, **de dépression, de stress** et **d'anxiété** (notamment si vous souffrez d'un cancer).

- La mise en disponibilité du corps, excité bien au-delà de ses zones érogènes habituelles, favorise le **plaisir sexuel**.

CONTRE-INDICATIONS

- Les massages de prise de conscience du corps sont déconseillés si vous souffrez d'une **maladie de peau**, si vous avez des plaies ou des ecchymoses, ou si vous venez de subir une **opération chirurgicale**.

- Par ailleurs, les massages, même superficiels, **influent sur la circulation sanguine** (la tension artérielle monte un peu) et le rythme du cœur (il fléchit légèrement). Si vous avez des problèmes circulatoires ou cardiaques, cet effet peut avoir des conséquences importantes. Si vous avez des **antécédents de maladie cardiaque, d'embolie, de phlébite, de diabète**, demandez conseil à votre médecin.

MISE EN GARDE

● Chaque séance de massage de prise de conscience du corps vise à l'**abandon de soi**. Or on ne s'abandonne pas n'importe comment, avec n'importe qui et, quel que soit le type de massage, la relation avec le masseur est fondamentale. D'où le danger d'être confronté à un individu prétendant par exemple vous permettre de retrouver votre état de fœtus et tentant de vous emprisonner dans une **relation de dépendance** : l'abandon comporte donc un **risque pour les patients psychiquement fragiles**.

POUR EN SAVOIR PLUS

Je touche, donc je suis… un primate

Le toucher est un sens primordial chez les primates (dont nous faisons partie). Ils se serrent, se palpent, se caressent, s'épouillent à longueur de journée. Pourquoi ? Parce que ces contacts apaisent les tensions et permettent d'éviter que les conflits ne dégénèrent. Ils renforcent également le lien entre les membres d'un groupe, aident à fixer les règles de soumission et de hiérarchie. Le toucher est une échappatoire, un dérivatif social. Dans les sociétés humaines qui le pratiquent encore sans gêne, le toucher a une fonction semblable, à laquelle se superpose une autre, à visée médicale.

COMMENT TROUVER UN PRATICIEN

● En France, les massages sont officiellement pratiqués par les masseurs-kinésithérapeutes diplômés d'État (agréés par les caisses d'assurance-maladie) : la législation leur interdit de faire la publicité de leurs pratiques alternatives. Vous devez donc vous renseigner directement auprès du masseur-kinésithérapeute DE sur le type de massage qu'il pratique.

CE QU'EN DIT LA SCIENCE

● Des analyses regroupant plusieurs études cliniques ont été conduites pour évaluer l'impact des massages de prise de conscience du corps sur l'anxiété, en particulier celle des patients atteints d'un cancer. Elles ont démontré une **réelle efficacité sur la qualité de vie des malades** (réduction des nausées, de la fatigue, de la douleur) ; elles montrent également leur impact sur le personnel soignant, auquel les massages permettent d'instaurer une meilleure relation avec les patients. En revanche, l'effet sur la dépression n'a pas été validé, ni celui sur la lombalgie.
Toutefois, le monde médical recommande les massages pour **soulager la douleur**, en particulier la douleur **morale et psychique**. Des psychothérapeutes les considèrent même comme un outil à leur disposition, voire comme une manière physique d'exercer leur discipline.

Comment se déroule une séance

ENTRE THÉRAPIE ET BIEN-ÊTRE

● Le praticien vous interroge d'abord sur ce que vous recherchez, sur votre état physique et psychologique, sur votre mode de vie, etc. Vous devez vous sentir en confiance car l'efficacité du massage dépend de la bonne relation entre lui et vous.

● Chaque séance dure **environ une heure**, se pratique **peau nue**, le plus souvent en position allongée.

● Le praticien utilise parfois une **huile** ou une **lotion** afin de ne pas échauffer la peau. Il peut alors démarrer par un énergique frottement, afin de réchauffer les muscles sans brûler l'épiderme. Son geste, enveloppant, prend d'abord possession du dos, puis du ventre, du buste, en épouse les formes. Les mains **descendent puis remontent**, font comme si elles vous soulevaient ou, au contraire, vous posaient ; elles vous tirent dans un sens ou un autre.

● Votre masseur **accorde son mouvement avec votre respiration** : si les mains font un mouvement durant l'inspiration, elles font l'inverse durant l'expiration. Progressivement, le rythme respiratoire ralentit, permettant aux gestes d'être plus longs.

● Chaque séance se termine par un échange verbal, au cours duquel le praticien vous questionne notamment sur vos impressions.

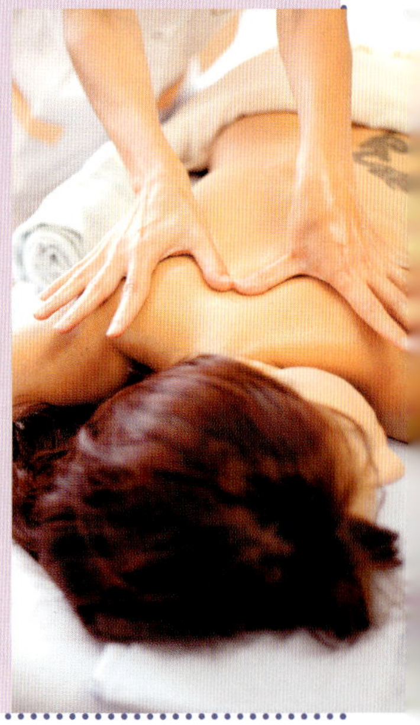

Massage californien

Mis au point dans les années 1970 en Californie, il implique une proximité entre le thérapeute et son patient. C'est sans doute le massage le plus sensuel.

- Le praticien **commence par le dos**. Ses mains descendent le long de votre dos en laissant libre la colonne vertébrale. Elles se rejoignent sur le sacrum (partie de la colonne vertébrale située entre les lombaires et le coccyx), enrobent les fesses puis remontent par les flancs vers les aisselles. Puis **vous vous retournez**. Le praticien pose ses mains sur les os saillants de votre bassin (les os iliaques), sur lesquels il « prend appui », et il remonte vers les épaules. De là, il descend vers vos mains en suivant vos bras. Il revient et vous masse également le ventre selon un mouvement plus ou moins circulaire, dans un sens puis dans l'autre. Ses mains parcourent ensuite vos jambes, pétrissent légèrement vos cuisses, passent sous vos pieds qu'elles travaillent, cette fois, en profondeur, puis soulèvent les talons et remontent vers le haut des jambes par leur côté extérieur.

- Le **massage hawaiien** (ou Lomi-Lomi) est fort semblable, sauf qu'il se pratique **sur la totalité du corps, visage compris**, et utilise de façon systématique une grande quantité d'**huiles** et de lotions.

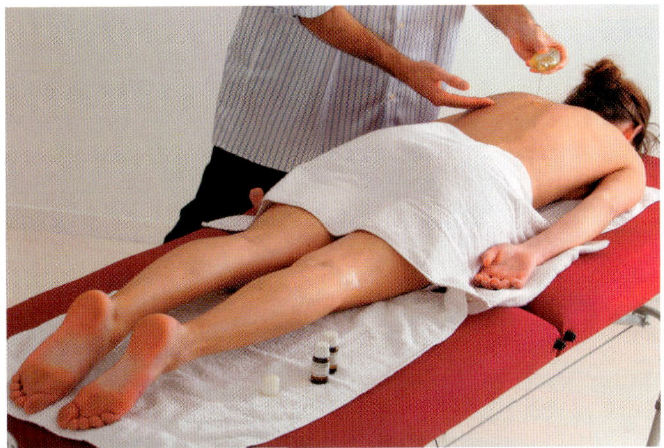

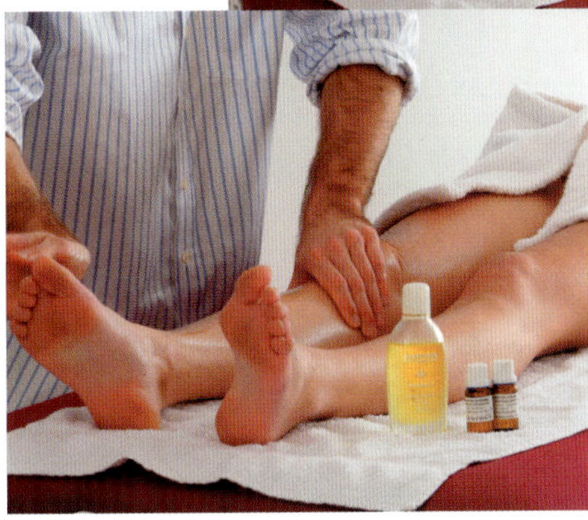

Fondement du massage californien : un toucher à l'écoute de l'autre. Sa pratique peut être conseillée au sein du couple pour parvenir à une sexualité plus épanouie.

Méthode métamorphique

Développée par le réflexothérapeute et naturopathe anglais Robert St John, la méthode se fonde sur les principes de la réflexothérapie (voir p. 208), qui établissent une correspondance entre des parties du corps et certaines zones du pied ou de la main.

- Elle emploie de **légères frictions circulaires ou spiralées** pratiquées **sur les zones réflexes correspondant à la colonne vertébrale** (bords internes des pieds, des mains) et à la tête. Cet effleurement lent et répété libérerait toutes les tensions physiques et émotionnelles accumulées dans la colonne pendant la vie fœtale.

- Pour les adeptes de la méthode métamorphique, la vie prénatale influe directement sur la vie à l'air libre : les maux dont nous souffrons aujourd'hui se sont formés *in utero*, et c'est la colonne vertébrale (correspondant au côté interne du pied et de la main) qui les a enregistrés. **Libérer la colonne vertébrale débarrasserait** donc l'individu **d'un certain nombre de blocages** transmis au fœtus pendant la gestation, notamment toutes les tensions.

- Le masseur, nommé **catalyseur**, manipule vos pieds, l'un après l'autre, par de très légers mouvements circulaires en insistant sur le côté. Puis il continue sur les mains et la tête.

- Il se propose ainsi d'activer votre fluide vital, ce qui permettrait de créer un nouvel équilibre entre l'esprit et le corps, et ainsi d'adopter dans la vie **une nouvelle attitude, plus positive**.

Massage suédois

Mis au point au début du XIXe siècle par le Suédois Per Henrik Link, le massage suédois est plus varié et dynamique que le massage californien. Il mobilise plusieurs gestes et qualités de toucher, mêle douceur et fermeté. Il effleure, mais aussi pétrit, malaxe, frotte, pince, percute.

- Il se pratique sur la personne nue ou en sous-vêtements, allongée sur une table ou assise sur une chaise de massage. La séance commence par un **effleurement** : ce **mouvement léger des mains**, **orienté vers le cœur**, est un peu plus ferme à l'aller (vers le cœur) qu'au retour (depuis le cœur). Il permet de **relaxer** votre corps.

- Ensuite, le praticien opère un **frottement énergique** des masses musculaires. Puis, de ses doigts, il pétrit les zones où saillent les os (omoplates, par exemple). Il peut aussi effectuer une variante, le **pincement**, qui permet de soulever la peau d'une main, pour la passer à l'autre main, et ainsi de suite, dans un échange tout en douceur. Il traite votre colonne vertébrale de façon un peu différente : ses mains en parcourent chaque côté, mais plus fermement qu'au cours du massage californien, parfois avec les **doigts seuls**, parfois avec les **coudes en flexion**. Il continue en vous massant les fesses et les cuisses avec des **mouvements de percussion** des doigts ou des mouvements de hachoir avec le tranchant de la main.

- La séance se termine souvent par le geste d'**effleurement** qui avait débuté la séance.

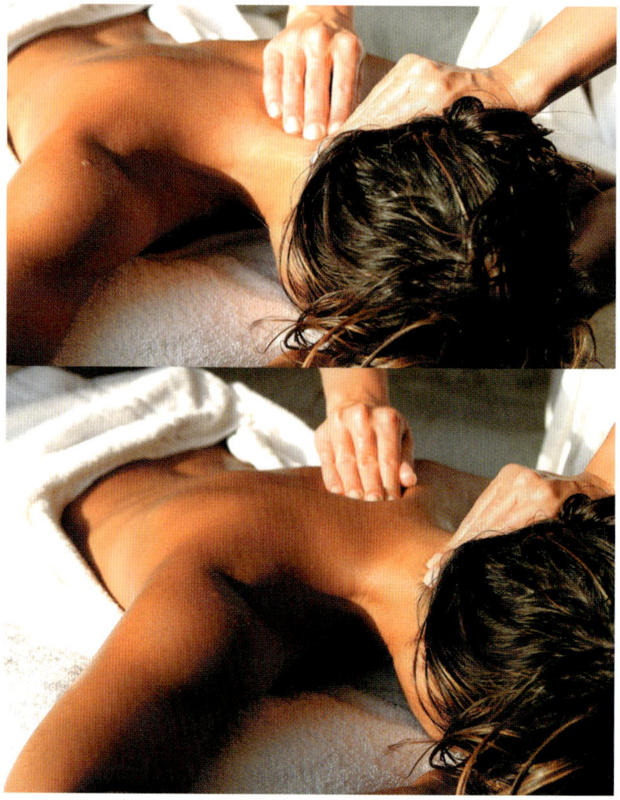

Le pincement, l'une des techniques du massage suédois, consiste à soulever la peau tout en douceur, alternativement de l'une et l'autre main.

Massages énergétiques

Les massages énergétiques puisent aux sources des médecines traditionnelles chinoise, japonaise et indienne. Ils se proposent, par un toucher vigoureux et précis du corps, de mettre celui-ci en harmonie avec l'esprit et avec l'univers qui l'entoure. Certains ont une visée thérapeutique, d'autres ont plus simplement pour but de procurer un état de bien-être.

Voir aussi Médecine ayurvédique, *p. 114, et* Médecine traditionnelle chinoise, *p. 125.*

PRINCIPES

- Le **massage thaïlandais** et le **massage ayurvédique** sont tous deux d'origine indienne ; le premier dérive du second, les moines bouddhistes indiens ayant importé leur savoir en Thaïlande il y a 2 500 ans environ. Ce sont des **massages thérapeutiques** dont le préalable est l'**évaluation de la constitution ayurvédique**, ou *prakriti*, de la personne, qui consiste à établir le rapport relatif, propre à chaque individu, des trois forces, ou *doshas vata, pitta et kapha*, qui gouvernent le corps (voir Médecine ayurvédique, p. 114). La *prakriti* révèle les rapports entre le corps, le mode de vie et l'environnement de l'individu : si ces rapports ne sont pas équilibrés, il peut y avoir maladie. Sur cette base, le praticien définit la nature exacte de l'affection et la meilleure façon de la juguler par le massage. Celui-ci varie selon la maladie et la *prakriti*.

- Autre massage thérapeutique, le **massage tui na** est l'un des cinq piliers fondamentaux de la médecine traditionnelle chinoise. Son **principe** est **très proche de l'acupuncture** : faire circuler l'énergie du corps en s'appuyant sur les méridiens, mais aussi sur les grandes voies sanguines, nerveuses et ostéomusculaires. Il comprend plus de 300 gestes codifiés.

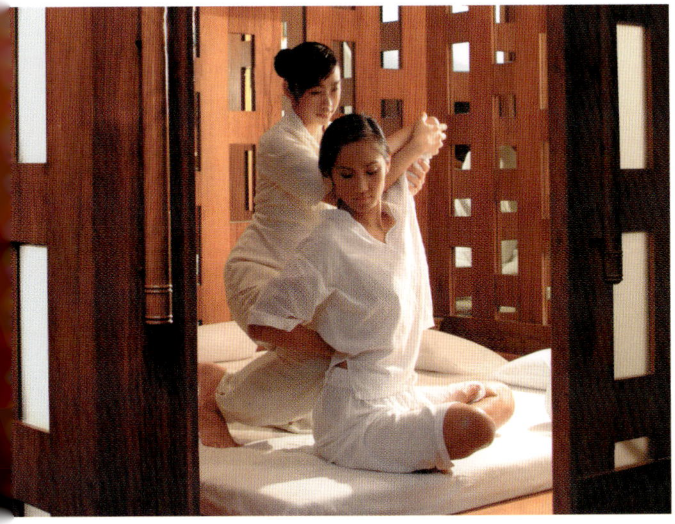

- Le **massage amma**, d'origine japonaise (VIIIe siècle), partage les principes théoriques du tui na. Le praticien réalise des **combinaisons complexes** et très codifiées **de gestes** (pressions, pétrissages, etc.) **que l'on appelle des *katas***. Proche du shiatsu (voir p. 222), dont il est sans doute à l'origine, de la chiropractie et du massage suédois, il participe d'une approche globale du corps et est **orienté vers la relaxation**. C'est tout particulièrement le cas du *kata* appelé « amma assis », mis au point par l'Américain David Palmer dans les années 1980, qui peut être pratiqué partout : centres d'esthétique, grands hôtels, bureaux, aéroports…

CE QUE PROPOSENT LES MASSAGES ÉNERGÉTIQUES

- Si vos problèmes sont liés à des **tensions** de quelque nature qu'elles soient, vous pouvez avoir recours aux massages énergétiques. Ils dénouent les muscles, les ligaments, les articulations, agissent sur le système nerveux, pulmonaire, circulatoire, etc., et redonnent **souplesse et énergie**.

- Contre les **troubles digestifs chroniques** liés au stress, les **lombalgies**, l'**anxiété**, l'**angoisse**, ils sont réputés souverains.

- Dans les traditions thérapeutiques chinoise et indienne, les massages peuvent également vous aider à **prévenir la maladie**.

CONTRE-INDICATIONS

- Ces massages sont contre-indiqués aux personnes à la **peau sensible** ou souffrant de **problèmes circulatoires** tels que varices, phlébites ou hypertension (la vigueur du massage active le système sanguin).

- Des plaies, une infection, une fracture ou la présence d'une tumeur proche de la peau sont évidemment des contre-indications.

- La **prudence** est de mise **chez la femme enceinte**, en particulier pour ce qui concerne le massage abdominal.

Séance de massage thaïlandais dans un spa.

MISE EN GARDE

● Même s'ils visent à réduire les tensions, les massages énergétiques (sauf le massage amma) ne s'apparentent pas à des massages de détente. Vifs, longs, ils ont un but précis : le traitement d'une affection bien définie pour un patient bien particulier.

COMMENT TROUVER UN PRATICIEN

● Il n'y a pas de formation reconnue, officielle, aussi la **prudence** est-elle de mise. Prenez le plus d'informations possibles, car de nombreux praticiens ont une formation rudimentaire :
- les massages ayurvédiques sont pratiqués par des médecins ayurvédiques, des masseurs, des kinésithérapeutes ;
- les massages thaïlandais, par des masseurs, des kinésithérapeutes, des ostéopathes ;
- les massages tui na, par des praticiens de médecine traditionnelle chinoise, des masseurs, des kinésithérapeutes ;
- les massages amma, par des praticiens de médecine traditionnelle chinoise, des masseurs, des kinésithérapeutes, des chiropraticiens.

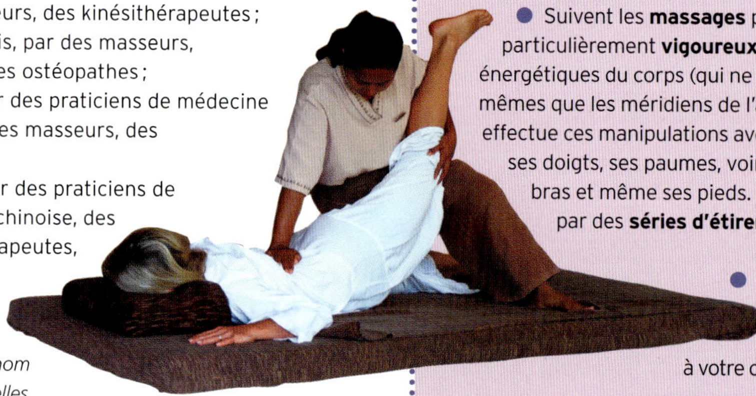

Le massage tui na doit son nom aux deux techniques auxquelles il fait le plus appel : en chinois, tui signifie pousser et na, saisir.

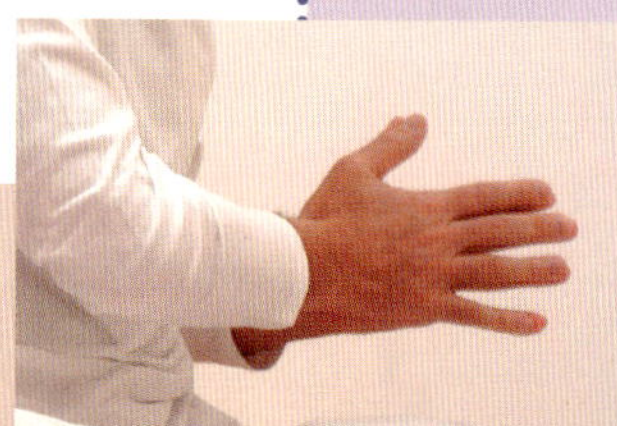

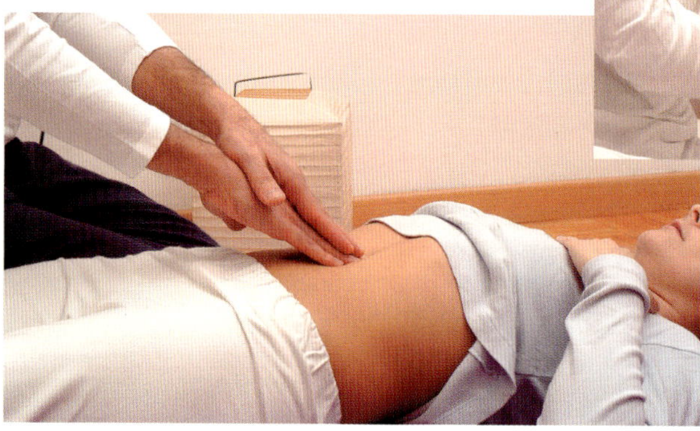

CE QU'EN DIT LA SCIENCE

● Si la science occidentale prête à l'assouplissement et à la détente du corps un effet positif sur le moral et le stress, elle ne reconnaît aucune vertu préventive ou curative aux massages énergétiques. Le processus des études cliniques, en double aveugle, ne permet pas de tester ces techniques. Celles qui ont tout de même été menées n'ont dégagé aucun résultat probant.

Comment se déroule une séance

LE MASSAGE THAÏLANDAIS

● La séance dure de **une heure trente à deux heures trente**. Le praticien vous invite à vous allonger sur un matelas. Vous portez des vêtements amples.

● Le masseur **débute la séance par un long massage des pieds**, qui lui permet de poser un **diagnostic énergétique**. Il détecte ainsi les faiblesses et les forces du corps du patient.

● Suivent les **massages** proprement dits, particulièrement **vigoureux**, le long des *sen*, lignes énergétiques du corps (qui ne sont pas tout à fait les mêmes que les méridiens de l'acupuncture). Le praticien effectue ces manipulations avec ses mains, ses pouces, ses doigts, ses paumes, voire ses coudes, ses avant-bras et même ses pieds. La séance est complétée par des **séries d'étirements**.

● À la fin de la séance, vous **demeurez** un temps **au calme**, ce qui permet à votre corps de se retrouver.

LE MASSAGE TUI NA

● La séance dure **de trente minutes à une heure**. Chaque massage diffère d'un patient et d'une séance à l'autre, chaque séance traitant une personne donnée à un moment donné.

● Le praticien établit tout d'abord votre **bilan énergétique**. L'étude précise de votre langue et la prise de vos pouls sont primordiales, car elles fournissent des informations très significatives sur votre état actuel et l'évolution possible des affections dont vous souffrez. Il observe également votre posture, votre façon d'être, vous questionne sur votre mode vie, votre régime alimentaire. C'est alors seulement qu'il décide si un massage est ou non nécessaire.

● Vous portez des vêtements amples et êtes allongé sur un tapis ou une natte. Le praticien puise dans un répertoire de près de **300 gestes**, qu'il exécute en utilisant ses doigts, ses mains, ses poings, ses avant-bras, ses coudes, parfois aussi ses genoux, ses pieds et plus rarement sa tête.
La combinaison des massages, des percussions et des étirements est très précise.

Comment se déroule une séance

LE MASSAGE AYURVÉDIQUE

● Avant de mettre au point un traitement pour son patient, le praticien définit quelle est sa constitution ayurvédique *(prakriti)*.

● Pour établir son diagnostic, il vous pose notamment des **questions précises** sur votre mode de vie, procède à un **examen clinique** et à la **prise de vos pouls** (qui correspondent aux différents *doshas)*. (Voir Médecine ayurvédique, « Comment se déroule une consultation » p. 117)

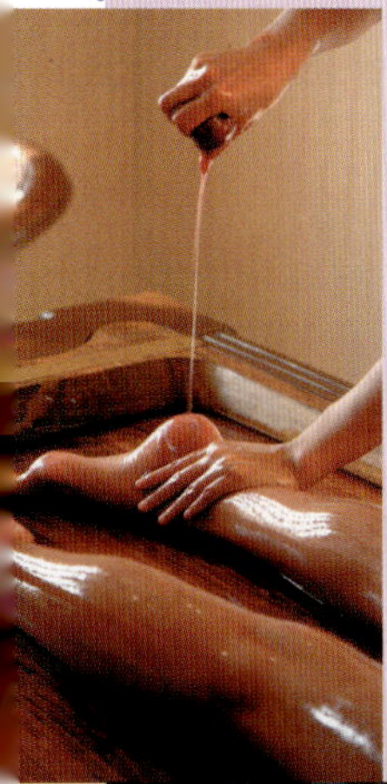

● La séance dure **environ une heure**. Vous êtes **allongé**, nu ou en sous-vêtements, sur un matelas ou un tatami. **Votre corps est huilé**.

● Le corps est conçu comme un amas de terre que le praticien resculpte, par des pressions sur les points d'énergie, les *marmas* (au niveau des vertèbres, du genou, par exemple), des **mouvements enveloppants** (sur le dos et les cuisses, par exemple), des étirements, des percussions, des pétrissages et autres gestes qui s'enchaînent selon un ordre très précis.

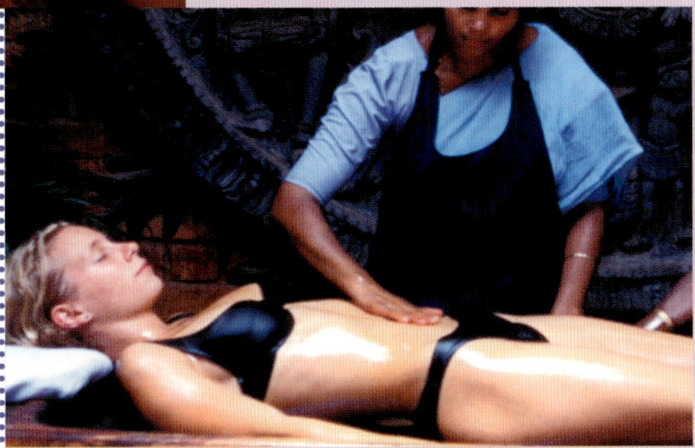

Le massage ayurvédique fait appel à des techniques variées mais se pratique toujours sur un corps abondamment huilé.

● Il est courant de pratiquer des **massages de la tête**. Le praticien utilise des huiles tièdes. Les mouvements exercés par le praticien détendent la fine couche de muscles qui recouvre la tête et améliorent la circulation sanguine. Des pressions sur les points *marma* favoriseraient également le flux de *prana* (énergie vitale).

LE MASSAGE AMMA

● La séance dure en général **une heure**. Installé sur une table de massage ou une chaise spéciale, vous portez des **vêtements amples**.

● La séance est cadencée par un *kata*, c'est-à-dire un **enchaînement d'une vingtaine de gestes** et de **percussions** pratiqués sur 140 points environ, équivalant aux points d'acupuncture. Vous indiquez le degré de douleur que vous ressentez au niveau des points de percussion, pour que votre praticien affine la précision de ses gestes et personnalise ses *katas*. Chaque enchaînement étant complet, dans le sens où il touche l'ensemble des points, une séance ressemble à une autre.

● À chaque séance, **le masseur ajuste ses gestes** et leur rythme **selon l'état énergétique de votre corps**.

● Pour le **amma assis**, la séance dure **un quart d'heure** et ne concerne que la **partie supérieure du corps**, depuis les hanches jusqu'à la tête.

David Palmer, inventeur du « amma assis », a mis au point une chaise spéciale, qui assure un bon maintien tout en facilitant les gestes du praticien.

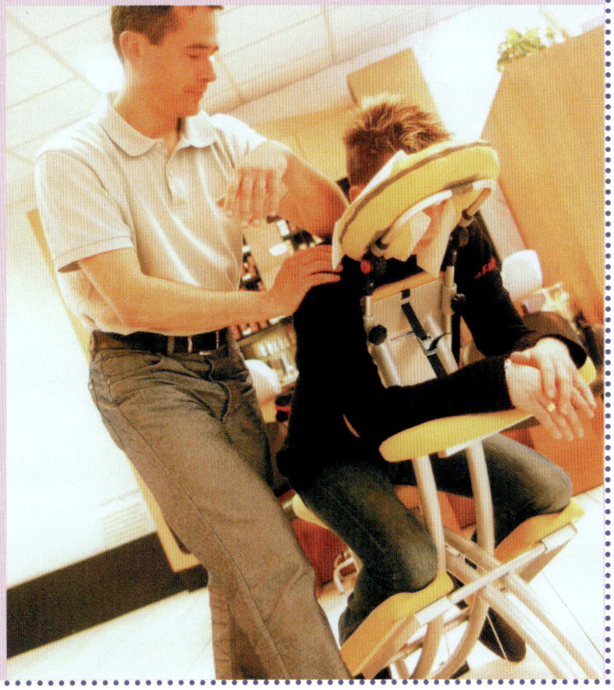

Médecine anthroposophique

La médecine anthroposophique est un élargissement de la médecine dans un sens holistique, c'est-à-dire qu'elle considère l'individu dans sa dimension spirituelle et son lien avec l'Univers. Elle utilise des médicaments préparés à partir de substances naturelles selon des procédés pharmaceutiques, homéopathiques, phytothérapiques ou spécifiquement anthroposophiques.

PRINCIPES

- Née dans les années 1920, la **médecine anthroposophique** résulte de la collaboration entre Rudolf Steiner et le docteur Ita Wegman (1876-1943) ; elle s'est développée de façon particulièrement importante dans les pays germaniques, où elle bénéficie d'un certain niveau de reconnaissance officielle.

- Elle propose pour les personnes qui le souhaitent un **chemin de développement personnel** basé sur la connaissance de soi, que l'on acquiert par des exercices pratiques. Elle s'applique **concrètement** dans de nombreux domaines de la vie quotidienne en relation avec le développement et la dignité de l'être humain : éducation (écoles Steiner-Waldorf), éducation spécialisée (soins éducatifs pour enfants et adultes handicapés), agriculture (agriculture biodynamique), alimentation, architecture, arts et, bien sûr, médecine.

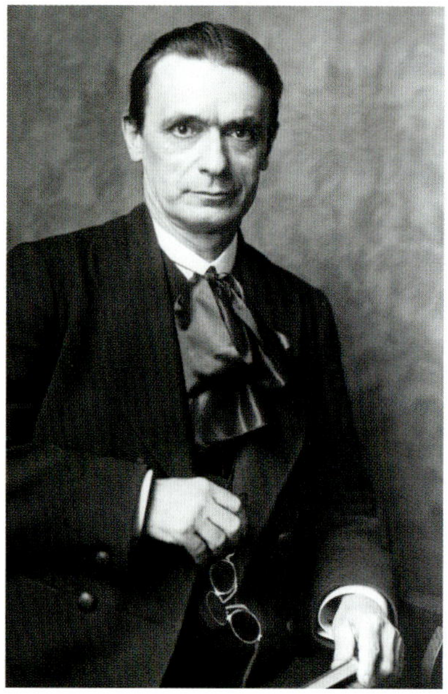

Rudolf Steiner (1861-1925) est le fondateur de l'anthroposophie (du grec anthropos, homme, et sophia, sagesse), philosophie qui ouvre les données de la science à la dimension spirituelle de l'être humain et de l'Univers.

- Du point de vue anthroposophique, l'Univers est un tout dont toutes les parties sont **interdépendantes** et s'influencent mutuellement. À son image, l'homme est composé de **quatre éléments constitutifs** ou **corps** :
- un **corps physique**, celui que nous percevons habituellement ;
- un **corps éthérique** ou **organisation fonctionnelle vitale**, porteuse des forces de régénération, de cicatrisation et du métabolisme végétatif de base ; l'organisation du corps physique en est le résultat ;
- un **corps astral** ou **organisation de sensibilité**, responsable de l'organisation animale (système nerveux, locomotion, respiration, hormones), moteur des émotions, instincts, désirs et passions ;
- et un **corps égotique** ou **organisation du moi**, le je, sur lequel repose la conscience individuelle, la capacité de réflexion, la parole, les activités culturelles.

- Le corps physique est organisé par l'interaction variable des éléments mentionnés plus haut selon **trois systèmes fonctionnels** physiologiques interdépendants :
- un **système neurosensoriel**, organisateur des activités conscientes et de leurs répercussions sur l'ensemble de l'organisme ;
- un **système métabolique**, responsable des échanges d'énergie et de substances ;
- et un **système rythmique**, incluant tous les rythmes de l'organisme et en particulier les fonctions respiratoire et circulatoire.

- D'une façon schématique, la santé résulte de l'interaction harmonieuse des quatre corps constitutifs. **La maladie survient lorsque ces interactions sont déséquilibrées.** Le médecin doit alors aider le malade à restaurer l'équilibre entre ses différents corps.

- Outre les médicaments, elle propose une **diététique individualisée** (alimentation anthroposophique) ainsi que des **thérapeutiques complémentaires** : thérapies par le mouvement telles que l'eurythmie et la gymnastique Bothmer, soins de massage spécifiques (massage rythmique), thérapies artistiques (voir p. 25), musicothérapie (voir p. 139), etc.

CE QUE SOIGNE LA MÉDECINE ANTHROPOSOPHIQUE

- La médecine anthroposophique **accepte les données actuelles de la science** en les intégrant dans une vision globale de l'être humain. Pour cette raison, les médecins anthroposophes soignent les mêmes pathologies que leurs confrères.

- Si vous souffrez de dépression, d'anxiété, la médecine anthroposophique, en tant que **thérapie holistique**, vous propose une prise en charge globale qui est particulièrement intéressante.

- Si vous êtes sujet aux **allergies**, une hygiène de vie et des traitements s'appuyant sur les principes anthroposophiques peuvent également vous aider.

MISE EN GARDE

- Il faut **impérativement être docteur en médecine et inscrit à l'Ordre national des médecins** pour exercer la médecine anthroposophique. Les traitements prescrits font appel à des médicaments naturels spécifiquement anthroposophiques ou homéopathiques, ainsi qu'aux médicaments allopathiques lorsque cela est nécessaire.

VRAI OU FAUX ?

L'anthroposophie est-elle une secte ?

FAUX. Comme tout courant alternatif, l'anthroposophie a été soupçonnée d'être une secte. Le mouvement anthroposophique est certes mentionné comme suspect dans le rapport parlementaire sur les sectes de 1999[1]. Depuis, plusieurs décisions de justice ont considéré ces accusations comme ayant un caractère diffamatoire. La médecine anthroposophique est reconnue par l'ordre des médecins en Suisse, en Italie et en Autriche. Les médicaments anthroposophiques sont mentionnés dans les textes européens et bénéficient d'enregistrements officiels en Allemagne et en Suisse.

1. Rapport disponible à l'adresse Internet suivante : www.miviludes.gouv.fr

LE SAVIEZ-VOUS ?

Du jus de gui contre le cancer

Selon Steiner, le cancer vient d'un déséquilibre cellulaire : les cellules prolifèrent anormalement et échappent donc aux forces organisatrices habituelles. Pour le guérir, il faut fournir à l'organisme un remède préparé à partir de substances qui, dans leur milieu naturel, se comportent un peu à la manière des cellules cancéreuses : c'est le cas du gui *(Viscum album)*. Ses graines, ingérées par les oiseaux, sont déposées sur un arbre et, si le terrain est favorable, vont y germer pour donner une plante fleurissant en hiver avec des feuilles bien vertes. Ainsi, comme le cancer, le gui se développe en puisant dans la vie d'un organisme affaibli (l'arbre en hiver). Pour ces raisons ainsi que d'autres, il est devenu un médicament important de la médecine anthroposophique dans le traitement des patients souffrant de tumeurs cancéreuses.
La préparation des médicaments à base de gui comporte des procédés spécifiques. Il existe dans les pays germaniques plusieurs laboratoires produisant des extraits de gui, chacun avec sa propre méthode. Les indications du médicament tiennent compte des qualités apportées par l'arbre-hôte.
L'injection sous-cutanée est le mode le plus habituel d'administration. Le traitement anthroposophique par le gui est adapté à la personnalité du malade, au type et à la gravité du cancer dont il est atteint. Il est délivré en pharmacie sur prescription médicale.

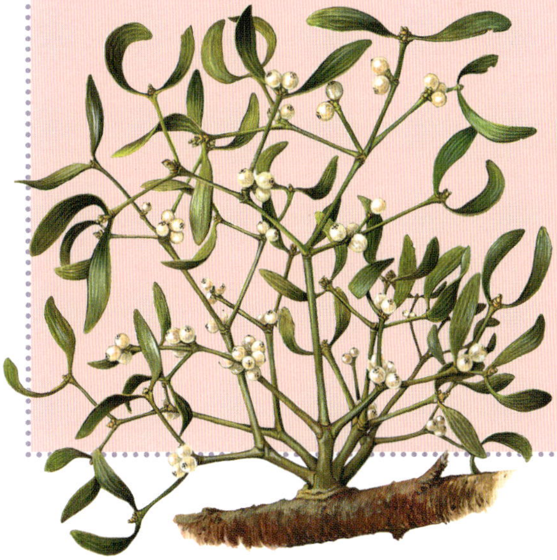

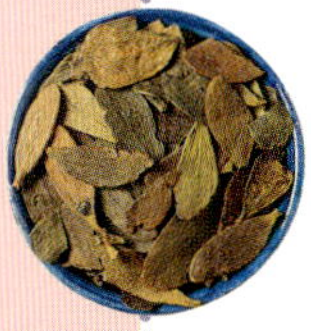

Le gui se développe en se nourrissant aux dépens d'un organisme-hôte (l'arbre) qu'il affaiblit, tout comme le font les cellules cancéreuses. C'est sur cette analogie que la médecine anthroposophique fonde les vertus anticancéreuses du gui.

COMMENT TROUVER UN PRATICIEN

● La médecine anthroposophique est peu connue et peu pratiquée en France. Dans le monde, environ 2 000 médecins sont formés à cette thérapie, et environ 30 000 praticiens en prescrivent à des degrés divers les médicaments.

● L'Association des patients de la médecine d'orientation anthroposophique (Apma) peut vous aider à trouver un médecin qui inclut l'orientation médicale anthroposophique dans sa pratique. Vous pouvez également consulter le site Internet de la Fédération internationale des associations médicales anthroposophiques (informations sur les recherches, la pratique, les médecins à travers le monde, etc.).

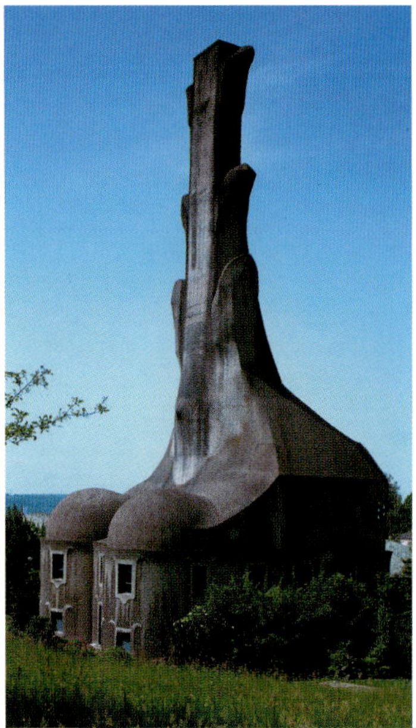

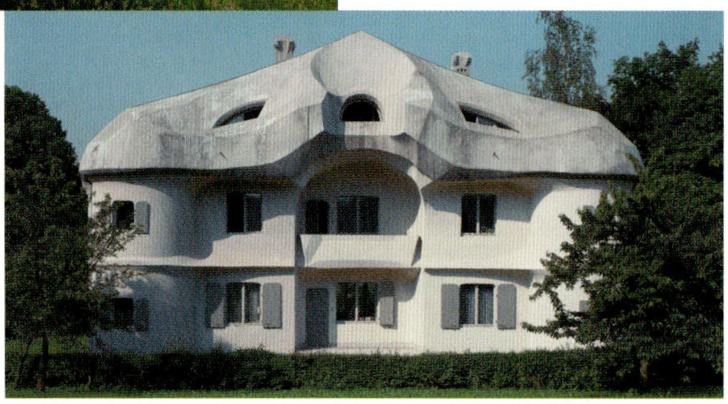

Architecture anthroposophique. L'université libre du Goetheanum (en haut), à Dornach, en Suisse, reconstruite de 1925 à 1928, et sa résidence étudiante, la maison Duldeck (1915-1916). Selon la philosophie dite organique qui présida à leur construction, un bâtiment doit être en parfaite harmonie avec son environnement.

PRÉSENTATION DES MÉDICAMENTS ANTHROPOSOPHIQUES

● Les médicaments anthroposophiques sont préparés à base de composants végétaux, minéraux ou animaux, **selon le mode homéopathique** (voir p. 79). Souvent les produits sont **moins fortement dilués**. Leur préparation suit les règles strictes des directives européennes applicables en France et dans les États membres.

Comment se déroule une consultation

LA PREMIÈRE CONSULTATION

● Comme pour toute médecine s'intéressant à la globalité de la personne, la première consultation est **plus longue qu'une consultation** médicale **classique** et comparable à la durée d'une consultation homéopathique.

● Le médecin vous interroge sur vos habitudes et rythmes de vie, votre hygiène alimentaire, vos relations sociales et familiales, afin d'établir un **bilan complet de votre santé**.

LE TRAITEMENT

● Sur la base de son diagnostic, le médecin vous donne un traitement, **toujours personnalisé**, qui comprend des médicaments anthroposophiques, des conseils d'hygiène de vie et diététiques, complétés éventuellement (et toujours avec votre accord) de séances d'eurythmie, de massages rythmiques ou de thérapies artistiques – voir Art-thérapie, p. 25, Musicothérapie, p. 139, et Tomatis® (méthode), p. 243.

● Certains médicaments suivent des **processus complexes d'élaboration** : c'est le cas des métaux végétabilisés comme *Bryophyllum argento cultum*. La plante *Bryophyllum* est cultivée sur un sol enrichi d'un engrais contenant de l'argent très dilué. Les deux premières années, les récoltes ne serviront qu'à faire de l'engrais pour la culture de la génération suivante. Ce n'est que la troisième génération de plantes qui sera utilisée pour la fabrication du médicament.

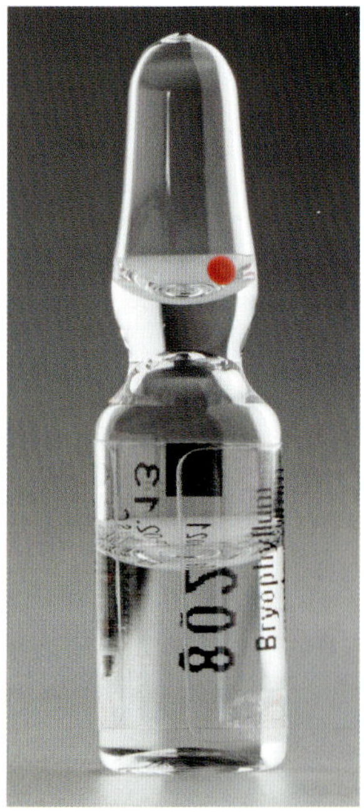

● Les substances sont souvent proposées sous une forme injectable (photo ci-contre), mode d'administration peu employé en homéopathie classique, mais ils sont aussi très souvent prescrits sous forme orale ou de pommades et d'huiles à appliquer.

● Depuis 1992, les médicaments homéopathiques anthroposophiques **sont nommément mentionnés** dans la directive européenne 2001/83/CE sur les produits pharmaceutiques et peuvent bénéficier de l'enregistrement simplifié.

Alimentation anthroposophique

Du point de vue anthroposophique, l'alimentation contribue au juste équilibre entre le corps et l'esprit.

- L'alimentation anthroposophique **privilégie les produits issus de l'agriculture biologique ou**, mieux, **biodynamique** (voir l'encadré ci-contre) et intègre les apports de la médecine moderne. Les **conseils** prodigués sont toujours **individualisés** et respectueux du contexte social dans lequel l'individu est engagé.

Eurythmie curative

L'eurythmie (du grec *eu*, bon, et *rythmos*, rythme) est un système d'expression corporelle qui se fonde sur la relation entre mouvements et sons. Elle vise à harmoniser la personne avec elle-même, avec les autres et avec l'Univers.

- Au cours d'une séance, vous esquissez, par exemple, une **forme de danse** en formant les différentes lettres de l'alphabet avec vos membres ; vous exprimez par le mouvement dans l'espace la nature des sons (ainsi avec le « I », vous ressentez et expérimentez les qualités de la verticalité). Vous enchaînez ainsi diverses séquences de « lettres » selon les affections à traiter. Les enchaînements des voyelles et/ou des consonnes ont des effets revitalisants bien spécifiques.

- On distingue l'**eurythmie thérapeutique**, qui nécessite un suivi médical, et l'**eurythmie hygiénique**, destinée à la mise en forme (comme le yoga). Dans le cadre médical, l'eurythmie est prescrite par un médecin et effectuée par un professionnel qualifié.

Gymnastique Bothmer

Moins connue que l'eurythmie pratiquée dans le cadre de la médecine anthroposophique, la gymnastique Bothmer a été créée au début des années 1920 par le comte Fritz von Bothmer (1883-1941), professeur de gymnastique et proche de Rudolf Steiner.

- Très peu répandue en France, cette gymnastique peut être conseillée par les médecins anthroposophes. Elle comprend des séries d'exercices destinés à **faire travailler le corps dans les trois plans de l'espace** : frontal (avant/arrière), horizontal (haut/bas) et sagittal (droite/gauche). Ces plans se croisent au niveau du sternum, juste à l'endroit où nous plaçons le doigt quand nous nous désignons en disant « je ».

- Parvenir à **bien équilibrer ces trois plans** aiderait à retrouver un bon rapport avec l'espace, facilitant ainsi l'harmonie intérieure.

POUR EN SAVOIR PLUS

L'agriculture biodynamique

Dès les années 1920, Rudolf Steiner dénonce les pratiques de l'agriculture moderne : les produits chimiques épuisent la terre et dégradent la qualité des aliments. Le domaine agricole doit être considéré et structuré comme un organisme autonome et équilibré dans ses différentes fonctions (par exemple élevage et culture) et en harmonie avec son environnement. Cela va jusque dans le détail des méthodes de culture. Steiner a donné de nombreuses indications de recettes pratiques pour faire du compost ou pour lutter contre les maladies, les animaux nuisibles et les parasites. La bonne santé d'une plante résulte de l'équilibre entre les forces atmosphériques et cosmiques venant de la périphérie et les forces terrestres venant du sol. Les mouvements des astres ont une grande importance et ont été particulièrement étudiés par Maria Thun : par exemple, le passage de la Lune dans la constellation des Poissons (eau) entraîne une activation de la pousse des feuilles, alors que, dans le signe du Lion (feu), ce même passage facilite la fructification. Tous les ans un « calendrier des semis » est publié par le Mouvement de culture biodynamique. Cette agriculture est pratiquée aujourd'hui sous le label Déméter. Plus largement, toute l'agriculture biologique est issue de cette vision.

Massage rythmique

Le massage rythmique utilise les techniques courantes de massage sur un rythme précis : selon la maladie, il peut être doux ou fort, rapide ou lent. Les gestes sont très ciblés sur une zone, ou bien ils englobent tout le corps, mais ils sont toujours harmonieux et sans à-coups. Ce type de massage a été développé par Ita Wegman, médecin et principale collaboratrice de Steiner, puis par Margarethe Hauschka, son élève.

- Le massage rythmique se pratique avec des **huiles**, à base d'extraits de plantes, ou avec des huiles essentielles, **fabriquées selon les principes de la médecine anthroposophique** et choisies pour leurs vertus curatives.

- Il est utilisé notamment pour des **pathologies où le massage est** habituellement **rarement prescrit**, comme les douleurs veineuses, les tumeurs, les troubles psychiques ou moteurs.

- Il dure **une heure environ** et s'achève par une période de repos incontournable d'environ une demi-heure.

Médecine ayurvédique

Médecine traditionnelle de l'Inde, la médecine ayurvédique s'intéresse à l'homme dans sa globalité et n'envisage pas l'individu comme séparé de son environnement. Curative mais aussi et surtout préventive, elle intervient dans de nombreux domaines : alimentation, hygiène corporelle, mode de vie, spiritualité, etc., et dispose d'un arsenal de remèdes impressionnant.

Voir aussi Yoga, *p. 248, et* Massages énergétiques, *p. 107.*

PRINCIPES

- L'ayurveda (de *ayur,* vie, et *veda*, connaissance, savoir) est une **approche globale de la santé**. Elle se fonde sur l'idée que **l'homme est constitué à l'image de l'Univers,** par les mêmes éléments et les mêmes forces.

- Ces éléments – **l'éther, l'air, le feu, l'eau et la terre – sous-tendent tous les organismes vivants** et sont toujours en mouvement :
  - l'éther correspond aux espaces du corps (bouche, narines, estomac, etc.) ;
  - l'air, aux mouvements à l'intérieur du corps (essentiellement dus aux muscles) et aux gaz ;
  - le feu, aux diverses enzymes (métabolisme, digestion, intelligence, etc.) et à la bile, qui digère les aliments ;
  - l'eau, à la circulation des fluides corporels (mucosités, plasma, salive, urine, etc.), et la terre, à la structure solide du corps (os, dents, cartilages, cheveux, etc.).

- Ces cinq éléments se combinent pour donner les trois **forces d'énergie vitale** appelées ***doshas***. Chaque individu possède sa propre combinaison de *doshas.* De leur équilibre dépend la santé : si un *dosha* devient prédominant, l'état d'équilibre harmonieux est rompu et cela peut entraîner toute une série de perturbations dans le corps et l'esprit. La médecine ayurvédique intervient donc pour préserver cette harmonie.

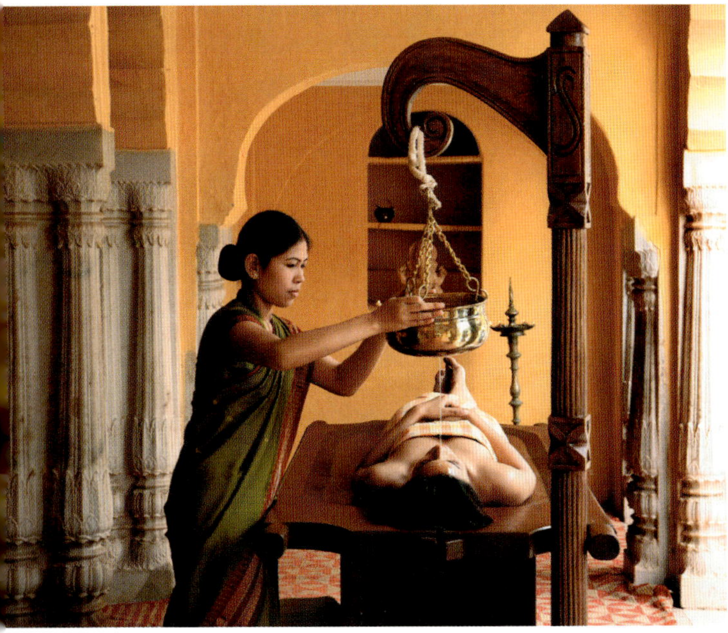

Le shirodhara *consiste à faire couler un filet d'huile chaude sur le front. La technique est ensuite complétée par un massage.*

Les trois doshas

La constitution unique des *doshas* qui constitue chaque être humain détermine sa personnalité, ses forces et faiblesses physiologiques, ses facultés intellectuelles.

- Le *dosha vata* régit tous les fluides qui sont en mouvement dans l'organisme, le sang, l'air, l'influx nerveux, etc. Les personnalités dominées par cet élément ont une silhouette élancée, un caractère imaginatif et impulsif et peuvent être sujettes aux insomnies et à l'inquiétude.

- Le *dosha pitta* intervient dans les transformations chimiques du corps (digestion, métabolisme). Les personnes du type *pitta* jouissent d'une certaine résistance, mais elles sont plus que les autres la proie de la colère et de réactions passionnelles.

- Le *dosha kapha*, enfin, régit les mécanismes et les fluides qui permettent aux différents éléments du corps de fonctionner les uns avec les autres, par exemple le liquide synovial, le système immunitaire, les hormones. Les personnalités à dominance *kapha* présentent une constitution plutôt solide, avec des tendances à l'embonpoint et à la lenteur, voire des problèmes d'obésité et de cholestérol.

CE QUE SOIGNE LA MÉDECINE AYURVÉDIQUE

● Vous aurez recours à la médecine ayurvédique essentiellement de façon préventive, afin de **vous maintenir en bonne santé**.

● Toutefois, vous pouvez utilement consulter un praticien si vous souffrez d'**allergies**, de **douleurs chroniques**, de **stress** ou **de dépression**, de **troubles digestifs**, **hormonaux**, **urinaires** (cystites) ou du **syndrome du côlon irritable**.

MISES EN GARDE

● **Gardez-vous de toute automédication.** Les remèdes ayurvédiques sont très actifs. Ils peuvent avoir des effets secondaires indésirables ou se révéler **toxiques**, d'autant que certains renferment des poudres minérales (souvent riches en métaux lourds). En 2004, le Center for Disease Control (CDC, instance américaine chargée du recensement des maladies) a reçu douze rapports d'**empoisonnement** au plomb lié à l'utilisation de médicaments ayurvédiques. La même année, une étude parue dans le *JAMA* (Journal de l'Association américaine de médecine) montrait que, sur 70 remèdes ayurvédiques, tous fabriqués en Asie du Sud-Est, 14 (soit 20 %) contenaient du plomb, du mercure et/ou de l'arsenic à des taux pouvant être dangereux. Faites preuve de la plus grande prudence, informez-vous et, dans le doute, abstenez-vous !

● **Les traitements** sont **contraignants**. Mal suivis ou inadaptés, ils **peuvent se révéler toxiques**. Toute prescription doit être faite par un médecin ayurvédique expérimenté.

Ci-dessous, à gauche, les remèdes bhasma, *à base de métaux et de minéraux incinérés.*

Ci-dessous, à droite, les « dix racines », dont la combinaison est utilisée dans la médecine ayurvédique pour rééquilibrer les trois doshas *et débarrasser l'organisme de ses toxines* (ama).

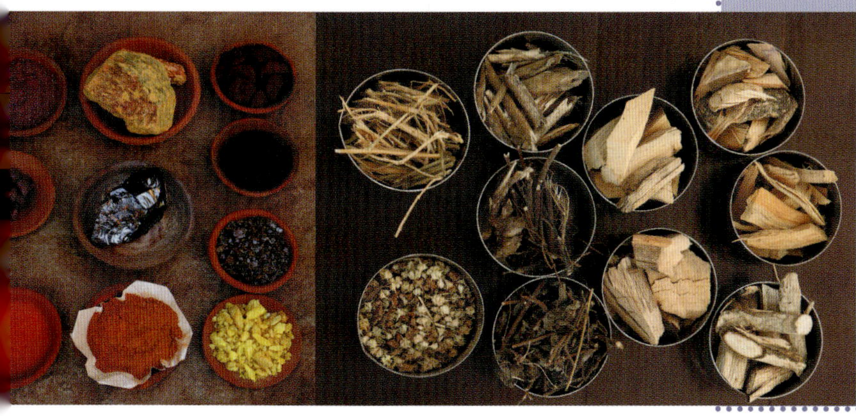

COMMENT CHOISIR UN PRATICIEN

● En Inde, les praticiens suivent une formation en six ans, bien codifiée et sanctionnée par la délivrance d'un diplôme. **En France, la médecine ayurvédique n'est ni reconnue ni enseignée.** Les praticiens sont généralement des non-médecins, avec les risques que cela peut présenter, notamment en cas de pathologies graves. Avant d'entreprendre une cure ayurvédique, parlez-en à votre médecin. Il pourra vous aider dans votre recherche.

Les différents remèdes

● Pour traiter votre problème de santé particulier, la médecine ayurvédique dispose de toute une série de plantes médicinales. Le praticien vous prescrit des mélanges plutôt qu'une seule plante. Le mélange nommé Amrit Kalash pourrait être une aide pour renforcer votre immunité. C'est aussi un antioxydant. Mais la préparation de vos remèdes est fonction de votre propre *dosha*.

● Les préparations peuvent inclure des éléments d'origine animale. Le musc, sécrétion huileuse très odorante de la glande d'un chevreuil des hauts plateaux de l'Himalaya, sert à soigner les convulsions, et les macérations de scorpion, les piqûres de scorpion, selon le principe, bien connu en homéopathie, selon lequel « les semblables guérissent les semblables ».

● Les pierres précieuses sont aussi utilisées. Votre praticien vous conseillera de les porter en contact direct avec la peau, ou bien de les coudre dans vos vêtements ; il peut aussi les faire macérer dans des teintures alcooliques (teintures mères), pour préparer des granules.

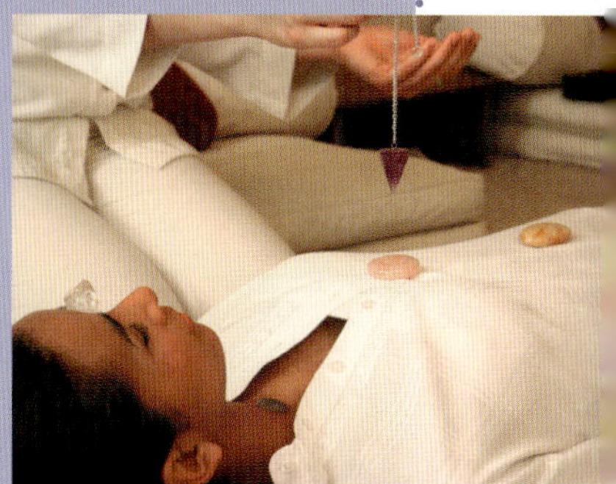

Pour faciliter la circulation de l'énergie vitale (prana), on « ouvre » les centres énergétiques (chakras) en y disposant des cristaux.

● Les remèdes se prennent par voie orale, nasale, anale ou cutanée. Ils sont présentés sous forme de poudre, de pâte, de plantes séchées en tisane ou en décoction, de granules, de pilules, d'huiles pour les massages. Il en existe même sous forme de vin, de confiture ou encore de dentifrice.

Les massages

- Généralement, le praticien vous propose un massage avec de l'huile chaude. Ce massage, qui peut durer presque une heure, permet de stimuler les canaux et les points énergétiques du corps (les nadis et les marmas), similaires aux points d'acupuncture.
- Certains massages, comme l'*abhyanga*, peuvent se pratiquer sur soi-même. Assis, vous commencez à vous masser les pieds avec de l'huile chaude, puis vous remontez le long des jambes jusqu'aux genoux, aux hanches, au dos, au ventre, aux épaules, aux bras et aux mains. Chaque fois que vous rencontrez une articulation, vous tournez autour. Le massage s'effectue toujours en remontant vers le cœur. (Voir Massages énergétiques, p. 107).

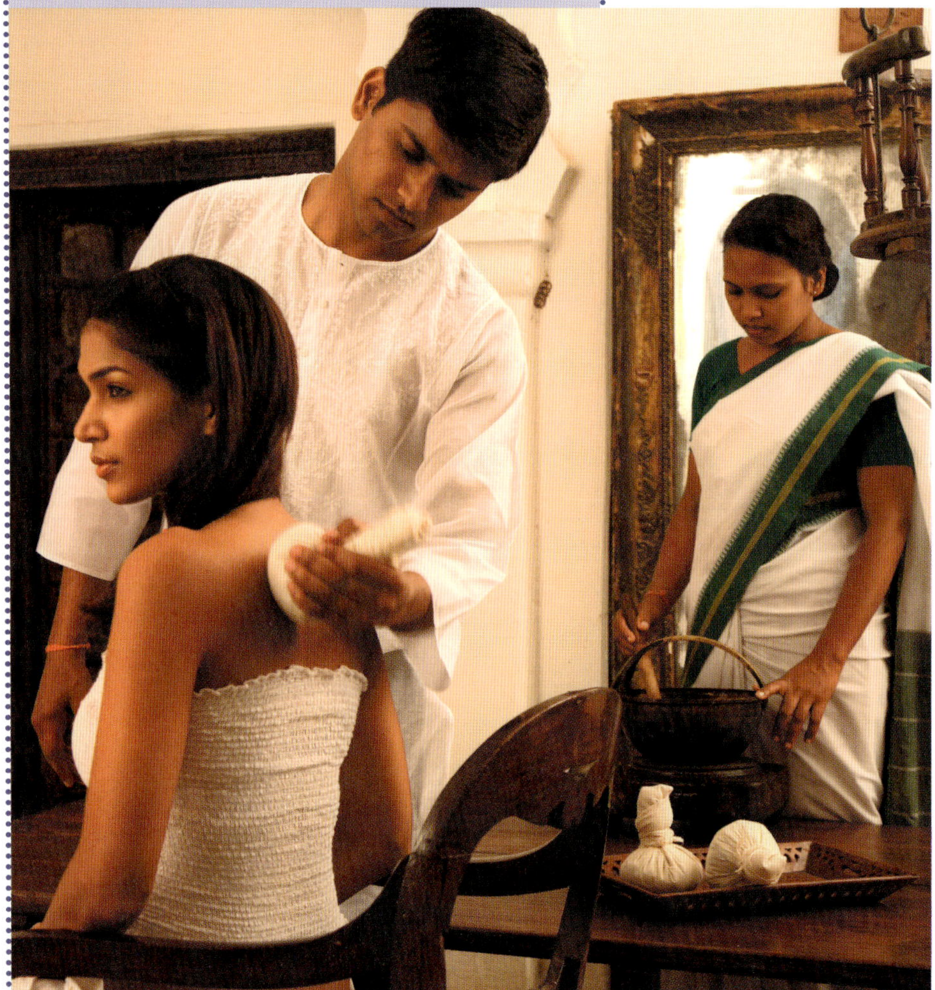

Le pinda-sveda consiste à masser tout ou partie du corps, préalablement huilé, avec des balles de pâte chaude enserrée dans un linge de coton pour provoquer une sudation générale ou localisée.

CE QU'EN DIT LA SCIENCE

- Il est difficile d'évaluer l'efficacité de la médecine ayurvédique, car les techniques de soin sont nombreuses et interdépendantes. De plus, c'est une médecine individualisée, c'est-à-dire que deux patients atteints de la même maladie seront traités de façon différente, ce qui rend impossible toute étude en double aveugle avec placebo. Plusieurs laboratoires de l'industrie pharmaceutique sont engagés dans des recherches sur les remèdes traditionnels à base de plantes médicinales. En Inde, sous l'égide notamment du Central Council for Research in Ayurveda and Siddha (CCRAS), les remèdes les plus utilisés font l'objet d'importantes recherches. Ainsi le *Bacopa monnieri* est étudié pour son action sur la mémoire : la plante pourrait trouver des applications dans le traitement de la maladie d'Alzheimer. De même *Mucuna pruriens*, traditionnellement utilisé contre les tremblements de la maladie de Parkinson, ou *Gymnema sylvestre (shardunika)*, qui fait baisser le taux de sucre dans le sang (action confirmée par des études chez le rat).

LE SAVIEZ-VOUS ?

Selon certains historiens, il est probable que Samuel Hahnemann, le père de l'homéopathie (voir p. 79), se soit inspiré des modes d'élaboration des granules ayurvédiques pour mettre au point ses propres procédés de fabrication de granules !

Comment se déroule une consultation

LE DIAGNOSTIC

- La première consultation est assez longue. Prévoyez environ **une heure**.

- Le praticien vous pose des **questions très précises** sur votre mode de vie : votre alimentation, votre hygiène (comment vous vous lavez), si vous faites du sport, etc. Il s'intéresse également à la façon dont vos symptômes sont apparus : à quel moment du jour ou de la nuit ? Dans quelles circonstances émotionnelles particulières ?

- Après l'interrogatoire, il procède à un **examen clinique** : il prend notamment votre pouls, ou plutôt, comme en médecine chinoise, vos **pouls**. En médecine ayurvédique, ces pouls correspondent aux différents *doshas*. Il examine ensuite le blanc des yeux, les oreilles, la peau, la langue, la bouche, la respiration, la voix, les articulations, voire les urines et les selles. Il peut aussi établir votre thème astral, la médecine ayurvédique intégrant l'astrologie dans son diagnostic.

- Grâce à toutes ces informations, il peut définir quelle est votre *prakriti* (votre combinaison de *doshas*) et le traitement adapté à votre cas.

LE TRAITEMENT

- Il peut associer un **régime alimentaire**, une **cure de purification** *(panchakarma)*, des **remèdes ayurvédiques**, des **massages**, sans oublier des **postures de yoga** à faire quotidiennement.

- La première prescription de votre praticien passe par la mise en place d'un régime alimentaire. Pour la médecine ayurvédique, l'alimentation et les désordres dans la digestion sont à l'origine de la majorité de nos maux. De votre capacité digestive dépend l'élimination ou l'accumulation des toxines dans les doshas. Chaque aliment, classé selon un registre de six saveurs, influence les *doshas*. Si votre personnalité est de type *kapha*, des épices pourront vous être prescrites comme de véritables médicaments, car ils ont tendance à apaiser le *kapha*. L'utilisation de certaines plantes dans l'alimentation a aussi des visées préventives. Le praticien vous dira à quelle heure vous devez les manger et vous précisera aussi les façons de les préparer.

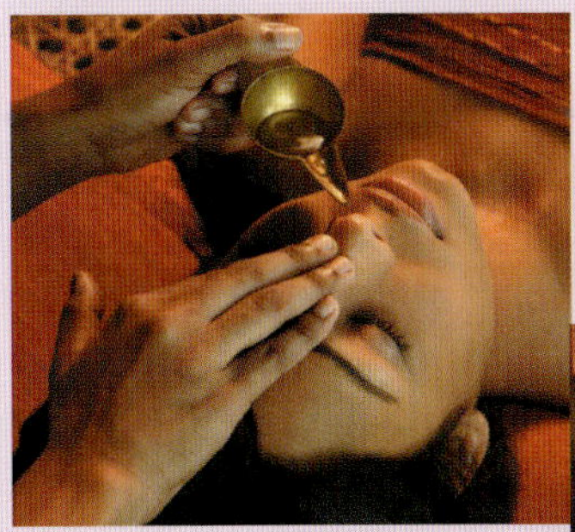

La médecine ayurvédique préconise de se nettoyer les oreilles et les narines chaque soir, avant de se mettre au lit.

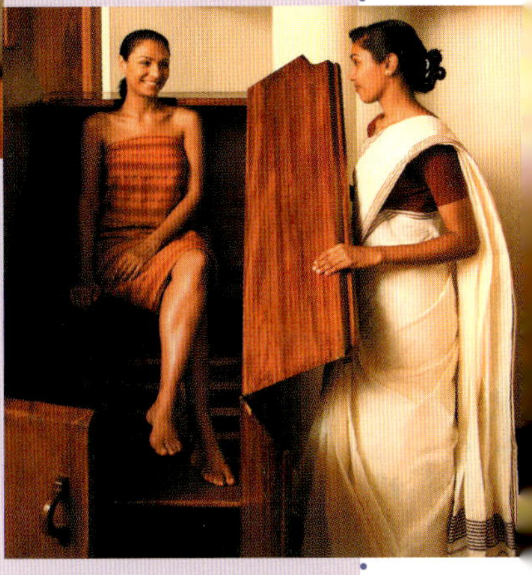

Un bain de vapeur peut être prodigué après un massage à l'huile pour en augmenter les bienfaits.

LE PANCHAKARMA

- Avant d'entreprendre votre traitement, vous devrez peut-être avoir recours au *panchakarma* (cinq actions). Il s'agit d'un procédé de **dépuration** pour chasser les toxines de votre corps. Il comprend un lavement intestinal, une purge, des vomissements provoqués, un traitement nasal et une sudation par bains de vapeur. Cette cure drastique dure de **trois à sept jours**. Elle s'accompagne de massages des narines à l'huile chaude. Vous pouvez préparer votre organisme en vous mettant à la diète la semaine précédente. Après la cure, une période de revitalisation d'une semaine est vivement conseillée. **Attention**, le traitement doit être effectué sous le contrôle d'un praticien chevronné.

À faire soi-même

- Selon les préceptes ayurvédiques, vous devez, pour prévenir la survenue des maladies, adopter une hygiène de vie dont les règles sont très précises.

- Levez-vous tôt et faites une toilette soigneuse en débutant par les Neuf Portes (yeux, oreilles, narines, bouche avec langue et dents, ombilic, sexe et anus). Puis enduisez-vous d'huile aromatique et prenez un bain. Après quelques exercices, prenez votre petit déjeuner.

- Déjeunez dans le calme. Buvez en dehors des repas (thé vert, tisanes, etc.) et non à table.

- Votre dîner doit être léger et suivi d'une promenade digestive. Avant de vous coucher (tôt), nettoyez-vous les oreilles et les narines avec de l'huile aromatique.

Médecine dentaire holistique

Pour la médecine dentaire holistique (MDH), un problème dentaire témoigne d'un déséquilibre plus général, et toute intervention sur les dents se répercute sur l'ensemble de l'organisme. L'utilisation exclusive de matériaux biocompatibles pour soigner les dents, la prise en compte des liens qu'elles entretiennent avec le reste du corps, y compris dans une dimension psychologique, sont les points essentiels de cette médecine.

PRINCIPES

- La médecine dentaire holistique prend en considération **tous les aspects de la dent**, depuis son niveau le plus fonctionnel (mastication) à un niveau symbolique (sens et fonction liés à l'histoire de la personne).

- Selon la médecine dentaire holistique, les dents sont en **relation avec le corps tout entier**. Les dents du haut, responsables de l'occlusion (la bonne fermeture de la bouche), sont chacune en relation avec une zone précise du corps : les dents de sagesse correspondent aux pieds, les incisives, à la tête, les canines, aux épaules, etc. De plus, chaque dent est en correspondance avec un organe. Cette projection d'un corps humain sur le palais est appelée « l'homme palatin » (illustration ci-contre).

- **Les soins** (comblement d'une carie, pose d'une couronne ou autre), en modifiant les appuis des dents du haut sur les dents du bas, **peuvent entraîner des troubles physiologiques**. Ainsi, le contact inopportun provoqué par une couronne posée sur une première molaire, mais mal alignée, peut se traduire par une congestion du bassin, zone du corps associée à cette dent ; congestion qui peut, à son tour, provoquer des troubles (problèmes de hanche ou de lombaires, constipation, cystite…). À l'inverse, les dentistes holistiques pensent que l'on peut **résoudre certains problèmes de santé**, par exemple des douleurs dorsales chroniques, en modifiant simplement l'occlusion.

- Étant unique par sa morphologie, sa fonction mécanique, la zone où elle est implantée et le moment et les circonstances où elle a poussé, chaque dent exprimerait par ailleurs **une partie de notre personnalité**. La molaire, par exemple, est large et solide et assure la stabilisation de la mâchoire : sa détérioration traduirait l'angoisse de perdre sécurité et repères familiers.

Médecine dentaire holistique

1 Tête
2 Gorge
3 Épaule
4 Thorax
5 Bassin
6 Genou
7 Pied

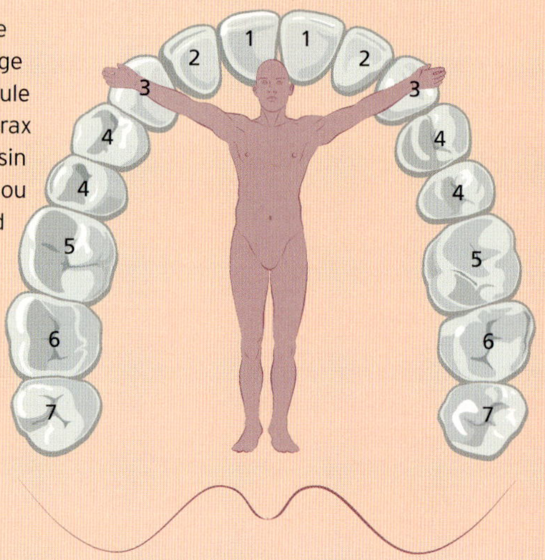

LE SAVIEZ-VOUS ?

Maux de dents et psychologie

Selon la dentisterie holistique, les pathologies dentaires (carie, déchaussement, etc.) sont associées aux souffrances psychologiques. Face à une situation où nous nous sentons en position de faiblesse, nous aurions tendance à développer des problèmes de déchaussement. Les caries signeraient des problèmes de carences affectives. De même, la localisation des dents atteintes dévoilerait les manques affectifs : un problème en haut à gauche et en bas à droite concerne le rapport à la mère ; en haut à droite et en bas à gauche, le rapport au père. La carence affective perturberait la formation du tissu dentaire, créant ainsi autant de terrains favorables au développement de caries.

CE QUE SOIGNE LA MÉDECINE DENTAIRE HOLISTIQUE

● Vous pouvez consulter un dentiste holistique pour **tous vos problèmes dentaires**. Mais, sur certains points, il vous offrira des réponses différentes de la dentisterie classique. Pour la médecine dentaire holistique, l'utilisation d'amalgames dentaires qui contiennent des métaux allergisants, notamment ceux constitués d'un alliage de mercure, peuvent être de véritables sources de pollution pour le corps. Votre dentiste vous proposera donc de restaurer vos dents abîmées uniquement avec des **matériaux biocompatibles**.

● Il ne vous prescrira **pas de supplémentation en fluor** en prévention de la carie. Les dentistes holistiques remettent en cause l'idée même de carence, compte tenu de la teneur importante de l'eau potable en fluor et du fait qu'une consommation excessive de cet élément peut entraîner une fluorose : les dents sont tachées, deviennent cassantes ; même les os peuvent devenir fragiles.

● Enfin, sachez que certains dentistes holistiques **préconisent l'extraction** pure et simple **des dents dévitalisées** car ils les considèrent comme des « organes morts » qui continuent à produire des toxines. Mais pour d'autres, la dent, même morte, est toujours incorporée naturellement à la mâchoire ; si elle était extraite, il faudrait la remplacer par un implant, que l'organisme pourrait avoir plus de mal à accepter. Ils vous proposeront donc juste une surveillance de la dent en cause.

COMMENT TROUVER UN PRATICIEN

● La médecine dentaire holistique n'est pas reconnue par l'ordre des chirurgiens-dentistes ; aussi n'existe-t-il aucun annuaire répertoriant les dentistes holistiques : de telles listes sont contraires au code de déontologie de l'Ordre, qui les assimile à de la publicité. De même pour les noms répertoriés sur Internet par le biais de forums ou de sites. En revanche, les praticiens adeptes de ce courant sont obligatoirement des chirurgiens-dentistes diplômés.

● Vous pourrez trouver des informations par le biais des circuits de l'alimentation biologique et des médecines naturelles ; les ostéopathes et les naturopathes travaillent souvent en réseau avec des dentistes dans une perspective holistique.

● Vous pouvez aussi vous renseigner directement auprès des dentistes pour leur demander s'ils pratiquent des soins holistiques, ou bien auprès des prothésistes dentaires, qui vous orienteront vers des dentistes posant des couronnes tout en céramique (zircone), une spécialité de la dentisterie holistique. Enfin, quelques associations peuvent vous conseiller.

POUR EN SAVOIR PLUS

Les amalgames dentaires au mercure

L'amalgame dentaire à base de mercure est remis en cause depuis plus de cent ans. Interdit en Suède, en Allemagne ou en Australie depuis quelques années, ainsi que tout récemment en Norvège, il continue à être utilisé en France. Des vapeurs de mercure s'échappent continuellement de la surface des amalgames, et d'autant plus lorsque l'on mastique ou que l'on grince des dents. Ces vapeurs peuvent atteindre certains organes et s'y accumuler, risquant d'entraîner des troubles rénaux et neurologiques. Cependant, dans un rapport préliminaire remis en novembre 2007, le Comité scientifique des risques sanitaires émergents et nouveaux (CSRSEN) de la Commission européenne conclut que les amalgames dentaires, qui sont constitués principalement de mercure, ne représentent pas de risque pour la santé. Très peu d'effets secondaires ont été observés et aucune maladie ne peut être associée à leur présence dans la bouche, souligne le comité scientifique. Les amalgames dentaires dégagent en général de faibles quantités de vapeurs de mercure, de 3 à 17 de microgrammes (µg), par jour, alors que les seuils de toxicité s'élèvent à environ 346 µg par semaine. En France, pour l'Académie de médecine, la dépose des amalgames doit tout de même être entourée d'un maximum de précautions. La chaleur dégagée par la fraise provoque notamment un dégagement de vapeurs qui peuvent être absorbées par l'organisme si elles ne sont pas éliminées.

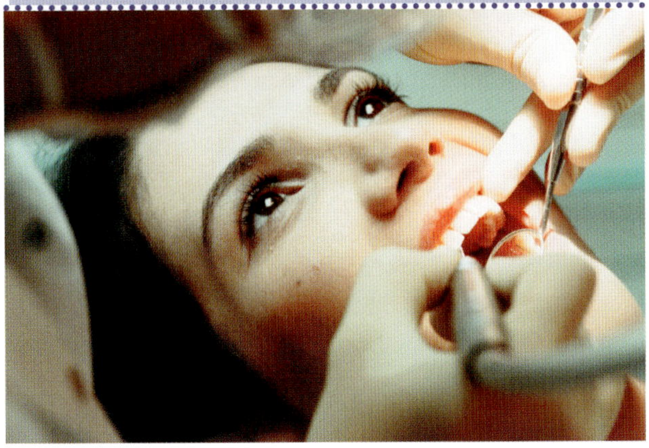

CE QU'EN DIT LA SCIENCE

● Aucune publication scientifique n'a évalué la supériorité de la dentisterie holistique sur la dentisterie classique en termes de soins dentaires. Même chose pour le traitement d'éventuels problèmes de santé qui seraient liés à des troubles de l'occlusion : l'approche par les soins dentaires n'a jamais été comparée aux approches classiques.

Comment se déroule une consultation

LE DIAGNOSTIC

● Le dentiste commence par vous interroger sur votre état de santé général et vos antécédents. Il peut vous donner des conseils généraux de santé, des remèdes homéopathiques, des recettes...

● S'il est formé à la **médecine énergétique traditionnelle chinoise** (voir p. 125), il prendra vos pouls pour obtenir des informations sur la toxicité des matériaux et des produits déjà utilisés ou pour détecter une dent pathogène.

● Pour vérifier que la fermeture de votre bouche est correcte et ne génère pas de troubles au niveau de la posture, il peut pratiquer des **tests musculaires** proches de ceux de la kinésiologie (voir p. 96).

● Généralement, il établit un **bilan des caries** pour obtenir la cartographie précise de vos carences remontant à l'enfance. Mais il n'est pas psychothérapeute et vous donnera tout au plus quelques indications d'ordre psychologique sur vos problèmes dentaires. À vous ensuite de vous prendre en charge sur ce plan et de faire par vous-même (éventuellement assisté d'un psychothérapeute) un travail de libération émotionnelle.

● Votre dentiste peut utiliser la **morathérapie**. Vous êtes relié par des électrodes à un appareil appelé Mora. La présence d'une dent dévitalisée, d'une dent infectée ou encore d'une dent obturée avec une pâte, un matériau toxique ou différents métaux, générerait une oscillation électromagnétique d'intensité élevée, en opposition de phase par rapport aux oscillations habituelles, dues aux signaux physiologiques normaux ; l'appareil effectuerait alors une sorte d'inversion de phase des fréquences considérées comme pathologiques, qui seraient affaiblies. Cette technique permettrait de rééquilibrer le système énergétique du corps et de tester les matériaux envisagés pour les soins. Selon la médecine classique, la morathérapie n'a pas de fondement scientifique avéré et n'exerce tout au plus qu'un effet placebo.

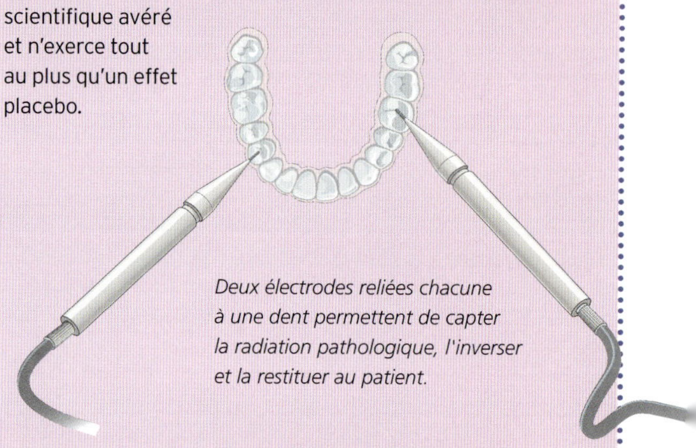

Deux électrodes reliées chacune à une dent permettent de capter la radiation pathologique, l'inverser et la restituer au patient.

● Il peut recourir aussi à la **neuralthérapie** (voir p. 149). Il vous fait une injection locale d'anesthésique pour vérifier l'implication éventuelle de la dent correspondante dans une pathologie à distance : le fait d'endormir la dent doit entraîner une amélioration du trouble.

LES SOINS

● Les soins de dentisterie proprement dits restent proches de la dentisterie classique. Si ce n'est que votre dentiste n'utilise que des **matériaux biocompatibles** et que tous **les produits irritants ou toxiques sont remplacés par des huiles essentielles** utilisées pour leurs propriétés anti-inflammatoires, cicatrisantes ou désinfectantes.

Médecines populaires

On regroupe sous le terme de médecines populaires de nombreuses pratiques religieuses, magiques ou tout simplement empiriques, ayant pour point commun de faire appel à la croyance et de s'appuyer sur des méthodes anciennes, fondées sur l'expérience et non sur la science.

PRINCIPES

● Les médecines populaires sont des démarches qui s'appuient sur l'**expérience** et non pas sur la science. Il en a existé de tout temps, dans toutes les civilisations et dans toutes les cultures.

● Elles ne cherchent pas à poser de diagnostic ni à établir de théories, comme le feraient la médecine officielle ou les médecines traditionnelles. Elles ont une façon originale d'appréhender la **totalité de l'individu** et de ses relations avec son environnement pour les rétablir dans l'harmonie.

● Ces médecines utilisent des **remèdes réputés moins nocifs que les médicaments industriels** et les gestes de l'allopathie. Plusieurs médecines alternatives s'inspirent de ces principes.

● Elles s'appuient sur des pratiques que l'on peut regrouper en cinq grands groupes qui s'interpénètrent plus ou moins :
- des pratiques **religieuses,** qui utilisent les pèlerinages (collectifs ou individuels), les dévotions aux saints guérisseurs, les prières, les exorcismes ;
- le **magnétisme** et la divination (magnétiseurs, devins, voyants) ;
- la **magie** (prières secrètes des « panseurs de secrets », rituels chamaniques) ;
- la **sorcellerie** (sorciers, féticheurs, « leveurs de sort » [contre-sorcellerie], marabouts) ;
- la pharmacopée et les **pratiques empiriques** (herboristes, prescripteurs de remèdes de toutes sortes, rebouteux, guérisseurs, toucheurs).

● Les médecins populaires s'appuient sur un savoir inné ou acquis. Certains sont réputés avoir un **don**, parfois très spécialisé (celui-ci traite seulement les migraines, celui-là les verrues et cet autre, le mal de reins). Ce don est généralement familial, transmis héréditairement. Cependant, il doit être travaillé et entretenu par une pratique régulière, une hygiène de vie rigoureuse et des exercices de purification. D'autres fois, il s'agit d'une **vocation**, reconnue par un praticien populaire. Dans ce cas, celui-ci prend en charge la formation du néophyte et lui transmet son savoir-faire.

CE QUE PROPOSENT LES MÉDECINES POPULAIRES

● Leur champ d'application est très large : les praticiens interviennent à la fois en proposant des **médicaments**, des **formes variées de toucher** et surtout une **écoute bienveillante**.

● Vous pouvez y avoir recours pour des infections, régler des problèmes nerveux, traiter des éruptions du type du zona, ou tout simplement aider à la cicatrisation de petits bobos.

● Certains peuvent vous aider dans la prise de décisions ou vous guider vers une meilleure compréhension de votre maladie ou de votre mal-être.

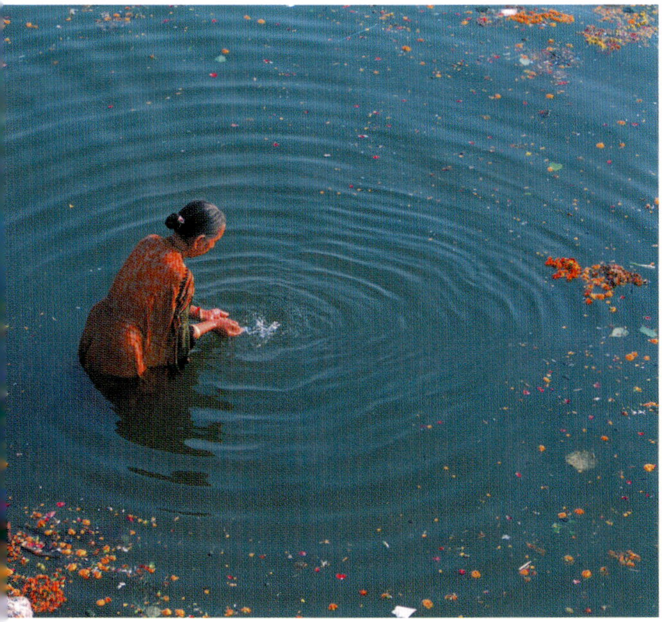

Un pèlerin se baigne dans le Gange, le fleuve sacré des hindous.

POUR EN SAVOIR PLUS

Des médecines reconnues par les autorités de santé

Alors qu'elles sont peu implantées dans les pays riches, les médecines populaires constituent ailleurs dans le monde l'essentiel des systèmes de soins ou, tout au moins, sont largement associées à la pratique de la médecine occidentale.

- En Afrique, le recours aux médecines populaires est pratiquement la règle. Il est d'ailleurs encouragé par l'OMS. Sur l'ensemble du continent, on fait appel à la médecine populaire dans 80 % des cas. Le chiffre grimpe à 100 % dans les zones rurales et les pays les plus pauvres. Une étude menée par l'OMS en Zambie, au Nigeria, au Ghana et au Mali a montré que le traitement des crises de paludisme repose en premier lieu et dans 6 cas sur 10 sur des remèdes ancestraux à base de plantes.

- En Amérique latine, en Sibérie et en Asie centrale, les médecines populaires sont encore largement employées.

- Le cas de l'Asie du Sud-Est et du sous-continent indien est un peu différent. On y pratique des médecines traditionnelles (acupuncture, médecine traditionnelle chinoise, médecine ayurvédique, voir p. 10, 125 et 114) qui sont des systèmes savants enseignés à l'université à des médecins qui reçoivent la double formation moderne et traditionnelle. Les médecines moderne et traditionnelle y sont employées à peu près à égalité. En Chine, il existe en outre un corps d'auxiliaires de santé que l'on appelle les « médecins aux pieds nus ». Ils ont une formation basique qui leur permet d'intervenir rapidement là où il ne peut y avoir de médecins en permanence. Ils résolvent les cas simples, qui représentent la grande majorité, et dirigent les autres vers les médecins ou les hôpitaux.

- En France comme dans le reste de l'Europe, les médecines populaires restent vivantes, surtout dans les campagnes. Si elles régressent, ce n'est pas faute de succès, mais par manque d'attrait : leur exercice s'avère souvent contraignant et peu rémunérateur.

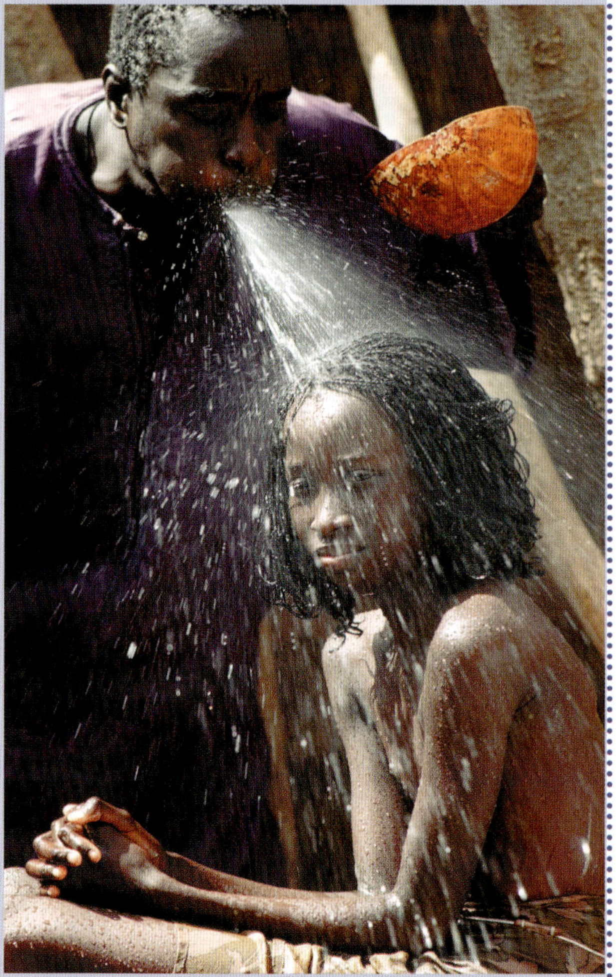

Un sorcier-guérisseur sénégalais asperge une jeune fille afin de lui insuffler son pouvoir.

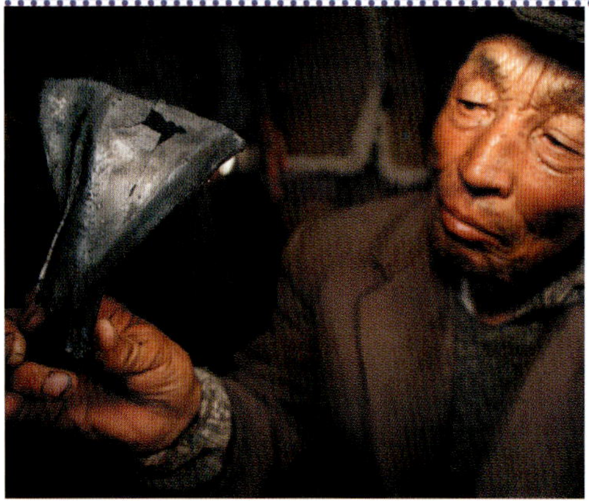

En Asie centrale et en Sibérie, des sorciers-guérisseurs, les chamans, se livrent à des pratiques magiques telles que la divination. Ils passent aussi pour avoir le don de chasser (ou d'infliger) des maladies.

LE SAVIEZ-VOUS ?

Les médecines sacrées

Les médecines sacrées ont pour originalité de personnaliser la cause de la maladie : celle-ci est due à une action volontaire d'un humain ou d'un non-humain : punition divine, possession par un démon, un esprit, etc. Elles résolvent le problème par des prières et/ou des pratiques rituelles (exorcisme, fétichisme, magie).

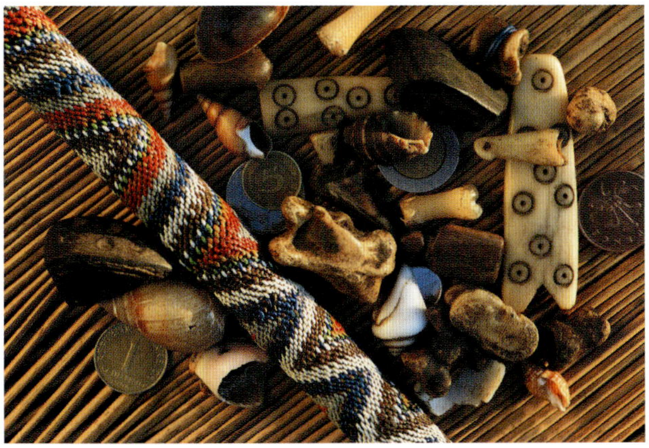

Des talismans, ici exposés à l'attention des touristes dans le « village culturel » de Basotho, en Afrique du Sud.

MISES EN GARDE

● En vous tournant vers les médecines populaires, vous adhérez à un ensemble de méthodes thérapeutiques qui se situe en dehors de tout système et qui se fonde avant tout sur la **croyance**. Certains praticiens peu scrupuleux peuvent donc profiter de la détresse de personnes fragiles.

● Sachez que la plupart des praticiens populaires font don de leur savoir-faire et sont plus motivés par la compassion que par l'intérêt. Le plus souvent, **ils ne se font pas payer** ou demandent à leur consultant de donner (en règle générale pour une œuvre) ce qu'ils estiment devoir. Cela explique qu'ils exercent souvent un autre métier (agriculteur, berger, artisan, ouvrier, prêtre, pasteur).

COMMENT TROUVER UN PRATICIEN

● Les praticiens populaires sont en majorité des gens simples et croyants. Ils n'ont le plus souvent qu'une formation rudimentaire, voire n'en ont aucune.

● Ils sont généralement assez discrets, et leur seule publicité tient aux témoignages des personnes qu'ils ont pu aider.

● Selon l'Organisation mondiale de la santé, le tradipraticien est « une personne reconnue par la communauté dans laquelle elle vit comme compétente pour donner des soins de santé reposant sur l'utilisation de substances végétales, animales et minérales, et de diverses méthodes basées sur le contexte social, culturel et religieux aussi bien que sur les connaissances, les attitudes et les croyances qui sont prévalentes dans cette même communauté et concernent le bien-être physique, mental et social, ainsi que les causes des maladies et des infirmités » (Organisation mondiale de la santé, *Technical Report Series*, n° 1, Brazzaville, 1976).

CE QU'EN DIT LA SCIENCE

● Même s'il est difficile de nier l'utilité des médecines populaires, **les milieux scientifiques se méfient fortement de leurs pratiques empiriques** et souvent, il faut bien le reconnaître, complètement irrationnelles. En outre, une grande partie de leur efficacité peut être expliquée par l'effet placebo. Durant la seconde moitié du XXe siècle, le corps médical s'est donc appliqué à déconsidérer ces pratiques avec comme conséquence malheureuse la prolifération de charlatans et l'implantation des sectes dans ce domaine.

VRAI OU FAUX ?

Les médecines traditionnelles sont des systèmes très élaborés.

VRAI. À l'opposé des médecines populaires, les médecines traditionnelles, comme la médecine ayurvédique ou la médecine chinoise (mais il y en a bien d'autres), sont des médecines « savantes » apprises au cours de longues études théoriques et pratiques. Il s'agit de systèmes complexes associant la médecine préventive et curative à la philosophie et à l'art de vivre en harmonie avec les autres et la nature. Elles s'appuient sur des visions globales du monde qui expliquent les maladies par les interactions entre l'individu et son environnement au sens le plus large (climat et ses perturbations, alimentation, comportement, mode de vie, travail, relations familiales, amicales et sociales, rapports à la nature, etc.).

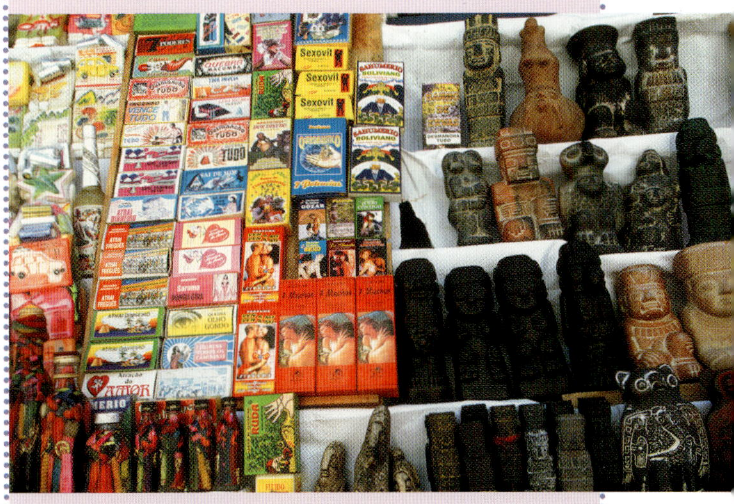

Étalage au « marché de la sorcellerie » (mercado de hechicería) *à La Paz, en Bolivie. On y vend des herbes médicinales, des aphrodisiaques, des statuettes et autres objets magiques susceptibles de porter chance.*

Comment se déroule une consultation

LE DIAGNOSTIC

- Le praticien consacre le temps qu'il faut à votre problème. **Il vous invite à vous exprimer** sur la raison de votre visite – plaie, grosseur, douleur morale ou physique… Il **vous interroge sur ce qui s'est passé**, votre mode de vie, votre alimentation, votre travail et les conditions dans lesquelles il se déroule, votre entourage familial, amical, social, votre environnement, les conditions atmosphériques du lieu où vous habitez, les maladies souvent rencontrées dans votre quartier, village, etc., ainsi que les événements sociaux.

- Cette longue description et le partage qui s'ensuit sont déjà une première forme de traitement. Les termes mêmes que vous employez lui fournissent des indications. En s'intéressant longuement à votre personne, le praticien vous soigne déjà. D'ailleurs, même chez le médecin classique, 40 à 70 % des consultations sont avant tout des demandes d'écoute !

- Nombre de praticiens de médecine populaire établissent votre **thème astral** pour déterminer le traitement, mais aussi pour réaliser les remèdes.

LE TRAITEMENT

- Les médecines populaires recourent à d'innombrables façons de **toucher** : toucher direct par frictions ou massages (vous l'utilisez d'ailleurs intuitivement lorsque vous vous frottez pour atténuer la douleur après vous être cogné) ou « toucher à distance » par l'imposition des mains ou des passes magnétiques.

- Validées par l'usage et le temps, les **plantes** sont largement utilisées par la médecine populaire. Elles servent toujours à la préparation traditionnelle de tisanes, de poudres ou d'onguents.

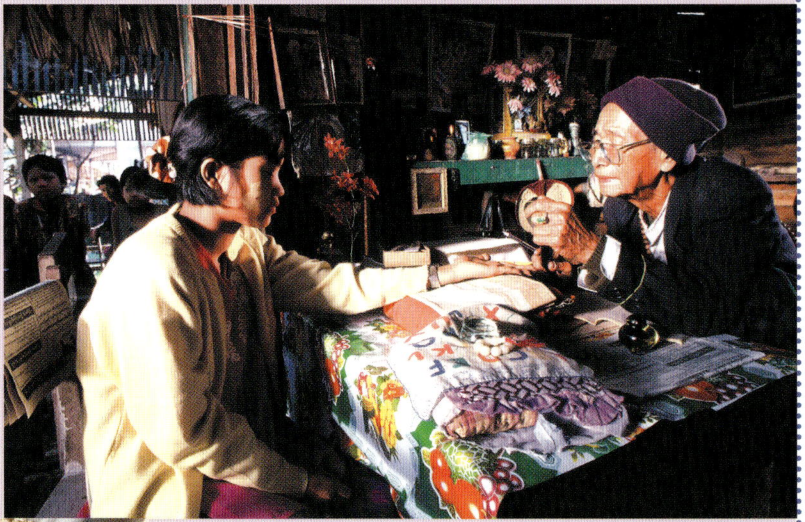

Astrologue birman lisant les lignes de la main.

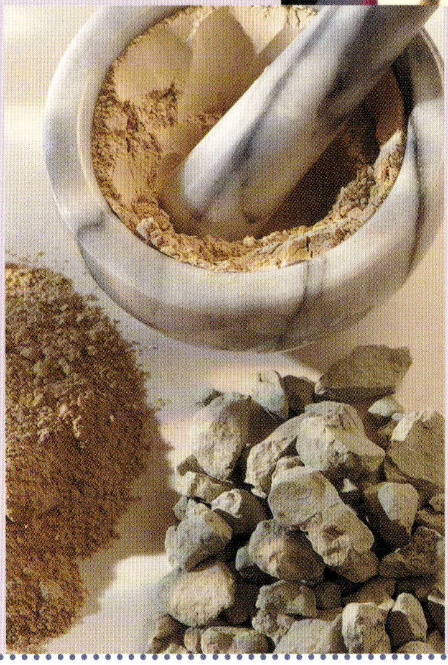

L'argile est un remède couramment utilisé par nombre de médecines populaires, notamment en applications cutanées.

- Les **tissus** et **extraits d'origine animale** sont aussi employés, en particulier au cours de pratiques de magie ou de sorcellerie, mais aussi de manière courante : comme l'utilisation de la bave de limace pour traiter les verrues ou l'application de toile d'araignée sur de petites coupures ou de petites plaies, afin d'arrêter le saignement et de hâter la cicatrisation.

- Les **pierres**, les **minéraux** et les **métaux** servent plutôt aux pratiques ésotériques.

- Les **terres** et les **boues** peuvent être ingérées ou employées en applications externes, comme les argiles (voir p. 148), qui sont encore très utilisées sous forme de pansements digestifs (estomac, intestin) et cutanés, d'emplâtres contre les douleurs rhumatismales ou encore dans la fabrication des cosmétiques.

Médecine traditionnelle chinoise

La médecine traditionnelle chinoise associe l'acupuncture, la pharmacopée, la diététique, le massage tui na, le taiji quan et le qi gong. C'est une médecine énergétique et holistique, c'est-à-dire qu'elle considère la personne à soigner comme un tout et ne s'attache pas aux seuls symptômes. Fondamentalement pratique, elle s'applique avant tout au maintien de la santé.

Voir aussi Acupuncture, *p. 10,* Massages énergétiques, *p. 107,* Qi gong, *p. 204, et* Taiji quan, *p. 230.*

PRINCIPES

- La médecine traditionnelle chinoise se caractérise par une conception originale de l'homme, de la santé et de la maladie, conception souvent déroutante pour les Occidentaux, d'autant que les termes employés recouvrent des réalités différentes. Ainsi, lorsqu'on parle du rein, par exemple, on désigne en médecine chinoise traditionnelle un ensemble de fonctions qui dépassent très largement le rein anatomique.

- Cette médecine postule que **tout dans l'Univers est énergie** (*qi*), de la pierre la plus dure à la pensée la plus subtile.

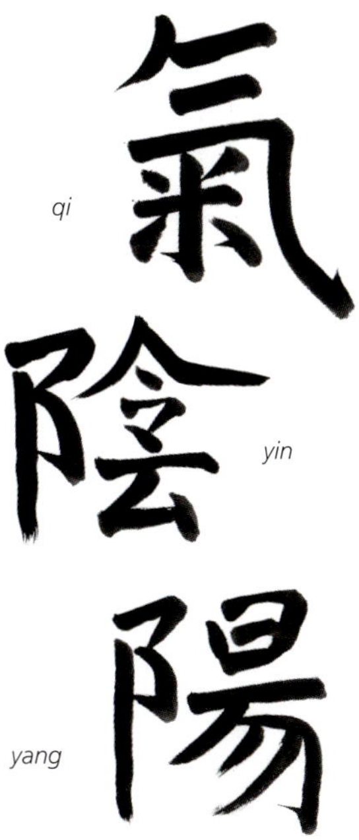

- **Deux forces** ordonnent le monde : le **yin** et le **yang.** L'idéogramme yang représente la lumière du soleil, alors que yin est la non-lumière. Ces deux pôles opposés sont essentiellement **complémentaires**. Ils sont relatifs (un yin modéré est yang par rapport à un yin plus marqué), interdépendants (l'un ne peut exister sans l'autre et réciproquement), équivalents (ils sont aussi importants l'un que l'autre), en perpétuels échanges et transformations (yang devient yin, yin mute en yang). Dans l'Univers, yang est représenté par le ciel, yin par la Terre.

- Plus l'énergie est matérialisée, plus elle est yin ; moins elle est matérielle, plus elle est yang.

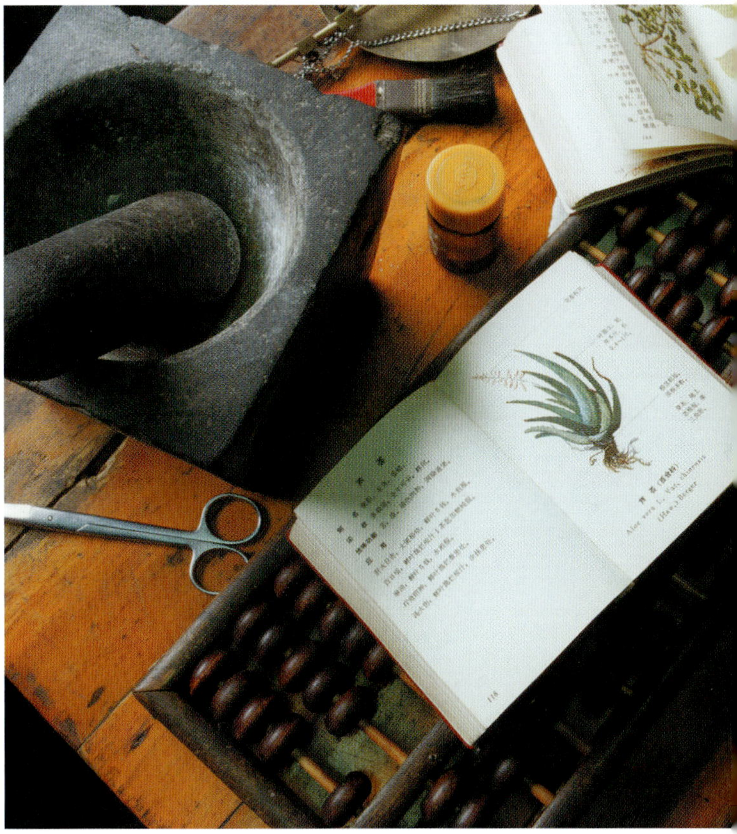

À la fois thérapie, philosophie et art de vivre, la médecine traditionnelle chinoise s'applique au maintien ou à la recherche de la santé, du bien-être et du bien-vieillir.

- Pour les Chinois, **la vie est cyclique**. Les énergies circulent constamment entre le ciel et la Terre. L'organisme humain fait partie de ce tout : tant que les énergies suivent la loi du dao (tao), l'homme connaît la santé, son état naturel. Mais qu'un déséquilibre survienne, et c'est la maladie.

Pharmacopée

Elle met strictement en application les principes de la médecine traditionnelle chinoise puisqu'elle **vise à harmoniser**, de façon individualisée, **l'énergie du patient**. Elle utilise principalement des **drogues d'origine végétale** – le nombre d'espèces végétales décrites était supérieur à 5 000 il y a un siècle – mais aussi **minérale et animale**. Au Japon, elle est pratiquée sous le nom de *kampo*.

Les remèdes sont prescrits en fonction de la personne à traiter, de son terrain spécifique et selon leurs propres caractéristiques énergétiques. En effet, pour la médecine chinoise, **l'action** curative **des plantes est liée aux cinq éléments** (feu, terre, métal, eau, bois) **ainsi qu'au yin et au yang**. Elles sont donc regroupées en fonction de leur couleur, de leur nature (chaude, froide, neutre), de leur saveur (sure, amère, douce, épicée, salée), de leur configuration (forme, texture, teneur en humidité), de leurs propriétés (disperser, consolider, purger et tonifier). Voir tableau ci-dessous.

CE QUE SOIGNE LA PHARMACOPÉE CHINOISE

C'est avant tout une médecine **préventive** : vous pouvez l'utiliser pour renforcer vos défenses naturelles et retarder le processus de vieillissement.

LA CLASSIFICATION ÉNERGÉTIQUE CHINOISE : LES CINQ ÉLÉMENTS

Selon les préceptes de la médecine traditionnelle chinoise, tout est énergie et participe de l'un des cinq éléments fondamentaux que sont le bois, le feu, la terre, le métal et l'eau.

	BOIS	FEU	TERRE	MÉTAL	EAU
Organes	foie	cœur	rate (pancréas)	poumon	rein
Entrailles	vésicule biliaire	intestin grêle	estomac	gros intestin	vessie
Sens	vue	toucher	goût	odorat	ouïe
Organes sensoriels	yeux	lèvres et peau	langue, bouche	nez	oreilles
Tissus	muscles, ligaments	vaisseaux, système nerveux	chair, tissus conjonctifs	peau, poils, muqueuses	os, moelle
Émotions, sentiments	colère	joie	pensée, empathie	tristesse	peur
Directions	est	sud	centre	ouest	nord
Saisons	printemps	été	fin d'été	automne	hiver
Climats	vent	chaleur	humidité	sécheresse	froid
Couleurs	vert (bleu-vert)	rouge	jaune	blanc	noir (bleu foncé)
Saveurs	acide	amer	doux	piquant	salé
Odeurs	aigre (végétal cru)	brûlé (viande grillée)	parfumée (épices)	oxydée, métallique (conserves)	déliquescente (macérée)
Animaux d'élevage	volailles	mouton	bœuf	cheval	porc
Animaux sauvages	à écailles	à plumes	à peau nue	à fourrure	à carapace
« Céréales »	blé	haricots	maïs, sarrasin	riz	pois de soja
Légumes, fruits	tiges	fleurs	fruits	feuilles	racines

● Elle s'avère également intéressante si vous souffrez **d'eczéma**, **d'allergie**, **d'asthme**, **de troubles fonctionnels** respiratoires, digestifs, circulatoires, d'infections à répétition (cystites, vaginites, candidoses, bronchites, rhinites, sinusites, etc.).

● Elle peut vous aider à régler vos problèmes d'**insomnie**, de **stress**, ainsi que les **troubles liés au cycle menstruel** (aménorrhée, règles douloureuses, syndrome prémenstruel). Si vous êtes enceinte, sachez que certaines plantes raccourcissent les suites de couche et favorisent la production de lait.

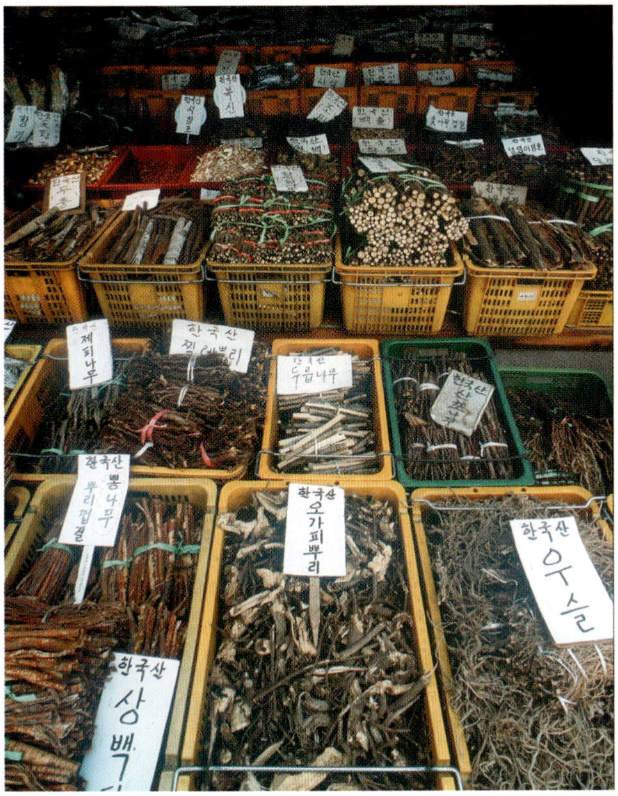

Herboristerie. Actuellement, la médecine traditionnelle chinoise emploie environ 4 000 plantes.

CONTRE-INDICATIONS

● Il n'y a pas de contre-indication générale. En revanche, un remède peut vous être contre-indiqué dans un contexte particulier. Le respect de ce type de contre-indications relève de la compétence du médecin.

● En Occident, les plantes chinoises ne sont pas conseillées en cas d'**affection grave**. Elles peuvent être prescrites dans un second temps pour traiter les troubles résiduels ou les effets secondaires des thérapies employées.

POUR EN SAVOIR PLUS

Les trois catégories de drogues

Selon le *Traité des plantes fondamentales* de l'empereur Shennong, le plus ancien traité de phytothérapie connu, les drogues médicinales peuvent être classées en trois grandes catégories :
- les herbes tonifiantes, courantes et inoffensives fortifient l'énergie vitale, protègent des maladies et luttent contre le vieillissement ;
- les drogues proprement dites (végétales, animales ou minérales) sont employées pour lutter contre les maladies, mais ne sont pas exemptes de toxicité ;
- les plantes vénéneuses sont réservées à des cas graves et prescrites avec prudence et précaution.

Ce classement est toujours d'actualité même si la pharmacopée a constamment évolué au cours des siècles. La seconde moitié du XXe siècle a vu la connaissance des plantes progresser considérablement grâce à l'analyse chimique de leurs constituants et à l'étude de leurs propriétés pharmacologiques.

MISES EN GARDE

● Attention, à de rares exceptions, la phytothérapie chinoise n'est **pas destinée à l'automédication**. Le remède est efficace à un moment donné dans une situation précise que seul votre médecin détermine en fonction des données recueillies lors de votre examen.

● Des incidents, parfois graves mais heureusement exceptionnels, ont été rapportés. Ils sont généralement dus au manque de compétence ou de scrupule de certaines filières d'importation. La République populaire de Chine veille avec de plus en plus d'efficacité au contrôle de la qualité des remèdes importés, à leur étiquetage clair et sans ambiguïté.

● L'Australian Therapeutic Goods Administration délivre une certification « Bonnes pratiques de fabrication » (BPF/GMP). Les produits qui portent ce label offrent une garantie de qualité.

● Par prudence, **n'achetez vos remèdes que chez un fournisseur recommandé** par votre médecin. Ne prenez pas de remèdes tout prêts.

● Si vous devez associer des plantes chinoises avec des remèdes allopathiques, prévenez vos médecins. Des interactions sont possibles et il convient d'être alors très vigilant.

COMMENT TROUVER UN PRATICIEN

● Il n'y a pas de formation complète à la pharmacopée traditionnelle chinoise en Occident. Les seuls praticiens compétents diplômés, médecins ou herboristes, ont suivi un enseignement en Chine, voire au Japon, en Corée ou au Viêt Nam. En France, peu de médecins pratiquent la phytothérapie chinoise – la majorité d'entre eux sont également acupuncteurs.

Les remèdes

● Les remèdes sont **préparés à la demande :** vous les obtenez sur ordonnance, selon la formule prescrite par votre médecin, ou en suivant les conseils d'un herboriste traditionnel.

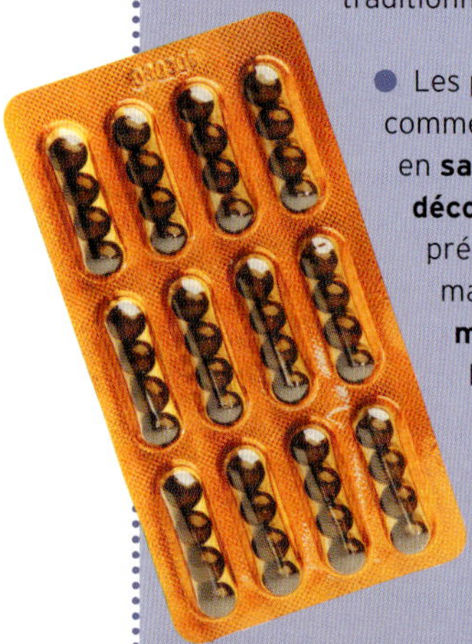

● Les plantes chinoises sont commercialisées habituellement en **sachets-doses destinés à la décoction.** Les tisanes ainsi préparées ont, dans la très grande majorité des cas, un **goût amer marqué**, voire un très mauvais goût. Il existe aussi des concentrés, tout aussi désagréables à prendre. Aujourd'hui, les formules peuvent être conditionnées en **pilules** (photo ci-contre) ou en **gélules.**

Comment se déroule une séance

● Quelle que soit la discipline envisagée, la consultation en médecine traditionnelle chinoise suit le **même déroulement que pour une séance d'acupuncture** (voir p. 10).

● Après vous avoir examiné et établi votre schéma de dysharmonie, qui correspond au diagnostic énergétique, le médecin vous prescrira une formule ; celle-ci est une **association de plusieurs plantes** (parfois de dix à quinze) agissant à différents niveaux et adaptée à votre cas présent, tout en tenant compte de votre passé et des risques évolutifs possibles.

● Vous pouvez présenter des **effets secondaires** à la suite de la prise de votre traitement, surtout à son début. Le plus souvent, il s'agit de **troubles digestifs** (nausées, vomissements, ballonnements, etc.). Normalement, ces troubles doivent spontanément et rapidement disparaître au fil du traitement. Si ce n'est pas le cas, consultez.

La préparation des décoctions. Racines, écorces et/ou feuilles des plantes sont recueillies et disposées dans des sachets-doses. Faites bouillir le contenu... : votre médicament est prêt.

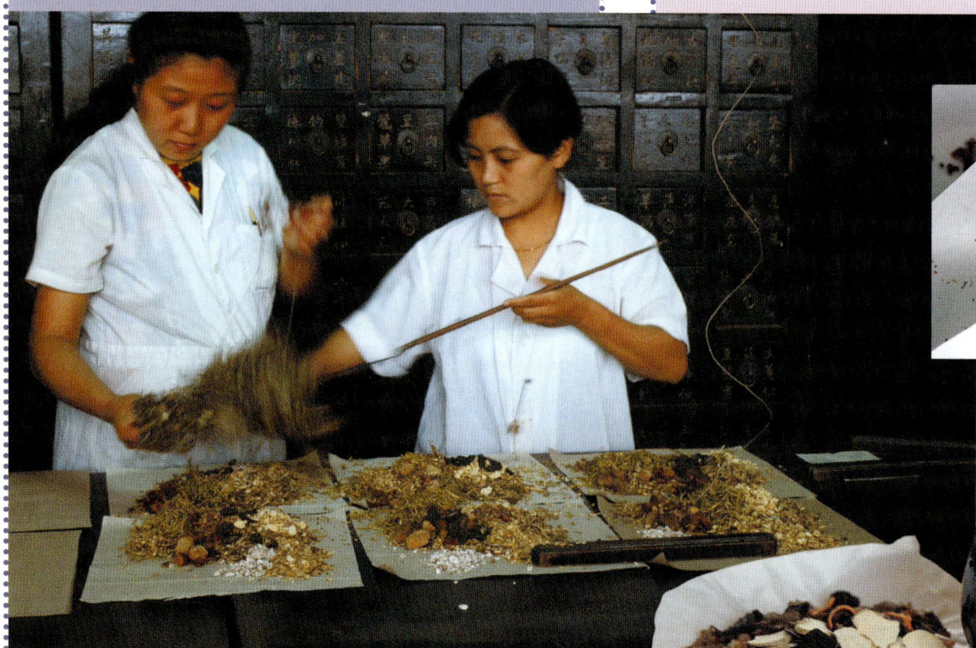

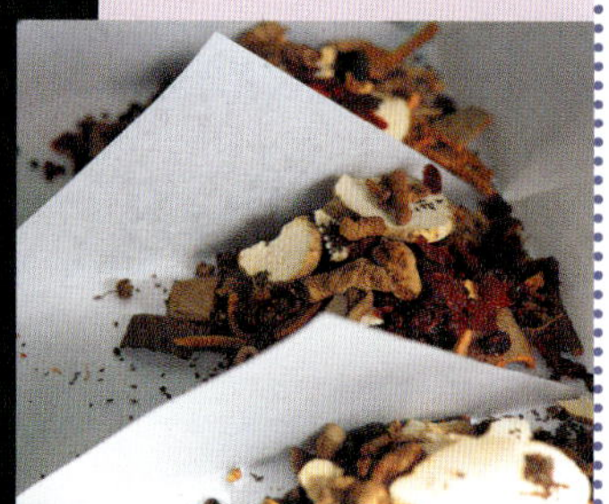

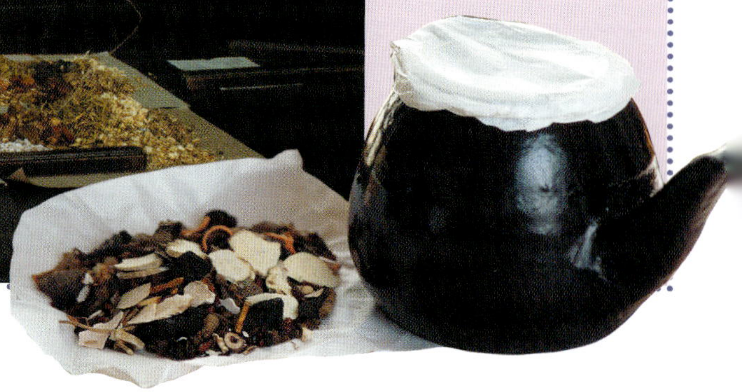

Diététique énergétique

LE SAVIEZ-VOUS ?

Le thé tient une place importante dans la diététique chinoise. Il existe deux types de thés.

● **Le thé vert** est principalement originaire de Chine et du Japon. Les jeunes feuilles fraîchement récoltées sont passées à la vapeur, roulées, puis séchées. Le thé vert contient de la théine (substance excitante du système nerveux), des tanins, des vitamines (C, bêta-carotène, etc.), des minéraux et des oligoéléments, du gallate d'épigallocatéchine (doué de propriétés anticoagulantes, antivirales, antitumorales) et des substances amères apéritives. C'est à la fois une boisson d'agrément peu excitante et un remède à consommer régulièrement pour prévenir affections cardio-vasculaires, artériosclérose, hypertension artérielle, syndrome métabolique, ou, ponctuellement, en cas de maux de gorge, de rhume, de grippe, de diarrhée, de gastrite.

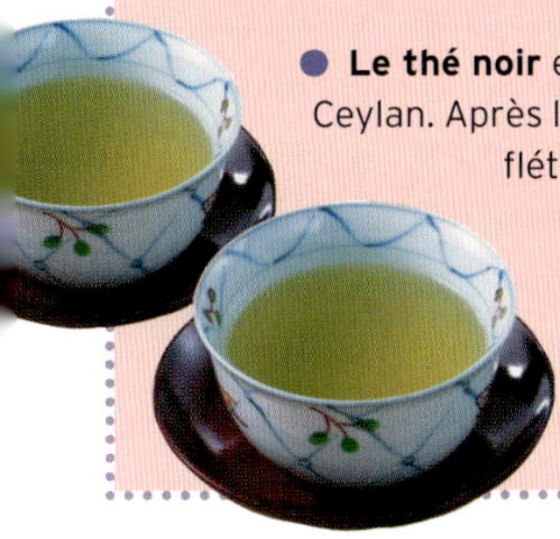

● **Le thé noir** est surtout originaire d'Inde et de Ceylan. Après la récolte, les feuilles sont mises à flétrir. Puis elles sont roulées, tassées et on les laisse fermenter. Le thé perd ainsi une grande partie de ses principes actifs. C'est une boisson d'agrément, excitante, mais sans vertu médicinale.

● Contrairement à la diététique occidentale, la diététique chinoise traditionnelle n'est pas établie à partir d'une quantité quotidienne idéale de calories, protéines, vitamines ou minéraux : elle **se préoccupe** essentiellement **de la qualité énergétique des aliments** considérés dans leur globalité.

● Autre différence essentielle, elle **tient compte des méthodes de conservation, de préparation et de cuisson** des aliments, car ces dernières modifient les qualités de base d'un aliment, donc ses propriétés.

● Les aliments sont classés selon leur action (tonifiante, dispersante, harmonisante, etc.), leur nature plus ou moins yin ou yang (froide, fraîche, neutre, tiède et chaude), leur saveur, leur couleur, leur affinité pour l'un des douze méridiens et leurs vertus thérapeutiques ; ils sont conseillés ou non en vertu de cette classification. De plus, par leurs saveurs, ils sont supposés nourrir l'essence *(jing)* des organes, contribuant ainsi à ralentir les phénomènes de vieillissement.

● Dans les maladies longues ou chroniques, la diététique **complète ou relaie le traitement** initial par la pharmacopée.

Les préceptes alimentaires

D'une façon générale, pour rester en bonne santé, vous devez **consommer**, en petite quantité, **beaucoup d'aliments différents** qui se complètent. Vous devez également **tenir compte de votre** propre **tempérament énergétique**.

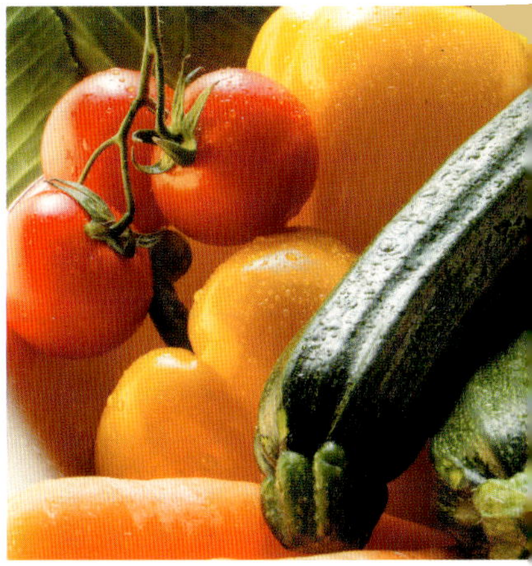

● Pour profiter pleinement des vertus des aliments, **mangez lentement** (mieux vaut manger moins si vous n'avez pas le temps) et prenez le temps de mâcher chaque bouchée.

● Mais, avant tout, **adaptez le choix des aliments** et les modes de cuisson **aux saisons**.

● **Au printemps** (de la mi-février au début de mai), l'énergie s'extériorise. Privilégiez les aliments de saveur douce, de nature tiède et ascendante : les **jeunes pousses**, les **légumes frais**, les **viandes maigres**, les volailles, les poissons, les fruits de saison, les aromates de saison.
- Mode de cuisson : faites cuire les légumes quelques minutes dans l'eau bouillante ou faites-les sauter à la poêle comme les viandes ; cuisiner les poissons à la vapeur ou à l'étouffée.

● **En été** (de début mai à début août), l'énergie est à son maximum d'extériorisation. Les aliments recommandés sont alors de nature tiède et chaude, de saveur douce et piquante : **viandes rouges et blanches**, **poissons maigres**, **légumineuses**, épices, épinards, salades, carotte, artichaut, aubergine, concombre, maïs, radis, abricot, datte, figue, fruits rouges, kiwi, pêche.

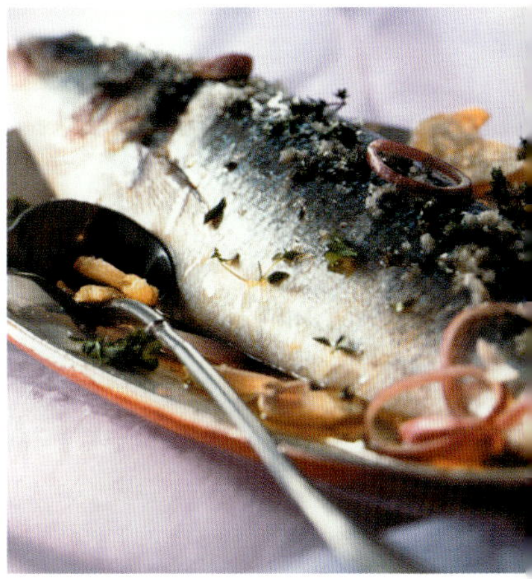

- Mode de cuisson : ébullition courte, en sauté, en grillade.
- Vous pouvez consommer des **crudités** et des **salades de fruits**. En revanche, les glaces ou boissons réfrigérées constituent, pour la diététique énergétique, une absurdité préjudiciable à la santé.

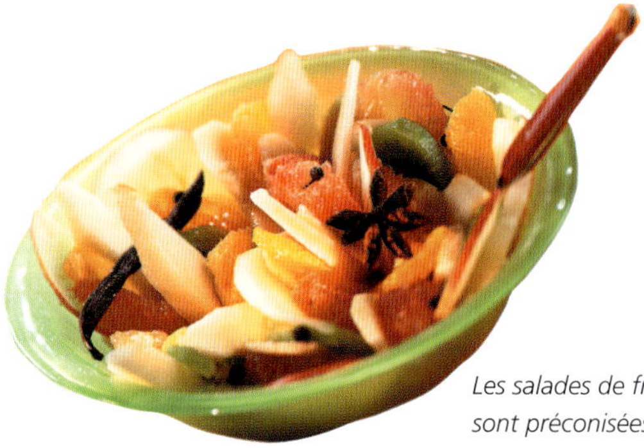

Les salades de fruits sont préconisées en été.

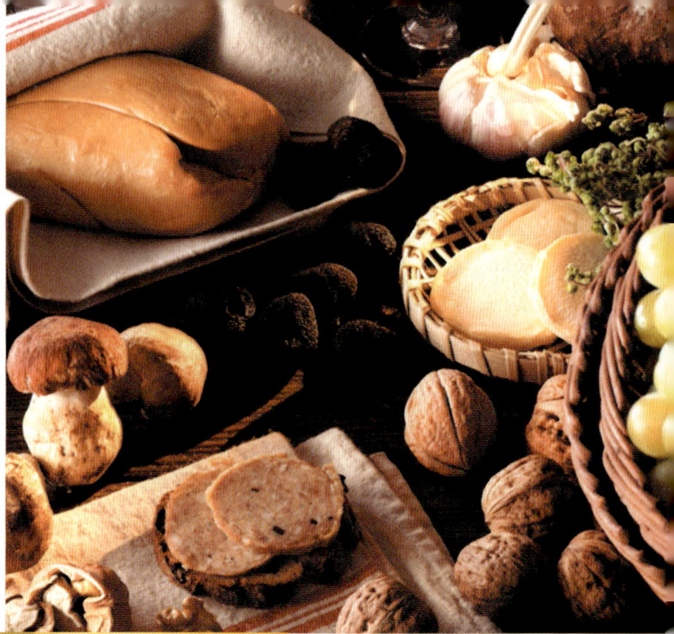

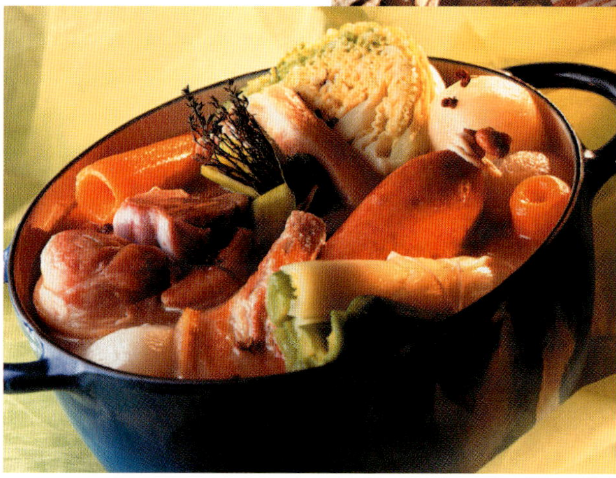

Maître mot de la diététique énergétique chinoise : la variété, tant dans le choix des mets que dans leur préparation.

En hiver, on conseille de consommer des aliments longuement cuits tels que les ragoûts.

● **L'intersaison** (août) **est une période d'harmonisation des énergies** avant la phase d'intériorisation. **Mangez sans excès** en préférant les modes de cuisson légers et rapides à l'huile ou grillés.

● **En automne** (de début septembre à début novembre), l'énergie s'intériorise. **Consommez des aliments plus nourrissants**, de saveur acide et amère, de nature fraîche et d'action descendante : céréales, racines (betterave, carotte, céleri-rave, navet, salsifis), féculents, légumineuses. N'oubliez pas les fruits et les légumes (céleri en branche, champignons, châtaignes, choux, endive, potiron, coing, figue, noix, prunes, raisin, fruits secs, algues). En plus des viandes rouges et blanches, cuisinez le gibier, les abats, les poissons et les crustacés. Consommez aussi des fromages (même gras).

- Modes de cuisson : rôtis et gratins au four, soupes mijotées, fritures (beignets), plats en sauce, purées, compotes.

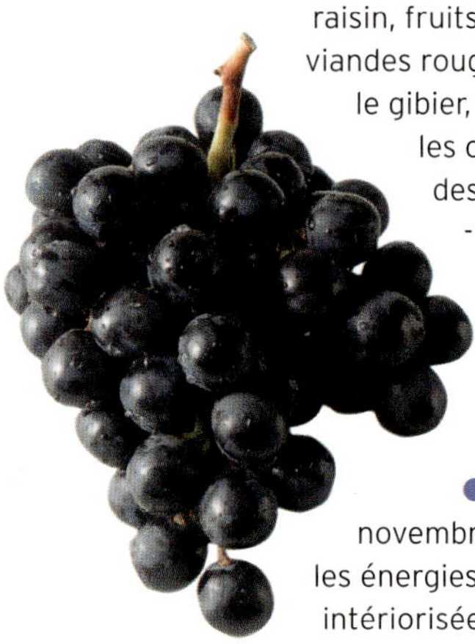

● **En hiver** (de début novembre à début février), les énergies sont complètement intériorisées. Consommez plutôt des aliments de nature yin et froide, de saveur salée et amère : **céréales, pâtes** alimentaires, **féculents**, **légumineuses**, **oléagineux** (noix, noisette, amande, cacahuète, olives, etc.), **betteraves**, **céleri-rave**, **champignons**, **choux** divers, **épinards**. Les **agrumes** sont indispensables. Ajoutez des **viandes rouges fortes** (bœuf, mouton, cheval), du gibier, des abats, des œufs, des fromages fermentés, des poissons gras, des crustacés et des fruits de mer.

- Modes de cuisson : privilégiez des plats qui cuisent lentement (ragoûts, confits), les cuissons à l'étouffée, à la vapeur, mais aussi les fritures (beignets), le rôtissage au four.

LE SAVIEZ-VOUS ?

L'importance préventive et curative de la diététique est déjà soulignée dans le *Classique de l'interne de l'empereur jaune,* attribué à l'empereur mythique Huangdi (Houang Ti), qui aurait régné au début du troisième millénaire avant notre ère. Tous les aliments connus à l'époque y sont répertoriés, et leurs effets physiologiques et thérapeutiques y sont décrits. Au cours des siècles, ces observations se sont affinées et enrichies de la description des propriétés de nouveaux aliments ou de nouveaux modes de préparation.

POUR EN SAVOIR PLUS

Le poulet : du bon et du mauvais

Selon le principe de classification énergétique des aliments, le poulet est de couleur blanche à jaune, sa nature est tiède et yang, sa saveur douce. Il nourrit l'énergie des reins, fait circuler le sang, facilite l'assimilation digestive et neutralise les toxines. Ainsi, la consommation de la chair d'un jeune poulet cuit en bouillon à petit feu (le bouillon est également avalé) est conseillée en cas de fatigue, de surmenage, de frilosité, de convalescence, dans les suites d'accouchement, les douleurs articulaires, les règles abondantes ou irrégulières ; mais elle est à éviter en cas de fièvre, de grippe, d'angine, de sinusite, etc. De plus, le poulet a tendance à extérioriser l'énergie, il est donc déconseillé en été (de début mai à début août), saison pendant laquelle l'énergie est déjà extériorisée au maximum.

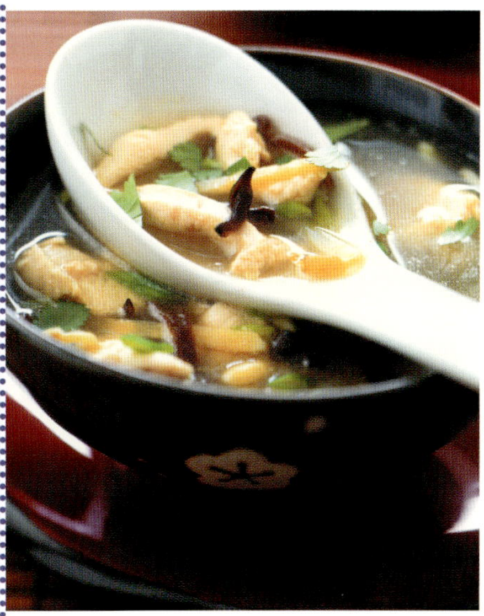

Potage pékinois à base de poulet. Celui-ci est paré de nombreuses vertus en diététique énergétique chinoise, mais déconseillé en été.

Médecine tibétaine

La médecine tibétaine associe des concepts des médecines ayurvédique (voir p. 114) et chinoise à des traits propres issus du bouddhisme tantrique. C'est une médecine globale qui concerne à la fois l'homme malade, l'homme bien portant (prévention) et l'ensemble de l'Univers.

- D'après les principes du bouddhisme tantrique, **tout dans l'Univers est solidaire de tout** : une action quelconque entraîne des effets concernant le monde entier. D'où l'importance, en matière de prévention, d'une vie conduite selon le *dharma*, la loi universelle d'amour désintéressé et de compassion.

- **La santé traduit l'équilibre** harmonieux **des trois humeurs (vent, bile et flegme)**, le bon fonctionnement des cinq chakras et des nombreux canaux – dont les trois canaux de vie, Ida, Pingala et Sushumna, connus à travers le yoga tantrique (voir p. 248) – où circulent l'énergie et les fluides.

- Les maladies sont provoquées par les excès en tout genre, les déséquilibres alimentaires, les désordres climatiques, un accident, des esprits malfaisants... Mais la cause subtile des maladies tient au *karma* de la personne, somme de ses actes passés, présents et à venir. Un mauvais *karma* favorise en effet un ou plusieurs des trois poisons : avidité, haine ou colère, torpeur (associant ignorance et paresse). En troublant les trois humeurs, les trois poisons altèrent la santé.

- Le thérapeute pose son diagnostic grâce à la **prise des pouls** et à l'**examen méticuleux de vos urines**. Il peut également établir votre **horoscope**, surtout si un premier traitement s'est révélé inefficace. Une fois le diagnostic posé, le médecin dispose de tout un **arsenal thérapeutique pour vous soigner** : chirurgie, pharmacopée (plantes, substances animales, minéraux), moxibustion, saignée, ventouses, alimentation, conseils d'hygiène de vie, massages, hydrothérapie, mais aussi ascèse spirituelle, méditation, etc.

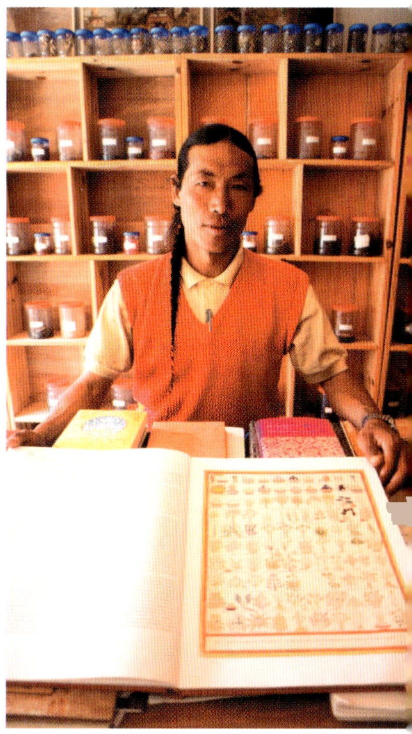

La médecine tibétaine, l'une des plus anciennes au monde, utilise des plantes par milliers. Celles-ci sont répertoriées dans des ouvrages illustrés.

Feng shui

Feng shui (prononcez fong choué) signifie vent et eau. Cet art chinois plusieurs fois millénaire a pour but d'optimiser la circulation de l'énergie (le *qi*) dans l'environnement pour favoriser le bien-être, le bonheur et la prospérité. En harmonisant les énergies de l'atmosphère, du sol et du corps, cette discipline pourrait contribuer au maintien ou au retour à la santé.

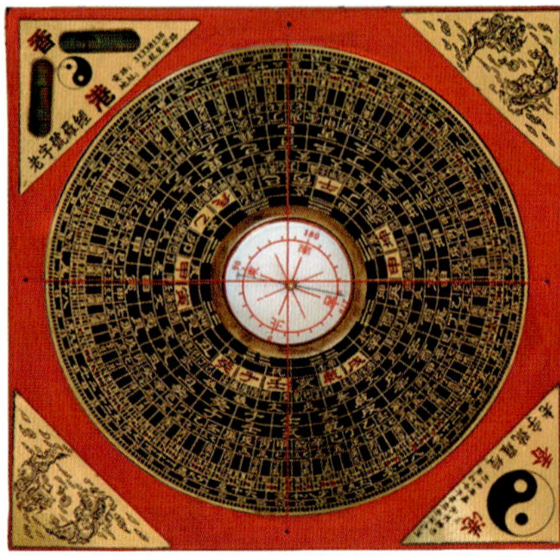

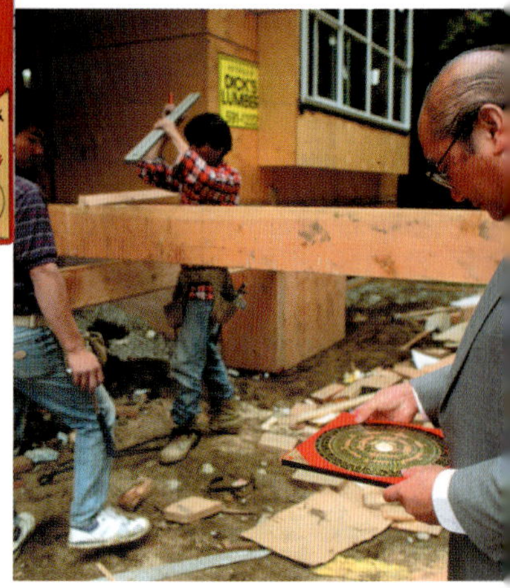

En Chine, dans le monde des affaires, avant d'installer de nouveaux bureaux, il est courant de faire appel à un maître en feng shui. Celui-ci utilise un instrument de mesure spécifique, un genre de boussole appelé luo pan.

- Le feng shui repose sur l'idée que la Terre contient des énergies qui entrent en résonance avec les énergies vitales de l'homme. Les **échanges énergétiques avec l'environnement** sont **constants** et conditionnent notre équilibre. S'il y a perturbation dans ces échanges, la santé peut s'en trouver altérée.

- Pour être bénéfique, le *qi* doit être équilibré et circuler de façon fluide. Le feng shui propose ainsi toute une série de **moyens pour que l'énergie ne stagne pas**, **ne soit pas interrompue** par un obstacle, ne tourne pas en rond, etc.

- Si vous désirez appliquer les propositions du feng shui à votre domicile, ou même à votre lieu de travail, vous pouvez faire appel à un spécialiste qui étudiera la situation (matériaux, disposition des bâtiments, des meubles, couleurs, etc.). Il vous proposera des **transformations** : **déplacement de meubles ou d'objets**, **dégagement d'espace libre**, **changements d'éclairage**, modification des ouvertures, emploi de « **correcteurs d'énergie** » (miroir, plante, fleurs, pierre, carillon, animal, etc.).

- Certains architectes se sont spécialisés et peuvent vous aider. Mais vous pouvez également vous référer aux très nombreux ouvrages consacrés à ce sujet.

- Jusqu'à ce jour, aucune étude scientifique n'est parvenue à mettre en évidence la moindre influence des énergies telluriques sur la santé.

- La pratique du feng shui n'a aucune reconnaissance légale.

- Pour trouver un professionnel, adressez-vous aux différentes associations. Soyez **précis et ferme dans vos attentes**. Demandez des références (expérience, exemples de réalisations).

POUR EN SAVOIR PLUS

Le tellurisme et la santé

Pour certains praticiens des médecines alternatives, les radiations émises par la Terre agiraient, par un mécanisme vibratoire, sur les liaisons entre atomes à l'intérieur des molécules du corps, notamment les protéines structurelles (celles qui sont liées aux tissus).

- Ces radiations telluriques auraient pour origine les filets d'eau souterrains et/ou les courants très faibles produits par la compression des cristaux de quartz des roches. Mais l'installation de grands ouvrages (autoroutes), de lignes électriques (surtout aériennes), d'antennes, etc., perturbe de plus en plus les réseaux telluriques. Ces perturbations expliqueraient nombre de dysfonctionnements de l'organisme pouvant aller jusqu'au cancer, à la sclérose en plaques, etc.

- Si votre thérapeute soupçonne que les insomnies, migraines, rhumatismes, dépressions dont vous souffrez sont dus au tellurisme, il vous conseillera de faire appel à un radiesthésiste ou à un géobiologue (professionnel de l'habitat sain). Ce dernier examinera en détail votre environnement et emploiera divers appareils de mesure (de la baguette de coudrier aux capteurs électroniques) pour confirmer son diagnostic. Puis il vous prodiguera des conseils adaptés : changement de l'usage des pièces, de l'emplacement du lit ou, plus rarement, utilisation d'un objet (cristal, par exemple) à disposer à un endroit précis.

Méditation

La méditation est une pratique très ancienne qui consiste à éliminer tout ce qui peut encombrer l'esprit pour parvenir à un état de relaxation profonde et de conscience accrue. Elle a pour but de retrouver un contact serein avec les sensations de son corps et ses émotions, et d'atteindre un meilleur équilibre général.

PRINCIPES

- La méditation permet, par la concentration, de créer un espace de tranquillité qui favorise la **détente du corps et de l'esprit** : le mental, habituellement prépondérant dans notre vie quotidienne, est mis en veille, laissant la **place aux perceptions sensorielles**. L'esprit est comme vide, ou, tout au moins, suffisamment relâché pour être réceptif aux pensées et aux images qui y passent, sans s'y attacher. Cet état implique un retrait de la réalité extérieure.

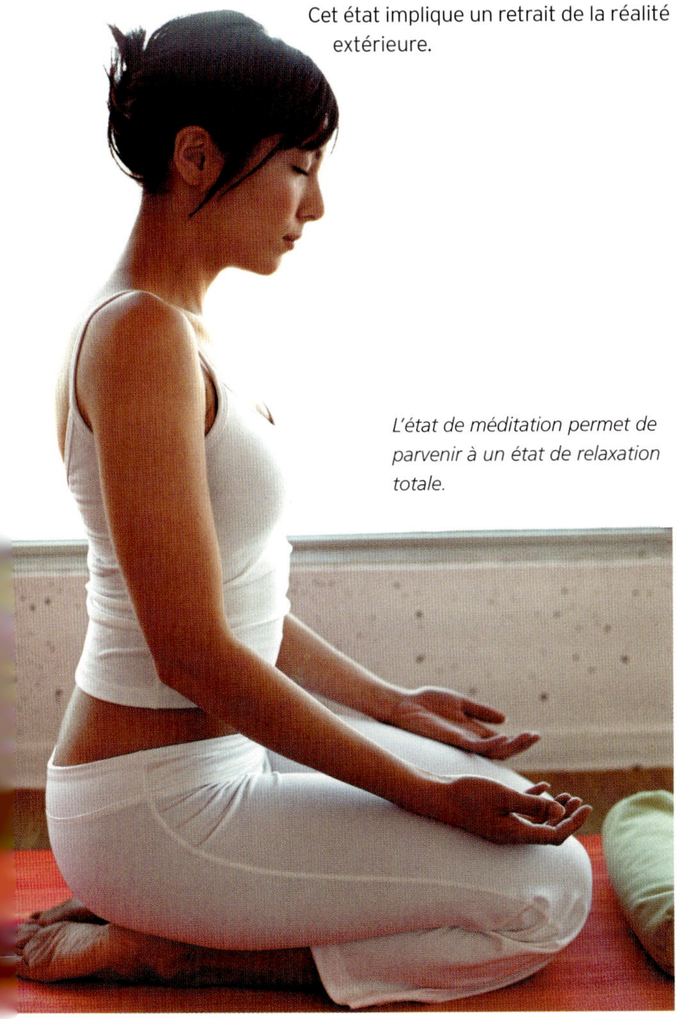

L'état de méditation permet de parvenir à un état de relaxation totale.

- Pour aider le mental à se relâcher, il est possible de **se concentrer sur un objet** à observer : la flamme d'une bougie, un tableau, la nature... On peut aussi chanter, réciter une prière ou psalmodier, comme dans de nombreuses religions, ou encore répéter les mêmes gestes ou faire du yoga, du taiji quan, du qi gong. On peut aussi se passer de tout support et visualiser l'élément ou l'action que l'on souhaite.

LE SAVIEZ-VOUS ?

Les thérapeutes qui méditent sont plus efficaces que les autres

Une étude allemande, parue dans *Psychotherapy and Psychosomatics* en novembre 2007, montre que la pratique de la méditation par les psychothérapeutes a une incidence non négligeable sur leur efficacité. Les chercheurs ont comparé deux groupes de patients : les premiers étaient traités par des thérapeutes qui méditent, les seconds par des thérapeutes qui n'ont aucune pratique en la matière. Les résultats sont statistiquement très clairs : les patients du premier groupe présentent moins de somatisation, d'anxiété, d'obsessions, d'agressivité, de sentiment d'insécurité ou de pensées psychotiques. Autant d'éléments qui favorisent la rapidité et l'efficacité des psychothérapies.

- Parmi les écoles de méditation, deux sont particulièrement répandues.

- La **méditation transcendantale (MT)**, développée dans les années 1960 par le yogi indien Mahrashi Mahesh, consiste, tout en restant assis, les yeux fermés, à répéter pendant quinze à vingt minutes le **mantra** transmis par l'instructeur. Le mantra peut être défini comme une séquence sonore dont le sens n'a pas besoin d'être compris pour agir. La récitation des prières, telle qu'elle se pratique dans nombre de religions, est très proche de cette forme de méditation.
- La **méditation avec support mental,** ou méditation fondée sur la conscience, consiste à visualiser un élément (eau, feu, etc.), une couleur ou toute autre image. Ou bien le méditant s'attache au contraire à ne rien visualiser et observe le flot de ses pensées qui défilent. Ou bien encore il fait un peu des deux.

Ces techniques se retrouvent dans la **méditation Vipassana**, la méditation **zen** ou la méditation **de pleine conscience**.

CE QUE PROPOSE LA MÉDITATION

- Si vous vous retrouvez dans des **situations de vie** particulièrement **stressantes** ou si vous avez du mal à vous remettre d'**événements traumatisants** passés, vous trouverez un intérêt à pratiquer la méditation.

- Elle peut vous apporter un réconfort si vous êtes atteint de **pathologies difficiles à soulager durablement**, comme l'asthme, l'insomnie, la fibromyalgie, les douleurs et les maladies chroniques (maladies cardiovasculaires, sida, cancer, etc.), la dépression.

- En parvenant à cet équilibre du corps et de l'esprit, en gérant votre stress, vous gagnerez en **qualité de vie**.

CONTRE-INDICATIONS

- La méditation est habituellement sans danger.

- Néanmoins, si vous vous sentez **fragile psychologiquement** ou si vous avez des **problèmes psychiatriques**, parlez-en d'abord avec un médecin. La pratique intensive de la méditation pourrait exacerber l'état de certaines personnes dépressives (apparition de troubles de dépersonnalisation, tentatives de suicide ou épisodes schizophréniques) ; toutefois, cette hypothèse n'a pas été confirmée.

- Si vous souffrez d'**épilepsie**, la prudence s'impose, car la méditation modifie l'activité électrique du cerveau et peut augmenter le risque de crise.

MISES EN GARDE

- Les liens très forts entre la méditation et les pratiques religieuses expliquent le risque de dérive mystico-spirituelle. **Attention à ne pas tomber dans une secte.** Souvenez-vous que, une fois apprise, la méditation ne demande pas de matériel : vous pouvez la pratiquer seul **sans débourser un centime**.

- Quelle que soit la méthode que vous avez choisie, **si vous ne vous sentez pas à l'aise, n'insistez pas**.

COMMENT TROUVER UN PRATICIEN

- Les personnes pratiquant la méditation n'appartiennent à aucune profession réglementée. Ceux qui en enseignent la pratique ont eux-mêmes suivi une formation et méditent régulièrement.
Suivant vos affinités, vous pouvez vous adresser à l'un des nombreux courants qui proposent des sessions de méditation, le plus souvent en groupe (mais il existe aussi des séances individuelles).

CE QU'EN DIT LA SCIENCE

- Des centaines d'études ont été menées sur les effets de la méditation. Depuis les années 1960, on sait que les états méditatifs **modifient l'activité électrique du cerveau**.

- Des études électro-encéphalographiques ont été conduites, notamment sur des moines bouddhistes, mais aussi sur des franciscains ou des sujets pratiquant plus épisodiquement diverses formes de méditation. Elles ont montré que, dans l'état méditatif, le cerveau émet des **ondes alpha** qui, associées à des états de repos, de réceptivité, correspondent à une détente profonde. La méditation entraîne une **baisse du métabolisme** : des analyses sanguines ont prouvé une baisse du taux de cortisol, l'hormone du stress. Elle ralentit également la fréquence respiratoire. Pour le rythme cardiaque, les résultats sont contradictoires, certaines études indiquant une diminution, tandis que d'autres révèlent au contraire une légère augmentation du nombre de battements à la minute.

- Un rapport de l'Agency for Healthcare Research and Quality (AHRQ, haute instance américaine chargée d'évaluer les pratiques de santé), paru en juin 2007 et portant précisément sur l'analyse de 813 études cliniques certifiant a priori l'intérêt thérapeutique de la méditation, pointe la mauvaise qualité méthodologique de la plupart d'entre elles. Ainsi, les effets physiologiques et neuropsychologiques de la méditation n'ont été évalués que dans 312 études. Le rapport conclut que la méditation ne réussit pas à réduire le stress, l'anxiété, la dépression ou la pression artérielle. Certains médecins préconisent toutefois la méditation comme une technique de relaxation.

POUR EN SAVOIR PLUS

Méditer, prier et soigner

Comme l'attestent de nombreuses représentations, la pratique de la méditation remonte à plus de cinq mille ans. Les Égyptiens, les Babyloniens, les Indiens ont été les premiers à utiliser cette technique. Aujourd'hui, la majorité des religions propose la méditation, des chrétiens aux bouddhistes en passant par les yogis. Le mot méditation vient du latin *meditari* (forme conjuguée du verbe *mederi*), qui signifie « s'entraîner physiquement et mentalement à des exercices militaires », mais aussi soigner. Ce mot a également donné médecin ou encore médicament...

Comment se déroule une séance

LA PRATIQUE

- Généralement, les séances de méditation se déroulent **en groupe**. La durée des séances varie **de vingt minutes à une heure**.

- Le professeur, selon l'enseignement qu'il pratique, vous invite à vous **asseoir en tailleur ou sur une chaise**. Vous pouvez fermer les yeux ou les garder ouverts. Vos bras sont relâchés, vos mains jointes ou posées sur les cuisses. Si vous êtes assis sur une chaise, vos jambes ne sont pas croisées, vos pieds sont bien posés au sol. Dans tous les cas, l'essentiel est d'avoir la **colonne vertébrale droite**. La verticalité est une notion importante dans toutes les traditions : le méditant est relié à la fois à la terre et au ciel. On ne médite pas allongé.

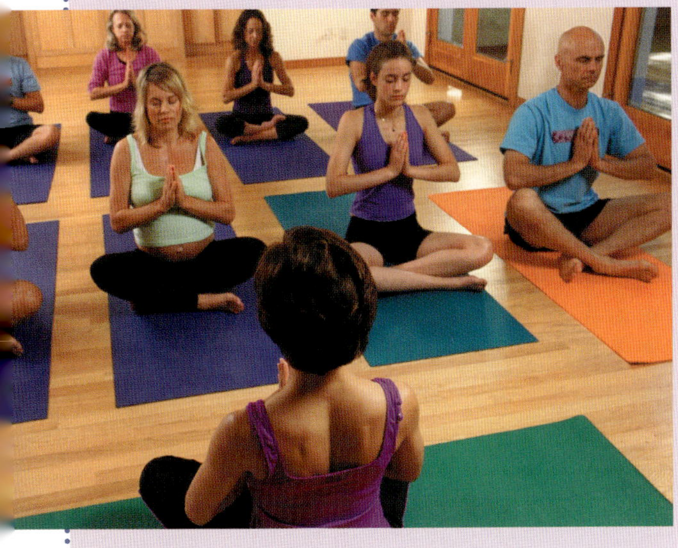

Méditer permet de reposer profondément son corps et d'apaiser son esprit, tout en demeurant dans un état d'éveil total.

LES TECHNIQUES

- Une fois que vous êtes installé, le professeur vous invite à vous concentrer sur votre **respiration ventrale**. Au gré des mouvements respiratoires, vous sentez peu à peu la détente s'installer.

- Le professeur peut vous proposer de **visualiser une scène**. Vous portez alors votre attention sur des détails tels que la couleur, les éléments, vos sensations corporelles. Il peut aussi vous faire répéter un enchaînement de syllabes, ou **mantra**, un certain nombre de fois.

- À la fin de la séance, il vous invite à **revenir de l'état méditatif** en bougeant les pieds et les mains, en effectuant quelques inspirations plus fortes et en ouvrant doucement les yeux.

- **La méditation vient avec la pratique.** Plus vous méditez, plus vous atteignez rapidement l'état méditatif et plus vous vous y installez durablement. Les novices ont d'ailleurs souvent du mal à ne pas être distraits par diverses pensées, alors que les plus chevronnés obtiennent sans peine un état de détente et d'apaisement mental.

À faire soi-même

Cet exercice de **méditation tantrique** tout simple peut vous permettre d'atteindre un état de relaxation profonde. Il s'agit de **ressentir l'air** qui pénètre dans votre trachée.

- Visualisez ce conduit dans son intégralité, puis visualisez-vous comme si vous étiez juste un tube, rouge sang à l'intérieur, bleu azur à l'extérieur.

- Lorsque vous inspirez, le diamètre du tube s'élargit, lorsque vous expirez, il se rétrécit un peu, mais moins qu'il ne s'est élargi. Continuez ainsi jusqu'à atteindre quelques mètres de diamètre.

- Puis faite le chemin inverse, toujours avec la respiration : lorsque vous expirez, le tube se rétrécit. Et, lorsque vous inspirez, il s'agrandit un peu moins qu'il n'a rétréci.

- Vous vous arrêterez lorsque vous serez « revenu à votre taille normale ».

m

Mésothérapie

La mésothérapie consiste à injecter superficiellement, à l'endroit même de la zone à traiter, de petites doses de médicaments. À l'origine surtout utilisée pour soulager la douleur, elle a trouvé depuis quelques années de nouvelles applications en médecine esthétique, notamment pour combattre la cellulite.

PRINCIPES

- Mise au point au début des années 1950 par le médecin français Michel Pistor, la mésothérapie utilise des **remèdes classiques** (anti-inflammatoires, antibiotiques, etc.) administrés **par injections intradermiques**, c'est-à-dire dans la couche profonde de la peau, le derme. Son originalité tient au fait que les produits sont **injectés à l'endroit** même **de la zone à traiter**. Ils effectuent ainsi un chemin très court dans l'organisme.

- Le fait de rapprocher le médicament de sa cible permet d'**éviter de nombreux effets secondaires** induits par les produits pharmaceutiques administrés par voie générale, l'agression de l'estomac et du foie en cas de prise par voie orale, par exemple.

- Le médicament injecté n'a pas le temps de se diluer et de perdre de son efficacité. La mésothérapie utilise donc **de très petites doses de produits**.

CE QUE SOIGNE LA MÉSOTHÉRAPIE

- La mésothérapie peut vous aider à traiter vos **problèmes rhumatologiques** et constituer un traitement d'appoint si vous souffrez de maladies artérielles ou veineuses.

- Vous pouvez consulter en cas de **blessures liées à la pratique d'un sport** : tendinite, entorse, claquage...

- Elle s'avère particulièrement adaptée si vous souhaitez traiter des **problèmes d'ordre esthétique** tels que cellulite, rides, chute de cheveux, etc.

CONTRE-INDICATIONS

- Si vous êtes sensible à certains produits, vous pouvez développer une **allergie** après les injections.

- Évitez de recourir à la mésothérapie en cas d'**infection cutanée**.

- Elle est bien sûr également à éviter si vous avez une **phobie des piqûres**.

MISE EN GARDE

- Cette technique recourt à des médicaments allopathiques. Elle doit être **pratiquée par un médecin qualifié** qui connaît les doses à utiliser et les éventuels effets secondaires.

COMMENT TROUVER UN PRATICIEN

- Un diplôme interuniversitaire (DIU) de mésothérapie est reconnu depuis 2004 par le Conseil national de l'ordre des médecins. Consultez l'annuaire de l'Ordre à la rubrique « Mention : DIU de mésothérapie », (www.conseil-national.medecin.fr) ou la Société française de mésothérapie (SFM).

- Pour traiter un problème esthétique, consultez l'annuaire de l'Association médecine et mésothérapie esthétique (AMME).

Comment se déroule une séance

- Le praticien vous examine et consulte les éventuels radiographies et résultats biologiques que vous aurez apportés.

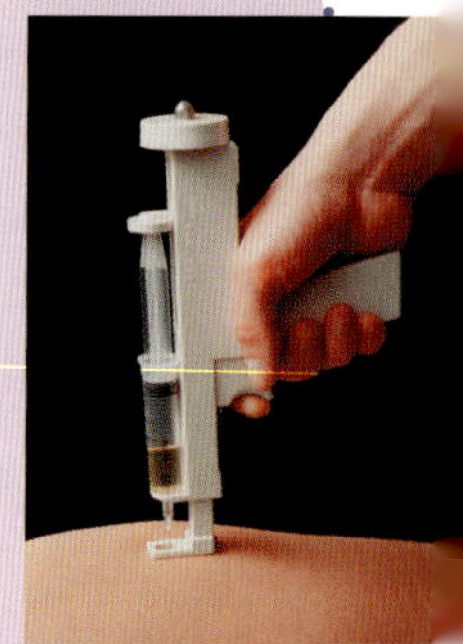

- Vous vous allongez. Le médecin commence alors l'injection du mélange de médicaments indiqué pour traiter votre affection. Il utilise des aiguilles stériles à usage unique de 4 à 13 mm de long selon la zone à traiter, et pratique **quinze à trente piqûres** par séance. Sur cette photographie, les injections sont pratiquées avec une seringue classique, au moyen d'un injecteur électronique.

- **Quasiment indolores**, elles ne nécessitent pas d'anesthésie.

- Généralement, **dix à quinze séances** sont nécessaires, à un rythme hebdomadaire.

Mézières (méthode)

Conçue par la kinésithérapeute Françoise Mézières, cette méthode de rééducation globale du corps repose sur des exercices d'étirement, rythmés par la respiration. Elle permet de remédier aux tensions et aux déséquilibres qui sont à l'origine de nombreuses douleurs.

PRINCIPES

- Sollicités par l'effort, **les muscles se rétractent spontanément** : ce phénomène est particulièrement sensible sur toute la chaîne musculaire postérieure, qui court des orteils jusqu'à la base du crâne en passant sous la plante des pieds. Cela **aggrave les cambrures** de la colonne vertébrale, **occasionne des tensions**, génère des douleurs.

- À partir de cette constatation, Françoise Mézières a mis au point des techniques d'étirement qui redonnent de la **longueur aux chaînes musculaires**, ce qui permet de combattre mal de dos, tendinites, douleurs articulaires, etc.

- Les rétractions ne sont pas seulement le résultat de l'effort physique. Pour s'adapter à son environnement (mode de vie, postures quotidiennes au travail, en voiture, etc.), pour faire face au stress, le corps réagit : il adopte des réflexes de défense. Tous ces réflexes – Françoise Mézières parle de **réflexe antalgique a priori** – inscrivent dans le corps des déséquilibres à l'origine de pathologies.

- À l'intérieur des chaînes musculaires, les muscles sont interdépendants : un muscle du bras, par exemple, est relié à toute une série de muscles du dos. **La cause d'une douleur peut** ainsi **se trouver très loin de son point d'apparition**. Françoise Mézières a donc imaginé des exercices mettant en œuvre les chaînes musculaires dans leur entier et sollicitant le corps dans son ensemble.

- Dans le cadre de la méthode Mézières, le **travail respiratoire** est considéré comme doublement nécessaire. D'une part, il permet de **maintenir un état de détente** dans le corps et de concentration dans le travail de rééducation. D'autre part, il joue un rôle très important dans le **fonctionnement mécanique de la colonne vertébrale**.

POUR EN SAVOIR PLUS

Deux femmes kinésithérapeutes à l'écoute du corps

Françoise Mézières (1909-1991) était kinésithérapeute. C'est en s'interrogeant sur ses échecs thérapeutiques qu'elle élabore sa méthode, qui voit le jour en 1947, et qu'elle enseignera jusqu'à sa mort en 1991. Elle publie en 1950 *Révolution en gymnastique orthopédique*.
La kinésithérapeute et ostéopathe belge Godelieve Denys-Struyf complétera ces observations. Dans les années 1980, elle développe l'idée que les émotions et les tensions psychiques s'inscrivent aussi dans les chaînes musculaires : influençant nos gestes et nos attitudes, elles finissent par modifier notre posture, notre morphologie, et par entraîner des perturbations mécaniques dans notre corps.

CE QUE SOIGNE LA MÉTHODE MÉZIÈRES

- Vous pouvez vous tourner vers cette méthode si vous souffrez de **douleurs vertébrales**, d'arthrose, de maladies rhumatismales ou de **déviations et déformations orthopédiques** (scoliose, séquelles d'accidents, etc.).
- Elle peut également vous aider à traiter certains **troubles respiratoires** et à mieux gérer le **stress**.
- Cette méthode n'est pas seulement curative : elle vous permettra de **prévenir des récidives.**

CONTRE-INDICATIONS

- Il est fortement conseillé de ne pas faire les exercices en période d'**inflammation aiguë** ou lors d'**états infectieux**.

MISE EN GARDE

- En raison de la concentration demandée et de la difficulté de certains exercices, cette méthode est **déconseillée pour les très jeunes enfants**.

COMMENT TROUVER UN PRATICIEN

- La méthode est pratiquée par des kinésithérapeutes spécialement formés à ces techniques. L'Association mézièriste internationale de kinésithérapie (Amik) regroupe les praticiens mézièristes. Vous trouverez leurs coordonnées sur son site Internet.

Comment se déroule une séance

LA CONSULTATION

● Au cours de la première séance, le praticien vous **interroge** sur les motifs de votre consultation, sur votre mode de vie et vos antécédents médicaux et chirurgicaux.

● Puis vous vous déshabillez. Il procède alors à l'**examen, de face, de profil, de dos et en mouvement**. Il teste vos articulations une par une pour **rechercher les tensions** de votre corps et comprendre la manière dont il fonctionne.

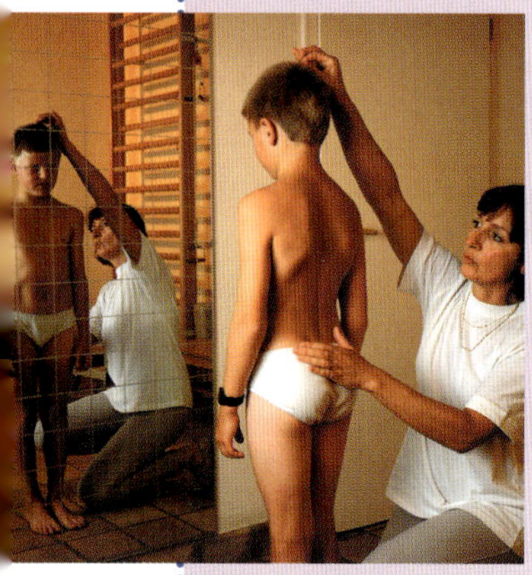

Temps important de la consultation : l'examen physique, à la recherche des tensions et du mode de fonctionnement de votre corps.

LE TRAITEMENT

● À partir de ce bilan, le praticien vous propose des **postures** (positions du corps entier permettant d'étirer les chaînes musculaires) et il **corrige votre respiration**.

● Il vous demande d'effectuer des mouvements actifs (toujours rythmés sur la respiration), qu'il guide. En début de traitement, vous exécutez ces mouvements en étant allongé, puis progressivement assis et debout.

● La séance comporte également des massages et des mouvements que le praticien imprime à votre corps pour détendre et réveiller certaines zones.

● Les séances sont toujours **individuelles.** Elles exigent de vous, comme de votre praticien, une **grande attention.**

Vous devez sentir les réactions de votre corps et vous concentrer sur les mouvements coordonnés demandés. Le praticien, lui, reste à l'écoute, notamment pour saisir les réactions spontanées du corps cherchant à fuir l'étirement.

● Après les séances, vous pouvez ressentir une sensation de sommeil ou de froid. Le lendemain et le surlendemain, vous pouvez aussi avoir quelques courbatures.

● Les séances durent entre **quarante-cinq minutes et une heure**. En général, vous suivez **une séance par semaine**. La durée du traitement est fonction de l'importance et de l'ancienneté des troubles : quatre à cinq séances pour un problème ponctuel ; sinon, une quinzaine de séances et parfois des séances d'entretien une fois par mois.

● Vous pouvez **pratiquer chez vous des exercices adaptés**. Ils vous permettront de consolider les résultats obtenus et de prévenir de nouveaux épisodes douloureux, de manière autonome.

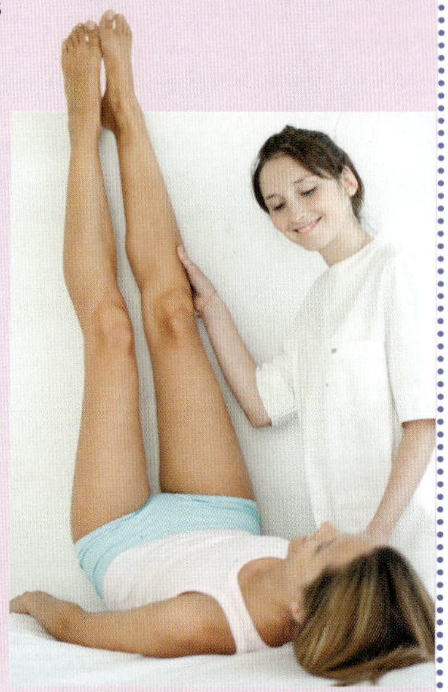

La méthode Mézières requiert concentration et complicité entre le praticien et son patient.

Antigymnastique de Thérèse Bertherat

La kinésithérapeute Thérèse Bertherat a été l'élève de Françoise Mézières, qu'elle a rencontrée en 1972. Elle a mis au point, au milieu des années 1970, à Paris, une méthode appelée antigymnastique qui respecte les principes mézièristes.

● Cette méthode se pratique **en groupe** et **s'adresse à tous**. À la fois préventive et curative, elle facilite la **libération des tensions** et la **correction posturale**, en faisant travailler, a minima, le moindre muscle.

● Elle se propose, par des **mouvements ténus** mais **d'une grande précision**, que l'on pratique sans jamais forcer, d'aider à retrouver mobilité et vitalité musculaire, de venir ainsi à bout de raideurs et douleurs musculaires (mal de dos, notamment) et de recouvrer harmonie et équilibre.

Musicothérapie

La musicothérapie réunit des méthodes fondées sur l'écoute ou la production musicale, utilisées comme outils thérapeutiques pour aider à exprimer ses émotions et à faciliter la communication. Elles contribueraient aussi à améliorer des symptômes physiques comme la douleur.

Voir aussi Art-thérapie, *p. 25, et* Tomatis (méthode), *p. 241.*

PRINCIPES

- La musicothérapie, comme les autres thérapies par l'art, offre la possibilité d'**exprimer ses émotions** et son affectivité **en se passant de mots**.

- En stimulant l'état émotionnel, elle rétablit ou améliore la **confiance** vis-à-vis de soi et des autres, ce qui permet d'apaiser certaines souffrances et de mieux communiquer.

- La musique met en jeu la perception auditive ainsi que la perception directe des vibrations musicales. Dans le cerveau, elle stimule le **centre des émotions**, avec de possibles répercussions sur les systèmes cardiovasculaire, respiratoire, musculaire et végétatif.

- Il existe plusieurs méthodes :
  - la **musicothérapie réceptive (ou passive)** est basée sur l'**écoute d'un programme sonore** adapté à l'âge, à la culture musicale et aux problèmes psychologiques du patient ; ce programme est établi après un entretien psychologique et un test de réceptivité musicale. Des techniques de relaxation sont associées pour réduire l'état d'angoisse et de nervosité ;
  - la **musicothérapie active** est fondée sur des **productions sonores** au moyen de la voix, de percussions ou d'autres instruments ;
  - les **techniques psychomusicales** favorisent la **détente** et la **relaxation**. Elles regroupent l'ensemble des applications possibles du son, du rythme, du mouvement, de la voix et de la musique dans une relation d'aide.

L'une des grandes applications de la musicothérapie est la rééducation des personnes handicapées, enfants comme adultes.

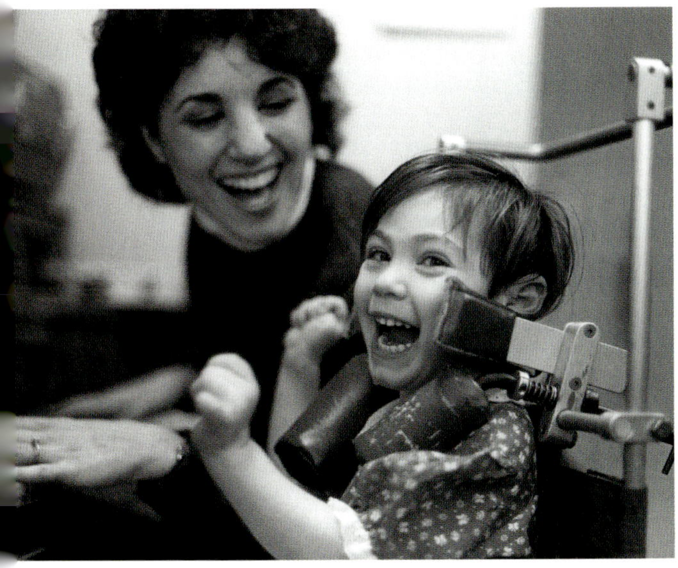

POUR EN SAVOIR PLUS

La musique, remède de l'âme

Dans la Grèce antique, la musique était déjà utilisée pour provoquer une catharsis, réaction émotionnelle intense supposée engendrer une purification spirituelle. À partir du XVIIIe siècle, des médecins occidentaux comme l'Anglais Richard Browne cherchent à analyser ses effets sur le corps et, au début du XXe siècle, différentes approches fondées sur la production et l'écoute musicales s'imposent comme des aides thérapeutiques dans le traitement des troubles mentaux et psychologiques. Le compositeur et psychiatre argentin Rolando Benenzon, qui fut l'un des pionniers de la musicothérapie, ne considérait-il pas la musique comme un langage commun se passant de traduction et permettant « d'ouvrir des canaux de communication » chez l'être humain ?

CE QUE PROPOSE LA MUSICOTHÉRAPIE

- Si vous suivez une **psychothérapie** et souffrez de **troubles émotionnels**, névrotiques ou psychotiques, des séances de musicothérapie peuvent faciliter l'amélioration de votre état.

- En cas de **stress**, **d'anxiété** et de **douleurs**, les techniques psychomusicales ont des effets apaisants. Elles sont d'ailleurs fréquemment utilisées dans les services de soins palliatifs, de chirurgie, de gynécologie obstétrique ou de réanimation des nouveau-nés.

● Des séances de musicothérapie sont également indiquées en cas de **rééducation des troubles neurologiques et sensoriels**. Elles sont souvent conseillées pour améliorer les problèmes comportementaux ou d'**inadaptation sociale**, les **handicaps** physiques ou mentaux, les difficultés d'apprentissage et les retards scolaires, etc.

● En gériatrie, la musicothérapie entre dans la prise en charge de la **démence sénile**.

CONTRE-INDICATIONS

● La musicothérapie réceptive est contre-indiquée dans certaines formes d'**épilepsie**.

● Elle est déconseillée aux personnes présentant des **troubles hallucinatoires**.

MISE EN GARDE

● La musicothérapie constitue une aide et ne doit pas se substituer à un traitement médical.

COMMENT TROUVER UN PRATICIEN

● En France, la musicothérapie est pratiquée soit par des musiciens ayant complété leur formation en psychologie, soit par des professionnels de la santé ayant de bonnes notions de musique. Ils interviennent dans les hôpitaux et dans le secteur éducatif et social. Vous pouvez également trouver des psychothérapeutes libéraux formés aux techniques psychomusicales.

● **Attention**, la profession ne bénéficie **pas de reconnaissance officielle**.

Comment se déroule une séance

LE DIAGNOSTIC

● En fonction de vos besoins, le praticien vous propose des **séances individuelles ou collectives** de musicothérapie active ou réceptive.

● Les premières séances sont consacrées au bilan. Au cours d'un long entretien, le thérapeute vous explique le **but de la thérapie** et cherche à découvrir vos goûts et votre réceptivité à la musique. Il peut aussi vous mettre en situation face à des **instruments simples**. Cette première séance lui permet de définir un plan de traitement adapté.

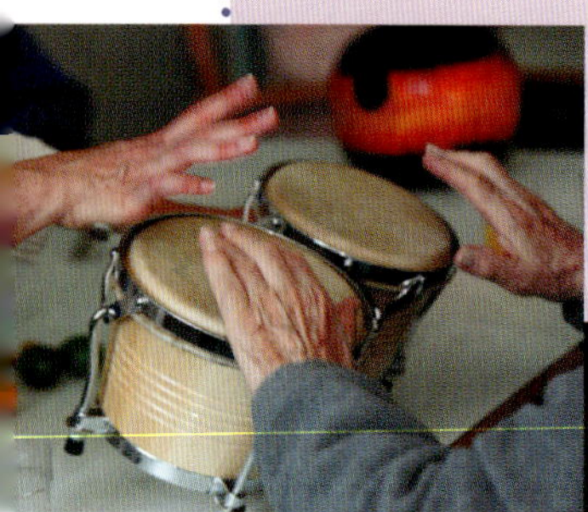

LES TECHNIQUES

● Vous travaillez soit à partir d'**instruments de musique**, soit à partir de **musiques** et de **sons enregistrés**.

● En **musicothérapie active**, vos séances peuvent porter sur un travail vocal et respiratoire, qui vise à vous libérer de vos tensions et à prendre conscience de votre corps.

● Le **chant** améliore les troubles du langage et stimule la mémoire.

● Les **jeux rythmiques** sont utiles pour réapprendre à exprimer ses émotions ; les **percussions** sont particulièrement adaptées pour les enfants et les personnes en grande difficulté.

● Le thérapeute peut vous proposer de **jouer d'un instrument** pour améliorer votre coordination motrice et l'image que vous avez de vous-même.

● Vous pouvez aussi opter pour la **composition** et l'**écriture de chansons**, ce qui favorise l'extériorisation des émotions.

● En **musicothérapie réceptive**, **vous écoutez** des extraits musicaux choisis en fonction de leur pouvoir d'évocation, ce qui vous aide à exprimer vos émotions.

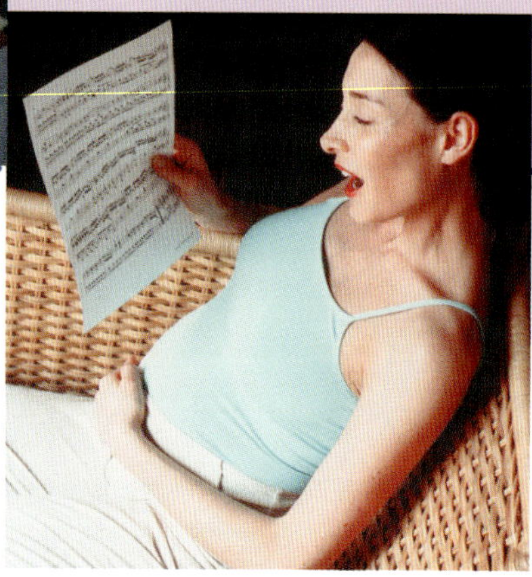

La musicothérapie active est employée pendant la grossesse, pour favoriser la relation de la mère avec l'enfant à naître, et auprès des personnes âgées en difficulté.

CE QU'EN DIT LA SCIENCE

● Les études menées sur les effets de la musicothérapie sont nombreuses mais non reconnues car leurs méthodes d'application sont trop diverses (choix des instruments, type de musique, etc.). Cependant, les médecins constatent ses réels effets, notamment pour améliorer l'humeur et réduire l'anxiété. En France, près de 400 centres médicaux l'intègrent à leur pannel de soins.

Naturopathie

Médecine naturelle, la naturopathie s'intéresse à la personne dans sa globalité et se veut à la fois préventive et éducative. Fondée sur différentes techniques comme la phytothérapie, la nutrition, les massages, l'hygiène de vie (diététique, cures saisonnières, jeûnes, exercices, etc.), et rassemblant des écoles diverses, elle propose une démarche active qui implique directement le sujet et le considère comme l'acteur de sa santé.

Voir aussi Diététique et régimes alimentaires, *p. 40, et* Nutrithérapie et micronutrition, *p. 160.*

PRINCIPES

● La naturopathie est essentiellement fondée sur le **vitalisme**, doctrine qui met en avant l'existence d'un principe vital gouvernant toute la vie. Les naturopathes le décrivent comme **un pouvoir de guérison de la nature**, qui serait compromis par la médecine moderne.

● La naturopathie repose sur la **capacité d'autoguérison** de la personne, à condition que sa force vitale soit suffisante. Elle propose donc de **traiter l'individu dans sa globalité**, en **dynamisant son système immunitaire** à l'aide de différentes techniques : homéopathie, phytothérapie, jeûne, séances d'hydrothérapie, rééquilibrage alimentaire, drainage, relaxation, etc., et de remèdes naturels d'origine animale, végétale et/ou minérale.

● En naturopathie, **l'organe malade est non pas le responsable mais la victime**. Il faut donc s'attaquer à la cause du problème et pas seulement aux symptômes, les principales maladies trouvant leur origine dans :
- la libération dans l'organisme de toxines par la plupart des médicaments ;
- une alimentation trop sucrée, grasse ou riche en gluten ;
- une consommation insuffisante de vitamines et minéraux ;
- une candidose endémique (colonisation chronique de l'intestin par des *Candida* consécutive à des antibiothérapies et/ou à la consommation régulière de produits laitiers) ;
- de mauvais alignements vertébraux ;
- une accumulation de déchets dans l'intestin ;
- un déséquilibre de l'énergie vitale.

● La naturopathie se définit selon **sept principes** :
- d'abord ne pas nuire ;
- guérir grâce à la nature ;
- identifier et traiter la cause ;
- traiter la personne dans sa globalité ;
- éduquer tout en soignant le patient ;
- privilégier la prévention ;
- améliorer la santé et le bien-être.

POUR EN SAVOIR PLUS
Un peu d'histoire

Si le principe remonte à Hippocrate, ce sont Vincent Priessnitz (1799-1851) puis, à la fin du XIXe siècle, le père Sébastien Kneipp (1821-1897), un moine bavarois, qui ont jeté les bases de cette médecine naturelle : ils croyaient aux vertus curatives de l'eau et ont mis au point les premières techniques d'hydrothérapie (voir p. 85). Mais c'est Benedict Lust (1870-1945), un Américain qui avait été soigné par Kneipp avant de devenir son disciple, qui a élaboré la naturopathie. En France, le biologiste Pierre Valentin Marchesseau (1911-1994) reprit et synthétisa les travaux de ses prédécesseurs. Il créa le concept de naturopathie originelle (ou orthodoxe).

CE QUE SOIGNE LA NATUROPATHIE

● Dans son principe même, la naturopathie cherche à **réorganiser l'hygiène de vie** afin de favoriser l'**autoguérison**.

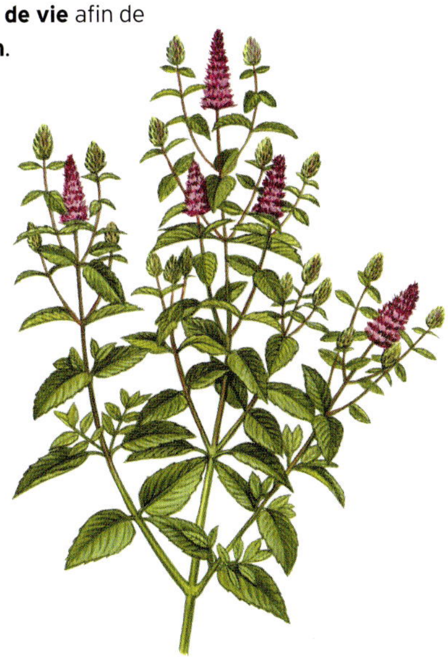

Les plantes font partie de la pharmacopée des naturopathes. Ici, de la menthe poivrée, aux vertus digestives reconnues.

● Si vous êtes sujet aux **allergies**, aux **infections chroniques ou dégénératives**, comme l'arthrose, l'emphysème, l'ulcère, elle peut vous aider à renforcer votre organisme pour éviter, réduire ou espacer les crises.

● Vous pouvez y avoir recours **après une grippe ou une gastro-entérite.**

● Si vous êtes en **surcharge pondérale**, elle peut s'avérer bénéfique, de même si vous êtes **angoissé, fatigué**.

CONTRE-INDICATION

● Les **personnes âgées**, les **enfants** et les **femmes enceintes** ne doivent pas pratiquer le jeûne.

MISES EN GARDE

● Sauf rares exceptions, les naturopathes ne sont pas des médecins. Les techniques proposées ne sont pas adaptées à tout le monde. **Il faut rester prudent** et, surtout, ne pas abandonner son traitement, en particulier en cas de maladies graves.

● Attention, la naturopathie **ne doit pas se substituer à la médecine traditionnelle**. En l'absence de résultats, il est indispensable de consulter un médecin allopathe.

COMMENT TROUVER UN NATUROPATHE

● La Fédération française de naturopathie contrôle la formation et peut vous orienter vers un praticien. Faute de réglementation officielle, cet organisme édicte lui-même les règles à suivre.

CE QU'EN DIT LA SCIENCE

● On ne dispose pas d'études documentées sur la naturopathie. En revanche, de nombreuses études ont montré l'intérêt des traitements à base de plantes, qu'il s'agisse de phytothérapie ou d'aromathérapie (voir p. 178 et 20). En ce qui concerne l'alimentation, l'étude SuViMax (qui a mesuré l'impact d'une supplémentation en vitamines et minéraux antioxydants sur 13 000 personnes entre 1994 et 2002) et le programme Val-de-Marne (programme de santé nutritionnelle mené depuis 2001 auprès de 2 000 adolescents du Val-de-Marne) ont confirmé le rôle de l'alimentation dans la prévention des pathologies lourdes et la prise en charge thérapeutique des pathologies chroniques.

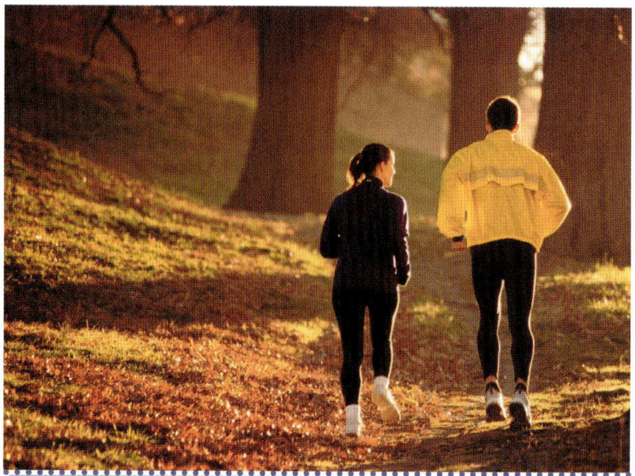

À faire soi-même

● Il est très facile de respecter quelques règles de base pour avoir une bonne hygiène de vie.

● Pour se régénérer, **l'organisme a besoin de se reposer**. Peu importe la quantité de sommeil, certaines personnes sont en forme en ne dormant que six heures par nuit. En revanche, apprenez à écouter votre corps et à vous coucher dès les premiers signes de fatigue. Votre chambre doit être fraîche (pas plus de 19 °C).

● Consommer **plusieurs légumes et fruits chaque jour**, (le plan national Nutrition et santé recommande d'ailleurs d'en consommer au moins cinq portions), l'idéal étant dix.

● Privilégiez les soupes de légumes, les viandes et les poissons grillés ou à la vapeur, les desserts à base de fruits (les fruits dans les yaourts ne comptent pas !).

● Évitez les plats préparés trop salés et contenant trop d'additifs alimentaires.

● Les facteurs de stress ne manquent pas : **pensez à respirer profondément** plusieurs fois dans la journée.

● Si votre emploi du temps vous le permet, **marchez** ou mieux pratiquez **une à deux séances de yoga par semaine**.

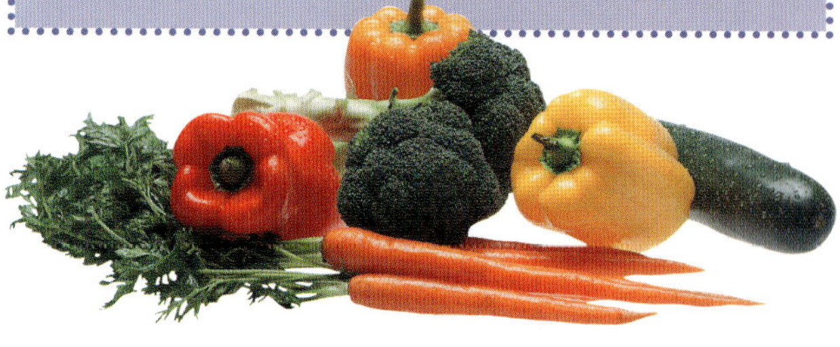

Comment se déroule une consultation

LE DIAGNOSTIC

● La première consultation est assez longue, puisqu'elle dure en moyenne entre une heure et une heure trente ; les suivantes sont moins longues, **de trente à quarante minutes**.

● Le praticien commence par vous questionner sur vos **antécédents familiaux et médicaux**, vos **habitudes alimentaires**, votre **hygiène de vie** (il vous demande si vous fumez, si vous pratiquez un sport…).

● Il établit un diagnostic déterminant votre **vitalité**, vos surcharges, vos carences, vos forces et vos faiblesses, la façon selon laquelle circulent vos liquides organiques, vos blocages (surcharge, barrage toxique, cicatriciel, « mécanique », etc.) Pour cela, il utilise diverses techniques :
- l'**iridologie** (voir p. 94) ou la **kinésiologie** (voir p. 96), qui permet d'évaluer la réponse énergétique des muscles ;
- l'**analyse des cheveux** pour repérer les carences en vitamines et minéraux, ou la présence de toxines ;
- l'**électrodiagnostic** pour détecter la présence de parasites et autres problèmes en mesurant simplement la résistance électrique de la peau ;
- l'**examen du pouls et de la langue** (l'aspect des dépôts fournit des renseignements sur la nature et le siège de l'affection).
- la morphopsychologie ou la réflexologie.

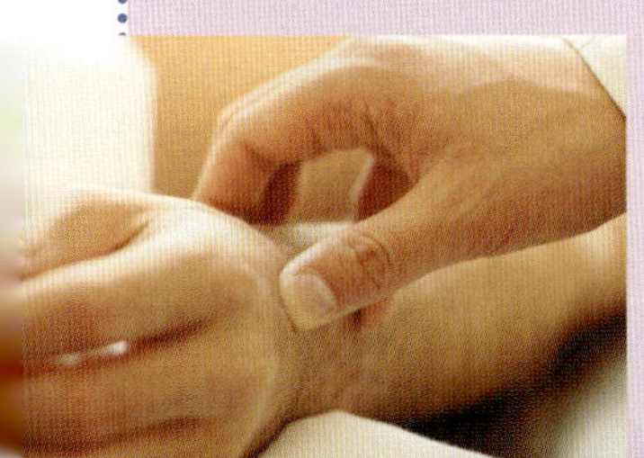

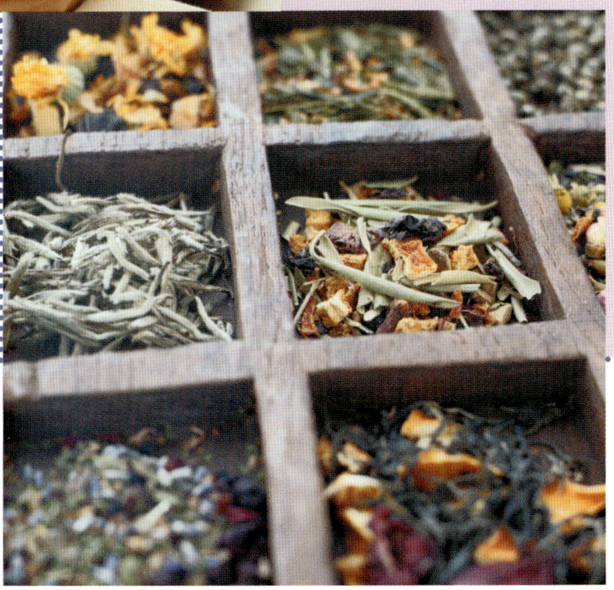

LE TRAITEMENT

● Il est toujours **personnalisé** et associe différentes pratiques comme :
- le **jeûne** pour détoxiquer ;
- un **régime alimentaire personnalisé**, assorti de règles d'hygiène de vie ;
- l'**hydrothérapie** (enveloppements locaux ou généraux avec des linges humides) et la **balnéothérapie** (voir p. 85 et 87) ;
- l'**irrigation du côlon** (lavements) ;
- des **remèdes** à base de plantes, d'huiles essentielles, d'élixirs floraux, de tissus animaux, de minéraux, d'oligoéléments, de compléments alimentaires.

● Le praticien peut également vous proposer **d'autres traitements issus des médecines naturelles** ou des thérapies alternatives (s'il ne les pratique pas lui-même, il vous adressera à un thérapeute spécialisé) :
- acupuncture, auriculothérapie, auriculomédecine (voir p. 10 et 28) ;
- homéopathie (voir p. 79) ;
- chiropratique, ostéopathie (voir p. 36 et 172) ;
- magnétisme, aimants (voir p. 102) ;
- massages (shiatsu, réflexothérapie, voir p. 222 et 208) ;
- sophrologie, hypnose éricksonienne, relaxation, yoga, etc. (voir p. 224, 90, 216 et 248).

LA CURE NATUROPATHIQUE

● Elle peut être organisée autour de **trois phases** :
- **phase de dépistage** : elle peut associer au bilan une stimulation de la force vitale, préalable indispensable à toute autoguérison, grâce un régime alimentaire individualisé ;
- **phase de drainage général** ou **spécifique des tissus**, sous forme de massages adaptés : elle sera associée à des conseils alimentaires personnalisés pour détoxiquer l'organisme ;
- **phase de revitalisation-stabilisation** avec la prise de compléments (vitamines, minéraux, oligoéléments) et le suivi de programmes d'alimentation et d'hygiène de vie personnalisés.

● Chaque phase est espacée de trois semaines à un mois.

La prescription de compléments alimentaires, issus de plantes notamment, intervient lors de la troisième phase de la cure.

Jeûne

Le but du jeûne est la mise au repos de l'organisme. Certaines personnes le pratiquent sur de très longues périodes, souvent par conviction spirituelle. Généralement, le naturopathe le prescrit une à deux fois dans l'année.

- Cette phase de récupération **ne doit pas s'effectuer n'importe quand, ni surtout n'importe comment**.

- Même pour un jeûne de moins de vingt-quatre heures, il est indispensable **d'être suivi par un médecin** qui en détermine les conditions selon votre âge, votre poids et votre état de santé. **Attention aux contre-indications** comme le diabète, une tendance à l'hypoglycémie ou à l'hypertension.

- **Ne jeûnez pas plus de deux fois par an** : une abstinence alimentaire répétée fatigue et perturbe inutilement l'organisme, exposé à des déséquilibres ou à des carences, notamment en protéines, sels minéraux et vitamines.

- Choisissez le moment et le lieu. Mettez-vous au vert le temps d'un week-end ou, mieux encore, profitez d'une période de vacances. **Évitez tout exercice physique fatigant** et privilégiez des activités comme le yoga, la marche, les exercices respiratoires ou la relaxation. Enfin, sachez que **le printemps et l'automne**, pendant lesquels l'organisme est soumis à d'importants changements biologiques, **sont des saisons propices au jeûne**.

- Sachez que le jeûne total produit sur le corps des réactions à la fois biologiques et psychiques : dès le troisième jour, la sensation de faim disparaît complètement pour faire place à un certain bien-être, puis à une véritable euphorie. En effet, les modifications du métabolisme conduisent à une augmentation des corps cétoniques (provenant de la dégradation des acides gras), responsables de la sensation de satiété et de ce que l'on appelle l'**ivresse du jeûne**.

Les dix règles d'or pour jeûner sans risque

1. Avant de vous lancer dans un jeûne, effectuez un bilan de santé préparatoire.
2. Faites-vous suivre par un médecin pendant et après le jeûne.
3. Ne vous privez pas de nourriture plus de deux ou trois jours.
4. Ne jeûnez jamais plus de deux fois dans l'année.
5. Avant le jeûne, mangez normalement : la veille, inutile de faire des réserves sous prétexte que vous n'avalerez rien le lendemain. Il est même préférable de réduire déjà son alimentation en privilégiant les aliments d'origine végétale. Après le jeûne, reprenez petit à petit une alimentation normale en évitant les excès de sucre et de graisses.
6. Pendant le jeûne, buvez beaucoup d'eau afin de remplacer celle qui est contenue dans les fruits et les légumes.
7. Faites une cure de compléments nutritionnels apportant des oligoéléments, des sels minéraux, des vitamines, etc.
8. Installez-vous au calme.
9. Rappelez-vous que le jeûne n'a pas pour but de faire maigrir.
10. Sachez que le jeûne est interdit aux enfants, aux personnes âgées, aux femmes enceintes, aux personnes dépressives, à celles qui souffrent d'une maladie chronique (diabète) ou viennent de subir une intervention chirurgicale.

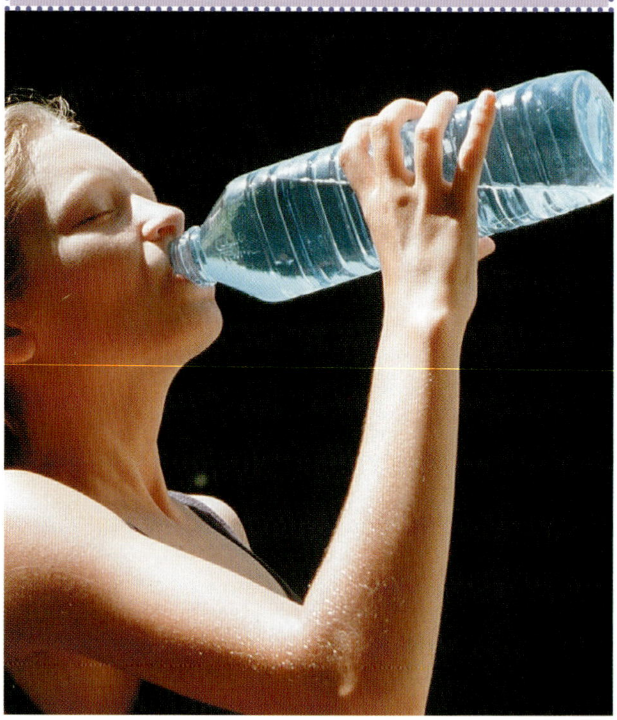

Cure saisonnière

Elle consiste à mettre votre organisme au vert : il s'agit de supprimer les « polluants » (graisses saturées et/ou hydrogénées, sucres raffinés) – aliments dont la consommation excessive, dans nos sociétés modernes, est largement responsable de multiples maladies graves – et de faire le plein de nutriments régénérateurs et protecteurs (vitamines, oligoéléments), apportés par les fruits et les légumes de saison, éventuellement accompagnés d'extraits de plantes spécifiques.

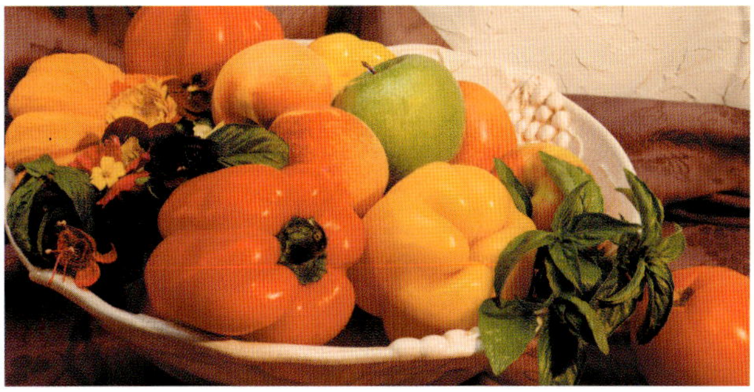

- Cette cure peut être conseillée par un naturopathe ou suivie de son propre chef. Pratiquée **deux à quatre fois par an**, elle **nettoie l'organisme en profondeur**, elle régénère tous les organes digestifs et éliminateurs, relance et rééquilibre les fonctions hormonales.

- Les **plantes** sont utilisées pour **stimuler et nettoyer les organes d'élimination**, l'intestin et le côlon, le système rénal et urinaire, le foie et la vésicule, le pancréas, les poumons et la peau. Le drainage enclenche une activité qui déborde la simple fonction d'élimination de certains déchets en forçant le fonctionnement des organes dépurateurs.

- Les **dates conseillées** pour entreprendre la cure correspondent plus ou moins à celles du calendrier : 21 mars pour la cure de printemps, 21 juin pour la cure d'été, 23 septembre pour la cure d'automne et 21 décembre pour la cure d'hiver.

- La cure doit durer **trois ou quatre semaines**. Ce temps est nécessaire pour que s'accomplisse le cycle complet d'élimination en profondeur, de drainage des organes et des tissus, puis de régénération. Lors de la première semaine, les toxines sont évacuées des endroits où elles étaient déposées. **La véritable élimination commence à partir du septième jour.** Si vous vous interrompez à ce stade, vous n'aurez rien éliminé ; vous aurez juste « brassé la boue ». À partir du septième jour, vous commencez à vous sentir très bien. S'arrêter là reviendrait à se priver du meilleur de la cure, voire à annuler tous ses effets.

- Adoptez une alimentation végétarienne et bio, **uniquement constituée de fruits et de légumes frais** (n'utilisez ni conserve ni surgelés) **et de céréales**, assaisonnés et cuisinés à l'huile d'olive et aux herbes fraîches. Sont interdits : charcuteries, viandes grasses, fritures, pâtisseries à la crème, sucreries, sauces lourdes et grasses, produits chimiques, colorants, conserves. Sont à éviter : viande, fromage, sucre. Sont tolérés : poisson, volaille, fromage blanc et yaourts, miel.

- **Attention, vous devez être conseillé par un médecin**, qui adaptera ces cures à votre cas , voire vous prescrira des compléments nutritionnels. Il faut être **très prudent avec l'enfant et les personnes âgées**. Dans leur version « dure » sans poisson, volaille ni viande, ces cures sont contre-indiquées pour les personnes souffrant d'un diabète de type I (insulinodépendant).

Légumes et fruits à privilégier selon la saison de la cure

SAISON	LÉGUMES	FRUITS
Cure de printemps	asperges, aubergines, bettes, brocolis, carottes nouvelles, céleri en branches, chou-fleur, courgettes, fèves, haricots verts, radis, salades fraîches	cerises, fraises, framboises, fruits rouges
Cure d'été	artichauts, aubergines, chou, concombre, courgettes, épinards, fenouil, maïs frais, oseille, petits pois frais, poivrons, pourpier, radis, tomates, salades fraîches	abricots, avocats, brugnons, groseilles, kiwis, melons, pastèque, pêches
Cure d'automne	aubergines, champignons, chou, chou rouge, courgettes, épinards, oignons, poireaux, potiron, salades fraîches, feuilles de vigne	amandes, figues, mûres, myrtilles, noix, noisettes, poire, prune, raisin
Cure d'hiver	betterave, carottes, céleri-rave, endives, haricots, lentilles, navets, oignons, poireaux, pois chiches, pommes de terre, potiron	châtaignes, citrons, oranges, pamplemousses, pommes

Cure détox

Cette cure, qui permet notamment d'éliminer les résidus alimentaires non digérés qui se sont déposés dans les intestins, et ainsi de « nettoyer » l'organisme, consiste simplement à éviter de consommer des aliments toxiques (sucreries, fritures, sauces, alcools, café, thé noir, laitages, etc.) pendant quelques jours. Ce type de cure est préconisé en naturopathie avant le démarrage d'un nouveau régime alimentaire et la mise en place de nouvelles règles d'hygiène de vie.

● La cure détox est à suivre **une semaine au maximum, quatre fois par an à chaque changement de saison**. Vous pouvez aussi faire une cure d'un jour ou deux, un week-end par mois. Elle n'a **aucune contre-indication**.

● **Évacuez les toxines** qui s'accumulent dans le foie et les intestins et sont responsables de troubles digestifs, maux de tête, douleurs articulaires, mauvaise mine, insomnies. Vous pouvez par exemple faire une cure de jus de citron, ou vous frictionner avec un gant de massage : en stimulant la circulation, vous accélérez l'élimination des toxines. À faire sur une peau sèche en frottant en direction du cœur. Prenez ensuite un bain ou une douche.

● **Mangez sainement** : jus de fruits et de légumes, eau, germes et aliments crus, fruits, légumes, céréales complètes et graines. À bannir : sucre, fritures, laitages, alcool et caféine (thé, café).

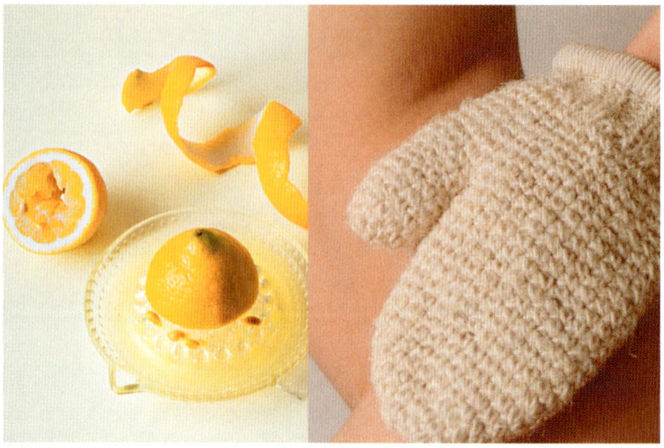

● **Buvez régulièrement**, six à huit verres d'eau plate par jour, afin de drainer l'organisme.

● **Respirez profondément.** Une bonne oxygénation alimente le sang et les cellules, nettoie les glandes et les organes et améliore le fonctionnement du cerveau et du système nerveux, ainsi que celui de la vésicule biliaire, des reins, du foie, du diaphragme et du côlon. Inspirez de façon ample, à partir de l'abdomen, en remplissant totalement vos poumons puis expirez par la bouche.

● **Bougez**. Pratiquez chaque jour une activité, même modérée : marche, vélo, natation ou simplement quelques mouvements et étirements doux.

Ionisation de l'air

La naturopathie considère le sujet dans son environnement. Or pourquoi se sent-on mieux, plus en forme, au bord de la mer ou à la montagne ? C'est une question d'air : les ions qui sont présents dans l'atmosphère ont une influence sur notre organisme.

● Un ion est constitué à partir d'un atome ou d'une molécule (groupe d'atomes) qui a gagné ou perdu un ou plusieurs électrons. Un ion négatif (anion) a gagné des électrons. Un ion positif (cation) a perdu des électrons. La charge des ions est créée par des radiations provenant du Soleil et de l'espace.

● Les **ions positifs** sont abondants avant l'orage, en ville avec la pollution, dans les appartements surchauffés. La poussière, les appareils électriques, le chauffage central, etc., participent à leur formation. Ils **provoquent maux de tête, fatigue,** dépression, irritabilité, sensation d'oppression.

● Les **ions négatifs** sont abondants après l'orage, près des vagues de l'océan et de l'eau vive des torrents de montagne. Un air chargé en ions négatifs a un **effet stimulant**. Mais, dans notre environnement pollué, le nombre d'ions négatifs est très faible. Ils sont pourtant indispensables au bon équilibre de l'organisme.

● Pour pallier le manque d'ions négatifs, vous pouvez acheter un **ioniseur**. Il s'agit d'un appareil qui **piège et détruit les impuretés**, et **crée** par procédé électronique des **ions négatifs**, rétablissant ainsi un air équilibré. Ces appareils sont vendus en pharmacie, dans les magasins spécialisés ou sur Internet. À défaut d'ioniseur, la **douche** est un excellent moyen pour charger l'air en ions négatifs.

● Si vous souffrez d'**asthme**, de **bronchite**, de **sinusite**, de **rhume des foins**, l'ionisation de l'air peut vous éviter les crises. Elle est particulièrement efficace contre les congestions nasales.

● En cas de **dépression**, d'**insomnie**, de céphalées, de migraine, en particulier lorsqu'elle est liée à une intolérance alimentaire ou au stress, de fatigue chronique, etc., l'ionisation peut améliorer votre état.

● Dans certains cas, les **brûlures** exposées à des charges d'ions négatifs guériraient plus vite.

● En l'absence d'études cliniques scientifiquement recevables, l'ionisation de l'air n'a pas apporté de preuve de son efficacité thérapeutique.

Miel

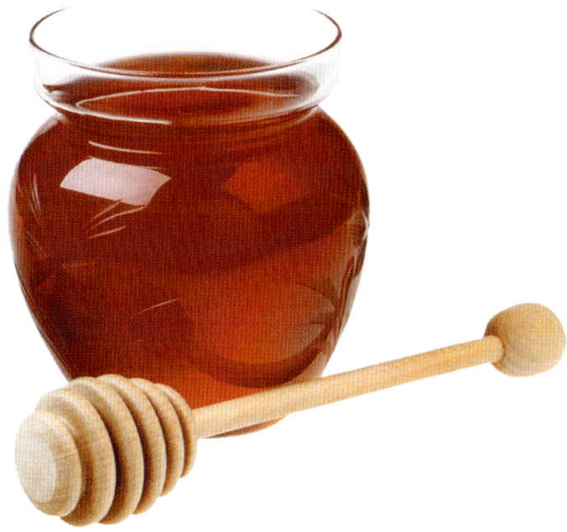

Grâce à ses apports en vitamines, minéraux et sucres, le miel est un aliment nutritionnellement intéressant, très utilisé en naturopathie. Il est, avec d'autres substances fabriquées ou utilisées par les abeilles, comme la propolis, le pollen et la gelée royale, fort prisé par la médecine populaire, qui lui prête des effets thérapeutiques, en particulier antiseptiques.

- Cet aliment est fabriqué à partir du **nectar des fleurs** prélevé par les abeilles butineuses. Entreposé dans la ruche, il est aspiré puis recraché par les abeilles ouvrières, dont la salive et les sucs digestifs le transforment peu à peu en miel.
- Ses fonctions thérapeutiques varient en fonction de la nature des fleurs butinées. Ainsi, les miels d'eucalyptus, de pin, de lavande et de bruyère sont plus indiqués pour **soigner les affections respiratoires**. Le miel d'acacia a un **effet laxatif**. Les miels d'aubépine, d'oranger, de tilleul sont réputés **sédatifs**, les miels de bruyère et de sapin, **diurétiques**.
- Le miel contient près **de 80 % de sucres,** surtout du fructose et du glucose, ce qui le rend **hautement** et immédiatement **énergétique.** Il est également riche de divers sels minéraux (potassium, notamment), qui varient selon le type de miel (les miels foncés comportent plus de matières minérales que les miels clairs), de vitamines du groupe B et d'enzymes de type amylases (enzyme de la digestion).

- Il comporte des éléments regroupés sous le terme d'**inhibine**, qui empêchent le développement des bactéries.

- Si vous vous sentez fatigué, déprimé, le miel, et sa forte concentration en sucres, peut vous aider à **retrouver votre énergie**. Il peut aussi renforcer votre organisme pour lutter contre le rhume ou les états grippaux.

- En cas d'irritation, il peut **adoucir vos maux de gorge**.

- Vous pouvez l'utiliser en prévention de maladies cardiovasculaires, de certaines maladies neurodégénératives, grâce à la présence d'antioxydants – surtout des flavonoïdes –, qui aident à neutraliser les radicaux libres.

- **Attention**, si vous avez souvent des caries dentaires, le miel est à éviter. Il est également **contre-indiqué pour les enfants de moins de 1 an** : il pourrait en effet contenir des spores du micro-organisme responsable du botulisme (forme grave d'intoxication alimentaire). De même, si votre taux de triglycérides dans le sang est trop élevé, en cas de diabète et de certains calculs rénaux, il est préférable de ne pas en consommer.

- **Soyez vigilant** : les plantes butinées peuvent être polluées par des pesticides, médicaments, etc., et donner ainsi des miels contaminés. **Attention** aussi aux miels issus de pays dont la réglementation en matière d'apiculture est plus souple qu'en France : certains risquent de contenir des antibiotiques.

POUR EN SAVOIR PLUS

Propolis, pollen et gelée royale

- **La propolis est une résine protectrice** des bourgeons de certains arbres (marronniers, saules). Riche en substances actives (flavonoïdes, substances minérales, oligoéléments, vitamines), elle a des propriétés bactéricides et aseptisantes. Les abeilles l'utilisent pour maintenir en place les gâteaux de cire.
- **Le pollen** contient des vitamines du groupe B et des minéraux – calcium, chlore, cuivre, fer, magnésium, manganèse, phosphore, potassium, etc., et surtout du sélénium, qui joue un rôle majeur dans la régulation du système immunitaire et dans la réponse inflammatoire.
- **La gelée royale** est sécrétée par les abeilles ouvrières pour nourrir les larves et les reines : cette substance est très riche en vitamines B (dont la B5), en substances minérales et en oligoéléments. Elle combattrait la fatigue, la faiblesse, la neurasthénie, la dépression légère, les troubles menstruels, etc. Mais ces vertus ne sont pas validées scientifiquement.

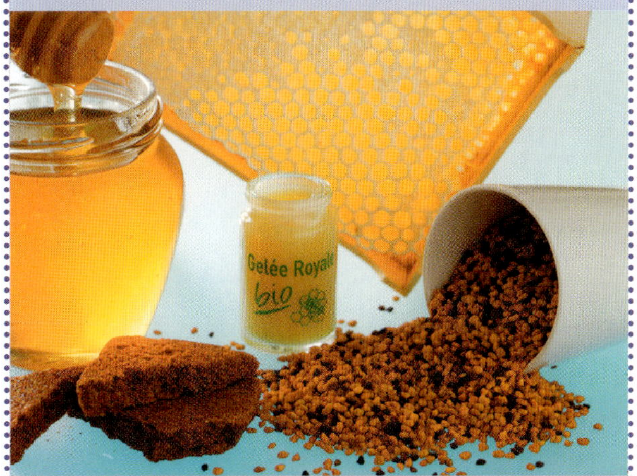

Les substances fabriquées par les abeilles (miel, gelée royale et pollen) sont très utilisées en naturopathie.

Argile

L'argile est très employée par les naturopathes. Composée principalement de silicate d'alumine, cette roche sédimentaire possède tout à la fois des propriétés absorbantes et adsorbantes (c'est-à-dire qui emprisonnent la substance toxique pour l'éliminer ensuite), mais aussi antiseptiques et cicatrisantes.

- Il existe plusieurs argiles aux propriétés différentes. **Trois sont conseillées** pour leurs vertus thérapeutiques : le kaolin, argile blanche, l'attapulgite, d'un blanc grisâtre, et l'argile verte.

- L'argile peut être utilisée par voie orale ou en application locale.

- **Avant de la prendre par voie orale**, consultez impérativement un médecin ou un praticien de santé qualifié dans ce genre de traitements. En effet, il y a certaines contre-indications et précautions à respecter.
- Vous pouvez l'utiliser pour des **problèmes gastriques**. Elle exerce un effet tampon sur le pH digestif. Il semblerait également qu'elle stimule la production de mucus par l'estomac et favorise son élasticité. Mélangez deux cuillerées à café d'argile à de l'eau faiblement minéralisée. Laissez reposer plusieurs heures et mélanger de nouveau. Prenez une demi-cuillerée à café de cette préparation dans un verre d'eau trente minutes avant le repas.
- Les **contre-indications** sont des antécédents d'occlusion intestinale et une constipation chronique.
- **Attention**, ne l'associez pas à un régime riche en matières grasses ni à d'autres médicaments, car l'argile pourrait faire obstacle à leur absorption. En éliminant les substances toxiques, l'argile peut entraîner des éléments nutritifs comme le fer et le zinc avec un risque d'anémie en cas de prise prolongée.

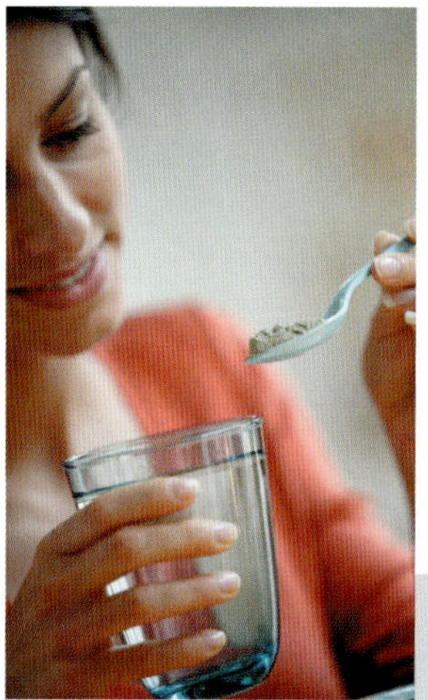

- En **application locale,** elle est recommandée en cas de **problèmes articulaires**. Des enveloppements de boue d'argile sont d'ailleurs prescrits dans de nombreuses stations thermales et thalassothérapies pour soulager les douleurs rhumatismales. Vous pouvez également l'utiliser chez vous, en cataplasme froid pour soulager une entorse ou une contracture et en cataplasme chaud contre l'arthrose.
- En cas de problèmes **dermatologiques**, appliquez une mince couche sur les lésions. Si vous avez la peau et les cheveux gras, préférez l'argile verte, qui régule la production de sébum.
- Choisissez l'argile blanche si vous avez la **peau sèche et fragile**, et pour les **cheveux secs et dévitalisés**. Elle est également employée comme talc pour les bébés.

À faire soi-même

- Le cataplasme est la forme d'utilisation la plus courante de l'argile.

- Mettez de l'argile en poudre dans un récipient et recouvrez avec de l'eau. Laissez gonfler plusieurs heures, sans remuer. La pâte obtenue doit être ferme.

- Vous pouvez appliquer l'argile tiède, froide ou chaude (la faire chauffer au bain-marie, sinon elle perd ses propriétés). La durée d'application varie de une à trois heures.

- L'argile utilisée ne doit pas être réemployée.

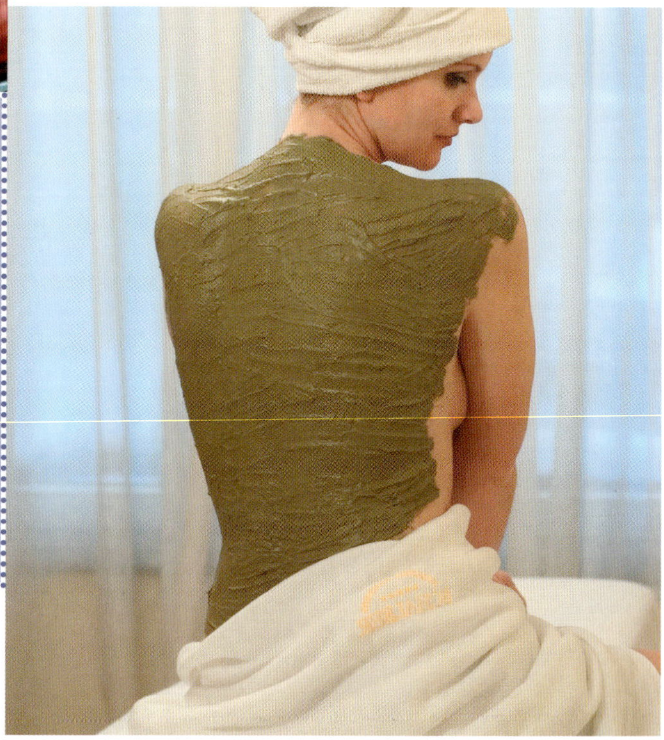

Neuralthérapie

La neuralthérapie, ou thérapie neurale, consiste à injecter un anesthésique ou à irradier avec un laser doux une partie précise du corps afin de soulager une douleur ressentie dans une autre zone, parfois très éloignée du point traité.

PRINCIPES

● Il est possible d'atténuer une douleur, même si elle est très forte, en injectant un **anesthésique local** dans une partie du corps anatomiquement éloignée de la zone où la douleur est ressentie : ce constat a été fait en 1925 par un médecin allemand, Ferdinand Huneke.

● Pour ce médecin, les tissus lésés, qu'il appelle **foyers perturbateurs** (cicatrices, foyers dentaires, otite, sinusite, etc.), peuvent être le point de départ d'irradiations qui, avec le temps, favorisent l'installation de douleurs à distance, voire l'apparition de maladies chroniques.

● Selon les neuralthérapeutes, le traitement fait appel aux **fonctions régénératrices de l'organisme** en lui donnant l'impulsion nécessaire à la mise en route de ses capacités d'autoguérison.

● Depuis les années 1970, on utilise également un rayonnement **laser doux** selon ce même principe pour soulager la douleur.

CE QUE PROPOSE LA NEURALTHÉRAPIE

● En cas de **douleurs résistantes aux traitements classiques** (y compris l'acupuncture), d'affections rhumatismales (arthrose), de maux de tête, de douleurs dorsales (lumbago), de cicatrices douloureuses, la neuralthérapie peut vous apporter un soulagement.

● Elle aide également à traiter les **affections pulmonaires** comme l'asthme.

CONTRE-INDICATIONS

● La neuralthérapie **par injection d'anesthésique** est **contre-indiquée** si vous souffrez d'une **allergie aux anesthésiques locaux**, de **troubles de la coagulation sanguine** ou d'une **inflammation cutanée**. En cas d'utilisation incorrecte d'un anesthésique, des complications sont possibles, notamment des hémorragies.

● La neuralthérapie par laser n'a aucune contre-indication.

COMMENT TROUVER UN PRATICIEN

● Adressez-vous à un médecin ou à un dentiste. Pour trouver un thérapeute en région francophone, contactez la Société suisse de thérapie neurale.

CE QU'EN DIT LA SCIENCE

● L'efficacité de la neuralthérapie n'a été démontrée par aucune étude clinique.

Comment se déroule une consultation

● Le médecin vous interroge sur la localisation de vos douleurs, leur intensité, leur durée. Ensuite, il vous examine à la **recherche des foyers perturbateurs** qui peuvent induire à distance les troubles dont vous vous plaignez : il prête une attention particulière aux cicatrices et zones d'inflammation.

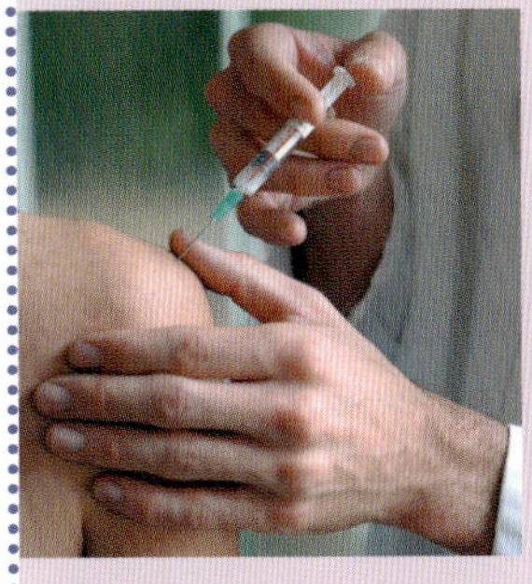

● Il procède alors à l'**injection d'un anesthésique local** (généralement de la **procaïne**) dans les foyers perturbateurs. Si vous ressentez un **soulagement immédiat**, cela signifie que le foyer suspecté est responsable de votre état.

● Vos troubles peuvent disparaître en une seule séance. Cependant, il est généralement nécessaire de poursuivre la thérapie jusqu'à guérison complète, ou du moins jusqu'à une diminution notable des douleurs.

● Quant au **laser**, c'est une sorte de **gros pistolet** que le médecin tient à quelques millimètres de votre peau au niveau des zones à traiter. Éventuellement, il complétera le traitement ponctuel par un léger balayage tout autour.

La nutrition

La nutrition étudie les rapports entre l'alimentation et la santé. Elle analyse nos comportements alimentaires et le contenu de nos assiettes afin de déterminer si les apports en eau et en nutriments (lipides, glucides, protéines, minéraux, vitamines et oligoéléments) permettent à notre organisme d'assurer ses fonctions vitales.

Une discipline récente

Bien que l'importance d'une bonne hygiène de vie ait été soulignée dès l'Antiquité par des médecins comme Hippocrate, la nutrition est restée longtemps l'affaire de quelques spécialistes : ils s'intéressaient essentiellement à la prévention des carences chez les sujets dénutris (personnes âgées ou malades, habitants des pays en développement, etc.).
En France, la nutrition a été rendue **obligatoire** dans le cursus des études médicales dans les années 1980. Ce regain d'intérêt a été justifié par le développement de maladies impliquant des **désordres nutritionnels** : affections cardiovasculaires, diabète, cancer, ostéoporose, sans parler de l'obésité ou de l'alcoolisme. Toutes ces pathologies sont favorisées par le manque d'activité physique, une nourriture trop riche et abondante, l'abus de snacks (pizzas, sandwichs, etc.), de sucreries, de viande et de matières grasses. La consommation de pain, légumes secs, fruits et légumes reste insuffisante.

Manger pour vivre

Tous les aliments que nous ingurgitons sont transformés par la digestion en **nutriments assimilables**, utilisés par l'organisme pour nourrir ses cellules, produire de l'énergie et fabriquer des molécules complexes.
Les nutriments (voir tableaux p. 153-159) sont des **composants élémentaires** qui appartiennent à différents groupes de substances organiques (fabriquées par des organismes vivants) ou minérales. Ils peuvent être énergétiques ou non énergétiques.

- Les **nutriments énergétiques** sont des substances organiques de la famille des lipides (graisses), des glucides (sucres) et des protéines. Mais leur implication ne se limite pas à cet apport énergétique. Certains entrent dans la composition des tissus de soutien (derme, tissu adipeux, tissu fibreux de l'enveloppe des organes, tissu osseux, etc.) ou participent aux mécanismes physiologiques divers comme la contraction musculaire, les processus immunitaires ou encore les régulations hormonales.

- Les **nutriments non énergétiques** comprennent l'eau, les minéraux, les oligoéléments et les vitamines. L'eau transporte dans les tissus les substances dissoutes, en particulier les éléments nutritifs. Les minéraux et oligoéléments, de même que les vitamines, assument des fonctions biologiques diverses.

Bien manger

Une **alimentation équilibrée** doit couvrir les besoins de votre corps en nutriments et en énergie. Ces besoins dépendent de votre sexe, de votre âge, de votre morphologie, de votre niveau d'exercice physique, de votre état de santé…
Aucun aliment ne peut vous apporter à lui seul tous les nutriments dont vous avez besoin. La variété est la clé de l'équilibre : votre alimentation doit vous apporter des **aliments bâtisseurs**, nécessaires à l'entretien de votre masse musculaire (aliments riches en protéines) et à la solidité de vos os (aliments riches en calcium). Elle doit aussi vous fournir des **aliments énergétiques**, à forte teneur en matières grasses, en amidon ou en sucre, et des **aliments fonctionnels**, choisis pour leur apport en minéraux, en vitamines et en fibres.
Pour estimer votre **ration alimentaire**, vous devez calculer vos **apports énergétiques** en fonction de vos **dépenses** : s'ils sont trop importants, l'excédent sera stocké dans votre tissu adipeux sous forme de graisse. Et en cas d'apport insuffisant, votre organisme puisera dans ses réserves.

Apports énergétiques

La couverture de vos besoins doit respecter un **équilibre entre les différentes catégories de nutriments**, ce qui permet d'éviter carences et surcharges.

- Les **protéines** (voir p. 158) doivent représenter **10 à 14 %** de vos apports énergétiques totaux, soit au maximum 60 à 90 g par jour (1 g = 4 kcal), réparties à parts égales entre protéines animales et protéines végétales. Cela permet à l'organisme de disposer de tous les acides aminés (éléments de base des protéines) pour fabriquer ses propres protéines, en particulier des acides aminés dits essentiels ou indispensables. Si vous privilégiez les protéines végétales, votre organisme risque d'être carencé – un manque que

Estimation des besoins énergétiques moyens

	BESOINS MOYENS (en kcal*/jour)
Enfant	
- de 0 à 1 an	110/kg de poids corporel
- de 1 à 9 ans	de 1 400 à 2 200
- de 10 à 12 ans	
garçon	2 600
fille	2 400
Adolescent	
garçon	2 900
fille	2 400
Homme adulte	de 2 200 à 3 200
Femme adulte	de 1 800 à 2 400
enceinte	+ 350
allaitante	+ 550

Source : Afssa simplifiée.
* Une calorie est la quantité de chaleur nécessaire pour élever de 1 °C la température d'un gramme d'eau à 15 °C. En réalité, dans le langage courant, ce terme désigne généralement la grande calorie, ou Calorie, ou kilocalorie (1 000 calories, abréviation kcal). Cette unité sert à quantifier l'énergie apportée par la consommation d'un aliment et les dépenses de l'organisme (1 kcal = 4,18 joules). Un repas à moins de 1 000 calories est en fait un repas à moins de 1 000 kcal.

l'on peut limiter en associant céréales et légumineuses et en consommant des germes de céréales et de légumes. De même, si vous consommez exclusivement des protéines animales, l'apport en graisses saturées risque d'être trop important.

- Les **lipides** (voir p. 155) doivent représenter **30 à 35 %** des apports énergétiques totaux, soit environ 80 g par jour pour un homme et 67 g par jour pour une femme (1 g = 9 kcal). Là encore, vous devez respecter un équilibre entre lipides d'origine végétale et animale, ces derniers ne devant pas excéder 50 % des apports. Cet équilibre permettra de couvrir vos besoins en acides gras essentiels et en vitamines liposolubles (vitamines A, D, E et K).

- Les **glucides** (voir p. 156) doivent représenter **50 à 55 %** des apports énergétiques totaux, soit 300 à 410 g par jour (1 g = 4 kcal). Mais **modérez votre apport en sucres simples** (sucre blanc raffiné et produits sucrés, confiture, miel, etc.) : il ne doit pas excéder 1/5 des glucides totaux.
L'apport de **fibres** doit être de 25 à 30 g par jour. Les fibres sont des substances végétales non digestibles apportées par l'alimentation : ce sont pour l'essentiel des glucides. Elles n'ont pas de valeur nutritionnelle et ne sont donc pas à proprement parler des nutriments. Cependant, en favorisant la digestion et le transit intestinal, elles jouent un rôle important dans le bon fonctionnement de l'organisme.

Dépenses énergétiques

Le **métabolisme de base** représente la dépense énergétique minimale, incompressible, nécessaire pour assurer les activités vitales de l'organisme au repos total (fonctionnement cérébral, contraction des muscles cardiaques et respiratoires, maintien du tonus musculaire, sécrétions, maintien à 37 °C de la température corporelle, etc.). Il augmente avec la corpulence et la masse musculaire (dépenses plus importantes chez l'homme que chez la femme), mais aussi pendant la croissance, la grossesse et l'allaitement ; en revanche, il diminue chez les personnes âgées. À cette dépense incompressible s'ajoutent les **dépenses liées à l'activité physique**, qui sont de l'ordre de 35 % chez les personnes sédentaires, mais de plus de 50 % chez les sportifs. Enfin, la digestion des aliments entraîne une dépense supplémentaire.

Activité physique et dépenses énergétiques

Pour rester en bonne santé, les spécialistes recommandent de pratiquer une activité physique au moins équivalente à 30 minutes de marche rapide par jour. Mais vous n'êtes peut-être pas un grand sportif, ou bien votre emploi du temps est déjà trop chargé. Dans ce cas, fixez-vous des objectifs modestes mais réalistes : selon vos possibilités, vous pouvez fréquenter un club sportif ou une piscine, faire du vélo ou du jogging... Si vous êtes réfractaire au sport, vous pouvez intégrer l'activité physique à votre vie quotidienne : préférez l'escalier à l'ascenseur, laissez plus souvent votre voiture au garage, bricolez, jardinez... ou passez l'aspirateur plus souvent. Et réduisez le temps passé devant la télévision.

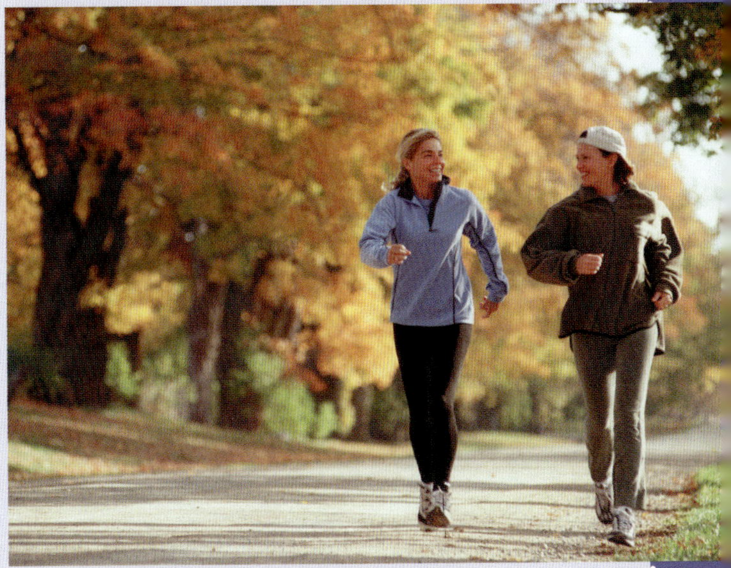

L'excercice physique régulier donne au coeur une réserve de puissance qui le muscle et permet d'abaisser la tension artérielle.

Dépenses énergétiques en fonction du niveau d'activité

CATÉGORIE D'ACTIVITÉ	DÉPENSE (kcal/heure)
Sommeil, repos	60
Activités en position assise : TV, jeux vidéo, lecture, travail de bureau, couture…	90
Conduite d'engins et activités en position debout : toilette, habillage, préparation du repas, travaux ménagers, achats, petits déplacements	120
Activités ménagères intenses, activités professionnelles debout d'intensité moyenne (menuiserie, industrie), jardinage, marche, gymnastique d'entretien	170
Activités professionnelles d'intensité élevée (maçonnerie, réparation automobile)	200
Activités professionnelles intenses (travaux forestiers, terrassement), **activités sportives** (ski, tennis, course à pied, natation, cyclisme)	300

Source : Afssa.

CE QU'EN DIT LA SCIENCE

Le lait et les produits laitiers sont-ils nocifs ?

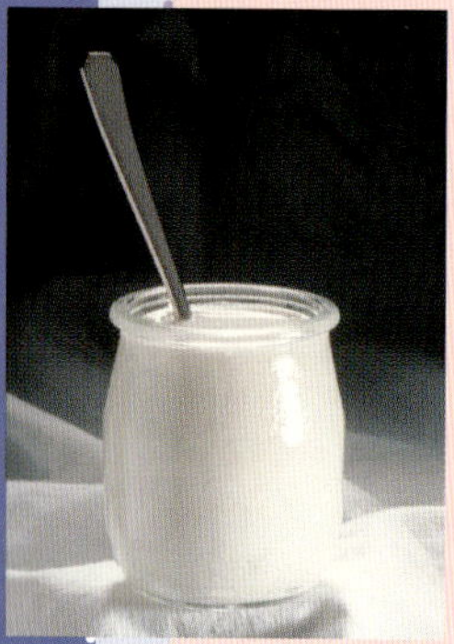

Certaines études ont tenté de démontrer que ces aliments étaient nocifs : peu adaptés à l'alimentation humaine, indigestes, ils ont même été un moment suspectés de favoriser la survenue de certains cancers. Rien de tout cela n'a été démontré scientifiquement. Selon le document *Alimentation, nutrition et cancer. Vérités, hypothèses et idées fausses,* rédigé à la demande de la Direction générale de la santé, les produits laitiers sont « des sources majeures de calcium, nutriment essentiel intervenant, entre autres, dans la minéralisation osseuse. On ne peut en aucun cas mettre en accusation le lait et les produits laitiers en termes de risque de cancer. À l'inverse, on recommande de consommer trois produits laitiers par jour ». L'implication éventuelle du lait dans l'asthme, les rhumatismes, les otites ou les maladies neurodégénératives n'est pas non plus démontrée. En l'état actuel des connaissances, les bénéfices des produits laitiers, notamment en prévention de l'ostéoporose, sont largement supérieurs aux risques.

Le bateau alimentaire de l'Afssa

Le bateau alimentaire est une représentation imagée et parlante de l'équilibre d'une alimentation globale

- Consommez au moins **5 fruits** (2) et **légumes** (1) par jour sous toutes leurs formes (nature ou préparés, crus ou cuits, secs, en conserve) à chaque repas et pour les petits creux.
- Augmentez votre consommation de **féculents** (3) : aliments céréaliers complets pour leur apport en fibres, pommes de terre, légumineuses, etc. Préférez le pain bis au pain blanc.
- Limitez votre consommation de **sucre** (4) et d'aliments sucrés (sodas, confiserie, chocolat, pâtisseries, etc.).
- Consommez **3 produits laitiers** (5) par jour, en variant les produits et en choisissant les fromages les moins gras et les moins salés.
- Consommez de la **viande**, du **poisson** (6) et d'autres produits de la pêche ou des **œufs**, une ou deux fois par jour en alternance, en limitant les quantités. Choisissez les morceaux les moins gras. Mangez du poisson au moins deux fois par semaine.
- Modérez votre consommation de **graisses totales** (7) (lipides totaux) et particulièrement des graisses dites saturées (viennoiseries, pâtisseries, charcuteries, beurre, sauces, certains fromages). Limitez les graisses ajoutées, en privilégiant la variété et les **matières grasses d'origine végétale** (8) : huiles d'olive, de colza.
- Buvez de l'**eau** (9) à volonté. Pas plus de 2 verres de boissons alcoolisées par jour pour les femmes et 3 pour les hommes.
- Évitez de manger trop salé : ne salez jamais avant de goûter, réduisez le **sel** ajouté dans l'eau de cuisson ainsi que les fromages, charcuteries et produits apéritifs salés. Préférez le sel iodé.

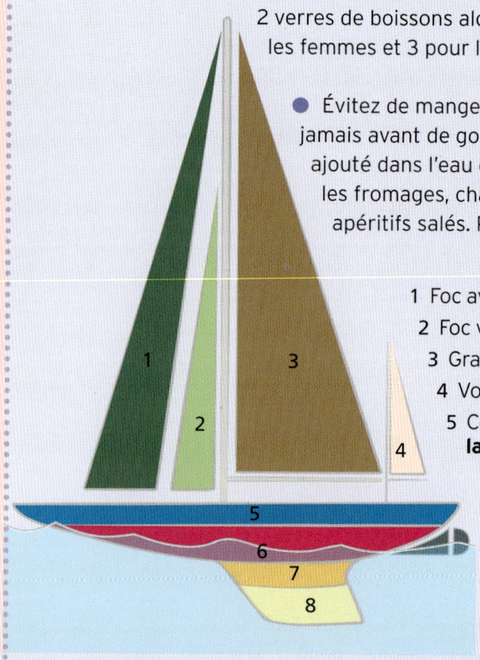

1 Foc avant vert = **légumes**
2 Foc vert pâle = **fruits**
3 Grand-voile brune = **féculents**
4 Voile rose = **sucres**
5 Coque bleue = **produits laitiers**
6 Coque rouge et violette = **viande et poisson**
7 Quille jaune d'or = **graisses animales**
8 Quille jaune clair = **huiles végétales**

Où trouver les nutriments ?

Minéraux majeurs (ou macroéléments)

Les minéraux majeurs sont présents en quantité importante dans l'organisme : près de 1 kg pour le calcium et le phosphore. Ils n'apportent pas d'énergie, mais assument des rôles essentiels et très divers : constitution des tissus, régulation des mouvements de l'eau, contraction musculaire, activité nerveuse, élaboration des hormones ou des enzymes, etc.
Les pertes doivent toujours être compensées par les apports alimentaires.

NOM	RÔLE DANS L'ORGANISME	PRINCIPALES SOURCES ALIMENTAIRES	APPORTS JOURNALIERS CONSEILLÉS	CONSÉQUENCES DES CARENCES ET SURCHARGES
Sodium	Contrôle la teneur en eau de l'organisme. Présent dans tous les liquides où baignent les cellules, dans la sueur et les larmes. Participe au travail musculaire.	Sel alimentaire (chlorure de sodium) et aliments salés. Produits de la mer, œufs, viande, lait, fromage frais, légumes frais, certaines eaux minérales.	Ne devrait pas dépasser 2 à 5 g/j (équivalent de 5 à 12 g de sel alimentaire).	Carence : troubles musculaires, déshydratation, perte d'appétit, vertiges, hypotension artérielle. Surcharge : augmentation de la pression sanguine, insuffisances cardiaque et rénale.
Calcium	Croissance et entretien du squelette et des dents. Intervient dans la contraction musculaire et cardiaque, dans la transmission de l'influx nerveux et dans la coagulation sanguine.	Lait et produits laitiers, certaines eaux minérales, fruits et légumes secs, choux, poireaux, brocolis, chocolat.	900 mg/j chez l'adulte. 500 à 800 mg/j chez l'enfant. 1200 mg/j chez l'adolescent. 1000 mg/j chez la femme enceinte.	Carence : convulsions, croissance freinée, rachitisme, ostéoporose. Surcharge : hypercalcémie (avec troubles rénaux).
Chlore	Intervient dans les équilibres hydrique et acidobasique. Constituant du liquide cérébro-spinal et du suc gastrique.	Sel et produits salés.		Carence : crampes musculaires, apathie, perte d'appétit.
Phosphore	Formation du squelette. Stockage et transfert de l'énergie. Activité musculaire et nerveuse. Constituant essentiel de l'ADN et de certains composés des membranes biologiques.	Lait et produits laitiers, jaune d'œuf, fruits oléagineux, lentilles, fruits secs, chocolat, mollusques et crustacés, poissons gras (sardines, thon, etc.).	De 360 mg/jour à 850 mg/j, pas plus de 2 500 mg/j.	Carence (très rare) : fourmillements, crampes musculaires.
Potassium	Régule la teneur en eau des cellules actives des enzymes et accroît l'excitabilité neuromusculaire. Utile au maintien de l'automatisme.	Levure sèche, lentilles, pois cassés, abricots secs, figues sèches, et, dans une moindre mesure, viande, poisson, tous les fruits et légumes.	Pas de recommandations spécifiques (besoins largement couverts par une alimentation équilibrée).	Carence (généralement liée à des diarrhées ou à un traitement médicamenteux) : crampes musculaires.
Magnésium	Régule l'activité des tissus musculaires, cardiaques et nerveux. Intervient dans la transmission de l'influx nerveux. Composant du tissu osseux.	Légumes verts (épinards) et secs, céréales complètes, noix, cacahuètes et oléagineux, produits laitiers, chocolat.	De 80 à 420 mg/j.	Carence : faiblesse musculaire, crampes. Surcharge (rare) : baisse de la tension artérielle, nausées, somnolence.

Oligoéléments

Les oligoéléments, ou éléments traces, sont présents dans l'organisme en très petite quantité (quelques milligrammes en général et jusqu'à quelques grammes pour le fer ou le zinc). Ils interviennent dans les échanges et fonctions biologiques : assimilation et transformation des aliments, transfert d'énergie, respiration cellulaire, élimination des déchets, renforcement des défenses immunitaires, renouvellement des tissus. Un apport alimentaire est essentiel pour compenser les pertes et éviter les carences.

NOM	RÔLE DANS L'ORGANISME	SOURCES ALIMENTAIRES	APPORTS JOURNALIERS CONSEILLÉS	CONSÉQUENCES DES CARENCES ET SURCHARGES
Arsenic	Métabolisme énergétique, métabolisme de la méthionine.	Fruits de mer, poisson, eau potable.	12 à 25 µg/j (limite de sécurité : 140 à 250 µg/j)	Surcharge : effets cancérigènes.
Bore	Influence le métabolisme et l'utilisation d'autres nutriments, notamment le calcium. Pourrait avoir un effet bénéfique sur le développement osseux et la solidité des os.	Fruits, légumes-feuilles, champignons, noix et légumineuses, vin, cidre et bière, coquillages et crustacés.	0,5 à 1 mg/j. Apport maximum toléré dépendant de la surface corporelle : de 3 mg/j pour les enfants de 1 à 3 ans à 10 mg/jour chez l'adulte.	Surcharge : troubles gastro-intestinaux ou cutanés, atteinte rénale.
Chrome	Impliqué dans le métabolisme des glucides (utilisation du sucre) et des lipides. Toxique à forte dose.	Cresson, épices, levures, foie, jaune d'œuf, céréales complètes, champignons, thé noir.	25 à 70 µg/j.	Surcharge : toxicité cutanée, digestive, pulmonaire, rénale.
Cobalt	Entre dans la composition de la vitamine B12. Intervient dans la formation des globules rouges et dans la régulation du système nerveux neurovégétatif.	Champignons, ris de veau, lentilles, abricots, carottes, cerises.	Non déterminés.	Surcharge : atteintes du myocarde et du péricarde.
Cuivre	Minéralisation des os, qualité du cartilage, de la peau et des neurotransmetteurs, immunité.	Mollusques, crustacés, fruits secs et oléagineux, abats, champignons.	0,8 à 2 mg/j.	Carence (rare) : anémie.
Fer	Constituant de l'hémoglobine, essentiel au transport de l'oxygène dans le sang. Constituant essentiel de divers composés biologiques : myoglobine des muscles, enzymes.	Boudin, foie de volaille et d'agneau, chocolat, persil, huîtres, germe de blé, pistaches, soja, légumes secs, épinards, jaune d'œuf, agneau, bœuf.	De 7 à 30 mg/j. 9 mg/j chez l'homme et chez la femme ménopausée. 16 mg/j chez la femme avant la ménopause (besoins augmentés chez la femme enceinte).	Carence : diminution des capacités physiques et intellectuelles, moindre résistance aux infections, anémie. Surcharge : atteintes hépatiques et endocriniennes.
Fluor	Rôle dans la formation de l'émail dentaire et de l'os.	Sel fluoré, eaux de distribution, certaines eaux minérales, poisson, épinards, chou.	0,1 à 2 mg/j.	Carence : caries dentaires, ostéoporose. Surcharge : fluorose.
Iode	Constituant des hormones thyroïdiennes impliquées dans la croissance et le développement, la contraction musculaire, la transmission de messages hormonaux et cellulaires, etc.	Eau, produits de la mer, sel iodé, lait et produits laitiers, œufs.	80 à 200 µg/j. Apport maximal tolérable : - 200 µg/j chez l'enfant de 1 à 3 ans ; - 500 µg/j chez l'adulte.	Carence : reproduction et croissance perturbées, risques pour la descendance. Surcharge : hyperthyroïdie, iodisme (troubles de la sphère ORL), troubles de la vision.
Manganèse	Intervient dans la formation des cartilages articulaires. Métabolisme glucidique et lipidique.	Oléagineux, céréales, thé, épinards, betteraves, asperges, laitue, prunes.	2 à 3 mg/j.	Inconnues.

Molybdène	Métabolisme des acides aminés soufrés et des purines. Détoxication. Favorise l'utilisation du fer et du cuivre et la rétention du fluor.	Foie, céréales complètes, germe de blé, légumes verts.	30 à 50 µg/j.	Carence : intoxication par les sulfites.
Nickel	Métabolisme de la méthionine. Ne semble pas être essentiel chez l'homme.		75 µg/j.	Surcharge : aggravation de l'eczéma chez les personnes sensibilisées.
Sélénium	Activation d'enzymes antioxydantes. Contribue à l'immunité et aux réactions de défense de l'organisme.	Légumes, fruits de mer, poissons, produits céréaliers, lait et fromage, volailles et gibiers, charcuterie.	20 à 80 µg/j.	Carence : cardiomyopathie.
Silicium	Fabrication du collagène, formation de l'os.		5 mg/j.	Carence : anomalies du cartilage et de l'os.
Vanadium	Action possible au niveau de la thyroïde et de l'os.	Fruits de mer, poisson, champignons.	10 à 20 µg/j.	Inconnues.
Zinc	Intervient dans la synthèse de très nombreuses enzymes (lutte contre les radicaux libres, synthèse protéique et renouvellement cellulaire…). Rôle dans la croissance et l'immunité.	Viande, œufs, produits laitiers et céréaliers.	6 à 19 mg/j.	Carence : atteintes de la peau, des cheveux et des ongles, retard de croissance, troubles de la fertilité. Surcharge : peut provoquer une carence en cuivre avec anémie sévère.

Lipides

Les lipides sont les **macronutriments les plus énergétiques**. Ils apportent environ 9 kcal/g, qui peuvent être immédiatement utilisées ou stockées dans le tissu adipeux (graisseux). Certains sont **indispensables** à la constitution des membranes cellulaires ou à la fabrication d'hormones, ainsi qu'à l'assimilation de vitamines liposolubles (A, D, E et K).

Les **apports alimentaires en lipides** sont surtout constitués de triglycérides et de phospholipides, eux-mêmes essentiellement formés d'**acides gras** (libérés au cours de la digestion).

On peut classer les acides gras en fonction de la position dans la chaîne carbonée de la première double liaison (oméga-3, -6 ou -9), ou de leur configuration dans l'espace (acides gras cis- ou trans-).

Les **acides gras essentiels** doivent être apportés par l'alimentation, car l'organisme n'en synthétise pas assez ; lorsqu'il n'en fabrique pas du tout, on parle d'acides gras indispensables.

Appartenant à la famille chimique des stérols, le cholestérol est aussi considéré comme un lipide.

NOM	RÔLE DANS L'ORGANISME	SOURCES ALIMENTAIRES	APPORTS JOURNALIERS CONSEILLÉS	CONSÉQUENCES DES CARENCES ET SURCHARGES
Acides gras saturés (solides à température ambiante)				
	Énergétiques. Transport des vitamines liposolubles (A, D, E, K). Limitent l'élimination du cholestérol dans le sang.	Viande, saindoux, beurre, produits laitiers, huile de coprah ou de palme.	Homme : 19,5 g/j. Femme : 16 g/j.	Surcharge : déséquilibre des acides gras, élévation du mauvais cholestérol et du risque cardiovasculaire, prise de poids, etc.
Acides gras mono-insaturés (liquides à température ambiante – supportent la chaleur)				
Oméga-9 (acide oléique)	Énergétiques. Effets bénéfiques sur la fonction cardiovasculaire.	Olive et huile d'olive, avocat, fruits oléagineux et leurs huiles.	Homme : 49 g/j. Femme : 40 g/j.	Surcharge : déséquilibre en acides gras et carence en acides gras essentiels. Prise de poids.

Acides gras polyinsaturés (liquides à température ambiante)				
Oméga-3 (dont acide alpha-linolénique, ou ALA, indispensable, et acide docosa-hexaénoïque, ou DHA)	Contribuent à l'intégrité des membranes cellulaires, à la régulation de la tension artérielle, à l'élasticité des vaisseaux, aux réactions immunitaires et anti-inflammatoires et à l'agrégation des plaquettes sanguines. Protègent les artères et le cœur. Favorisent le développement du cerveau et de la rétine.	Poissons gras (saumon, maquereau, hareng, truite) et huiles de poisson, noix, lin, colza, soja et huiles correspondantes.	Homme : 2 g/j (ALA) ; 0,12 g/j (DHA). Femme : 1,6 g/j (ALA) ; 0,10 g/j (DHA).	Carence en acides gras essentiels : troubles du développement et de la reproduction, eczéma, pathologies cutanées (peau sèche rugueuse et squameuse), troubles de la coagulation, réduction de la biosynthèse de la prostaglandine, déshydratation.
Oméga-6 (dont acide linoléique, AL, indispensable)	Contribuent au bon fonctionnement des systèmes nerveux, cardiovasculaire et immunitaire.	Maïs, soja, tournesol, sésame, noix et leurs huiles, germe de blé.	Homme : 10 g/j (AL). Femme : 8 g/j (AL).	Surcharge : des oméga-6 en excès s'opposent aux effets des oméga-3.
Acides gras trans (rendent les aliments plus fermes et plus stables et les protègent du rancissement ; utilisés dans l'industrie agroalimentaire comme stabilisateurs et comme conservateurs)				
	Provoquent une augmentation du mauvais cholestérol et une baisse du bon cholestérol.	Produits laitiers, saindoux, viande et graisse de ruminants, huiles végétales hydrogénées.	Homme : 3,2 g/j. Femme : 2,8 g/j.	Surcharge : contribuent à l'athérosclérose et au risque cardiovasculaire.
Cholestérol	Composant majeur des membranes cellulaires, particulièrement abondant dans le cerveau et la moelle. Nécessaire à la formation des hormones stéroïdes (cortisone, hormones sexuelles), des acides biliaires et de la vitamine D. Dans l'organisme, environ 30 % du cholestérol est d'origine alimentaire, les 70 % restants sont endogènes (synthèse par le foie).	Jaune d'œuf, abats (cervelle, foie), viande (agneau, bœuf), fromage et produits laitiers.	De 300 à 400 mg/j.	Surcharge : le cholestérol alimentaire peut contribuer à l'élévation du taux de cholestérol sanguin, associée à une augmentation du risque d'athérosclérose.

Glucides

Également appelés **hydrates de carbone,** les glucides sont des substances organiques pouvant être classées en deux grands types : les **sucres** (simples ou complexes), qui sont énergétiques, et les **fibres,** non énergétiques car elles ne sont pas digestibles. Tous les glucides énergétiques sont transformés en sucres simples au cours de la digestion, les sucres simples autres que le glucose pouvant être convertis en glucose par le foie.

Le **glucose** constitue le principal carburant du cerveau et des muscles, car il fournit des calories facilement disponibles (environ 4 kcal/g).
Certains **glucides synthétisés** par l'organisme entrent dans la composition des tissus, ainsi que dans celle du matériel génétique.

NOM	RÔLE DANS L'ORGANISME	SOURCES ALIMENTAIRES	APPORTS JOURNALIERS CONSEILLÉS	CONSÉQUENCES DES CARENCES ET SURCHARGES
Sucres simples et oligosaccharides				
	Tous sont énergétiques.		Au maximum 1/5 de l'apport glucidique, soit 50 à 60 g par jour maximum.	Carence : hypoglycémie. Surcharge : favorise la prise de poids, augmente le risque métabolique et cardiovasculaire.

Glucose	Principal sucre en circulation dans le sang, issu de la digestion ou produit par le métabolisme. Carburant des muscles et du cerveau. Peut être stocké dans le foie sous forme de glycogène.	Fruits, miel, sirop de glucose.		
Galactose	Entre dans la constitution du tissu cérébral.	Lait.		
Fructose (fort pouvoir sucrant)	Absorption presque deux fois plus lente que pour le glucose.	Fruits, miel.		
Lactose (faible pouvoir sucrant)	Source d'énergie privilégiée des bébés et des jeunes mammifères. Son utilisation nécessite la présence d'une enzyme intestinale, la lactase, dont la production diminue avec l'âge.	Lait.		
Maltose		Germe de céréales (maïs, blé, orge), pomme de terre et autres tubercules.		
Saccharose (sucre blanc courant)		Canne à sucre, betterave.		
Sucres complexes				
Amidon	Énergétique. Libération du glucose dans le sang plus ou moins rapide selon la préparation alimentaire.	Céréales et dérivés (pain, pâtes, semoules), riz, pommes de terre et autres tubercules.	Au moins 4/5 de l'apport glucidique, soit 200 à 250 g/j minimum.	
Fibres insolubles				
	Non digestibles.		Environ 20 g/j.	Carence : ralentissement du transit intestinal, hémorroïdes, augmentation du risque de cancer colorectal. Surcharge : ballonnements, flatulences, réduction de l'assimilation de minéraux (calcium, magnésium, etc.).
Cellulose (issue de la paroi des cellules végétales)	Leste le bol alimentaire en absorbant l'eau comme une éponge.	Tous les végétaux, en particulier : son, légumineuses, racines, tous les choux, pommes, etc.		
Inuline (réserve glucidique des végétaux n'accumulant pas l'amidon)	Favorise le développement de la flore bactérienne protectrice du côlon.	Racine de chicorée, artichauts, topinambours, patates douces, salsifis, poireaux, oignons, ail.		
Hémicellulose	Efficace contre la constipation.	Son de blé, céréales, pruneaux.		
Fibres solubles			Environ 10 à 15 g/j.	
Pectines		Baies et fruits rouges, fruits à pépins, écorces d'agrumes, carottes, tomates.		

Gommes, mucilages et fibres d'algue	Flocons d'avoine, orge, légumineuses, graines de caroube, algues, gélifiants et épaississants alimentaires.

Protéines

Les protéines assument des rôles très divers dans l'organisme. Elles sont intégrées à des **structures et tissus de soutien** (cheveux, poils, trame osseuse, peau...) et participent à de **très nombreux mécanismes biologiques** sous forme d'hormones, d'enzymes, d'anticorps, etc. Toutes les protéines humaines sont fabriquées par l'organisme à partir de 20 acides aminés.
Les **acides aminés essentiels** ou indispensables doivent être apportés par l'alimentation. Ce sont l'isoleucine, la leucine, la lysine, la méthionine, la phénylalanine, la thréonine, le tryptophane et la valine, auxquels s'ajoute l'histidine chez le nourrisson.
Les **protéines animales** (viande, lait et produits laitiers, œufs, poisson et fruits de mer) sont riches en acides aminés indispensables. Les meilleures sources de **protéines végétales** sont le germe de blé et les céréales complètes (blé, avoine, sarrasin...), les graines oléagineuses (cacahuètes, amandes, noix) et les légumineuses (pois chiches, haricots blancs et rouges, fèves, pois cassés, lentilles).

Vitamines

Ce sont des **substances organiques sans valeur énergétique mais vitales,** qui exercent leur action à très faible dose. À l'exception de deux d'entre elles (vitamines K et D), l'organisme humain n'est pas capable de les fabriquer et leur apport alimentaire est primordial pour un fonctionnement harmonieux de l'organisme.

NOM	RÔLE DANS L'ORGANISME	SOURCES ALIMENTAIRES	APPORTS JOURNALIERS CONSEILLÉS	CONSÉQUENCES DES CARENCES ET SURCHARGES
Vitamines liposolubles				
Vitamine A (rétinol) et provitamine A (bêtacarotène)	Antioxydante. Indispensable à la vision. Intervient dans la croissance. Contribue à l'immunité, au métabolisme stéroïdes, à la différenciation des tissus et à l'intégrité de la peau et des muqueuses.	Rétinol : foie, œufs, poissons gras, lait entier et produits laitiers non écrémés. Bêtacarotène : carottes, tomates, épinards, haricots verts, poivrons rouges, abricots, mangues et tous les fruits et légumes rouges, jaunes, orange et vert foncé.	De 350 µg/j chez le nourrisson à 600 µg/j chez la femme adulte et 800 µg/j chez l'homme adulte ou la femme enceinte. Allaitement : 950 µg/j. 60 % des apports sous forme de bêtacarotène (1 µg de rétinol correspond à 6 µg de bêtacarotène).	Carence : baisse de l'acuité visuelle dans la pénombre, sécheresse oculaire et cutanée, retard de croissance (première cause de cécité chez l'enfant dans les pays en développement). Surcharge : hypervitaminose A (augmentation du taux sanguin), aiguë (céphalées, vomissements) ou chronique (nausées, vomissements, anorexie, fatigue).
Vitamine D (calciférol) : vitamine D2 (ergocaliférol) des végétaux ; vitamine D3 (cholécalcirérol) fabriquée par par le corps au soleil	Nécessaire à l'absorption intestinale du calcium et à la minéralisation des os et des dents. Intervient dans la réabsorption du phosphore par les reins. Rôle dans l'immunité et la différenciation cellulaire.	Vitamine D3 : poissons gras (saumon, hareng, anchois, pilchard, sardine, maquereau), jaune d'œuf, beurre, produits laitiers, foie. Vitamine D2 : levure, son de blé, champignons.	De 5 mg/j (cas général) à 10 mg/j chez l'enfant en bas âge, la femme enceinte ou allaitante (supplémentation conseillée).	Carence : rachitisme de l'enfant et ostéomalacie (déformations osseuses avec anomalies biologiques) de l'adulte. Surcharge : excès de calcium dans l'organisme pouvant provoquer fatigue, déshydratation, nausées, convulsions, atteinte des reins et des vaisseaux.
Vitamine E (tocophérol)	Rôle possible dans la protection contre les maladies cardiovasculaires et certains cancers.	Huiles et margarines végétales (tournesol, olive, arachide, soja), cacahuètes et fruits secs oléagineux.	De 4 mg/j chez le nourrisson à 12 mg/j chez l'adulte.	Carence (rare) : anémie, atteintes neurologiques.
Vitamine K	Rôle dans la coagulation sanguine. Contribue à la calcification du squelette.	Persil, tous les choux, épinards, salades. Une partie de la vitamine K est fabriquée par la flore intestinale.	De 10 µg/j chez le nourrisson à 45 µg/j chez l'homme adulte et la femme enceinte.	Carence : hémorragies, hématomes.

Vitamines hydrosolubles				
Vitamine B1 (thiamine)	Contribue au métabolisme énergétique, à l'intégrité du système nerveux, à la santé des cheveux et de la peau, à la croissance et à l'immunité.	Levure et germe de blé, céréales complètes, légumineuses, viande de porc, foie, rognons, lait, jaune d'œuf.	De 0,2 mg/j chez le nourrisson à 1,1 mg/j chez la femme adulte et à 1,3 mg/j chez l'homme adulte. Femme enceinte ou allaitante : 1,8 mg/j.	Carence : fatigue, perte d'appétit et de poids, troubles neurologiques, psychiques ou digestifs, béribéri.
Vitamine B2 (riboflavine)	Nécessaire au métabolisme des glucides, protéines, lipides et à la production d'énergie. Rôle dans la croissance.	Levure, foie d'agneau, de veau ou de bœuf, œufs, champignons, lait et produits laitiers, céréales complètes.	De 0,4 mg/j chez le nourrisson à 1,5 mg/j chez la femme et à 1,6 mg/j chez l'homme.	Carence : sécheresse de la peau et des muqueuses, troubles oculaires.
Vitamine B3 ou PP (acide nicotinique, nicotinamide ou niacine)	Intervient dans l'activité de nombreuses enzymes nécessaires aux réactions chimiques au sein de la cellule. Santé de la peau.	Abats (foie, rognons, cœur), viande et œufs, poissons, levure, champignons, oléagineux, fruits et légumes secs, céréales.	De 6 mg/j chez le nourrisson à 15 mg/j chez la femme et 18 mg/j chez l'homme.	Carence : fatigue, perte d'appétit, inflammation de la peau et des muqueuses buccale et digestive.
Vitamine B5 (acide panto-thénique)	Intervient dans le métabolisme des glucides, des lipides et de certains acides aminés. Rôle dans la santé de la peau, des cheveux et des muqueuses.	Abats (foie, rognons), champignons, viandes, jaune d'œuf, fruits oléagineux (amandes, noix et noisettes), légumes secs, chou-fleur, etc.	De 2,5 mg/j chez le jeune enfant à 5 mg/j chez l'adulte. Femme allaitante : 7 mg/j.	Carence (rare) : défaut de cicatrisation, altération de la peau et des ongles, troubles digestifs (nausées, vomissements).
Vitamine B6 (pyridoxine)	Impliquée dans le métabolisme des protéines. Rôle dans la synthèse des neurotransmetteurs, dans la production d'énergie musculaire et dans la formation de l'hémoglobine des globules rouges.	Levure de bière et germes de céréales, foie et rognons, viande et poisson, produits laitiers, jaune d'œuf, céréales, légumes et fruits, etc.	De 0,6 mg/j chez le nourrisson. à 2 mg/j chez la femme et à 2,2 mg/j chez l'homme. Femme enceinte ou allaitante : 2,5 mg/j	Carence (rare) : fatigue, apathie, insomnie, états dépressifs, neuropathies, lésions cutanées, anémie.
Vitamine B8 (vitamine H ou biotine)	Intervient dans l'activité d'enzymes et participe à de nombreuses réactions biochimiques au niveau cellulaire. Rôle dans le métabolisme des glucides et des protéines.	Levure, abats (foie de poulet, rognons), champignons, lentilles et légumineuses, fruits oléagineux, jaune d'œuf riz complet.	De 12 µg/j chez le jeune enfant à 50 µg/j chez l'adulte. Femme allaitante : 55 µg/j.	Carence (rare) : fatigue, perte d'appétit, inflammation de la peau et de la langue (glossite), chute des cheveux, nausées.
Vitamine B9 (acide folique ou folates)	Rôle clé dans le renouvellement cellulaire, le développement embryonnaire et la croissance. Impliquée dans le fonctionnement du cerveau et du système nerveux.	Levure, foie (volaille, génisse, veau, agneau), persil, haricots blancs secs, germe de blé, lentilles, cresson, cerfeuil, épinards, oseille, pissenlits, mâche, laitue (de préférence crus).	De 70 µg/j chez le nourrisson à 300 µg/j chez la femme et 330 µg/j chez l'homme. Femme enceinte ou allaitante : 400 µg/j.	Carence : anémie, atteintes des muqueuses et de la peau, troubles neurologiques, risques de malformation du fœtus.
Vitamine B12 (cobalamines)	Nécessaire à la formation des globules rouges (antianémique). Indispensable au renouvellement cellulaire : contribue à la santé de la peau et des cellules nerveuses.	Abats, viande de bœuf, lait et produits laitiers, œuf, poisson et crustacés.	De 1 µg/j chez le nourrisson à 3 µg/j chez l'adulte. Femme enceinte ou allaitante : 4 µg/j.	Carence : anémie, troubles neurologiques et sensitifs, douleurs musculaires.
Vitamine C (acide ascorbique)	Défense contre les infections virales et bactériennes, protection de la paroi des vaisseaux sanguins, assimilation du fer, action antioxydante (capture des radicaux libres), détoxication de substances cancérigènes, cicatrisation.	Cassis, persil frais, poivron, radis noir, kiwi, fraise, litchi, cresson, ciboulette fraîche, agrumes, choux, oseille, épinards, groseilles, laitue...	De 50 mg/chez le nourrisson à 110 mg/j chez l'adulte. Chez la femme enceinte ou le sujet âgé : 120 mg/j. Femme allaitante : 130 mg/j.	Carence : fatigue, affaiblissement, sensibilité aux infections, hémorragies, scorbut.

Nutrithérapie et micronutrition

Micronutrition et nutrithérapie font partie des nouvelles disciplines nées des avancées de la recherche sur les liens entre nutrition et santé. Elles visent à améliorer le fonctionnement de l'organisme grâce à un conseil alimentaire personnalisé et, au besoin, par un apport complémentaire en vitamines, oligoéléments, acides gras… et en probiotiques (micro-organismes utiles).

Voir aussi « Les compléments alimentaires de A à Z », *p. 456 à 469.*

PRINCIPES

- La micronutrition et la nutrithérapie, reposant sur des approches médicales semblables, ont pour but d'**améliorer l'alimentation pour** éviter des troubles fonctionnels et **prévenir des maladies**.

- Une alimentation bien menée contribue à une **bonne santé** : les déséquilibres nutritionnels ou les carences en vitamines, oligoéléments, acides gras ou acides aminés essentiels peuvent être à l'origine de nombreuses pathologies. L'**apport de microconstituants alimentaires**, comme les flavonoïdes des fruits et légumes, les phyto-œstrogènes du soja, les levures, les lactobacilles des yaourts, etc., se révèle souvent nécessaire pour corriger un dysfonctionnement de l'organisme.

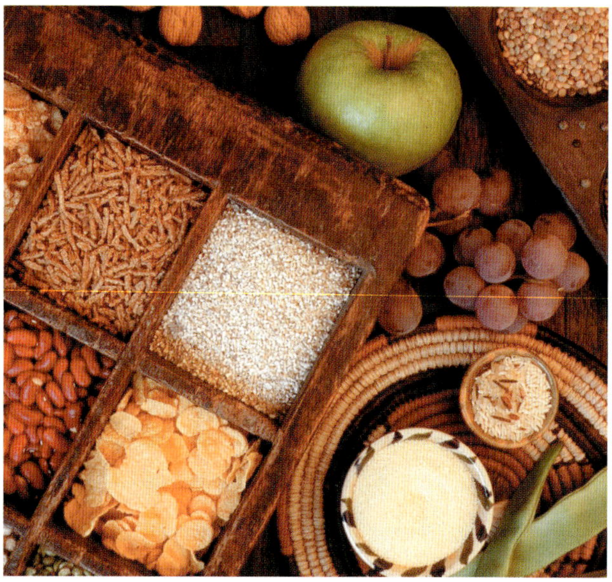

Les fibres alimentaires, les fruits frais et secs, les céréales et les légumes secs permettent de lutter contre la constipation.

- La **micronutrition** vise à **adapter l'alimentation aux caractéristiques de l'individu** (son métabolisme, ses besoins physiologiques, etc.) **et à son état de santé**. Les besoins en nutriments sont normalement couverts par une alimentation variée et équilibrée. Cependant, si des carences et des déséquilibres sont dépistés, le micronutritionniste propose des modifications des habitudes alimentaires et, si nécessaire, des compléments alimentaires.

- Comme la micronutrition, la **nutrithérapie** se fonde sur la définition des besoins individuels de l'organisme en nutriments : elle associe ainsi **rééquilibrage du régime alimentaire et, si besoin, supplémentation** pour corriger les carences en vitamines, oligoéléments, minéraux, acides gras et acides aminés. Mais elle s'appuie sur les propriétés particulières des aliments et utilise les nutriments et autres microconstituants alimentaires (phyto-œstrogènes de soja, par exemple) comme des médicaments.

CE QUE PROPOSENT LA NUTRITHÉRAPIE ET LA MICRONUTRITION

- Leur champ d'application est très large, mais vous pouvez y avoir recours pour **prévenir l'ostéoporose**, les **cancers**, les **maladies cardiovasculaires** et **neurodégénératives**. Si vous vous sentez **fatigué**, stressé et éprouvez des difficultés à vous concentrer, si vous avez des problèmes de peau, de cheveux ou souffrez d'insomnies, elles peuvent vous aider ; de même, elles peuvent régler des **troubles digestifs** ou encore optimiser vos performances sportives.

- Associée à la médecine allopathique, la nutrithérapie peut vous **soulager** en cas de **rhumatismes**, de **diabète**, ou de douleurs d'origine neurologique, de troubles de l'immunité et d'allergies, d'hypo- ou d'hypertension artérielle.

CONTRE-INDICATIONS

● Elles **varient en fonction des molécules ou des produits** utilisés et devront vous être précisées par votre thérapeute. Ainsi, vitamine E, glucosamine, sélénium, caféine, etc., peuvent être contre-indiqués pour les femmes enceintes ou qui allaitent ; la vitamine B9 peut être contre-indiquée si vous êtes atteint d'une leucémie, le magnésium, en cas d'insuffisance rénale, la vitamine E et les flavonoïdes, en cas de troubles de la coagulation, le radis noir, en cas de calculs biliaires et la vigne rouge, en cas de troubles hépatiques…

● La plupart des compléments alimentaires d'origine naturelle sont toutefois **sans contre-indications majeures** aux doses prescrites.

MISES EN GARDE

● **Seul un médecin est habilité à prescrire le bon complément nutritionnel** à la bonne posologie. En consultant, vous éliminez le risque de surdosage et de perturbation métabolique, même en cas d'utilisation prolongée. C'est important, d'autant que, dans certains cas, l'apport utile est proche de la dose toxique (fluor, sélénium, etc.). Voir aussi « Compléments alimentaires », p. 456 à 469.

● Un rapport du Conseil national de l'ordre des médecins de 2001 sur l'automédication **dénonce** d'ailleurs **la prise inconsidérée de compléments alimentaires**, à laquelle incite une publicité abondante. Rétablir une alimentation équilibrée suffit souvent à corriger les problèmes.

● L'utilité de dosages supérieurs aux apports nutritionnels recommandés n'est **pas toujours prouvée scientifiquement**.

● Les autorités sanitaires françaises réfutent l'allégation selon laquelle l'alimentation moderne est carencée en nutriments non énergétiques.

COMMENT TROUVER UN PRATICIEN

● La nutrithérapie et la micronutrition, disciplines récentes, ne bénéficient pas pour l'instant de reconnaissance officielle. Depuis 2004, un diplôme « Alimentation santé et micronutrition » est délivré par l'université de Dijon.

● Les médecins généralistes qui ont pris une orientation nutrition ou phytothérapie et ont suivi une formation complémentaire (non qualifiante en France) peuvent vous proposer ces thérapies, de même que certains spécialistes (endocrinologues, rhumatologues, etc.) ou praticiens de disciplines paramédicales (diététicien, kinésithérapeute). Les naturopathes utilisent également la nutrithérapie.

LE SAVIEZ-VOUS ?

Bien se nourrir pour bien se porter : une préoccupation qui ne date pas d'hier

● Il y a cinq mille ans, les Chinois découvraient l'utilité des algues, riches en iode, pour soigner les personnes atteintes de goitre (augmentation du volume de la glande thyroïde liée à un déficit en iode). Près de trois millénaires plus tard, le médecin grec Hippocrate enseignait : « Que ton aliment soit ton médicament. »

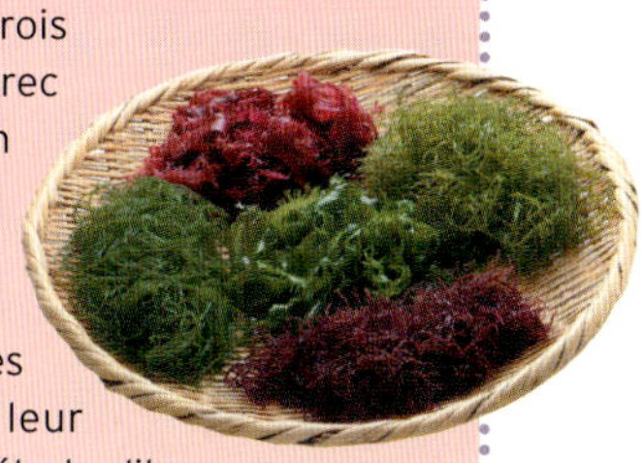
Algues alimentaires

● Au XXe siècle, les nutritionnistes ont étudiés les régimes spécifiques de populations connues pour leur longévité, comme les Crétois. Une étude, dite « des sept pays », est lancée en 1952 pour comparer les habitudes alimentaires et les risques de maladies cardiovasculaires des populations des États-Unis, de Finlande, de Hollande, du Japon, d'Italie, de Yougoslavie et de Grèce (îles de Corfou et de Crète). Elle met en évidence les bienfaits du régime crétois, caractérisé par une consommation importante de fruits frais, de légumes crus, d'huile d'olive et par une faible consommation de viande (voir Diététique et régimes, p. 40). Ce régime combine en fait un faible apport en acides gras saturés avec des apports conséquents en acides gras mono- et poly-insaturés ainsi qu'en molécules antioxydantes (vitamines C et E, polyphénols, caroténoïdes, etc.).

● Depuis, les recherches se sont multipliées et ont montré le rôle spécifique de certains nutriments dans l'amélioration des défenses naturelles et la prévention de pathologies comme l'ostéoporose, les maladies neurodégénératives, les maladies cardiovasculaires ou les cancers.

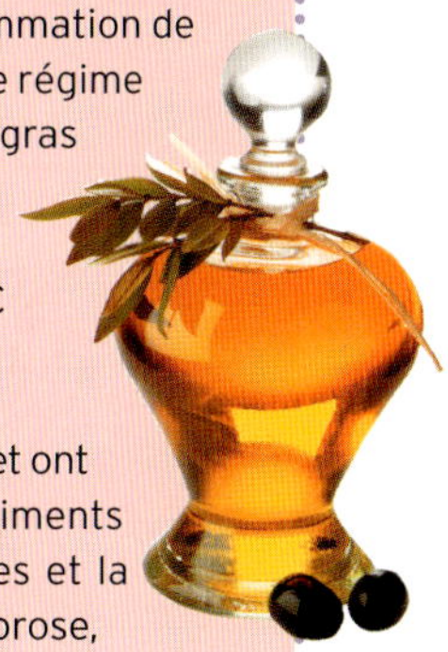
Huile d'olive

CE QU'EN DIT LA SCIENCE

● Appelée en 2003 à évaluer le concept de micronutrition utilisé dans l'alimentation des sportifs, l'Agence française de sécurité sanitaire des aliments (Afssa) a estimé que « la micronutrition n'est pas actuellement un concept défini au plan scientifique et ne bénéficie pas d'une reconnaissance officielle des institutions compétentes ». Si les produits prescrits paraissent anodins et préparés selon les bonnes pratiques, l'Afssa relève un défaut d'information fréquent (composition, interactions, innocuité, etc.) et souligne l'absence de fondement scientifique des allégations des laboratoires.

Comment se déroule une consultation

LE DIAGNOSTIC

● Lors de votre premier rendez-vous, le thérapeute établit un **bilan personnalisé** : il vous interroge pour connaître vos habitudes alimentaires, votre mode de vie, votre état de santé (fatigue, surpoids, hypertension, troubles du sommeil), vos antécédents familiaux, etc.

● Il vous prescrit des **dosages sanguins** et **urinaires** s'il suspecte des déficits en micronutriments (vitamines, minéraux, acides gras, acides aminés, etc.). Le diagnostic est posé à la lumière de leurs résultats lors d'une seconde consultation.

DES CONSEILS

● Des conseils alimentaires personnalisés vous sont alors donnés, par exemple, en vous fournissant des **listes d'aliments à privilégier ou à éviter**, ou un **plan alimentaire** (tableaux hebdomadaires dans lesquels figurent des catégories de produits : crudités, légumes et fruits cuits, produit laitiers...) qui vous aide à composer vos menus.

LE TRAITEMENT

● Il comporte, en fonction de vos besoins :
- des produits diététiques pour corriger un mauvais fonctionnement de l'organisme (par exemple, des produits riches en fibres pour améliorer le transit intestinal) ;
- des compléments alimentaires apportant vitamines et/ou oligoéléments ;
- des probiotiques ;
- des antioxydants ;
- des huiles riches en acides gras poly-insaturés (AGPI) ;
- des acides aminés essentiels.

● Ces éléments peuvent vous être prescrits sous la forme d'un **élément isolé** ou de **suppléments alimentaires** apportant un « cocktail » de molécules.

● Un traitement peut vous être proposé pour des circonstances particulières (grossesse, compétition sportive, surmenage, etc.). À titre d'exemple, des phyto-œstrogènes de soja sont utiles pour surmonter les désagréments de la ménopause, les acides aminés pour lutter contre la dépression, etc.

● **Attention**, la complémentation ne doit jamais se substituer au traitement médical ni à une alimentation variée et équilibrée.

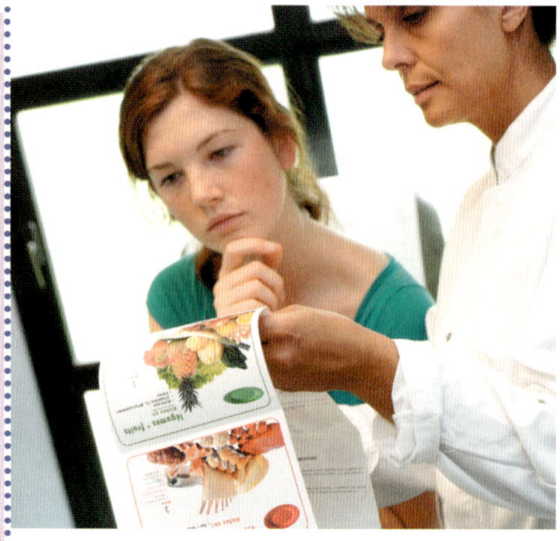

La nutrithérapie est conçue comme un accompagnement personnalisé : les aliments et/ou compléments alimentaires nécessaires varient d'une personne à l'autre.

Alimentation et cancer

● Lancée en 1994 et portant sur plus de 13 000 personnes, l'étude française SuViMax (Supplémentation en vitamines et minéraux antioxydants) publie ses résultats en 2004 : ils montrent qu'un apport en vitamines et minéraux antioxydants à doses nutritionnelles (bêtacarotène, 6 mg ; vitamine C, 120 mg ; vitamine E, 30 mg ; sélénium, 100 µg et zinc, 20 mg) réduit le risque de cancer ainsi que la mortalité globale chez les hommes, mais non chez les femmes, probablement en raison de leur meilleur équilibre nutritionnel initial.

● En 2007, un rapport d'experts du Fonds mondial de recherche contre le cancer met l'accent sur l'intérêt de la consommation de fruits et légumes. Les végétaux contenant des folates protégeraient contre le cancer du pancréas, ceux riches en caroténoïdes, contre les cancers de la bouche, du pharynx, du larynx et des poumons, ceux riches en bêtacarotène contre le cancer de l'œsophage et ceux contenant du lycopène, contre le cancer de la prostate. Le rapport évoque aussi les effets protecteurs de la vitamine C, du sélénium, des fibres ainsi que d'autres composés biologiquement actifs, comme les isothiocyanates et les polyphénols.

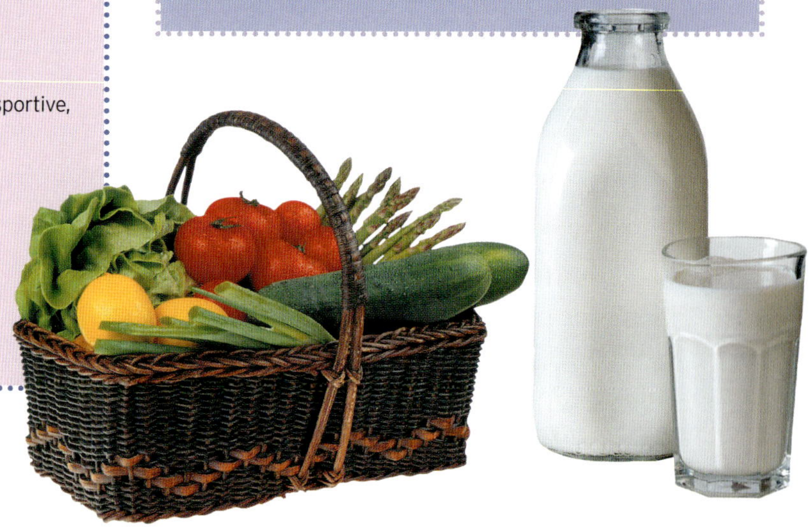

Les compléments alimentaires

Ils se présentent sous des formes diverses : comprimés, tablettes, gélules, capsules, ampoules buvables, gouttes, etc. Ils comportent, selon les cas, un principe actif purifié, des associations de principes actifs pour une efficacité renforcée (par exemple, multivitamines et minéraux), des extraits de plantes ou d'algues, des huiles essentielles, des huiles de poisson, etc.

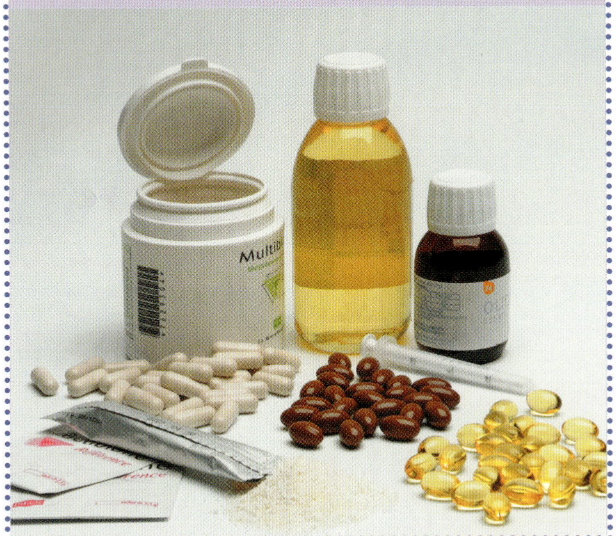

VRAI OU FAUX ?

Les compléments alimentaires soignent.

FAUX. Les compléments alimentaires sont définis par une directive européenne (2002/46/CE) comme étant « des sources concentrées de nutriments destinées à compléter l'apport de nutriments dans un régime alimentaire normal ». Ils ne sont pas destinés à soigner. Très variés, de qualité inégale, ils apportent vitamines, oligoéléments, acides aminés, acides gras, probiotiques (micro-organismes bénéfiques, en particulier pour le fonctionnement digestif), extraits de plantes (phyto-œstrogènes, phytostérols, etc.).

Voir aussi « Les compléments alimentaires de A à Z », *p. 456 à 469.*

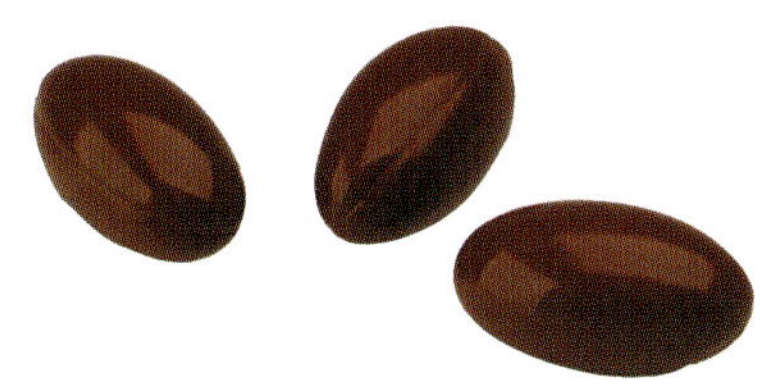

La tentation est grande de prendre des compléments alimentaires, d'autant qu'ils sont partout en vente libre, sous de nombreuses formes. Pourtant, il suffit souvent de rééquilibrer son alimentation pour se sentir mieux.

Vitaminothérapie

Contrairement à ce qui se pratique en micronutrition et en nutrithérapie, la vitaminothérapie est le traitement par les vitamines à des doses élevées, bien supérieures aux apports journaliers recommandés.

- En **médecine allopathique**, ces doses élevées sont utilisées en **prévention des carences** chez des personnes qui les assimilent mal : des cures de vitamines du groupe B sont par exemple prescrites lors du sevrage alcoolique.

- En dehors de ces indications, certaines vitamines auraient à dose élevée des **effets thérapeutiques plus généraux** : on prescrira par exemple la vitamine C à 1 g par jour pour le traitement de la grippe ou du rhume (400 mg chez l'enfant) ou les vitamines B1 et B6 pour lutter contre les douleurs.

- Les **risques de surdosage** sont **faibles**, mais les bénéfices restent très controversés.

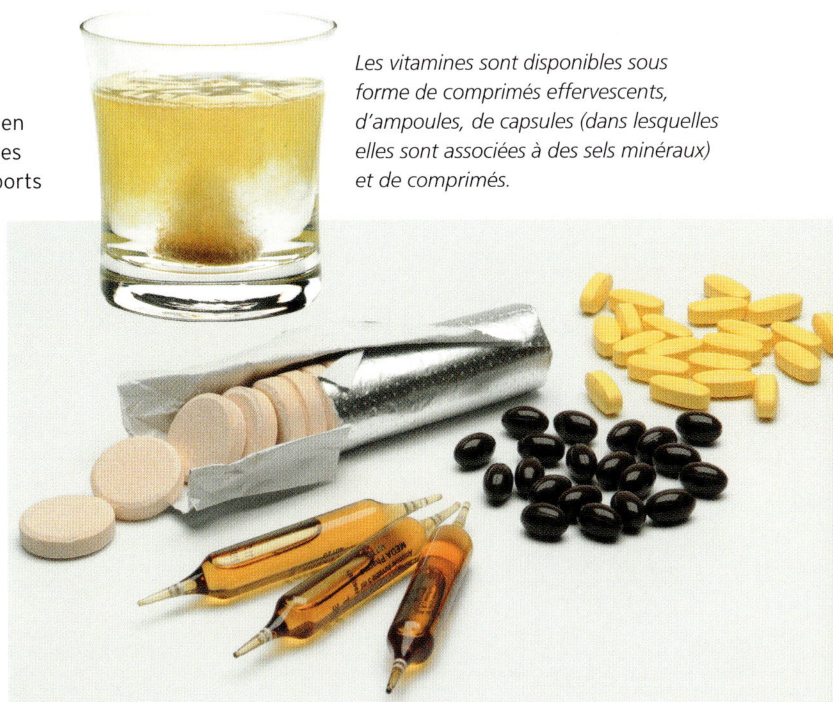

Les vitamines sont disponibles sous forme de comprimés effervescents, d'ampoules, de capsules (dans lesquelles elles sont associées à des sels minéraux) et de comprimés.

Mégavitaminothérapie

La mégavitaminothérapie, aussi appelée médecine orthomoléculaire, utilise à des fins thérapeutiques des doses massives de vitamines.

● L'idée est de **corriger des déséquilibres moléculaires** et d'obtenir un effet thérapeutique en variant la concentration de substances normalement présentes dans l'organisme (donc a priori bien tolérées).

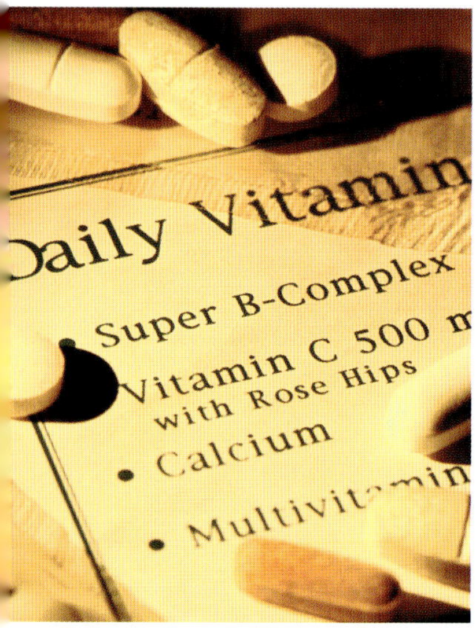

● Ce concept a été introduit au début des années 1950 par un petit groupe de psychiatres américains qui a eu recours à des doses très importantes de vitamine B3 (acide nicotinique ou nicotinamide) pour traiter des problèmes mentaux. Par la suite, le programme de traitement a inclus d'autres vitamines, des minéraux, des hormones, etc., et a reçu le nom de thérapie orthomoléculaire.

● Au début des années 1970, la médecine orthomoléculaire a été popularisée par le double prix Nobel (de chimie et de la paix) Linus Pauling, ardent défenseur des mégadoses de vitamine C pour lutter contre le rhume et le cancer. Ce scientifique prenait jusqu'à 18 g de vitamine C par jour : cela l'a peut-être aidé à atteindre l'âge avancé de 93 ans mais n'a pas empêché qu'il soit emporté par un cancer de la prostate en 1994.

● La médecine orthomoléculaire a essentiellement été appliquée au traitement des retards de développement, de l'autisme, de la schizophrénie et de la sclérose en plaques, à la prophylaxie et au traitement du rhume ainsi qu'à la prévention des cancers…

● Mais elle reste **très controversée** et la prudence s'impose en raison des **risques de toxicité**. En 1991, un rapport du docteur Jean-Marie Abgrall dénonçait les procédés utilisés par l'Église de scientologie sous couvert d'arguments médicaux lors de la purification, « une des étapes clés du processus pseudo-initiatique […] ». Il relevait notamment l'absence de justification médicale et les dangers de la thérapie mégavitaminique (vitamines A, B, C, D, E, B1, et PP à doses massives) proposée dans ce cadre.

CE QU'EN DIT LA SCIENCE

● Dès 1973, le Research Advisory Commitee du National Institute of Mental Health a conclu à l'inefficacité de la thérapie orthomoléculaire en psychiatrie et alerté sur ses possibles dangers. Selon la Fédération internationale de la sclérose en plaques, « le recours aux mégavitamines ne semble pas avoir de fondement scientifique reconnu. Cette thérapie n'a jamais fait l'objet d'essais contrôlés. À long terme, elle peut entraîner de graves effets secondaires ».

● Les dizaines d'études consacrées aux bienfaits des mégadoses de vitamine C ne sont pas non plus concluantes. Tout au plus permettraient-elles d'atténuer la gravité des rhumes.

Oligothérapie

L'oligothérapie a pour but de rééquilibrer l'organisme par un apport de minéraux et de métaux naturellement présents en très petites quantités dans le corps et indispensables à son fonctionnement : aluminium, argent, arsenic, manganèse, cobalt, soufre, zinc, etc.

Voir aussi Nutrition, *p. 150, et* Nutrithérapie, *p. 160.*

PRINCIPES

● La biologie humaine est dominée par de nombreux **mécanismes biochimiques** de synthèse ou de dégradation qui, pour la plupart, ont besoin d'un **catalyseur** (appelé encore enzyme). Il favorise une réaction entre deux substances qui, sans lui, ne réagiraient pas, ou trop lentement. Les enzymes sont des molécules organiques complexes. Pour être actives, elles ont besoin d'un **cofacteur**, c'est-à-dire un ou plusieurs atomes d'un métal (principalement le magnésium, le fer, le zinc, le cuivre, le manganèse, le nickel, le cobalt, etc.). Par exemple, le transfert de l'oxygène de l'air des poumons vers les cellules et l'élimination du dioxyde de carbone (CO_2) sont assurés par l'hémoglobine, pigment contenu dans les globules rouges. Or l'hémoglobine n'est active qu'en présence d'atomes de fer, qui jouent là le rôle de cofacteurs.

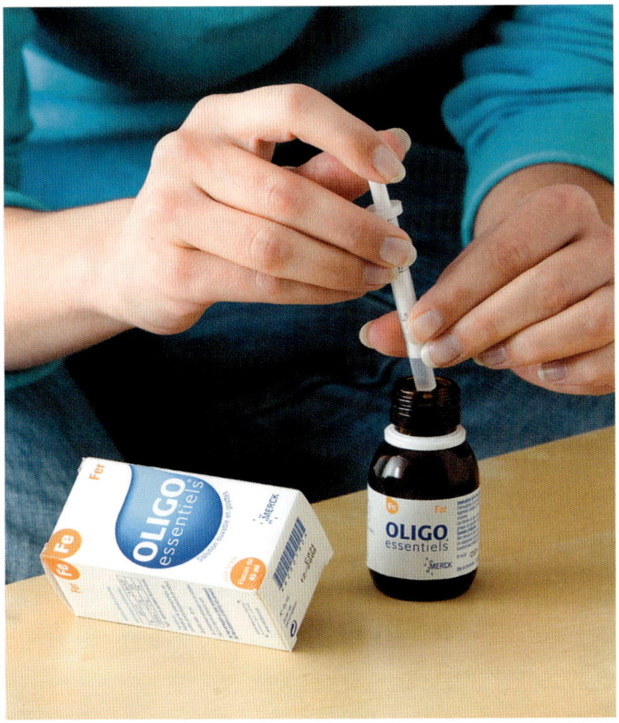

● Les **oligoéléments** (du grec *oligos*, petit) **jouent le rôle de cofacteurs.** Ils interviennent dans les échanges et fonctions biologiques : assimilation et transformation des aliments, transfert d'énergie, respiration cellulaire, élimination des déchets, renforcement des défenses immunitaires, renouvellement des tissus.

● Pour sa bonne marche, l'organisme humain devrait contenir une quantité suffisante d'oligoéléments (7 g environ pour une personne pesant 70 kg). Leur renouvellement se fait normalement par une alimentation variée et équilibrée. Mais, s'ils viennent à manquer, des déséquilibres se créent, et l'organisme s'affaiblit.

La découverte des oligoéléments

● Dès le milieu du XIXe siècle, des botanistes constatent que la présence dans le sol de certains éléments minéraux accélère la croissance des végétaux. En 1912, le chimiste français Gabriel Bertrand (1867-1962), alors qu'il étudie la composition élémentaire des tissus vivants, démontre que ces éléments minéraux se trouvent à l'**état de trace dans le corps humain** et participent activement à son fonctionnement. Il est le premier à utiliser le terme d'oligoélément.

● À partir de 1942, le médecin français **Jacques Ménétrier** (1908-1986) reprend ces travaux et étudie l'action des oligoéléments sur différentes maladies. Les résultats sont si encourageants qu'il en vient à proposer une nouvelle approche de la médecine, à la fois préventive et curative : la médecine des fonctions ou **médecine fonctionnelle**. Elle **s'attaque** non plus aux symptômes, mais **aux causes profondes** (tissulaires et métaboliques) **des maladies**. Pour lui, les échanges organiques conditionnent souvent la réceptivité aux maladies.

● Il établit alors la **notion de terrain** qu'il définit comme l'ensemble des caractères biologiques, physiques et psychiques propres à chaque être humain et qui détermine ses réactions face à son environnement.

Les oligoéléments sont prescrits à des doses extrêmement faibles, de l'ordre du millionième de gramme à quelques dixièmes de milligramme, ce qui écarte tout risque de toxicité.

À partir de cette notion fondamentale, Ménétrier crée une **classification des malades** selon leur prédisposition à certains troubles ; cette prédisposition évolue avec l'âge, l'ancienneté des symptômes et l'influence de facteurs extérieurs (alimentation, environnement, médications, etc.).

Il distingue ainsi **cinq grands types de terrain**, appelés **diathèses** (voir tableau ci-dessous). À chaque diathèse correspondent un ou plusieurs oligoéléments (appelés oligoéléments de diathèse) qui peuvent freiner la dégradation du terrain. Des **oligoéléments dits complémentaires** (voir tableau p. 168) s'ajoutent à cette gamme : ils agissent seulement sur une fonction particulière et peuvent améliorer des troubles spécifiques.

Diathèses et oligoéléments

DIATHÈSE	DESCRIPTION DU TERRAIN	TROUBLES ET AFFECTIONS	OLIGOÉLÉMENT PRESCRIT
Diathèse allergique ou arthritique, dite encore syndrome hyperactif	Diathèse du sujet jeune caractérisée par des troubles aigus, violents, mais rarement graves.	Manifestations allergiques (asthme, eczéma, rhume des foins, etc.), fonctionnement en excès de la thyroïde, douleurs articulaires irrégulières, agitation ou hyperactivité chez l'enfant, agressivité, migraines, amaigrissement, etc.	Manganèse
Diathèse hyposthénique ou syndrome hyporéactif	Diathèse du sujet jeune qui se manifeste par un manque de résistance générale et qui se traduit par des affections souvent chroniques.	Infections fréquentes (ORL, respiratoires, digestives, cutanées, vaginales, cystites, etc.), fatigue, frilosité, prise de poids, chute de tension, scoliose, pessimisme, etc.	Association manganèse-cuivre
Diathèse ou syndrome dystonique	Diathèse témoignant de l'amorce du vieillissement, éventuellement prématuré. Elle se manifeste par un ralentissement du fonctionnement cellulaire entraînant une désadaptation aux efforts quotidiens.	Sentiment de fatigue croissante, permanente, troubles veineux, œdèmes, vertiges, bourdonnements d'oreille, troubles digestifs, cardiaques, respiratoires, arthrose, maux de tête, troubles de la mémoire, du caractère, du sommeil, anxiété, angoisse, etc.	Association manganèse-cobalt
Diathèse ou syndrome anergique	Vieillissement : altération des défenses de l'organisme se traduisant par une fatigue permanente avec perte de l'élan vital et désintérêt.	Dépression sévère, infections rebelles et récidivantes.	Association cuivre-or-argent
Syndrome de désadaptation	Ce n'est pas une diathèse à proprement parler mais une prédisposition qui s'ajoute aux diathèses et précipite leur évolution.	Troubles endocriniens à prédominance génitale (irrégularités menstruelles, syndrome prémenstruel, frigidité, impuissance, etc.). Troubles endocriniens à prédominance nutritionnelle et pancréatique (« coups de pompe », hypoglycémie, états prédiabétiques, excès de graisses dans le sang, excès de poids, etc.).	Association zinc-cuivre Association zinc-nickel-cobalt

CE QUE SOIGNE L'OLIGOTHÉRAPIE

● Si vous cherchez à **prévenir les infections** ou si vous souffrez d'une pathologie simple qui n'a pas entraîné de lésion d'un organe (**spasmophilie, migraine, allergies, troubles du sommeil, troubles fonctionnels intestinaux,** ceux qui sont liés à une **mauvaise digestion**, au **stress**), vous avez tout intérêt à recourir à l'oligothérapie. Elle peut alors se suffire à elle-même, surtout si vous êtes jeune.

● Si vous souffrez d'un **trouble important** (insuffisance rénale, diabète insulinodépendant, tumeur, etc.), vous devez impérativement **associer l'oligothérapie à un traitement spécifique**. Elle est d'ailleurs parfaitement compatible avec la médecine allopathique.

● Si vous souffrez d'**affections chroniques** avec quelques épisodes aigus (arthrose et rhumatismes, infections à répétition, diabète non insulinodépendant, etc.), les oligoéléments vous apportent une aide significative dans la mesure où ils permettent souvent la **réduction du traitement** classique.

CONTRE-INDICATION

● L'oligothérapie n'est pas indiquée si vous êtes atteint de **pathologies aiguës, évolutives ou sévères**. Vous l'emploierez, dans un second temps, en complément des thérapies classiques.

MISE EN GARDE

● Les oligoéléments sont utilisés à des doses catalytiques, c'est-à-dire dans des **quantités infimes**. L'oligothérapie est donc dénuée de toute toxicité et de tout risque d'interaction avec les autres traitements en cours. Néanmoins, il peut arriver que vous tolériez mal certains oligoéléments :
- le **manganèse** peut **réactiver une crise d'allergie** en début de traitement ;
- l'**iode** peut provoquer une **réaction** (si vous y êtes allergique) ;
- le **cobalt** peut déclencher des **vertiges** qui disparaissent à l'arrêt du traitement ;
- le **cuivre** peut entraîner des **spasmes de l'estomac**.

COMMENT TROUVER UN PRATICIEN

● Il n'existe pas de thérapeutes exclusivement spécialisés en oligothérapie. La plupart des praticiens exerçant une médecine alternative (acupuncteurs, homéopathes, phytothérapeutes...) prescrivent des oligoéléments en complément du traitement. Mais de nombreux médecins allopathes peuvent également vous les conseiller.

CE QU'EN DIT LA SCIENCE

● Certains oligoéléments, dont le cuivre, ont fait l'objet d'études cliniques qui ont confirmé leur efficacité. Mais ces études restent rares et une majorité de médecins considère l'oligothérapie comme un placebo.

Comment se déroule une consultation

LE DIAGNOSTIC

● Préparez-vous à une première **consultation longue** : votre thérapeute va consacrer un temps important à recueillir, par un **interrogatoire minutieux** et détaillé, le maximum d'informations sur vous, sur l'histoire de votre maladie, vos antécédents personnels et familiaux, le contexte d'apparition des troubles, de déclenchement des crises, etc.

● Cette étape lui suffit le plus souvent pour poser le diagnostic de diathèse, c'est-à-dire établir quel est votre type de terrain. Il la complétera toutefois en vous examinant (**palpation, auscultation**) et vous prescrira au besoin des **examens complémentaires** (notamment biologiques).

LE TRAITEMENT

● En général, il associe un ou deux, voire trois oligoéléments de diathèse avec un, deux ou trois éléments complémentaires.

● La posologie pour les oligoéléments de diathèse va **d'une dose hebdomadaire** (voire tous les quinze jours pour le manganèse) **à une dose quotidienne**. Si vous souffrez de rhumatismes douloureux, vous prendrez du cuivre deux fois par jour et, en cas d'infections virales aiguës (grippe), jusqu'à trois ou quatre fois dans la journée.

● Pour les éléments complémentaires, la posologie peut être de **trois ou quatre prises par semaine** pour chacun, la durée du traitement variant d'une quinzaine de jours, dans les cas purement fonctionnels, jusqu'à plusieurs semaines, dans les troubles plus importants.

La présentation et la prise des oligoéléments

- Les oligoéléments se présentent sous forme d'**ampoules**, de **gouttes buvables**, de **comprimés** ou de **granules**.
- Les prises se font par **voie perlinguale et à jeun** : placez le remède sous la langue et gardez-le deux minutes en bouche avant d'avaler. Il est préférable d'attendre dix minutes avant de boire ou de manger.
- Pour un **enfant** : versez le contenu de l'ampoule **sur un morceau de sucre** roux posé dans une cuillère en plastique (pour éviter les interactions avec le métal) et demandez-lui de laisser fondre le sucre sous la langue.
- Pour un **nourrisson** : redressez-le et maintenez sa tête droite. Placez le contenu de l'ampoule, pur ou légèrement dilué, **sous sa langue** à l'aide d'une petite cuillère en plastique.
- Le contenu des ampoules peut aussi être **injecté en sous-cutané ou en intramusculaire**, ou employé localement (**instillations nasales**).
- Les oligoéléments se présentent également sous forme de **soluté pour les applications locales** (manganèse-cuivre, employé pour traiter les crevasses du mamelon ou les cicatrices récentes).

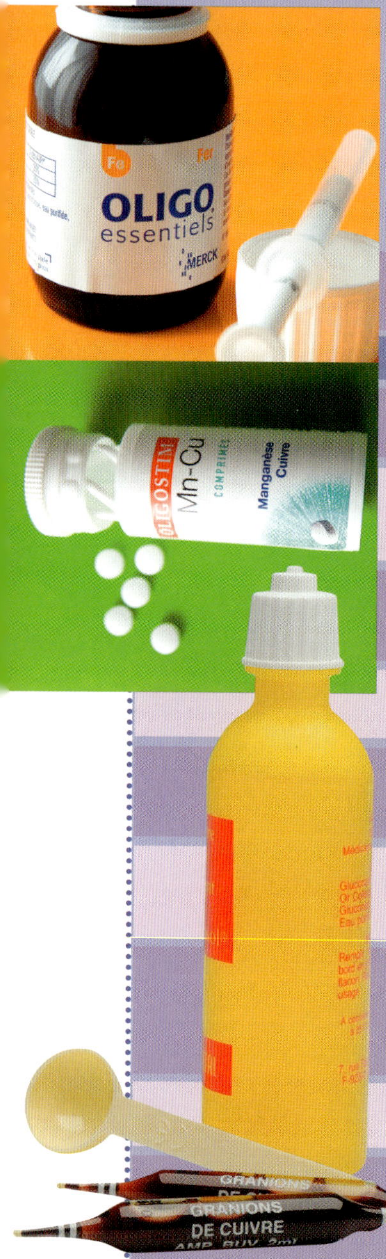

Les oligoéléments se présentent (de haut en bas) sous forme de gouttes buvables, de comprimés, d'ampoules et de soluté buvable.

Les principaux oligoéléments complémentaires

OLIGOÉLÉMENT	FONCTION	AFFECTIONS TRAITÉES
Bismuth	Anti-inflammatoire de la gorge et de la sphère ORL.	Amygdalites, laryngites, angines.
Cobalt	Régulateur du système nerveux végétatif à l'action principalement vasculaire.	Troubles vasomoteurs des extrémités, certaines migraines, hypertension fluctuante, trac avant un examen, appréhension d'une intervention.
Cuivre	Anti-infectieux et anti-inflammatoire très efficace.	Toutes les infections (notamment la grippe), leur prévention mais aussi les états inflammatoires (rhumatismes, par exemple).
Fluor	Agit sur le métabolisme phosphocalcique.	Ostéoporose, retards de consolidation, prévention de la carie dentaire.
Lithium	Régulateur du système nerveux, tranquillisant et sédatif.	Nervosité, irritabilité, agitation, anxiété, insomnie.
Magnésium	Relâche le tonus musculaire.	Spasmophilie, troubles fonctionnels intestinaux, douleurs de l'arthrose, névralgies par contracture musculaire, crampes.
Phosphore	Régule la fonction parathyroïdienne et l'excitabilité neuromusculaire.	Phénomènes spasmodiques, ostéoporose.
Potassium	Antalgique et anti-œdémateux.	Arthrite, rhumatisme.
Soufre	Action nourrissante de la peau, des muqueuses et du cartilage.	Maladies de peau, allergies (notamment les rhinites et l'asthme), infections respiratoires, douleurs articulaires, troubles hépatovésiculaires, certaines migraines.

Oligothérapie nutritionnelle ou pondérale

Les grands progrès de la biochimie et de la biologie au cours de la seconde moitié du XXe siècle ont permis le développement d'une oligothérapie qui a été qualifiée de nutritionnelle ou de pondérale avant de devenir la nutrithérapie.

- Cette oligothérapie vise à **corriger les déficits de certains oligoéléments grâce à une alimentation adaptée** et complétée, le plus souvent, par une supplémentation étroitement surveillée (voir Nutrition, p. 150, et Nutrithérapie, p. 160).

Le cuivre au quotidien

Le cuivre mérite d'être davantage connu et de figurer dans la pharmacie maison.

- C'est un anti-inflammatoire et un anti-infectieux puissant et rapide. Il est particulièrement indiqué en cas de maladies infectieuses, d'infections ORL et de rhumatismes inflammatoires (arthrite, poussées douloureuses d'arthrose, etc.) et pour combattre grippes et rhumes.

- Il limite, voire évite, la fatigue consécutive à l'infection et potentialise l'action des traitements antibiotiques et anti-inflammatoires (non stéroïdiens).

- En facilitant l'assimilation du fer, il possède également un effet antianémique.

- Posologie : une dose de 0,7 à 2 mg par jour les deux ou trois premiers jours, que vous diminuerez ensuite progressivement. Le traitement ne doit pas excéder sept à dix jours.
Attention, respectez la posologie et la durée du traitement, car le cuivre pris en excès, comme la plupart des métaux, est toxique. N'augmentez les dosages conseillés que sur prescription médicale.

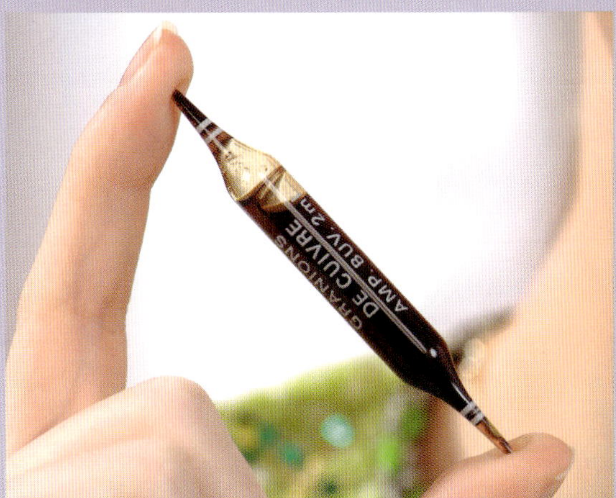

Métallothérapie

Certaines affections sévères sont traitées par la médecine actuelle avec des oligoéléments prescrits à des doses cinquante à cent fois supérieures à celles utilisées par l'oligothérapie : on parle alors de métallothérapie.

VRAI OU FAUX ?

On peut doser une carence en oligoélément.

FAUX. Certains praticiens proposent à leurs patients de procéder à des dosages d'oligoéléments, effectués à partir d'un prélèvement sanguin ou de l'analyse de cheveux. Mais les résultats n'ont pas fait la preuve de leur fiabilité, et il n'y a pas de consensus à leur sujet. Ces examens ne sont pas pris en charge par la Sécurité sociale.

- Le zinc est ainsi utilisé dans le traitement de l'acné, le lithium dans la psychose maniaco-dépressive, le platine en cancérologie, etc. **Attention**, de tels traitements nécessitent une **surveillance clinique et biologique régulière**, car ils ne sont pas dénués de toxicité.

Organothérapie

L'organothérapie fait partie des biothérapies, c'est-à-dire des thérapeutiques qui utilisent des remèdes issus d'organismes vivants. Elle traite l'organe ou le tissu malades par l'administration d'extraits d'organes ou de tissus animaux homologues, selon le principe d'identité (un tissu sain traite le même tissu malade).

PRINCIPES

- L'organothérapie intervient sur les organes malades en apportant des **composants provenant** de cellules saines **d'organes identiques**.

- Les éléments issus de cet organe (ou tissu) sain, **dilués et dynamisés** à la manière des médicaments homéopathiques, servent à réguler, à stimuler ou à freiner (leur action étant fonction du degré de dilution) le fonctionnement de l'organe ou du tissu lésé.

- Aujourd'hui, les praticiens emploient les termes d'**organothérapie diluée et dynamisée** ou d'**organothérapie homéopathique**, pour bien la différencier de l'opothérapie (voir encadré page suivante).

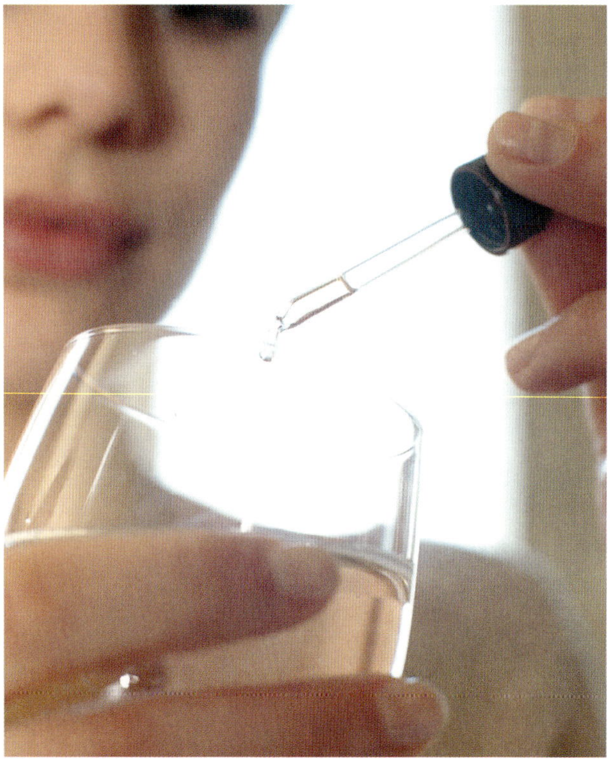

Une thérapie sans danger

- Les préparations sont soumises à des contrôles vétérinaires et sanitaires très stricts. Il n'y a actuellement aucun risque de transmission d'infection connue. Par principe de précaution, depuis la crise de la vache folle, les tissus d'origine bovine et ovine ne sont plus employés. À l'heure actuelle, presque toutes les souches proviennent du porc.

CE QUE PROPOSE L'ORGANOTHÉRAPIE

- L'organothérapie est intéressante pour soigner les **affections ORL à répétition** (sinusites, otites, pharyngites...), l'**asthme**, les **infections urinaires** ou **vaginales**, les **troubles rhumatismaux** (arthrose, arthrite...), **digestifs** ou du **sommeil**, ainsi que les **règles douloureuses**.

- Vous devez **l'associer à une thérapie de terrain personnalisée**, comme l'homéopathie, la phytothérapie, l'oligothérapie, l'acupuncture, etc. Vous pouvez également prendre les préparations en complément de la médecine allopathique.

CONTRE-INDICATION

- Il n'y en a qu'une : on ne traite jamais directement un organe atteint d'un **cancer en phase évolutive**. Par exemple, si vous souffrez d'un cancer du poumon non encore traité, vous ne devez pas prendre Poumon.

Comme les médicaments homéopathiques, les remèdes utilisés en organothérapie sont extrêmement dilués et ne risquent pas d'engendrer d'effets secondaires.

COMMENT TROUVER UN PRATICIEN

● Il n'y a pas de formation officielle en organothérapie, et aucun praticien ne l'exerce exclusivement. Les principaux prescripteurs sont les médecins homéopathes, acupuncteurs, phytothérapeutes, ainsi que les naturopathes.

CE QU'EN DIT LA SCIENCE

● Les dilutions employées (entre 10^{-8} et 10^{-30} g) laissent sceptiques de nombreux scientifiques, qui considèrent l'organothérapie comme un placebo.

Comment se déroule une séance

LE DIAGNOSTIC

● Lors de votre premier rendez-vous, le praticien vous interroge sur vos symptômes, leur apparition, mais aussi sur votre mode de vie, vos préférences alimentaires, vos maladies passées et celles des membres de votre famille, etc.

● Puis il pratique un **examen clinique précis**, complété au besoin par des examens de laboratoire et/ou d'imagerie.

LE TRAITEMENT

● Le praticien vous prescrit :
- des **basses dilutions** (4 ou 5CH) pour stimuler l'organe à traiter ;
- des **moyennes dilutions** (7CH) pour régulariser son fonctionnement ;
- des **hautes dilutions** (9CH et plus) pour freiner son fonctionnement.

● La posologie, habituellement de **trois prises par semaine**, varie selon l'affection : si vous souffrez d'une sciatique aiguë, elle sera de deux prises par jour, mais, si vous avez un ulcère de l'estomac, d'une ou deux prises par semaine.

Les différents remèdes

● Tous les tissus animaux (organes, sang, sécrétions, etc.) peuvent être utilisés pour la préparation de remèdes. Une partie du tissu est broyée puis mélangée avec dix-neuf parties d'un mélange d'eau, d'alcool et de glycérine. Après filtration, cette souche est diluée comme dans le cas des remèdes homéopathiques : une partie diluée avec quatre-vingt-dix-neuf parties de solvant constitue la première dilution centésimale (1CH). Et ainsi de suite jusqu'à l'obtention de la dilution désirée.

● Les remèdes sont disponibles sous plusieurs formes : ci-contre en gouttes à prendre par voie perlinguale, ci-dessous et de gauche à droite, en suppositoires (la voie rectale se révèle souvent la plus efficace), en ampoules et en granules à prendre par voie perlinguale. Ils sont vendus en pharmacie.

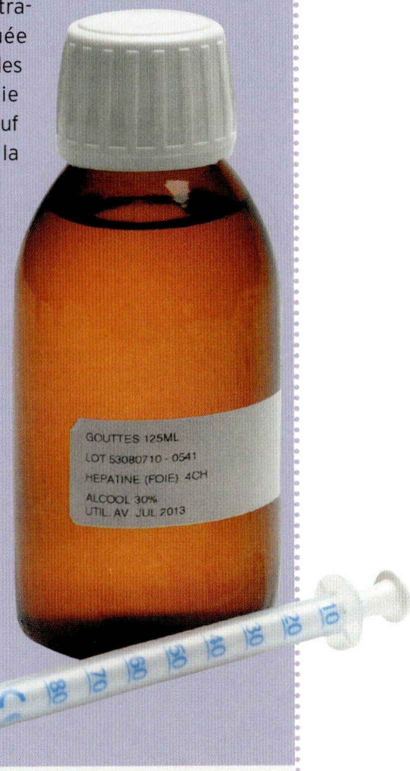

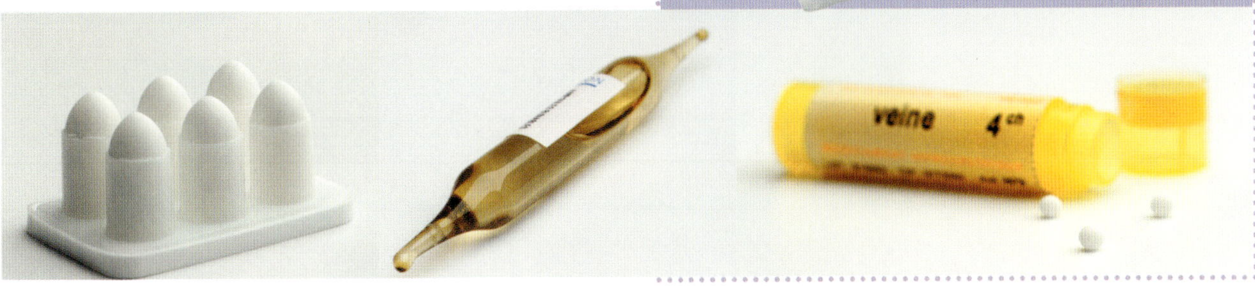

Ostéopathie

L'ostéopathie est une thérapie manuelle de diagnostic et de soins. Elle utilise le toucher et la manipulation de tout le système musculosquelettique pour traiter les pertes de mobilité des structures de l'organisme – les os, les articulations, les muscles, les organes et les ligaments. En maintenant l'unité fonctionnelle du corps, elle renforce sa capacité d'autoguérison.

Voir aussi Chiropractie, *p. 36.*

PRINCIPES

- L'ostéopathie est une méthode préventive et curative. Elle cherche à rétablir des **rapports harmonieux** entre les différentes structures du corps (squelette, articulations, ligaments, muscles), rapport qui influence toutes les fonctions organiques (circulatoire, neurologique, digestive). Les ostéopathes estiment en effet qu'il y a **interrelation entre la structure musculosquelettique et les fonctions corporelles**. Par exemple, si le nerf sciatique – qui innerve une partie du membre inférieur – est comprimé entre deux vertèbres, la marche devient difficile à cause des douleurs et de la perte de mobilité des muscles innervés. L'ostéopathie dit que **la structure** (ce qui se passe entre deux vertèbres) **gouverne la fonction** (ici la marche).

- L'ostéopathe recherche les **lésions**, c'est-à-dire les zones du corps où les **réactions physiologiques normales** sont **perturbées**. Ces perturbations, qui peuvent être dues à un accident, à une mauvaise position ou à un stress psychologique, prennent la forme de troubles mécaniques (perte de mobilité d'une articulation), de troubles fluidiques (œdème), de troubles neurologiques (sciatique).

- Le praticien considère le patient dans sa **globalité physique et psychique**. Il se réfère à une connaissance approfondie de l'anatomie et de la physiologie et **n'utilise que ses mains** pour réajuster, restaurer, régénérer la structure lésée afin de rétablir une fonction équilibrée.

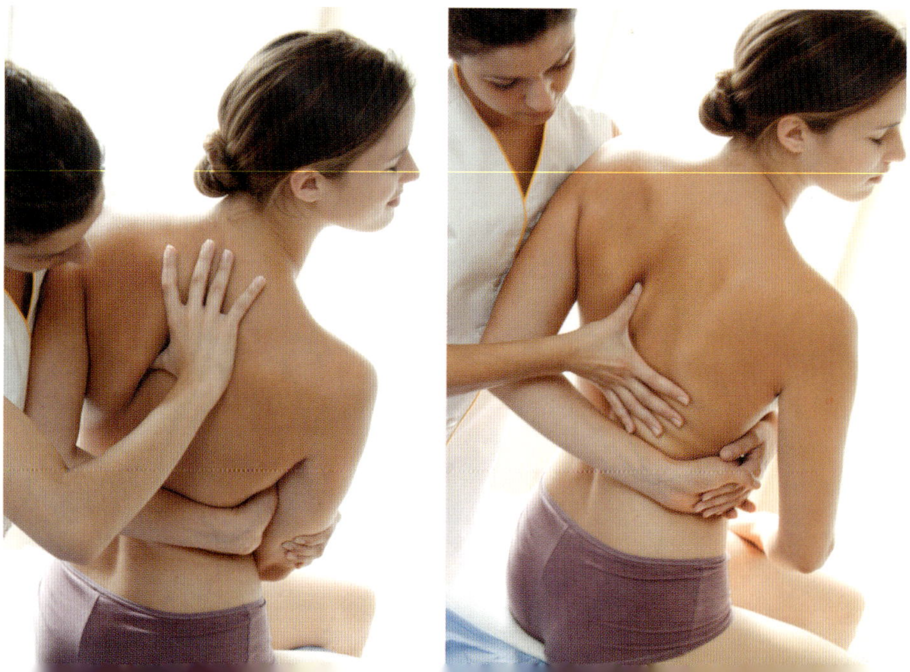

Un exemple de manipulation ostéopathique : manœuvre de libération du rhomboïde, muscle tendu entre le rachis et le bord interne de l'omoplate.

POUR EN SAVOIR PLUS

Un siècle d'ostéopathie

L'ostéopathie (du grec *ostéon,* signifiant os, et *pathein*, souffrir) est créée par un ancien fermier américain, Andrew Taylor Still (1828-1917), devenu médecin à l'école de médecine et de chirurgie de Kansas City. Pendant la guerre de Sécession, il perd trois enfants lors d'une épidémie de méningite. Déçu par la médecine classique, il fait des recherches et découvre qu'il existe des relations entre les différentes structures du corps. Il conçoit alors cette nouvelle méthode de thérapie et ouvre en 1892 la première École américaine d'ostéopathie. L'un de ses élèves l'exporte en Europe en créant, à Londres, l'École britannique d'ostéopathie. En France, il faut attendre 1969 pour que soit fondée la première école d'ostéopathie et 1982 pour que l'enseignement de l'ostéopathie soit dispensé pour la première fois en faculté de médecine, sous la direction du professeur Cornillot, doyen de la faculté de Bobigny. La profession d'ostéopathe est officiellement reconnue en France le 5 mars 2002.

CE QUE SOIGNE L'OSTÉOPATHIE

● Vous ferez appel à l'ostéopathe pour soulager l'ensemble de vos **douleurs articulaires et musculaires** (entorses, élongations, tendinites, etc.), mais aussi tous vos **troubles de la colonne vertébrale** : déformations (scoliose, attitude scoliotique, ou cyphose dorsale, lordose cervicale ou lombaire), douleurs (cervicalgie, torticolis, névralgies cervicobrachiales, dorsalgie, douleur intercostale, lombalgie, sciatique, etc.).

● Si vous souffrez de **maux de tête** fréquents, de névralgies ou de paralysies faciales, elle peut vous soulager.

● Vous pouvez consulter pour des **problèmes ORL** (douleurs maxillaires, sinusites, rhinites, vertiges positionnels) et pour des **troubles digestifs** : digestion difficile, gastrites, hernies hiatales, aérophagie ou problèmes de côlon irritable accompagnés de troubles du transit (constipation ou diarrhée).

● L'ostéopathie peut vous aider en traitant les **traumatismes liés aux accidents** (chutes, accident de voiture, etc.).

● Si vous pratiquez un sport, l'ostéopathe peut vous préparer aux épreuves et **remédier aux contractures**, aux douleurs chroniques qui diminuent les performances.

● Vous pouvez également y avoir recours si vous êtes atteint d'une maladie grave pour mieux supporter vos traitements, dissiper les séquelles des actes chirurgicaux et médicamenteux et renforcer votre terrain d'autorégulation.

● Si vous êtes **enceinte**, la thérapie intervient à divers niveaux : apaiser vos douleurs coccygiennes et vertébrales, limiter les infections urinaires, faciliter les digestions difficiles. Elle propose de remédier aux présentations à risque (position en siège ou transversale).

● **Après la naissance**, vous pouvez consulter **pour vous et pour votre bébé**, notamment si l'accouchement a été long, difficile, ou s'est déroulé sous anesthésie péridurale.

CONTRE-INDICATIONS

● L'ostéopathie est contre-indiquée en période aiguë, si vous souffrez de **fracture**, de **luxation grave**, de **tumeur cancéreuse**, d'**ostéoporose**, et en période inflammatoire si vous êtes atteint de sclérose en plaques, de polyarthrite rhumatoïde, de maladies immunitaires.

MISES EN GARDE

● L'ostéopathie ne présente pas de risque de fragilisation articulaire.

● Il est indispensable de **signaler vos thérapies et traitements en cours**, car ils pourraient masquer vos douleurs – certaines réactions violentes peuvent survenir si vous êtes en période inflammatoire – et fausser le diagnostic.

● Si vous consultez **pour votre bébé**, choisissez un **ostéopathe habitué à traiter les nouveau-nés** et pratiquant l'ostéopathie crânienne (voir p. 176).

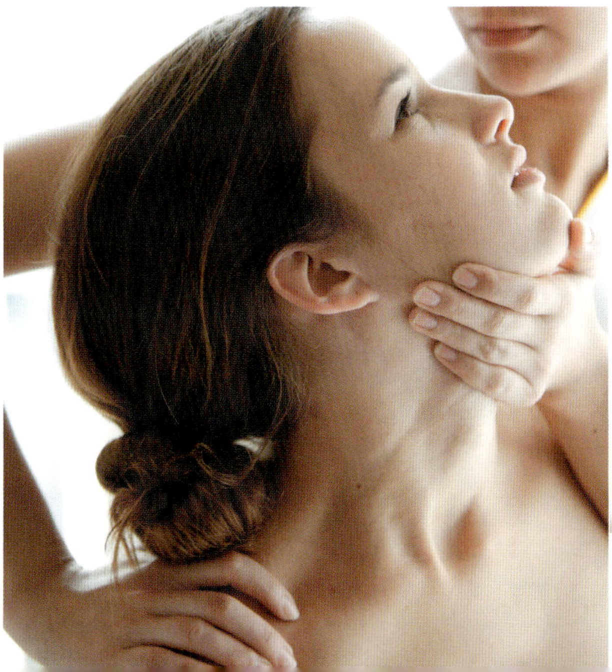

Deux types de manipulation des vertèbres cervicales en position assise, par contraction (à gauche) et relâchement (ci-dessous).

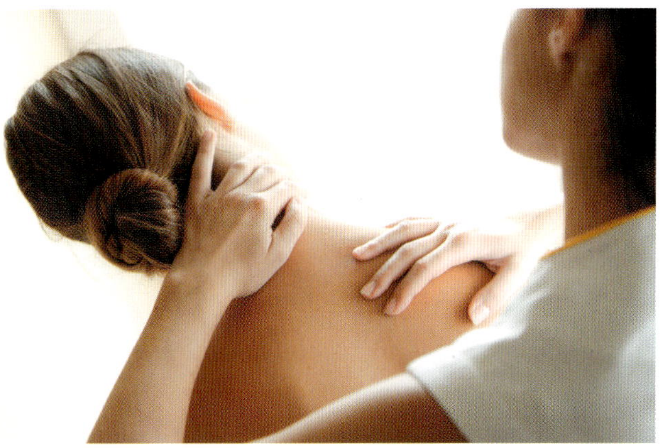

Comment se déroule une séance

LA CONSULTATION

- Une première consultation dure **environ une heure**. L'ostéopathe doit comprendre où se trouve la cause de votre souffrance. Il commence donc par vous **interroger** : vous énumérez, dans l'ordre chronologique, vos antécédents familiaux, vos traumatismes physiques et psychiques, les accidents, les chutes, les fractures, etc. Ce sont des éléments importants, dont chacun peut être la cause de blocages de votre structure corporelle.

- Vous devez également **mentionner les opérations** que vous avez subies **et vos maladies importantes** ainsi que, pour les femmes, vos antécédents obstétricaux. N'oubliez pas d'apporter vos examens complémentaires biologiques et radiologiques (IRM, scanner, tomodensitométrie osseuse, échographie, etc.).

- Puis l'ostéopathe procède à un **examen clinique** lors duquel il vous examine **de la tête aux pieds**. Vous êtes en sous-vêtements, tout d'abord debout, pour lui permettre de diagnostiquer les troubles de votre posture de face et de profil. Le praticien vous invite à exécuter quelques mouvements, vous regarde marcher, puis fait quelques tests en position assise.

- L'examen se poursuit sur la table de soins. Le praticien observe tout votre corps afin de **repérer les vertèbres douloureuses**, **les contractures musculaires**, les réactions dermiques et les articulations déficientes de vos membres. Il procède également à une **palpation des os du crâne** (voir Ostéopathie crânienne, p. 176) et examine votre abdomen.

LES TECHNIQUES

- Selon votre pathologie et la zone du corps à traiter, l'ostéopathe choisit la ou les techniques les mieux adaptées et les plus confortables.

- Techniques directes ou structurelles. L'ostéopathe exécute une manipulation appelée **thrust** sur une articulation qui a perdu de sa mobilité. Elle s'apparente à un mouvement de très faible amplitude mais très rapide et s'accompagne fréquemment d'un bruit que l'on interprète comme la conséquence de la compression ou de la décompression rapide de l'air articulaire. Surprenant, parfois impressionnant, le thrust est sans danger car le thérapeute ne remet pas en place une articulation, il lui redonne de la mobilité.

- Approche myotensive. L'ostéopathe agit sur les muscles contracturés qui maintiennent l'articulation à traiter. En favorisant leur relâchement, il restaure la mobilité articulaire. Il peut également exécuter une succession de mouvements physiologiques (c'est-à-dire pouvant normalement être exécutés par le patient) rythmiques des pieds à la tête. C'est ce que l'on appelle le « rodage articulaire » de l'appareil musculosquelettique, ou TGO (traitement général ostéopathique).

- Techniques indirectes. Par des pressions douces, locales, d'étirement et de relâchement, le praticien libère les tensions anormales des enveloppes et des ligaments qui maintiennent les viscères, les muscles et les articulations. Cette approche, dite « douce et fluidique », est aussi efficace que l'approche par manipulation (thrust).

- Lors de la séance, généralement **vous vous détendez** : les douleurs, les contractures disparaissent, tous vos tissus se relâchent. Vous pouvez ressentir une certaine **fatigue**, des douleurs musculaires et articulaires. Ce n'est en aucun cas mauvais signe : votre corps réagit, élimine, il s'autorégule.

- Le nombre de séances dépend de votre pathologie et de la manière dont vous réagissez. En moyenne, **une à trois séances** espacées de trois à quatre semaines suffisent. En cas de douleurs rebelles, prévoyez des séances plus rapprochées. Les personnes atteintes de maladies chroniques consulteront tous les deux mois, en complément des autres thérapeutiques.

- Les soins d'ostéopathie n'étant pas inscrits dans la nomenclature de la Sécurité sociale, ils ne sont pas pris en charge. Néanmoins, de nombreuses mutuelles remboursent une partie des actes sur présentation d'une note d'honoraires libellée et signée par un ostéopathe exclusif, c'est-à-dire reconnu par la Direction régionale des affaires sanitaires et sociales (DRASS) et pratiquant exclusivement l'ostéopathie.

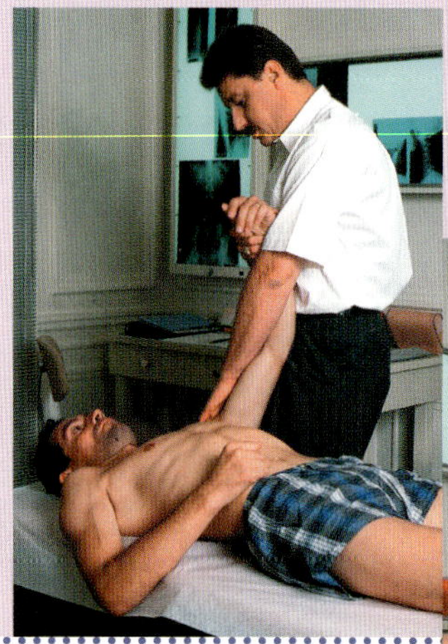

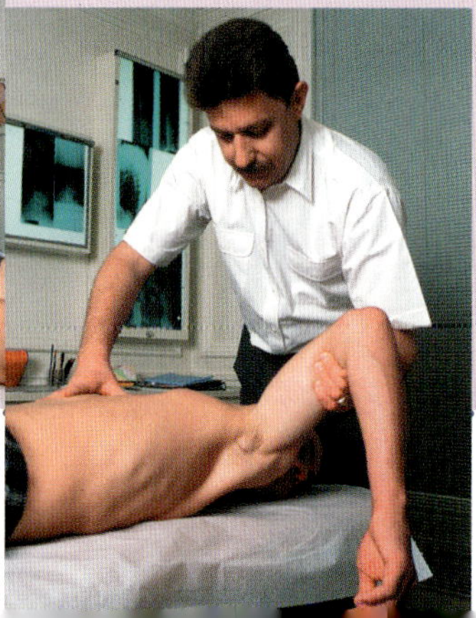

Traitement de l'articulation de l'épaule en deux temps : en position dorsale (à gauche) et ventrale (à droite).

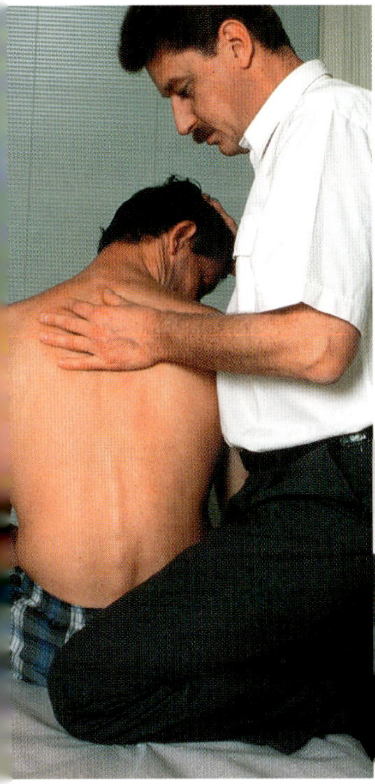

1 *Le traitement d'un patient souffrant d'un blocage vertébral. Ici, le praticien traite dans un premier temps le blocage d'une vertèbre dorsale.*

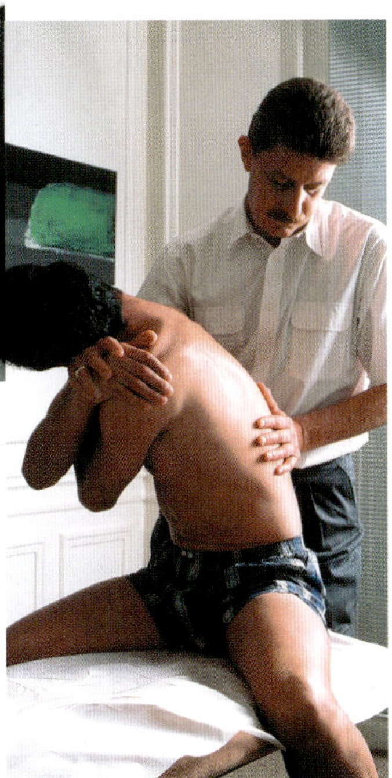

2 *Il mobilise la vertèbre bloquée par roulement.*

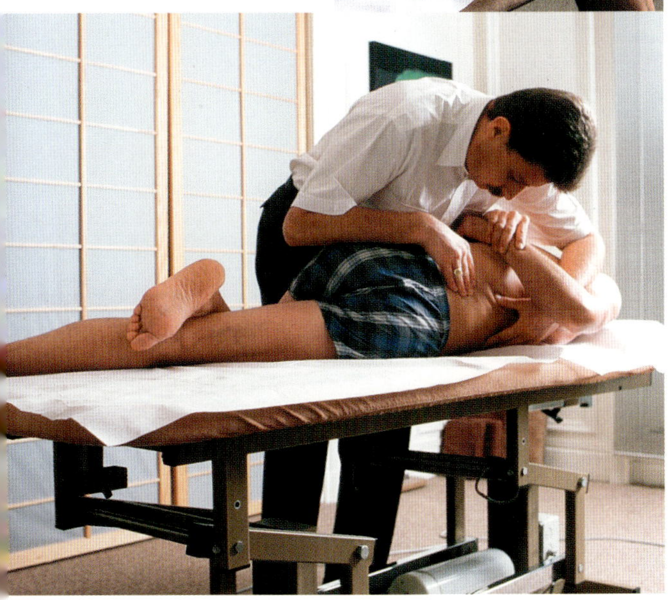

3 *Il procède ensuite à une manœuvre dite du rocking, dont le but est la libération d'un blocage vertébral lombaire.*

Après une séance

- Le soir d'une séance, prévoyez de **rester au calme**. Pendant quarante-huit heures, évitez les efforts violents.

- Respectez les conseils de votre ostéopathe : **ne croisez pas les jambes** car cela peut déséquilibrer votre bassin et perturber le flux de la circulation veineuse, utilisez un **oreiller adapté**, etc. Suivez ses **directives alimentaires**, elles vous permettront de mieux éliminer les toxines et de récupérer dans les meilleurs délais.

COMMENT TROUVER UN PRATICIEN

- Choisissez un thérapeute agréé par la Direction régionale des affaires sanitaires et sociales (DRASS).

- Consultez les listes des organismes suivants : le Registre des ostéopathes de France (ROF), l'Union fédérale des ostéopathes de France (UFOF), l'Association française d'ostéopathie (AFO), le Syndicat national des ostéopathes de France (SNOF), le Syndicat français des ostéopathes (SFDO), le Syndicat de médecine manuelle ostéopathie de France (SMMOF).

CE QU'EN DIT LA SCIENCE

- L'ostéopathie s'inscrit comme une alternative aux traitements de la médecine classique : prise de médicaments antalgiques, anti-inflammatoires, myorelaxants, immobilisation, contention. Certains médecins restent cependant méfiants à l'égard de ces techniques.

- Dans de nombreux services hospitaliers, la recherche se développe : des études en rhumatologie, par exemple, ont montré que les manipulations sont plus efficaces que les autres méthodes pour traiter les lombalgies aiguës survenues depuis moins de quatre semaines.

Ostéopathie crânienne

Selon les partisans de cette méthode, développée dans les années 1930 par l'ostéopathe américain William Sutherland, le cerveau humain produit des mouvements rythmiques, à raison d'une dizaine par minute. Ces petites pulsations, perceptibles en raison du caractère malléable des sutures crâniennes, résultent de la circulation du fluide cérébrospinal. Or la perturbation de cette circulation peut être cause de maladies. Pour la réguler, le praticien exerce de très faibles pressions sur les os du crâne, du bout des doigts.

- **Douce et sans danger**, cette technique détend, car elle influe sur la circulation sanguine et sur le système nerveux.

- Elle est particulièrement indiquée si vous souffrez de **séquelles de traumatismes crâniens et cervicaux**, de **troubles orthodontiques**, de **vertiges**, de **céphalées**. Si vous êtes enceinte, elle est un moyen doux et efficace pour vous **préparer à l'accouchement**.

- L'ostéopathie crânienne a des **résultats notoires et rapides chez les enfants** : elle favorise le développement du squelette, soulage les troubles intestinaux du nourrisson, lutte contre le reflux gastro-œsophagien, efface les déformations crâniennes provoquées lors de l'accouchement par les forceps ou les ventouses.

- L'ostéopathie crânienne n'a, à ce jour, fait l'objet d'aucune validation scientifique.

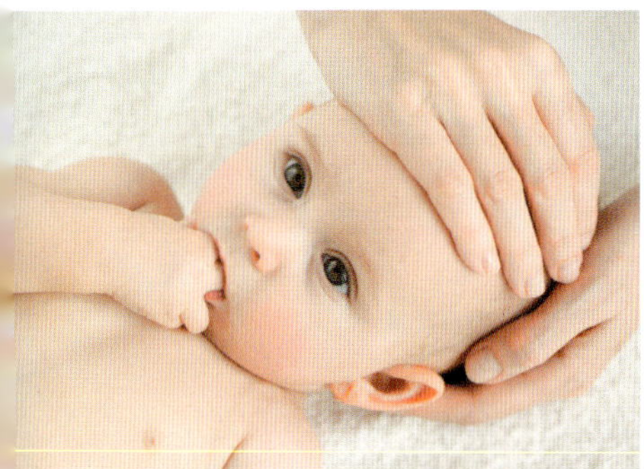

En raison de sa totale innocuité, l'ostéopathie crânienne peut être utilisée pour les nourrissons. C'est d'ailleurs l'une de ses principales indications, car, chez le très jeune enfant, les sutures crâniennes sont particulièrement malléables.

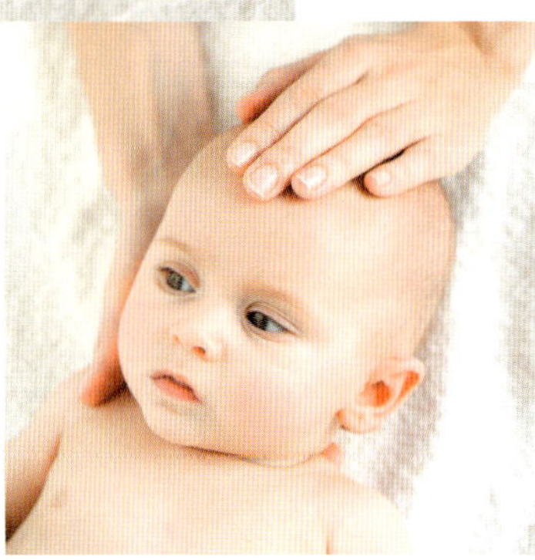

LE SAVIEZ-VOUS ?

À l'écoute du cerveau

En 1929, William Sutherland (1873-1954) établit, après avoir étudié l'usure des articulations des os du crâne et de la colonne vertébrale, qu'il existe un mouvement rythmique involontaire, différent du cycle cardiaque et respiratoire, qui semble prendre sa source dans le cerveau et se déroule en deux temps : expansion et rétraction. L'ostéopathe peut régulariser ce mouvement. Sutherland nomme cette approche thérapeutique « ostéopathie crânienne ».

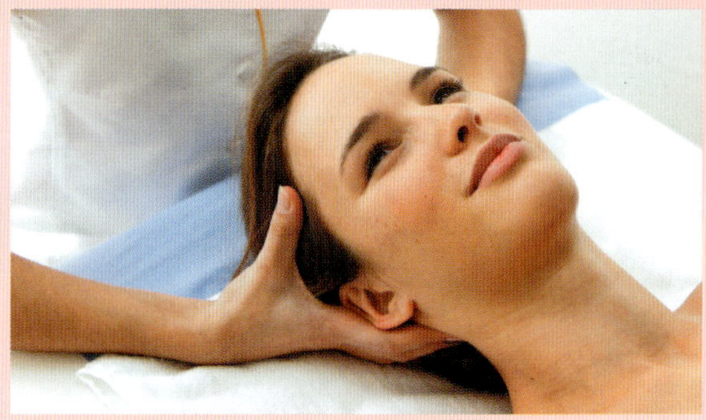

Absolument indolore, l'ostéopathie crânienne peut être pratiquée sur tous.

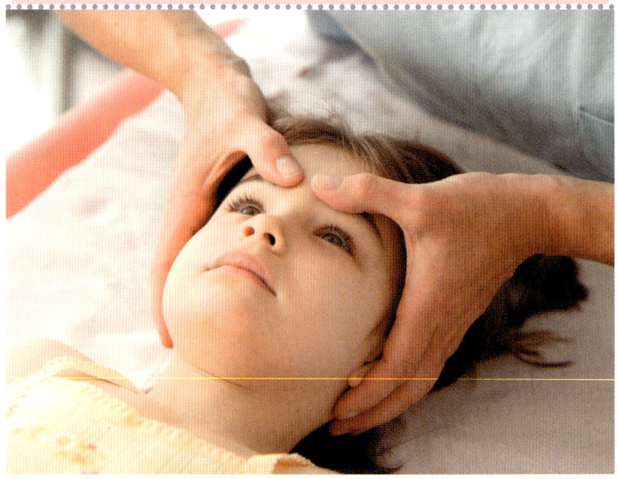

Vertébrothérapie

Cette méthode de soins manuels est à l'origine une simple limitation de la pratique de la manipulation ostéopathique aux vertèbres. Elle a été créée par le docteur Robert Lavezzari, fondateur de la Société française d'ostéopathie, qui ouvre la première école d'enseignement des manipulations ostéo-articulaires en France après la Seconde Guerre mondiale.

- Dans les années 1960, le docteur Robert Maigne prend la suite et met au point le concept de **dérangement intervertébral mineur** (DIM), un dysfonctionnement du segment vertébral.

- Ce dysfonctionnement entraîne une irritation de la branche postérieure des nerfs rachidiens qui peut provoquer **douleurs articulaires**, **contractures** et **faiblesse musculaire**.

- Après avoir repéré la zone en souffrance, le vertébrothérapeute pratique la **manipulation** (thrust) d'un geste précis et indolore pour que le segment vertébral bloqué retrouve sa mobilité normale.

- La vertébrothérapie vise à **soulager les affections vertébrales communes** (dorsalgies, lombalgies, cervicalgies, névralgies cervicobrachiales, intercostales, abdominales ou crurales, sciatiques, déviations vertébrales telles que scolioses ou hyperlordoses, etc.) **qui ne nécessitent pas d'approches plus invasives** telles qu'infiltration, port d'un corset, chirurgie, etc. Elle peut aussi soulager **migraines** et **vertiges**.

VRAI OU FAUX ?

La base de la colonne vertébrale doit soutenir 153 os.

VRAI. La colonne vertébrale se compose de 33 vertèbres dont 24 sont mobiles. Entre chaque vertèbre passent des nerfs sensitifs et moteurs qui innervent tout le corps. Elle présente quatre courbures : la cyphose sacrococcygienne, la lordose lombaire, la cyphose dorsale et la lordose cervicale. Ces courbures répartissent et amortissent les pressions, et permettent de rétablir constamment l'équilibre du tronc ; ainsi, la colonne vertébrale est dix à quinze fois plus résistante que si elle était droite. Sa base – plus précisément, la jonction lombosacrée, charnière entre la partie mobile et la partie fixe de la colonne, qui comprend la cinquième vertèbre lombaire et le sacrum – peut ainsi maintenir et soutenir les 153 os du squelette du tronc, du crâne et des membres supérieurs, tout en restant souple et rigide pour faciliter les mouvements. Ce n'est pas là son seul rôle : elle protège la moelle épinière, logée dans le canal rachidien.

Étiopathie

Fondée en 1963 par Christian Trédaniel, l'étiopathie (mot forgé à partir du grec *aitia*, cause, et *pathos,* souffrance) partage avec l'ostéopathie la conception selon laquelle les différents systèmes organiques et structurels agissent en interaction. Elle se propose donc d'harmoniser les relations existant entre ces différents systèmes, en recherchant les lésions originelles qui ont pu entraîner des dysfonctions à distance, dans tout ou partie de l'organisme, et de les traiter en agissant sur elles.

- Dans la pratique, la différence est minime entre étiopathie et ostéopathie ; tout au plus peut-on dire que l'étiopathie est plus structurelle, plus mécaniste que l'ostéopathie, laquelle est quant à elle plus « énergétique ».

- L'étiopathie recourt à des manipulations articulaires, vertébrales et viscérales plus ou moins amples. Le praticien n'agit que par **action manuelle**.

- Cette méthode se propose de **soulager une grande palette de maux** : problèmes digestifs, urinaires, circulatoires (hémorroïdes), infectieux (angines à répétition, amygdalites), gynécologiques, sciatiques, maux de tête, fatigue, ou encore troubles psychologiques tels qu'angoisse, dépression, insomnie...

- L'étiopathie **ne soigne pas les maladies dégénératives ou infectieuses graves**, les cancers, les fractures, etc.

- Elle n'a, à ce jour, fait l'objet d'aucune validation scientifique.

Phytothérapie

La phytothérapie, traitement des maladies par les plantes, est la méthode thérapeutique la plus employée dans le monde. Elle est à la base des médecines populaires, et les thérapies traditionnelles y font largement appel. En phytothérapie, on utilise les diverses parties de la plante – ensemble ou séparément selon le cas –, des racines aux fleurs en passant par l'écorce ou les bourgeons (gemmothérapie).

Voir aussi Aromathérapie, *p. 20,* Médecines populaires, *p. 121, et* Médecine traditionnelle chinoise (pharmacopée), *p. 125.*

PRINCIPES

- La phytothérapie (du grec *phuton,* plante, et *therapeia,* cure, soin), telle qu'elle est pratiquée en Occident, est une médecine allopathique, c'est-à-dire qu'elle **soigne le mal par son contraire** et prescrit les plantes pour leurs propriétés « anti » (antibiotiques, antidouleur, anti-inflammatoires, etc.) et/ou stimulantes (de la cicatrisation, de l'immunité, etc.).

- À la différence de la médecine officielle, qui utilise des principes actifs isolés pour soigner, la phytothérapie administre l'**ensemble des principes actifs contenus dans la plante.** Les nombreuses molécules qu'elle comporte agissent ainsi en synergie ; cela permet, pour une efficacité identique, de réduire les doses administrées, donc les effets secondaires.

- L'action conjuguée des principes actifs fait parfois apparaître des propriétés qu'aucun des constituants de la plante ne possède. Ainsi, l'eucalyptus ou le géranium sont antidiabétiques, alors qu'aucune de leurs molécules ne l'est.

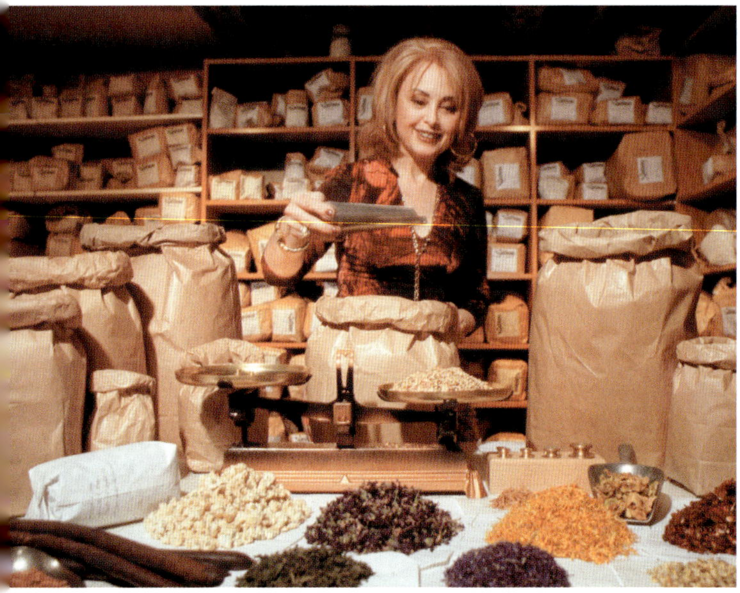

Vente de plantes chez un herboriste. En phytothérapie, on utilise tout ou partie des plantes, sans en séparer les principes actifs. Ceux-ci agissent ainsi en synergie les uns avec les autres.

POUR EN SAVOIR PLUS

La phytothérapie, premier système de soins de l'humanité

La phytothérapie est probablement aussi vieille que l'humanité. L'étude paléo-ethnobotanique d'un site remontant à 370 000 ans a permis d'identifier quatorze plantes médicinales dont la présence ne peut s'expliquer par le seul fait du hasard. Quant aux premières véritables preuves d'utilisation médicale de plantes, elles ont été découvertes dans la tombe néandertalienne Shanidar IV (Kurdistan irakien), datée de 60 000 ans avant J.-C.
La Chine, l'Inde, l'Égypte, la Grèce, Rome..., toutes les civilisations antiques connaissaient l'usage médicinal des plantes. Un papyrus trouvé dans la nécropole de Thèbes, et daté de 1500 avant notre ère, mentionne plusieurs centaines de plantes et cite leurs indications. Au Moyen Âge, les jardins de « simples » (plantes médicinales) se multiplient.
Les apports de la médecine arabe – pont vers les médecines orientales –, la découverte des épices, la connaissance de nouvelles plantes (thé vert, café, cacao, tabac, tomate, aubergine, pomme de terre) et pratiques des autres continents, rapportées à partir du XVIIe siècle par les expéditions scientifiques, enrichissent la pharmacopée occidentale.
Cependant, la phytothérapie reste handicapée par la difficulté à obtenir et à conserver un produit de qualité. La concentration des plantes en principes actifs dépend de la nature du sol, du mode de culture, du climat, etc., et leur conservation est le plus souvent aléatoire. Les plantes rares sont chères et vite épuisées. Aussi, dès que le développement de la chimie le permet, les scientifiques entreprennent-ils la synthèse des principes actifs des plantes.

CE QUE SOIGNE LA PHYTOTHÉRAPIE

● Vous pouvez utiliser la phytothérapie dans la plupart des **maladies courantes.** Elle peut vous aider notamment si vous souffrez de troubles :
- neurovégétatifs (anxiété, angoisses, troubles du sommeil, spasmophilie, dépression modérée) ;
- circulatoires (troubles veineux, hémorroïdes, insuffisance circulatoire cérébrale, hypertension artérielle, rétention d'eau) ;
- fonctionnels digestifs, hépatovésiculaires, respiratoires ;
- cutanés (acné, eczéma, psoriasis, urticaire) ;
- urinaires (cystites) ;
- gynécologiques (syndrome prémenstruel, ménopause).

● Elle peut également combattre les **infections virales** et vous soulager en cas de douleurs rhumatismales, de migraine, etc.

VRAI OU FAUX ?

Les animaux peuvent se soigner par les plantes

VRAI. La phytothérapie n'est pas le propre de l'homme. Les animaux l'utilisent aussi : les chimpanzés mangent les feuilles d'une plante de la famille des astéracées lorsqu'ils sont infestés de parasites intestinaux (action antiparasitaire confirmée par Huffman en 1989).

CONTRE-INDICATIONS

● Normalement, la phytothérapie est très bien tolérée **si vous respectez les doses usuelles.** Mais certaines plantes peuvent être contre-indiquées dans des cas précis de maladies (par exemple, le millepertuis pour les personnes sous traitement contre le sida) ou chez des sujets particuliers (les enfants, les femmes enceintes, les personnes âgées).

● Enfin, la phytothérapie n'est pas indiquée pour soigner les **affections graves**, mais peut apporter un soutien parallèlement au traitement de ces affections.

MISES EN GARDE

● Avant de recourir à ce type de traitement, vous devez **consulter un médecin :** lui seul peut diagnostiquer les maladies qui ne relèvent pas uniquement de la phytothérapie.

● **Attention,** plante ne veut pas dire sans danger ! **Nombre de plantes médicinales sont toxiques, voire vénéneuses.** Respectez impérativement les doses prescrites, car la dose optimale est parfois proche du seuil de toxicité. Au moindre doute, demandez conseil à votre médecin.

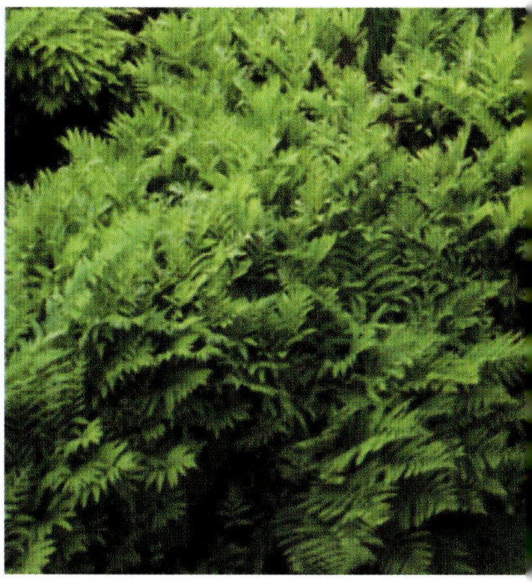

Une des difficultés rencontrées en phytothérapie : conserver les principes actifs des plantes (ici, le thuya) après la récolte.

● **En automédication, évitez les plantes toxiques** (par exemple, armoise, thuya, fougère, huile essentielle de sauge officinale), respectez les doses conseillées et, en l'absence d'amélioration rapide (dans les vingt-quatre à quarante-huit heures), consultez.

● **Vérifiez la qualité** des produits que vous achetez, tout particulièrement s'il s'agit de plantes exotiques. L'étiquette doit mentionner la composition (dénomination commune et nom latin), la provenance et le mode de conservation. **Attention,** il existe souvent des **contrefaçons**, surtout sur Internet. Achetez vos plantes chez un fournisseur sûr (herboriste, pharmacien, magasin d'alimentation naturelle, site Internet conseillé par votre thérapeute).

● Si vous entreprenez de récolter vous-même vos plantes, soyez prudent, **apprenez à les reconnaître.** Les espèces toxiques ressemblent souvent à des plantes anodines : ainsi en va-t-il de la ciguë et du persil, par exemple. Méfiez-vous aussi de la **pollution** de certains lieux de récolte. Au besoin, demandez l'avis d'un pharmacien, d'un herboriste ou d'un phytothérapeute pour être sûr que votre récolte est sans danger. Au moindre doute, jetez-la.

COMMENT TROUVER UN PRATICIEN

● En France, le diplôme d'herboriste a été supprimé depuis 1941 et, légalement, la prescription des plantes médicinales est réservée aux titulaires d'un doctorat en médecine.

● Les médecins qui désirent étudier la phytothérapie doivent s'adresser à la faculté de médecine de Bobigny (où elle est enseignée depuis le début des années 1980) ou à une association de médecins phytothérapeutes. Ces derniers ne peuvent faire état de leur qualification sur leur plaque ou dans l'annuaire téléphonique.

● Pour trouver un praticien, il faut donc vous adresser à une société savante de phytothérapie, à une association d'usagers, telle l'Association des usagers de la phytothérapie, à un herboriste ou à un pharmacien sensible à ce type de thérapie, ou encore être attentif au bouche-à-oreille…

● De nombreux naturopathes, non médecins, conseillent également des plantes (généralement en tisane).

CE QU'EN DIT LA SCIENCE

● Comme elle est à l'origine de la médecine classique, la phytothérapie est plus facilement acceptée par les scientifiques que les autres médecines alternatives. Elle se prête aisément aux différents protocoles des études cliniques ; encore faudrait-il que les producteurs de plantes puissent en supporter le coût. C'est pourquoi les nombreuses études qui sont menées ne sont pas toujours retenues, car elles ne satisfont pas aux critères de qualité exigés.

● En revanche, la science classique a du mal à accepter le postulat que l'ensemble des molécules d'une plante soit plus efficace qu'un principe isolé et, surtout, que cet ensemble ait des propriétés différentes de celles de ses constituants. Enfin, elle rejette le caractère holistique (l'individu est un tout) de la phyto-aromathérapie de terrain (voir p. 185).

La présentation des remèdes

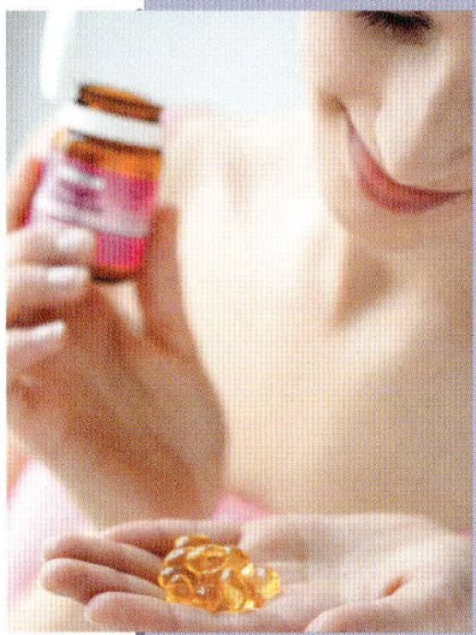

● Vous pouvez vous procurer des plantes médicinales auprès des **pharmaciens, seuls habilités, en France, à les délivrer**. Il existe toutefois une tolérance pour les personnes travaillant sous le contrôle d'un herboriste.

● Selon les plantes et les indications, la préparation des remèdes se fait **avec la plante entière ou une partie de celle-ci** : feuilles, fleurs, tiges, racines, semences, écorce, bois.

● **Les plantes comestibles** s'ingèrent fraîches en salade ou en condiment. C'est le cas de la menthe, du cresson, du persil, du cerfeuil, de l'estragon, du basilic, de la coriandre, de l'aneth, de la sauge, du thym, du romarin, de la sarriette, de la marjolaine, de l'origan, de l'ail, de l'oignon, et de certaines fleurs (capucine, violette, rose).

● **Les plantes non toxiques** peuvent être utilisées fraîches en tisane (une fois lavées), en applications locales de suc (aloès, chélidoine) ou en cataplasme (chou, algues).

● **Les plantes aromatiques** donnent des huiles essentielles (HE) par distillation (voir Aromathérapie, p. 20).

● En règle générale, les plantes servant à la préparation des remèdes sont séchées, puis hachées ou broyées :
- **hachées,** elles sont vendues pour faire des **tisanes** ou pour préparer les **macérats alcooliques** (teintures, teintures mères, extraits fluides) ;
- **broyées**, elles sont conditionnées en gélules ou en comprimés ;
- par **vaporisation** d'un extrait fluide (EF) dans un air porté à haute température, on obtient un **nébulisat,** également conditionné en **gélules** ;
- en **faisant évaporer** plus ou moins complètement le solvant d'un EF, on obtient un **extrait mou ou un extrait sec** ;
- en **déshydratant** la plante à basse température et sous vide, on obtient un **lyophilisat.**

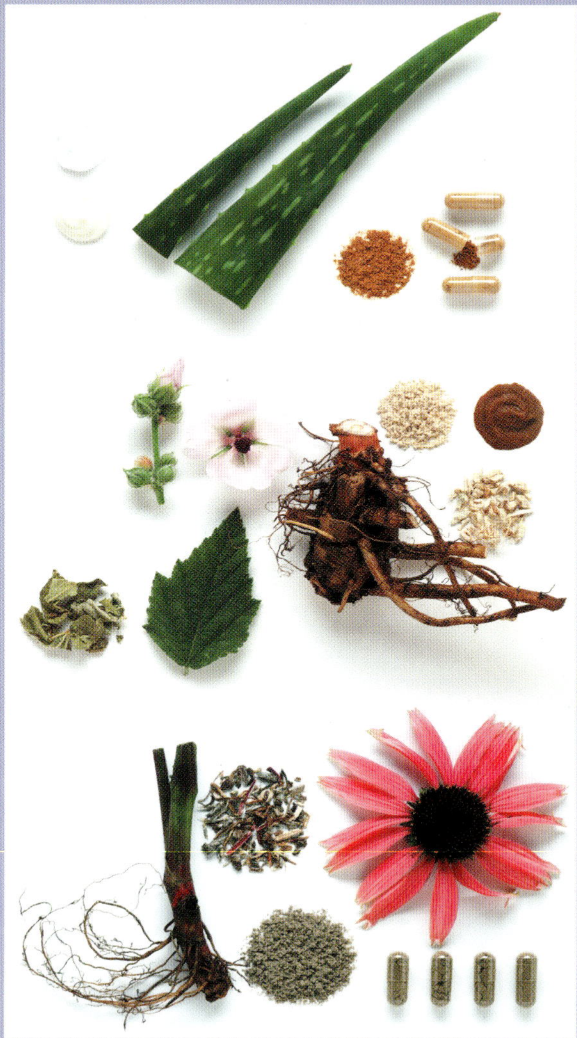

Une même plante, d'innombrables ressources. Ici, l'aloès (Aloe vera)*, dont on utilise les feuilles (en haut), les racines (au milieu) ou la fleur (en bas) pour fabriquer gélules, poudres, pâte, etc.*

La présentation des remèdes

- Les plantes sèches et les poudres se conservent assez mal. Les macérats, extraits, lyophilisats et nébulisats sont plus stables dans le temps, mais leur mode de préparation entraîne une modification de leurs propriétés.

- De **nouveaux conditionnements** respectant au mieux l'intégralité des propriétés des plantes sont aujourd'hui proposés sur le marché, mais la gamme de plantes disponibles est encore limitée. Il s'agit des :
- **suspensions intégrales** de plantes fraîches (SIPF) obtenues par macération de la plante fraîche dans un mélange d'alcool et d'eau. Elles sont **contre-indiquées chez l'enfant** et se prennent à raison de 1/2 cuillerée à café, deux fois par jour ;
- **extraits fluides de plantes fraîches stabilisés** (EPS). Les principes actifs sont extraits par macération hydro-alcoolique. De la glycérine est alors ajoutée au mélange, et l'eau et l'alcool sont éliminés. Le produit final ne contient ni sucre ni alcool. De ce fait, il n'a **pas de contre-indications**. Sa posologie est de 1 cuillerée à café, deux ou trois fois par jour ; chez l'enfant, la prescription est de 1 ml par 10 kg de poids corporel et par jour.

- Les plantes peuvent vous être prescrites en **usage externe local** sous forme de pansement, de compresse, de cataplasme, de pommade ou de crème, de gargarisme, d'inhalation, etc. Votre pharmacien peut aussi préparer des suppositoires, des ovules ou des collyres.

LE SAVIEZ-VOUS ?

De la nature à la chimie

Face à la difficulté d'obtenir une concentration en principes actifs stable, les chercheurs se sont appliqués à isoler, puis à reproduire par synthèse chimique les principes actifs des végétaux. Ainsi est née la médecine chimique. Aujourd'hui, de très nombreux médicaments sont issus de la phytothérapie. On en trouve dans presque toutes les classes thérapeutiques : les antidouleur (l'aspirine issue du saule, la morphine du pavot), les antispasmodiques, les antimigraineux (dérivés de l'ergot de seigle), de nombreux antibiotiques et antimitotiques (qui empêchent la prolifération cellulaire), les sédatifs et somnifères, les veinotoniques et les vasodilatateurs, les tonicardiaques (digitaline), les diurétiques ou encore les antitussifs.

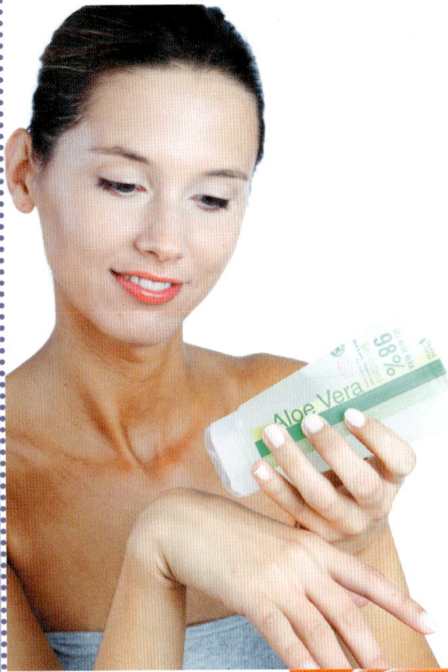

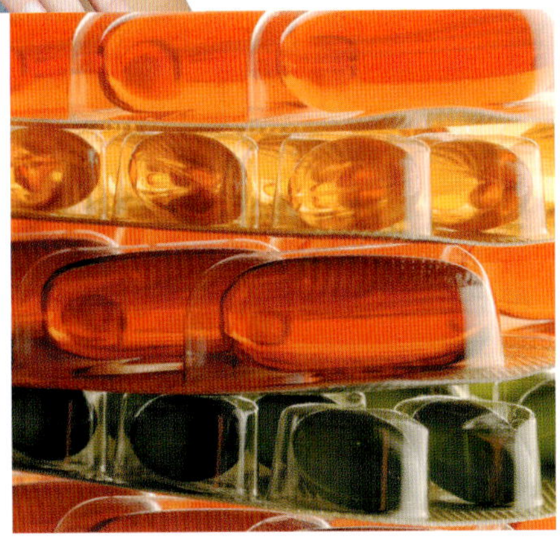

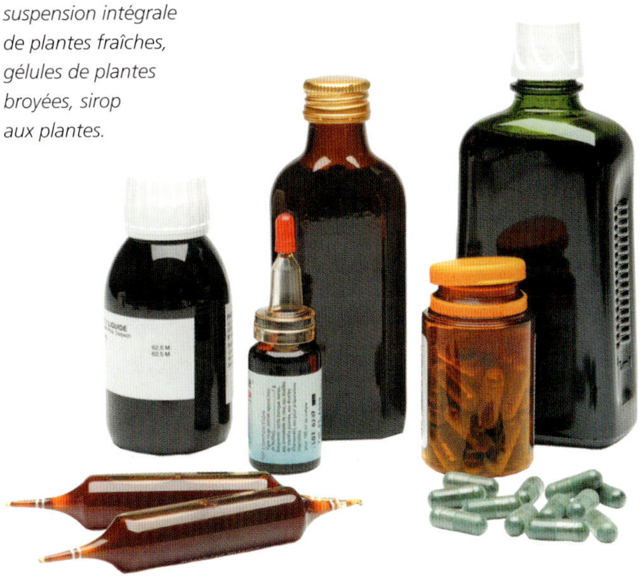

En phytothérapie, les remèdes sont disponibles sous des formes très variées. Ci-dessus, crème ; ci-contre, capsules d'huiles végétales ; ci-dessous, de gauche à droite : extrait fluide de plantes stabilisées, ampoules d'extraits fluides de plantes fraîches, collyre, suspension intégrale de plantes fraîches, gélules de plantes broyées, sirop aux plantes.

TROIS RECETTES SANTÉ

● Sirop de radis noir

Le radis noir est riche en vitamine C. Il stimule le foie, l'appétit, la digestion et la respiration. Il facilite l'élimination des toxines, est antiallergique, sédatif et, chez l'enfant, il soutient la croissance. Le sirop de radis noir est également un bon antitussif et un fluidifiant bronchique.

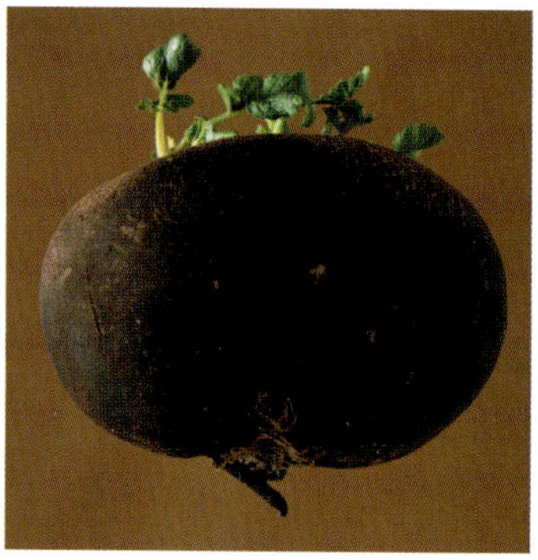

Pour faire le sirop, rincez le radis noir et ôtez toute trace de terre. Essuyez-le puis coupez-le en fines rondelles. Dans une terrine, alternez des couches de radis noir et de sucre candi (au besoin, écrasez les plus gros cristaux). Couvrez la terrine et laissez reposer. Au bout de quelques heures, un sirop se forme. Prenez-en 1 cuillerée à soupe quatre à six fois par jour.

● Pain à l'oignon

Coupez une belle tranche de pain de campagne au levain par personne. Posez-y quelques rondelles d'oignon fraîchement coupées et versez-y de l'huile d'olive (ou un mélange d'huiles d'olive et de colza). Vous pouvez au préalable frotter le pain avec une gousse d'ail ou ajouter quelques rondelles de tomate égouttées.

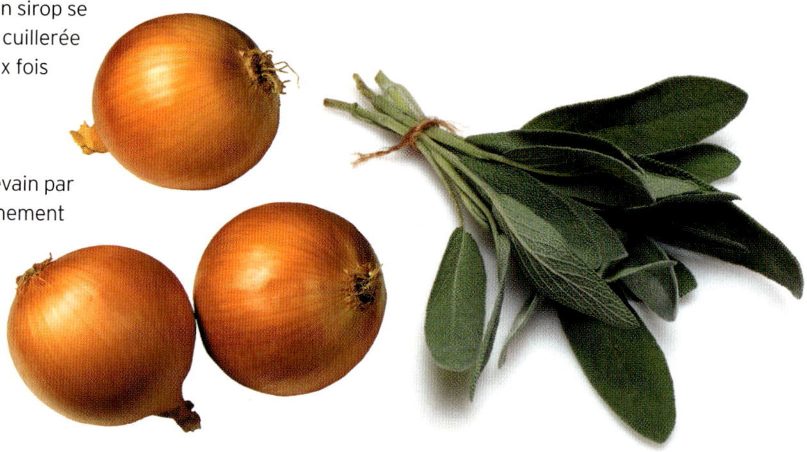

● Aïgo-boulido

Voici une façon simple et saine de profiter des propriétés de l'ail, de la sauge et de l'huile d'olive. Faites infuser cinq feuilles de sauge écrasées dans 1 l d'eau. Salez modérément (au gros sel), poivrez. Ajoutez 6 gousses d'ail pilées (ou plus si vous aimez) et 1/2 verre d'huile d'olive. Vous pouvez ajouter du thym et du laurier. Faites bouillir une dizaine de minutes. Servez avec une tranche de pain de campagne au levain (idéalement rassis). Cette soupe tonique, excellente pour garder ou retrouver la ligne, est déconseillée aux femmes qui allaitent et en cas de cancer du sein récent.

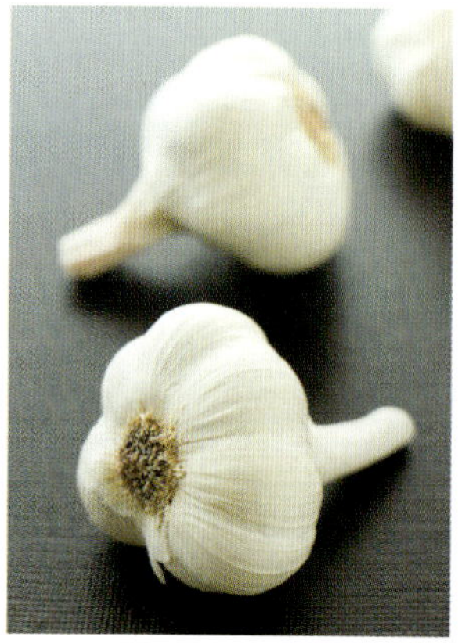

Comment se déroule une consultation

LE DIAGNOSTIC

● Le médecin phytothérapeute doit prendre en compte de nombreux paramètres pour établir son diagnostic et mettre en place un **traitement personnalisé** : prévoyez une première consultation longue (environ une heure) ; pour des renouvellements ou ajustements de traitement, une demi-heure suffira.

● Le médecin vous **interroge** sur vos antécédents personnels et familiaux, vos habitudes alimentaires, votre degré d'activité physique, de stress, votre mode de vie (rythmes, horaires de sommeil), votre consommation éventuelle de toxiques (tabac, alcool, drogues, médicaments). Cet interrogatoire est primordial. Il est complété par un **examen clinique minutieux.**

LE TRAITEMENT

● Les plantes qui vous sont prescrites sont généralement à prendre par **voie buccale ou transcutanée** s'il s'agit d'huiles essentielles (voir Aromathérapie, p. 20).

● Le praticien peut **compléter** votre traitement par des remèdes organothérapiques ou lithothérapiques ou par des oligoéléments (voir p. 170, 98 et 165).

● En règle générale, il vous donne aussi des **conseils** sur votre alimentation et votre hygiène de vie et vous recommande une activité physique adaptée.

À faire soi-même

PRÉPARATION DES DÉCOCTIONS ET TISANES

- Afin de préserver les vertus des plantes de votre tisane, vous devez respecter quelques règles. **Qu'elles soient fraîches ou séchées, les plantes s'emploient aux mêmes doses** et doivent être **fragmentées** en petits morceaux. Le mode de préparation diffère selon la partie de la plante utilisée.

- Avec les **parties dures** (tiges, racines, écorces, bois, semences, graines), faites une décoction : versez 600 ml d'eau de source dans une casserole en verre ou en porcelaine à feu, voire en métal émaillé (à défaut en Inox, mais jamais en métal). Jetez dans l'eau froide une ou deux cuillerées à soupe bien pleines de tisane. Portez à ébullition, puis laissez bouillir à feu doux pendant cinq à dix minutes (quinze à vingt minutes pour les bois et les graines dures). Filtrez à travers une petite passoire en porcelaine, en faïence, en céramique ou en Nylon, ou à l'aide d'un linge propre ou d'une mousseline alimentaire.

- Avec les **fleurs,** préparez une infusion : faites bouillir de l'eau de source. Une fois qu'elle est à ébullition, ébouillantez une théière réservée à cet usage ou, mieux, une tisanière. Mettez une cuillerée à café de tisane par tasse, et versez la quantité d'eau nécessaire. Laissez infuser cinq à quinze minutes (selon les plantes). Servez au besoin en filtrant comme indiqué ci-dessus.

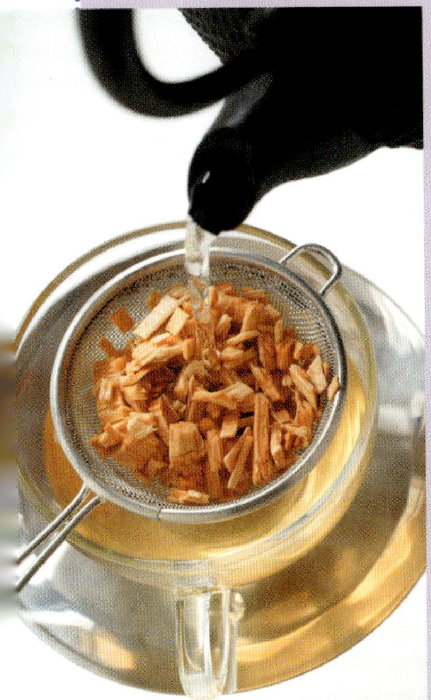

- Les **plantes entières,** les **feuilles,** les **sommités fleuries** et les **semences fines** relèvent d'une préparation intermédiaire. Versez dans une casserole (voir plus haut) la quantité d'eau de source nécessaire. Jetez-y les plantes à froid. Portez à ébullition quelques secondes et retirez du feu. Laissez infuser cinq à quinze minutes, puis filtrez.

- **Ne sucrez jamais** une tisane ou une décoction. Ajoutez plutôt du miel ou du sirop d'érable.

LE SAVIEZ-VOUS ?

Quelques équivalences utiles

- 1 cuillerée à café de plante sèche = 1 pincée = 2 à 3 g
- 1 cuillerée à dessert = 5 à 6 g
- 1 cuillerée à soupe = 10 g
- 1 poignée = 30 à 40 g

À chacun sa dose

Pour un enfant, préparez une tisane normale, mais coupez-la avec de l'eau de source. À titre indicatif :
- de 1 à 3 ans, 1/5 de tisane, 4/5 d'eau
- de 3 à 7 ans, 1/3 de tisane, 2/3 d'eau
- de 7 à 12 ans, moitié-moitié
- de 13 à 17-18 ans, 2/3 de tisane, 1/3 d'eau, ou tisane pure comme pour un adulte

PRÉPARATION D'UNE INHALATION

- L'inhalation est une technique simple et efficace pour **traiter les affections respiratoires.**

- Versez les **huiles essentielles** – Eucalyptus officinal (feuilles), Thym vulgaire à thujanol, par exemple – **ou un soluté prêt à l'emploi** dans un bol ou un saladier rempli d'eau bouillante. Couvrez-vous la tête et penchez-vous au-dessus du récipient. Si vous devez répéter souvent l'inhalation, achetez un **inhalateur** (récipient destiné à recevoir l'eau et les huiles, surmonté d'une sorte de cheminée qui s'adapte au contour du nez).

- **Respirez lentement et profondément** par le nez, pendant au moins cinq minutes (davantage si des vapeurs aromatiques se dégagent encore). Puis essuyez-vous soigneusement. Il est préférable d'attendre une demi-heure à une heure avant de sortir.

- **Attention** aux risques de **brûlures**, surtout si vous employez un bol ou un saladier. Si l'inhalation est destinée à un enfant ou à une personne affaiblie, ne les laissez pas sans surveillance.

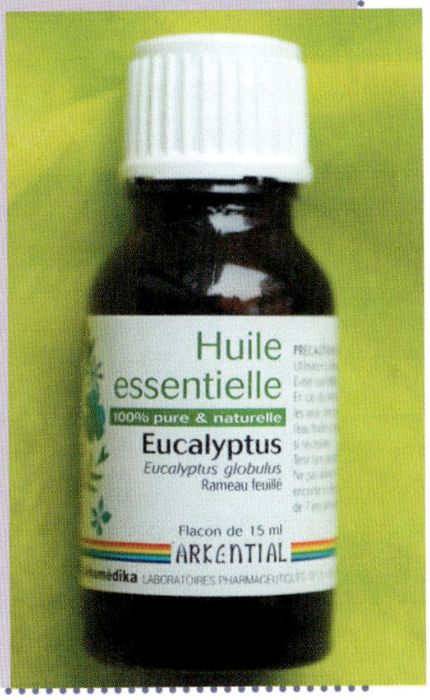

Gemmothérapie

La gemmothérapie est une branche de la phytothérapie qui utilise des tissus végétaux embryonnaires ou en cours de croissance comme les bourgeons (ou gemmes), les jeunes pousses, chatons, radicelles, écorce interne ou sève. Ces tissus contiennent en effet des éléments spécifiques : facteurs de croissance, hormones, oligoéléments, minéraux, vitamines, qui leur conféreraient une efficacité supérieure à celle de la même plante adulte.

● Les vertus thérapeutiques des bourgeons étaient déjà connues au Moyen Âge : le bourgeon de pin, par exemple, était prescrit contre la toux. La gemmothérapie moderne a fait son apparition en Europe au début des années 1960 avec les travaux d'un médecin homéopathe belge, le docteur Pol Henry (1918-1988). Il a l'idée d'extraire les principes actifs de tissus végétaux en cours de croissance en les faisant macérer trois semaines dans un mélange d'eau, d'alcool et de glycérine, à raison d'une partie de végétal pour dix-neuf parties de solvant. Il obtient ainsi un **macérat mère**, produit stable, facilement reproductible, constant dans ses effets. Il donne le nom de phyto-embryo-thérapie à cette nouvelle forme de phytothérapie. Dix ans plus tard, le docteur Max Tétau, médecin homéopathe français, souhaite améliorer la tolérance des macérats mères. Il les **dilue au dixième** (première décimale 1D) et les dynamise selon les principes de l'homéopathie (voir p. 79). Les remèdes ainsi préparés présentent une parfaite tolérance, tout en gardant intactes leurs propriétés thérapeutiques.

● Aucune étude scientifique n'a été jusqu'à présent menée sur ces préparations. Aussi la gemmothérapie n'a-t-elle pas reçu de validation.

● Si vous souffrez d'**arthrose,** d'**athérosclérose**, de varices, d'hémorroïdes, d'eczéma, d'**asthme,** de troubles fonctionnels digestifs (gastrite, reflux gastro-œsophagien, ulcère, colite), de règles douloureuses, la gemmothérapie semble particulièrement efficace pour vous soulager. Pensez-y aussi dans les **suites de fractures** pour hâter la consolidation.

● **Il n'y a pas de contre-indications** à la gemmothérapie ; les remèdes sont très bien tolérés. Il est préférable de consulter un médecin avant d'y avoir recours pour écarter d'éventuelles pathologies graves, qui nécessitent un traitement adapté.

● Il n'existe pas de formation spécifique en gemmothérapie. Elle est principalement prescrite par des phytothérapeutes, mais également conseillée par de nombreux homéopathes et naturopathes.

● Selon son appartenance à l'école belge (principes du docteur Henry) ou française (principes du docteur Tétau), votre thérapeute vous prescrira des **posologies différentes :**
- 5 à 30 gouttes par jour de macérats mères, réparties en une à trois prises (école belge) ;
- 50 à 150 gouttes par jour de macérats glycérinés 1D, également en une à trois prises (école française).

● Prenez votre remède dans un peu d'eau cinq à dix minutes avant les repas et/ou au coucher. Si l'on vous prescrit **plusieurs remèdes,** mieux vaut en séparer les prises : par exemple, un le matin, un autre le midi ou avant le dîner, un troisième au coucher.

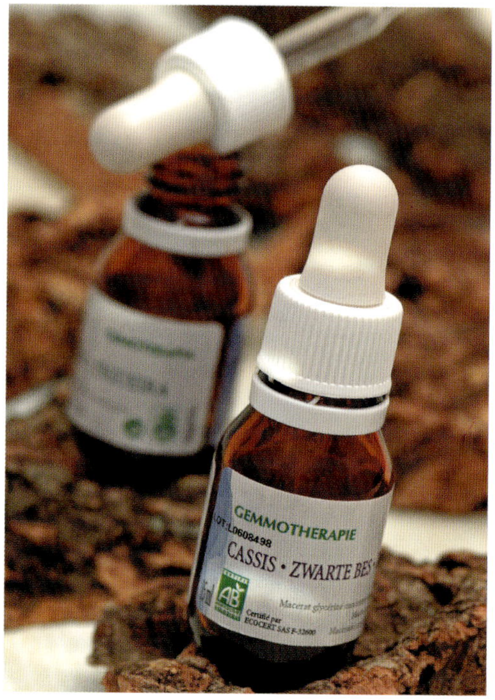

En gemmothérapie, les remèdes se présentent exclusivement sous forme de gouttes.

VRAI OU FAUX ?

La gemmothérapie est une forme d'homéopathie

FAUX. Bien que ses remèdes soient préparés par dilution et dynamisation, elle n'a rien à voir avec l'homéopathie. En effet, les remèdes contiennent des principes actifs et sont prescrits selon la loi des contraires, propre à l'allopathie. La gemmothérapie appartient avec l'organothérapie et la lithothérapie aux biothérapies (méthodes thérapeutiques employant des substances provenant du vivant).

Phyto-aromathérapie de terrain

La phyto-aromathérapie considère l'individu dans son intégralité, avec ses faiblesses et ses besoins, c'est-à-dire selon son terrain. Elle est apparue en France dans les années 1970-1980, à la suite des travaux des docteurs Christian Duraffourd et Jean-Claude Lapraz.

- Elle **prescrit essentiellement les plantes** – toujours à faibles doses – **pour leurs actions sur les systèmes neurovégétatif et endocrinien**. Par exemple, la lavande, qui agit sur le système nerveux sympathique et parasympathique régissant le fonctionnement des viscères et les fonctions respiratoires, digestives, etc. ; l'éleuthérocoque, qui produit des effets analogues à ceux de certaines hormones sexuelles (testostérone et œstrogènes) ; l'avoine, la sauge, le soja, le houblon, le cyprès, qui ont des propriétés comparables à celles des œstrogènes ; l'ail et l'avoine, qui stimulent la thyroïde ; ou encore la bardane, le cresson, l'eucalyptus, le fenugrec, le géranium, le noyer, l'oignon, l'olivier, qui activent la sécrétion d'insuline, etc.

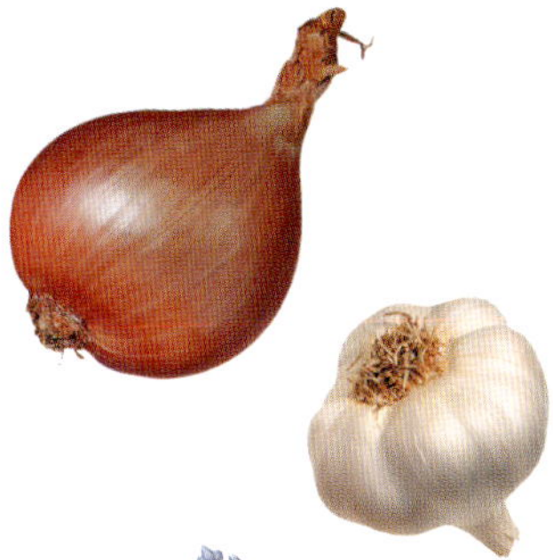

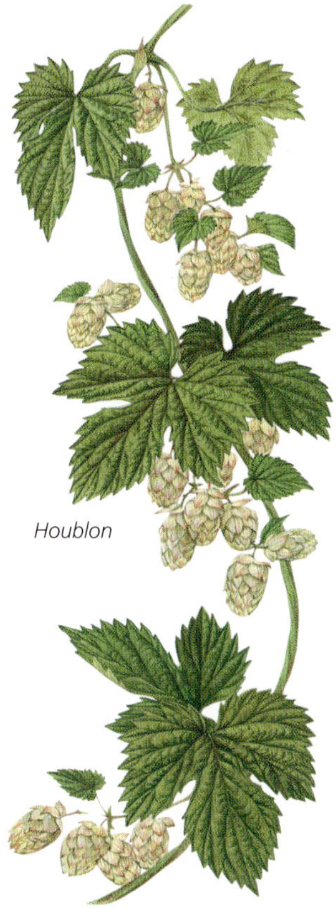

Houblon

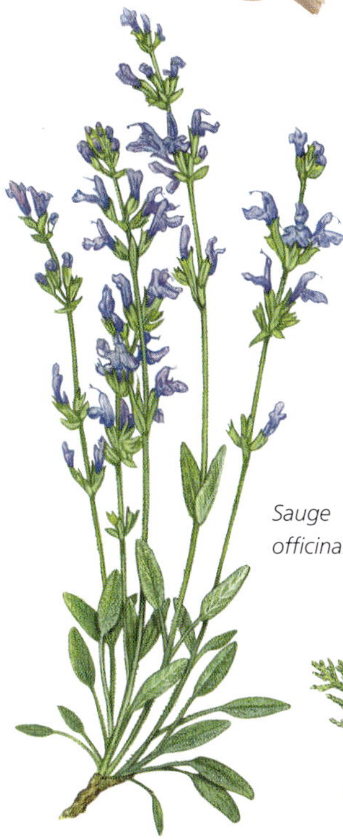

Sauge officinale

Méthode Beljanski

Mirko Beljanski (1923-1998), chercheur en biologie moléculaire, a longuement étudié le rôle des acides nucléiques (ARN et ADN) dans la genèse des cancers. Il a isolé quatre extraits végétaux, qui, selon lui, agiraient en détruisant les cellules malignes pour les deux premiers, en facilitant l'action des traitements anticancéreux pour le troisième et, enfin, pour le dernier, en protégeant les cellules saines des effets destructeurs de la radiothérapie et de la chimiothérapie.

- **Aucune étude scientifique** n'a été menée sur l'efficacité et l'innocuité de ces produits. Selon ses détracteurs, Beljanski aurait fourni des dossiers cliniques incomplets et demandé à ses patients d'arrêter leurs traitements conventionnels.

- Les produits Beljanski sont fabriqués aux États-Unis.

Cyprès

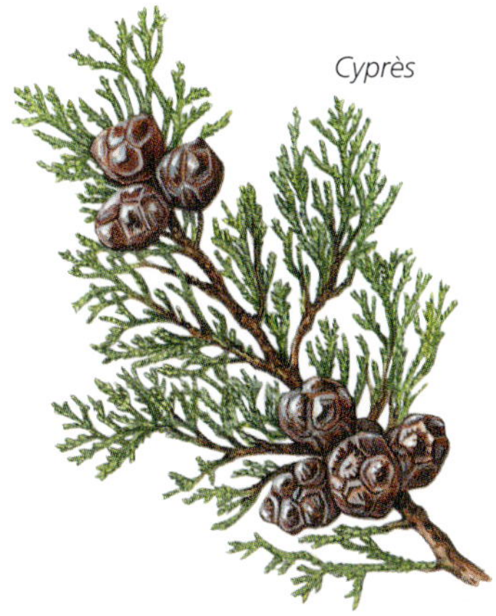

Pilates (méthode)

La méthode Pilates est un entraînement physique associant un travail sur la respiration à des exercices relaxants et contrôlés. Elle a pour but de tonifier les muscles faibles et de relâcher les muscles trop tendus. À mi-chemin entre yoga et stretching, elle contribue à diminuer le stress et la fatigue, gage d'un bien-être mental et physique.

PRINCIPES

- La méthode Pilates regroupe **plus de 500 exercices** à pratiquer au sol et avec des appareils spécifiques. Ces exercices visent essentiellement à faire travailler et à **muscler la ceinture abdominale, le bassin et les fessiers**.

- Le but est de construire un corps tonique au centre et détendu en haut (épaules et nuque), ce qui permet de **rééquilibrer la posture** générale.

- Cette méthode a pour originalité de privilégier la **concentration sur chaque mouvement**, que l'on exécute lentement en l'accompagnant d'une respiration profonde et contrôlée, ce qui favorise une prise de conscience du corps et du fonctionnement des muscles.

CE QUE PROPOSE LA MÉTHODE PILATES

- Les exercices vous permettront de **corriger et d'améliorer votre posture générale** en tonifiant la musculature de l'abdomen, des fessiers, du bassin et du dos. En faisant travailler vos muscles tout en étirements, vous parviendrez à affiner votre silhouette ou, tout au moins, à gagner en souplesse.

- Les mouvements proposés soulagent souvent **tendinites**, **douleurs articulaires** ou **lombalgies** ; ils pourront vous aider à corriger une **attitude scoliotique**, grâce à un travail en profondeur des muscles du dos. Si vous ressentez fréquemment des **tensions** et des **raideurs** au niveau des épaules, de la nuque et du dos, les exercices sont également indiqués.

- Selon les adeptes de la méthode Pilates, l'apprentissage du contrôle de la respiration, la récupération d'une meilleure coordination du corps, la détente procurée par les exercices **aident à rester en bonne santé**.

CONTRE-INDICATIONS

- Si vous souffrez de **douleurs chroniques**, prenez un avis médical avant d'entamer un entraînement.

- Il ne semble **pas** y avoir **de contre-indications pour les femmes enceintes**. Certains praticiens estiment même qu'un programme Pilates est bénéfique jusqu'au cinquième mois de grossesse, dans la mesure où il fortifie les muscles stabilisateurs de la région pelvienne et du dos et développe les capacités respiratoires. Cependant, aucune étude clinique n'a été réalisée pour déterminer son efficacité ni certifier son innocuité.

POUR EN SAVOIR PLUS

D'une noble cause aux feux de la rampe

L'inventeur de la méthode, Joseph Pilates, est né en Allemagne en 1880. C'est lors de la Première Guerre mondiale, alors qu'il était infirmier dans un hôpital en Angleterre, qu'il met au point un système d'exercices pour prévenir la perte musculaire des soldats blessés et immobilisés. Après son installation aux États-Unis, dans les années 1920, il perfectionne sa méthode et crée un studio d'entraînement à New York. Danseurs, acteurs et sportifs sont ses premiers clients. À partir des années 1980, la méthode Pilates est adoptée par de nombreuses stars, puis s'étend à un public plus large.

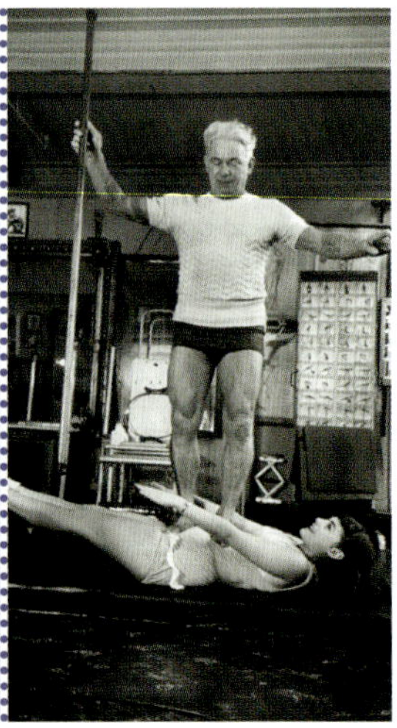

COMMENT TROUVER UN PRATICIEN

- Avec la popularité grandissante de la méthode, les instructeurs se multiplient sans que leur compétence soit garantie. Or il n'existe pas d'organisme de contrôle.

- Les anciens élèves de Joseph Pilates ont mis en place The Pilates Guild, qui forme des enseignants. Trouver un professeur qui a suivi cette formation est un gage d'authenticité.

Comment se déroule une séance

LA PRATIQUE

- L'entraînement se pratique en salle.
- Il se déroule **dans le calme**, loin des ambiances musicales tonitruantes des traditionnels cours de fitness.
- Les séances durent environ **une heure** et sont dispensées en individuel ou en **groupe de huit** personnes **au maximum** : l'instructeur doit pouvoir corriger chaque élève.
- Selon les partisans de la méthode, en dix séances, vous devez sentir la différence, en vingt séances, la voir, en trente séances, avoir un corps tout neuf…

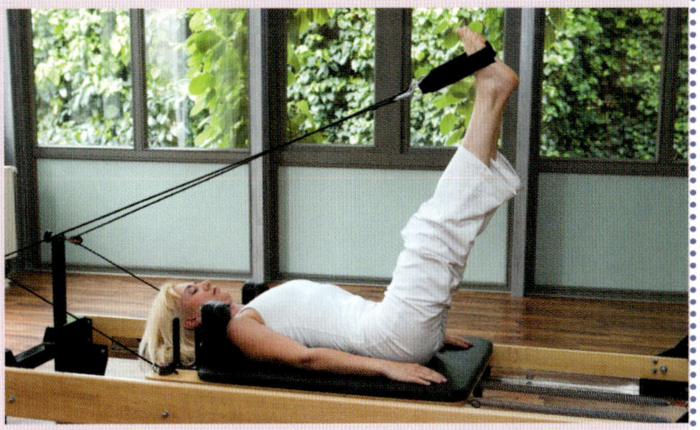

Le Reformer, dont le principe est de résister aux sangles, selon ses capacités et, bien sûr, sans jamais forcer.

LES APPAREILS

- Vous commencez la séance par l'utilisation de l'un des quatre appareils spécialisés inventés par Joseph Pilates.

Le principal, le **Reformer**, est constitué d'un cadre de bois, d'un plateau coulissant, de sangles et de poulies. La tension de chaque accessoire est commandée par des ressorts, ce qui permet de **travailler plus en souplesse**, sans brusquerie, en ménageant ligaments et tendons.

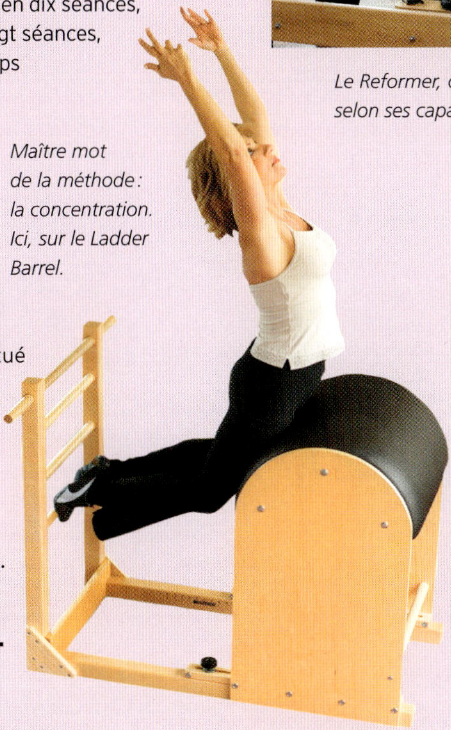

Maître mot de la méthode : la concentration. Ici, sur le Ladder Barrel.

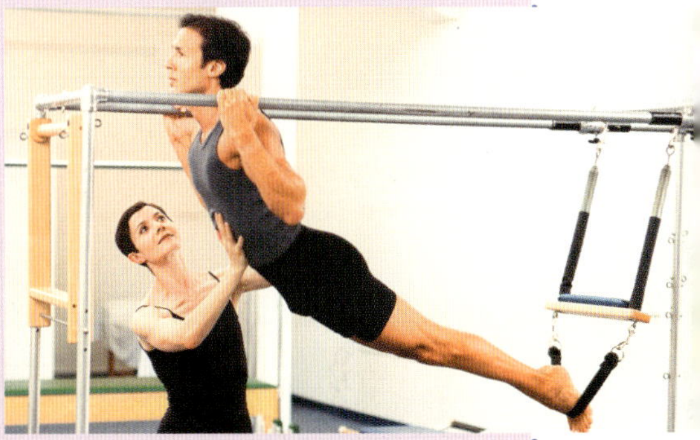

Exercice sur le Cadillac. L'exécution se fait toujours sans mouvement brusque, afin de n'occasionner aucune douleur.

LES EXERCICES AU SOL

- Ce travail sur les machines est complété par des exercices au sol.

Vous les exécutez avec des **élastiques**, des **cercles de caoutchouc** ou de **gros ballons**. Les exercices sont souvent laborieux, mais l'enseignant vous invite toujoursà ne jamais travailler en force. Le but n'est pas de souffrir !

Ce gros ballon permet de travailler l'allongement de la colonne vertébrale.

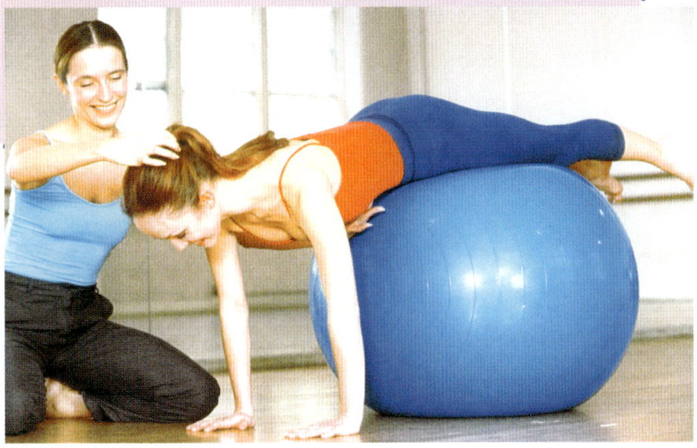

CE QU'EN DIT LA SCIENCE

- Il n'existe pas d'étude scientifique sur la méthode Pilates, donc pas de preuves de son intérêt thérapeutique. En revanche, la majorité des praticiens s'accorde à dire que des exercices d'assouplissement et d'étirements pratiqués avec douceur et régularité sont bénéfiques.

L'effet placebo

L'effet placebo est un effet positif subjectif, mais réel, produit sur une personne ou un animal par un médicament n'ayant pas d'efficacité démontrée. L'effet nocebo, au contraire, désigne la survenue d'effets secondaires plus ou moins importants. L'un comme l'autre mettent en lumière l'influence du mental sur l'organisme et jouent un grand rôle dans l'élaboration de médicaments mais aussi de nouvelles pratiques thérapeutiques.

Définition

C'est en étudiant l'effet des suggestions dans l'hypnose selon l'école de Nancy que Bernheim, en 1883, commence à comprendre ce que le dictionnaire anglais appelle, dès 1811, placebo, « une médication destinée plus à plaire au patient qu'à être efficace ». Pour lui, c'est par la suggestion, volontaire ou involontaire, que toute médication peut avoir un effet favorable. Les circonstances de la délivrance du médicament jouent un rôle capital dans l'apparition de l'effet placebo, mais aussi d'effets secondaires (effet nocebo). Cela va des paroles et du comportement du médecin à la couleur de la boîte en passant par le discours du pharmacien et de l'entourage. L'attitude du médecin est inconsciemment interprétée par le patient. Le fait même qu'il puisse y avoir une solution à son problème entraîne déjà une amélioration ; c'est ce qui se passe pour le mal de dents qui disparaît dès le rendez-vous pris ou pour la lombalgie qui disparaît instantanément avant même que le médecin ait fait sa piqûre. Le même remède sera considéré comme peu efficace dans une boîte blanche, moyennement efficace mais sûr dans une boîte verte, et très efficace mais dangereux dans une boîte rouge. L'information du patient est capitale, et cela peut jouer dans les deux sens. Dans les années 1960 et 1970, en France, pour qu'un patient apprécie un médicament, on avait coutume de lui dire qu'il était nouveau et venait d'Amérique. Aujourd'hui, l'effet serait presque inverse ! La prescription de gélules de *mica panis* (mie de pain) et la délivrance à l'hôpital de gélules vides permettent de tester l'effet de la suggestion. Mais l'effet placebo a un inconvénient certain : il est peu durable.

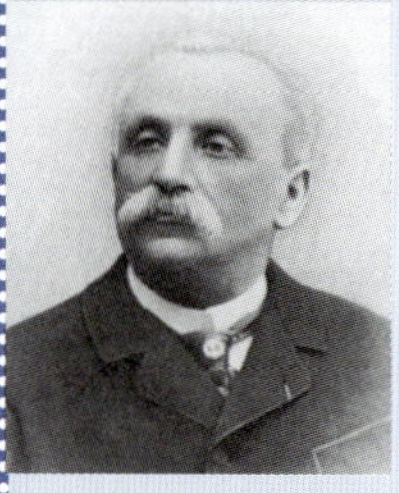

Le théoricien de l'effet placebo : H. Bernheim.

Placebo et médicament

Pour qu'un médicament, une substance ou une technique thérapeutique soit jugé valable, il convient de l'opposer à un placebo et que son effet soit supérieur en intensité et en durée à celui-ci. Dans de nombreux cas, l'effet placebo joue à plus de 60 %. Comme le pourvoyeur du remède intervient dans cet effet, il faut agir selon la méthode du double aveugle (ou double insu), c'est-à-dire que le malade ne sait pas ce qu'il reçoit et que le médecin ne sait pas ce qu'il donne. Ce n'est qu'après réception des résultats que l'on révèle quels patients ont pris un placebo et que l'on peut savoir si le médicament a eu un effet supérieur à celui du placebo.

Les causes de l'effet placebo

Les causes de l'effet placebo sont complexes et les expérimentations actuelles cherchent encore à les déterminer. Pour ce faire, on utilise parfois une méthode en double placebo avec un test à la douleur : on provoque tout d'abord une douleur chez des sujets, et, lorsque cette douleur atteint 7 points sur une échelle de 10, certains d'entre eux reçoivent une injection de liquide physiologique présentée comme diminuant la douleur, un autre groupe reçoit la même injection présentée comme douloureuse et un troisième groupe ne reçoit rien.
Les résultats montrent que, dans les trois groupes, la douleur a augmenté. Cependant, ceux qui ont reçu le placebo positif souffrent moins que les autres.
Le taux de cortisol dans le sang ainsi que le taux d'endorphine a augmenté chez tous les sujets, mais surtout chez ceux qui ont reçu le placebo douloureux. Dans les trois groupes, une réaction de mise en alarme s'est déclenchée.

LE SAVIEZ-VOUS ?

L'effet placebo existe-il chez les animaux ?

On a longtemps cru que l'animal n'était pas sous l'emprise d'un effet placebo ; or il existe bien un effet placebo par le biais du conditionnement et d'une modification de la relation maître-animal, qui oblige à reprendre les considérations sur l'effet des médications vétérinaires.

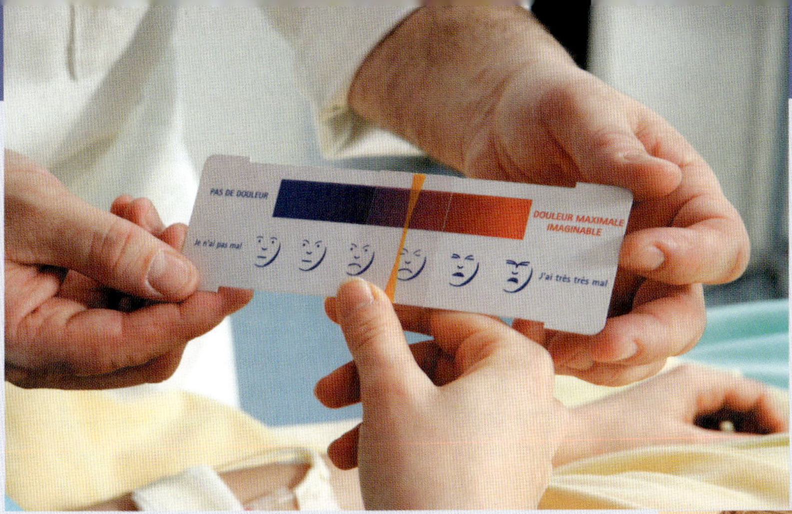

Dans des tests sur la douleur, l'injection d'un placebo à la place d'un analgésique a entraîné une libération de dopamine et d'endorphines – des substances proches de la morphine – qui ont diminué ou fait disparaître la douleur.

Pour certaines affections de la peau, l'effet placebo est suffisamment puissant pour entraîner une guérison complète.

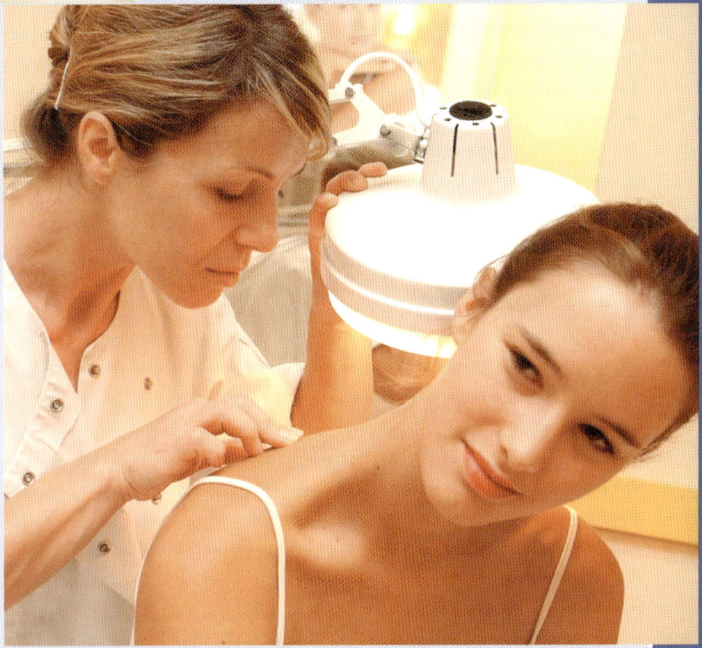

L'information et l'apprentissage ont une large part dans l'effet placebo. Ainsi, on peut constater une réaction différente chez ceux qui reçoivent de la caféine sans le savoir et chez ceux qui en reçoivent en en étant informés. Par ailleurs, l'effet de la substance sera d'autant plus perceptible chez les personnes possédant des notions de pharmacologie.
L'angoisse est un élément émotionnel qui transforme souvent un état d'anxiété en douleur et peut faire échouer un traitement par excès d'effet nocebo. Les sujets parkinsoniens font facilement un effet nocebo, et la suggestion positive est plus difficile chez eux que la suggestion négative. Il en résulte que l'état cognitif est un élément important dans la survenue du placebo. À l'inverse, les sujets optimistes répondent mieux au placebo dans une étude entre hypnotique et placebo – il apparaît aussi qu'un traitement administré avec un complément d'hypnose donne un effet placebo supérieur. Il est possible que l'optimiste fonde plus d'espoir sur le remède qu'on lui donne. Quant au patient migraineux, son cas est également particulier : la migraine entraînant un état neuropsychique particulier en raison de la douleur et du handicap qu'elle procure, l'effet placebo est en général plus important dans les expérimentations concernant cette maladie.

Placebo et médecines alternatives

Pour des raisons évidentes, la **psychanalyse** n'a jamais pu être testée puisqu'il est impossible de donner au patient une forme placebo de psychanalyse. La méthode de l'EMDR (Eye movement desensitization and reprocessing), en revanche, a été évaluée et testée avec succès dans quelques études (von der Kolk).
En **homéopathie**, seule la méthode a pu être évaluée, puisque le traitement est différent d'un patient à l'autre. Par ailleurs, dans cette pratique où la motivation du patient, la personnalité du thérapeute et la nature même des remèdes jouent un grand rôle, la comparaison avec un placebo s'avère quasi impossible.
En **phytothérapie,** de nombreux tests sur l'efficacité du placebo, au moins chez l'animal, sont souvent réalisés.

LE SAVIEZ-VOUS ?

Le placebo, sans effet ?

En 2001, une équipe de chercheurs a comparé 114 études faisant intervenir un groupe placebo et un groupe « à évolution naturelle ». Résultats : pas de différence.
N'y aurait-il aucun effet placebo propre ? À y regarder de près, on constate cependant que les groupes dits à évolution naturelle ont été régulièrement suivis et évalués, faisant l'objet de l'attention bienveillante des médecins.
Cela amène à comprendre qu'il ne faut pas assimiler « l'objet placebo » avec « l'effet placebo », et que les groupes étudiés sont en fait deux groupes placebo. Ce qui explique leurs résultats identiques.
L'étude conclut qu'il peut être inutile de recourir à un placebo pour induire un effet placebo, et que l'effet placebo n'est pas propre au placebo.

P

Psychothérapies
comportementales et cognitives

Fondées sur la connaissance scientifique des processus mentaux et sur les théories de l'apprentissage, les thérapies comportementales et cognitives se proposent de modifier en quelques séances des comportements perturbés (phobies, dépendances) par un travail sur les pensées et les émotions permettant notamment de réhabiliter l'estime de soi.

PRINCIPES

- Les thérapies comportementales et cognitives (ou thérapies cognitivocomportementales ou TCC) se caractérisent par leur aspect **très pratique.** Ce sont des **psychothérapies brèves** – en général dix à vingt-cinq séances, à raison d'une à deux par semaine – qui visent à modifier des comportements inadaptés, signes d'une souffrance psychique.

- Leur objectif est juste de **traiter les symptômes.** Contrairement à la psychanalyse, elles n'en cherchent pas la cause profonde dans l'histoire du sujet et ne fouillent pas l'inconscient.

- En s'appuyant sur les **théories de l'apprentissage** et sur la **psychologie cognitive** (travail sur les pensées, les opinions, les émotions et les images mentales), elles peuvent par exemple aider à « désapprendre » un comportement gênant pour le remplacer par un autre, moins handicapant.

POUR EN SAVOIR PLUS

Le conditionnement

Le terme de conditionnement définit les mécanismes d'acquisition de comportements par les stimulations de l'environnement.

Le conditionnement classique, ou pavlovien, a été décrit par Pavlov à partir de ses expériences sur le chien. Son schéma procède de l'association. Si l'on inflige à l'animal, de façon répétée, un choc électrique sur une patte, et que l'on associe ce choc à une sonnerie, la sonnerie seule finit par déclencher le retrait de la patte. De la même manière, un parfum peut suffire à évoquer la présence maternelle et susciter chez l'enfant une réponse émotionnelle.

Le conditionnement opérant, décrit pour la première fois par le psychologue américain Burrhus Skinner en 1938, est une forme de conditionnement dans lequel la réponse à la stimulation est renforcée par ses conséquences : on évite généralement de renouveler une expérience négative alors qu'on répétera volontiers un acte apportant du plaisir.

Thérapies comportementales

Les thérapies comportementales ont pour origine les recherches menées au début du XXe siècle sur l'apprentissage, principalement celles d'Ivan Pavlov (1849-1936), qui décrivit les réflexes conditionnels (ou conditionnés), et de John Watson, fondateur en 1913 du béhaviorisme ou comportementalisme. Ce courant majeur de la psychologie expérimentale se fonde sur l'observation objective des comportements, considérés comme des réponses à certaines actions de l'environnement, et laisse de côté ce qui concerne l'introspection.

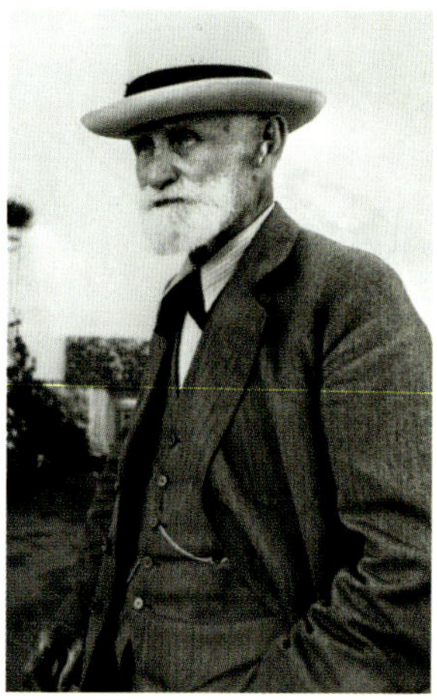

Ivan Pavlov (1849-1936).

LE SAVIEZ-VOUS ?

Un essor récent

Les thérapies comportementales, puis cognitives, se sont développées à partir des années 1960 dans les pays anglo-saxons et d'Europe du Nord. Elles se sont implantées en France à partir du début des années 1970. Pour multiplier les possibilités de guérison, le recours alternatif aux deux approches – comportementale et cognitive – s'est rapidement généralisé et, aujourd'hui, elles sont fréquemment associées au sein d'un même projet thérapeutique.

- Les thérapies comportementales prennent en compte différents modèles de l'apprentissage :
  - le conditionnement, qui décrit la mise en place d'une **réponse à une stimulation** ;
  - l'apprentissage social, qui s'effectue par **imitation de modèles.**

- Dans certaines circonstances, l'apprentissage comportemental et émotionnel est inadapté, voire pathologique. La thérapie comportementale se donne pour objectif de le **reprogrammer.** Elle s'attache, par exemple, à réduire l'anxiété provoquée par certaines situations chez une personne phobique et l'aidera à affronter ses peurs au lieu de rester figée dans un comportement d'évitement.

CE QUE PROPOSENT LES TCC

- Les thérapies comportementales et cognitives s'adressent aux personnes souffrant de **phobies,** quelles qu'elles soient : peur des espaces ouverts ou de la foule (agoraphobie), peur de rester dans un lieu fermé (claustrophobie), angoisse provoquée par le regard des autres, peur des araignées, etc., et à celles qui sont handicapées au quotidien par un **trouble obsessionnel et/ou compulsif** (obsession de la propreté, de l'ordre ou de la symétrie, kleptomanie, achats incontrôlés...).

- Vous pouvez aussi y recourir si vous êtes **anorexique** ou **boulimique,** voulez vous débarrasser d'une dépendance (**tabagisme, alcoolisme**, **toxicomanie**, **jeu**), êtes anxieux ou dépressif, avez des crises de panique, souffrez d'un stress post-traumatique, etc.

- Quelques séances vous aideront peut-être également en cas de **troubles du sommeil et problèmes sexuels**.

- Enfin, ces thérapies font partie de la prise en charge des **troubles de la personnalité** et des **psychoses**.

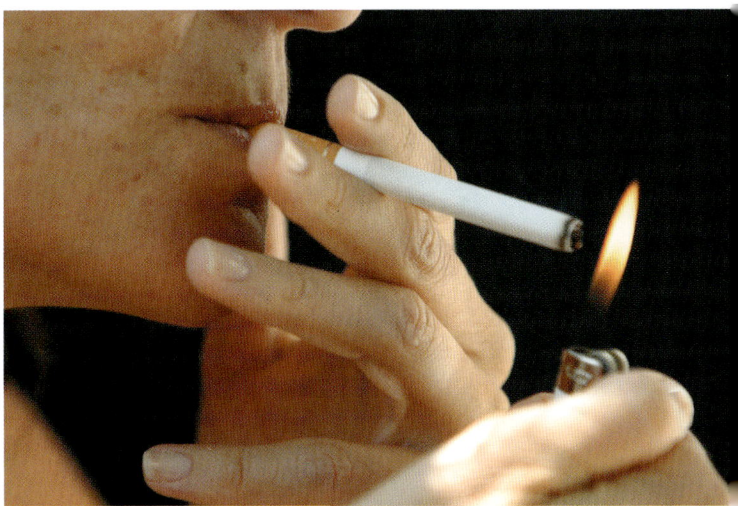

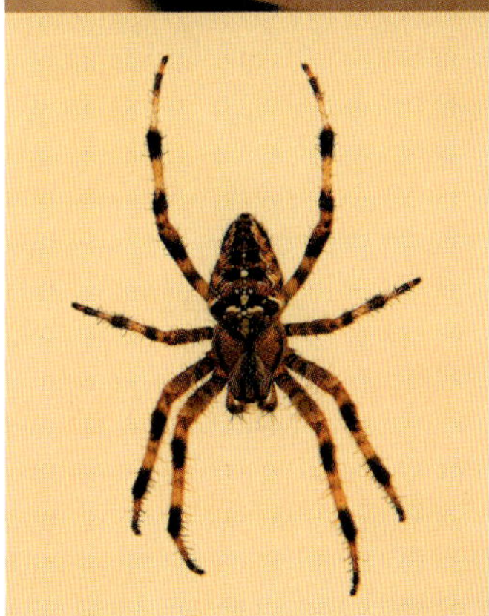

Peur irrationnelle des araignées, addiction au tabac : les pychothérapies comportementales et cognitives peuvent vous aider.

Thérapies cognitives

Les premières thérapies cognitives ont été élaborées dans les années 1960 par les psychiatres américains Albert Ellis et Aaron Beck. Pour eux, les croyances et les perceptions erronées, irrationnelles, peuvent être à l'origine d'émotions et de comportements inappropriés.

- La dépression, par exemple, n'est pas causée directement par un environnement défavorable – comment expliquer sinon qu'il n'y ait pas plus de dépressifs dans un pays en guerre ? – mais par les **pensées et les schémas mentaux** que nous utilisons pour interpréter cet environnement. Selon Beck, chez les personnes déprimées, les cognitions (c'est-à-dire les idées que l'on a sur soi, sur le monde et les autres ou sur l'avenir) et les représentations que l'on se fait du réel (les unes et les autres sont subjectives) sont fortement décalées par rapport à la réalité : « Je suis nul », « La vie ne vaut rien », « Je n'y arriverai jamais », etc. Il est donc possible de les aider par un travail sur ces pensées et schémas mentaux erronés.

Comment se déroule une séance

L'ÉVOLUTION DU TRAVAIL

- Il existe **différentes formes de thérapie :** individuelle, de groupe, de couple ou familiale. Le thérapeute vous reçoit en moyenne **trente à soixante minutes**, **une ou deux fois par semaine** dans un premier temps ; puis les séances peuvent s'espacer.

- Lors du premier rendez-vous, vous exposez vos problèmes. C'est l'occasion pour le thérapeute d'instaurer un **vrai dialogue,** d'égal à égal, interactif et chaleureux, qui constitue en quelque sorte la marque de fabrique des TCC.

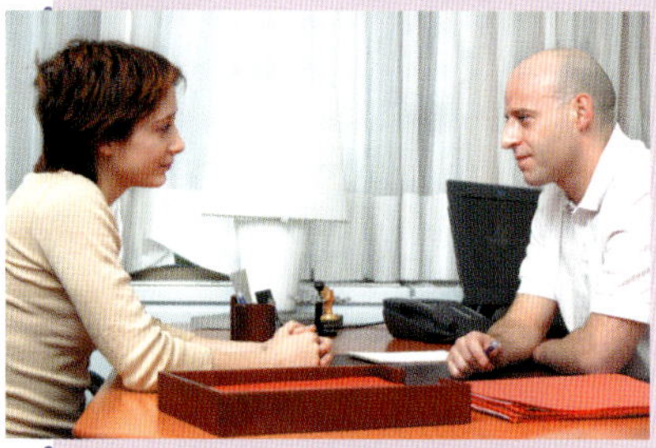

- Au cours des séances suivantes, il vous aide à mieux décrire ces problèmes, à l'aide de **questionnaires très précis** (analyse fonctionnelle). Il peut vous demander de décrire par le menu une de vos journées, d'établir une liste des situations les plus difficiles, etc.

- Après trois ou quatre séances, vous élaborez ensemble un véritable **contrat,** assorti des objectifs à atteindre.

- Le contenu des séances suivantes est adapté à vos troubles et à vos progrès. Vous tenez un **carnet de bord**, dans lequel vous notez les exercices que vous avez faits, les modifications intervenues dans votre comportement ou au contraire les rechutes, etc. **La discussion,** fondée sur le contenu de ce carnet, vous permet de faire le point sur vos progrès et vos difficultés.

- Le thérapeute peut ensuite vous proposer de nouvelles techniques et vous apprendre de nouveaux exercices. **Ensemble,** vous préparez votre programme pour la semaine. En fin de séance, les points importants apparus au cours de l'entretien sont résumés.

LES DIFFÉRENTES TECHNIQUES

- Le thérapeute dispose d'une large palette de techniques qu'il adapte aux troubles dont vous souffrez.

- Les **techniques d'exposition** sont adaptées au traitement des angoisses, phobies, paniques ou obsessions. Elles consistent en une **mise en situation** progressive, pour apprendre à gérer l'anxiété, en particulier grâce à la **relaxation**. Dans certains cas, le thérapeute vous accompagne en dehors de son cabinet, sur le terrain.

- Pour être efficace, **la mise en situation** n'est pas nécessairement réelle, elle **peut être virtuelle.** S'il vous est trop difficile de vous confronter à la situation qui vous angoisse (ou si c'est matériellement compliqué, par exemple quand il s'agit de prendre l'avion), le thérapeute vous incite à visualiser cette situation.

- Les **jeux de rôle,** les méthodes d'affirmation de soi et les **psychodrames** joués en groupe sont notamment utiles pour améliorer les problèmes de communication ou encore pour amener à une prise de conscience du comportement.

- Le thérapeute peut proposer des exercices permettant de **dissocier stimulus et réponse comportementale** (ne pas allumer tout de suite sa cigarette, par exemple).

- La **stratégie d'évitement** sert à ne pas vous retrouver dans les situations qui déclenchent vos crises (par exemple, changer de contexte) ou à mettre en place des alternatives au comportement qui gâche la vie (boire un verre d'eau au lieu de se précipiter sur la nourriture).

- Le **renforcement de la motivation** permet de faire un rappel fréquent des objectifs ou même de répéter en boucle des slogans positifs.

- La **restructuration cognitive** vise à corriger votre façon de voir les choses par rapport à la réalité objective. Le thérapeute vous demande de faire une description par écrit d'une situation stressante, de noter de 1 à 10 vos sensations, émotions, pensées automatiques et comportements dans cette situation, d'identifier les décalages entre la réalité et la façon dont vous l'appréhendez (généralisation sans fondement, minimisation de la réussite et maximalisation de l'échec, pensée en noir et blanc) et de **développer des parades** : prendre du recul, relativiser, dédramatiser, etc.

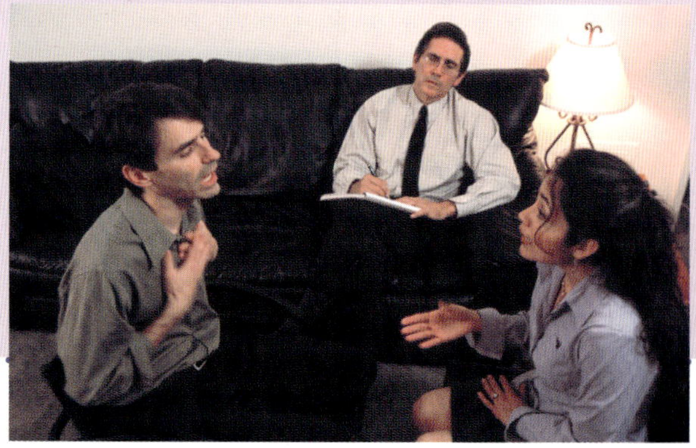

CONTRE-INDICATIONS

● Les TTC sont contre-indiquées en cas d'**état délirant** ou de **perte de contact** avec la réalité. Elles ne doivent pas être entreprises avant un traitement médicamenteux si le patient souffre de **troubles maniacodépressifs** ou de **dépression grave**.

● Dans ce type de thérapie, la **motivation** du patient est **essentielle** pour parvenir à un résultat. Dans le cas contraire, abstenez-vous.

● Les TCC ne permettent pas de répondre à un mal-être indéfini ou à un besoin de parler et d'être écouté. Elles ne sont pas destinées à structurer l'identité.

MISES EN GARDE

● Ces thérapies de courte durée sont intensives. Elles peuvent être déstabilisantes dans un premier temps, car elles amènent à **remettre en cause** des règles de vie et des croyances bien établies.

● Le soulagement des symptômes n'est pas une guérison. **Il est préférable d'associer différents traitements.** Ainsi, si vous souffrez d'un trouble du comportement alimentaire ou d'une phobie, une psychothérapie analytique peut compléter la thérapie comportementale pour s'attaquer aux causes profondes. En cas de dépression, la thérapie cognitive peut être combinée à une prescription de médicaments antidépresseurs.

COMMENT TROUVER UN PRATICIEN

● Les praticiens exercent en cabinet, en milieu hospitalier ou en clinique privée. Ce sont des psychologues, des psychiatres ou des médecins généralistes dotés d'une formation préalable en psychiatrie et qui ont suivi une formation spécifique en deux ou trois ans (diplôme universitaire ou formation dispensée par l'AFTCC, Association française de thérapie comportementale et cognitive à Paris). Vous pourrez vous procurer la liste des thérapeutes auprès de l'AFTCC.

CE QU'EN DIT LA SCIENCE

● Depuis les années 1960, de nombreuses recherches contrôlées ont été menées pour évaluer et valider les TCC dans le traitement de différents troubles psychologiques. Les thérapeutes peuvent ainsi s'appuyer sur des pratiques ayant fait la preuve de leur efficacité.

Programmation neurolinguistique (PNL)

Née au milieu des années 1970 aux États-Unis, la PNL offre une palette de techniques pour mieux se connaître, améliorer sa communication et changer de comportement. Elle s'intéresse à la programmation mentale de nos automatismes.

● La PNL repose sur l'idée que nous percevons la réalité **à travers le prisme de nos cinq sens** (en privilégiant généralement l'un ou l'autre) et, également, à travers les filtres liés à notre expérience, à notre culture, etc. La **carte du monde** que nous construisons ainsi n'en est qu'une représentation (« La carte n'est pas le territoire »).

● Cette technique se propose d'analyser ce fonctionnement et notre rapport au réel. Elle établit une **forme de modèle** de nos comportements, de nos schémas de pensée et de nos états internes en tenant compte de notre environnement, de nos capacités, de nos valeurs et de notre identité profonde.

● Si vous souffrez d'**anxiété,** de **dépendances,** de **phobies** ou encore de **troubles du comportement alimentaire,** la PNL peut vous venir en aide, en appoint d'une autre thérapie.

● Elle est notamment utilisée par les sportifs de haut niveau ou les cadres supérieurs.

Coaching

Originaire des États-Unis, le coaching a parfois été qualifié de « thérapie du bien-portant ». Élément central de cette méthode, le coach est à mi-chemin entre l'entraîneur sportif et le mentor. Il apporte un soutien individuel qui peut aider à franchir certains caps (évolution professionnelle, deuils, ruptures, etc.).

● Si vous vous faites aider par un coach, vous établissez avec lui un **contrat d'objectifs.** Il vous accompagne dans leur réalisation jusqu'à ce que vous n'ayez plus besoin de lui. **Attention,** en cas de troubles psychologiques, il est préférable de consulter un psychologue ou un psychiatre.

● Le coaching est une **méthode assez onéreuse**, la fourchette des prix étant très large. Renseignez-vous avant de vous engager.

Biofeedback (biorétroaction, rétroaction biologique)

Technique d'intervention qui s'inscrit généralement dans une thérapie plus globale, le biofeedback est assez répandu outre-Atlantique, mais il reste très confidentiel en France, où sa pratique n'est pas réglementée.

● Cette thérapie vise à redonner au patient le **contrôle sur son propre corps,** y compris sur certaines fonctions dites involontaires, comme la régulation de la température corporelle ou du rythme cardiaque. Son domaine d'application est donc très large : anxiété, troubles avec déficit de l'attention mais aussi incontinence, migraine, syndrome du membre fantôme, etc.

● Le biofeedback utilise des **appareils électroniques ou informatiques** qui enregistrent des signaux corporels (rythme cardiaque, température corporelle, ondes cérébrales, contraction musculaire, etc.) et les traduisent en signaux sonores ou visuels. Ainsi, progressivement, le patient apprend à décoder les messages de son corps et à moduler ses propres réactions physiologiques.

● Si vous voulez apprendre à anticiper et à **gérer votre stress,** la technique peut être utile. Cependant, l'apprentissage est plus ou moins long (de dix à quarante séances environ) et demande beaucoup de motivation pour des résultats variables.

EMDR Mouvements oculaires de désensibilisation et de retraitement

La thérapie EMDR (*Eye movement desensitization and reprocessing,* mouvements oculaires de désensibilisation et de retraitement) a été introduite en 1987 aux États-Unis par la psychologue Francine Shapiro pour traiter les stress post-traumatiques. Selon elle, un traumatisme, même en apparence anodin, est susceptible de dépasser les capacités du cerveau à traiter l'information : il peut rester « bloqué » sur l'événement traumatisant.

● Pour surmonter le trouble qui en résulte, le psychothérapeute conduit son patient à s'immerger dans le souvenir traumatique, puis stimule alternativement son cerveau du côté gauche et du côté droit par **des mouvements des yeux** ou par des **stimulations auditives ou tactiles.**

● Des études ont montré l'**efficacité de cette méthode**, notamment pour traiter les vétérans de la guerre du Viêt Nam. Toutefois, la raison de cette efficacité n'est pas claire. La stimulation cérébrale pourrait simplement s'apparenter à une thérapie comportementale d'exposition.

● **Attention,** la thérapie EMDR doit être pratiquée par un psychiatre ou un psychologue qualifiés, car la résurgence du souvenir traumatique n'est pas sans risque. Elle est **strictement contre-indiquée en cas de psychose**, **d'état suicidaire** ou **de troubles cardiaques**.

Ennéagramme

Outil de développement personnel, l'ennéagramme aide à mieux se connaître. À partir d'une représentation graphique – un cercle où figurent neuf points équidistants –, il permet à chacun de se situer par rapport à neuf grands types de personnalités et de comprendre les motivations inconscientes de ses comportements. Le portrait dressé peut s'avérer étonnamment précis.

● **La méthode n'est pas standardisée :** si les profils des personnalités types ne changent pas, les noms attribués à chaque « base » varient selon les écoles et les auteurs (les noms proposés ci-contre sont les plus fréquemment employés). Certaines écoles utilisent un ennéagramme davantage orienté vers des préoccupations spirituelles ou religieuses. À vous de choisir, mais renseignez-vous au préalable !

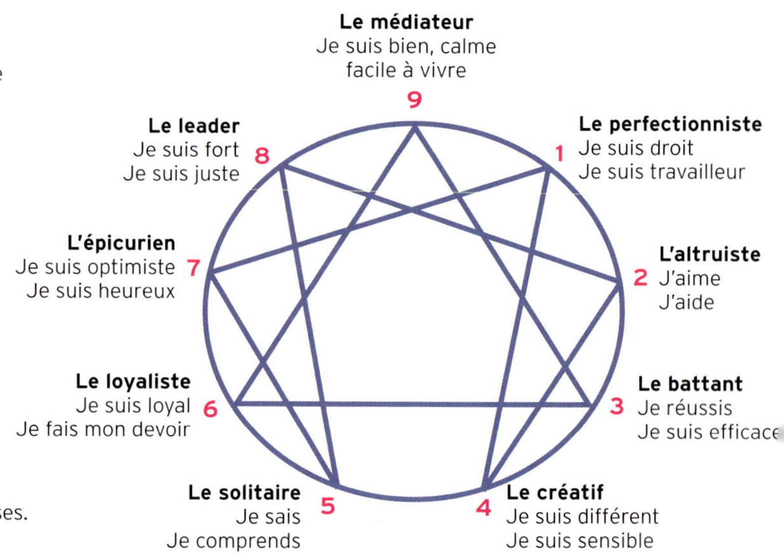

Psychothérapies corporelles

Les thérapies psychocorporelles sont des thérapies brèves. Elles s'appuient sur l'idée que corps et psychisme sont interdépendants et associent donc un travail psychothérapeutique classique à un travail corporel : massages, toucher, respiration sont autant de techniques utilisées pour libérer les blocages psychologiques et émotionnels.

Voir aussi EMDR, *p. 194*.

PRINCIPES

● Pour absorber des émotions ou des pensées trop fortes, le corps met en place des **mécanismes de défense** : une façon particulière de respirer, des tensions musculaires, etc. C'est ce que le langage populaire reprend en évoquant, par exemple, un « nœud dans la gorge » ou une « barre au ventre ». Lors d'un travail psychothérapeutique, la simple observation de ces manifestations corporelles permet de repérer où se sont « cristallisées » les émotions ressenties.

● Les psychothérapies corporelles se fondent sur ce constat : la prise de conscience des mécanismes de défense du corps permet de libérer les émotions auxquelles ils correspondent. **Agir sur le corps permettrait** donc **d'agir sur le psychisme**, de la même manière que le psychisme agit lui aussi sur le corps.

● L'idée que corps et mental sont associés et interdépendants revient au médecin et psychanalyste autrichien Wilhelm Reich (1897-1957). Avant lui, les thérapeutes avaient plutôt tendance à considérer le mental comme une entité bien séparée du corps. Pour Reich, au contraire, le caractère du patient est déterminé par tous les mécanismes de défense que son corps a installés au cours de son existence : les expériences du passé y sont toujours vivantes, constituant des attitudes caractérielles (la cuirasse caractérielle) et correspondant à des tensions musculaires (la cuirasse musculaire).

● Selon Reich, les tensions musculaires sont réparties sur **sept niveaux** qui forment un angle droit avec la colonne vertébrale : niveaux oculaire, buccal, cervical, thoracique, diaphragmatique, abdominal et pelvien.

● Les seuls moyens de **libérer les tensions accumulées** sont la **respiration** et le **massage**. Le massage reichien, massage lent et profond de la tête vers les pieds, puis du centre vers la périphérie, insistant sur les zones « tendues », vise à rétablir la libre circulation de l'énergie dans le corps, afin de ramener à la mémoire la situation infantile à l'origine du refoulement. Il est associé à des exercices respiratoires et à des exercices de visualisation, le patient étant invité à exprimer verbalement ce qu'il ressent.

● Il n'est donc plus nécessaire de reconstituer les expériences au travers des rêves et de la libre association comme dans la psychanalyse classique. La solution viendra par un travail corporel.

POUR EN SAVOIR PLUS

Le parcours étonnant de Wilhelm Reich

Le parcours de ce psychanalyste autrichien est étonnant. Il se distingue par son engagement dans le parti communiste autrichien, où il souhaite développer des expériences thérapeutiques dans la classe ouvrière et cherche à justifier la psychanalyse aux yeux des marxistes. Il est d'ailleurs considéré comme le fondateur du freudo-marxisme.

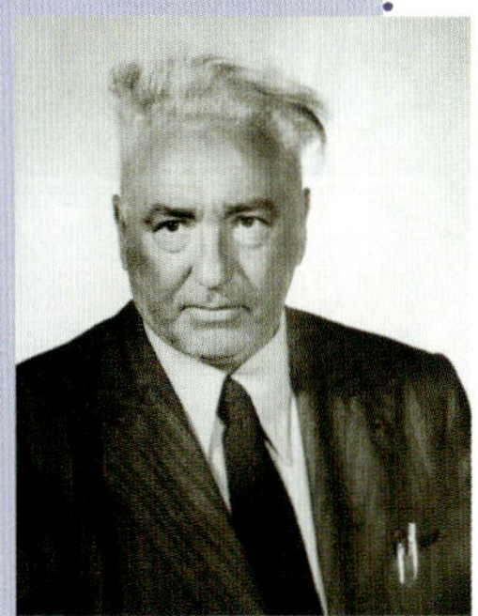

Dans les années 1930, il est le premier à montrer que certaines traces physiques émanent de douleurs psychiques et à parler d'inconscient corporel. Afin d'illustrer sa théorie sur l'équilibre entre deux mouvements opposés (expansion/contraction, plaisir/déplaisir) qui fonde selon lui le fonctionnement unitaire de l'organisme, Reich invente le terme d'orgone. L'exemple le plus abouti de ce fonctionnement est l'orgasme, qui fait passer de la tension de l'excitation au relâchement. L'orgasme s'accompagne d'une charge et d'une décharge d'énergie particulière, que Reich nomme orgone. L'orgone est une énergie vitale cosmique, présente chez tous les êtres vivants, les plantes et dans l'atmosphère. Sa stagnation dans l'organisme humain serait responsable d'affections psychiques ou somatiques.
Très décrié à la fin de sa vie, Reich meurt aux États-Unis, où il s'était réfugié en 1939 pour fuir le nazisme. Il était alors incarcéré au pénitencier de Lewisburg pour escroquerie après avoir commercialisé des accumulateurs d'orgone !

CE QUE PROPOSENT LES PSYCHOTHÉRAPIES CORPORELLES

● Si vous êtes stressé ou anxieux, si vous êtes légèrement déprimé ou présentez des **troubles psychosomatiques** tels que des acouphènes, des douleurs musculaires ou de la fibromyalgie, les approches psychocorporelles proposent de vous apporter un mieux-être.

● Ces thérapies peuvent améliorer également la qualité de votre sommeil et permettre **une meilleure gestion du stress** et des événements difficiles de la vie.

CONTRE-INDICATIONS

● En cas de **traumatismes graves** (agression, viol...), vous pouvez être réfractaire à ce type de thérapies fondées sur le toucher. Choisissez plutôt l'EMDR ou une psychothérapie comportementale et cognitive (voir Thérapies comportementales et cognitives, p. 190).

● Si vous souffrez de **troubles psychologiques sévères** (schizophrénie, paranoïa) ou de problèmes cardiaques, il est préférable de vous abstenir.

MISES EN GARDE

● Selon Reich, tout trouble psychosomatique peut être ramené à une perturbation de la fonction orgastique. Les troubles de la sexualité, notamment l'impuissance et la frigidité, sont pour lui les véritables clés des névroses, et leur prévention passe par une nécessaire révolution sexuelle. On imagine aisément les **éventuels détournements de pratiques** dans la réalité des consultations ! Il est d'ailleurs souvent reproché aux techniques psychocorporelles, même à celles qui ne sont absolument pas affiliées aux thérapies reichiennes, de ne pas toujours garantir la limite de sécurité essentielle pour que le patient ne se sente pas « abusé » par son thérapeute.

Comment se déroule une séance

● Les séances sont **individuelles**. Elles durent **entre quarante-cinq minutes et deux heures**. Leur nombre et leur fréquence (généralement hebdomadaire) varient selon les personnes.

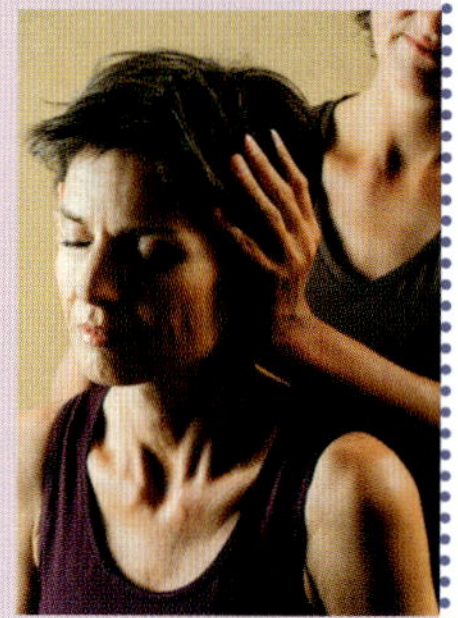

● Il n'y a pas de séance type, mais, généralement, vous êtes installé au thérapeute, vous parlez de vous et de votre histoire. **Tout le travail corporel se fait habillé** (sauf dans le cas du massage reichien, pratiqué sur le patient nu).

● Le thérapeute se concentre sur les **messages qu'envoie votre corps** : il les décode, puis vous aide à identifier la manière dont vous bloquez votre énergie et à prendre conscience des zones de tension. Il vous apprend à les détendre, en vous conseillant des techniques de relaxation et des exercices corporels, en vous massant et en vous parlant.

● **Attention**, de nombreuses **sectes** utilisent ces techniques. Veillez donc à ne consulter que des thérapeutes agréés.

COMMENT TROUVER UN PRATICIEN

● Les praticiens de ces différentes approches doivent être, selon la loi n° 2004-806 du 9 août 2004, des psychothérapeutes. Fiez-vous aux annuaires officiels fournis par l'Association européenne des thérapeutes psychocorporels et relationnels (AETPR) et l'Association française de bioénergétique (AFB).

Bioénergie

La bioénergie, ou analyse bioénergétique, a été mise au point dans les années 1950 par Alexander Lowen, un élève de Wilhelm Reich. Il a étendu la notion de cuirasse caractérielle, ces sept zones du corps décrites par Reich où se tiennent les tensions créées par les conflits émotionnels et affectifs. Lowen définit quant à lui douze zones (en bandes plus ou moins larges) allant des mains aux pieds. Une tension dans une ou plusieurs zones provoque un blocage de la circulation énergétique, ce qui entraîne des problèmes de santé.

● Au début de la séance, vous faites face au thérapeute et parlez de votre vie. Puis, au fil des séances, il vous met dans des **positions particulières** pour vous obliger à vous exprimer au niveau émotionnel. Par exemple, la tristesse s'exprime mieux quand on est allongé, alors que la colère s'exprime plus facilement lorsque l'on est debout. Ces positions peuvent être inconfortables, difficiles à adopter ou à tenir, mettant à contribution des muscles rarement utilisés.

Elles correspondent aux zones de tension qu'il a identifiées par votre démarche, votre posture, votre attitude, votre respiration, votre timbre de voix, etc.

- Ensuite, le thérapeute masse toutes les zones de la **cuirasse musculaire**, depuis le haut de la tête jusque sous les pieds. Ce **massage** néoreichien est **très rapide** : une minute pour le devant du corps et une pour l'arrière. Son but est plus d'établir un diagnostic de l'état de tension des muscles que de vous détendre.

- Enfin, il **stimule** les différents **segments musculaires**. Il peut ainsi placer ses mains sur vos oreilles pendant un quart d'heure, alors que vous êtes allongé. L'objectif est de faire surgir des manifestations corporelles involontaires, comme des tremblements, des nausées, des sensations de chaud et froid. Selon les bioénergéticiens, ces manifestations correspondent à des **remontées archaïques** de souvenirs ou de sentiments enfouis. Il peut également vous demander de regarder un point au plafond pendant quinze à vingt-cinq minutes. Cet exercice a pour but de vous faire revivre le moment où, bébé, vous avez essayé de fixer un élément de votre environnement pour le reconnaître ; ou bien de vous replacer dans la situation où vous observiez quelque chose, alors que vous étiez en train de prendre le sein ou le biberon.

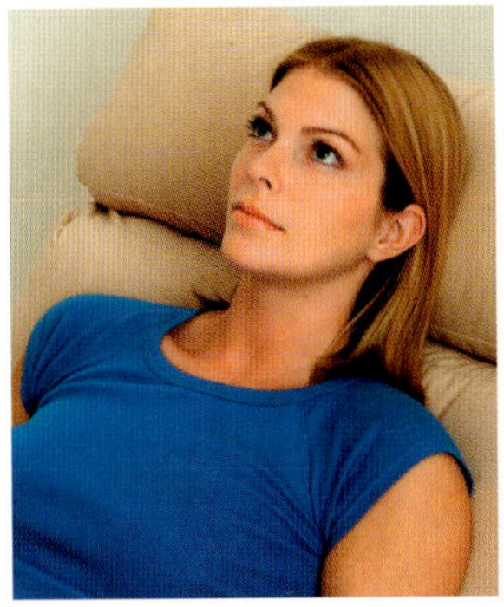

Psychologie biodynamique

Élaborée en 1970 par Gerda Boyesen (1922-2005), élève d'Alexander Lowen, cette thérapie donne toute son importance au cycle émotionnel. Cette psychologue d'origine norvégienne crée le concept de psychopéristaltisme : les émotions seraient digérées et régulées par les intestins (le terme de péristaltisme désigne les contractions musculaires involontaires des intestins). Si cette digestion ne s'opère pas correctement, le corps ne peut plus évacuer les répercussions du stress émotionnel. L'énergie et les toxines s'accumulent, générant des émotions qui n'ont pu être correctement métabolisées.

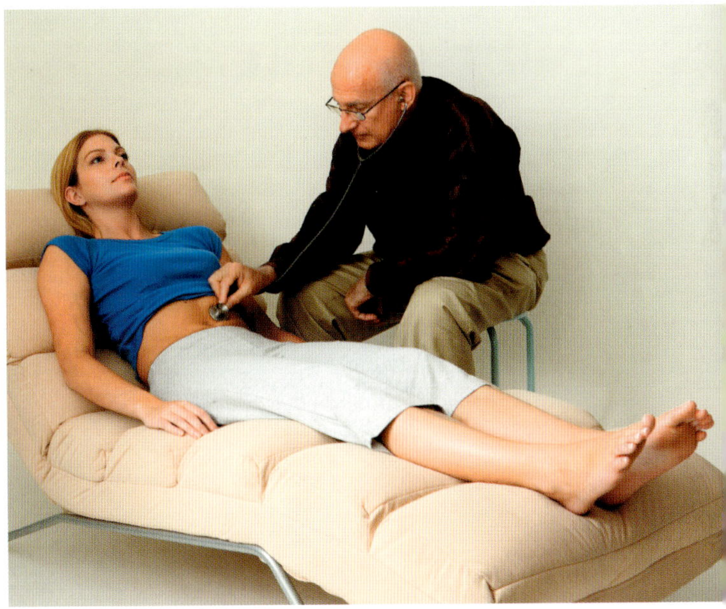

- Pour **évacuer vos tensions**, le thérapeute opère des mouvements et des massages spécifiques. Il pose son **stéthoscope sur votre abdomen**, écoutant attentivement les sons et les bruits du péristaltisme (gargouillis intestinaux) qui répondent aux différents touchers du thérapeute. Cela lui permet de mettre en évidence les blocages. Il procède alors à des massages et à des pressions douces pour libérer les émotions.

- Les séances durent **entre quarante-cinq minutes et une heure** et se déroulent à un rythme hebdomadaire, selon le cas en individuel ou en couple. Leur nombre varie considérablement selon l'objectif recherché, la thérapie pouvant durer **de quelques mois à deux ou trois ans**. Parfois, les séances réunissent de petits groupes de trois ou quatre personnes, dans le cadre de séminaires d'une semaine.

Focusing

Le focusing se réfère à la mise au point d'une caméra ou d'un appareil photo pour passer d'une image floue à une image nette. Connue également sous le nom de psychothérapie expérientielle, cette approche a été élaborée, dans les années 1960, à partir des travaux d'Eugène Gendlin, un psychologue et philosophe de l'université de Chicago, proche collaborateur de Carl Rogers (voir Psychothérapies existentielles et humanistes, p.199). Elle vise à utiliser l'attention pour préciser des impressions ou des sensations vagues.

● Au cours de la séance, le thérapeute repère les moments où vous « focusez », c'est-à-dire où **vous vous arrêtez soudain de parler**, comme si vous étiez absorbé à l'intérieur de vous-même. Il vous invite alors à prêter attention à votre ressenti corporel, aux images associées, etc. Lorsque l'image se précise, vous ressentez un grand soulagement physique.

● Les séances durent de **une heure à une heure et demie**, selon un rythme variable (d'une séance quotidienne à une séance hebdomadaire), pendant quelques mois.

Leibthérapie

La leibthérapie (*Leib* désigne en allemand le corps qui vit) est une technique mise au point dans les années 1960 par le psychiatre autrichien Karlfried Graf Dürckheim. Inspirée de la méditation zen, d'origine japonaise, elle repose sur l'utilisation du toucher et de la respiration et insiste sur l'importance d'être en contact avec son *hara*, centre énergétique situé dans le ventre. Le but recherché est l'expérience de « l'état de santé fondamental de tout être humain » : la paix intérieure.

● Dans la tradition japonaise, le *hara* est le **siège de l'énergie** vitale, donc de l'enracinement et de l'incarnation. C'est aussi le siège des intestins, assimilation de la vie, le centre de gravité et le point d'attache du cordon ombilical (notre origine maternelle).

● Vous êtes tout d'abord invité à vous **relaxer**. Puis le thérapeute procède à diverses manipulations d'intensités différentes, comme l'**Atem-massage** – massage accompagné de **respirations** – ou encore la **Behandlungstherapie** : il s'agit d'un **massage-pétrissage** dont le but est de modeler le tissu conjonctif, de lever les blocages, de libérer la respiration et de vous mettre en contact avec votre *hara*. En fin de séance, vous vous exprimez sur ce que vous avez ressenti.

● Chaque séance dure environ **une heure**. Prévoyez une séance hebdomadaire pendant **une dizaine de semaines**, voire plus. Des stages intensifs de trois jours (une séance le matin, une l'après-midi) sont également proposés.

Rebirth

Élaboré par Léonard Orr dans les années 1970, le rebirth ou rebirthing (renaissance) utilise une technique de respiration particulière, l'hyperventilation. Elle aide à revivre consciemment le traumatisme de la naissance, lequel serait à l'origine des pensées négatives qui nous limitent.

● La thérapie est **brève**, comportant une dizaine de séances tout au plus. Après un entretien avec le thérapeute, vous êtes invité à vous allonger. Vous devez prendre de **grandes inspirations par la bouche** et vous imaginer que l'air entre par vos pieds et monte au sommet du crâne. Puis vous expirez longuement en sens inverse. Et vous inspirez à nouveau : il n'y a aucune pause entre l'inspiration et l'expiration.

● Au bout de quelques minutes, vous allez ressentir des **picotements plus ou moins appuyés** dans différentes zones sensibles du corps, notamment au niveau du visage et dans les mains : c'est un phénomène de tétanie musculaire qui n'est pas très agréable. Vous pouvez aussi ressentir d'autres symptômes comme des fourmillements, des spasmes ou des crampes. Guidé par la voix du thérapeute, vous allez **imaginer que vous respirez précisément dans ces zones douloureuses**, ce qui va avoir pour effet de les « débloquer ».

● La **respiration holotropique**, développée par Stanislas et Christina Grof dans les années 1970, est une variante du rebirth. Elle se sert d'un support musical.

Thérapie psychocorporelle intégrée (PCI)

Mise au point par le psychologue américain Jack Lee Rosenberg dans les années 1930, cette technique synthétise plusieurs approches psychologiques et corporelles (celle de Reich, du yoga, voir p.248, et du Rolfing®, voir p.59).

● Si vous y avez recours, vous serez amené à travailler sur la **respiration** (pour l'énergie qu'elle apporte), sur le **corps** (comme dans la bioénergie) et sur le **mouvement** afin d'aider le psychisme à se rééquilibrer (EMDR, voir p.194). Au cours des séances, le thérapeute peut rectifier vos postures (intégration posturale).

● Les séances durent **de cinquante minutes à une heure**, à raison d'**une séance par semaine** pendant quelques mois à un an.

Psychothérapies
existentielles et humanistes

Les psychothérapies existentielles et humanistes ne considèrent pas l'individu qui souffre comme un malade : elles visent une approche plus globale de son être. En se fondant sur l'observation de la personne, elles se proposent de lui offrir l'impulsion nécessaire pour mieux se comprendre et transformer ses comportements. Elles se caractérisent par une attitude aidante du thérapeute.

PRINCIPES

- Les psychothérapies existentielles et humanistes reposent sur deux idées principales : l'être humain a tendance à se développer de façon positive lorsqu'il est dans des **conditions de confiance et de respect**, et il est **responsable de sa vie**. Elles misent donc sur la capacité de chacun à comprendre ses difficultés, à trouver ses propres solutions et à adopter les changements qui s'imposent.

- Ces thérapies se sont développées **en réaction à la psychanalyse** traditionnelle. Elles ont été élaborées à partir de l'**observation** et non de théories. En effet, alors que la psychanalyse postule que l'être humain se développe selon plusieurs stades bien déterminés (oral, anal et génital), identiques quels que soient les individus, l'analyse existentielle s'intéresse à ce que l'homme fait de ces déterminismes, c'est-à-dire tout simplement **comment il vit**.

- De même, si la psychanalyse fragmente la personne (ça, moi, surmoi), ces thérapies cherchent ce qui **unifie** l'être. Selon elles, chaque individu a une originalité propre, en partie déterminée par son hérédité et son éducation.

- Le thérapeute n'est pas là pour rechercher l'événement à l'origine d'un problème. Il accompagne la personne, l'aide à **trouver et à expérimenter de nouveaux comportements**. La thérapie ne doit pas entraîner la passivité mais, au contraire, donner la liberté d'agir et le **pouvoir de décider**.

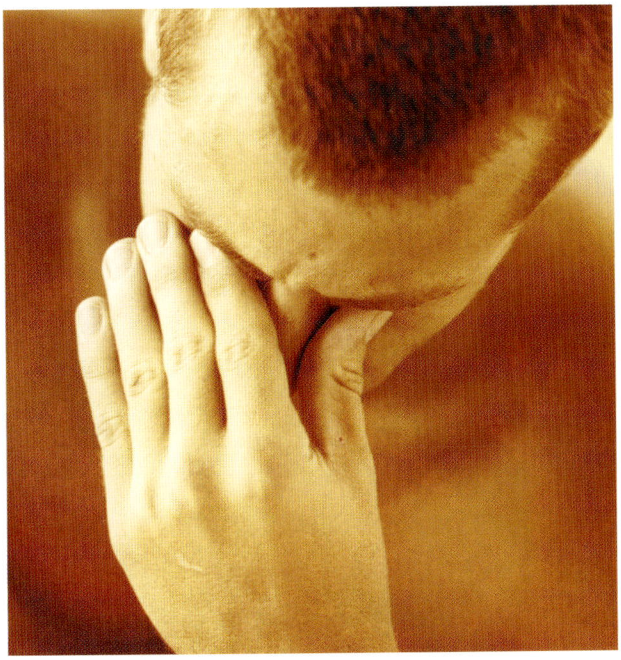

Stress, dépression, anxiété : les psychothérapies existentielles et humanistes peuvent vous aider.

CE QUE PROPOSENT LES THÉRAPIES EXISTENTIELLES ET HUMANISTES

- Si vous avez des **difficultés relationnelles**, qu'elles soient d'ordre familial, conjugal ou professionnel, ces approches peuvent vous permettre de les aborder avec un point de vue nouveau. Elles vous proposent aussi des **outils** nécessaires – dessin, écriture, visualisation, questionnaires, association de mots, analyse des rêves, etc. – **pour parvenir à vivre avec ou pour les transformer**, mais aussi mieux vous connaître.

- Plus généralement, elles s'adressent à ceux qui souffrent de stress, de **dépression**, d'anxiété, de **mal de vivre**, ou qui ont l'impression de ne pas évoluer. Elles peuvent notamment vous faire découvrir où sont vos vrais besoins et vous **donner l'impulsion** nécessaire pour agir.

CONTRE-INDICATION

- La thérapie primale n'est pas adaptée si vous souffrez d'une **pathologie psychiatrique lourde**.

COMMENT TROUVER UN THÉRAPEUTE

- Adressez-vous aux associations qui regroupent les praticiens de chaque courant. N'hésitez pas à demander à votre thérapeute quelle est sa formation. Il doit avoir fait des études de psychologie ou de médecine. **Attention**, n'oubliez pas que de nombreuses sectes se sont insinuées dans la brèche du développement personnel, proposant des séances de thérapie de groupe (comme l'Église de scientologie ou les forums d'EST ou de Landmark Education, par exemple).

Comment se déroule une séance

- Compte tenu du nombre des approches différentes, il n'existe pas de séance type. Mais, généralement, vous **dialoguez avec le thérapeute**, face à lui.

- La durée et le rythme des séances dépendent non seulement du type de thérapie, mais aussi de la personnalité du thérapeute et du patient.

POUR EN SAVOIR PLUS

Les principaux courants

La première tentative de psychothérapie existentielle a été la *Daseinanalyse* (analyse existentielle) mise au point dès les années 1940 par Ludwig Binswanger, un disciple de Freud. Elle a été suivie par les travaux de Frederick Perls (voir Gestalt-thérapie, p. 71), de Roberto Assagioli (psychosynthèse) et de bien d'autres. L'approche humaniste est l'expression américaine de la psychothérapie existentielle. Elle s'est développée après la Seconde Guerre mondiale et a abouti aux travaux de Carl Rogers (approche centrée sur la personne), d'ArthurJanov (thérapie primale) ou d'Eric Berne (analyse transactionnelle).

CE QU'EN DIT LA SCIENCE

- Si les effets des psychothérapies sont avant tout individuels, quelques études ont montré le bénéfice de certaines approches à une échelle plus importante. L'efficacité de la thérapie centrée sur la personne a été établie dans 14 études impliquant plus de 990 personnes (1971, Truax et Mitchell, Grande-Bretagne). L'analyse transactionnelle a fait l'objet, dans plusieurs pays, d'une évaluation auprès de 932 personnes (dont 26 en France) : les résultats ont montré une efficacité statistiquement significative de la méthode (Consumer Report et American Psychologist, 1995).

Le thérapeute est avant tout un accompagnant, en empathie avec son patient, qu'il tente de soutenir par une attitude bienveillante et chaleureuse.

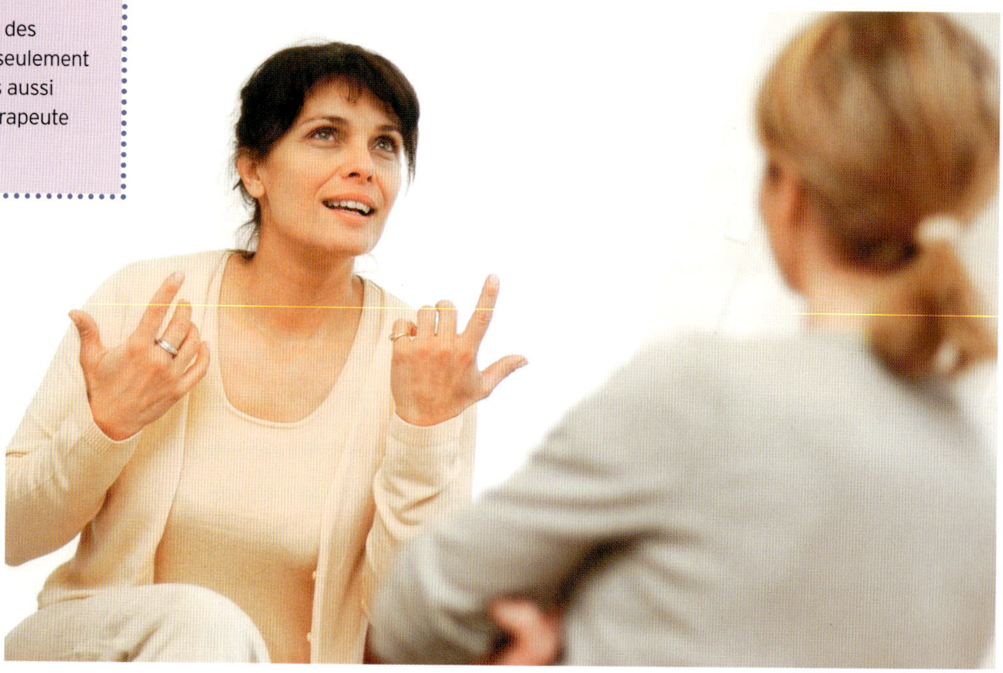

Psychosynthèse

Issue des travaux du neuropsychiatre italien Roberto Assagioli (1888-1974), la psychosynthèse est née dans les années 1960. Cette approche repose sur l'idée que l'être humain est un assemblage de plusieurs personnages (subpersonnalités), chacun constituant une facette de sa personnalité. La thérapie a pour but de réunifier tous ces aspects pour que le Je parvienne à les mettre à leur juste place. Selon Assagioli, en effet, il y a souffrance dès que le Je s'identifie avec un ou plusieurs de ces personnages ou, en d'autres termes, se laisse enfermer sous une ou plusieurs étiquettes identitaires (la mère de famille, le petit dernier, le don Juan...)

● Le principe de la psychosynthèse consiste donc en premier lieu à se « désidentifier » de ces divers personnages afin de pouvoir les maîtriser, puis, dans un second temps, à se réunifier pour **se reconstruire**.

● La psychosynthèse utilise plusieurs techniques issues de la psychologie humaniste (gestalt-thérapie, voir p. 71, groupes de rencontre, expression émotionnelle et corporelle).

● Au cours des séances, le thérapeute peut se servir de supports comme le dessin, l'écriture, la visualisation, etc. ou vous proposer des **outils d'autoévaluation** ou de lecture (tests, questionnaires, association de mots, analyse des rêves, rêve éveillé, catharsis...). À partir de ces exercices, vous laissez monter les sensations, les mots, les images qui surgissent et vous partagez votre ressenti.

● Il existe aussi des séances de groupe, plus proches des thérapies axées sur le développement personnel, avec des **exercices collectifs** mettant en jeu les cinq sens.

Analyse transactionnelle (AT)

Élaborée dans les années 1950 par le psychiatre américain Eric Berne (1910-1970), l'analyse transactionnelle est – comme son nom l'indique – l'analyse des transactions (ou des communications) qui interviennent entre les êtres humains.

● L'AT se fonde sur le principe que **trois états** coexistent en même temps dans chaque personne :
- l'**état Parent**, ou **ensemble des valeurs morales**, qui provient de l'intériorisation des attitudes parentales et des normes sociales ;
- l'**état Adulte**, celui qui, des trois états, tente le plus d'**apprécier la réalité objective** ;
- l'**état Enfant**, qui correspond au **pôle émotionnel** et comprend lui-même trois aspects : l'enfant adapté, soumis à l'influence parentale, l'enfant rebelle, qui lutte contre cette influence, et l'enfant naturel (ou enfant intérieur), qui exprime spontanément ses besoins et ses désirs.

● L'AT consiste à repérer quel état du moi intervient dans la **communication**. Ce constat permet de savoir d'où viennent les difficultés de compréhension et les conflits. Par exemple, si au cours d'une transaction entre deux personnes A et B, l'Adulte de A s'adresse à l'Enfant de B mais que c'est le Parent de B qui répond, cela génère des incompréhensions.

● Lors de la première séance, **vous passez un contrat avec votre thérapeute**. Vous précisez à la fois ce que vous souhaitez améliorer (couple, travail, etc.) et définissez les critères qui vous permettront d'établir que vous y êtes parvenu. Ensuite, l'analyse commence à partir de ce que vous racontez de vos relations. De nombreux analystes transactionnels complètent le travail avec des techniques de la gestalt-thérapie (voir p. 71) ou de la bioénergie (voir Psychothérapies corporelles, p. 195).

Thérapie primale

Approche originale créée par le psychiatre américain Arthur Janov (né en 1924), cette thérapie, appelée aussi thérapie du cri primal, consiste à retrouver, par une expression forte, le cri, des émotions refoulées.

● C'est une méthode dont la **mise en place** est **lourde** : pendant une période de trois semaines, vous devez vous **isoler** et renoncer à toute vie sociale (vous n'allez pas travailler, ne répondez pas au téléphone, ne regardez plus la télévision). Votre **seul soutien** est votre séance quotidienne d'une heure trente, plus si vous le demandez, avec votre thérapeute. Ces trois semaines se poursuivent ensuite par des séances de groupe.

● Lors de la séance, vous êtes **allongé**, **souvent dans le noir**. Le thérapeute vous parle afin de vous aider à **retrouver vos premières émotions**, le but étant de vous amener à « faire un primal », c'est-à-dire de vous aider à revivre mentalement et physiquement une frustration affective qui avait été refoulée. Cette thérapie permettrait ainsi de débloquer rapidement des névroses.

Approche centrée sur la personne

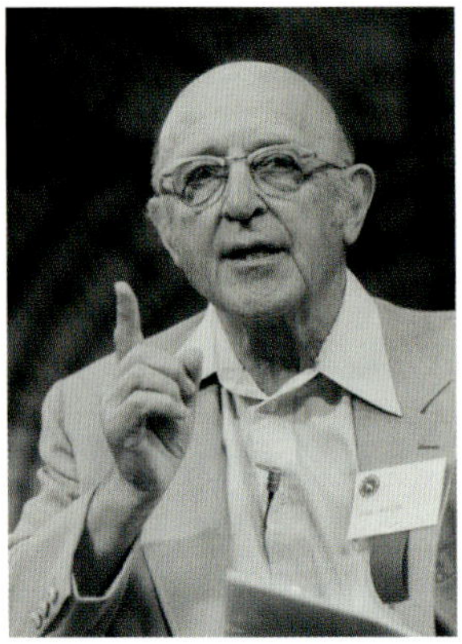

Mise au point par le psychologue américain Carl Rogers (1902-1982), cette méthode a pour originalité de considérer non seulement le problème ou le symptôme, mais la personne dans son ensemble. Elle part du principe que chacun possède une tendance innée à s'améliorer et à trouver en lui-même les ressources pour changer. Cette « force de vie » est la même que celle qui anime l'Univers.

● Pendant les séances, vous êtes assis face au thérapeute. Celui-ci **n'est absolument pas directif**, cette attitude représentant l'un des aspects essentiels de la thérapie rogérienne.

- Il est **authentique** et ne se cache pas derrière son rôle de médecin.
- Il se place dans une **communication empathique**, c'est-à-dire qu'il tente de ressentir exactement les mêmes sentiments que vous.
- Il porte sur vous un **regard positif inconditionnel** et adopte une attitude chaleureuse et encourageante à votre égard.
- Il parle peu et intervient peu, si ce n'est pour souligner un point important que vous avez évoqué ou pour vous pousser à creuser votre raisonnement.

● Cette thérapie insiste sur l'importance de vous offrir les meilleures conditions pour votre travail. La qualité d'écoute du thérapeute favorise naturellement votre propre écoute de vos pensées, de vos ressentis corporels et de vos émotions.

● Un **minimum de dix séances** est nécessaire, à raison d'**une heure par semaine**, la thérapie pouvant selon les cas s'étendre sur plusieurs mois, voire plusieurs années.

LE SAVIEZ-VOUS ?

Relation d'aide et groupe de rencontres

● La relation d'aide n'est pas une thérapie mais plutôt un soutien respectueux et chargé d'émotion de la part de l'écoutant. Elle consiste à **accompagner** psychologiquement **toute personne vivant une situation difficile**, comme un conflit de couple, une dépression, un handicap, un deuil, une dépendance, etc. Elle est pratiquée par des psychothérapeutes, des conseillers conjugaux et des travailleurs sociaux. Les séances, sous forme de discussions, durent environ une heure et peuvent se dérouler en groupe.

● Le **groupe de rencontres** rassemble jusqu'à une douzaine de personnes qui se réunissent régulièrement. Les participants utilisent diverses techniques empruntées aux approches humanistes, comme celle centrée sur la personne (voir ci-dessus) ou la gestalt-thérapie (voir p. 71). Sur la base de valeurs comme l'**authenticité**, la **spontanéité**, l'**action**, ces groupes permettent à leurs participants de trouver un **soutien régulier au quotidien**. Afin de faciliter le contact et la relation, les réunions sont menées par un animateur : soit un psychothérapeute, soit un membre du groupe.

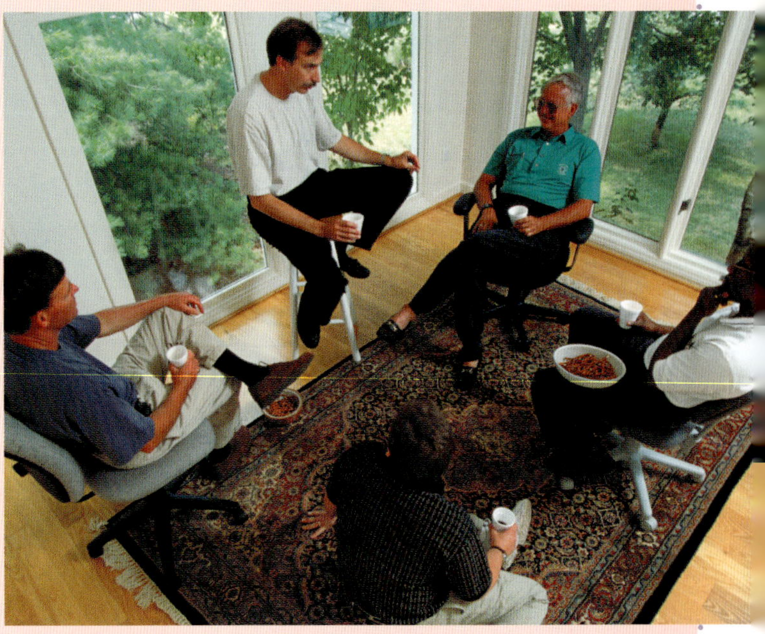

L'animateur peut être un des membres du groupe, chacun occupant ce poste à tour de rôle, une fois les règles de fonctionnement bien intégrées par tous.

Psychothérapie systémique

Cette méthode appartient à la famille des psychothérapies comportementales et cognitives. Elle considère que le maintien de liens perturbés entre l'individu et le groupe social constitue l'élément principal qui bouleverse le psychisme de l'individu, et tente d'identifier le problème et de le corriger en libérant la parole de la personne, sans intervenir sur la cause.

Voir aussi Psychothérapies comportementales et cognitives, *p. 190.*

PRINCIPES

- Le patient est considéré avant tout comme le **révélateur des mauvaises relations au sein du groupe** (son entourage immédiat, familial, amical, sportif, ou professionnel). Des non-dits, des secrets, des blessures d'amour-propre, accumulés au fil des ans, créent une impossibilité à communiquer qui fragilise le groupe. Le mal-être du patient, plus ou moins somatisé, vient de ce qu'il constate que **la situation est bloquée**.

- Le patient doit donc être **sorti de son cadre** de référence habituel et des règles de communication qui s'y sont installées. Le thérapeute l'aide à identifier le problème et à comprendre comment il a pu s'installer et perdurer.

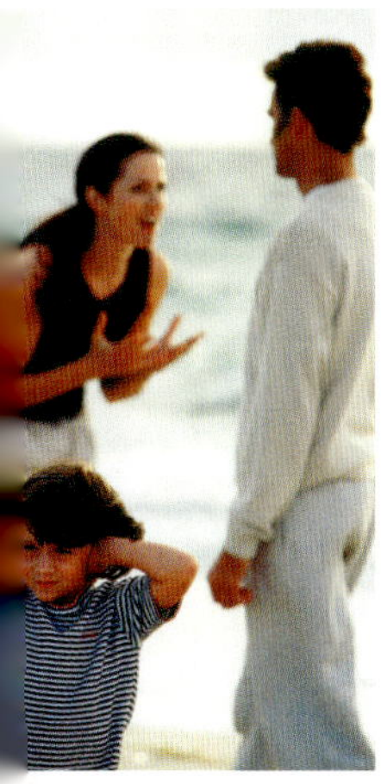

Une des indications de la psychothérapie systémique : les problèmes de communication au sein du couple.

CE QUE PROPOSE LA PSYCHOTHÉRAPIE SYSTÉMIQUE

- Elle peut vous aider si vous avez des **problèmes relationnels** dans le monde du travail, si vous ressentez un **mal-être au sein de votre famille**, ou en cas de **dysfonctionnements sexuels** au sein de votre couple.

CONTRE-INDICATION

- Cette approche est à déconseiller aux personnes qui ne sont plus en contact avec la réalité.

MISE EN GARDE

- Cette approche passe par une sortie momentanée du patient de son groupe, ce qui a parfois des **conséquences sociales importantes**. Par ailleurs, elle vise à lui faire accepter son état et à s'en accommoder ; sur certaines personnes, cela provoque des effets désastreux, car elles peuvent avoir l'impression que rien n'a changé et, si elles vont mieux, perturber le groupe, qui est alors susceptible de les rejeter.

COMMENT TROUVER UN PRATICIEN

- Demandez conseil à votre médecin. Vous pouvez aussi consulter le site psychologue.fr ainsi que le registre national de la Fédération française de psychothérapie et psychanalyse.

CE QU'EN DIT LA SCIENCE

- La médecine valide cette approche, y compris dans le cadre de l'entreprise, mais insiste sur **le suivi nécessaire du patient** et de son groupe, longtemps après la thérapie.

Comment se déroule une séance

- Les consultations se déroulent **selon un rythme et une durée fixés conjointement** par le patient et son praticien, à raison d'**une heure une fois par mois** en général.

- Au fil des séances, le praticien établit une sorte d'arbre généalogique et de **carte de la non-parole**. Dans certains cas, un second praticien observe la famille sans en être vu.

Qi gong

Pratique gymnique alliant relaxation mentale, assouplissement corporel et maîtrise du souffle, le qi gong est l'une des branches de la médecine traditionnelle chinoise. Les mouvements effectués permettent d'agir en profondeur sur la régulation et la revitalisation des organes internes, d'où son effet bénéfique.

PRINCIPES

- Le qi gong (prononcez tchi kong) est fondé sur une **conception énergétique du corps et de la vie** (voir Médecine traditionnelle chinoise, p. 125). La santé est définie comme la libre circulation des énergies dans l'organisme ; les ralentissements, blocages ou perturbations de cette circulation permettent à la maladie de s'installer. Pour assurer son bien-être, chaque individu peut, **par des exercices réguliers**, **préserver** ou rétablir **l'harmonie des échanges énergétiques**.

- Le qi gong se pratique selon deux voies :
  - la première, dite externe, est la plus connue ; elle correspond à un **travail gestuel et respiratoire** ;
  - la seconde, dite interne, associe en parallèle une **concentration de l'esprit pour développer l'énergie mentale**.

- Il existe de nombreux types de qi gong, dont certains, essentiellement pratiqués selon la voie externe, ont plus particulièrement des visées thérapeutiques :
  - le **qi gong Yang Sheng**, le plus connu – et le plus pratiqué en Occident après le qi gong martial –, qui permet d'apprendre à contrôler sa propre énergie ;
  - le **qi gong Waiqi**, dans lequel c'est le maître qui agit avec sa propre énergie sur celle du patient, en la dirigeant vers différents organes.

CE QUE PROPOSE LE QI GONG

- Il est généralement conseillé – toujours en complément des traitements conventionnels – si vous souffrez d'**hypertension artérielle**, d'une **maladie cardiovasculaire**, de **diabète gras**, de **troubles du métabolisme**, de **douleurs chroniques**, du **syndrome prémenstruel**. Il faciliterait la rééducation musculaire et réduirait les troubles moteurs des personnes atteintes de la maladie de Parkinson. Enfin, il renforcerait le système immunitaire et améliorerait la qualité de vie des personnes âgées.

- Le qi gong vous invite aussi à une **véritable démarche spirituelle**. Il vous permettra de lâcher prise, de trouver le calme, la sérénité… Et cette sérénité vous sera précieuse pour **améliorer vos résultats** professionnels et sportifs.

- La pratique des exercices de qi gong constitue une aide efficace en cas de **difficultés de concentration** et de **mémorisation** ou de **troubles du sommeil**. Elle favorise aussi la résistance physique et psychique, et permet de mieux **récupérer après l'effort**.

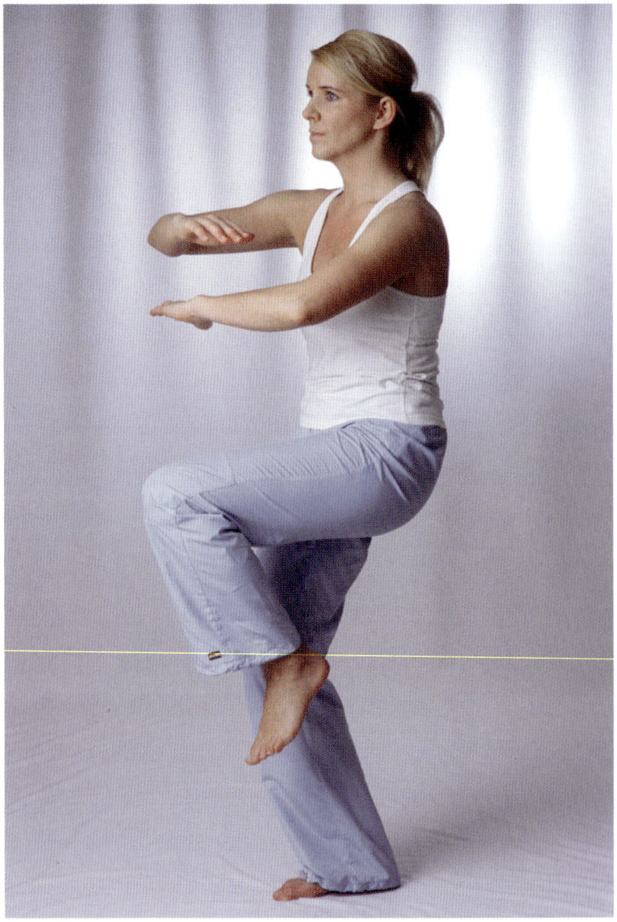

Les mouvements doivent toujours être réalisés lentement et naturellement, jamais en force, en s'accompagnant d'une respiration profonde et régulière.

LE SAVIEZ-VOUS ?

Le qi gong se pratique à distance

Quelques rares maîtres, chinois pour la plupart, exercent leur art à distance en projetant leur énergie dans le corps des malades. Ce qi gong est surtout employé pour l'anesthésie et pour la rééducation des paralysés. Mais un maître ne peut guère traiter qu'un ou deux patients par jour, car il a besoin de prendre le temps de restaurer son énergie.

CONTRE-INDICATIONS

● **Il n'y a pas de contre-indications** : le qi gong peut se pratiquer à tout âge.

● Toutefois, si vous êtes **cardiaque** ou si votre **état général** est particulièrement **altéré**, vous devez rester prudent. Il est préférable de demander conseil à votre médecin. Vous devrez, de toute façon, fournir une attestation médicale d'aptitude pour vous inscrire à un cours.

MISES EN GARDE

● Pour être réellement efficaces, **les mouvements doivent être pratiqués correctement**. Mal faits, ils peuvent être plus nuisibles qu'utiles.

● Si vous apprenez seul, en vous aidant de livres ou de vidéos, vous risquez de prendre de mauvaises habitudes. **Il est** donc **indispensable de suivre un cours.** Le professeur corrigera vos erreurs, vous indiquera les exercices adaptés à votre problème, ceux qui sont à éviter, et il vous guidera pour atteindre l'état d'esprit nécessaire à la maîtrise de votre énergie.

● En revanche, entre deux cours, vous devrez vous entraîner seul, si possible tous les jours.

VRAI OU FAUX ?

On peut pratiquer le qi gong en étant alité.

VRAI. C'est l'un des avantages du qi gong, il peut être pratiqué debout, assis ou allongé. Tant que l'on en a la force et que l'on peut exécuter des mouvements doux sans contre-indications (comme des fractures multiples ou un appareillage de réanimation), on peut le pratiquer.

COMMENT TROUVER UN PRATICIEN

● Il n'existe pas de formation qualifiante officielle en qi gong. Cependant, plusieurs écoles forment des professeurs compétents. Adressez-vous aux différentes fédérations, qui vous communiqueront des adresses et pourront vous conseiller.

● **Avant de vous engager**, demandez à assister à un cours. Celui-ci doit se dérouler dans le calme, ne pas être surchargé et vous convenir par son approche. Les élèves doivent pouvoir discuter avec le maître de leurs expériences, de leurs progrès, de leur accomplissement personnel.

CE QU'EN DIT LA SCIENCE

● Les rares études menées en Occident ne permettent pas de conclure à un effet thérapeutique certain. Les scientifiques occidentaux considèrent encore le qi gong, à l'instar du taiji quan, comme une gymnastique et lui reconnaissent à ce titre un rôle préventif et d'entretien. Les recherches, essentiellement réalisées en Chine et en Corée, n'ont été que rarement traduites.

POUR EN SAVOIR PLUS

Les écoles de qi gong

Il y a cinq groupes d'écoles de qi gong :
- les écoles taoïstes cherchent à renforcer et à développer le corps et l'esprit, à les harmoniser avec la nature ;
- les écoles bouddhistes recherchent l'atténuation des désirs, le lâcher prise ;
- les écoles confucéennes travaillent le contrôle de l'esprit, la sérénité, la vertu sociale ;
- les écoles médicales s'intéressent avant tout aux aspects préventifs et thérapeutiques du qi gong ;
- les écoles d'arts martiaux, dites de la boxe, développent la force psychique, la force physique, la concentration, la souplesse et la rapidité.

Comment se déroule une séance

- En général, une séance de qi gong dure **entre une heure et une heure et demie**.

- Prévoyez des **vêtements amples et légers** qui ne gênent pas les mouvements. Évitez tout ce qui serre : montre, ceinture, soutien-gorge, etc.

- Portez des **chaussons souples** à semelles minces afin de laisser libre le jeu des muscles et des articulations du pied.

- Vous commencez par effectuer des exercices de **respiration** et d'**étirement**.

- Puis vous enchaînez sur des **séries de mouvements courts**, des **exercices respiratoires, de concentration et de visualisation mentale** (au cours desquels vous portez votre attention sur chaque partie du corps), ainsi que sur l'**émission de sons** en relation avec les cinq éléments (voir Médecine traditionnelle chinoise, p. 125).

- Vous devez savoir que la pratique en cours, même deux fois par semaine, ne suffit pas pour tirer un véritable profit du qi gong. Vous devez faire vos exercices si possible **tous les jours durant** au moins cinq à dix minutes (idéalement, vingt à trente minutes). Le meilleur moment demeure le matin, dès le lever, et avant le petit déjeuner. Avant de commencer, allez aux toilettes et buvez un peu d'eau.

La séquence de mouvements suivante est pratiquée au début d'une séance afin de réveiller le corps.

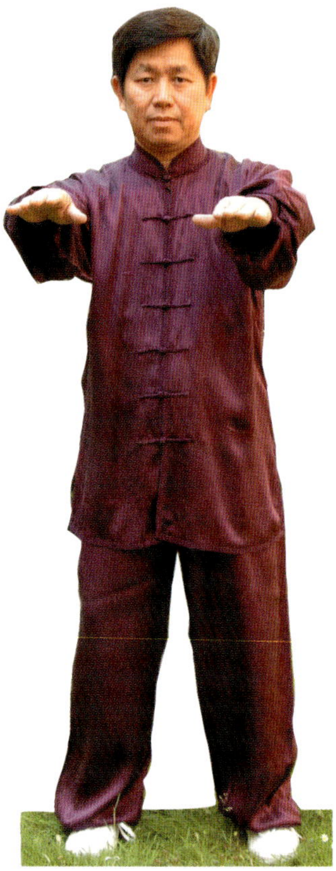

1 *Relâchez tout le corps, la langue bien détendue touchant le palais. Levez les mains au niveau de la poitrine, en imaginant qu'elles captent l'énergie de la Terre.*

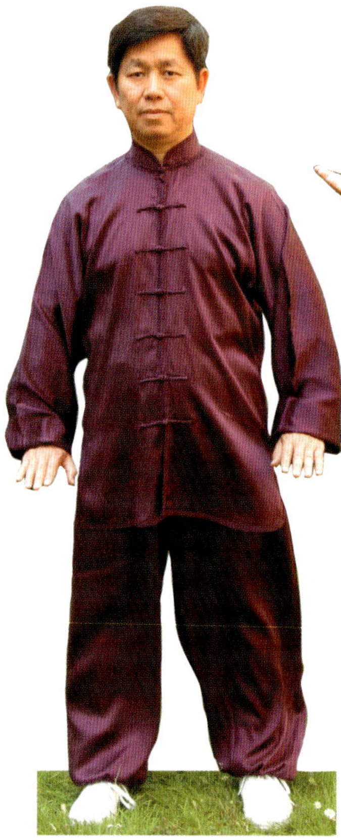

2 *Descendez les mains le long des cuisses. Imaginez qu'elles touchent le sol.*

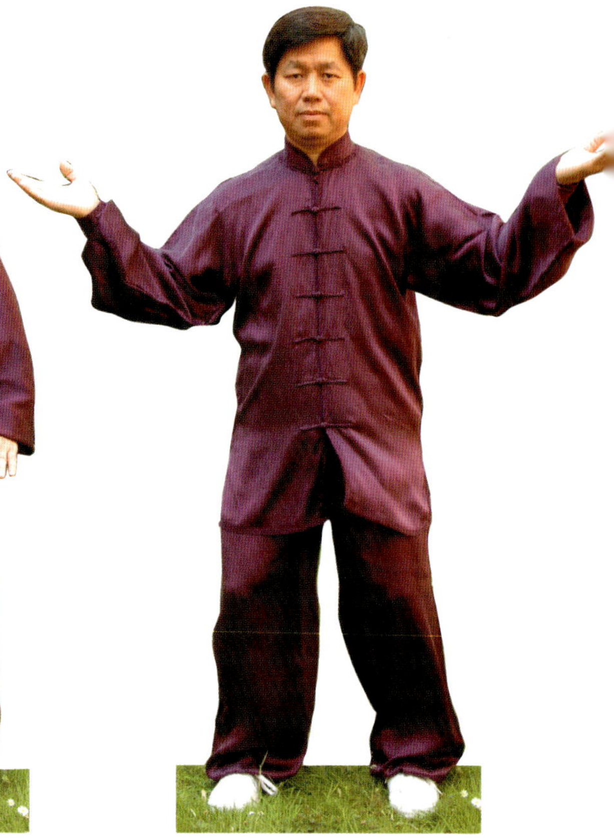

3 *Retournez les mains vers le ciel, les genoux fléchis. Imaginez que vos mains captent l'énergie du ciel.*

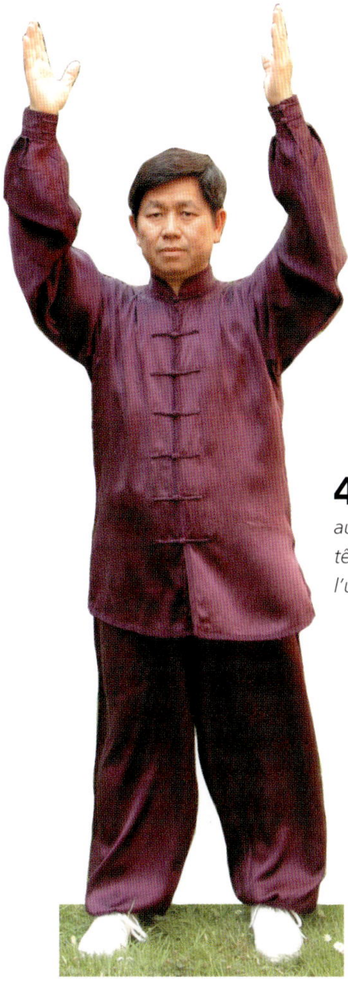

4 *Levez les mains au-dessus de la tête, paumes l'une vers l'autre.*

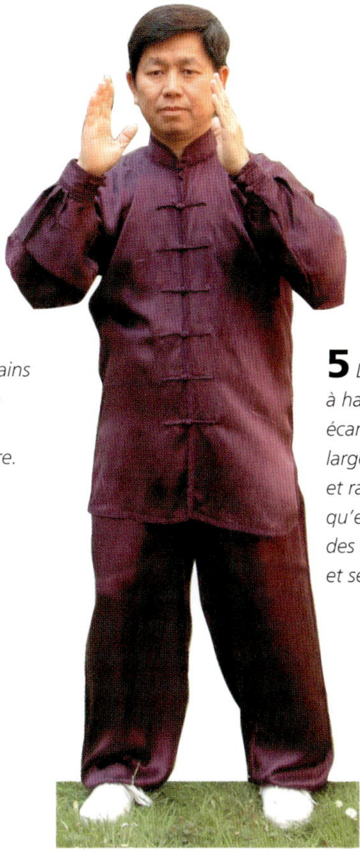

5 *Descendez les mains à hauteur du visage puis écartez-les un peu plus largement que les épaules et ramenez-les. Imaginez qu'elles sont comme des aimants qui s'attirent et se repoussent.*

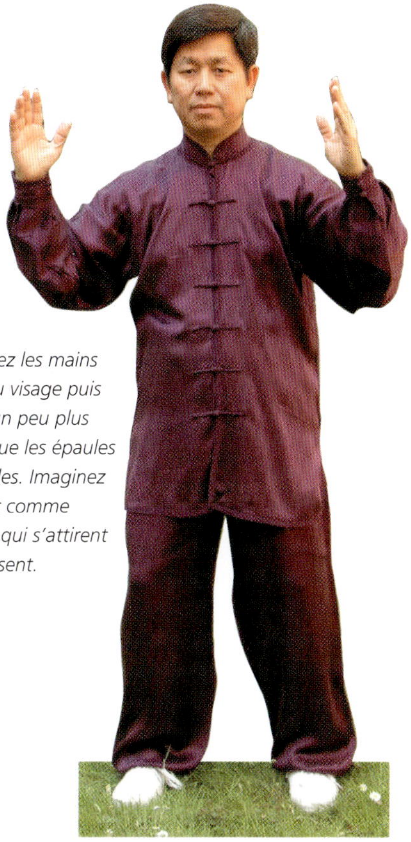

6 *Rapprochez les mains vers la bouche et inspirez profondément.*

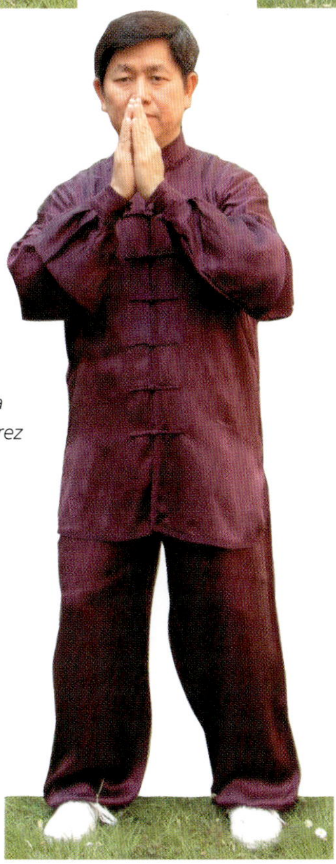

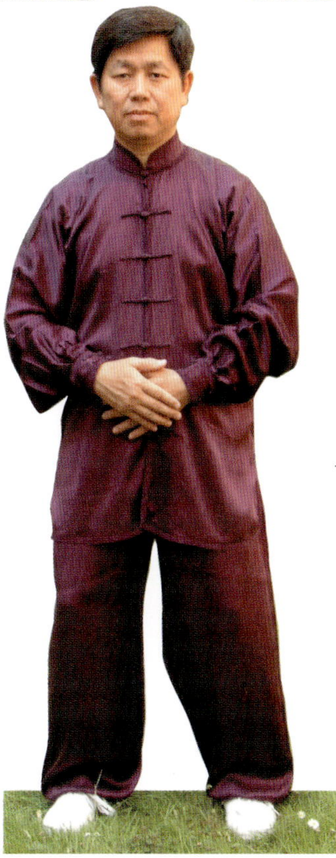

7 *En même temps que vous respirez, descendez les mains jusqu'au « tantian » (sous le nombril) et tenez la pose une à trois minutes.*

Réflexothérapie plantaire

La réflexothérapie plantaire (ou podologie réflexe) agit sur le corps et le psychisme en stimulant des zones dites réflexes, situées au niveau des pieds. Par le massage et/ou la pression de ces zones, les réflexologues pensent traiter les fonctions ou les organes perturbés auxquels elles correspondent.

Voir aussi Auriculothérapie, *p. 28, et* Iridologie, *p. 94.*

PRINCIPES

- Pour les réflexologues, **le corps, les organes et les fonctions se projettent sur certaines zones du corps** : les pavillons des oreilles (voir Auriculothérapie, p. 28), l'iris de l'œil (voir Iridologie, p. 94) et, enfin, les pieds (réflexothérapie plantaire) et les mains (réflexothérapie palmaire, p. 212). Les parties du côté gauche du corps se projettent à gauche, et celles du côté droit, à droite. Les orteils correspondent à la tête et au crâne, les talons au petit bassin et à son contenu, les bords internes des pieds à la colonne vertébrale, leurs bords externes aux membres (voir p. 209 et 210).

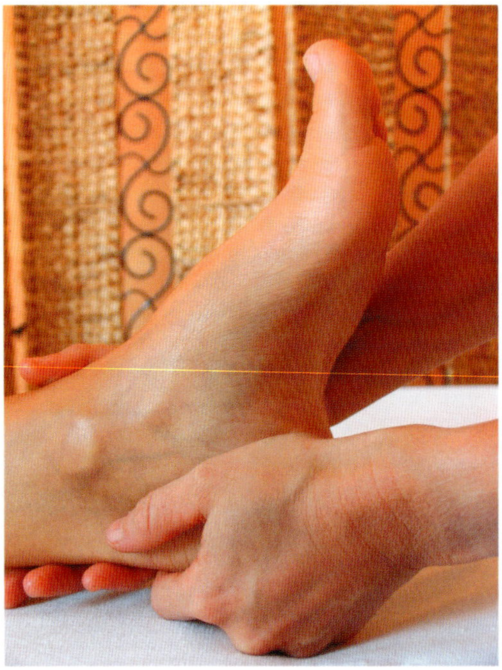

La réflexothérapie peut vous aider à régler de multiples maux de la vie quotidienne.

- La **pression** exercée sur un point particulier peut ainsi **traiter la zone correspondante**. Les réflexologues ont avancé de multiples hypothèses pour expliquer l'action de ces massages réflexes. Ils pourraient lever les obstacles à la libre circulation de l'énergie, libérer des endorphines – substances euphorisantes et antidouleur proches de la morphine –, stimuler les systèmes nerveux et lymphatique. Certains évoquent la théorie de la porte, ou gate-control, d'après laquelle la stimulation de certains nerfs provoque, à distance, une action inhibitrice de la douleur. Pour d'autres, les déséquilibres de l'organisme entraînent des dépôts de microcristaux d'acide urique sur les points réflexes correspondants, les rendant douloureux : le massage les détruit et rétablit ainsi les flux énergétiques.

CE QUE PROPOSE LA RÉFLEXOTHÉRAPIE

- Vous pouvez consulter un réflexologue si vous **souffrez du dos**, du **cou**, de **maux de tête** ou de **migraines**, en cas de **sinusite chronique**, de **syndrome prémenstruel**, de **stress**, etc.

- Si vous avez des difficultés à concevoir, la réflexothérapie pourrait vous venir en aide. Elle pourrait également améliorer votre **qualité de vie** si vous souffrez d'une maladie grave (cancer, diabète insulinodépendant, sclérose en plaques, etc.).

- Elle est régulièrement employée en **médecine du sport** et dans le cadre des **soins palliatifs**.

CONTRE-INDICATIONS

- Certaines sont absolues (au moins temporairement) : une **phlébite récente**, une **arthrite** aiguë d'un ou des deux pieds, une **fracture du pied non encore consolidée**.

- Faites attention **en cas d'arthrose**, de **douleurs** ou **d'infection des pieds** (mycose, verrue plantaire, etc.).

MISES EN GARDE

- Il est **préférable de consulter votre médecin traitant avant** d'entreprendre un traitement par réflexothérapie plantaire pour éliminer la possibilité de toute maladie grave.
- Si vous êtes **enceinte** ou si vous souhaitez consulter pour vos **enfants**, renseignez-vous avant de prendre rendez-vous : le praticien doit être habitué à traiter ces cas particuliers.

COMMENT TROUVER UN PRATICIEN

- Il n'y a pas de reconnaissance ni de formation officielles en réflexothérapie. Adressez-vous aux associations professionnelles et n'hésitez pas à questionner le praticien sur sa formation et son expérience.

VRAI OU FAUX ?

L'emplacement des zones réflexes peut varier d'une carte à l'autre.

VRAI. Il existe d'assez nombreuses variations entre les cartes. Cela s'explique en partie par l'ancienneté de certaines d'entre elles. En effet, la standardisation des zones réflexes évolue en fonction de l'approche et des connaissances en physiologie et physiopathologie. Il existe également d'importantes variantes d'un patient à l'autre en fonction de sa morphologie. Plus que des points, ce sont plutôt des zones que le réflexologue détecte en examinant son patient.

Zones réflexes des pieds

1 Front et crâne
2 Glande pinéale (épiphyse)
3 Glande pituitaire (hypophyse)
4 Tempe
5 Sinus
6 Épine dorsale (colonne vertébrale)
7 Région cervicale (nuque, cou)
8 Région dorsale
9 Région lombaire
10 Région sacrococcygienne
11 Œil
12 Oreille
13 Glande parotide, gorge et amygdales
15 Larynx
16 Thyroïde et parathyroïdes
17 Articulation de l'épaule
23 Trachée
24 Bronches
25 Poumons
26 Cœur
28 Œsophage
29 Diaphragme
31 Plexus solaire
32 Estomac
33 Foie
34 Vésicule biliaire
35 Pancréas
36 Rate
37 Intestin grêle
38 Appendice
39 Côlons droit et transverse
40 Côlons gauche et sigmoïde
43 Rein
43b Glandes surrénales
44 Uretère
45 Vessie
46 Cavité pelvienne
50 Libido
53 Nerf sciatique
54 Articulation de la hanche
57 Articulation du genou
58 Cheville et pied

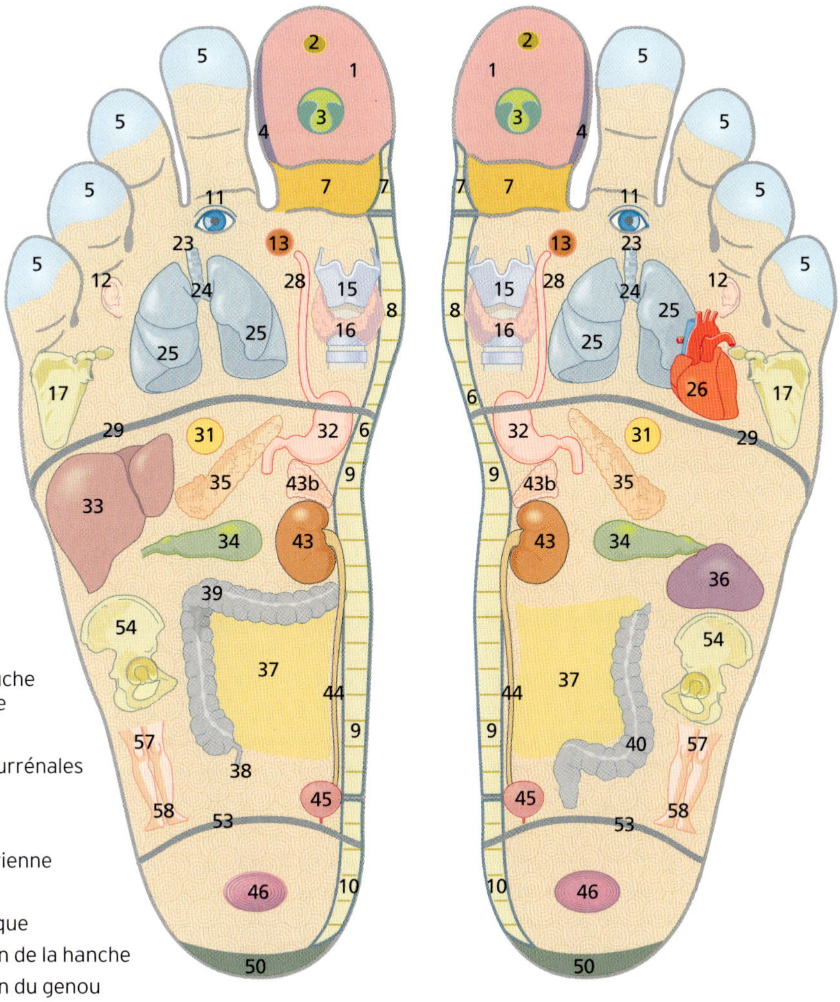

Plante du pied gauche **Plante du pied droit**

POUR EN SAVOIR PLUS

Une pratique ancienne

- Connue en Chine depuis plus de cinq mille ans, la réflexothérapie était également pratiquée dans l'Égypte ancienne. Une fresque de 2300 avant notre ère, découverte dans la tombe du médecin Ankmahor, dans la nécropole de Saqqarah, figure des personnages manipulant des pieds et des mains.

- En Occident, l'étude des zones réflexes commence avec les travaux d'un médecin ORL américain, le docteur William Fitzgerald (1872-1942). Il recherche alors un moyen simple de provoquer un effet anesthésiant pour pratiquer de petites interventions. En 1913, il constate que la pression de certains points réduit la sensation douloureuse dans une zone donnée. Il établit alors le concept de « thérapie de zone », qu'il explique dans son ouvrage *Zone-therapy,* publié en 1917.

- C'est à la kinésithérapeute Eunice Ingham (1889-1974), collaboratrice du docteur Fitzgerald, que revient d'avoir redécouvert la réflexothérapie : développant la théorie de son prédécesseur, elle affirme que toutes les parties du corps peuvent être traitées par pression des zones réflexes correspondantes. Elle établit une carte détaillée des pieds pour délimiter ces zones et fonde en 1938 la première école de réflexologie plantaire.

Zones réflexes des pieds

Dos du pied droit

Dos du pied gauche

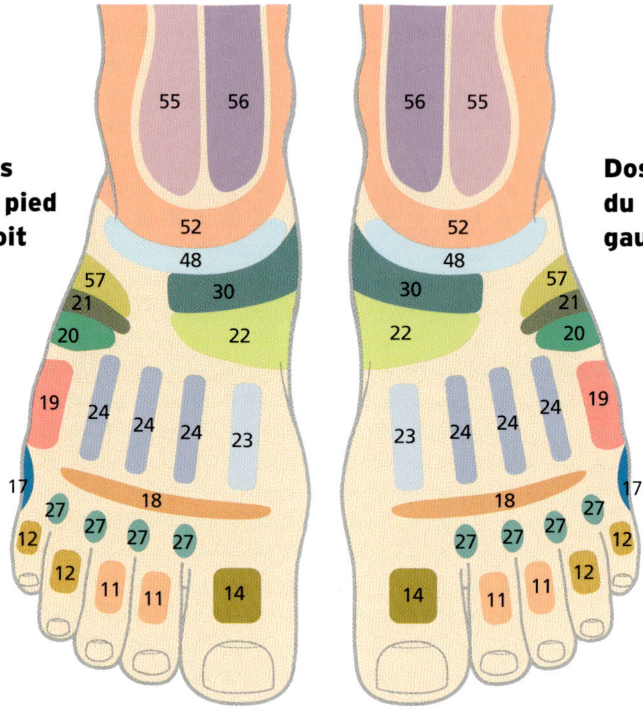

6 Épine dorsale (colonne vertébrale)
11 Œil
12 Oreille
14 Rhinopharynx et pharynx (cavités de la bouche, de la gorge et du nez)
17 Articulation de l'épaule
18 Muscles de l'épaule (ceinture scapulaire)
19 Muscles du bras
20 Articulation du coude
21 Muscles de l'avant-bras
22 Muscles du thorax
23 Trachée
24 Bronches
27 Voies lymphatiques de la tête, du thorax et des membres supérieurs
30 Muscles de l'abdomen
41 Rectum
42 Anus
45 Vessie
47 Prostate ou utérus
48 Trompes utérines
49 Ovaire/testicule
50 Libido
51 Sphincter vésical et urètre
52 Voies lymphatiques de l'abdomen, du pelvis et des membres inférieurs
55 Muscles de la face externe de la cuisse
56 Muscles de la face interne de la cuisse
57 Articulation du genou

Face interne du pied gauche

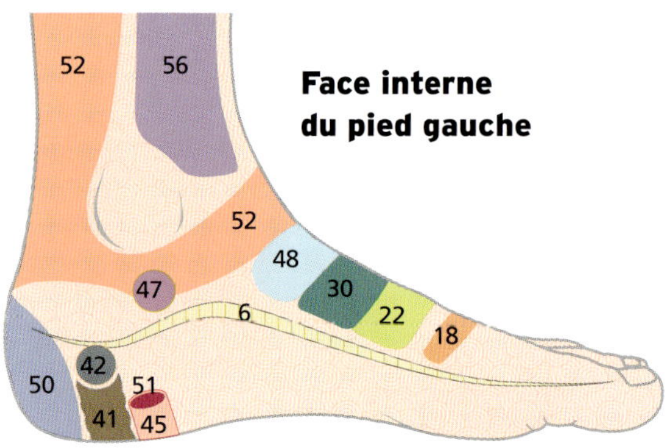

Face externe du pied gauche

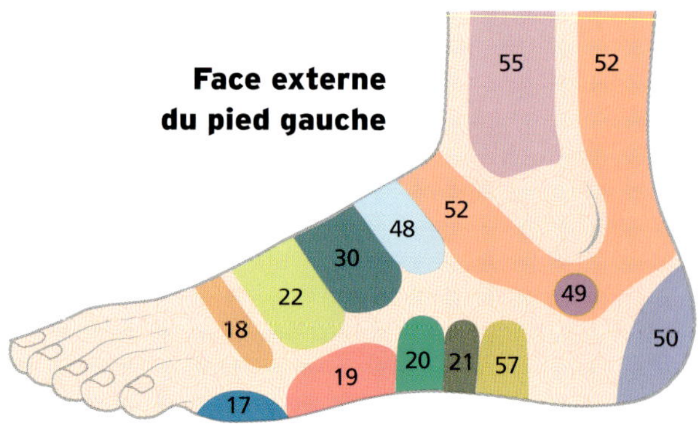

Comment se déroule une séance

LE DIAGNOSTIC

- La première consultation dure environ une heure. Pour les suivantes, prévoyez **trente à soixante minutes**.

- Le réflexologue fait un **bilan complet** de votre problème : interrogatoire détaillé suivi de l'examen de vos pieds. Pour cela, vous êtes confortablement allongé, pieds nus légèrement surélevés. Le thérapeute recherche d'abord une affection qui nécessiterait un traitement spécifique préalable (cor, cal, verrue plantaire, infection, etc.).

LE TRAITEMENT

- Le thérapeute pratique un **léger massage** de vos deux pieds et aborde enfin l'examen réflexologique proprement dit. À l'aide de son pouce, il explore méthodiquement la surface entière de vos pieds – plantes, bords, dessus et cous-de-pied, région des chevilles –, pour détecter des zones sensibles à traiter.

- L'examen achevé, le réflexologue entreprend le traitement global de ces zones. Il exerce des pressions soutenues **avec son pouce**. Parfois, il **malaxe la voûte plantaire** avec le plat du poing. Le traitement d'un pied achevé, il passe au second.

- En général, **six à huit** séances seront nécessaires. Parfois, une seule suffit, mais il vaut mieux consolider le résultat avec une ou deux séances supplémentaires. **Attention**, si, après trois séances, vous n'obtenez aucun résultat, il est inutile de continuer.

1 *La séance débute par un examen soigneux des deux pieds pour détecter une éventuelle affection locale.*

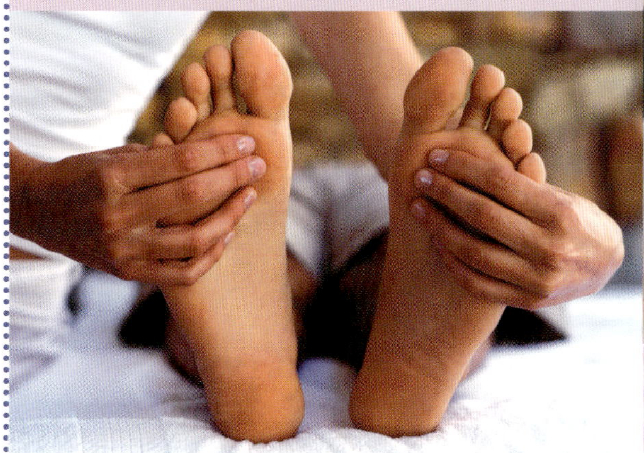

À faire soi-même

- Bien que le savoir-faire du thérapeute reste le plus efficace, vous pouvez pratiquer le traitement sur vous ou sur l'un de vos proches pour soulager certains petits maux de la vie quotidienne. Vous pouvez intervenir notamment en cas de maux de tête, de douleurs du dos, des reins, du cou, de contractures musculaires, de troubles digestifs, de rhume, de sinusite débutante, etc.

- Une initiation est indispensable : soit en suivant un cours (stages de week-end), soit avec un manuel qui explique en détail les gestes à faire. Dans tous les cas, une carte vous sera indispensable (voir p. 209 et 210).

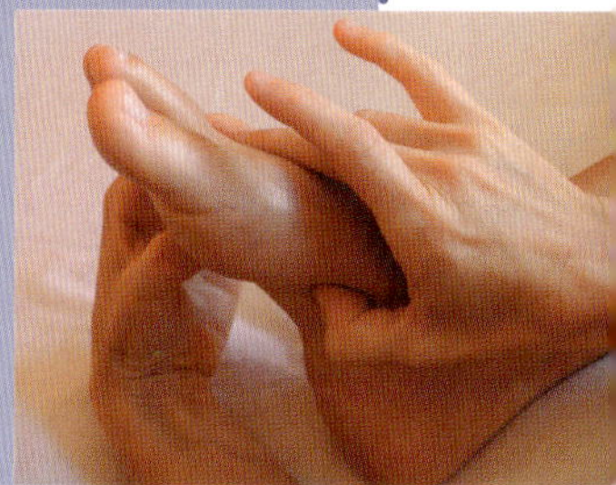

- Si vous vous traitez vous-même, asseyez-vous confortablement dans un fauteuil, sur un lit ou sur le sol. L'important est que vous soyez à votre aise, le dos bien calé. Vous devez être au calme dans une pièce à la température agréable. Commencez par un léger massage de vos deux pieds. Puis prenez votre pied droit dans la main droite. À l'aide de votre pouce gauche, pressez les zones douloureuses ou les régions à traiter selon les indications de la carte. Puis passez au traitement du pied gauche (en le tenant dans la main gauche), en vous servant de votre pouce droit.

- Dans tous les cas, si vos troubles persistent, vous devez consulter.

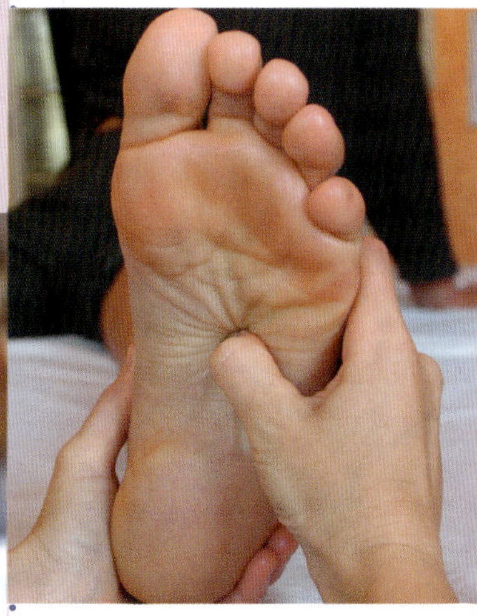

2 *Pour traiter les points qu'il a détectés, le praticien utilise ses pouces.*

3 *Il peut aussi malaxer la voûte plantaire (ici, par un mouvement de bascule du poing, en « tampon buvard »).*

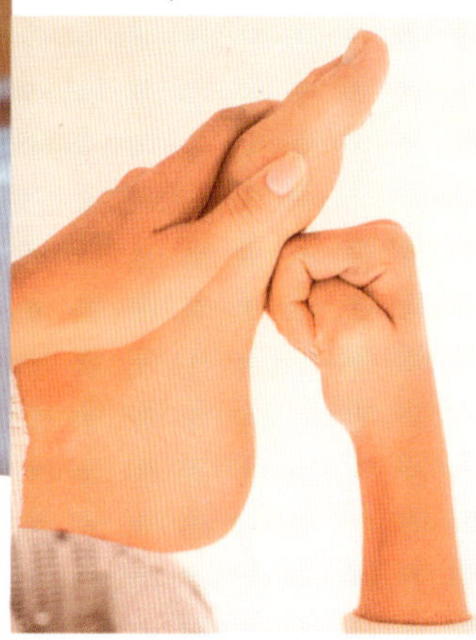

Réflexothérapie palmaire

La réflexothérapie palmaire concerne le traitement des zones réflexes des mains. Elle peut intervenir à la place ou en complément de la réflexothérapie plantaire, repose exactement sur les mêmes principes et partage les mêmes indications.

Zones réflexes des mains

- 1 Front et crâne
- 3 Glande pituitaire (hypophyse)
- 4 Tempe
- 5 Sinus
- 6 Épine dorsale (colonne vertébrale)
- 7 Région cervicale (nuque, cou)
- 11 Œil
- 12 Oreille
- 15 Larynx
- 16 Thyroïde et parathyroïdes
- 17 Articulation de l'épaule
- 18 Muscles de l'épaule (ceinture scapulaire)
- 19 Muscles du bras
- 20 Articulation du coude
- 21 Muscles de l'avant-bras
- 22 Muscles du thorax
- 23 Trachée
- 24 Bronches
- 25 Poumons
- 26 Cœur
- 27 Voies lymphatiques de la tête, du thorax et des membres supérieurs
- 29 Diaphragme
- 30 Muscles de l'abdomen
- 31 Plexus solaire
- 32 Estomac
- 33 Foie
- 34 Vésicule biliaire
- 35 Pancréas
- 36 Rate
- 37 Intestin grêle
- 38 Appendice
- 39 Côlons droit et transverse
- 42 Anus
- 43 Rein
- 43b Glandes surrénales
- 44 Uretère
- 45 Vessie
- 47 Prostate ou utérus
- 49 Ovaire/testicule
- 52 Voies lymphatiques de l'abdomen, du pelvis et des membres inférieurs
- 53 Nerf sciatique
- 54 Articulation de la hanche
- 55 Muscles de la face externe de la cuisse
- 56 Muscles de la face interne de la cuisse
- 57 Articulation du genou
- 58 Cheville et pied
- 59 Dents

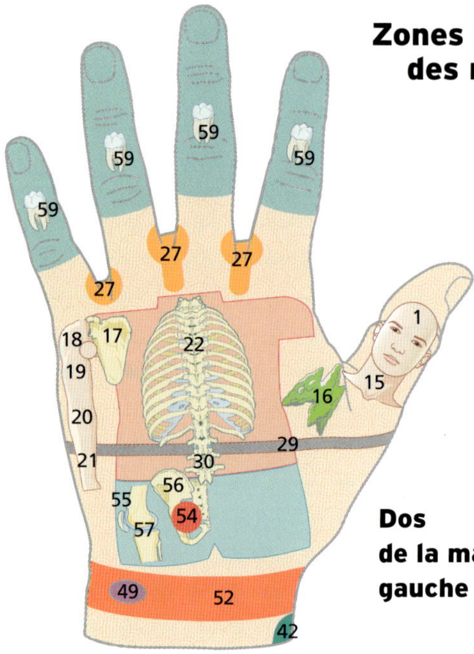

Dos de la main gauche

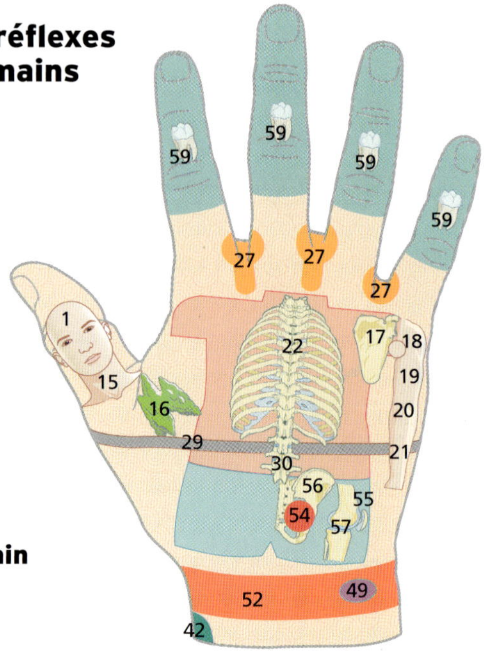

Dos de la main droite

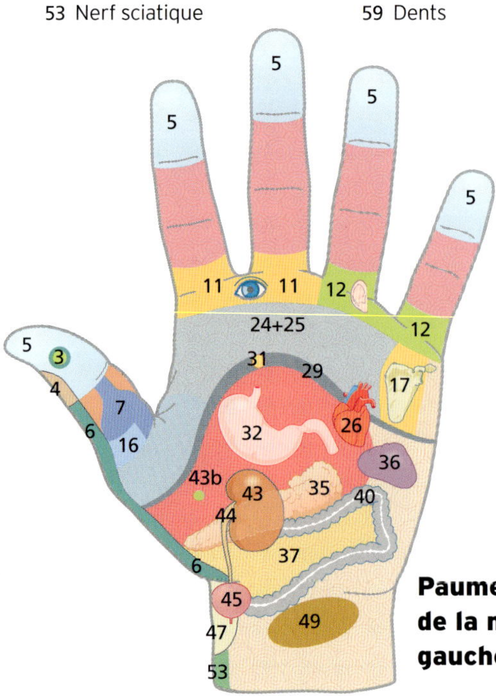

Paume de la main gauche

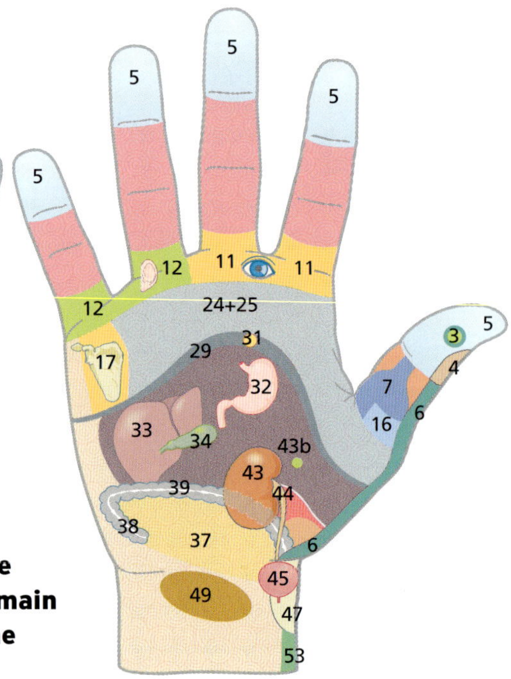

Paume de la main droite

● Les contre-indications temporaires sont les suivantes : arthrite aiguë d'une ou des deux mains, fracture du poignet, d'un doigt ou d'un métacarpien non encore consolidée, arthrose en poussée inflammatoire, douleurs des mains, infection (panaris).

● L'examen et le traitement sont identiques à ceux de la réflexothérapie plantaire. Votre praticien pourra d'ailleurs vous proposer de **traiter vos pieds et vos mains** dans une même séance.

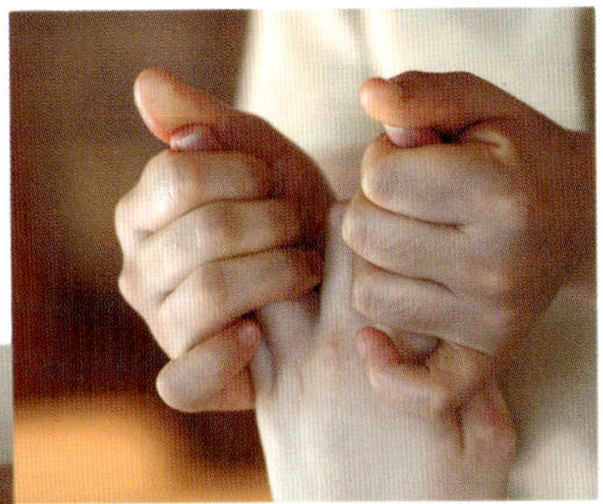

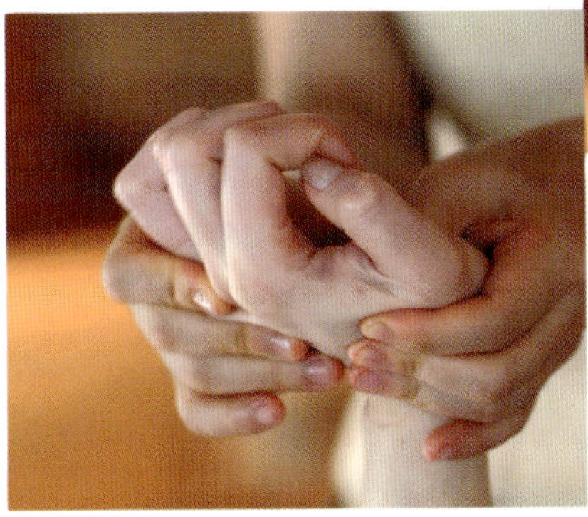

Lors d'une séance de réflexothérapie palmaire, le praticien commence par examiner soigneusement vos mains avant d'entreprendre le traitement.

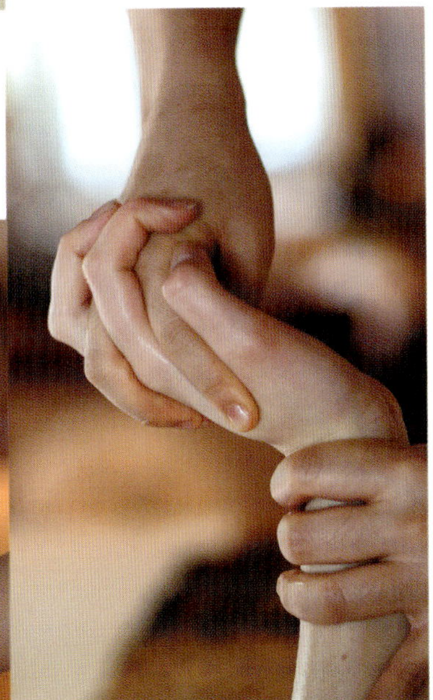

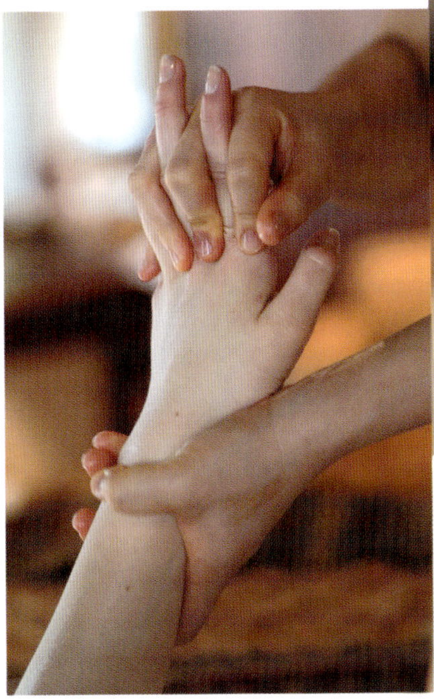

Il procède selon le cas par pression et/ou en malaxant les points qu'il a détectés.

À faire chez soi

● Vous pouvez également pratiquer l'**autoréflexothérapie palmaire**. Ce massage est **facile à faire** en toute circonstance (dans les transports, dans un lieu public, etc.).

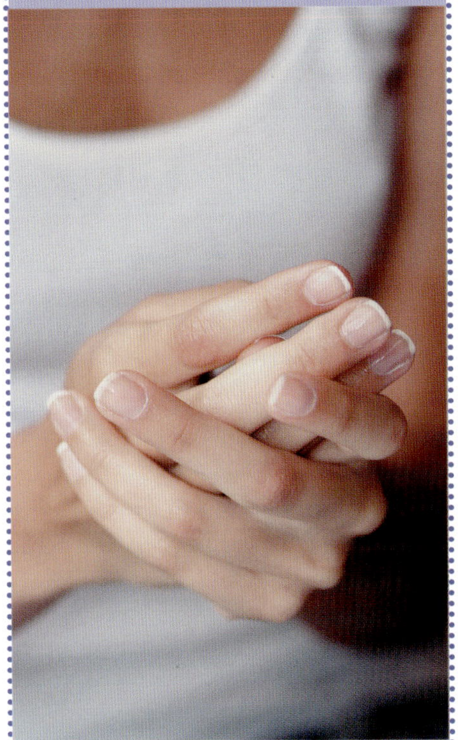

Exercez-vous à pratiquer l'autoréflexothérapie palmaire. En traitant vous-même certains points, vous obtiendrez un mieux-être.

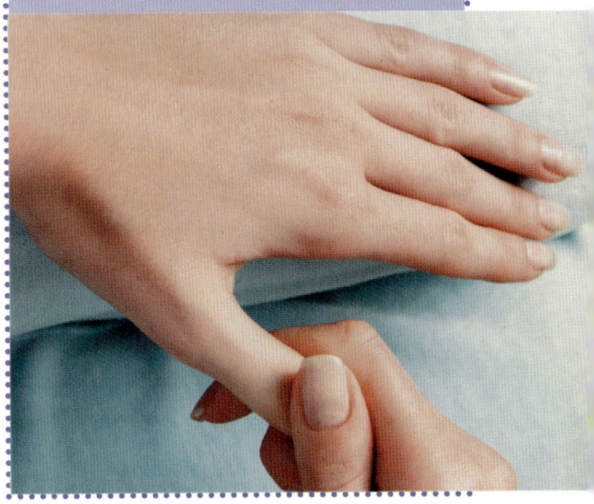

Reiki

Le reiki fait partie des médecines dites énergétiques. C'est une thérapie naturelle par imposition des mains : le thérapeute s'efforce de transmettre à son patient une énergie bienfaisante qui agit tout à la fois sur le mental et sur le physique.

PRINCIPES

- Le mot *reiki* est constitué de deux mots japonais : *rei*, l'universel, et *ki*, la force de vie. Le reiki vise donc à **remettre en harmonie la force vitale** du patient **avec l'énergie universelle**.

- Cette connexion s'effectue par l'intermédiaire des **mains du praticien**, qui se présente comme un canal de l'énergie universelle. Le contact ainsi rétabli permettrait de stimuler tout le potentiel de guérison du patient.

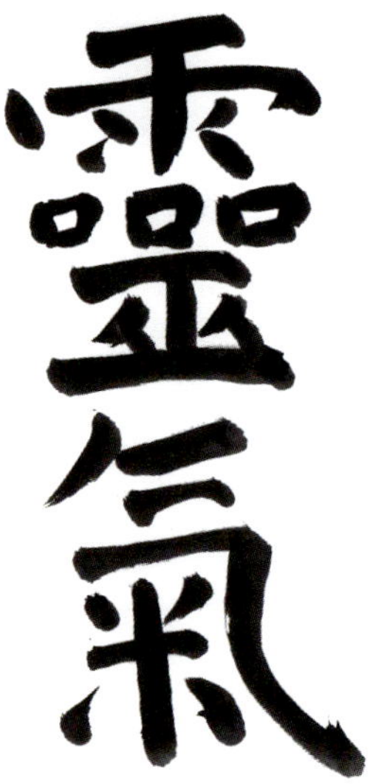

Idéogramme du reiki associant l'universel (rei) *et la force de vie* (ki).

POUR EN SAVOIR PLUS

La découverte du reiki

Le reiki est apparu au Japon en 1922. Il a été développé par le moine bouddhiste Mikao Usui (1865-1926), à qui il fut révélé par une illumination (le satori), lors d'une retraite de jeûne et de méditation sur une montagne sainte. De retour à Tokyo, Usui fonde l'Usui Reiki Ryoho Gakkai, où il forme de nombreux disciples, parmi lesquels Chujiro Hayashi, qui ouvre une clinique à Tokyo. En 1937, Hawayo Takata, jeune femme des îles Hawaii, s'y fait soigner et, enchantée des résultats, étudie auprès d'Hayashi. À son retour à Hawaii, elle ouvre sa propre clinique, important ainsi le reiki en Occident.

CE QUE PROPOSE LE REIKI

- **Le reiki est adapté à tous les âges de la vie** : nourrissons, enfants, femmes enceintes et personnes âgées. Il peut même soulager les animaux de compagnie !

- Vous pouvez vous tourner vers le reiki pour bon nombre de problèmes de santé, car il vise avant tout à rétablir votre **force de guérison**. Il pourra vous aider à **récupérer** à la suite d'un accident vasculaire cérébral, de traumatismes, à **mieux gérer la douleur et le stress**.

- Vous pouvez y avoir recours également si vous souffrez de **troubles de la mémoire**, du **comportement** (dépression, notamment) ou de **troubles fonctionnels digestifs**.

- Il peut apporter un véritable réconfort en **complément de soins palliatifs**.

CONTRE-INDICATIONS

- Le reiki n'est pas contre-indiqué si vous souffrez de blessures récentes ou si votre peau est particulièrement sensible, car il peut être administré à quelques centimètres de la peau, voire à distance.

- En revanche, la **prudence** s'impose en cas d'**intervention lourde** ou bien encore de **grave pathologie mentale**.

MISES EN GARDE

- La pratique du reiki s'accompagne de toute une série de **préceptes mysticophilosophiques** assez **obscurs**, et il est à ce titre **surveillé par les organismes de lutte contre les mouvements sectaires**.

- **Restez très vigilant** dans le choix de votre praticien. Évitez toute personne vous promettant des miracles.

COMMENT TROUVER UN PRATICIEN

- Le reiki n'est pas réglementé. Il n'existe donc pas de certification. Diverses organisations ont tenté sans succès de structurer la formation.

- Demandez toujours au praticien ses références, à quelle tradition il s'identifie et quelle est son expérience clinique. Fiez-vous surtout à votre bon sens et à votre intuition.

Comment se déroule une séance

● Le praticien vous invite à vous étendre sur la table de massage, d'abord sur le dos, puis sur le ventre. Vous n'avez pas à vous dévêtir.

● Il exécute une **série de douze ou quinze impositions** différentes des mains, en commençant par la tête jusqu'aux pieds. Ses mains, simplement posées sur votre corps, paumes à plat et doigts étendus, exercent une **légère pression**, le temps que le praticien sente le ralentissement ou l'arrêt du flot d'énergie (entre deux à cinq minutes).

● Vous ressentez alors **une sensation de chaleur** à ce point de pression. Vous serez dans un état de **détente profonde** proche du sommeil. Si bien que, vers la fin de la séance, le praticien vous fera « revenir » dans votre corps par des pressions un peu plus fortes ou de petites chiquenaudes. Après la séance, vous devez vous sentir **plus léger, calme et détendu**.

● Les séances durent **de trente minutes à une heure et demie**. Pour un problème précis, **trois à dix séances** sont généralement nécessaires. Pour un recours au reiki à titre préventif, prévoyez une trentaine de cours hebdomadaires ; vous pourrez ensuite pratiquer un auto-reiki.

● Certains maîtres pratiquent **à distance**, en visualisant le patient, qui se place dans un état de réceptivité.

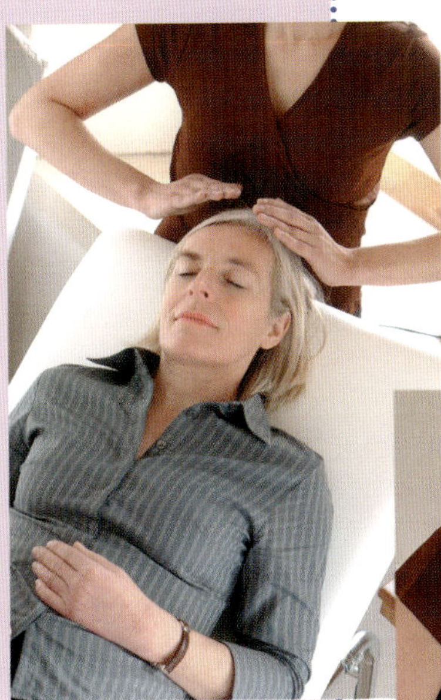

1 *La séance débute par la tête. Le praticien ne pose pas nécessairement les mains : il peut les tenir à quelques centimètres de distance du patient.*

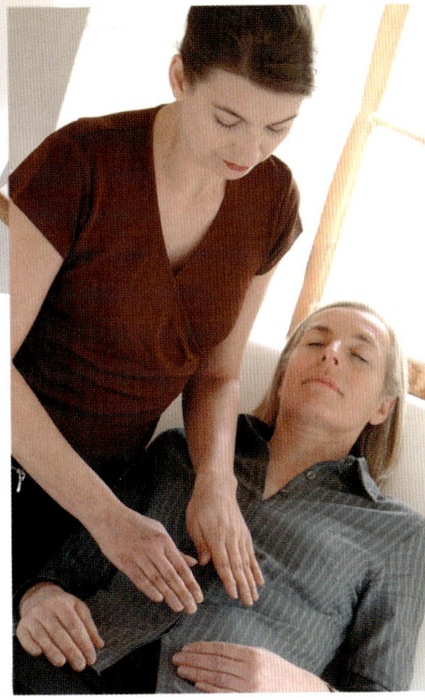

2 *La séance se poursuit, toujours allongé sur le dos, par des impositions des mains, qui descendent le long du corps depuis la poitrine jusqu'aux pieds.*

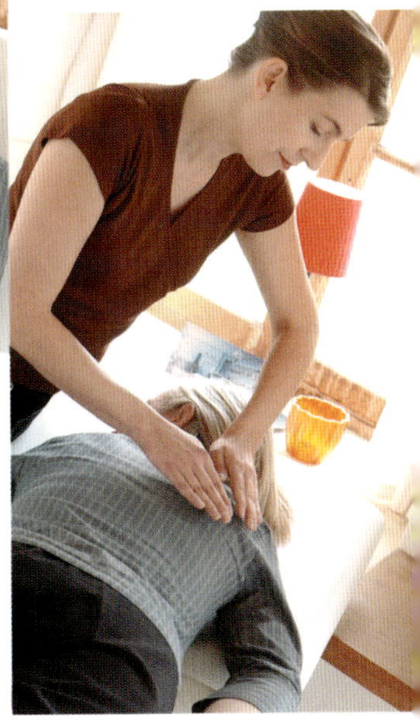

3 *Elle s'achève allongé sur le ventre, toujours selon le même principe d'imposition des mains du haut vers le bas du corps.*

VRAI OU FAUX ?

Le reiki est une discipline ésotérique.

FAUX. Les maîtres du reiki sont censés transmettre leur savoir au terme d'une initiation où des symboles secrets jouent un grand rôle. Mais ces symboles ont été publiés en 1992. Le reiki a ainsi perdu tout son mystère.

CE QU'EN DIT LA SCIENCE

● Le reiki est plus connu et pratiqué dans le monde anglophone, en particulier dans des hôpitaux américains, britanniques et indiens. Aussi plus de 500 études cliniques sont-elles référencées par le National Institute of Health (NIH). Mais ce dernier rappelle que les connaissances scientifiques sur les mécanismes selon lesquels agirait le reiki sont faibles et qu'ils s'apparentent à ceux d'un placebo ou à des procédés de suggestion. Aucun résultat n'a été scientifiquement validé.

Relaxation musculaire

La relaxation utilise des techniques gymniques orientales, comme le yoga, ou des pratiques plus occidentales et médicales, pour aboutir au relâchement musculaire et à l'apaisement de l'esprit. Elle vise surtout à réduire le stress, mais certains praticiens l'emploient également pour traiter des troubles physiologiques.

Voir aussi Biofeedback, *p. 194,* Gymnastique douce, *p. 73,* Qi gong, *p. 204,* Sophrologie, *p. 226,* et Yoga, *p. 248.*

PRINCIPES

- Quelle que soit la technique employée, le but premier de la relaxation est de **réduire à son minimum le tonus musculaire**, et de ce fait la tension nerveuse, l'anxiété, le déséquilibre émotionnel. Le tonus musculaire contribue, en effet, à exciter en permanence les zones cérébrales : le fait de l'abaisser par la relaxation permet d'agir de la périphérie du corps vers les centres nerveux et de favoriser ainsi la maîtrise du stress.

- D'autres changements physiologiques ont été observés lors de séances de relaxation : le taux des hormones du stress et la température cutanée baissent, les **ondes cérébrales ralentissent**. C'est ce qui expliquerait son effet sur divers organes (méninges, cœur, poumons, etc.).

- L'**apprentissage** auprès d'un professionnel **est indispensable** pour savoir plonger rapidement en état de relaxation profonde. Mais l'objectif est de **parvenir à une pratique autonome**, c'est-à-dire de pouvoir se relaxer chez soi ou dans les situations stressantes de la vie courante.

POUR EN SAVOIR PLUS

La découverte de la relaxation

Pratiquée depuis des siècles de façon empirique en Orient, dans le cadre du yoga ou de la méditation, la relaxation (le terme latin *relaxio* signifie repos, détente) s'est développée en Occident dans les années 1930.
En Europe, le psychiatre allemand Johannes H. Schultz s'inspire de l'hypnose médicale pour mettre au point le training autogène (s'entraîner soi-même), appelé aussi autodécontraction concentrative, base de la plupart des techniques de relaxation musculaire pratiquées aujourd'hui. Aux États-Unis, Edmund Jacobson, à partir de ses travaux sur les réactions nerveuses comme les tressaillements, met au point sa méthode de relaxation progressive, qui s'appuie sur la conscience des nœuds et des blocages musculaires.

CE QUE PROPOSE LA RELAXATION MUSCULAIRE

- Vous pourrez tirer profit de cette approche pour améliorer votre **gestion du stress** et combattre les troubles qui lui sont associés, comme les problèmes de sommeil, la fatigue, l'anxiété.

- Dans le cas d'une **douleur chronique**, en particulier au niveau de l'appareil locomoteur (lombalgie, contractures musculaires récurrentes, etc.), ou encore dans les pathologies comme le cancer, la relaxation aide à mieux contrôler la souffrance, à la minimiser et à la prévenir dans les situations susceptibles de l'augmenter.

- Si vous souffrez de **migraines**, le fait de vous relaxer vous permettra de repérer et d'atténuer les premiers signes de crise. Vous pouvez aussi y associer le rétrocontrôle (voir Biofeedback, p. 194) pour réduire leur intensité et leur fréquence.

- La relaxation vous aide à agir sur les **crises d'épilepsie** et d'**asthme** ou les **problèmes cardiovasculaires** : d'une part, elle vous apprend à gérer les situations émotives ou stressantes qui aggravent ces pathologies ; d'autre part, elle favorise un ralentissement du rythme cardiaque et respiratoire, une diminution de la consommation d'oxygène, ainsi qu'une baisse de la pression artérielle, notamment chez les hypertendus.

CONTRE-INDICATIONS

- La relaxation n'est pas indiquée si vous souffrez de **problèmes psychiques importants,** comme la schizophrénie et la dépression sévère.

- Les contre-indications sont propres à chacune des techniques. Ainsi, certaines postures du yoga, notamment celles des positions dites inversées (équilibre sur les mains, sur la tête et les avant-bras, chandelle), peuvent être dangereuses pour les vertèbres cervicales.

MISES EN GARDE

- Les techniques nécessitant une concentration intérieure peuvent **intensifier un état dépressif**.

- **En cas d'affection médicale**, consultez un médecin : faire appel à la seule relaxation peut retarder un traitement adéquat.

- Choisissez bien votre thérapeute : l'idéal est de se référer aux organismes reconnus, ou encore de trouver un praticien médical ou paramédical spécialisé.

- Quelle que soit la technique adoptée, vous ne devez en aucun cas arrêter vos traitements en cours.

Après quelques séances en groupe, sous le contrôle d'un praticien qui vous en aura enseigné les techniques, vous pourrez pratiquer la relaxation musculaire seul, en tout lieu et à tout moment.

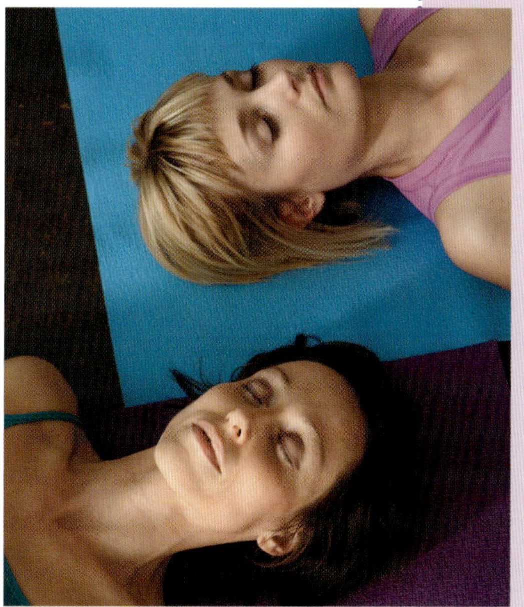

COMMENT TROUVER UN PRATICIEN

- Les techniques de relaxation sont enseignées par divers praticiens de la médecine alternative et par des médecins, psychothérapeutes, hypnothérapeutes, infirmiers, psychologues cliniciens et médecins du sport.

- Vous pouvez contacter la Fédération internationale de relaxologie (FIR), qui a mis en place en 2008 le certificat international de relaxologie. Cette qualification reconnaît les compétences et la formation des professionnels de cette discipline utilisant l'hypnose, la sophrologie, le training autogène, la relaxation progressive et le yoga nidra.

- Si vous êtes plutôt tenté par la sophrologie (voir p. 226), vous trouverez un professionnel fiable auprès de la Société française de sophrologie (SFP).

Comment se déroule une séance

- La **première séance** est **assez longue** : ce temps est indispensable au praticien pour recueillir les informations sur vos besoins, votre état physique et mental, vos attentes.

- Après cet entretien, il vous invite à vous **allonger** sur une table ou sur un tapis, **généralement sur le dos**. La séance se déroule dans une pièce calme et chauffée à une température douce, avec une lumière tamisée : ces conditions sont nécessaires pour que vous puissiez vous déconnecter du monde extérieur.

- Avant de débuter, vous faites une **transition** entre l'activité que vous venez d'interrompre et votre exercice de relaxation, par exemple en prenant conscience de vos tensions musculaires ou en respirant profondément. Ensuite, le thérapeute propose différents types d'exercices selon la méthode pratiquée. Il peut s'agir de répéter une formule : « Je suis calme », « Mes bras sont lourds... », en étant attentif à ce qui se passe dans votre corps, ou encore d'alterner contraction et détente des muscles en prêtant attention aux sensations provoquées.

- La séance de relaxation proprement dite dure **de trente minutes à une heure** et s'achève par des exercices d'étirement et de respiration.

- Elle est suivie d'un **entretien** qui permet au praticien de percevoir votre évolution, vos difficultés, etc. Il vous encourage à pratiquer les exercices chez vous, plusieurs fois par semaine.

- Une **dizaine de séances** suffisent pour parvenir à une pratique autonome.

CE QU'EN DIT LA RECHERCHE

- Les arguments cliniques sur l'utilité des thérapies par la relaxation pour maîtriser l'anxiété – liée au mode de vie ou à des pathologies graves comme le cancer – ne manquent pas. L'analyse de 22 études menées, entre 1989 et 1999, sur la relaxation progressive de Jacobson (voir p. 219) montre un effet modéré mais réel sur l'anxiété, chez des patients non atteints de troubles psychiatriques. Des résultats prometteurs sont cités pour d'autres pathologies, comme la dépression, l'insomnie et les symptômes ménopausiques, avec cependant des effets de courte durée.

Méthode Schultz ou training autogène

Cette méthode consiste, en prenant peu à peu conscience de son corps, à éprouver un bien-être et une sécurité intérieure menant à une relaxation psychique.

- À l'aide de phrases qui vous dirigent vers une partie de votre corps, le praticien développe **une image intériorisée du relâchement musculaire**. Il vous propose une série de six exercices très courts qui doivent être accomplis progressivement, dans l'ordre, et que vous devez répéter chez vous trois fois par jour.

- Chaque exercice se fonde sur **une formule** conduisant **à une sensation précise** : d'abord la pesanteur, en s'imaginant que son bras droit est extrêmement lourd, ensuite la chaleur, le rythme cardiaque, la respiration, la chaleur abdominale, la fraîcheur ressentie au niveau du front.

- Vous pourrez **pratiquer cette méthode chez vous** après l'avoir apprise auprès d'un thérapeute ou, à défaut, en vous aidant d'un livre, de CD ou de DVD.

À faire soi-même

Voici une variante du training autogène préconisée pour parvenir rapidement à un état de détente.

- Assis ou allongé, fermez les yeux et localisez les tensions musculaires, les points douloureux ; faites le vide.

- Concentrez-vous sur vos pieds, relâchez les tensions dans chaque orteil, puis insufflez-y de la chaleur et de la lourdeur.

- Sur l'expiration, chassez les tensions en prononçant à haute voix une phrase comme : « Je chasse le négatif. »

- Procédez ainsi pour chaque partie du corps et formulez votre problématique personnelle sur des endroits précis si nécessaire.

- À la fin de la séance, reprenez contact avec chaque partie de votre corps en la remuant légèrement, puis ouvrez les yeux et restez à l'écoute de vos sensations.

LE SAVIEZ-VOUS ?

Respirer, ça s'apprend !

La respiration est au cœur de la relaxation. En règle générale, on a tendance à avoir un souffle court et limité à la cage thoracique, surtout si l'on est tendu. Pour se relaxer, il suffit de s'allonger sur le sol et d'effectuer une inspiration, accompagnée d'un étirement des bras vers le haut, puis d'expirer tout en relâchant les bras.

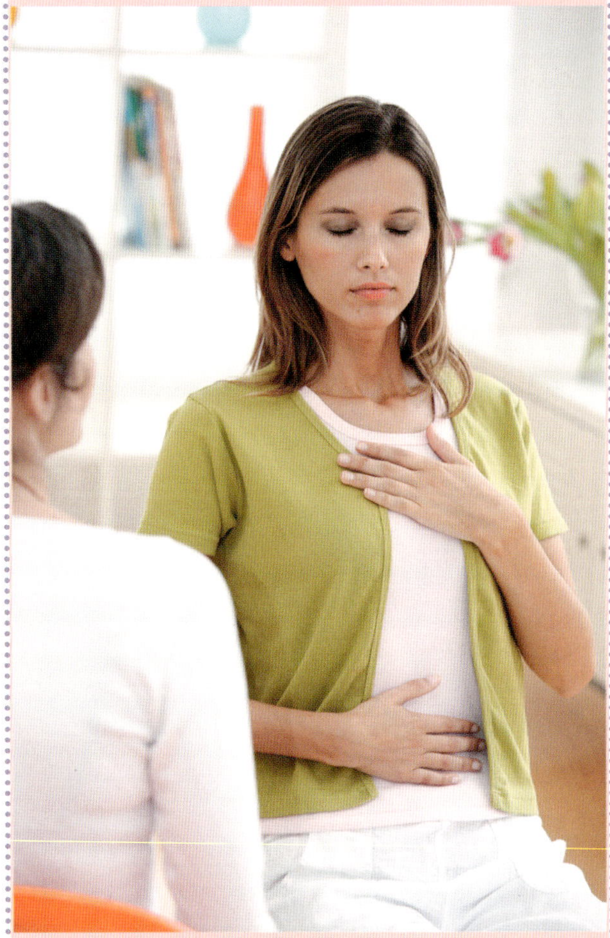

La respiration profonde consiste principalement en une respiration abdominale maîtrisée : le haut du corps détendu, on inspire en gonflant le ventre, puis on expire soit en le bloquant, soit en le rétractant vers la colonne vertébrale, selon une méthode inspirée du yoga. Cela permet d'expulser une quantité d'air bien supérieure à la moyenne habituelle.

Méthode Jacobson ou relaxation progressive

Pour Edmund Jacobson, l'apaisement psychique ne peut résulter que d'une détente physiologique. La relaxation progressive comporte trois étapes successives : elle est d'abord locale, puis globale, et enfin différentielle.

- Ces trois étapes sont fondées sur des **exercices** qui permettent de vivre consciemment les mécanismes de contraction et de détente musculaires. Vous devez, par exemple, élever puis relâcher chaque bras successivement. L'étape suivante consiste à **respirer** le plus **profondément** possible en se **concentrant sur la cage thoracique**. Enfin, vous effectuez toute une série d'exercices de tension et de relâchement des muscles du visage et de la sphère vocale.

- La méthode Jacobson est **complexe** et demande un **investissement en temps important** (une heure par jour, dont cinquante minutes d'immobilité). À l'heure actuelle, elle n'est plus guère pratiquée.

À faire soi-même

Voici une variante de la méthode Jacobson.

- Installez-vous tout d'abord confortablement et respirez lentement et profondément.

- Concentrez-vous sur les sensations que vous ressentez dans les divers groupes de muscles.

- Serrez le poing jusqu'à ce que vous sentiez bien la tension (pendant environ sept secondes), puis desserrez-le et laissez reposer votre main.

- Faites de même avec un bras puis l'autre, puis avec les épaules, la nuque, et ainsi de suite (yeux, mâchoire, thorax, abdomen, dos, cuisses, jambes, pieds).

- Sentez à chaque fois la chaleur et le soulagement monter dans le muscle détendu après la contraction.

LE SAVIEZ-VOUS ?

Le caisson d'isolation sensorielle

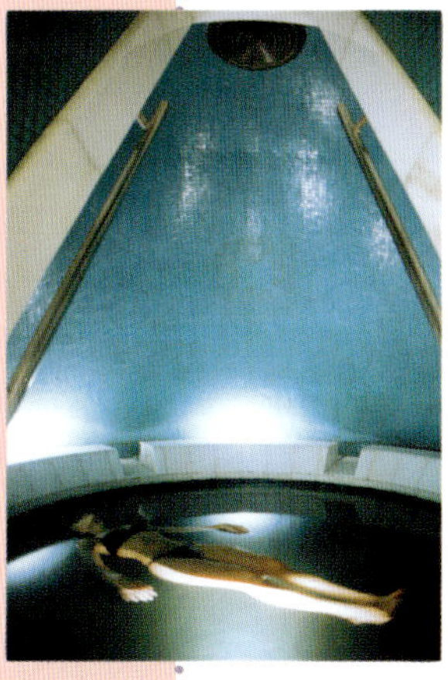

Inventé en 1954 par John Lilly, médecin psychanalyste et neurophysiologiste américain, le caisson d'isolation sensorielle (ou CIS) contient une solution saline à 37 °C dans laquelle vous pouvez vous allonger et flotter confortablement. Le fait de ne percevoir aucune information extérieure – ni lumière, ni son, ni odeur et très peu de sensations tactiles – réduit l'activité physiologique du cerveau et amène ainsi à la détente, sans avoir recours à des exercices mentaux ni physiques. Aujourd'hui, ce caisson est proposé dans certains instituts de beauté et centres de relaxation. Bien sûr, évitez cette expérience si vous êtes claustrophobe ou sujet à une fragilité psychologique, qui risque d'être exacerbée par l'isolation sensorielle.

Méthode Benson ou relaxation response

Le cardiologue américain Herbert Benson a démontré dans les années 1970 l'effet bénéfique de la pratique de la méditation transcendantale sur la tension artérielle. Il s'est inspiré de l'héritage oriental et l'a adapté pour en faire une technique de relaxation accessible à tous.

- Cette méthode est fondée sur plusieurs éléments : un environnement calme, une **réduction du tonus musculaire** grâce à une position confortable, une **attitude passive** consistant à ne pas s'occuper des pensées distrayantes pendant la concentration, un **son ou** une **phrase à répéter lors de l'expiration**. Le but est de lâcher prise, c'est-à-dire de parvenir à une détente suffisante pour atteindre un **état de conscience modifiée**, proche de la détente absolue.

- Voir aussi Eutonie® de Gerda Alexander (p. 76).

Sels de Schüssler

Au nombre de douze, les sels de Schüssler ont été déterminés au XIXe siècle par Wilhelm Heinrich Schüssler. Ce sont des préparations de type homéopathique réalisées à partir d'éléments d'origine minérale, que l'on prescrit pour combler les carences en sels minéraux qui affaibliraient l'organisme.

PRINCIPES

- Dans un corps en bonne santé, tous les sels minéraux sont présents en quantité suffisante. Mais un **déséquilibre** entre les différents sels ou la **carence** de l'un d'eux peuvent être à l'origine de maladies.

- Sur la base de ce constat, Heinrich Wilhem Schüssler (1821-1898), médecin homéopathe allemand, identifie, dans les années 1870, **douze sels minéraux** indispensables à la santé et décrit leurs propriétés.

- Appelés sels de Schüssler, sels biochimiques ou parfois **sels tissulaires**, ils sont préparés comme les remèdes homéopathiques, c'est-à-dire **dilués et dynamisés** (voir Homéopathie, p. 79). Mais, alors que l'homéopathie fonctionne sur le principe de similitude (soigner le mal par le mal), **chacun des sels agit de l'extérieur en facilitant son utilisation par le corps**. Ainsi, Ferrum phosphoricum aide l'organisme à assimiler et à utiliser le fer apporté par l'alimentation.

CE QUE SOIGNENT LES SELS DE SCHÜSSLER

- Vous pouvez utiliser les sels de Schüssler pour traiter des **troubles** récurrents comme l'aérophagie, la constipation, l'acné, les aphtes, les maux de tête, etc.

- Vous pouvez aussi y avoir recours pour vous soulager lors de maladies comme la **grippe**, l'arthrose ou l'arthrite, l'asthme, l'hypertension, ou pour des **troubles psychosomatiques** comme l'insomnie, l'état dépressif ou la boulimie.

- Ils sont également utiles pour traiter des **petits maux** tels les piqûres d'insectes, les coups de soleil et les nausées.

CONTRE-INDICATION

- Les sels minéraux sont absolument **inoffensifs** et sans effets secondaires. Même s'ils sont utilisés à tort, les cellules ne prendront que ce dont elles ont besoin et laisseront le surplus.

MISES EN GARDE

- Au cours du traitement, évitez de consommer des **aliments acides** : café, boissons au kola, produits à base de farine blanche (pizzas, pâtes, gâteaux) et ceux qui contiennent des protéines animales (viande, fromage, produits laitiers, œufs). Les sels minéraux sont en effet moins efficaces dans un milieu hyperacide.

- Enfin, si vous souffrez d'une **intolérance au lactose**, méfiez-vous des comprimés ou triturations (sels broyés), qui peuvent être à base de lactose.

COMMENT TROUVER UN PRATICIEN

- Vous pourrez consulter des naturopathes, des phytothérapeutes ou des **homéopathes**. Ces derniers sont généralement les mieux qualifiés. En tant que médecins d'abord, ils savent identifier correctement le trouble dont vous souffrez. Ensuite, grâce à leurs compétences en homéopathie, ils peuvent identifier votre terrain et choisir les sels dont vous avez besoin.

CE QU'EN DIT LA SCIENCE

- Aucune étude recevable n'a été conduite sur l'effet de l'administration des sels de Schüssler chez l'homme ou chez l'animal. De plus, les scientifiques doutent que des sels administrés en aussi petite quantité puissent avoir des effets.

La présentation des remèdes

Les sels sont disponibles en pharmacie ou dans les magasins spécialisés, en dilution classique 6DH. Ils se présentent sous forme de triturations, de granulés et de comprimés. Ils sont identifiés par leur nom et par un numéro.

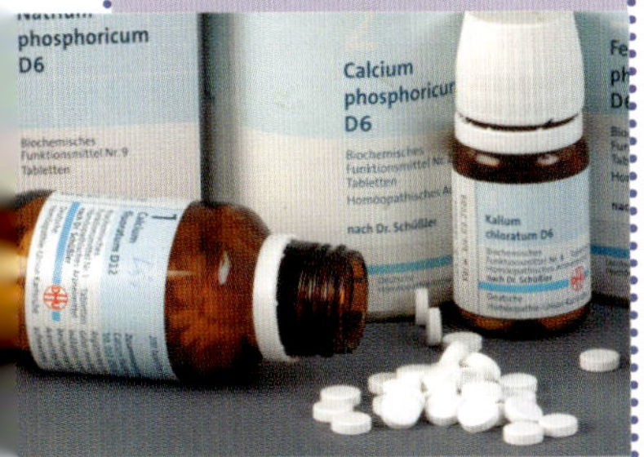

LA PRISE DES REMÈDES

- Votre praticien détermine votre traitement en fonction de vos symptômes et de **votre terrain**.

- Vous devez prendre les préparations **à distance des repas**, deux ou trois fois par jour. Les **posologies courantes** sont, par prise, de 20 gouttes de solution buvable, de 1 cuillerée-mesure de trituration, de 3 à 5 granules ou d'un comprimé.

- Vous pouvez **dissoudre l'ensemble des mesures**, granules ou comprimés de la journée dans un demi-verre d'eau peu minéralisée, que vous prendrez par petites gorgées.

- Si vous le désirez, vous pouvez utiliser les préparations en **automédication** : les sels ne sont pas nocifs et ne masquent pas vos symptômes. **Attention**, si ces derniers persistent, consultez.

Les 12 sels de Schüssler

NUMÉRO	NOM DES SELS	INDICATIONS
1	Calcarea phosphorica	Régénération des os, des dents, des muscles et du sang. Anémie et faiblesse. Problèmes nerveux. Allergies. Pertes de sang et sécrétions (gynécologie).
2	Calcarea sulfurica	Purificateur du sang. Favorise les processus de détoxication et d'élimination du foie. Furoncles, abcès. Rhumatismes chroniques, problèmes d'amygdales. Troubles de la vessie et des reins. Insomnie.
3	Calcarea fluorica	Problèmes musculaires, osseux, dentaires, de peau.
4	Ferrum phosphoricum	Début de problèmes inflammatoires. Antinévralgique, anti-infectieux, renforce les défenses immunitaires. Anémie.
5	Kalium muriaticum	Agit sur la formation et la reconstitution du sang. Évolution de problèmes inflammatoires. Enflures, glaires, épaississements du sang. Désintoxication, élimination des poisons chimiques ou inoculés par vaccination.
6	Kalium phosphoricum	Problèmes nerveux. Faiblesses cardiaques, atonie musculaire, paralysies, troubles du sommeil. Fièvre supérieures à 39 °C, en cas d'inflammation et de sécrétions purulentes.
7	Kalium sulfuricum	Inflammation, fièvre, bronchites, affections de la peau.
8	Magnesia phosphorica	Problèmes nerveux et douleurs, crampes musculaires, coliques et tous les états d'agitation. Prévention des thromboses, de l'excès de cholestérol, de l'infarctus du myocarde et de l'hypertension.
9	Natrum muriaticum	Anémie par excès d'eau dans le sang, fatigue. Problèmes articulaires. Gerçures de la peau et des lèvres, pellicules. Perte du goût et de l'odorat.
10	Natrum phosphoricum	Acidité, aigreurs d'estomac, mauvaise haleine. Calculs dans la vésicule biliaire, la vessie et les reins. Adiposité.
11	Natrum sulfuricum	Favorise le travail d'élimination du foie, de la vésicule biliaire et du pancréas. Œdèmes. Diabète. Diarrhée. Asthme.
12	Silicea	Maladies purulentes (bronchite, furoncles, boutons). Excès d'acidité dans les urines, goutte. Vieillissement précoce. Irritation nerveuse, hypersensibilité à la lumière et au bruit. Déséquilibre hormonal. Régulation de la transpiration, santé des cheveux et des ongles.

Shiatsu

Le shiatsu est une forme de digitopuncture d'origine japonaise. Cette méthode consiste à stimuler des points précis, les *tsubos,* par des pressions digitales et manuelles, et ainsi à corriger les déséquilibres d'énergie. L'originalité du shiatsu, c'est qu'il est conçu selon un enchaînement complet traitant l'ensemble des points du corps.

PRINCIPES

● S'appuyant sur la conception énergétique de la médecine traditionnelle chinoise (voir p. 125), le shiatsu a pour but de **rétablir la circulation des énergies dans le corps** : tant que celles-ci circulent librement dans les méridiens, canaux immatériels unissant les organes aux tissus et fonctions qui y sont liés, on est en bonne santé. Mais, si un ralentissement ou un blocage se produit, des douleurs apparaissent, et la maladie peut s'installer. Le shiatsu vise donc à corriger ces déséquilibres d'énergies : il les concentre là où elles manquent, les disperse là où elles sont en excès.

● Le praticien utilise une technique originale de **stimulation, par pression ou par massage, de points** précis, appelés *tsubos* (proches des points d'acupuncture), **situés le long des méridiens** et correspondant à un organe ou une fonction.

● Le do-in (voir p. 224) repose sur les mêmes principes, mais on le pratique sur soi.

CE QUE PROPOSE LE SHIATSU

● Une séance de shiatsu vous procure calme, détente, **sensation de bien-être** et favorise votre concentration. Si vous pratiquez régulièrement, vous serez en **meilleure forme** pour lutter contre d'éventuelles maladies.

● Vous pouvez également l'utiliser si vous avez **mal à la tête**, dans le cou, au dos, une **sciatique**, des **rhumatismes**, ou pour soulager des **troubles digestifs** (colite, constipation, nausées, vomissements, etc.), **respiratoires** (asthme, sinusite, etc.), **allergiques**, **gynécologiques** (règles douloureuses, cycles irréguliers, syndrome prémenstruel, etc.), **psychiques** (anxiété, angoisse, toxicomanie, dépression modérée, etc.), du **sommeil**, ou encore des problèmes d'ordre **sexuel**.

MISE EN GARDE

● **Attention**, si vos troubles persistent après quelques séances, consultez un médecin.

POUR EN SAVOIR PLUS

LES SHIATSUDOS

Le shiatsu est né en Chine. Il a pénétré au Japon vers le VIe ou le VIIe siècle, où il prit le nom de shiatsudo (*shi* signifie doigt, *atsu*, pression, et *do*, voie). Le shiatsudo est donc un art de la digitopression. Plusieurs shiatsus se sont développés dans la première moitié du XXe siècle. Actuellement, il existe deux écoles principales :
- celle de Tokujiro Namikoshi (1905-2000), dite du shiatsu moderne parce que débarrassée des concepts traditionnels de la médecine chinoise ;
- et celle de Shizuto Masunaga (1925-1981), dénommée zen shiatsu ou iokaï shiatsu, restée fidèle aux principes enseignés par la tradition chinoise.

COMMENT TROUVER UN PRATICIEN

● En France, il existe différentes écoles de shiatsu. Leur enseignement est contrôlé et validé par la Fédération française de shiatsu traditionnel (FFST), qui vous fournira la liste des praticiens agréés.

Le praticien exerce une pression sur des points précis. Il utilise le plus souvent ses pouces, mais aussi ses paumes, ses poings, ses coudes, ses genoux et même ses pieds.

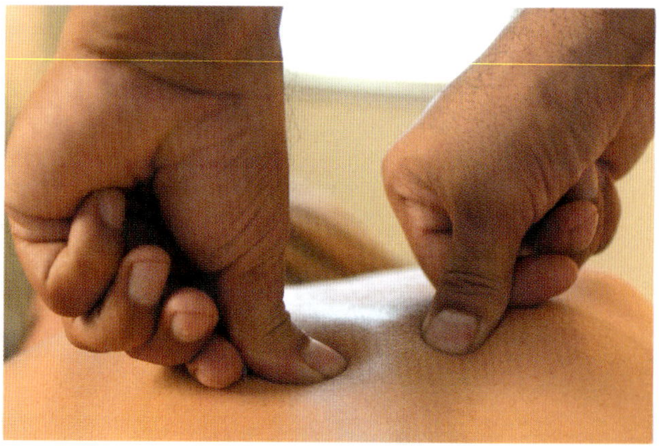

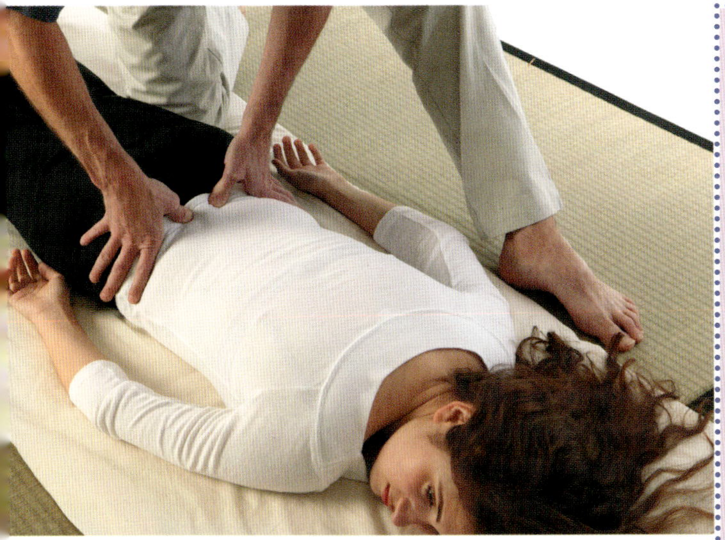

Comment se déroule une séance

LE DIAGNOSTIC

- Lors de la première séance, le praticien vous pose de **nombreuses questions** pour établir le **diagnostic énergétique** du trouble dont vous souffrez : il vous questionne sur votre passé médical, votre mode de vie, vos habitudes et préférences alimentaires, vos émotions, etc.

- Il **examine votre langue et vos yeux, prend vos pouls** puis palpe plusieurs points de vos membres et de votre tronc. Ce temps est indispensable pour la mise en place d'un traitement adapté.

LE MASSAGE

- Vous vous mettez en sous-vêtements, ou restez habillé si vous portez des vêtements légers et amples. La séance doit se dérouler **au calme,** dans une pièce à la température agréable. Vous vous allongez sur un tapis de gymnastique, un futon posé au sol ou une table de massage basse. Que vous soyez allongé sur le ventre ou sur le dos, **votre corps doit être bien aligné** : vérifiez-le avec le praticien.

- Celui-ci traite chaque *tsubo* en exerçant une **pression verticale** avec la pulpe du pouce tendu. Il applique une **pression croissante**, la maintient quelques secondes puis la relâche.

- Il emploie ses **deux pouces** (mis bout à bout, en V ou en A) **ou d'autres doigts**. Il peut aussi frapper les points de la paume, du coude, du genou ou du talon, et exécuter des massages le long des méridiens, des étirements, des rotations, des vibrations, des pétrissages, etc.

- Une séance complète de shiatsu dure **quarante à soixante minutes**. Pour traiter un problème ponctuel, il faut en moyenne **trois à dix séances**.

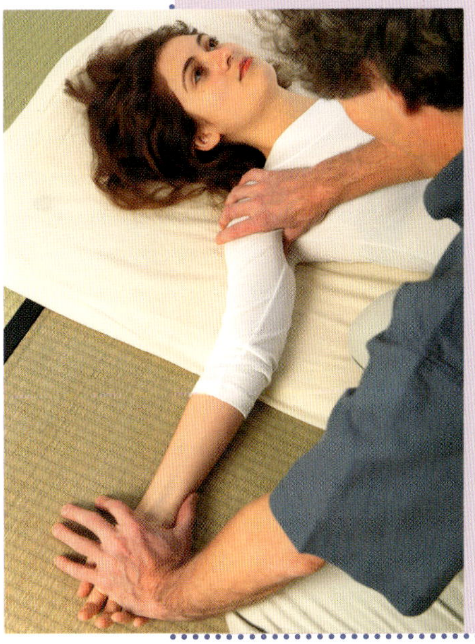

En fonction du déséquilibre énergétique à traiter, le praticien fait appel à la pression des points ou à d'autres techniques : rotation des articulations, mobilisation, étirement…

VRAI OU FAUX ?

On peut pratiquer un autoshiatsu.

VRAI et **FAUX.** Il est possible de traiter soi-même certains *tsubos* par pression du pouce ou des doigts. Vous pouvez le faire par exemple pour soulager une douleur. Toutefois, les résultats ne seront ni aussi nets ni aussi durables que ceux qui sont obtenus par un traitement complet. De plus, une grande partie de nos *tsubos* nous sont inaccessibles, ceux du dos notamment, et les techniques employant les coudes, les genoux ou les pieds exigent l'intervention d'un tiers. En autotraitement, mieux vaut recourir au do-in.

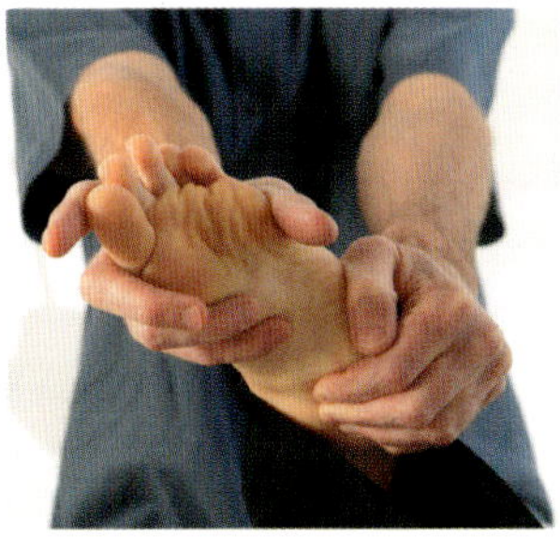

Le pétrissage est l'une des techniques utilisées en shiatsu.

CE QU'EN DIT LA SCIENCE

- Il n'y a pas d'étude scientifiquement recevable démontrant un effet thérapeutique du shiatsu (ni du do-in), aussi le corps médical reste-t-il réservé. Toutefois, le shiatsu est considéré comme une médecine à part entière au Japon depuis 1955, et l'Union européenne l'a inscrit en 1997 parmi les huit médecines complémentaires reconnues.

Do-in

Le do-in est un automassage énergétique, qui consiste à stimuler avec les doigts des points déterminés (les *tsubos*) qui harmonisent et régulent la circulation des énergies dans les méridiens.

● Il est à la **portée de tous** et peut être pratiqué **en tout lieu**, sans matériel.

● C'est un massage complet, c'est-à-dire que vous devez masser l'ensemble des points selon une séquence définie partant de la tête pour s'achever aux pieds. Ainsi pratiqué, le do-in est d'abord **préventif et revitalisant** : il vous permettrait de conserver la santé et d'augmenter vos défenses immunitaires ainsi que votre capacité de concentration.

● Pour bien le pratiquer, vous pouvez utiliser un manuel ou une vidéo qui décrivent en détail la séquence et le massage de chaque point. Mais il est préférable d'**apprendre l'enchaînement auprès d'un maître ou de suivre un stage d'initiation**.

● Pour obtenir des résultats, vous devez pratiquer le do-in **régulièrement** (si possible chaque matin) et l'accompagner d'**exercices respiratoires** et d'une **bonne hygiène de vie** (notamment alimentaire). Une séquence complète dure une quarantaine de minutes. Mais il existe des versions condensées, de dix à quinze minutes, plus adaptées à la vie active. Si vous optez pour ces séances courtes durant la semaine, vous devez pratiquer la série complète le week-end, par exemple, sous peine de perdre le bénéfice apporté.

● Vous pouvez aussi pratiquer le do-in de **façon ponctuelle**, dite symptomatique. Vous traiterez alors un ou plusieurs points choisis pour leur action sur un problème déterminé : douleurs (rhumatismes, maux de tête, de cou, de dos, sciatique, règles douloureuses, etc.), troubles fonctionnels digestifs et respiratoires, etc.

● Vous pouvez y avoir recours **dans l'urgence** pour surmonter peur, trac, angoisse, stress, malaise, pannes sexuelles, crampes et raideurs musculaires, etc., ou pour faciliter l'endormissement. Mais, pratiqué ainsi, son effet reste limité dans la durée.

POUR EN SAVOIR PLUS

Do-in kwappo : un art de vivre

Le do-in est originaire de Chine, où il est appelé *daoyin* (prononcez tao in). Au cours du VIe ou du VIIe siècle, il est arrivé au Japon, où il a pris le nom de *do-in kwappo* (*do* signifie voie, *in*, recevoir, et *kwappo,* restauration). Le do-in kwappo est donc « l'art de découvrir et de restaurer l'harmonie de l'énergie vitale ». Le do-in se pratique traditionnellement en position *seiza,* c'est-à-dire assis à la japonaise sur ses talons joints ou légèrement écartés, face à l'est (direction du soleil levant). Il commence par le « salut au soleil », répété trois fois. Puis on procède successivement au massage du visage, de la tête, du cou, des épaules, des membres supérieurs, du tronc, des hanches et enfin des membres inférieurs.

● Pratiquez le do-in complet au calme, dans une pièce agréable. Portez des vêtements amples et légers qui ne gênent pas les mouvements. Installez-vous sur un tapis de gymnastique ou sur un futon, si possible devant une fenêtre, et asseyez-vous sur vos talons joints ou légèrement écartés. Ce sera probablement difficile au début. Faites ce que vous pouvez. Avec la pratique, vous tiendrez de plus en plus longtemps.

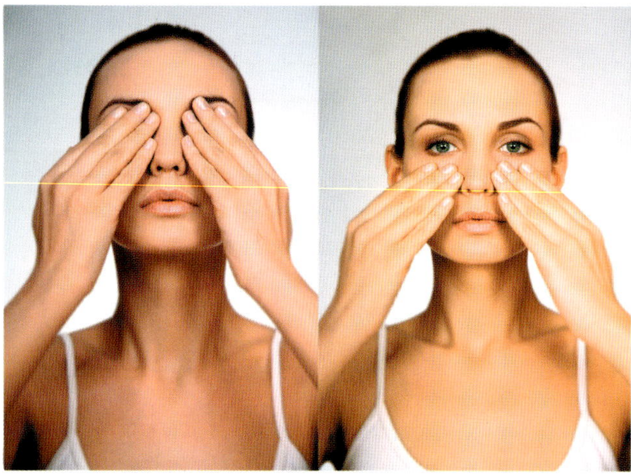

1 *Commencez la séance en vous massant le visage de haut en bas, depuis le front jusqu'au menton.*

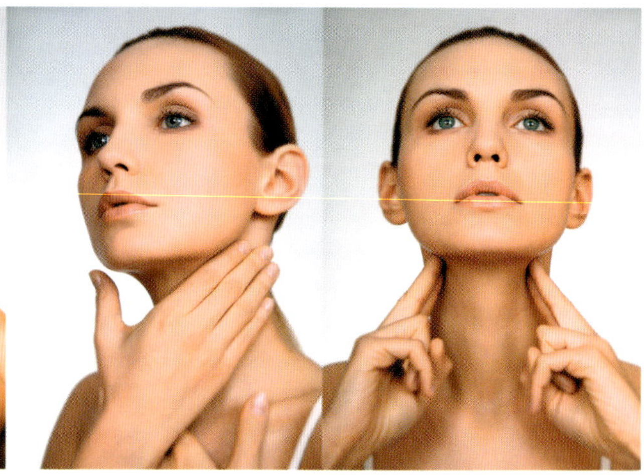

2 *Poursuivez le massage vers le bas du corps, en passant par le cou et les épaules, sans oublier les bras et les mains, jusqu'aux pieds.*

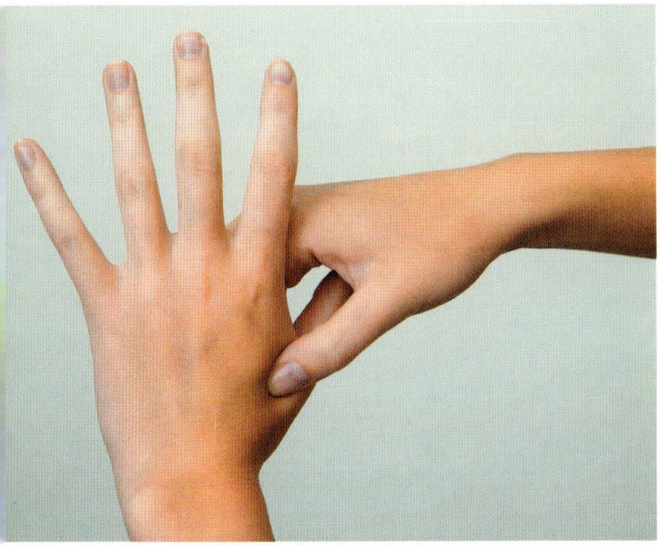

Un exemple de traitement par pincement : celui du point Gros intestin 4, qui permet de soulager les maux de tête, les troubles digestifs ou encore la sinusite.

Un exemple de traitement par pression à l'aide de la pulpe du pouce : celui du point Vésicule biliaire 40, préconisé pour soulager les douleurs liées à l'arthrose et aux rhumatismes, ou encore les maux de dos.

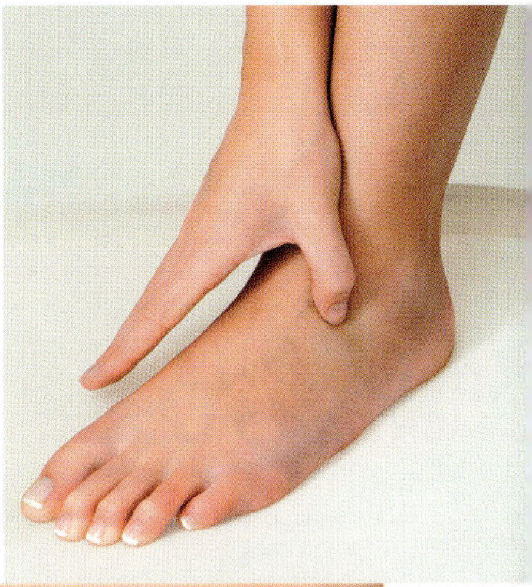

- Pour appliquer un do-in symptomatique, vous devrez tout au plus enlever un vêtement qui vous entrave.

- Pour masser un *tsubo,* appuyez avec les doigts (le plus souvent avec la pulpe du pouce bien tendu), voire avec la main ou le poing. La **pression** doit être appliquée **perpendiculairement à la surface traitée** et varie selon les zones concernées. En général, elle est modérée. Dans les zones fragiles (tête, visage, mains), elle est légère. Parfois, vous devrez compléter la pression par une rotation du doigt ou par un pincement du point entre le pouce et l'index. Ce sera par exemple le cas du point Gros intestin 4 (voir photo ci-dessus). Vous devrez percuter certaines zones (épaules, dos) avec le dos de la main ou la paume en forme de coupe. Le mouvement doit être souple (à partir du poignet), et la frappe, douce et régulière.

- Le do-in n'a pas de contre-indications. **Seuls quelques points**, dont le Gros intestin 4 cité plus haut, **sont proscrits chez la femme enceinte**.

La stimulation du point Vaisseau conception 14 soulage l'anxiété et l'angoisse.

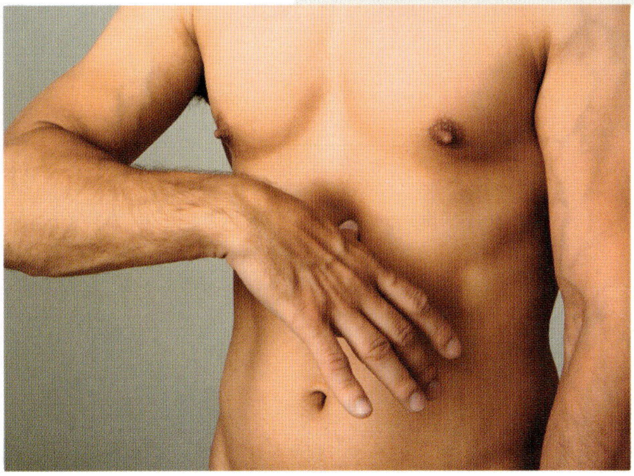

Sophrologie

Méthode de relaxation essentiellement fondée sur la respiration, la sophrologie vise à favoriser une conscience harmonieuse et une maîtrise de soi sereine. Elle permettrait ainsi de soulager les désordres physiologiques et psychologiques.

Voir aussi Hypnose, *p. 90,* Méditation, *p. 133, et* Yoga, *p. 248.*

PRINCIPES

- La sophrologie (du grec *sôs*, harmonie, *phren*, conscience et esprit, et *logos*, étude) part du principe que **toute action positive**, dirigée vers le corps ou le mental, **a une répercussion positive sur l'être tout entier**.

- La relaxation, la respiration, certaines postures favorisent un relâchement qui agit sur notre conscience : cet **état de conscience entre veille et sommeil**, la sophronisation, permet de dénouer des tensions, de vaincre la peur, d'améliorer l'équilibre émotionnel. Il favorise également le **lâcher prise**, par lequel nous cessons de vouloir tout maîtriser et nous nous sentons capables de renoncer sans pour autant nous sentir dévalorisés.

- Il existe plusieurs états de conscience. La sophrologie en retient trois :
  - la **conscience pathologique** comprend toutes les pathologies psychologiques – psychose, névroses, dépression ;
  - la **conscience ordinaire** est l'état dans lequel on évolue au quotidien, avec joie, réussite mais aussi peur et passages à vide ;
  - la **conscience sophronique** correspond à un état de sérénité qui permet de se libérer progressivement de la souffrance. Cette zone sépare les niveaux de veille et de sommeil.

LE SAVIEZ-VOUS ?

Une thérapie récente

La sophrologie a été conçue en Espagne dans les années 1960 par un psychiatre colombien, le docteur Alfonso Caycedo. Préoccupé par l'importance des effets secondaires des thérapies habituelles (électrochocs, médicaments, etc.), il constate qu'un état de conscience harmonieux, obtenu en se concentrant sur la respiration et le corps, soulage efficacement les malades psychotiques. Il met donc au point une nouvelle méthode de relaxation, adaptée au monde occidental, en s'inspirant de techniques déjà existantes comme l'hypnose, la méthode de Jacobson, le yoga, le training autogène de Schultz, la méditation, etc.

CE QUE PROPOSE LA SOPHROLOGIE

- Vous pouvez envisager de suivre des séances de sophrologie pour vous aider à faire face à diverses situations pathologiques ou de la vie quotidienne **: préparation à une intervention chirurgicale**, **à l'accouchement**, prise en charge de l'infertilité, lutte contre l'insomnie, l'anxiété, la fatigue, les maux de tête, les pannes sexuelles, etc.

- Elle peut également vous aider à gérer votre **stress** au quotidien, au travail, pour préparer un examen ou une compétition, à **arrêter de fumer**, à combattre la douleur…

- Elle est utilisée par les **sportifs** pour optimiser leurs performances.

CONTRE-INDICATION

- La sophrologie est uniquement déconseillée en cas de troubles psychiatriques graves.

MISES EN GARDE

- Si vous êtes sous traitement, la sophrologie ne peut **en aucun cas remplacer votre thérapie**, mais peut renforcer son efficacité.

- Veillez à ce que votre praticien possède, en plus de sa connaissance en sophrologie, une formation thérapeutique pertinente.

COMMENT TROUVER UN PRATICIEN

- Il n'existe pas de diplôme d'État en sophrologie, seulement un certificat de suivi de formation. Les enseignements sont ouverts à tous et les conditions d'entrée définies par les écoles elles-mêmes.

Comment se déroule une séance

● Le praticien vous explique les techniques qu'il utilise et vous propose celles qui sont le plus adaptées à votre problème. En général, il en utilise trois : la relaxation dynamique, la respiration profonde et la visualisation. La première séance dure environ une heure. Généralement, **quatre à sept séances** sont nécessaires.

● Le praticien peut **enregistrer** chaque séance : cela vous permet de les **retravailler chez vous**.

● Une pratique régulière est en effet recommandée pour améliorer vos perceptions physiques, la gestion de vos émotions, vos facultés de mémorisation.

La relaxation dynamique

Elle se déroule en **trois étapes**.

● La première repose sur la **prise de conscience de votre schéma corporel**. L'objectif est de vous familiariser avec vos sensations. Le praticien peut vous proposer l'exercice suivant :
- Vous êtes debout (voir photo 1), tête droite dans le prolongement de la colonne vertébrale, bras le long du corps, jambes légèrement écartées (de la largeur des épaules). Respirez calmement. Détendez votre visage : le front, les muscles autour des yeux, les joues, la mâchoire inférieure, la nuque, le cou. Relâchez vos épaules, les bras, les coudes, les avant-bras, les poignets, les mains, puis les jambes. Vous devez avoir la sensation que vos pieds sont ancrés dans le sol.
- Videz l'air de vos poumons, puis inspirez profondément. Bloquez votre respiration et faites de petits hochements de tête (comme pour dire « oui ») pendant quelques secondes, puis soufflez en prenant conscience de ce qui se passe au niveau de votre cou et de la nuque.
- Répétez le même exercice en faisant « non ».
- Levez les épaules puis abaissez-les tout en retenant votre respiration.
- Basculez le bassin d'un côté, puis de l'autre ; contractez ensuite une jambe, puis l'autre, en retenant à chaque étape votre respiration.
- Enfin, pour terminer (voir photos 2 à 6), baissez la tête, le menton vers le thorax, puis continuez à descendre, vertèbre par vertèbre, en arrondissant le dos le plus bas possible. Remontez lentement en déroulant chaque vertèbre, levez la tête, les bras et étirez-vous.
- Chaque exercice est ponctué par une phase de repos, au cours de laquelle vous pensez à une image positive.

Suite p. 228

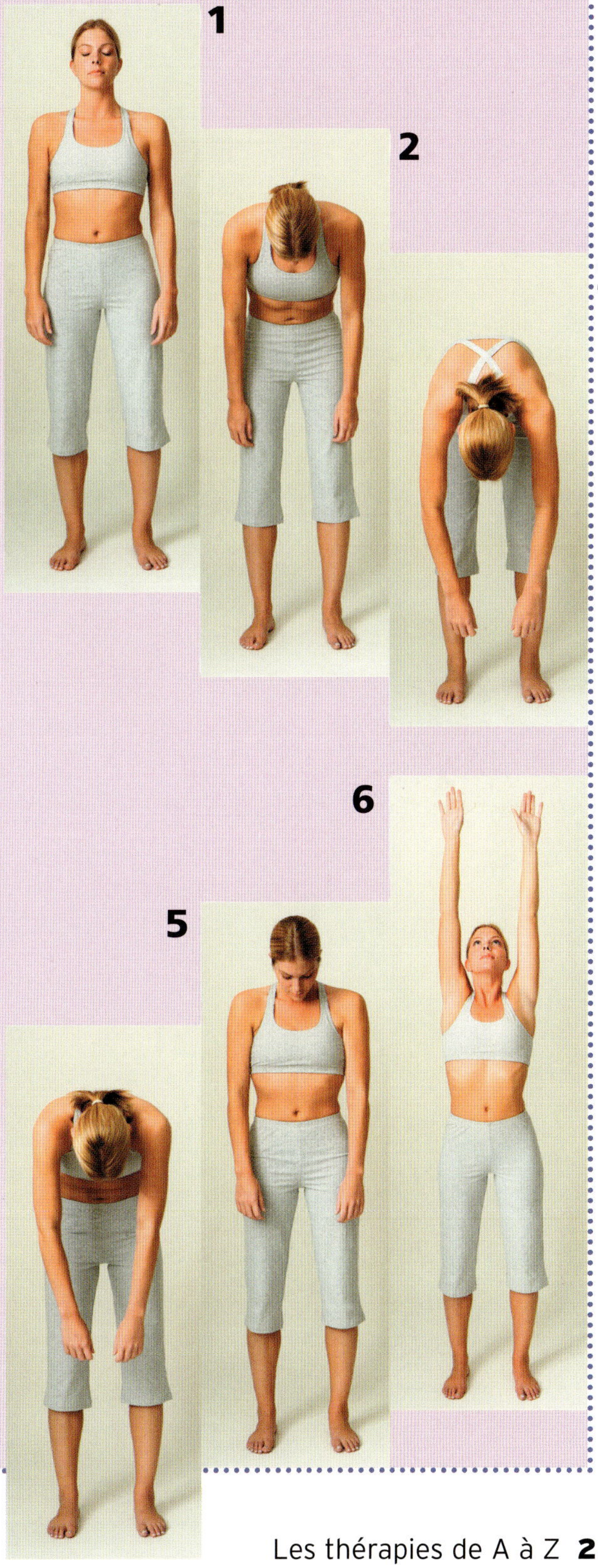
1 2 3 4 5 6

Comment se déroule une séance

Suite de la p. 227

- La deuxième étape concerne le **ressenti**. Elle renforce votre conscience de l'environnement et repose sur des exercices du toucher, de l'odorat, de l'écoute.

- La troisième étape est celle de la **méditation zen**. Elle s'effectue assis, le dos bien droit et décollé de la chaise. Les deux mains sont posées l'une sur l'autre, les pouces se touchent. Cette position permet de maintenir votre conscience en éveil. En effet, lorsqu'elle sombre, les deux pouces se détachent. Prenez conscience de votre respiration. Expirez tout l'air que vous avez dans les poumons et inspirez profondément.

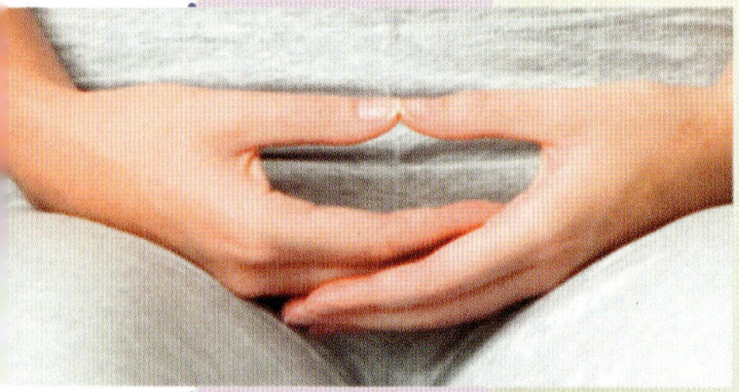

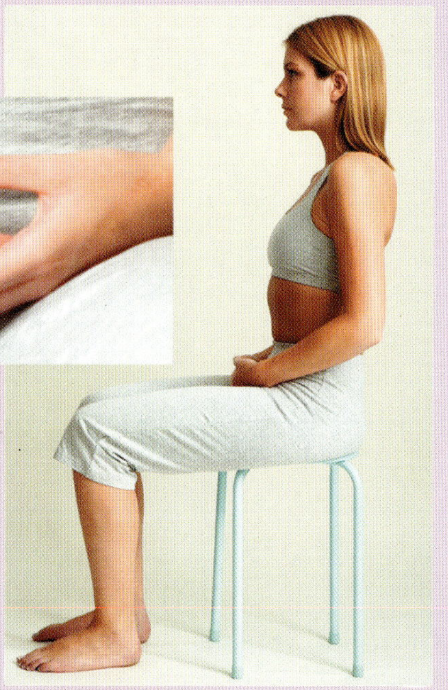

La respiration profonde

C'est l'énergie universelle de la vie. Elle améliore l'oxygénation, dénoue les muscles et apaise.

- La **respiration ventrale**. Le nourrisson respire naturellement par le ventre. L'adulte, lui, a tendance à respirer par la cage thoracique, ce qui a pour effet, notamment, de retenir les émotions, voire de les bloquer.
- Allongé sur le dos, inspirez profondément par le nez. Gonflez le ventre au maximum, puis expirez, en le contractant comme si vous souhaitiez que le nombril touche la colonne vertébrale. Cet exercice est recommandé le matin au réveil ou le soir au coucher.

- La **respiration complète**. L'exercice est le même que précédemment. Mais, lors de l'inspiration, efforcez-vous de prendre conscience du mouvement qu'elle entraîne sur le plan physique : le ventre, la sangle abdominale, le bas et le haut du thorax. Inspirez sur le rythme de sept pulsations et expirez sur le même tempo, effectuant au minimum dix respirations.

- La **respiration diaphragmatique** ou **abdominale**. Dans ce cas, le mouvement provient simplement de l'extension des poumons (gonflement) et non du mouvement forcé des muscles des épaules et de la cage thoracique, comme pour la respiration thoracique.
- Posez une main sur votre estomac et l'autre sur votre poitrine. En inspirant, gonflez votre estomac. Cela aide votre diaphragme à descendre et donne à vos poumons l'espace nécessaire pour se gonfler. En expirant, contractez les muscles de l'estomac. Le diaphragme, en remontant vers la poitrine, aide les poumons à expirer l'air résiduel qui s'y trouve.

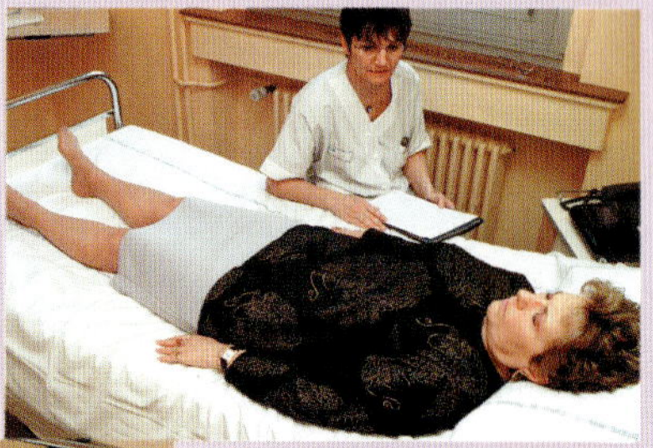

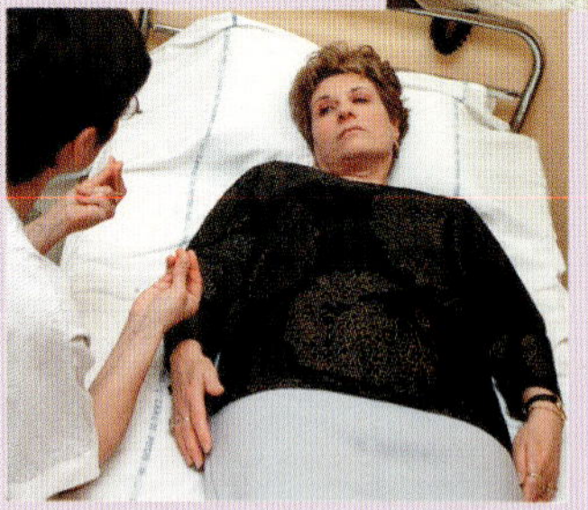

La respiration profonde est l'un des fondements de la sophrologie ; elle englobe différentes techniques. Ici, travail de la respiration abdominale, exécuté sous le contrôle d'une thérapeute.

La visualisation

- Elle fonctionne avec l'imagination, la pensée et le ressenti. Souvenez-vous d'un événement positif de votre passé, d'une situation où vous avez été pleinement heureux. Cette technique permet de recevoir les messages qu'envoie le subconscient, de transformer une perception négative en sensation agréable.

POUR EN SAVOIR PLUS

Sophrologie et grossesse

Les cours de sophrologie pour les futures mamans commencent généralement au cours du troisième trimestre de la grossesse. Ils sont dispensés par une sage-femme qui enseigne la relaxation, la maîtrise du souffle et du lâcher prise, la visualisation de son corps et de celui du bébé, et préparent aux diverses étapes de l'accouchement en apprenant à contrôler la douleur, à récupérer entre deux contractions, voire à dormir quelques secondes, à mieux s'oxygéner et à pousser utilement au moment de l'expulsion. La sophrologie peut également aider à gérer les pulsions émotionnelles provoquées par les bouleversements hormonaux propres à cette période.

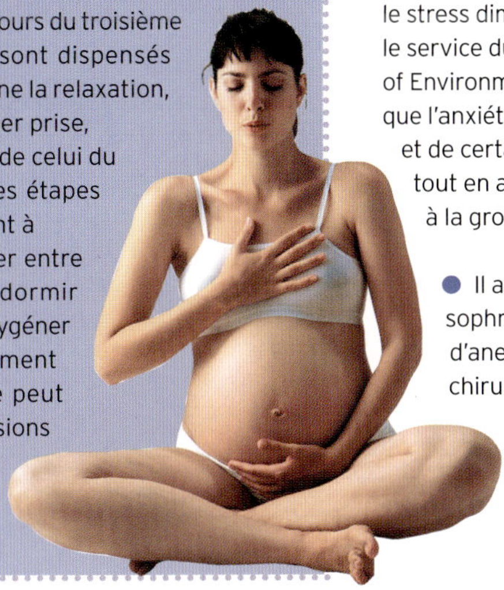

CE QU'EN DIT LA RECHERCHE

- La sophrologie, dans la mesure où elle favorise la maîtrise du stress, pourrait aider les couples en mal d'enfant. En effet, le stress diminue la fertilité. L'étude réalisée en 2006 dans le service du docteur Pablo Nepomnaschy, au National Institute of Environmental Health Sciences (Caroline du Nord), montre que l'anxiété augmente les taux de cortisol (hormone du stress) et de certaines cytokines (qui affectent le système immunitaire) tout en abaissant le taux de progestérone (indispensable à la grossesse).

- Il a également été prouvé que des séances de sophrologie permettaient de réduire les doses d'anesthésiants dans le cadre de certaines interventions chirurgicales.

Visualisation positive ou méthode de Simonton

Au début des années 1970, le cancérologue et radiothérapeute américain Carl Simonton constate que la guérison ne dépend pas uniquement du traitement, mais également du psychisme du malade. En effet, malgré un diagnostic très grave, certains de ses patients connaissent des périodes de rémission plus longues que d'autres cancéreux, moins atteints.

- Il réalise que la **force de persuasion** est capitale : le médecin qui croit à la guérison de son patient et arrive à le persuader de lutter contre la maladie obtient de meilleurs résultats qu'un confrère qui n'y croit pas.

- Dans les années 1980, il élabore avec son épouse, Stéphanie, psychologue, un **traitement global**. Le principe en est que chacun est acteur de sa santé et que la guérison dépend autant de l'état physiologique que de l'état psychologique. Le traitement repose essentiellement sur la **création d'images mentales** – ce que l'on appelle la visualisation –, l'**intégration du rôle du corps dans la guérison** et une **thérapie comportementale**. Cette dernière permet d'identifier et de combattre les pensées négatives nuisibles à la santé.

- Développée pour traiter les cancers, la méthode est applicable à d'autres pathologies.

À faire soi-même

- Relaxez-vous, au besoin en vous aidant des méthodes proposées sur CD ou autre, en vente dans le commerce.

- Pensez à un événement positif de votre vie ou imaginez une situation agréable que vous souhaitez voir se réaliser.

- Définissez un symbole pour représenter la maladie et un autre pour la guérison. Le symbole maladie doit être « vulnérable ». Par exemple, un petit tas de sable peut symboliser la maladie et une grande vague qui le détruit sera le symbole de votre système de défense.
Si vous avez des difficultés à visualiser, il est très utile de rechercher les causes de ce blocage (conflit non résolu à l'origine de la pathologie, manque de confiance en soi...).

- La visualisation du symbole maladie/guérison ne doit être faite qu'une seule fois au cours de la séance.

- La séance ne doit pas prendre plus de cinq minutes. Il est conseillé d'en pratiquer au moins trois par jour.

Taiji quan

Technique gymnique née en Chine il y a quelque dix siècles, le taiji quan est un art martial qui vise à maintenir ou à rétablir la circulation de l'énergie vitale dans le corps. Il consiste en un enchaînement continu de mouvements circulaires amples exécutés avec lenteur et précision dans un ordre déterminé.

PRINCIPES

- Le taiji quan (prononcez taï chi chuan), à l'instar du qi gong (voir p. 204), repose sur une **conception énergétique du corps et de la vie** (voir Médecine traditionnelle chinoise, p. 125). **La santé est définie comme la libre circulation des énergies** dans l'organisme ; les ralentissements, les blocages ou les perturbations dans cette circulation permettent à la maladie de s'installer. Pour assurer son bien-être, chaque individu peut, **par des exercices réguliers**, préserver ou rétablir l'harmonie des échanges énergétiques.

- *Taiji* désigne ce qu'il y a de plus grand, de suprême ; *quan* signifie poing et par là évoque aussi bien le combat à main nue que l'action exécutée par la main. Le taiji quan est donc l'action entreprise pour se **mettre en harmonie avec l'énergie suprême** mais aussi le combat suprême, c'est-à-dire le **combat contre soi-même**.

- Le taiji quan se pratique selon **deux voies** :
  - la première, dite **externe**, la plus connue, correspond à un travail gestuel et respiratoire ;
  - la seconde, dite **interne**, nécessite une plus grande implication, car elle associe en parallèle un travail sur soi et une concentration de l'esprit pour développer l'énergie mentale.

- Il existe **trois types de taiji quan** :
  - un **enchaînement lent de 108 mouvements**, le plus connu et celui qui est habituellement pratiqué en Occident ;
  - un **taiji rapide**, suite de mouvements vifs et serrés, centré sur la respiration énergétique (contrôle de la circulation de l'énergie dans les méridiens grâce à l'effet de la respiration abdominale) ;
  - des **taijis de combat** : boxe de Shaolin, kempo, gong fu...

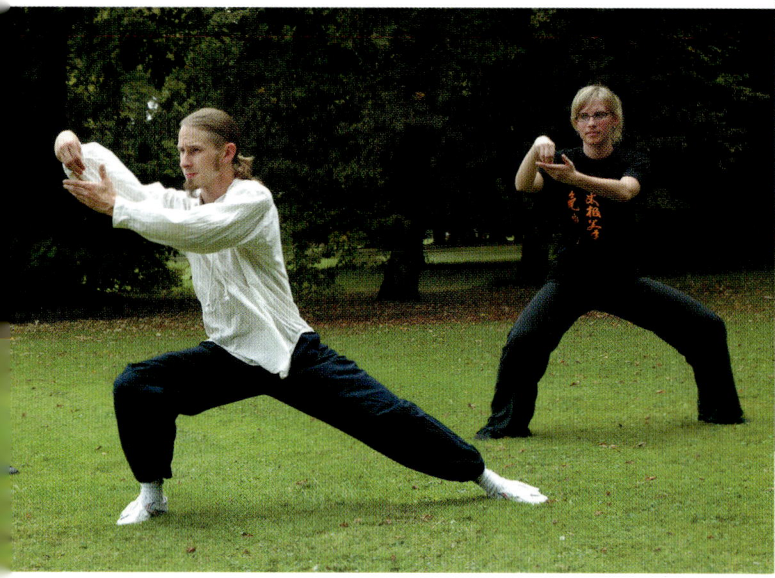

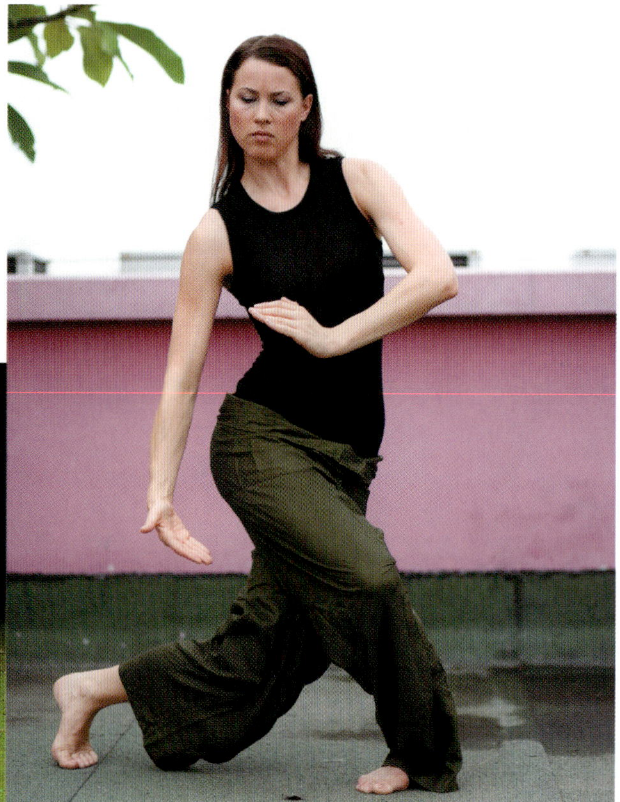

Qu'il soit rapide (à gauche) ou lent (ci-dessus), le taiji quan peut se concevoir comme un art martial ou tout simplement comme une gymnastique douce.

CE QUE PROPOSE LE TAIJI QUAN

- Pratiqué régulièrement, le taiji quan vous apporte **souplesse** et **équilibre**. Les mouvements sont particulièrement adaptés si vous souffrez des articulations. Ils permettent de **réduire les risques de chute**, donc de fracture. Une pratique régulière vous aidera également à **prévenir les problèmes liés à l'ostéoporose** postménopausique, à **améliorer votre posture**, à **soulager l'arthrose** et à réduire les troubles dus à la fibromyalgie.

- Le **travail sur le souffle et la respiration** est très important : la pratique de la respiration abdominale, profonde et régulière, vous aidera à développer votre capacité respiratoire, d'où une meilleure oxygénation des tissus et des organes, ce qui facilite l'élimination des déchets. Si vous êtes sujet au stress, ce travail sur le souffle vous sera également très utile.

- Associé à des règles d'hygiène de vie (notamment alimentaires), le taiji quan vous permettra de **prévenir les maladies de surcharge** telles que l'obésité, le diabète de type II, l'athérosclérose, le syndrome métabolique…

CONTRE-INDICATIONS

- Il n'y a pas de contre-indications : les exercices peuvent être pratiqués à tout âge.

- Toutefois, **si vous êtes cardiaque** ou si votre état général est particulièrement altéré, **restez prudent**. Il est préférable de demander conseil à votre médecin. Vous devrez, de toute façon, fournir une attestation médicale d'aptitude pour vous inscrire à un cours.

MISES EN GARDE

- Pour être réellement efficaces, **les mouvements doivent être pratiqués correctement.** Mal faits, ils peuvent être plus nuisibles qu'utiles.

- Si vous apprenez seul avec des livres ou des vidéos, vous risquez de prendre de mauvaises habitudes : **il est indispensable de suivre un cours**. Le professeur corrigera vos erreurs, vous indiquera les exercices adaptés à votre problème, ceux qui sont à éviter, et il vous guidera pour atteindre l'état d'esprit nécessaire à la maîtrise de votre énergie. En revanche, entre les cours, vous devrez vous entraîner seul, si possible tous les jours.

- Avant de vous engager, demandez à **assister à un cours**. Celui-ci doit se dérouler **dans le calme**, vous convenir par son approche et **ne pas accueillir trop d'élèves**. Ceux-ci doivent pouvoir discuter avec le maître de leurs expériences, de leurs progrès, de leur accomplissement personnel.

POUR EN SAVOIR PLUS

Une pratique née de l'observation

Le taiji quan aurait été codifié par un moine taoïste, Zhang Sanfeng, vers le XIe ou le XIIe siècle (d'autres sources avancent le XVIe siècle). Mais sa pratique est certainement encore plus ancienne. Zhang Sanfeng souhaitait réformer les arts martiaux en leur donnant une dimension spirituelle. Il aurait imaginé le taiji quan en observant le combat d'un oiseau et d'un serpent : les ondulations lentes et incessantes du reptile lui auraient assuré la victoire.

COMMENT TROUVER UN PRATICIEN

- Il n'existe pas de formation qualifiante officielle en taiji quan. Cependant, plusieurs écoles forment des professeurs compétents. Adressez-vous aux différentes fédérations, qui vous communiqueront des adresses et pourront vous conseiller.

CE QU'EN DIT LA SCIENCE

- Les rares études menées en Occident ne permettent pas de conclure à un effet thérapeutique certain. Les scientifiques occidentaux considèrent encore le taiji quan comme une gymnastique et lui reconnaissent à ce titre un rôle préventif et d'entretien. Les recherches, réalisées pour la plupart en Chine et en Corée, n'ont été que rarement traduites.

VRAI OU FAUX ?

Le taiji quan n'est pas adapté aux Occidentaux.

FAUX. Selon la conception énergétique de la médecine traditionnelle chinoise (voir p. 125), l'homme, quelle que soit son origine, participe des mêmes lois. Le taiji quan, tout comme le qi gong, d'ailleurs, convient donc à tout être humain, en tout lieu, en tout temps.

Comment se déroule une séance

- Les cours peuvent être individuels ou collectifs et durent généralement une heure et demie. Vous devez suivre **au moins un cours par semaine**.

- Prévoyez des vêtements amples et légers qui ne gênent pas vos mouvements. **Évitez tout ce qui serre** (montre, ceinture, soutien-gorge, etc.). Prévoyez aussi des chaussons souples à semelles minces afin de laisser libre le jeu des muscles et des articulations de vos pieds.

- L'enchaînement complet des 108 mouvements dure de vingt à quarante minutes selon la vitesse de leur exécution. Il existe des versions abrégées de 48, voire 24 mouvements, mais elles n'auraient pas la valeur préventive et thérapeutique de la série complète. Vous devrez donc pratiquer la version longue aussi souvent que possible.

- Veillez à ce que vos **enchaînements** soient **lents, coulés, ininterrompus**. Vous devez sentir que l'impulsion de vos mouvements part du bassin, les membres suivent. L'axe de votre colonne vertébrale doit toujours rester bien droit ; vous devez appréhender cette ligne droite, du coccyx au sommet du crâne. Soyez attentif à la bonne position de vos mains.

- Le professeur doit **corriger vos erreurs**, en particulier concernant la position de vos mains et de votre colonne vertébrale.

- Entre les cours, faites vos exercices régulièrement, en plein air ou dans un local aéré, si possible dix à vingt minutes, deux fois par jour.

- Attendez une à deux heures après le repas pour pratiquer. Après votre séance, évitez de vous asseoir, de vous allonger et de prendre un bain. Marchez un peu et attendez au moins une demi-heure avant de manger.

Les « huit brocarts » (ba duan jin). *Cette série d'exercices a pour but de préparer le corps à la pratique du taiji quan en libérant les épaules, la taille et les hanches.*

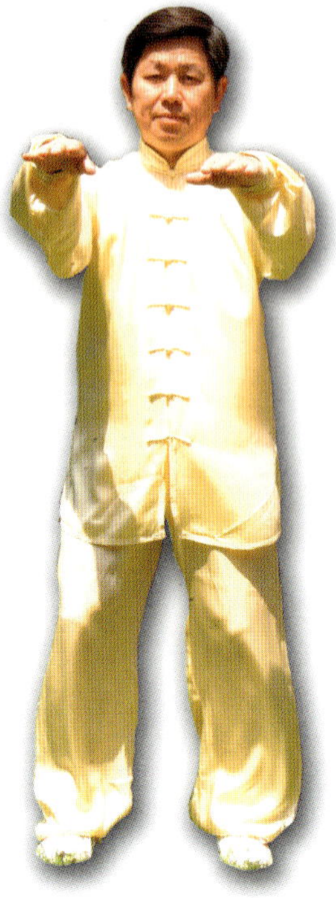

1 *Relâchez tout le corps, mains le long des cuisses, pieds joints. Puis écartez le pied gauche de manière que les pieds soient dans l'axe des épaules et levez les bras à la hauteur des épaules.*

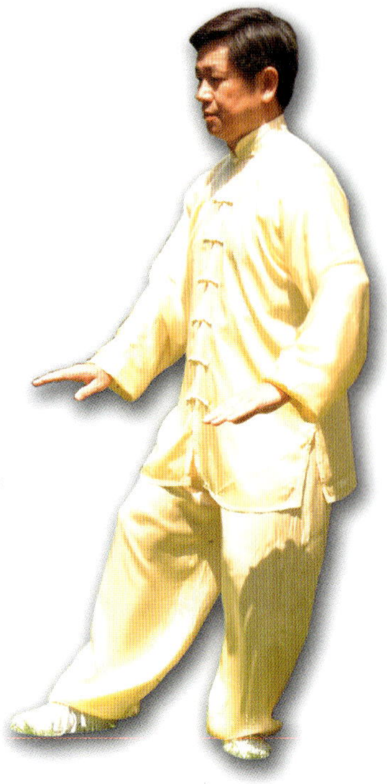

2 *Descendez les mains à la hauteur des hanches. Faites pivoter votre corps à droite et écartez les mains.*

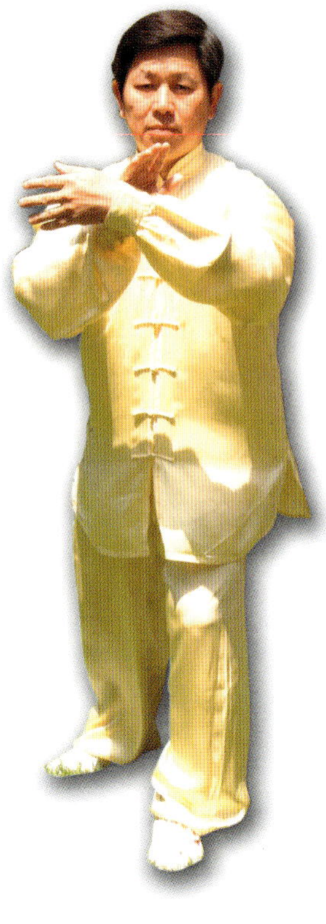

3 *Transférez le poids du corps sur la jambe gauche. Joignez les mains à la hauteur de la poitrine et poussez vers l'extérieur avec les mains, paumes en avant.*

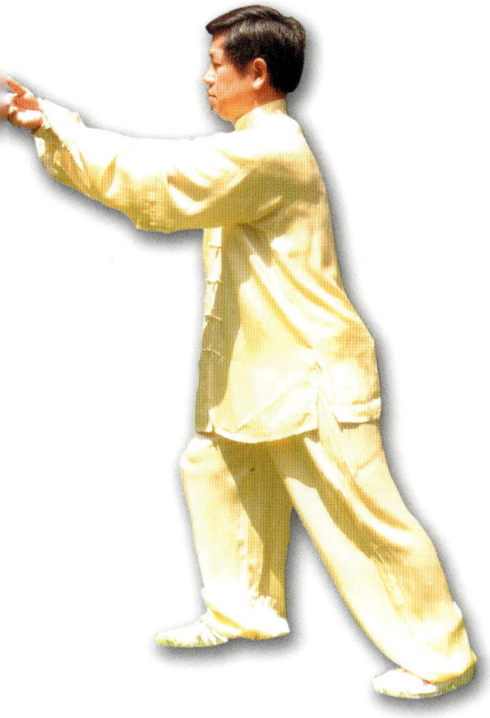

4 *Faites pivoter votre corps à droite, les mains à hauteur de la poitrine.*

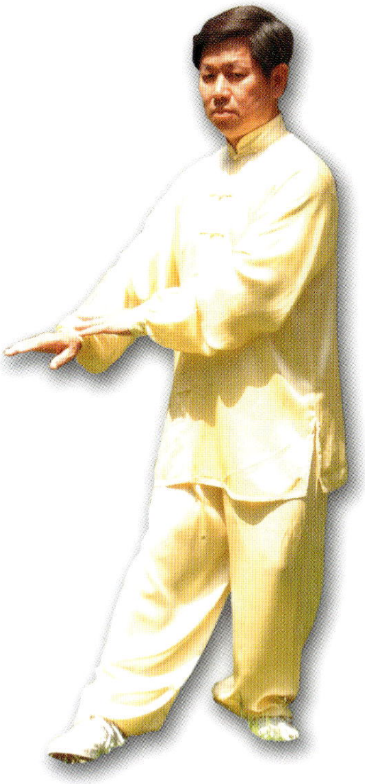

5 *Reculez, tirez les mains vers l'arrière, puis faites pivoter votre corps vers la gauche.*

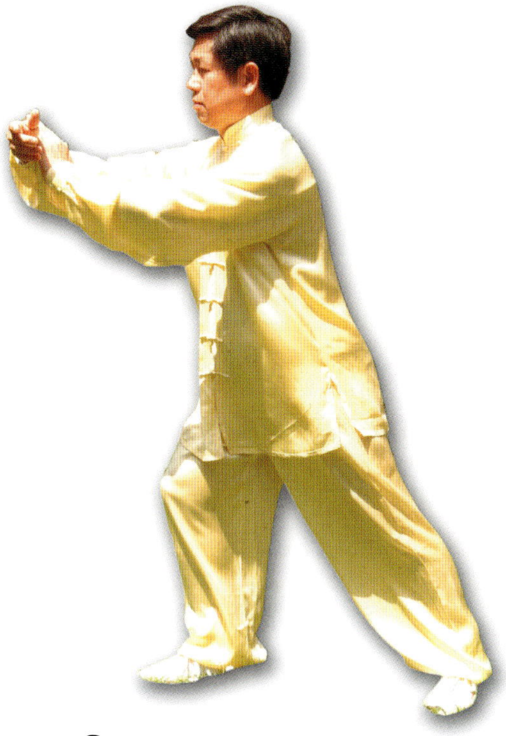

6 *Passez la main gauche à l'intérieur de la main droite, puis transférez le poids du corps sur la jambe droite. Poussez les mains vers l'avant.*

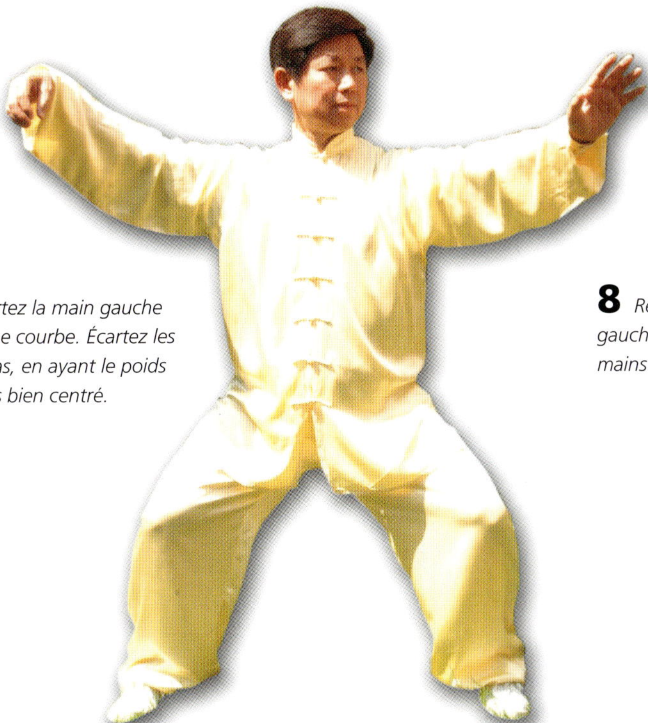

7 *Écartez la main gauche selon une courbe. Écartez les deux bras, en ayant le poids du corps bien centré.*

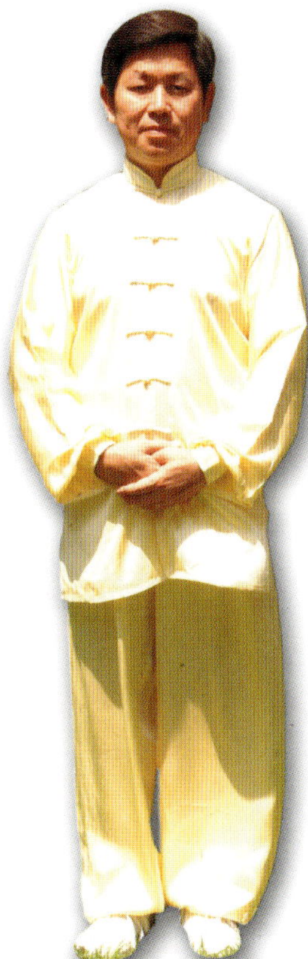

8 *Rentrez le pied gauche et ramenez les mains sur le bas-ventre.*

Thalassothérapie

La thalassothérapie regroupe l'ensemble des soins utilisant l'eau de mer et ses dérivés, le climat marin et le sable, dans un but curatif. Elle se déroule donc uniquement en bord de mer. Elle a de très nombreuses indications thérapeutiques mais propose également des soins de remise en forme où le bien-être tient la première place.

Voir aussi Hydrothérapie, *p. 85.*

PRINCIPES

- La thalassothérapie utilise les vertus bienfaisantes de l'environnement marin. L'eau de mer est **riche en chlorure de sodium, en sels minéraux** (potassium, fer, magnésium, phosphore, etc.) **et en oligoéléments** (manganèse, cuivre, zinc, silice, lithium, cobalt, fluor, iode, etc.), ainsi qu'en vitamines et acides aminés.

- L'intérêt médical des sels marins provient de leur activité électrique incessante : sous forme d'ions, ces **particules** sont **absorbées par la peau, puis distribuées vers les organes** qui en ont besoin – les ions calcium vers les surfaces osseuses abîmées, les ions potassium vers les muscles, par exemple. Les ions non utilisés sont stockés dans la peau, ce qui explique que l'effet bénéfique des cures se poursuive plusieurs mois après la fin du séjour.

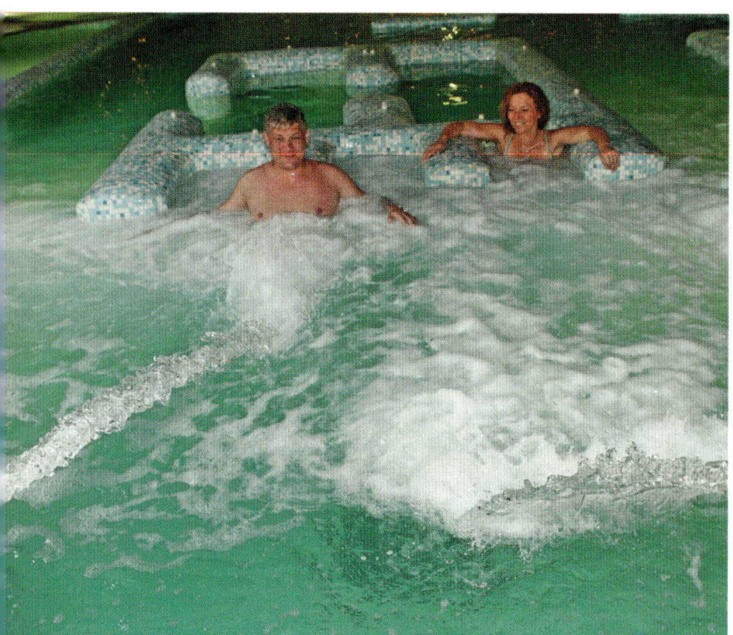

Soins en piscine d'eau de mer avec jets d'eau pulsés.

À SAVOIR
Un essor récent

Dans l'Antiquité, déjà, Hippocrate vantait les vertus thérapeutiques de la mer. Mais il faudra attendre 1750 pour qu'un médecin anglais, Richard Russell, révèle les bienfaits du milieu marin dans son ouvrage *De l'usage de la mer sur les maladies des glandes.* Le terme de thalassothérapie, qui signifie en grec « guérison par la mer », est créé en 1869 par un médecin français, le docteur de La Bonnardière, établi à Arcachon. Toutefois, en France, la technique ne commença à connaître un franc succès auprès du grand public que dans les années 1980.

- L'efficacité de la thalassothérapie repose également sur **le climat marin**. La douceur et la stabilité des températures ont un **effet sédatif**, tandis que les vents, la luminosité, les radiations solaires ont une **action stimulante**.

- L'air marin est riche en oxygène et en ions négatifs, fines particules connues pour leur effet antistress. Parmi ces ions, l'iode contenu dans les embruns stimule la fabrication d'hormones de la glande thyroïde.

CE QUE SOIGNE LA THALASSOTHÉRAPIE

- Vous pouvez entamer une cure en cas de **maladie articulaire** (arthrose, lombalgie) ou **osseuse** (ostéoporose), de **rhumatismes inflammatoires** (arthrites), de **problèmes vasculaires** (jambes lourdes), d'**insuffisance respiratoire**, de **troubles endocriniens** (liés à la thyroïde), de problèmes de gencives et de dents, de séquelles après un traumatisme osseux (fracture, contusion) ou une intervention chirurgicale.

- La thalassothérapie peut également vous aider à combattre **surpoids**, cellulite, **tabagisme**, insomnie, stress, fatigue et asthénie, ou tout simplement à **améliorer votre bien-être**.

CONTRE-INDICATIONS

● Certaines maladies exigent des précautions particulières. Si vous souffrez d'une maladie cardiaque ou d'un cancer, les soins doivent être pratiqués progressivement, d'autant que l'air marin a tendance à **fatiguer les patients déjà fragiles**. En revanche, les **métastases et reprises évolutives de cancers** constituent des **contre-indications formelles**, tout comme les dermatoses, les allergies à l'iode, l'hyperthyroïdie, les maladies de la peau – à l'exception du psoriasis –, les troubles psychiatriques (schizophrénie, psychose, etc.) et le sida.

Comment choisir un établissement de thalassothérapie

● Les établissements se différencient par la présence ou non de médecins spécialistes, mais surtout par leurs programmes (minceur, antitabac, etc.). Vous choisirez donc en fonction de vos besoins et de vos envies, tout en sachant qu'en France chaque littoral a sa particularité : l'océan Atlantique est tonique, avec ses vents violents ; la Manche a un climat idéal pour faire le plein d'iode en raison de marées importantes ; enfin, la Méditerranée, grâce à un bon ensoleillement, apaise en cas de surmenage et favorise l'absorption de vitamine D.

● Dans le cadre d'une rééducation fonctionnelle postopératoire, la cure est prise en charge par la Sécurité sociale. Veillez à toujours distinguer le tarif de la cure de celui de l'hébergement, car rien ne vous oblige à séjourner dans l'établissement qui dispense les soins.

CE QU'EN DIT LA SCIENCE

● Les effets thérapeutiques d'une thalassothérapie sont difficiles à évaluer précisément, car la nature de l'eau n'est pas toujours la même. Cependant, il a été constaté que certains curistes abandonnent leur traitement contre les troubles du sommeil et la douleur à l'issue de leur séjour.

POUR EN SAVOIR PLUS

Les centres de thalassothérapie proposent des cures de remise en forme pour femmes enceintes, jeunes actifs surmenés, personnes en surpoids, etc. Elles s'articulent sur deux grands axes : la diététique et la prise en charge du corps. Outre les soins traditionnels (aquagym, algothérapie, douches, bains, etc.), des séances de sophrologie, des soins d'inspiration asiatique ou indienne, des gommages corporels sont inclus. Idéalement, ce type de cure doit durer six jours.

Comment se déroule une cure

● Dès votre arrivée, il est préférable de **consulter un médecin** du centre. Ce n'est pas obligatoire mais recommandé : vous bénéficiez ainsi d'un programme de soins adapté, impliquant un personnel médical et paramédical – kinésithérapeutes, hydrothérapeutes et médecins.

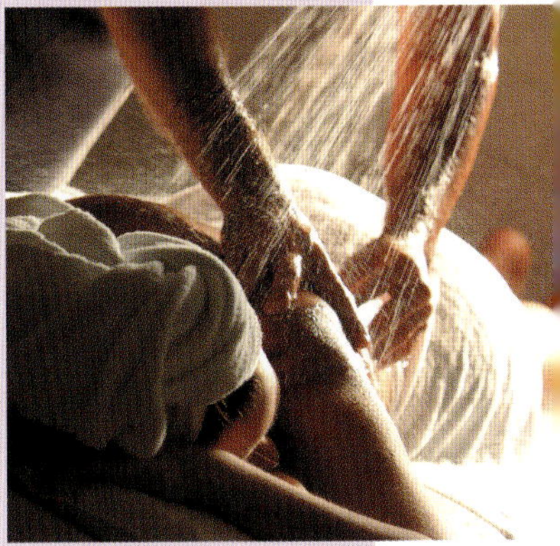

Soins par jets d'eau de mer.

● Votre cure doit durer **au moins six jours** pour avoir un effet thérapeutique. Mais, pour obtenir de bons résultats dans la durée, **deux séjours de dix à douze jours** dans l'année **sont conseillés**. N'attendez pas de résultats thérapeutiques d'un « week-end détente » : il vous permettra juste de vous relaxer.

● Quel que soit votre objectif, le séjour se déroule suivant un schéma de **quatre soins par jour sur une demi-journée**. Le reste du temps, vous profitez des aménagements du centre (piscine, hammam, sauna, salle de sport, soins esthétiques).

● Le programme comporte **différents soins** de thalassothérapie traditionnelle : de la balnéothérapie (voir p. 87), des soins collectifs en piscine regroupant la rééducation, les parcours de marche en bassin, le jet sous-marin et l'aquagym, de la kinésithérapie classique (massage manuel et drainage lymphatique).

● Si vous avez choisi la thalassothérapie pour vous débarrasser de votre **cellulite**, le forfait peut comprendre des séances de **pressothérapie** (pression des jambes enveloppées dans des bottes pneumatiques pour améliorer la circulation du sang) ou d'**algothérapie** (voir p. 238).

● Le **bain de sable ou arénothérapie** fait partie de l'arsenal thérapeutique de la thalassothérapie. Il est indiqué pour lutter **contre l'embonpoint** et se pratique sur la plage : votre corps est enveloppé d'une couche de sable de 3 ou 4 cm d'épaisseur, chauffée à 45 °C.

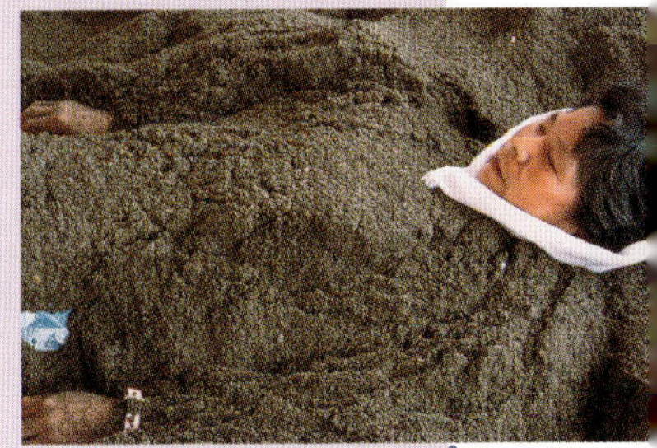

Algothérapie

L'algothérapie se fonde sur les propriétés des algues, qui ont un pouvoir antiseptique expérimentalement prouvé.

- Les algues sont riches en **oligoéléments** et en minéraux ; elles renferment presque toutes des **vitamines** et des **acides aminés**. Chaque espèce d'algue possède ses propres vertus : certaines sont amincissantes, d'autres favorisent la circulation du sang…

- En cure, plusieurs soins vous sont proposés : par exemple, des **bains d'eau de mer enrichie d'algues broyées** pour faire le plein d'oligoéléments ou un **enveloppement d'algues chaudes**. Ce soin, qui favorise l'élimination des toxines, est idéal dans le cadre d'une cure minceur ou si vous souffrez d'arthrose (en dehors des poussées inflammatoires), de rhumatismes, des séquelles d'un traumatisme.

POUR EN SAVOIR PLUS

Un concentré de bienfaits

Fraîches, les algues contiennent notamment du phosphore, du potassium, du soufre, du magnésium, du calcium, des oligoéléments (iode, zinc, fer, sélénium), des acides aminés, des vitamines, mais aussi de la chlorophylle. Aussi en fait-on grand usage, non seulement en thalassothérapie, mais aussi et surtout en diététique.

Attention, il n'est **pas adapté si vous avez des varices** avec lésions cutanées **ou une maladie cardiaque** (infarctus du myocarde, insuffisance respiratoire décompensée).

- En cas de **douleurs articulaires aux mains**, la technique des **boules marines** peut vous soulager : elle consiste à immerger les mains dans une boue d'algues chaude que l'on malaxe.

- Enfin, un soin par **cryothérapie** peut atténuer les **problèmes de circulation sanguine** : on appliquera sur vos jambes des algues froides associées à des plantes aux vertus circulatoires.

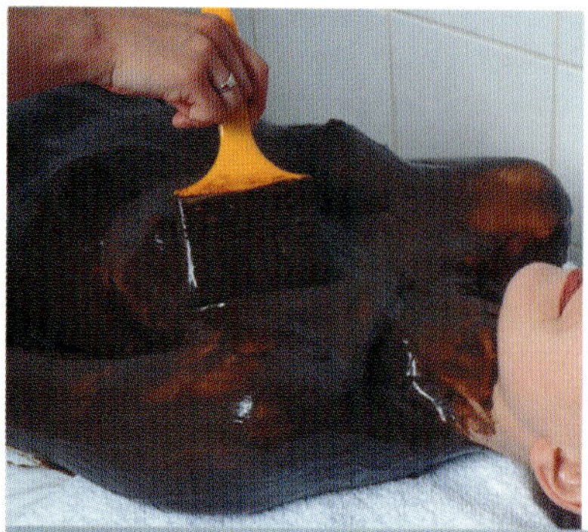

1 *On applique directement sur la peau un mélange d'algues chaudes finement broyées sur tout le corps ou sur certaines parties seulement, selon le cas.*

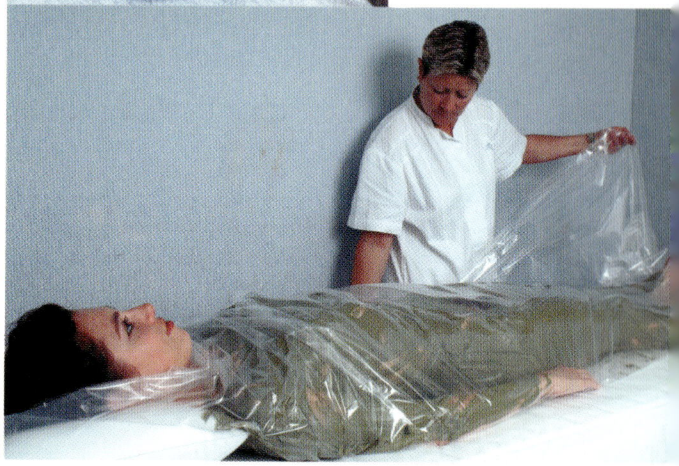

2 *Le curiste est ensuite enveloppé dans un drap de plastique qui conserve la chaleur du mélange d'algues pendant toute la séance.*

Thermalisme

Le thermalisme est une méthode thérapeutique fondée sur l'utilisation des eaux minérales et de leurs dérivés (boues, gaz, vapeurs), dont les vertus sont reconnues par le corps médical. Cette méthode thérapeutique complète est devenue une vraie discipline, appelée crénothérapie. Elle offre toutes sortes de soins et propose aussi au patient d'adopter une nouvelle hygiène de vie.

Voir aussi Hydrothérapie, *p. 85.*

PRINCIPES

- Connu depuis l'Antiquité, le thermalisme est toujours resté fidèle à son principe fondateur : **soigner par les eaux minérales**.

- Il existe en France **plus de 1 200 sources d'eaux bienfaisantes**, reconnues par les médecins, à condition toutefois qu'elles soient utilisées pures et là où elles émergent.

- Les **eaux minérales** sont **classées** en cinq grandes catégories **selon leur composition chimique** – bicarbonatées, sulfatées, sulfurées, chlorurées et oligométalliques –, qui leur confère des vertus thérapeutiques particulières. Chaque station thermale est spécialisée dans le traitement de pathologies précises, en fonction des propriétés médicinales de ses eaux.

- L'efficacité du thermalisme ne repose pas uniquement sur le bienfait des eaux. La cure thermale est un moment à part : le patient rompt avec son milieu de vie, profite de conseils diététiques, bénéficie de soins de kinésithérapie, se détend, échange avec d'autres personnes souffrant de la même affection. En se concentrant sur la personne et pas seulement sur la maladie, le thermalisme offre une **approche médicale globale.**

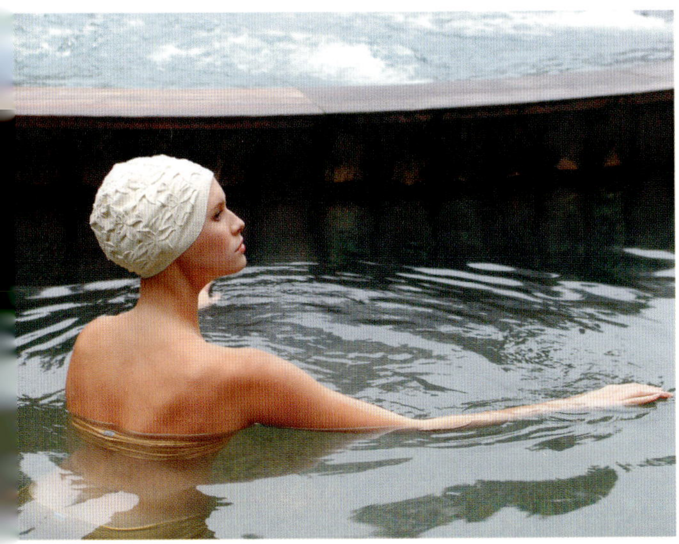

POUR EN SAVOIR PLUS

Depuis l'Antiquité...

Si les traces les plus anciennes du thermalisme remontent à l'Antiquité (3000 avant J.-C.), nul ne sait qui, des Chinois, des Égyptiens ou des Romains, furent les premiers à pratiquer des cures thermales ; mais quoi qu'il en soit, personne ne doutait des vertus bienfaisantes de certaines eaux. En France, l'âge d'or du thermalisme se situe au XIXe siècle : les stations thermales se développèrent considérablement, jusqu'à accueillir en 1855 plus de 120 000 curistes !

CE QUE SOIGNE LE THERMALISME

- Vous pouvez bénéficier des bienfaits d'une cure en cas d'**affection psychosomatique** (anxiété, dépression, troubles du sommeil), de **sciatique** ou d'**arthrose**, d'**état pathologique chronique** (rhumatismes, allergie, migraines, dermatose, infection urinaire, infection de la gorge, du nez ou des sinus, insomnie), d'hypertension, de colites, d'obésité ou encore de diabète.

- Si vous souffrez d'**insuffisance veineuse**, de troubles gynécologiques (douleurs pelviennes de toute nature) ou neurologiques (affection des nerfs, handicap moteur lié à une hémiplégie, maladie de Parkinson, etc.), des cures régulières peuvent vous soulager.

- Vous pouvez également faire soigner votre **enfant** s'il souffre d'**anorexie**, d'une **affection ORL ou respiratoire**, de **fractures** avec retard de consolidation, etc.

CONTRE-INDICATIONS

- Pour vous rendre dans un établissement de thermalisme, vous devez être autonome. De plus, les cures sont contre-indiquées en cas d'état général déficient, si vous êtes atteint d'une **affection grave évolutive** (cancer, cardiopathie sévère, etc.) et en cas de **grossesse pathologique**.

Comment choisir un établissement thermal

- La cure thermale est un acte médical : c'est donc exclusivement votre médecin traitant qui peut la prescrire.

- Il lui revient de choisir la station thermale la mieux adaptée au traitement de votre pathologie, en prenant en compte la composition des eaux, le climat, les soins proposés, etc.

- Si plusieurs stations répondent aux mêmes critères médicaux, il doit vous proposer la plus proche de votre domicile.

- Les frais de cure peuvent être remboursés par la Sécurité sociale (à hauteur de 65 à 70 %) après acceptation de votre dossier. Votre médecin remplit un formulaire de demande de prise en charge, à adresser à la Caisse primaire d'assurance-maladie. Certaines mutuelles et complémentaires santé peuvent financer le complément. Les frais de transport et d'hébergement sont parfois pris en compte par les organismes sociaux, sous conditions de revenus.

Deux types de traitement de l'asthme chez l'enfant : le humage (respiration de particules d'eau) et les gargarismes.

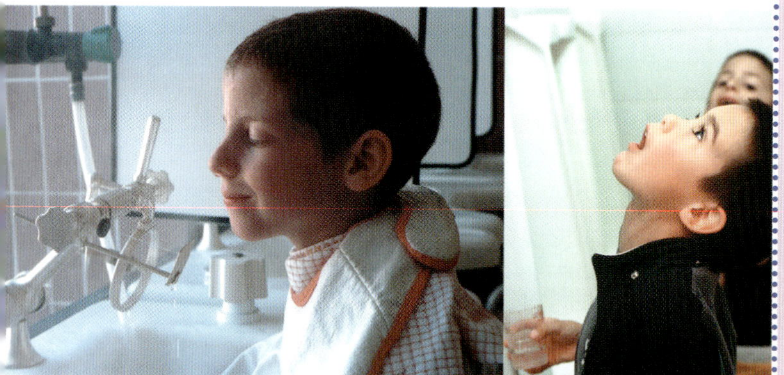

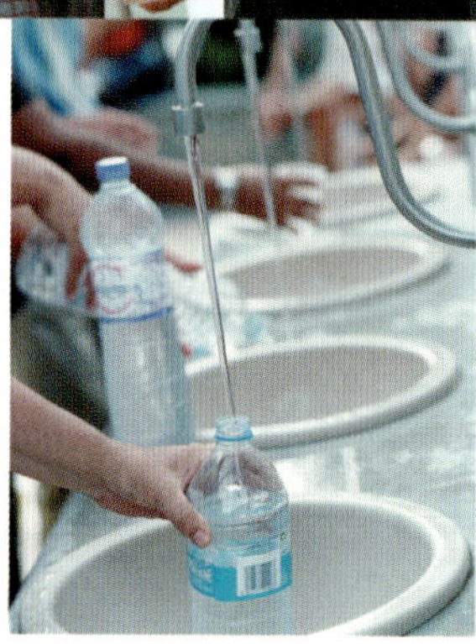

La cure de boisson est très souvent prescrite en association avec d'autres types de traitement.

Comment se déroule une cure

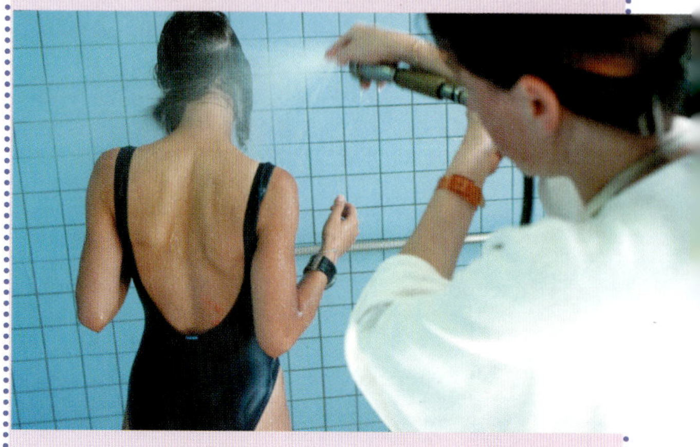

Une adolescente est traitée pour de l'eczéma, ici par une douche en jet.

LE DIAGNOSTIC

- Dès votre arrivée à la station, **vous rencontrez le médecin** de l'établissement, qui vous prescrit la durée et le rythme des soins en fonction de votre pathologie.

- Votre séjour dure en principe **dix-huit jours**, temps nécessaire pour que les eaux minérales puissent faire effet. Il est ponctué par trois visites médicales obligatoires avec le médecin thermal, à votre arrivée, en cours et en fin de cure.

LE TRAITEMENT

- Il alterne et associe trois techniques de soins selon votre problème :
  - **l'hydrothérapie externe** (bains, douches, vapeurs d'eau, gaz thermaux, applications locales d'eaux et de boues thermales) ;
  - **l'hydrothérapie interne** (aérosolthérapie, c'est-à-dire l'ensemble des techniques par l'air, inhalations, gargarismes, nébulisations) ;
  - **la cure de boisson**.

Par exemple, le bain, à une température spécifique, possède un effet sédatif et peut être prescrit pour calmer des douleurs. Le gaz thermal facilite la circulation sanguine (vasodilatation). Et les techniques d'aérosolthérapie assainissent et régulent l'inflammation des tissus des voies respiratoires (nez, gorge, oreilles).

- Des traitements de kinésithérapie ou encore des conseils d'hygiène de vie, notamment nutritionnels, peuvent vous être proposés.

Cure libre et minicure

Excepté la cure classique, il existe deux autres types de cure : la minicure, qui dure de six à douze jours, et la cure libre de soins, qui s'étale sur cinq à huit jours. La minicure est conseillée pour les états pathologiques chroniques, une ou deux fois par an (elle n'est pas toujours remboursée par les organismes sociaux), tandis que la cure libre, à la carte, fait appel à des soins thermaux spécifiques pas forcément prescrits par le médecin traitant. Cette dernière n'est pas remboursée.

CE QU'EN DIT LA SCIENCE

● Au cours des vingt dernières années, des centaines de travaux de recherche ont été réalisés et publiés sur les bienfaits du thermalisme. Ainsi, son efficacité à traiter les affections ORL et des voies respiratoires chez l'enfant est connue de longue date. Plus récemment, la cure thermale a fait ses preuves en dermatologie contre l'eczéma infantile en apportant une amélioration visible sur les poussées sans risque d'effets secondaires.

● Il a également été clairement prouvé que les cures peuvent avoir trois effets positifs : une **réduction sensible des symptômes**, une **amélioration globale de l'état de santé**, une **diminution de la consommation des médicaments**. Par exemple, plusieurs essais cliniques ont démontré qu'en cas de lombalgie chronique, le thermalisme diminuait significativement les douleurs, restaurait la mobilité du bas du dos et améliorait la qualité de vie. Ils ont aussi révélé qu'après la cure les malades consommaient moins de médicaments contre la douleur. Aussi les experts médicaux recommandent-ils sans réserve les cures thermales dans le traitement de cette affection chronique.

Climatothérapie

La climatothérapie désigne l'utilisation des propriétés des différents climats pour le traitement de maladies.

● Une station climatique, c'est-à-dire un lieu réputé pour les bienfaits de son climat, se caractérise par les **particularités de son sol** (telluriques), **de son atmosphère et son ensoleillement**.

● Les particularités telluriques regroupent la nature du sol, le relief, l'altitude, la latitude, la longitude, l'exposition au nord ou au sud, la présence de masses d'eau, le relief, etc. Chacune de ces caractéristiques, qui définissent une multitude de microclimats, a son importance. Un sol sablonneux est salubre, un sol argileux est facteur d'humidité. L'absence d'allergènes en altitude permet aux personnes souffrant d'une maladie respiratoire, d'asthme notamment, de trouver en montagne un environnement favorable.

● Les caractéristiques atmosphériques se rapportent aux variations de température, à la pression atmosphérique (qui décroît avec l'altitude), en passant par les vents, les précipitations, la composition et l'état électrique de l'air. Dans une station climatique, on trouve entre 3 000 et 4 000 ions négatifs par centimètre cube d'air alors que dans les villes, leur concentration tombe à près de 400 par centimètre cube. Or plusieurs études scientifiques ont montré que les **ions négatifs** rendent l'être humain **plus résistant à la fatigue et au stress**, améliorent l'humeur, la concentration et le sommeil, réduisent la fréquence des maux de tête et préviennent les états dépressifs. L'humidité accroît considérablement la quantité d'ions positifs, qui semblent mauvais pour la santé. Enfin, certains vents sont connus pour les malaises qu'ils provoquent, comme l'autan dans la région de Toulouse (surnommé « le vent des fous »).

● L'**ensoleillement** est **essentiel** : une station ne peut être tenue pour climatique si son ensoleillement est faible.

● Certaines stations climatiques sont en même temps des stations thermales et proposent en plus des soins de crénothérapie classique.

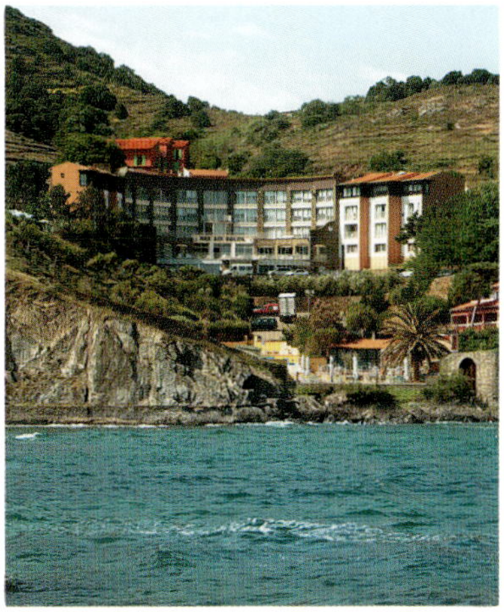

Le Centre héliomarin de réadaptation fonctionnelle mer-air-soleil de Collioure, dans les Pyrénées-Orientales, utilise les ressources de cette station climatique pour mettre en œuvre des programmes de rééducation destinés aux personnes handicapées.

Héliothérapie

L'héliothérapie est le traitement de certaines maladies par l'exposition du corps tout entier aux rayons solaires.

● Ce sont les **rayons ultraviolets**, compris entre 280 et 320 nanomètres, qui produisent les effets biologiques les plus utiles. Ces radiations, qui abondent surtout le matin, permettent la synthèse de la vitamine D et la **fixation du calcium**. L'héliothérapie est donc fortement conseillée dans le **traitement du rachitisme**, affection provoquée par la carence en vitamine D. Elle est aussi recommandée en cas de fractures et d'ostéoporose.

● Le corps entier réagit à l'irradiation par un accroissement du rythme cardiaque et respiratoire, une activation de la formation des globules rouges et blancs, et une stimulation psychique. L'héliothérapie est ainsi indiquée dans le **traitement de la dépression saisonnière**, affection touchant les personnes vivant dans l'hémisphère Nord au moment de la diminution de l'ensoleillement (voir Luminothérapie, p. 100).

● Le soleil peut avoir sur la peau une action antidouleur (analgésique), antibactérienne et cicatrisante. Il est bénéfique en cas de maladie de la peau, en particulier de **psoriasis**.

● L'héliothérapie est souvent prescrite pour la convalescence des maladies infectieuses, et tout particulièrement dans le traitement des tuberculoses non pulmonaires, mais contre-indiquée en cas de tuberculose pulmonaire.

● Les premières expositions doivent être brèves (dix minutes). Elles sont ensuite allongées en fonction de la pigmentation de la peau des patients.

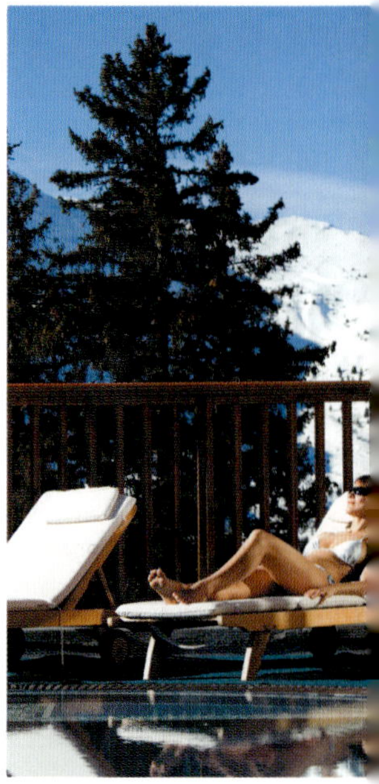

Fangothérapie

Cette méthode regroupe les techniques de soins exploitant les vertus des boues thermales.

● Il peut s'agir de **sédiments argileux contenant des micro-organismes** (algues unicellulaires) ou de **boues composées d'argile exclusivement minérale** (kaolinite, montmorillonite ou smectite) mélangée à de l'eau minérale ou à de la cire.

● Lors d'une séance de fangothérapie, le thérapeute applique, sur un ou plusieurs endroits de votre corps, de la **boue argileuse chauffée** entre 45 et 50 °C, et la laisse quinze minutes. Au-delà de ce délai, la déperdition thermique atténue l'intérêt du traitement. La chaleur de la boue a une action **apaisante** (sédative) et **antidouleur** (antalgique). Elle peut soulager vos tensions musculaires, votre arthrose (en dehors des poussées inflammatoires) ou les séquelles de traumatismes (entorse, contusion). Appliquée sur l'abdomen, elle permet d'apaiser les troubles dus à une maladie du côlon.

● En revanche, l'application de boue sur une zone étendue (le dos par exemple) est déconseillée si vous présentez une maladie cardiaque (infarctus du myocarde) ou une insuffisance respiratoire. Et elle est **contre-indiquée en cas de varices** avec des lésions cutanées **ou de phlébite aiguë.**

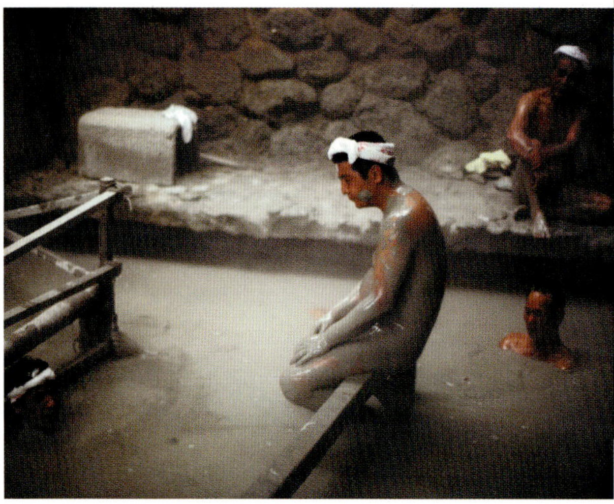

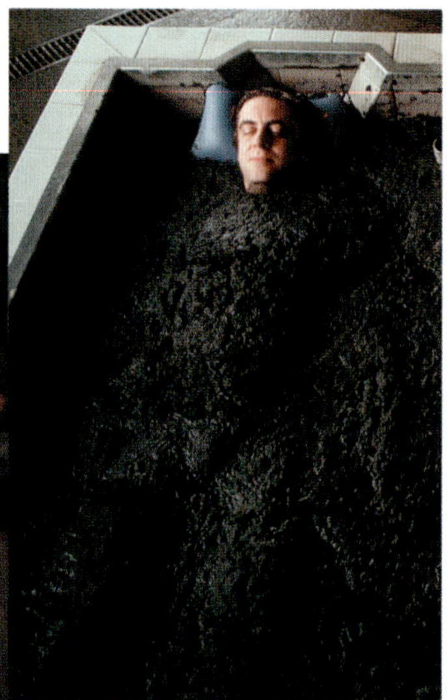

Ci-contre : bains de boues en Californie.

À gauche : des bains de boues peuvent aussi être proposés dans des sites où la boue se trouvent à l'état naturel, comme ici, au Japon.

Tomatis® (méthode)

La méthode Tomatis® se fonde sur les liens étroits qui existent entre l'audition et l'émission vocale. Elle se propose, en utilisant diverses stimulations sonores, de développer les capacités d'écoute et ainsi d'augmenter les facultés d'apprentissage et de communication.

PRINCIPES

● La méthode Tomatis® a été fondée dans les années 1950 par un oto-rhino-laryngologiste français, Alfred Tomatis (1920-2001). Il observa que, parmi ses patients, les ouvriers atteints de surdité professionnelle présentaient toujours une déficience vocale, et que, à l'inverse, les chanteurs consultant pour des problèmes vocaux souffraient aussi d'un déficit auditif.

● Il mit alors au point une sorte de casque audio, l'**« oreille électronique »,** émettant des fréquences sonores particulières, pour aider ses patients à recouvrer leurs qualités vocales, et énonça trois « lois » : une personne n'émet que les sons qu'elle entend ; la modification de son audition entraîne celle de sa voix ; il est possible de changer durablement sa phonation en stimulant son audition pendant un certain temps.

● En stimulant les facultés auditives d'un sujet à l'aide de cet appareil, Tomatis réussit à **transformer son langage**, mais aussi, résultat inattendu, à **stimuler** ses capacités d'**attention** et son désir de communiquer.

CE QUE PROPOSE LA MÉTHODE TOMATIS®

● Si vous souffrez de problèmes d'attention, d'écoute et de communication, ou si votre enfant a des **difficultés d'apprentissage et de communication** (dyslexie, troubles du comportement, autisme, retard d'apprentissage, etc.), la méthode Tomatis® peut vous apporter des solutions. Elle **faciliterait** aussi **l'apprentissage des langues étrangères**.

● Elle est très utilisée par les chanteurs, acteurs, conférenciers, enseignants..., qui cherchent à **user de leur voix sans fatigue**.

CONTRE-INDICATIONS

● Des **troubles graves du comportement ou du développement** ne peuvent être résolus uniquement par cette méthode : consultez d'abord un médecin ou un psychologue.

● Par ailleurs, elle ne convient pas au traitement des **pertes auditives d'origine organique**.

COMMENT TROUVER UN PRATICIEN

● Renseignez-vous auprès d'un médecin, d'un orthophoniste, d'un psychologue ou même d'un professeur de chant. Ils pourront vous conseiller. Les thérapeutes qui pratiquent cette méthode sont répertoriés à la société Tomatis Development SA, basée au Luxembourg.

Comment se déroule une séance

● Le thérapeute évalue vos capacités auditives grâce à un **test d'écoute**. Il vous propose ensuite un entraînement au moyen de l'**oreille électronique** pour vous faire entendre les fréquences que vous avez eu du mal à capter lors du test. En étendant peu à peu ces fréquences sonores, diffusées **sous forme de musique** (des concertos pour violons de Mozart et de Bach sont souvent au programme), vous êtes incité à exercer votre capacité d'écoute.

● Dans un centre agréé, l'entraînement se fait sur **une soixantaine d'heures**, à raison de deux heures par jour sur deux semaines, séparées par une pause de quatre à six semaines.

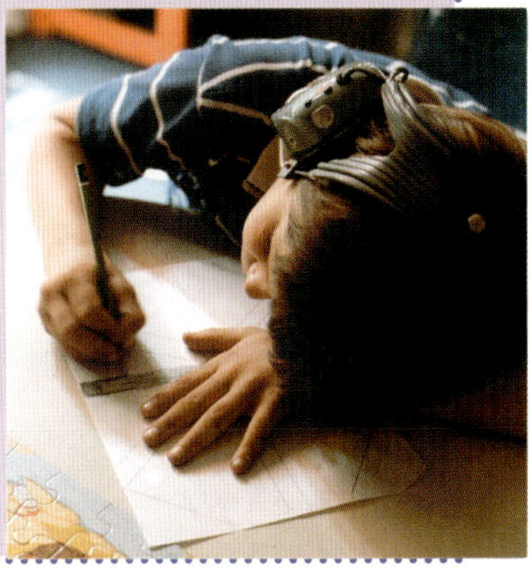

CE QU'EN DIT LA RECHERCHE

● À ce jour, les effets bénéfiques de la méthode Tomatis reposent sur des expériences personnelles et n'ont pas été prouvés. Aucune étude scientifique contrôlée n'a notamment démontré son efficacité contre les troubles de l'apprentissage et de la communication.

Toucher énergétique
(thérapies du)

Toutes ces thérapies postulent que le corps est environné d'un champ énergétique, ou aura, propre à chaque individu. La perturbation de cette aura pourrait engendrer la maladie. Les thérapeutes du toucher, par le biais de leurs mains, utilisent leur propre énergie pour restaurer celle de leurs patients.

PRINCIPES

- Pour les thérapeutes pratiquant le toucher énergétique, le corps humain est entouré d'un **corps invisible**, sorte de **champ énergétique complexe et dynamique**, appelé aussi **aura**. Celle-ci correspondrait à ce que certaines disciplines orientales traditionnelles nomment « corps subtil » ou « corps éthérique ».

- L'énergie supposée alimenter ce champ énergétique ne peut être mesurée ; aussi est-elle dite « énergie subtile ». À l'état naturel, le champ d'énergie est harmonieux. Mais **l'harmonie peut être rompue par des chocs, émotionnels ou physiques**. Le champ énergétique est alors perturbé.

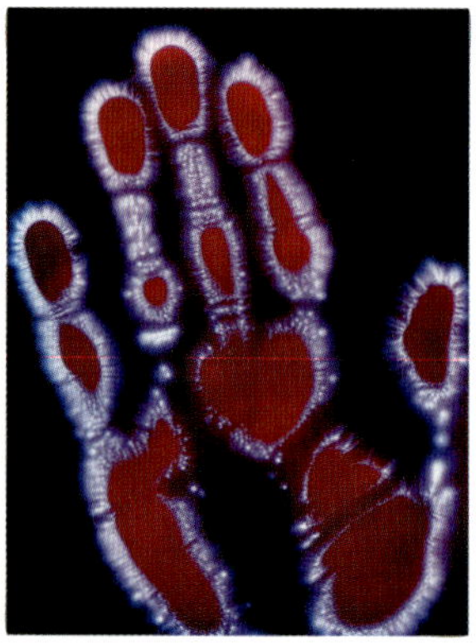

- Selon les thérapeutes, harmonie et dysharmonie du champ énergétique s'observent immédiatement par l'**effet Kirlian**, procédé photographique (voir photo ci-contre) permettant de mettre en évidence un halo lumineux autour de tout être vivant, parfois même à l'œil nu pour certaines personnes dotées de facultés de perception particulières.

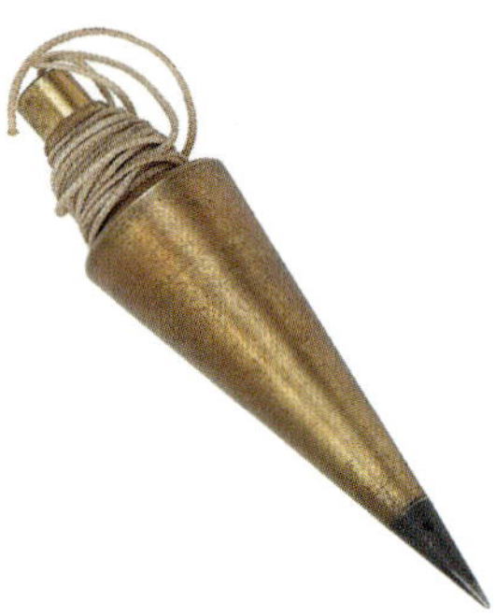

- Le thérapeute, grâce à ses **mains** mais aussi à son **intention profonde** de restaurer le bien-être, agit sur le champ d'énergie de la personne malade, et participe ainsi activement à sa guérison. Certains praticiens utilisent également des **pendules** (photo ci-contre), des **cristaux**, des **bols** ou des **huiles essentielles**.

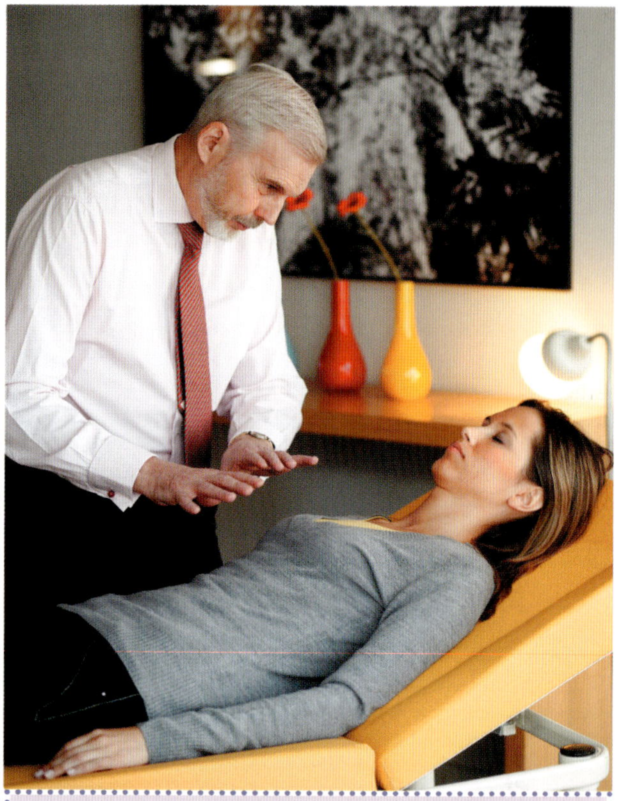

VRAI OU FAUX ?

Un thérapeute du toucher énergétique ne touche pas son patient.

VRAI. Malgré le terme de thérapie du toucher, le praticien ne pose pas les mains sur son patient, à moins que ce dernier ne l'y ait expressément autorisé. Dans les diverses étapes du traitement, il garde ses mains à distance du corps : le contact ne se fait pas au niveau de la peau mais à celui de l'aura.

CE QUE PROPOSENT LES THÉRAPIES DU TOUCHER ÉNERGÉTIQUE

- Si vous avez subi une **opération chirurgicale** ou un **choc émotionnel**, les thérapies du toucher énergétique peuvent vous accompagner et faciliter votre guérison. Elles sont également indiquées si vous êtes sujet au **stress** ou avez des difficultés d'endormissement.

- Vous pouvez les utiliser simplement comme des moyens agréables d'**optimiser votre bien-être** en vous détendant et en vous relaxant.

- Pour les **nouveau-nés prématurés**, elles favoriseraient le gain de poids et augmenteraient la résistance aux infections.

CONTRE-INDICATIONS

- Évitez les thérapies du toucher énergétique si vous êtes sous le coup de la colère ou de l'agressivité, sous l'influence de drogues ou d'alcool, ou dans tout autre état émotionnel difficilement contrôlable. Elles ne sont efficaces que chez les personnes disposées à les recevoir.

- Si vous consultez pour un bébé ou un jeune enfant, veillez à ce que la séance soit courte, car les petits sont particulièrement sensibles à l'énergie.

MISES EN GARDE

- Ces thérapies **ne remplacent pas les conseils médicaux**. Si elles peuvent aider, elles ne doivent en aucun cas entraver vos traitements.

- Le thérapeute ayant un rôle prépondérant, une forme de dépendance est toujours possible : méfiez-vous des **dérives sectaires**.

COMMENT TROUVER UN PRATICIEN

- Il n'existe pas de certification officielle des intervenants en toucher thérapeutique et autres thérapies par le toucher énergétique. Vous pouvez vous adresser aux organisations créées par les fondateurs des différentes techniques.

POUR EN SAVOIR PLUS

L'effet Kirlian

En 1939, un électricien russe, Semione Kirlian, découvre qu'une frange lumineuse apparaît autour de ses doigts lorsqu'il travaille sur des appareils à haute fréquence. Cette frange forme un halo de lumière, plus ou moins puissant, plus ou moins coloré. L'effet pouvant être photographié, Kirlian réalise alors avec sa femme des milliers de clichés de personnes exposées à un fort champ électrique. Pour certains, les photographies obtenues seraient celles du champ énergétique qui entoure les êtres vivants. En fait, l'impression des halos sur la plaque est provoquée par un mécanisme physique appelé « effet corona », qui se traduit par une décharge électrique survenant notamment en raison de l'humidité (la moiteur des mains, par exemple).

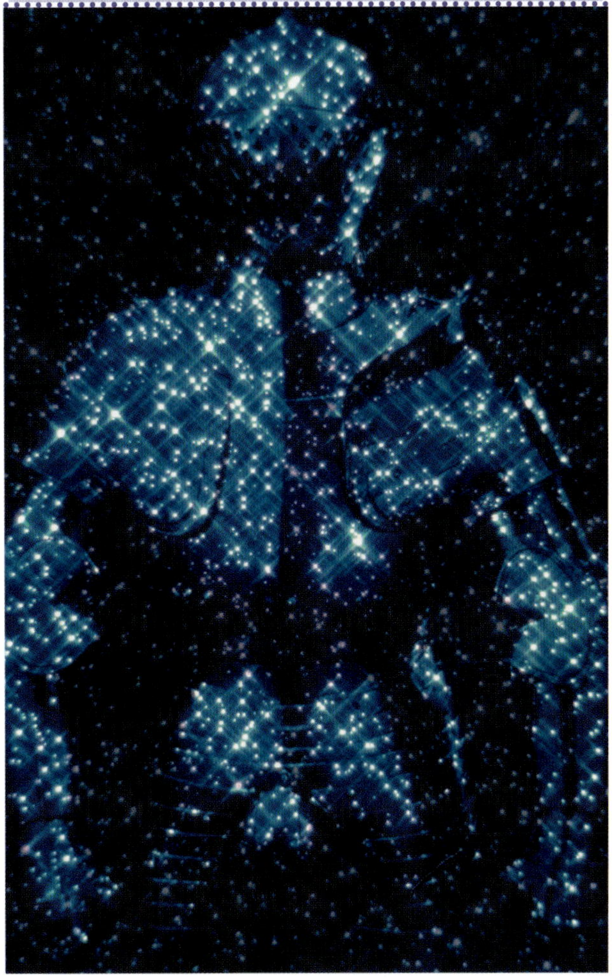

Les photographies par effet Kirlian révéleraient ce que les énergéticiens nomment l'aura et permettraient de matérialiser l'état de santé d'un individu. En effet, l'intensité des halos lumineux diminue en cas de maladie.

CE QU'EN DIT LA SCIENCE

● Plusieurs études cliniques ont été réalisées pour évaluer l'efficacité du toucher thérapeutique, mais elles portent sur un nombre restreint de patients. Certaines montrent des résultats positifs sur la guérison des blessures, les douleurs arthrosiques, la migraine et l'anxiété. Plus précisément, sur onze études contrôlées, sept présentaient des résultats positifs, trois, aucun effet, et une, un effet inverse : les patients du groupe contrôle guérissaient plus vite que ceux qui bénéficiaient de séances de toucher thérapeutique.

● Concernant les approches les plus marginales, souvent pratiquées par un seul individu, aucune étude n'a encore démontré une quelconque efficacité.

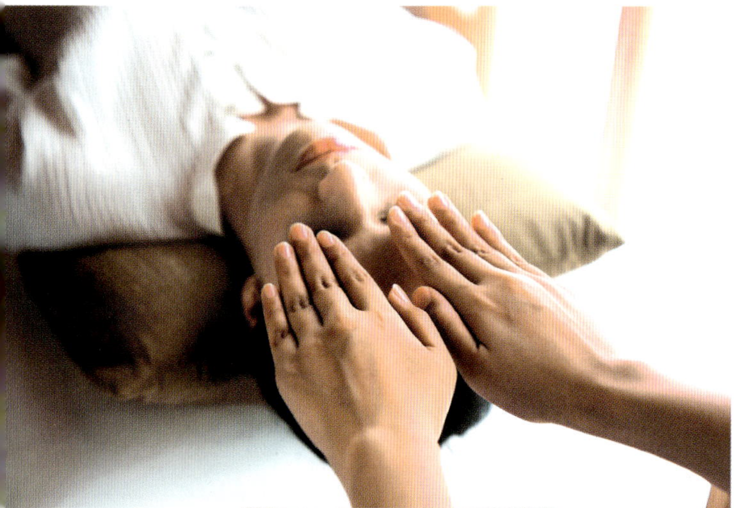

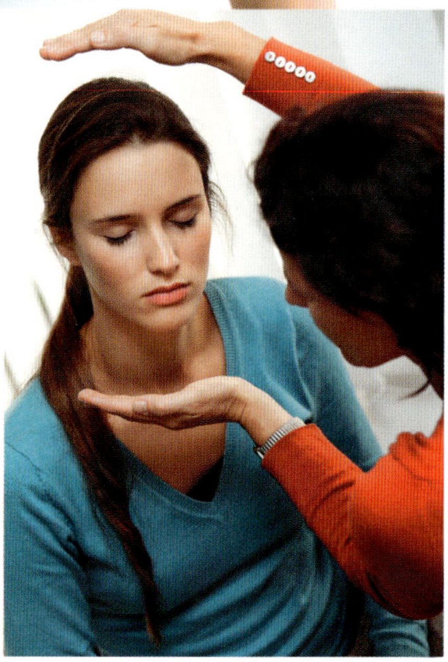

Le praticien ne touche pas le patient pour évaluer son champ magnétique. Ce n'est qu'après l'avoir libéré des éléments gênants qu'il peut lui transférer sa propre énergie.

Comment se déroule une séance

LE BILAN BIOÉNERGÉTIQUE

● Avant de démarrer le traitement à proprement dit, le thérapeute peut effectuer un **bilan bioénergétique**. Vous êtes invité à présenter vos mains et vos pieds au **dispositif de photographie par effet Kirlian**. Le thérapeute analyse ensuite les clichés, examine les halos qui apparaissent autour des doigts ou des orteils, notamment les filaments, auréoles et autres éruptions qui en émanent.

● Ce diagnostic serait destiné à révéler déficiences organiques et troubles psychologiques, mais aussi à suivre l'efficacité des traitements entrepris. Il comporte deux photos distinctes, après changement de réglage de l'appareil : la première permettrait d'établir un bilan pathologique, la seconde révélerait le bilan psychologique.

L'ÉVALUATION DU CHAMP ÉNERGÉTIQUE

● Chaque séance dure **une heure environ**. Vous êtes en position assise ou couchée et restez habillé. Le praticien se concentre, cherchant en lui-même l'énergie pour pouvoir vous soigner : c'est ce que l'on appelle l'**étape de centrement**.

● Il procède à l'**évaluation de l'état de votre champ énergétique**. Il place ses mains près de votre peau (8 à 10 cm). Il les utilise comme des capteurs. Il ressent, dit-il, des picotements, des sensations de chaleur ou de froid, des petits chocs électriques, voire une impression de rebond. Ces manifestations sont autant d'indicateurs qui lui permettent d'établir un diagnostic.

● Il exerce ensuite un balayage, cherchant à enlever les éléments qui encombrent le corps énergétique et nuisent à la libre circulation de l'énergie. Cet **« époussetage magnétique » pratiqué depuis la tête jusqu'aux pieds** n'est pas considéré comme un exercice symbolique mais bien comme une manipulation du champ énergétique.

● Lorsque le champ énergétique est dégagé, le thérapeute peut vous **transférer son énergie**. Ses mains la canalisent : l'une la projette sur vous, tandis que l'autre sert à en diriger le flux.

● Tout au long de cette opération, vous êtes invité à vous détendre, **à prendre plusieurs respirations profondes** et à **ne pas croiser les jambes ni les bras**.

Aurathérapie®

Pour l'aurathérapie®, méthode conçue par le Français Michel Soenser, les troubles et les maladies proviennent de désordres, de déformations au sein des corps énergétiques (l'aura) à la suite de traumatismes physiques ou psychiques.

- Au cours de la séance de soins, le thérapeute **entre en contact avec votre aura** afin d'en diagnostiquer les troubles. Puis il en rétablit le fonctionnement harmonieux par imposition des mains.

- Souvent, le thérapeute utilise un **fond musical** pendant la séance. Parfois il complète son action manuelle par l'**emploi d'instruments** (pendules, cristaux, pierres rondes, bols de cristal, etc.).

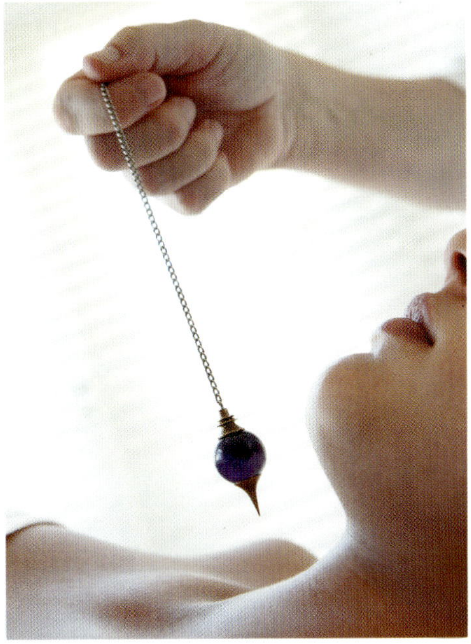

L'aurathérapie®, ici pratiquée à l'aide d'un pendule, se propose de faire recouvrer au patient son « potentiel vibratoire ».

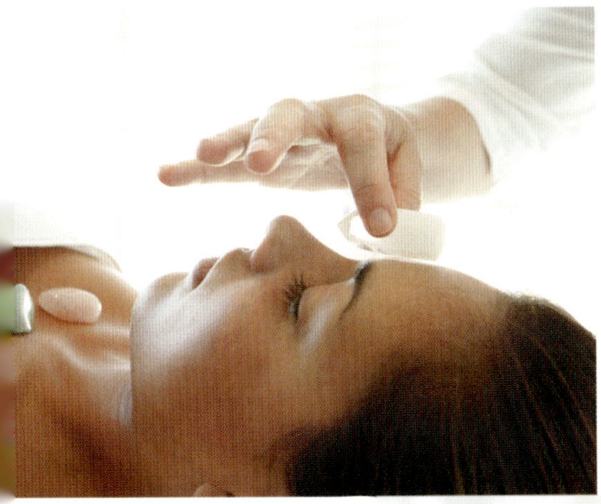

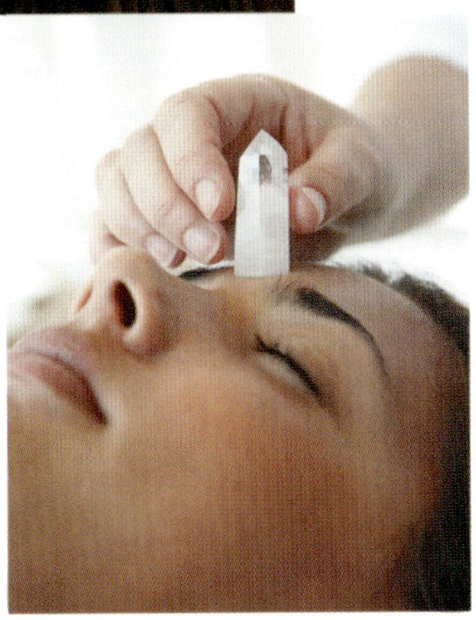

Lors d'une séance de pranathérapie, le thérapeute peut renforcer sa propre action en employant des sons, des couleurs ou, comme ici des cristaux.

Pranathérapie

La pranathérapie a été mise au point dans les années 1980 par Master Choa Kok Sui, guérisseur et ingénieur philippin. Elle se fonde sur les principes de la médecine ayurvédique (voir p. 114) selon lesquels une énergie vitale, le prana, anime l'homme, les êtres vivants et tout l'Univers ; une mauvaise circulation de cette énergie peut provoquer des maladies.

- **L'énergie vitale est captée par l'intermédiaire de l'aura**, appelée en pranathérapie « corps subtils » – au pluriel car on en distingue plusieurs, dont les principaux sont le corps éthérique, le corps émotionnel ou corps astral, et le corps mental. Le but du thérapeute est de rétablir la **circulation harmonieuse du prana dans les corps subtils** et d'agir ainsi sur les maladies physiques et/ou les troubles psychologiques engendrés par les déséquilibres énergétiques.

- Lors de la séance de pranathérapie, vous vous allongez sans vous déshabiller. Pour vous traiter, le thérapeute fait appel à sa propre énergie en disposant ses mains sur différentes parties de votre corps, sans même le toucher. Il procède d'abord à la **détection de perturbations** éventuelles **du prana** (excès ou carence). Il exécute ensuite un nettoyage, processus par lequel il élimine les impuretés. Puis il **redistribue le prana** à travers les différents corps subtils. Enfin, il vous transmet un surplus de prana sain.

Aura-soma-thérapie ou Aura-Soma®

Vicky Wall (1918-1991), une aveugle britannique qui se disait dotée du don de voir les auras, est à l'origine de l'Aura-Soma® (mot forgé à partir du latin *aura*, souffle d'air, et du grec *soma,* corps). Cette thérapie permettrait de se dégager des situations bloquées, de se libérer des comportements indésirables et d'évoluer spirituellement, en recourant à des flacons d'huiles de couleur appelés Equilibrium, supposés dotés de « puissance vibratoire ».

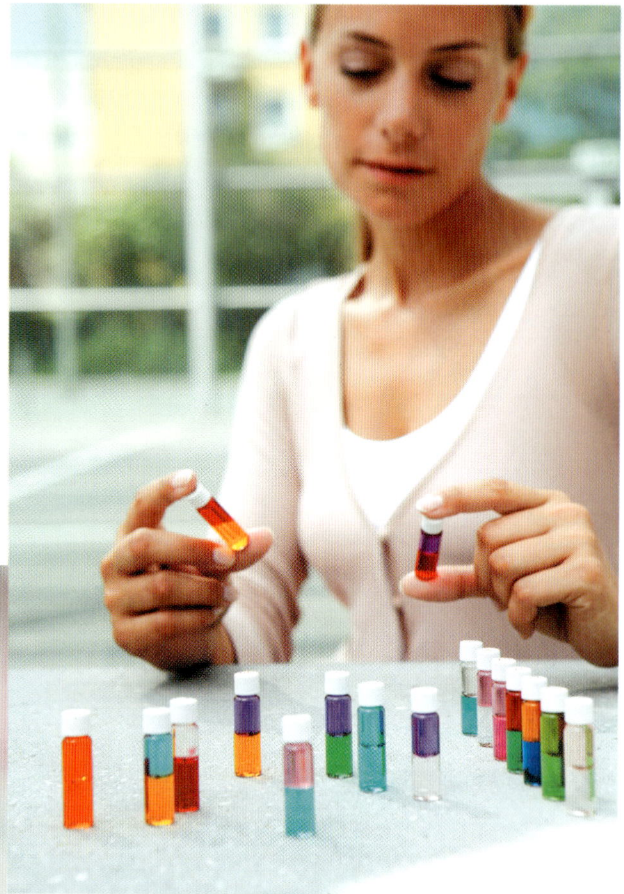

- Il existe **106 flacons différents**, chacun contenant **deux couleurs distinctes**. Au cours d'une séance, vous commencez par **choisir quatre flacons**. Votre choix révélerait votre état intérieur et vos besoins.

- Le thérapeute vous aide alors à **comprendre ce choix** et vous conseille une ou deux essences destinées à rééquilibrer votre aura. Il procède à un massage de votre tête et vous indique les points d'énergie où vous devrez les appliquer (notamment au niveau des pouls du poignet).

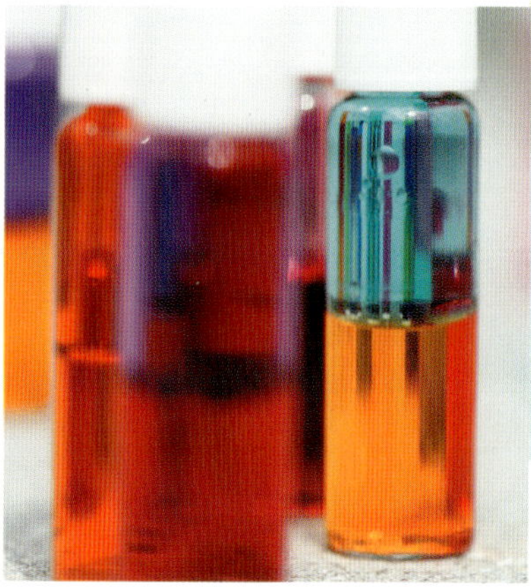

Chaque flacon d'Equilibrium contient deux liquides de couleur distincte. Ils ne se mélangent pas, car l'un est à base d'eau et l'autre, d'huile.

Johrei

Le Johrei (littéralement *lumière divine* en japonais) est une méthode de purification des impuretés spirituelles, d'harmonisation des énergies et de guérison par transmission de l'énergie vitale de l'Univers grâce à l'imposition des mains.

- Elle est **proposée par divers mouvements religieux japonais**, dont la Sekai Kyusei Kyo (religion pour le salut du monde), créée au Japon en 1935 par Mokichi Okada et répertoriée en France comme une **secte**.

- Voir aussi Reiki, p. 214.

Polarité

La thérapie par la polarité repose sur les travaux du docteur Randolph Stone (1890-1981). Pour lui, l'énergie emprunte des circuits bien précis dans le corps, comme les méridiens d'acupuncture ou les nadis des védas (voir Acupuncture, p. 10). Chaque circuit a un pôle positif à une extrémité et un pôle négatif à l'autre : des sollicitations douces, aux points correspondant aux entrées et sorties de l'énergie, permettraient de réactiver sa circulation et donc de libérer les capacités d'autoguérison du patient.

LE SAVIEZ-VOUS ?

Déjà chez *Homo sapiens*

L'imposition des mains est une pratique de guérison qui remonte à la naissance de l'humanité : elle est figurée sur les murs des grottes de l'ère glaciaire, mais aussi en Égypte, en Chine ou au Tibet. Plusieurs empereurs romains (Hadrien) et quelques rois (Saint Louis, Philippe Ier) possédaient, dit-on, le don de guérir par imposition certaines affections physiques.
Dans les années 1970, une infirmière new-yorkaise, Dolores Krieger, consacre son mémoire de fin d'études au toucher thérapeutique, ou l'art de l'imposition des mains. Amie de la guérisseuse Dora Kuntz, elle l'accompagne dans ses séances et constate les effets sur des patients hospitalisés. Elle collaborera des années durant avec des médecins spécialistes en allergie, immunologie et neuropsychiatrie, ainsi qu'avec des chercheurs en biochimie.

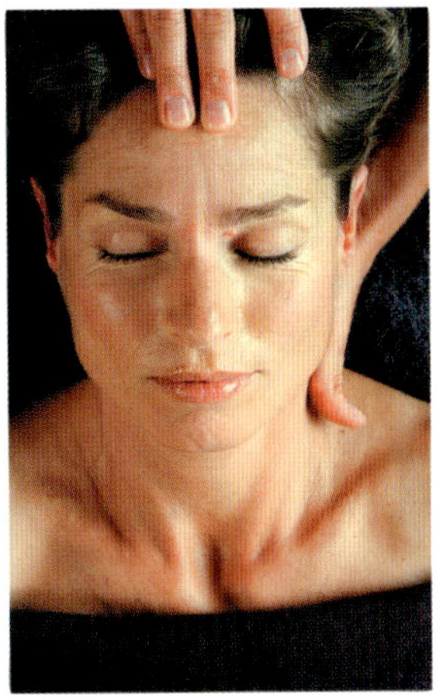

- Une séance de polarité dure environ une heure à une heure et demie. **Six à huit séances** sont généralement nécessaires, à raison d'une par semaine. Vous êtes allongé et gardez des vêtements légers. Après vous avoir interrogé, le thérapeute effectue un diagnostic de l'état de votre circulation énergétique en plaçant ses mains à des endroits précis correspondant à vos circuits d'énergie. Puis il presse plus ou moins fortement **certaines paires de points de votre corps** afin d'harmoniser et de régulariser cette circulation énergétique.

- Le thérapeute peut vous donner des conseils d'hygiène de vie, vous montrer des exercices et vous apprendre comment pratiquer l'**autopolarité** (localisation des points où appliquer vos mains, façons de le faire et pression à exercer).

Yoga

Le yoga est une discipline complète d'entraînement du corps et de l'esprit. Il se fonde sur des séries de postures, d'exercices respiratoires et de techniques de concentration. Ses variantes et interprétations sont nombreuses, mais toutes visent à une prise de conscience du corps et à un accroissement de la vitalité.

Voir aussi Médecine ayurvédique, *p. 114.*

PRINCIPES

● Le yoga, loin de consister en une simple gymnastique, est une philosophie selon laquelle l'être humain résulte d'une alliance subtile entre un corps, une âme et un esprit. Il s'agit d'un **système complet qui concerne tous les aspects de l'existence**, ce qui conduit ses adeptes à adopter une certaine discipline de vie.

● Il existe plusieurs écoles de yoga ; en Occident, on appelle communément yoga certaines des techniques (postures, respiration) préconisées par l'un de ces courants, le hatha yoga (voir encadré Vrai ou faux, p. 252). Certaines écoles sont très exigeantes, conseillant la maîtrise des instincts et des désirs, parfois la chasteté, la modération dans l'alimentation, voire l'interdiction de manger certains aliments comme la viande... D'autres courants, le yoga tantrique par exemple, n'imposent pas ce type de restrictions : la présence à ce que l'on fait est le seul impératif de la pratique, quelle que soit sa forme.

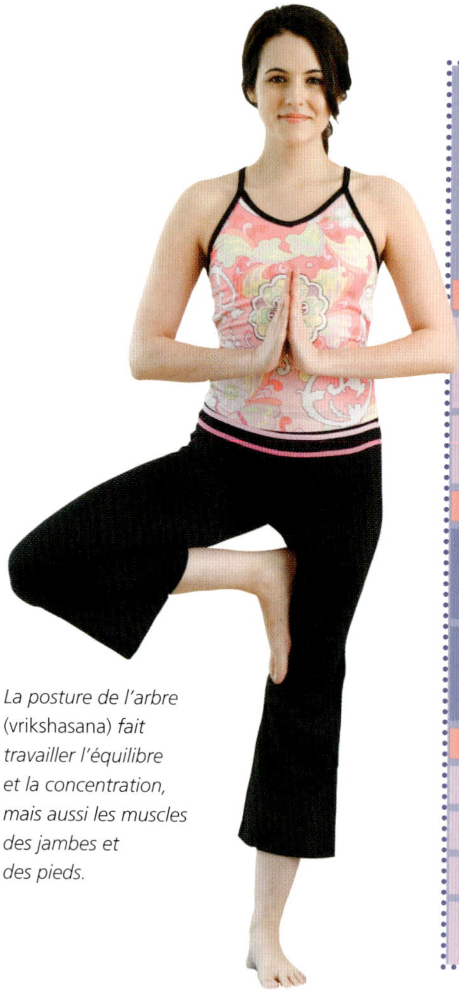

La posture de l'arbre (vrikshasana) *fait travailler l'équilibre et la concentration, mais aussi les muscles des jambes et des pieds.*

Les huit étapes du yoga

Selon le texte majeur de Patanjali, *les Yoga-Sutras,* écrit vers 300 avant J.-C., le yoga comprend huit étapes, correspondant à huit aspects qui s'interpénètrent et peuvent être travaillés parallèlement.

LES ÉTAPES DE LA DISCIPLINE DE VIE	
Yama	Le refus du vol, la non-possession, la non-violence, la véracité et la chasteté permettent de réfréner ses instincts et par-delà de fonder une relation juste avec les autres.
Niyama	La pureté, le contentement et la modération doivent guider la discipline envers soi-même.
LES ÉTAPES DE LA LIBÉRATION DE L'ÉNERGIE DU CORPS ET DE L'ESPRIT	
Asanas	L'apprentissage et la pratique des postures conduisent au dépassement de soi à travers la maîtrise du mouvement et de l'équilibre.
Pranayama	La maîtrise des techniques de respiration permet au souffle *(prana),* qui est l'énergie vitale, de circuler dans l'organisme.
LES ÉTAPES DU DÉVELOPPEMENT SPIRITUEL	
Pratyahara	Le retrait ou la maîtrise des sens.
Dharana	La concentration.
Dhyana	La méditation.
Samadhi	La contemplation, qui permet d'accéder au détachement suprême (conscience pure).

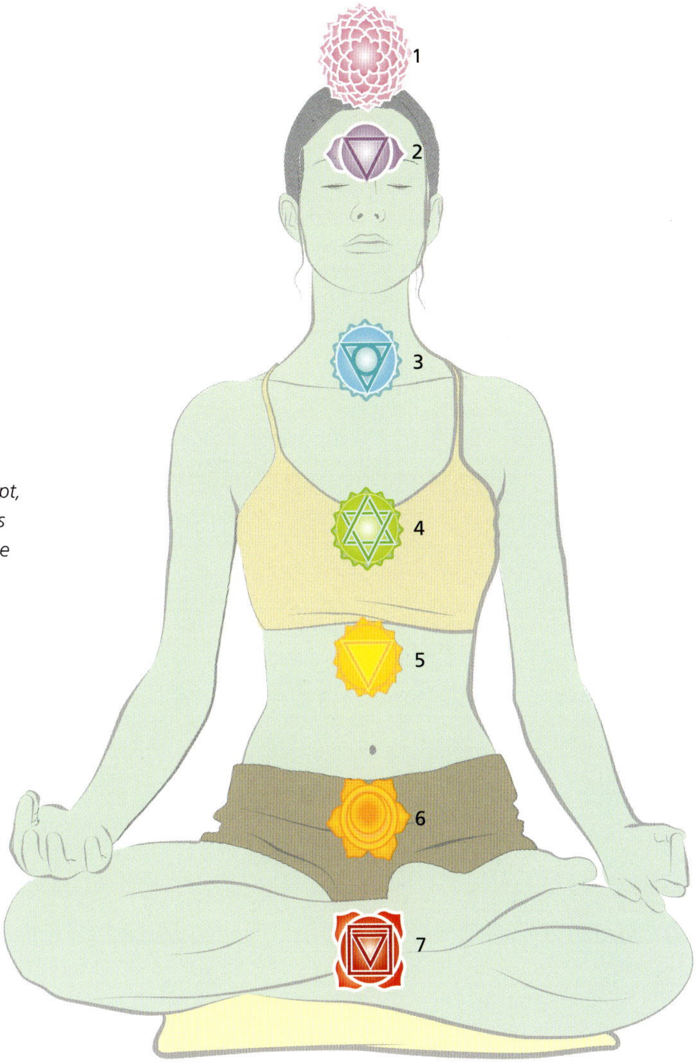

Selon les préceptes du yoga, les chakras, au nombre de sept, sont des centres énergétiques situés dans l'axe de la colonne vertébrale, depuis le périnée jusqu'au sommet de la tête.

1 Sahasrara
2 Ajna
3 Vishuddha
4 Anahata
5 Manipura
6 Swadhisthana
7 Muladhara

● Les techniques du yoga s'appuient sur une **conception énergétique** du vivant et font partie de l'arsenal préventif de la **médecine ayurvédique**. Elles facilitent la gestion du stress et maintiennent la souplesse des articulations et des muscles.

● Le corps humain contient des **canaux subtils, les nadis**, comparables aux méridiens de l'acupuncture. Ils seraient au nombre de 72 000 (voire 300 000 selon certains textes), mais trois sont particulièrement importants :
- celui qui véhicule l'énergie de polarité lunaire *(ida)* ;
- celui qui achemine l'énergie de polarité solaire *(pingala)* ;
- celui qui relie les énergies de la terre et du ciel *(sushumna)*.
Les nadis *ida* et *pingala* s'enroulent tels deux serpents autour de *sushumna*, nadi qui s'érige, droit comme un *i*, en suivant l'axe de la colonne vertébrale. C'est de là, selon certains historiens, que viendrait le caducée d'Hermès, symbole de la médecine, dans lequel deux serpents s'enroulent autour d'un axe central.

● Ces nadis servent à **transporter** les diverses **énergies** et **alimentent des centres relais, les chakras** (centres ou roues, en sanskrit), **qui « nourrissent » les organes** auxquels ils sont liés. Les chakras, également associés aux diverses glandes du système endocrinien (glandes surrénales, sexuelles, hypophyse, thyroïde, thymus, glande pinéale), sont disposés depuis la base du tronc (périnée) jusqu'au sommet de la tête (dans l'axe de la colonne vertébrale). On les représente par des fleurs de lotus *(padmas)*. Ils sont au nombre de sept, chacun étant associé à une couleur :
- *muladhara*, situé au milieu du plancher pelvien (rouge) ;
- *swadhisthana,* au niveau de l'utérus pour les femmes ou de la prostate pour les hommes (orange) ;
- *manipura,* deux doigts au-dessus du nombril, correspondant au *hara* (jaune) ;
- *anahata,* au niveau du plexus solaire (vert) ;
- *vishuddha,* au niveau de la thyroïde (bleu) ;
- *ajna,* un peu au-dessus des sourcils, vers l'hypophyse (indigo), à l'intérieur du crâne ;
- *sahasrara,* au sommet du crâne, là où les fontanelles se referment, lié à la glande pinéale (mauve).

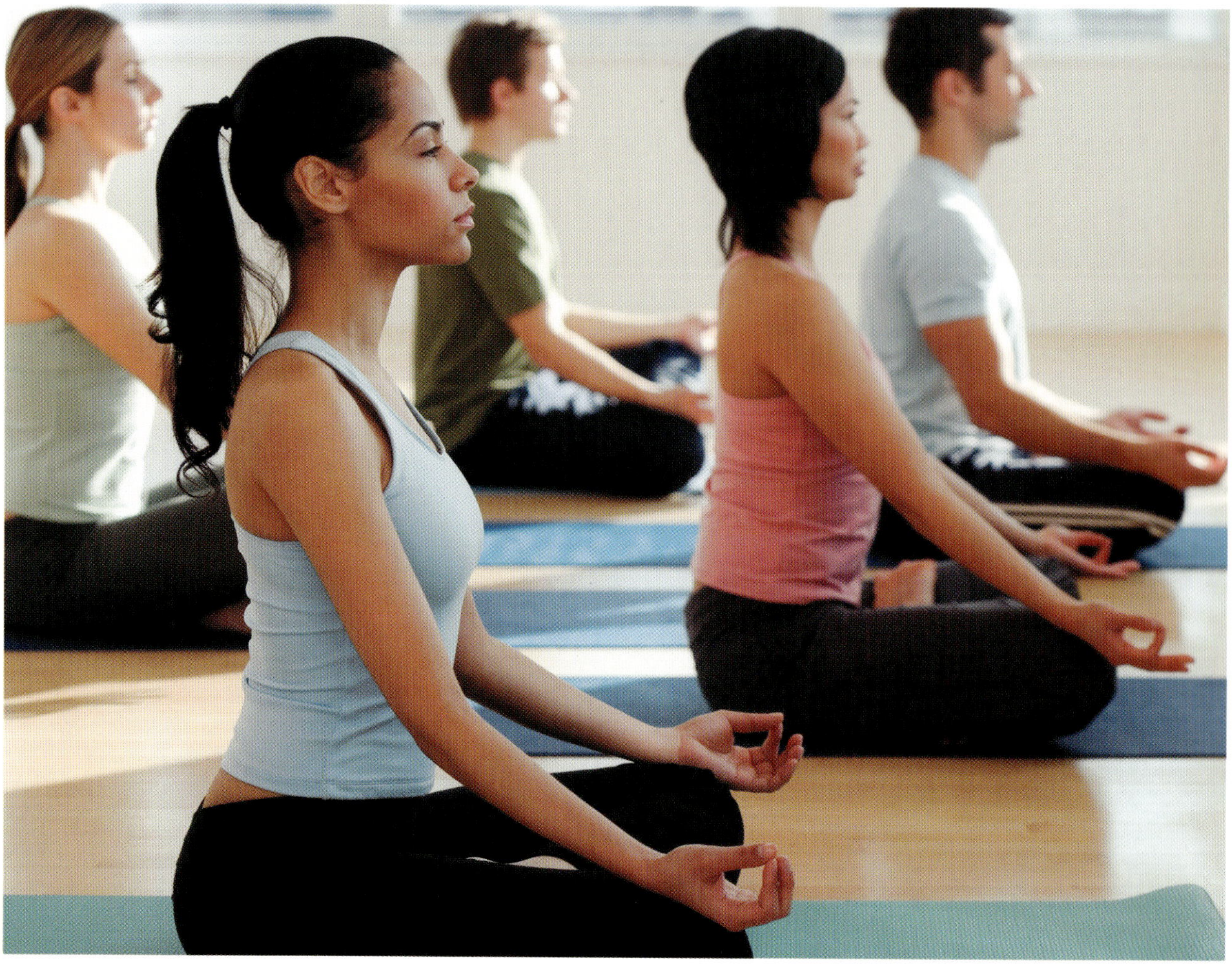

Généralement, les séances de yoga s'achèvent par une posture de relaxation, qui peut être pratiquée en position assise ou allongée.

CE QUE PROPOSE LE YOGA

- Vous aurez tout intérêt à pratiquer le yoga si vous êtes sujet au **stress**, si vous êtes **trop émotif** ou si vous avez des **problèmes de concentration**. Il peut d'ailleurs s'avérer intéressant pour les enfants hyperactifs ou agités.

- En tant que discipline de vie, il peut vous permettre de **mieux vieillir** en évitant ou en retardant l'apparition de l'ostéoporose, des maladies cardiovasculaires ou neurodégénératives.

- Plus particulièrement, il peut vous aider si vous souffrez de **douleurs chroniques** – quelle qu'en soit la nature –, de **troubles fonctionnels respiratoires**, **digestifs** ou **liés à la ménopause**.

- En cas d'addiction, il permet parfois de mieux gérer le **sevrage**.

- Il représente une **bonne préparation à l'accouchement.**

VRAI OU FAUX ?

Il n'y a pas qu'un seul yoga.

VRAI. Selon la tradition, le yoga se divise en quatre branches principales :
- le bhakti yoga, très religieux, fondé sur l'adoration d'un gourou ;
- le karma yoga, fondé sur ce que l'on fait pour les autres ;
- le Jnana yoga, yoga de la connaissance par l'étude ;
- et le raja yoga ou yoga royal, qui concerne la maîtrise que nous exerçons sur nous-même et dont fait partie le hatha yoga, le plus connu en Occident.

D'autres yogas sont axés sur certaines pratiques spécifiques comme le yoga tantrique du Cachemire (respiration), le kundalini yoga (mantras), le sivananda yoga (méditation), le yoga nidra (relaxation) ou bien encore les yogas tibétains du rêve.

CONTRE-INDICATIONS

● Les postures de yoga sollicitent activement le corps. Si vous souffrez de **troubles cardiaques** ou de **de la thyroïde**, évitez-en certaines, comme la **charrue**, qui fait particulièrement travailler les cervicales. Soyez prudent si vous avez subi des **opérations lourdes en orthopédie** ou portez des **prothèses** dans certaines articulations.

● Assurez-vous auprès du professeur de yoga ou de votre médecin que vous pouvez pratiquer sans danger. Pendant la période des règles ou si vous êtes enceinte, demandez toujours conseil à votre professeur.

MISE EN GARDE

● Les préceptes du yoga sont aussi philosophiques, constituant une forme de spiritualité. Comme toute pratique qui concerne directement le mode de vie, **méfiez-vous des gourous en tout genre**.

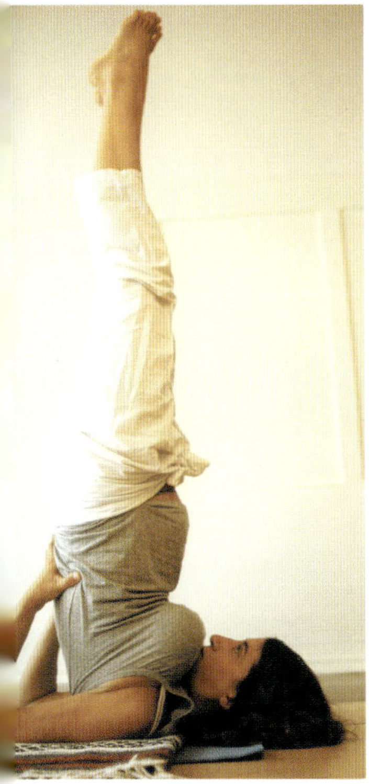

La chandelle (sarvangasana, *« posture du corps tout entier »), ici dans le cadre de la préparation à l'accouchement, facilite la digestion, la circulation sanguine et l'oxygénation.*

COMMENT TROUVER UN PRATICIEN

● Visitez plusieurs cours ou écoles. Il faut **comparer pour bien choisir**. **Interrogez le professeur** sur sa formation, sa pratique et sur le type de yoga qu'il enseigne. Méfiez-vous en cas de réponses évasives ou incomplètes. Vous pouvez demander à suivre un cours pour essayer : cela vous permettra de vous familiariser avec la manière d'enseigner du professeur, de discuter avec les autres étudiants, peut-être même de rencontrer des anciens.

● Pour les futures mamans, il existe des **préparations à l'accouchement** par le yoga. Demandez à votre maternité de vous communiquer des adresses de professeurs ou de sages-femmes formés à cette discipline.

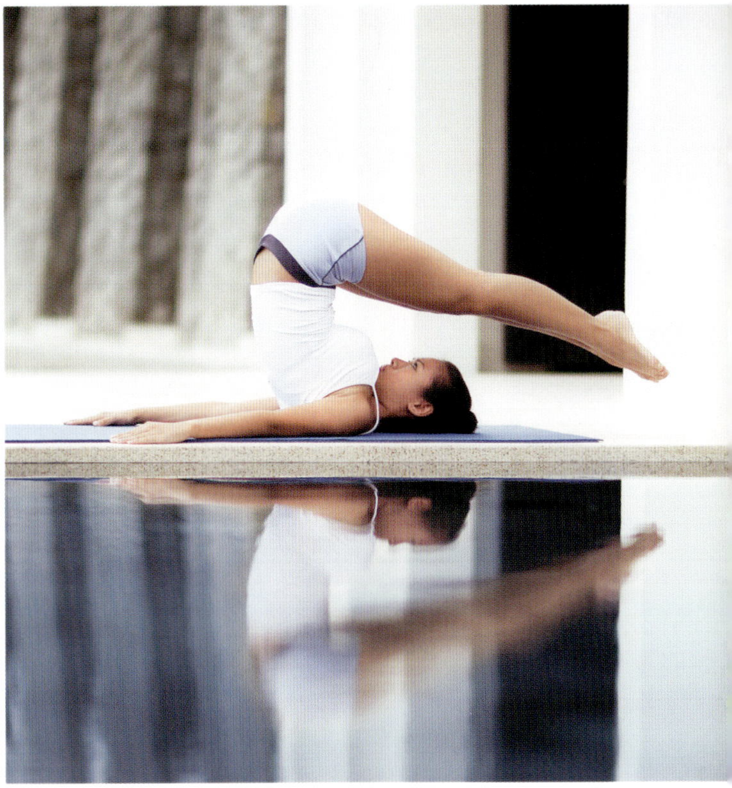

La posture de la charrue (halasana) *est préconisée pour combattre la fatigue, fortifier la région des reins et soulager la constipation.*

CE QU'EN DIT LA SCIENCE

● Les études sur les effets du yoga ne manquent pas. Quelques essais ont pu être menés sur des personnes insomniaques, des patients atteints de troubles psychiatriques ou d'épilepsie ainsi que sur des toxicomanes en voie de désintoxication : ils montrent tous une amélioration des symptômes chez ceux qui pratiquaient le yoga. Une étude indo-américaine publiée dans *le Journal of Alternative and Complementary Medicine* en 2005, portant sur la pratique quotidienne du yoga chez 300 femmes enceintes, montre une réduction du risque de prématurité, une amélioration du poids de naissance des bébés et une diminution de la fréquence de certaines complications comme l'hypertension.

● Cependant, ces recherches ne remplissent pas les critères que l'on exige des études cliniques scientifiques. En particulier, elles ne satisfont pas à la pratique du « double aveugle contre placebo » : difficile en effet d'envisager la pratique de fausses postures par une partie du groupe, le maître et les élèves ignorant qui fait du vrai yoga et qui fait du faux !

Comment se déroule une séance

UNE PRATIQUE COLLECTIVE

- La plupart du temps, les séances se déroulent en groupe – d'une vingtaine de personnes maximum, car au-delà il est difficile de maintenir l'attention nécessaire à l'apprentissage des postures.

- Une séance dure **environ une heure**. Habituellement, vous suivrez un ou deux cours par semaine. Mais vous avez tout intérêt à **intégrer le yoga à votre vie quotidienne** en lui consacrant quelques moments chaque matin au réveil, à jeun.

- Choisissez une **tenue souple et confortable**. Le yoga se pratique **pieds nus**. Pour plus de confort, vous pouvez utiliser un tapis fin en mousse, une couverture et, pour la méditation, un coussin. Ces accessoires sont souvent fournis.

- Le professeur de yoga vous propose plusieurs techniques – postures, mudras (positions particulières des doigts des mains), respiration, méditation, mantras, visualisation – qui varient selon le yoga enseigné. Il vous montre ce qu'il faut faire et rectifie vos postures ou vous aide à lever des blocages.

LA RESPIRATION

- Appelée *pranayama*, elle est primordiale. Certains exercices ne concernent que la respiration, comme celui qui consiste, en se bouchant alternativement l'une ou l'autre narine, à inspirer et expirer par une narine puis par l'autre, et ainsi de suite. Une bonne respiration vous aidera à **vous concentrer** : elle favorise la fluidité des enchaînements, la tenue des postures et des étirements.

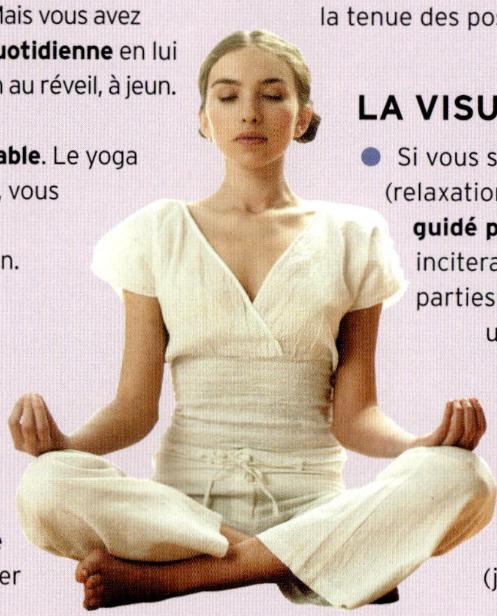

Si vous ne parvenez pas à prendre la posture du lotus, qui nécessite une certaine souplesse, asseyez-vous tout simplement en tailleur.

LA VISUALISATION

- Si vous suivez un cours de yoga nidra (relaxation), vous serez allongé, immobile, **guidé par la voix du professeur**. Il vous incitera à porter attention aux différentes parties de votre corps et vous proposera une visualisation d'images symboliques (se voir dans un endroit que l'on aime particulièrement ou bien visualiser une montagne, un lac, une forêt) en mettant en œuvre la projection mentale d'une suggestion positive répondant à un désir profond (je suis guéri, je suis libre…).

- En règle générale, la **relaxation en position couchée**, immobile et les yeux fermés, conclut les séances de yoga. Après vos premières séances, vous pourrez ressentir quelques courbatures.

LES POSTURES

- Les postures, ou *asanas*, suivent un **ordre particulier** qu'il convient de respecter. Elles portent souvent les noms d'animaux, d'éléments ou d'objets qu'elles évoquent : cobra, crocodile, chat, chien, guerrier, montagne, arbre, charrue, chandelle, pince… Vous apprendrez à les enchaîner par étapes, en douceur, **sans jamais forcer**.

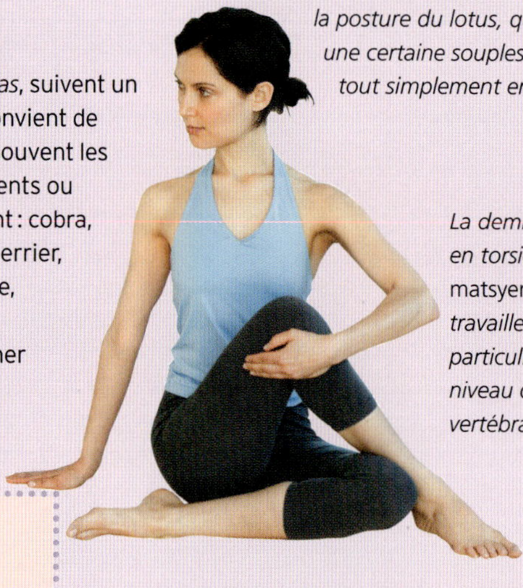

La demi-posture en torsion (ardha matsyendrasana) *fait travailler la souplesse, particulièrement au niveau de la colonne vertébrale.*

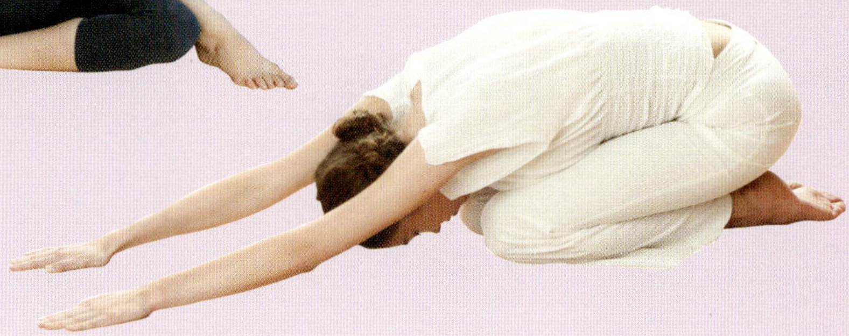

La posture de l'enfant est une position de repos (on peut la maintenir plusieurs minutes) qui permet notamment de soulager le dos et la nuque.

LE SAVIEZ-VOUS ?

Évitez de faire du yoga juste après le repas : la digestion a besoin de calme, attendez une à deux heures.

À faire soi-même

La posture du cadavre, appelée *shava asana*, favorise la détente mentale complète. Elle est très simple à réaliser.

- Allongez-vous sur le dos, les yeux fermés, les jambes et les bras légèrement écartés du corps, les paumes tournées vers le ciel, dans une immobilité absolue.

- Détendez progressivement tout votre corps, en portant votre attention d'abord sur vos pieds, puis sur vos chevilles, genoux, hanches, bout des doigts, nombril, plexus solaire, gorge, milieu du front, sommet de la tête, et imaginez que l'air y entre et en sort.

- Prenez de grandes inspirations depuis chacun de ces endroits, et faites monter l'air jusqu'à la tête. Puis rejetez-le en faisant durer l'expiration.

- Vous pouvez pratiquer cet exercice juste avant de dormir, par exemple.

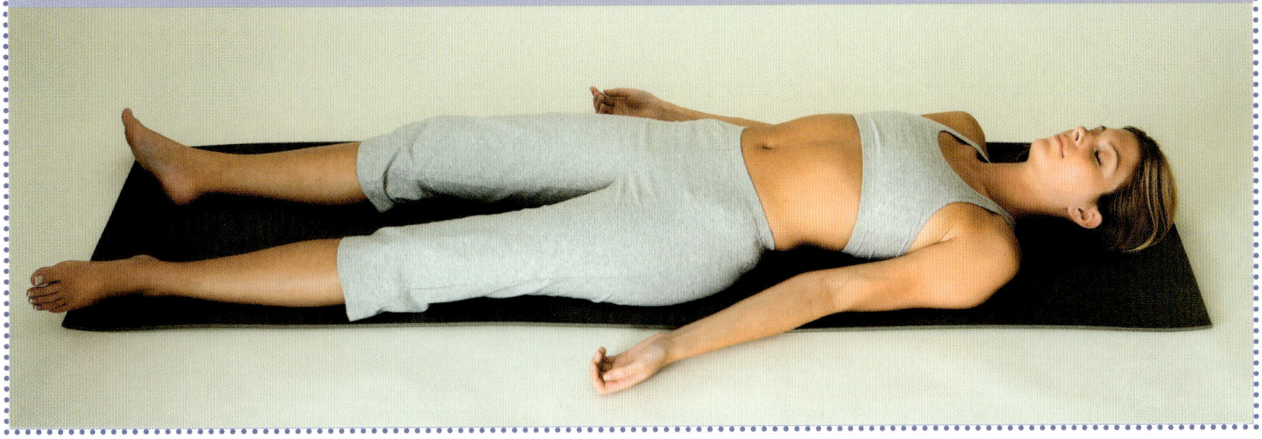

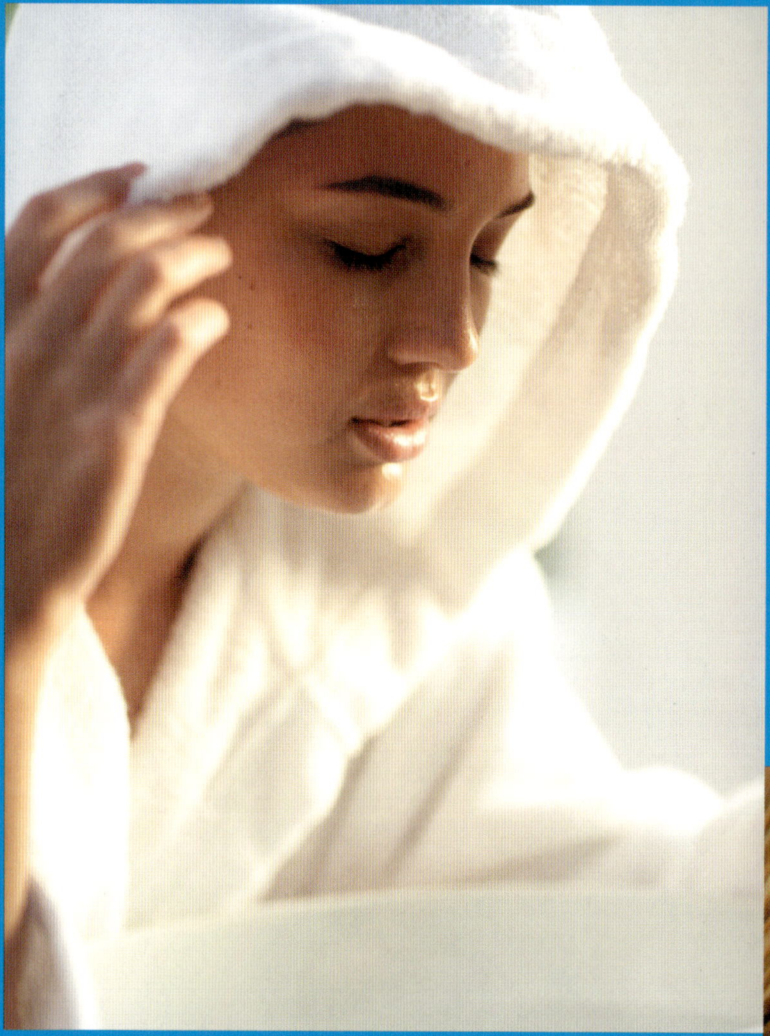

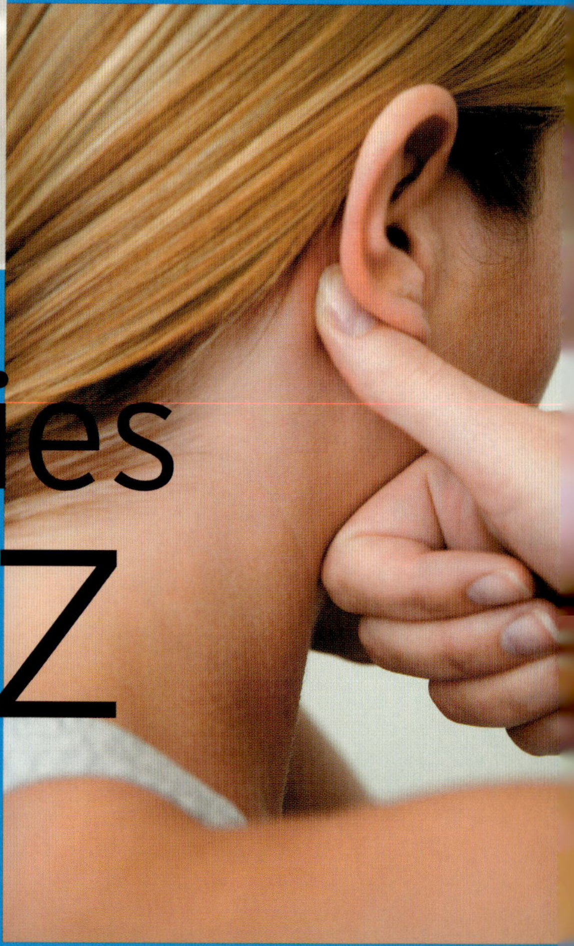

Les maladies de A à Z

Partie 2

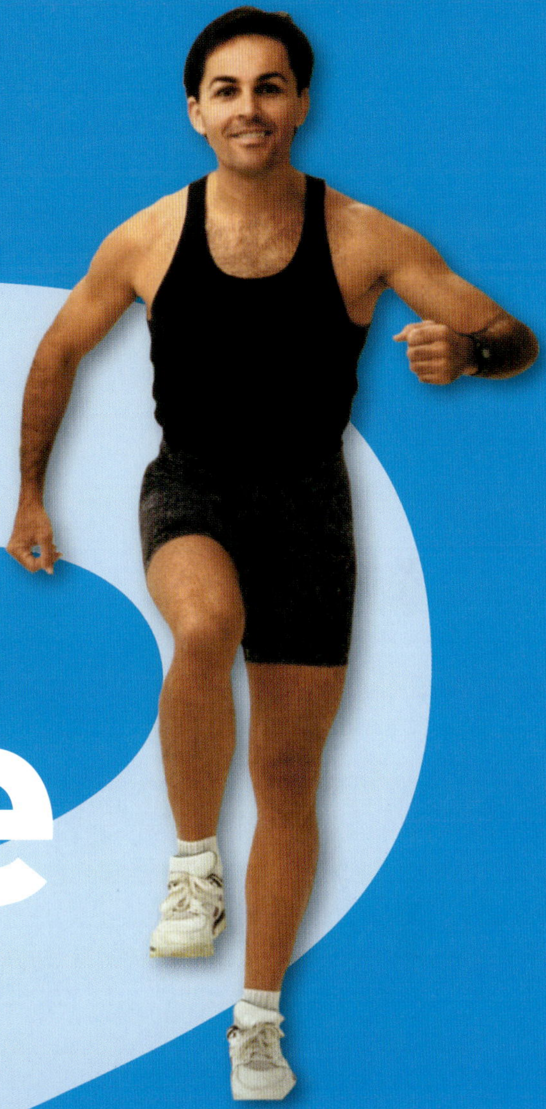

Acné

L'acné est une affection inflammatoire chronique de la peau, qui survient notamment au cours de l'adolescence. Maladie bénigne, l'acné doit être cependant surveillée et traitée, car elle peut marquer la peau, notamment sous sa forme sévère, l'acné conglobata.

Voir aussi Peau (affections de la)*, p. 368.*

SYMPTÔMES

• Peau à l'aspect **gras** et **huileux**.
• Apparition de **points noirs** (comédons ouverts).
• Présence de **points blancs** (comédons fermés).

Acné conglobata

• Gros boutons rouges, abcès suppuratifs, kystes et comédons nombreux sur une zone très étendue, surtout sur le **dos**.

PRINCIPALES CAUSES

• La production excessive de **testostérone** stimule les glandes sébacées à la base des poils très fins et presque invisibles qui couvrent le visage et le thorax. Cette substance grasse bouche les pores de la peau : l'obstruction apparaît sous forme de **point noir** ou comédon.
• L'ouverture à l'intérieur du derme de ces microkystes provoque la formation de papules (inflammation) et de pustules (infection) ou **points blancs**. Une bactérie de la peau peut ainsi proliférer, ce qui déclenche l'inflammation des boutons, qui deviennent rouges et douloureux.

Attention consultez

Ne négligez pas l'impact psychologique que l'acné peut avoir sur un adolescent. Consultez aussi en cas de suppuration et d'abcès, en raison du risque d'acné conglobata, forme diffuse et sévère d'acné touchant essentiellement l'homme, qui laisse des cicatrices en creux ou en relief.

QUI CONSULTER ?

• Pour traiter le terrain : un acupuncteur, un homéopathe, un phyto-aromathérapeute, un auriculothérapeute, un médecin anthroposophe, etc.
• Pour apprendre à manger mieux : un nutritionniste, un naturopathe.
• Pour vous aider sur le plan psychologique et apprendre à gérer le stress : les fleurs de Bach, l'une des nombreuses psychothérapies présentées dans ce livre ou l'hypnose.

À faire soi-même

LES BONS RÉFLEXES AU QUOTIDIEN

• **Dormez** suffisamment (7 à 8 heures).
• Évitez toute exposition excessive au **soleil** (cela aggrave les poussées).
• Réduisez votre consommation de **sucre** (sodas, boissons et desserts industriels, etc.) et de sel (charcuteries, conserves, fromages, hamburgers, plats préparés, etc.). Limitez les féculents (pommes de terre, pâtes, riz blanc, etc.), les épices, le café. Mangez des légumes (brocoli, épinards, carottes, champignons, etc.), du poisson, des huiles végétales (olive, colza, etc.).
• Le **tabac** nuit à la peau, réduisez ou, mieux, arrêtez.

EN ATTENDANT LA CONSULTATION

Homéopathie

• **Dans tous les cas** : Eugenia jambosa 5CH, 3 granules le soir.
• **Peau grasse**, sujet agité : prenez en plus Kalium bromatum 5CH, 3 granules le matin.
• Acné **avec comédons**, sujet plutôt mince : prenez en plus Natrum muriaticum 5CH, 3 granules le matin.
• Sujet **digérant mal** : prenez en plus Antimonium crudum 5CH, 3 granules le matin.

Phytothérapie

• **Visage** : un bain de vapeur par jour (voir Inhalation p. 23), avec une infusion de fleurs de sureau (2 parties), soucis (1) et eucalyptus (1), une dizaine de jours.
• Sur les **boutons** : appliquez du suc de chou frais.

Aromathérapie

• Appliquez une fois par jour sur chaque bouton une pommade à l'HE de Cajeput à 10 % ou bien une trace d'HE Thym vulgaire à thujanol pure.

Digitopuncture - Shiatsu - Do-in

• Pressez du bout du pouce Gros intestin 20 de chaque côté. Les deux points sont situés dans le sillon nasogénien, à l'horizontale de la narine.

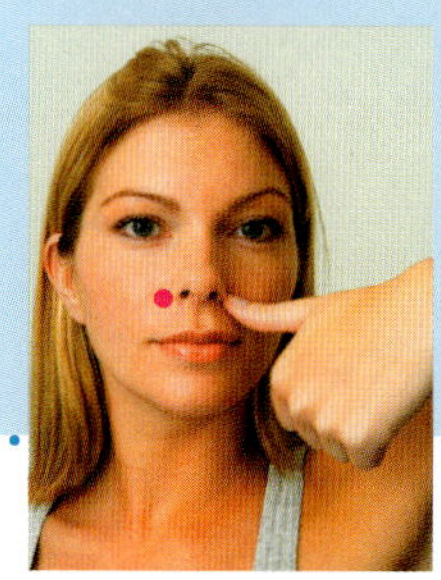

Gros intestin 20

Addictions

alcoolisme

L'addiction est une dépendance qui a des conséquences graves et prolongées sur le psychisme et sur la santé. C'est une maladie à part entière qu'il faut prendre très au sérieux.

Voir aussi Boulimie, *p. 276, et* Tabagisme, *p. 397.*

SYMPTÔMES

Alcoolisme

• Rougeur du visage.
• Douleurs d'estomac, perte d'appétit, perte de poids.
• Comportement agressif, sautes d'humeur, sentiment d'angoisse.
• Émotivité exacerbée : rires et pleurs hors de propos.
• Tremblements des extrémités jusqu'à la première prise d'alcool.
• Troubles de l'équilibre et de la mémoire.

PRINCIPALES CAUSES

• L'addiction répond à un besoin incessant de retrouver compulsivement un plaisir connu, qui trouve sa source dans l'absorption d'une **substance** ou dans la répétition d'un **comportement**. Le manque arrive invariablement car le plaisir ne dure pas longtemps. Il faut alors multiplier les « prises ». Or l'organisme fonctionne par seuils de **tolérance** : nous nous habituons au plaisir au point de ne plus le ressentir, et devons donc augmenter les « doses » pour le retrouver, entrant ainsi dans un cercle vicieux, qui entraîne un véritable esclavage psychologique.
• L'alcoolisme, la toxicomanie, la frénésie sexuelle, la passion du jeu et le « surtravail » sont autant de formes d'addictions.

À faire soi-même

LES BONS RÉFLEXES AU QUOTIDIEN

• Apprenez à mieux respirer et à mieux vous tenir. Une gymnastique énergétique (taiji quan, qi gong ou yoga) vous y aidera.
• Diversifiez votre alimentation tout en évitant les excitants. Pendant la période de sevrage, veillez à boire beaucoup d'eau (1,5 à 2 l par jour).

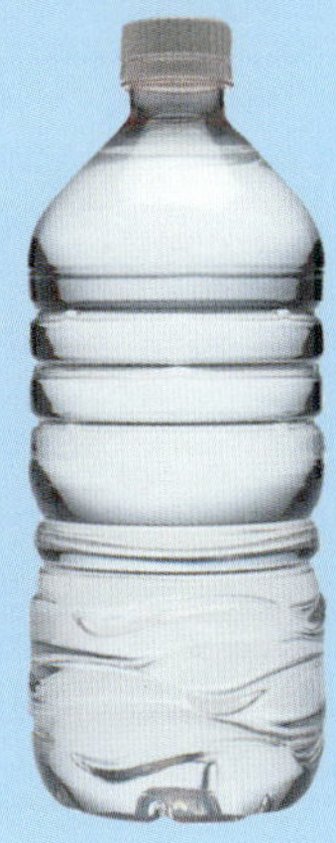

EN ATTENDANT LA CONSULTATION

Homéopathie

• **Alcoolisme** : Ethylicum (alcool dilué et dynamisé) 9CH, 3 granules matin et soir, et Lachesis 9CH, 1 dose une fois par semaine.
• Si une nervosité et une **irritabilité liées au sevrage** apparaissent, prenez en plus Nux vomica 9CH, 3 granules matin et soir.

Attention consultez

Prendre conscience que l'on est soi-même victime d'une addiction est difficile. Soyez à l'écoute des remarques de votre entourage (ne prenez pas le risque de vous enfermer dans la maladie, en vous isolant du reste de la société) et de vous-même : dès que des symptômes organiques ou comportementaux apparaissent (douleurs d'estomac, sentiment d'angoisse, perte d'appétit, sautes d'humeur), n'hésitez pas à consulter. Le risque est présent quelle que soit l'addiction : dans le cadre du travail, le *burn out* mène parfois à la mort (voir Stress p. 392).

QUI CONSULTER ?

• Pour vous soutenir sur le plan psychologique et accompagner votre sevrage : la programmation neurolinguistique (PNL), un coaching thérapeutique, l'hypnose ou une des nombreuses psychothérapies présentées dans ce livre.
• Pour traiter le terrain : un homéopathe, un phyto-aromathérapeute, un acupuncteur, un auriculothérapeute, un médecin anthroposophe, etc.

Allaitement (troubles de l')

Les troubles les plus fréquents sont liés à une production de lait insuffisante ou, plus rarement, excessive, avec un risque d'engorgement d'un ou des deux seins. Les crevasses du mamelon sont à prendre très au sérieux, car elles constituent une porte d'entrée pour les infections.

Voir aussi Sein (affections du), *p. 384.*

SYMPTÔMES

Sécrétion de lait insuffisante

• Le bébé pleure de façon anormale et ne prend pas assez de poids.

Crevasses

• Lésions sur le mamelon pouvant aller de la simple gerçure jusqu'à l'érosion.

Engorgement mammaire

• Le sein est plus volumineux, plus dur et douloureux.

Lymphangite

• Le sein est tendu, chaud, douloureux et marbré.

Abcès

• Le sein est d'abord un peu tendu et douloureux, la fièvre monte à 38 °C ; le mamelon laisse sourdre un peu de lait mêlé à du pus. Puis l'abcès se constitue (un noyau dur très douloureux est palpable) et la fièvre monte à 39-40 °C. Il peut devenir chronique.

VRAI OU FAUX ?

Lorsque vous êtes sous antibiotique, vous devez arrêter d'allaiter.

FAUX. Il n'y a pas de risque si l'antibiotique prescrit ne présente aucune contre-indication pour le bébé. Seul un écoulement purulent par le mamelon (le pus tache en jaune un coton, pas le lait) doit faire stopper l'allaitement du côté atteint.

PRINCIPALES CAUSES

• L'insuffisance de sécrétion lactée est due le plus souvent à une mise au sein tardive, à une mauvaise hydratation, à des carences nutritionnelles, à la fatigue de la mère, à l'évacuation incomplète des seins.

• L'engorgement est provoqué par une vidange insuffisante des seins lors des tétées ou à des tétées trop espacées.

• Les crevasses sont la conséquence d'une préparation insuffisante des mamelons pendant la grossesse, d'une sécheresse excessive de la muqueuse, d'une hygiène insuffisante ou excessive des mamelons (voir encadré). Elles constituent une porte d'entrée pour les infections et font courir des risques d'abcès ou de lymphangite.

Attention consultez

Il est impératif de consulter dès que la peau du sein rougit et que la fièvre apparaît, et avant que des traînées rougeâtres commencent à courir sous la peau, ce qui indiquerait une extension de l'infection : il y aurait alors lymphangite. Celle-ci peut dégénérer en abcès : la température s'élève avec des frissons, des suées ; la douleur devient pulsative (des battements semblables à ceux du pouls sont ressentis dans la zone enflammée).

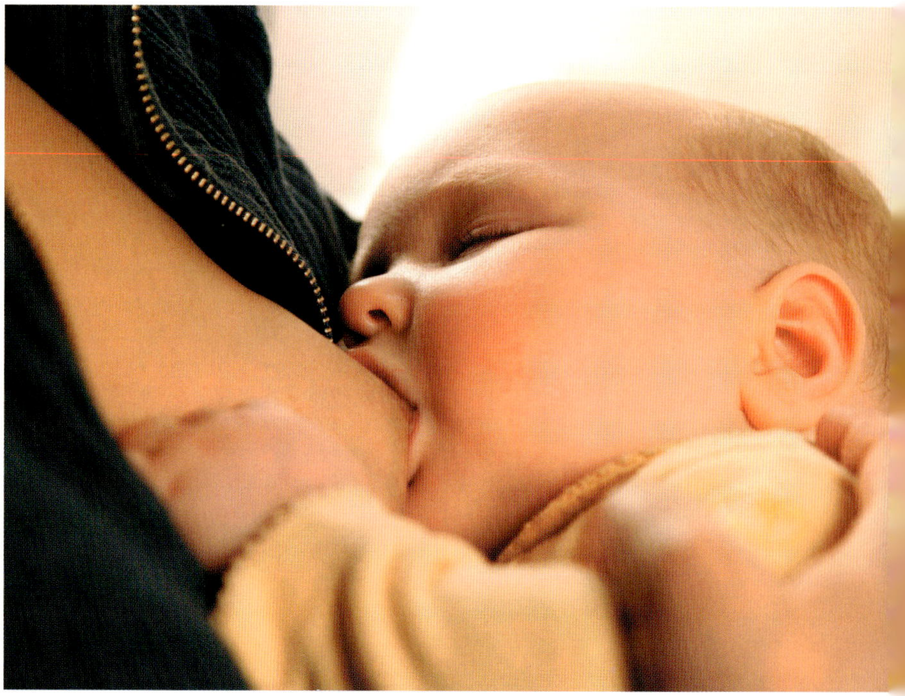

QUI CONSULTER ?

• Pour une production de lait insuffisante ou des crevasses : un homéopathe, un phytothérapeute, un acupuncteur.

À faire soi-même

LES BONS RÉFLEXES DU QUOTIDIEN

• **Production de lait insuffisante** : buvez abondamment et consommez certains aliments favorisant la production de lait - amandes, blé germé, lentilles, topinambour, malt, cumin et carvi.

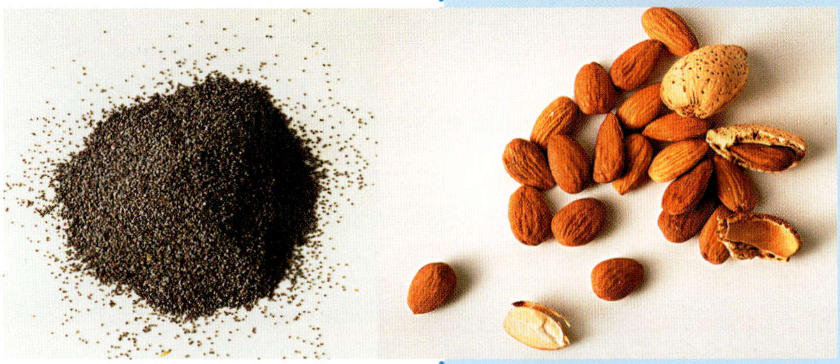

• **Production de lait abondante** : videz bien les seins après chaque tétée.

• **Engorgement** : videz l'excès de lait et appliquez sur le sein un jet d'eau chaude avec une pression douce.

• **Crevasses** : pour éviter leur apparition, adoptez une bonne hygiène des mamelons (voir encadré) et veillez à ce que le bébé suce toute l'aréole, pas seulement le mamelon (pour cela, sa bouche doit être à hauteur du mamelon).

EN ATTENDANT LA CONSULTATION

Homéopathie

• **Seins engorgés et douloureux** : Arnica 5CH, 3 granules avant chaque tétée, et Phytolacca 5CH, 3 granules matin et soir.

• **Crevasses** des mamelons : Castor equi 4CH, 3 granules le matin, et Petroleum 5CH, 3 granules le soir.

• **Lactation insuffisante** : Ricinus 4CH, 3 granules matin, midi et soir (prises à moduler ou à stopper selon le flux). Si elle est associée à une **grande fatigue**, prenez en plus Urtica Urens 4CH, 3 granules matin et soir.

• **Pour arrêter la lactation** : Ricinus 30CH, 1 dose durant 3 jours.

Phytothérapie

• **Production de lait insuffisante** : préparez une tisane à base de semences d'angélique, d'aneth, d'anis vert, de carotte, de carvi ou de fenouil, en mélangeant à parties égales 2 ou 3 de ces graines. Prenez 1 cuillerée à café de ce mélange pour 1 tasse d'eau bouillante. Laissez infuser 10 minutes. Buvez-en 1 tasse après chaque repas.

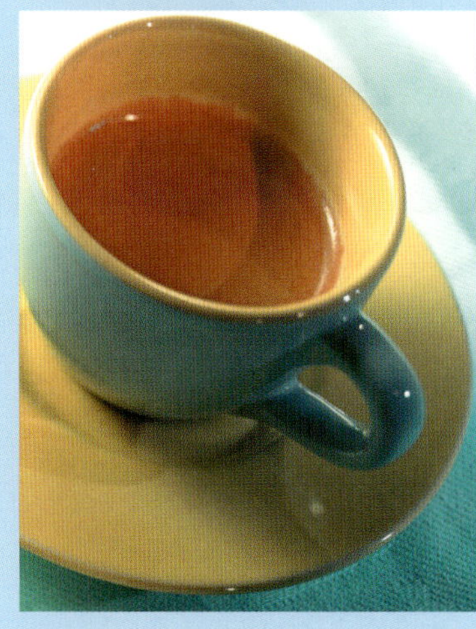

Oligothérapie

• **Crevasses** : appliquez sur les mamelons trois fois par jour une lotion ou une pommade à base de l'association manganèse-cuivre.

L'hygiène des mamelons

• Après chaque tétée, séchez bien les mamelons en les tamponnant avec un linge absorbant propre.

• Proscrivez l'application sur le bout des seins de désinfectants, de déodorants, de talc, de produits desséchants, d'eaux de toilette et de parfums, de savons, de compresses enduites, de pare-lait doublés de plastique.

• Évitez de porter des vêtements trop serrés, contre lesquels les mamelons risquent de frotter.

• Si les mamelons deviennent trop douloureux, laissez-les à l'air entre les tétées.

Allergies alimentaires

Certains aliments ne sont pas tolérés par l'organisme, dont la réaction ne se fait pas attendre. Dans les cas les plus graves, celle-ci peut mettre la vie en danger : éruption d'urticaire, gonflement des lèvres et du visage, difficultés respiratoires, troubles digestifs, malaises et, parfois, choc anaphylactique.

Voir aussi Allergies cutanées, *p. 261,* Allergies respiratoires, *p. 262,* Eczéma, *p. 310,* Peau (affections de la), *p. 368, et* Tête (mal de), *p. 403.*

SYMPTÔMES

De quelques minutes à 2 heures

• Au niveau de la **peau** : démangeaisons diffuses, sensation de chaleur, éruption d'urticaire, eczéma, œdème (gonflement du visage et des lèvres).
• Troubles **digestifs** : goût métallique dans la bouche, nausées, vomissements, diarrhées.
• Troubles **respiratoires** : picotements de la gorge, toux, essoufflement, sifflements respiratoires.
• Douleurs, **migraine**.

Choc anaphylactique

• Après l'apparition des symptômes précédents : grande pâleur, sueurs froides.
• **Perte de connaissance** et arrêt circulatoire possibles (voir aussi l'encadré p. 274).

PRINCIPALES CAUSES

• L'allergie alimentaire est une réaction excessive du système immunitaire qui, confronté à une substance ingérée, la considère à tort comme une menace.
• Parmi les aliments déclencheurs, citons les **arachides**, le **gluten**, le **lait de vache**, l'**œuf de poule**.
• Sont incriminées au premier chef, chez le bébé, la prise de lait de vache (voir encadré) et la diversification trop précoce de l'alimentation pour une paroi intestinale encore immature, donc incapable de bien jouer son rôle de filtre.
La **maladie cœliaque** (intolérance au gluten) apparaît ainsi à la suite de l'introduction des farines 2e âge dans l'alimentation du nourrisson. Elle provoque notamment l'alternance de mouvements de colère et de moments de tristesse, voire d'apathie, des troubles digestifs (ballonnements, vomissements, selles importantes, molles et fétides), et une perte de poids.
• L'**intolérance aux arachides** pose un problème grave puisque ses symptômes sont plus sévères que pour les autres allergies alimentaires et qu'elle induit le risque le plus élevé de provoquer un choc anaphylactique. Elle impose une surveillance constante et précise de l'alimentation, voire de la médication (vérifiez chaque étiquette !) : les arachides sont présentes dans de très nombreux produits alimentaires et des médicaments pour améliorer le goût, la consistance, les qualités nutritionnelles (huiles, céréales, pain, gâteaux, certains laits et laitages, boissons et soupes industrielles, charcuteries, etc.), mais aussi des cosmétiques (huile d'amande douce), etc.
• L'**asthme** et l'**hérédité** seraient deux facteurs favorisants.

Attention consultez

Des picotements et un gonflement des lèvres, une irritation des muqueuses, une poussée d'urticaire, des rougeurs sur la peau qui apparaissent peu de temps après le repas doivent vous alerter. Des réactions violentes comme un œdème du larynx (étouffement) ou un choc anaphylactique nécessitent des soins en urgence. Pensez à noter sur un papier tout ce qui a été consommé dans les heures qui ont précédé l'accident allergique : médicaments ou aliments.

À faire soi-même

LES BONS RÉFLEXES AU QUOTIDIEN

• Sous réserve qu'ils ne fassent pas partie de vos allergènes, mangez de l'oignon, de l'ananas et des **aliments riches en vitamine C** : des légumes (céleri, chou vert, cresson, épinard, oseille, persil, poivron, pomme de terre, raifort, tomate), des agrumes (cédrat, citron, orange, pamplemousse, etc.) et autres fruits (ananas, cassis, fraise, goyave, groseille, kiwi, etc.).

EN ATTENDANT LA CONSULTATION

Phytothérapie

• Ribes nigrum Bg MG 1D, 150 gouttes le matin, Betula pubescens, 100 gouttes le midi, et Quercus pedonculata Bg MG 1D, 100 gouttes le soir.

QUI CONSULTER ?

• En première intention, votre médecin et/ou un allergologue.
• En complément, pour traiter le terrain : un homéopathe, un acupuncteur, un auriculothérapeute, un médecin anthroposophe, etc.
• Pour apprendre à manger mieux : un nutritionniste, un naturopathe.
• Pour être aidé sur le plan psychologique : l'une des nombreuses psychothérapies présentées dans ce livre, l'hypnose, la programmation neurolinguistique (PNL).

Allergies cutanées

allergie solaire

Boutons, plaques, cloques, démangeaisons ou brûlures : zone de contact entre nous et notre environnement, la peau exprime un dysfonctionnement de notre système immunitaire à la suite de l'ingestion d'un allergène ou d'un contact avec celui-ci.

Voir aussi Allergies alimentaires, *p. 260,* Allergies respiratoires, *p. 262,* Eczéma, *p. 310, et* Peau (affections de la), *p. 368.*

SYMPTÔMES

Urticaire

• **Inflammation** de la peau accompagnée d'une sensibilité allant jusqu'à une sensation de brûlure.
• Formation de **plaques** d'un rose plus ou moins foncé, de forme variable, quelquefois chaudes, dans des zones incompatibles avec une allergie de contact.
• Réaction à évolution **rapide**, pouvant couvrir tout le corps.
• Sensation de malaise.

Allergie solaire ou lucite

• Apparition de **petites rougeurs** ou de **petites cloques** sur les zones exposées à la lumière (décolleté, avant-bras et mains, épaules, jambes, dos du pied).
• Irritation, sensation de brûlure et **forte démangeaison**.

PRINCIPALES CAUSES

• La première est une réaction immunitaire disproportionnée à un aliment ou à un produit en contact avec la peau. La probabilité de développer une allergie cutanée augmente avec l'asthme et une autre allergie déjà installée.
• Le stress joue aussi un rôle : la peau agit comme le panneau d'affichage des émotions.

Attention consultez

Si la peau démange, brûle ou se couvre de boutons après un événement identifié (aliment, gel douche, exposition au soleil, émotion, etc.), consultez.

La lucite, notamment, est une allergie solaire bénigne qui peut s'aggraver si les épisodes s'additionnent.

QUI CONSULTER ?

• En première intention, votre médecin et/ou un allergologue.
• En complément, pour traiter le terrain : un homéopathe, un acupuncteur, un auriculothérapeute, un médecin anthroposophe, etc.
• Pour apprendre à manger mieux : un nutritionniste, un naturopathe.
• Pour être aidé sur le plan psychologique : l'une des nombreuses psychothérapies présentées dans ce livre, l'hypnose, la programmation neurolinguistique (PNL).

À faire soi-même

LES BONS RÉFLEXES AU QUOTIDIEN

• Sous réserve qu'ils ne soient pas en cause, mangez des aliments riches en :
- **vitamine C** : des légumes (céleri, chou vert, cresson, épinard, oseille, persil, poivron, pomme de terre, raifort, tomate), des agrumes (cédrat, citron, orange, pamplemousse, etc.) et autres fruits (ananas, cassis, fraise, framboise, goyave, groseille, kiwi, etc.) ;
- **vitamine A** ou bêtacarotène : huile de foie de poisson, foie, beurre cru, jaune d'œuf cuit, carotte crue, épinard, abricot, haricot vert, etc.
- **vitamine E** : huile (de germes de blé, de tournesol ou de carthame surtout), amande, arachide, noisette, noix, pistache, margarine, beurre, jaune d'œuf, poissons gras, légumes verts, etc.
• Consommez également des fruits de mer, des coquillages, des céréales, du pain complet, de la levure de bière, du brocoli, des champignons, de la poudre de curcuma, par exemple.
• En cas d'**allergie solaire**, la prévention se résume à l'emploi d'écrans solaires. Exposez-vous de façon progressive. Buvez beaucoup d'eau (1,5 à 2 l par jour).

EN ATTENDANT LA CONSULTATION

Homéopathie

Pour la lucite
• **En prévention** : Sol 30CH, 1 dose par semaine ; cure à démarrer 1 mois avant l'exposition.
• **Après l'exposition au soleil** :
- éruption avec brûlure et démangeaisons améliorées par le froid : Apis 5CH, 3 granules toutes les heures ;
- éruption avec brûlure améliorée par la chaleur : Arsenicum album 5CH, 3 granules matin, midi et soir.

Phytothérapie

• EPS Plantain, 1/2 cuillerée à café toutes les heures (deux à quatre fois), puis 1 matin et soir (1/2 chez l'enfant).

Allergies respiratoires

La rhinite allergique est souvent confondue avec le rhume, c'est pourquoi nombre d'entre nous ignorent qu'ils sont victimes d'une allergie respiratoire. Soupçonnez une rhinite dès l'installation durable d'au moins deux des symptômes suivants.

Voir aussi Asthme, *p. 271.*

SYMPTÔMES

• Écoulement nasal clair ou nez bouché, éternuements.
• Yeux rouges, pleurant ou picotant.
• Démangeaisons au niveau du nez, de la gorge, parfois même des oreilles.

PRINCIPALES CAUSES

• Dans la plupart des cas, la conjonction d'un **terrain génétique** favorable et de l'exposition chronique à des **allergènes** présents dans l'air (acariens, poils, pollens, etc.) explique l'apparition des allergies respiratoires qui se manifestent par des **rhinites** saisonnières ou permanentes.

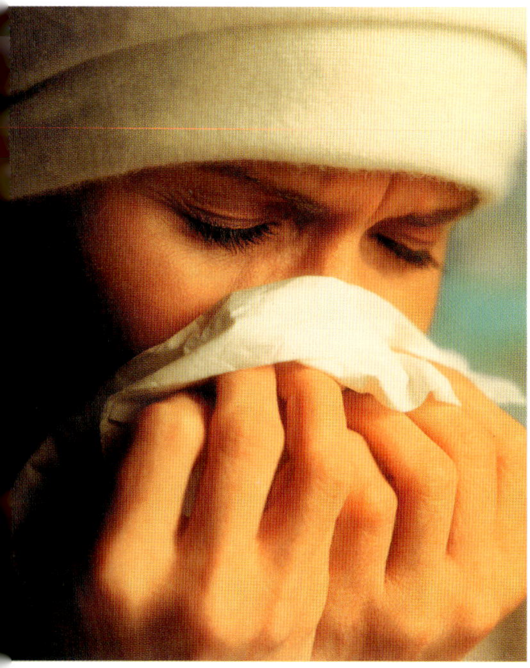

• Leur fréquence croissante traduit sans doute l'influence délétère combinée de la pollution atmosphérique et chimique, du mode de vie sédentaire et d'une alimentation déséquilibrée. En effet, ce type d'allergie est favorisé par la **pollution** de l'air par les microparticules imputables notamment aux moteurs Diesel. L'augmentation de la concentration des basses couches de l'atmosphère en ozone, lorsqu'il fait chaud, est également en cause.
• À la **maison**, les émanations de composés organiques volatils (peintures, produits ménagers, etc.) sont aussi allergènes.
• Une **alimentation** pauvre en vitamines et en antioxydants (apportés par les fruits et légumes frais) ne favorise pas une juste réponse immunitaire. Celle-ci serait mal orientée dès le départ chez le bébé dont on a voulu éviter au maximum l'exposition aux agents infectieux.

Attention consultez

Lorsque votre nez et vos yeux coulent sans raison « objective », à n'importe quelle saison, consultez pour faire cesser les manifestations avant de tenter d'identifier les allergènes incriminés et d'adopter un traitement de fond.

QUI CONSULTER ?

• En première intention, votre médecin et/ou un allergologue.
• En complément, pour traiter le terrain : un homéopathe, un acupuncteur, un auriculothérapeute, un médecin anthroposophe, etc.
• Pour apprendre à manger mieux : un nutritionniste, un naturopathe.
• Pour être aidé sur le plan psychologique : l'une des nombreuses psychothérapies présentées dans ce livre, l'hypnose, la programmation neurolinguistique (PNL).
• Pour apprendre à bien respirer : le taiji quan, le qi gong, le yoga.

Ne confondez pas !

• Une rhinite allergique n'est pas un rhume. Le nez coule dans les deux cas, mais une rhinite se traduit par un écoulement quasi permanent, sur plusieurs semaines, concomitant avec un prurit (démangeaison) de la muqueuse. Souvent, les yeux pleurent aussi et, lors de réactions fortes, de l'urticaire peut apparaître.
• Si tous ces symptômes sont relativement atténués, mais présents toute l'année, on parle de rhinite permanente. S'ils sont forts et liés à une saison, c'est d'une rhinite saisonnière qu'il s'agit.
• Si le nez ne coule pas du tout alors que la face fait mal, la sinusite est à envisager.

À faire soi-même

LES BONS RÉFLEXES AU QUOTIDIEN

• **Aérez** chaque jour votre domicile, dépoussiérez et utilisez une literie antiacariens.

• En cas d'allergie à un **pollen**, pendant sa période de dissémination, évitez les sorties par temps sec et venteux.

• **Mangez** de l'ail, du curry, de l'oignon, du piment, du raifort. Souvent, vous devrez **supprimer** le lait et tous les produits contenant du lait ou l'un de ses dérivés.

EN ATTENDANT LA CONSULTATION

Homéopathie

• **En prévention** 1 mois avant la période où se déclenchent habituellement vos allergies : Poumon histamine 30CH, 1 dose par semaine, et Pollen 30CH, 1 dose par semaine.

• **Éternuements incessants** : Sabadilla 5CH, 3 granules matin, midi et soir.

• **Écoulement incessant :**

- avec une irritation du bord des narines : Allium ceppa 5CH, 3 granules matin et soir.
- avec des yeux qui larmoient et une irritation des paupières : Euphrasia 5CH, 3 granules matin et soir.

• **Nez bouché** (se dégageant un peu à l'air frais) : Nux vomica 5CH, 3 granules matin et soir.

Phytothérapie

• EPS Plantain, 1 cuillerée à café deux à quatre fois par jour (1/2 chez l'enfant) ou Rosa canina Bg MG 1D, 50 gouttes trois fois par jour.

Massage auriculaire

• À l'aide d'une pointe mousse, massez-vous les points 32 Nez (moitié inférieure de la face interne du tragus), 36 Glandes surrénales, 109 Poumon (point double), 72 Allergie (zone). Voir illustration p. 29.

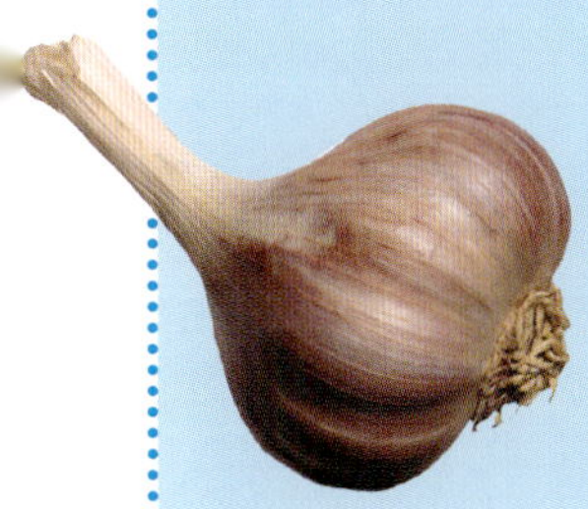

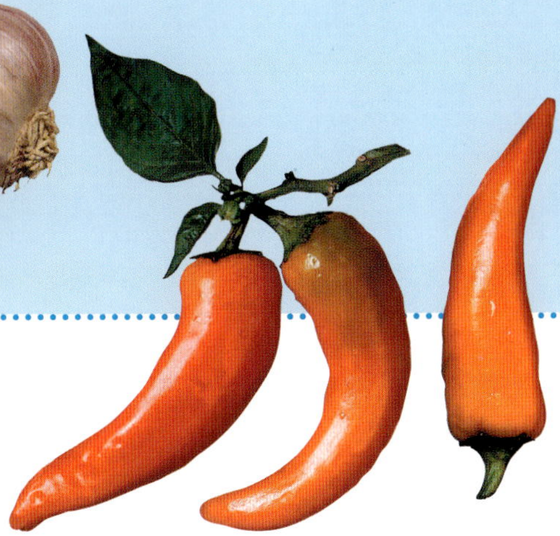

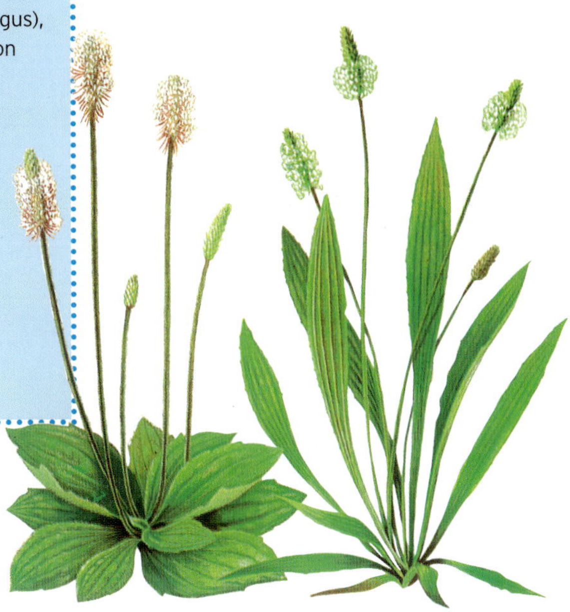

Plantain

Trop d'hygiène ?

Il semblerait que moins un bébé ou un jeune enfant est confronté à des infections ou à des allergènes, moins son système immunitaire mûrit et plus il a de chances de devenir un adulte allergique.

Anémie

Il y a plusieurs formes d'anémie. Toutes se traduisent par un défaut d'oxygénation des organes. Elles touchent pour l'essentiel les femmes enceintes et les personnes âgées.

Voir aussi Grossesse (maux et accompagnement de la), *p. 330.*

SYMPTÔMES

- Pâleur ou teint grisâtre.
- Fatigue, abattement, perte d'énergie.
- Palpitations et essoufflement au moindre effort.
- Vertiges (en se levant notamment).
- Somnolence.
- Maux de tête.

PRINCIPALES CAUSES

- Une **mauvaise fixation de l'oxygène** dans les globules rouges est à l'origine des anémies. Une carence en fer explique la forme classique qui survient parfois lors de la grossesse ou en cas de règles abondantes.
- Une **carence en vitamine B12 ou B9** peut aussi déformer les globules rouges.
- Des **maladies** comme la drépanocytose, le sida, le cancer (les leucémies, par exemple) et l'ensemble des affections gastro-intestinales peuvent également déclencher des anémies.

Attention consultez

Le teint pâle et une fatigue permanente inhabituelle doivent vous alerter, surtout en cas d'étourdissements répétés et d'un pouls irrégulier, trop vif à l'effort.

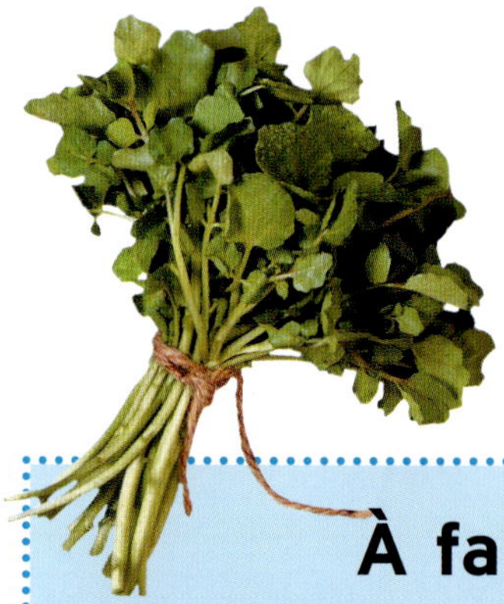

QUI CONSULTER ?

- En première intention, votre médecin traitant.
- En complément, pour traiter le terrain : un homéopathe, un acupuncteur, un auriculothérapeute, etc.

À faire soi-même

LES BONS RÉFLEXES AU QUOTIDIEN

- De nombreux médicaments diminuent ou empêchent l'absorption du fer, c'est pourquoi il ne faut pas prendre de supplément de fer sans **avis médical préalable.** N'oubliez pas de signaler à votre médecin les médicaments que vous prenez.
- Mangez des aliments riches en fer : fruits de mer, boudin noir, foie, viande rouge, volailles, poisson, tofu, soja, fèves, lentilles, persil plat, légumes à feuilles vertes, noix, fruits séchés, etc.
- **Attention**, certains aliments réduisent l'absorption du fer : le café, le blé entier, les légumes vert foncé, la pita, le vin rouge, par exemple. Le problème se pose surtout avec le thé noir ; limitez-en la consommation et buvez-en à distance des repas.

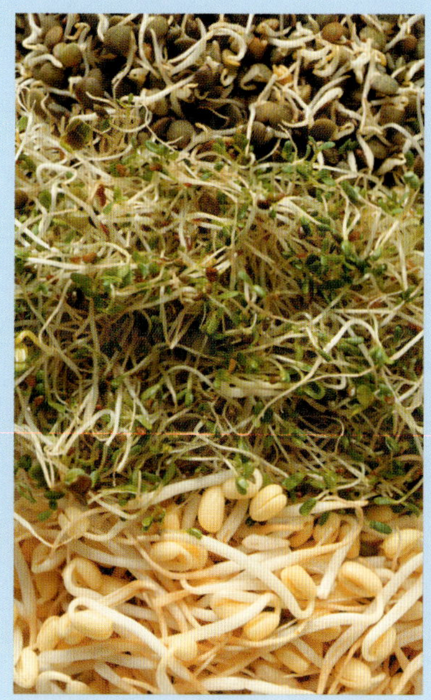

Anxiété
angoisse, trac

L'anxiété et l'angoisse sont les alarmes déclenchées par l'organisme pour réclamer notre attention et nous demander de répondre à une situation stressante. Quand leurs symptômes se répètent, se prolongent et apparaissent sans raison, il y a maladie.

Voir aussi Préparation aux examens, aux épreuves sportives, *p. 372,* Stress, *p. 392, et* Tics, *p. 405.*

SYMPTÔMES

Anxiété chronique

• Signes typiques : insomnie, inquiétude, hypervigilance, irritabilité, agitation.
• Signes neurovégétatifs : sueur, sensation de boule dans la gorge, gêne de la respiration, diarrhées, tremblements, douleurs (abdominales, thoraciques, migraineuses).

Attaque de panique (entre 5 et 20 minutes)

• Signes typiques : malaise intense, sensation de danger imminent, sentiment violent et irraisonné de peur, crainte de commettre un acte incontrôlé.
• Signes neurovégétatifs : sueur, envie d'uriner, sensation d'étouffement, palpitations, bouche sèche ou salivation importante, sensation de chaud ou de froid, douleurs, vertiges, ballonnements, tics.

PRINCIPALES CAUSES

• Anxiété et angoisse ont la même fonction : mettre l'organisme en état de vigilance afin de lui permettre d'analyser une situation stressante et d'y apporter une réponse. Toutefois, la différence tient au contexte : l'anxiété paraît fondée, alors que l'angoisse n'est pas liée à une situation précise.
• L'**environnement social et familial** semble déterminant pour favoriser le passage de l'anxiété naturelle et bénéfique à l'anxiété pathologique, très invalidante sur le plan social, relationnel et organique. L'entourage peut être anxiogène. Notamment des parents

Reconnaître l'angoisse

Pour vous aider à mesurer votre degré d'anxiété, vous pouvez utiliser l'échelle d'Hamilton. Cochez, pour chacun des symptômes suivants, la case de l'adjectif correspondant le plus à votre ressenti.

Symptômes	Absent	Léger	Moyen	Fort	Maximal
Peur régulière, inquiétude silencieuse					
Sensation d'étouffer, de respirer dans un corset					
Sentiment que le cœur va s'arrêter, s'emballe ou palpite					
Bouffées de chaleur, suées, mains moites					
Nausées, coliques, ventre douloureux					
Sommeil difficile à venir et non réparateur malgré une grande fatigue					
Pensées noires (tristesse, pessimisme, angoisse) au réveil					
Tics, troubles obsessionnels compulsifs					
Grande lassitude					
Nostalgie, pleurs à la moindre émotion ressassée					
Suractivité					
Absence de désir, perte du plaisir, éjaculation précoce, impuissance					
Difficulté à se concentrer					
Désintérêt pour l'entourage					

Attribuez-vous : 0 point par croix pour « absent », 1 point pour « léger », 2 pour « moyen », 3 pour « fort », 4 pour « maximal » (invalidant).
La note globale va de 0 à 60. Le seuil généralement admis pour une anxiété significative est de 20.

anxieux, angoissés, brutaux, voire violents, ou au contraire trop protecteurs, empêchent sans le vouloir leurs enfants d'acquérir l'indispensable confiance en soi sans laquelle il n'est d'adolescent puis d'adulte équilibré.

• Un **événement traumatisant** peut aussi être à l'origine d'une anxiété permanente, en instillant une peur lancinante de ressentir à nouveau le sentiment de panique associé à son souvenir. Une expérience de mort évitée est aussi terriblement angoissante.

• Certaines **affections** sont aussi anxiogènes, comme l'hypoglycémie et les carences vitaminiques.

• Toute **addiction** provoque l'angoisse du manque, qu'elle ait pour objet un médicament (anxiolytique), le tabac, l'alcool, une drogue ou le jeu (voir Addictions, p. 257).

• Enfin, une trop faible réception de la sérotonine par le cerveau, d'ordre génétique, amplifierait l'intensité de l'angoisse.

Attention consultez

Demandez de l'aide dès que vous sentez votre anxiété s'installer, que vous ne parvenez plus à la relier de manière convaincante à un événement anxiogène. Une difficulté récurrente à trouver le sommeil, à vous concentrer, l'apathie ou, au contraire, la suractivité sont des signes complémentaires qui doivent faire envisager l'angoisse pathologique.

QUI CONSULTER ?

• En première intention, un praticien de médecine énergétique : un acupuncteur, un auriculothérapeute, un homéopathe, un chromothérapeute, un praticien de reiki.

• Dans les cas les plus sévères, une approche psychocomportementale est indispensable : l'une des nombreuses psychothérapies présentées dans ce livre, l'hypnose, la sophrologie, l'haptonomie, la relaxation, la méditation, la florithérapie.

• Pour apprendre à conserver le contrôle de votre corps : le taiji quan, le qi gong, le yoga.

À faire soi-même

LES BONS RÉFLEXES AU QUOTIDIEN

• Consommez des sucres complexes (surtout au dîner) : des pommes de terre, des haricots en grains, des céréales, des pâtes, du pain, etc.

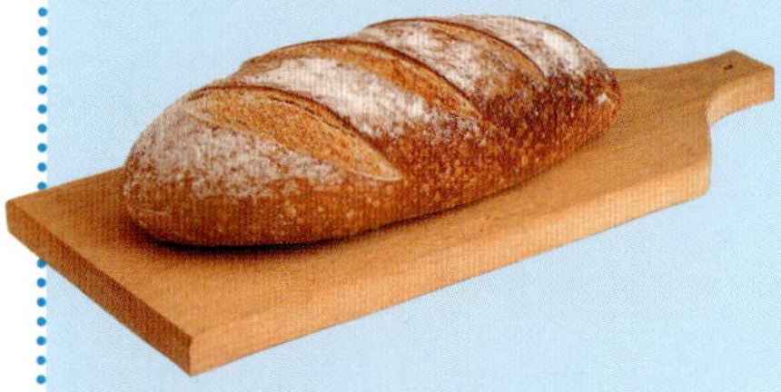

• Méfiez-vous des sucres rapides, de l'alcool, des boissons à base de caféine, des aliments lourds et gras.

• Mangez de l'oignon, des poissons gras des mers froides (anchois, espadon, flétan, hareng, maquereau, rouget, sardine, saumon, thon rouge ou blanc, notamment), des graines de lin, des fèves de soja, des noix, ainsi que des aliments riches en magnésium (agrumes, céréales, chocolat noir, crustacés, escargot, fève de soja, figue, fruits oléagineux, légumes, maïs, pain complet, poisson, etc.).

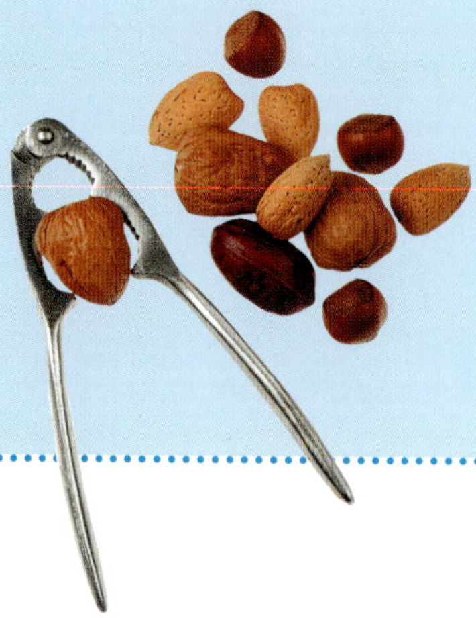

EN ATTENDANT LA CONSULTATION

Homéopathie

• Trac et angoisse d'anticipation, pour un **examen**, une **prise de parole** en public : Gelsemium 9CH, 3 granules le matin, et Aethusa cynapium 9CH, 3 granules le soir, cure à démarrer 3 semaines avant le jour dit.

• Angoisse ou panique avec **tremblements**, **diarrhées**, tempérament pressé : Argentum nitricum 9CH, 3 granules matin et soir durant 2 à 3 semaines.

• Angoisse de l'avenir, **pessimisme** : Arsenicum album 9CH, 3 granules matin et soir durant 2 à 3 semaines.

• Angoisse avec sensations de **boule** dans la gorge ou à l'estomac, de spasmes : Ignatia amara 9CH, 3 granules matin et soir durant 2 à 3 semaines.

• Angoisse survenant la **nuit**, avec peur de mourir : Aconitumum 9CH, 3 granules toutes les 2 heures.

Phytothérapie

• Anxiété, trac : EPS Passiflore et Aubépine à parties égales (1 à 3 cuillerées à café par jour).

• Trac chez l'**adolescent** : Ballota fœtida TM 20 à 60 gouttes par jour.

• Angoisse : EPS Passiflore et Valériane à parties égales (1 à 3 cuillerées à café par jour), ou Tilia tomentosa Bg MG 1D, 30 gouttes trois fois par jour.

À faire soi-même

EN ATTENDANT LA CONSULTATION

Aromathérapie

• 2 gouttes d'HE Lavande vraie (à défaut d'HE Marjolaine des jardins) dans 1 cuillerée de miel liquide deux fois par jour. Vous pouvez faire à la place une onction au niveau de votre plexus solaire avec la même HE, pure ou diluée à 10 % dans de l'huile d'amande douce.

• Au coucher, massez-vous la région du plexus solaire avec un gel à faire préparer en pharmacie : HE Mandarine (zeste) 4 g, HE Mandarine (feuille) 4 g, HV Calophylle (Tamanu) 4 g, excipient QSP 1 gel de 100 g. **Attention**, évitez cette préparation dans la journée si vous devez vous exposer au soleil, car HE Mandarine est un photosensibilisant.

Florithérapie

• L'angoisse et l'anxiété sont les **indications majeures** des élixirs floraux, en particulier de ceux des catégories 1 (peur), 2 (états d'incertitude) et 5 (hypersensibilité aux influences et aux idées). Voir tableaux p. 66.

Oligothérapie

• Manganèse-Cobalt, 1 dose par jour, et Lithium, 2 à 3 doses par jour.

Massage auriculaire

• À l'aide d'une pointe mousse, massez-vous les points 58 Shenmen, 18 Matière grise (moitié inférieure de la face interne de l'antitragus), 108 Cœur. Voir illustration p. 29.

Réflexothérapie

• Massez les zones réflexes plantaires (de chaque côté) plexus solaire, diaphragme, et la pulpe de votre gros orteil. Voir illustration p. 209.

Digitopuncture - Shiatsu - Do in

• Massez Vaisseau conception 14 (sur la ligne médiane antérieure, au creux du plexus, à 6 travers de votre pouce au-dessus de l'ombilic) et 17 (sur votre sternum, au niveau d'un petit creux à l'horizontale du quatrième espace intercostal).

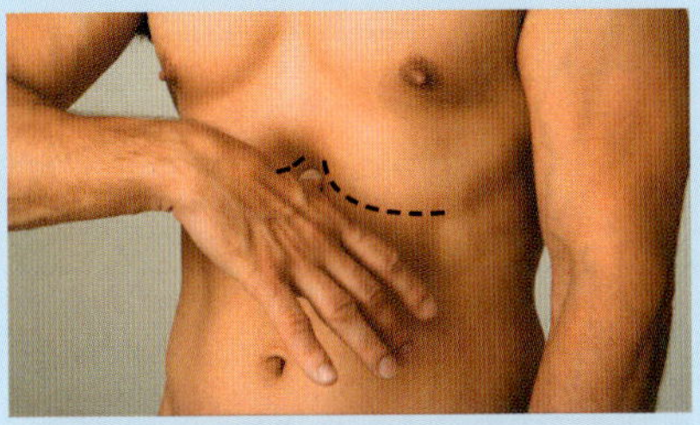

Vaisseau conception 14

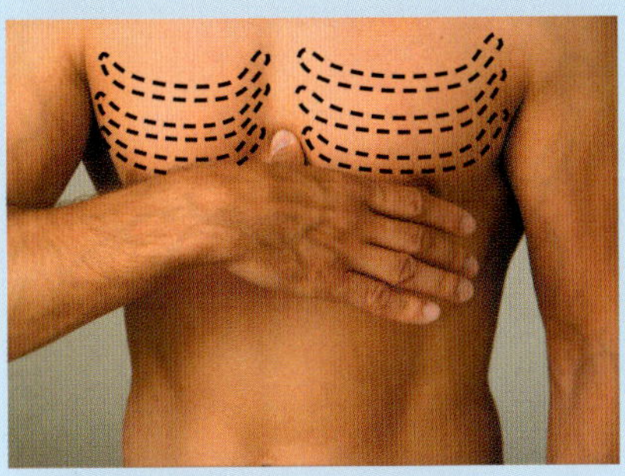

Vaisseau conception 17

• Complétez par le massage de Gros intestin 4 de chaque côté (dans l'angle formé par les métacarpiens du pouce et de l'index). Pressez le point, puis effectuez des rotations dans le sens des aiguilles d'une montre. **Attention**, ce point est contre-indiqué chez la femme enceinte.

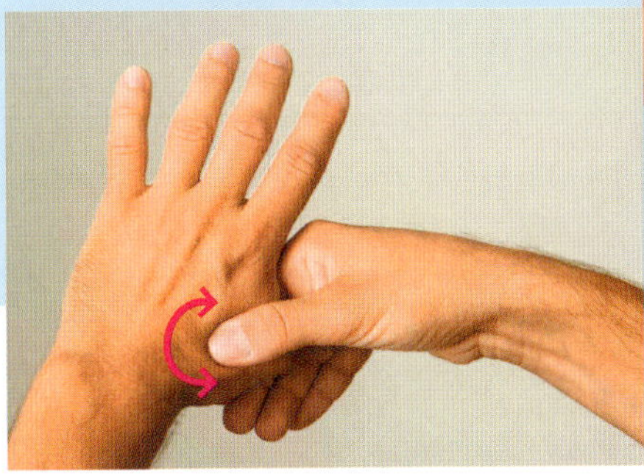

• **Trac** : massez Cœur 7 (sur le pli de flexion du poignet, dans le prolongement du petit doigt, en dehors du tendon).

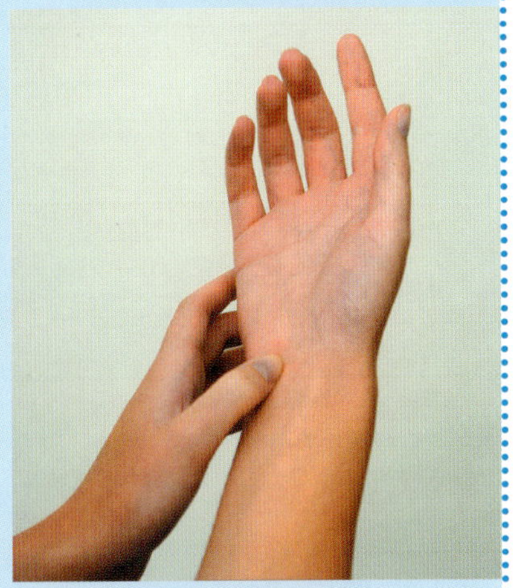

Cœur 7

Si vous en avez la possibilité, pressez 3 triplets de points situés au niveau de l'insertion du tendon d'Achille sur le talon (bord interne, dessus et bord externe du tendon).

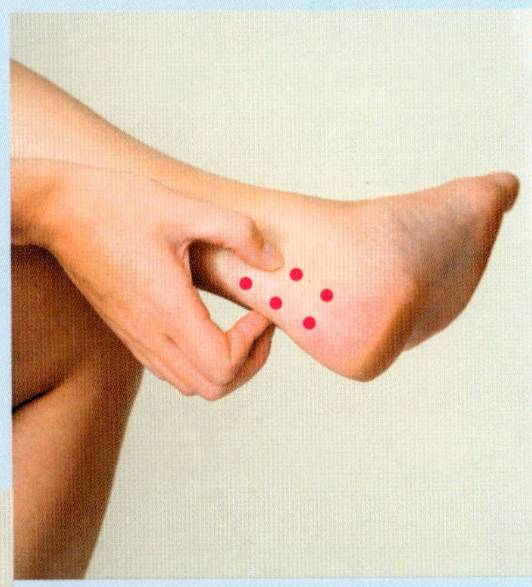

Gros intestin 4

Arthrose
du rachis, du genou, de la hanche, des mains et des pieds

Maladie de l'articulation, l'arthrose ne laisse pas de répit. Si elle ne peut être enrayée, on arrive à la freiner. L'âge n'en est pas responsable ; il facilite seulement son arrivée. Dans le pire des cas, l'arthrose évolue en ankylose, ou blocage des articulations.

SYMPTÔMES

- **Douleurs** mécaniques à l'effort (surtout au démarrage), soulagées par le repos.
- **Raideur** transitoire s'accentuant peu à peu.
- **Contractures** et atrophies musculaires.
- **Craquements**, déplacements, relâchements articulaires.
- **Épanchement synovial** possible.

PRINCIPALES CAUSES

- Le cartilage enrobe l'extrémité de chaque os impliqué dans une articulation. Il permet le glissement des os l'un sur l'autre et les protège en jouant en plus le rôle d'amortisseur. Il s'use donc, mais se renouvelle. Quand il se renouvelle moins vite qu'il ne s'use, il perd en qualité. Bientôt, il se fissure et s'amincit. Dès lors, les os ne sont plus protégés des chocs induits par les mouvements articulaires : ils vibrent, s'usent à leur tour, perdent en souplesse. Celui qui, dans l'articulation, est situé « sous » l'autre, absorbe davantage de chocs. Pour compenser, son extrémité articulaire s'élargit et produit des excroissances. Celui « du dessus » voit des kystes se former.
- Par ailleurs, des bouts de cartilage s'échappent dans le liquide synovial et y provoquent une inflammation : les articulations « gonflent ».
- Dans la plupart des cas, c'est une **contrainte trop forte et répétée** exercée sur une articulation ou une **malformation** de naissance qui favorisent l'apparition de l'arthrose (une prédisposition génétique est en cause dans certaines familles).
- Le **surpoids** l'accélère, de même que le grand âge, l'ostéoporose et tous les problèmes de calcification osseuse.

Une articulation

Chaque extrémité osseuse est recouverte d'une coquille amortissante en cartilage. Les deux os sont maintenus ensemble par les ligaments. Aux os sont attachés les muscles, par les tendons. L'articulation est délimitée par une capsule, tapissée d'une membrane synoviale, laquelle produit un liquide, la synovie, chargée de nourrir et de lubrifier le cartilage.

L'arthrose secondaire

Des maladies héréditaires peuvent déclencher ou accélérer l'arthrose. C'est le cas de l'hémophilie, lorsque les saignements s'écoulent dans les articulations, altérant le cartilage. C'est le cas également de la « maladie du fer », l'hémochromatose, caractérisée par une accumulation de fer dans l'organisme, qui se traduit notamment par une dégradation du cartilage. Enfin, les dysplasies (articulations déformées) évoluent toujours en arthrose.

Attention consultez

La douleur est toujours un symptôme qui doit vous faire réagir. Lorsqu'une douleur articulaire naît au mouvement, disparaît au repos, puis s'accroît au fil de la journée, gêne l'endormissement, voire vous éveille en pleine nuit, vous devez consulter. Faites-le aussi dès que vous constatez la déformation d'une articulation (il arrive que la douleur n'apparaisse qu'après).

QUI CONSULTER ?

- Dans les poussées inflammatoires : un acupuncteur, un chromothérapeute, etc.
- Pour traiter le terrain : un acupuncteur, un homéopathe, un phyto-aromathérapeute, un auriculothérapeute, notamment.
- Pour apprendre à manger mieux (ne négligez pas l'importance de l'alimentation, ne serait-ce que pour perdre du poids) : un nutritionniste, un naturopathe.
- Pour corriger de mauvaises attitudes source de douleurs, pratiquez une gymnastique douce ou une gymnastique énergétique : le taiji quan, le qi gong, le yoga.
- Pour soulager vos douleurs, l'apprentissage de la digitopuncture ou du do-in peut vous être utile.

À faire soi-même

LES BONS RÉFLEXES AU QUOTIDIEN

• Si vous êtes en surpoids, même léger, perdez quelques kilos.

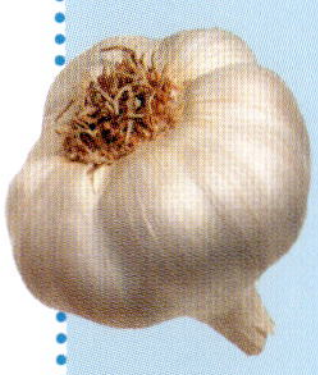

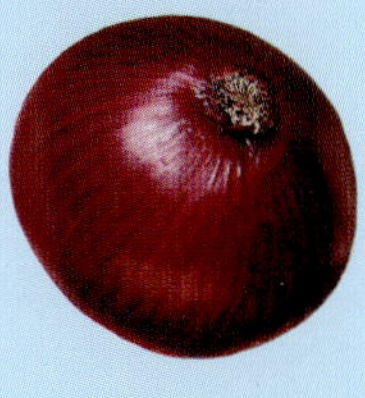

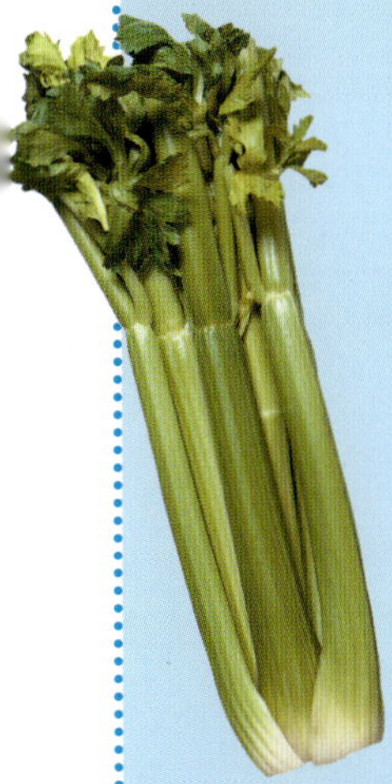

• Mangez beaucoup de légumes et de fruits, de l'ail et de l'oignon, des fèves de soja, du tofu, des poissons gras des mers froides (anchois, espadon, flétan, hareng, maquereau, rouget, sardine, saumon, thon rouge ou blanc, notamment) au moins trois fois par semaine, et des aliments riches en vitamine C : des légumes (céleri, chou vert, cresson, épinard, oseille, persil, poivron, pomme de terre, raifort, tomate), des agrumes (cédrat, citron, orange, pamplemousse, etc.) et autres fruits (ananas, cassis, fraise, framboise, goyave, groseille, kiwi, etc.).

• Buvez beaucoup d'eau, des tisanes, du thé vert léger.

EN ATTENDANT LA CONSULTATION

Homéopathie

• Douleur **améliorée par le mouvement** : Rhus toxicodendron 5CH, 3 granules matin et soir, en cures de 3 semaines.

• Douleur **aggravée par le mouvement**, améliorée par le repos et l'immobilité : Bryonia 5CH, 3 granules matin et soir, en cures de 3 semaines.

• Station **debout** douloureuse : Sulfur 7CH, 3 granules trois fois par semaine, en cures de 3 semaines.

• Pour soulager les **douleurs des doigts** et des petites articulations : Caulophyllum 5CH, 3 granules par jour.

• Pour soulager les douleurs des membres avec **raideur** et **sensation de raccourcissement** : Causticum 5CH, 3 granules par jour.

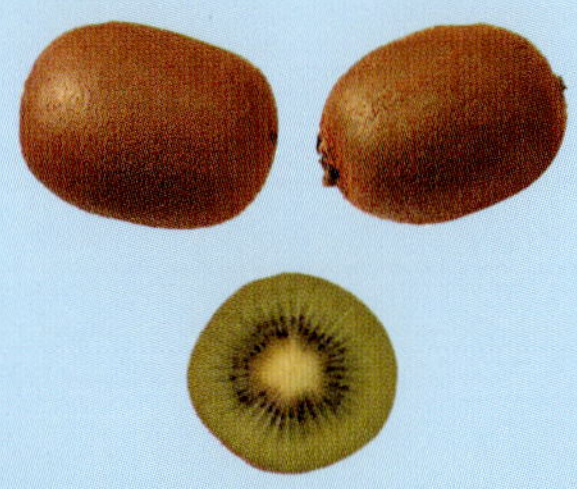

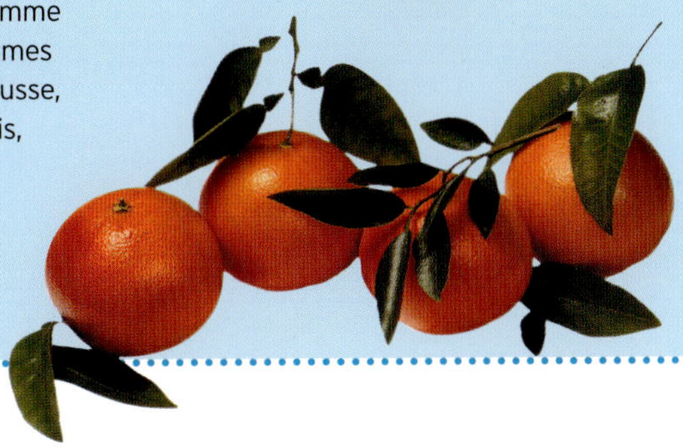

Phytothérapie

• **Douleurs et inflammation** : Harpagophytum en poudre ou extrait sec (600 à 1 800 mg par jour), Saule blanc (poudre, 1 à 2 g par jour ; nébulisat, 200 à 400 mg par jour) ou Reine-des-prés (poudre, 2 à 3 g par jour ; nébulisat 400 à 600 mg par jour) en 2 ou 3 prises. Ajoutez Ribes nigrum Bg MG 1D, 150 gouttes le matin.

• **Frictions locales** : Huile de camomille.

Aromathérapie

Massez vos articulations douloureuses deux fois par jour avec HE Camomille romaine diluée à 10 % dans de l'huile d'amande douce.

Oligothérapie

• En dehors des poussées inflammatoires : Manganèse-Cobalt, 1 dose par jour, et Soufre (ou Magnésium ou Potassium), 1 dose en alternance un jour sur deux.

• En cas de poussée inflammatoire : Cuivre-Or-Argent, 1 dose par jour, associé à Cuivre, 1 à 3 doses par jour selon l'intensité de l'inflammation, durant 7 à 10 jours.

Organothérapie

• Mettez 1 suppositoire de Cartilage 7CH (en pharmacie) le premier soir, 1 suppositoire de Méduloss 7CH (idem) le deuxième soir, rien le troisième. Puis recommencez.

À faire soi-même

EN ATTENDANT LA CONSULTATION

Massage auriculaire

• À l'aide d'une pointe mousse, massez-vous les points (voir illustration p. 29) :
- **arthrose cervicale** : 41 Cou, 25 Vertex, 57 Système neurovégétatif, 58 Shenmen, 102 Rein ;
- **arthrose lombaire** : 48 Lombalgies, 55 Sciatique, 58 Shenmen, 102 Rein ;
- **arthrose de la hanche** : 53 Hanche, 48 Lombalgies, 57 Système neurovégétatif, 102 Rein ;
- **arthrose du genou** : 54 Genou, 52 Articulation du genou, 57 Système neurovégétatif, 102 Rein.

Digitopuncture - Shiatsu - Do-in

• Pressez Vésicule biliaire 40 (creux en avant et au-dessous de la saillie de cheville externe).

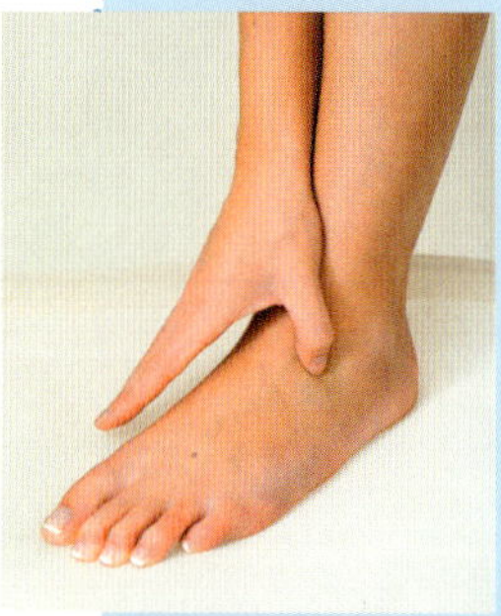

Vésicule biliaire 40

• Chaque matin, stimulez Estomac 36 (jambe fléchie à 90°, il est 4 travers de doigt en dessous du bord inférieur de la rotule, en dehors de la crête du tibia).

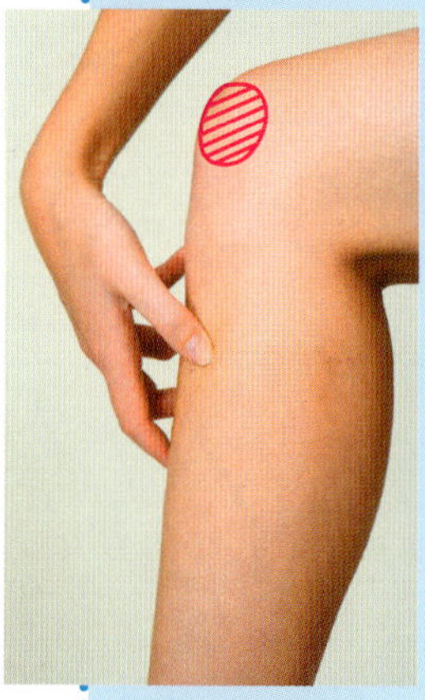

Estomac 36

• Douleurs des **épaules** et des **bras** : la main formant une coque, frappez une dizaine de fois la crête de votre épaule. Si la percussion est douloureuse, appliquez au préalable des compresses chaudes.

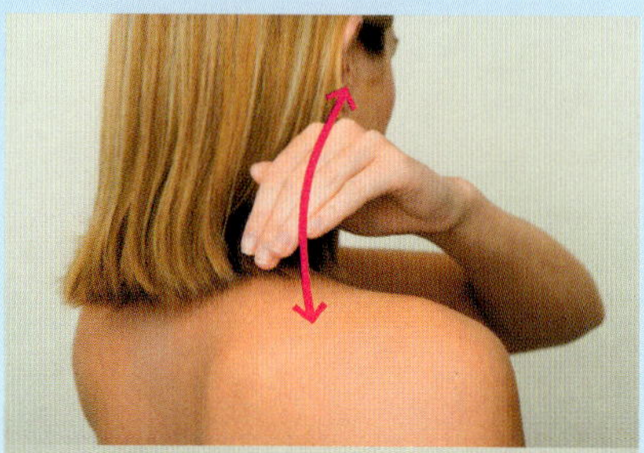

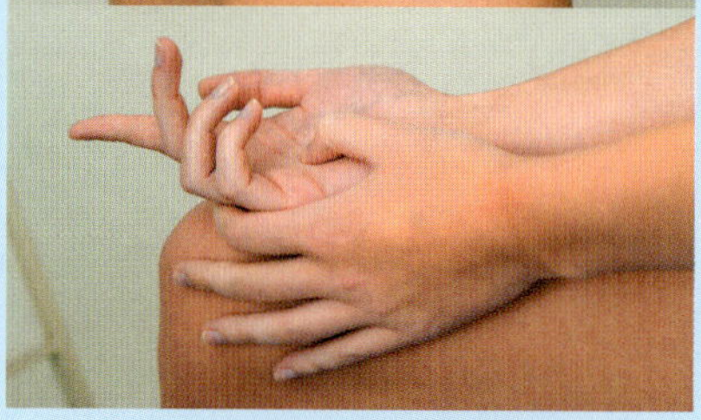

• Douleurs des **poignets**, des **mains** : placez votre main ouverte paume en l'air sur votre cuisse. Du pouce opposé, pressez fermement au centre de la paume.

• **Lombalgies** : à l'aide de vos deux pouces placés en V, pressez Vessie 40 (au milieu du creux à la face postérieure du genou, sur le pli de flexion). Pressez ensuite au centre de votre éminence thénar pendant 2 à 3 minutes : exercez des pressions de 5 secondes, espacées de quelques secondes.

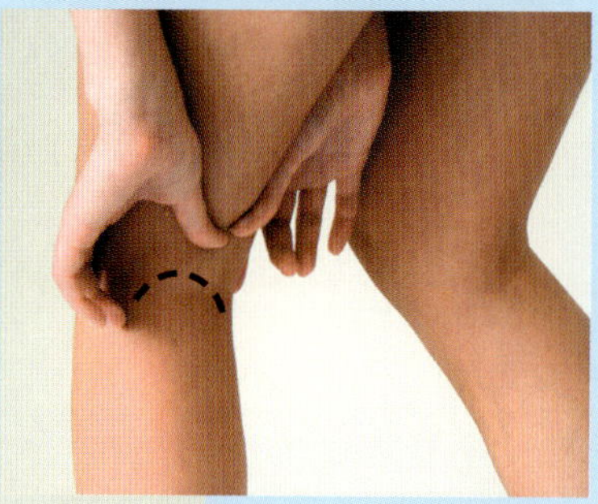

Vessie 40

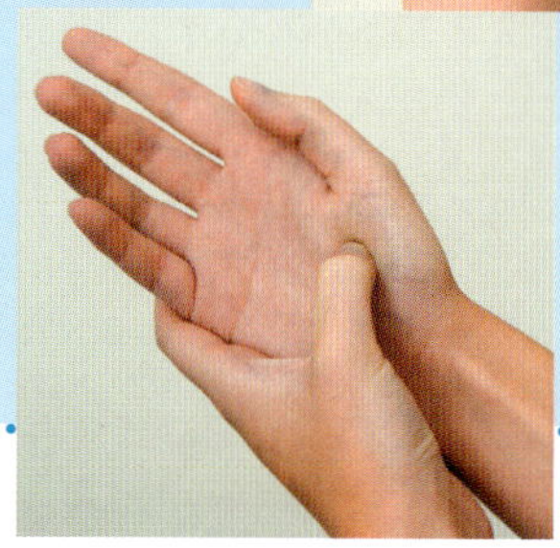

Éminence thénar

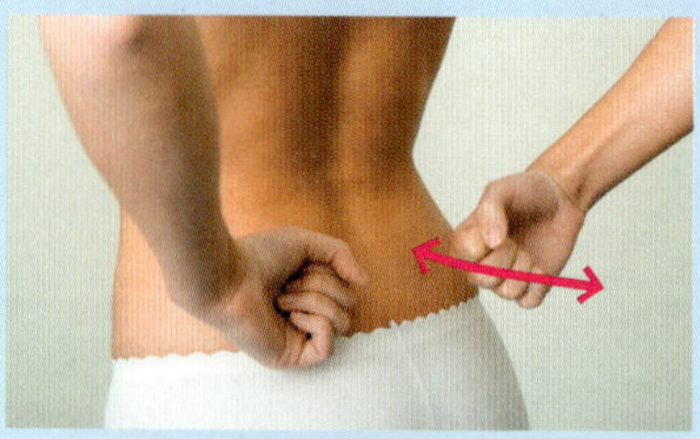

• Douleurs des **hanches** : poings fermés, frappez fermement, de l'articulation de vos majeurs, le creux en arrière de votre crête iliaque, une dizaine de fois. Puis pressez fermement et massez Vésicule biliaire 30. Il est difficile à localiser seul : allongez-vous sur le côté sain, pliez la jambe côté douloureux ; le point est au tiers externe d'une ligne joignant la saillie du fémur (grand trochanter) à la partie basse du sacrum.

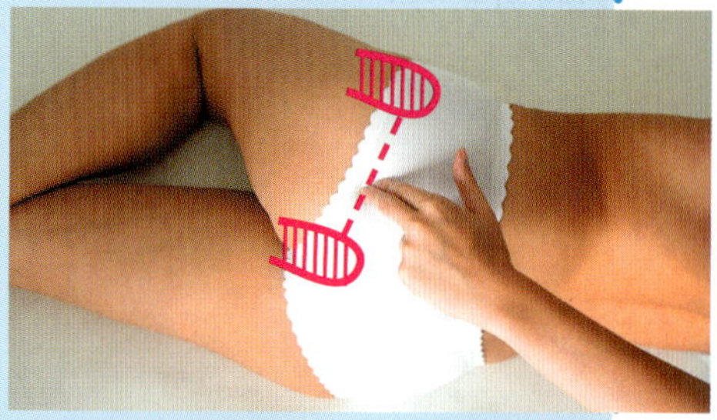

Vésicule biliaire 30

• Douleurs des **pieds** : du pouce, pétrissez en profondeur votre voûte plantaire. Terminez en faisant rouler plusieurs fois votre poing, comme un tampon buvard.

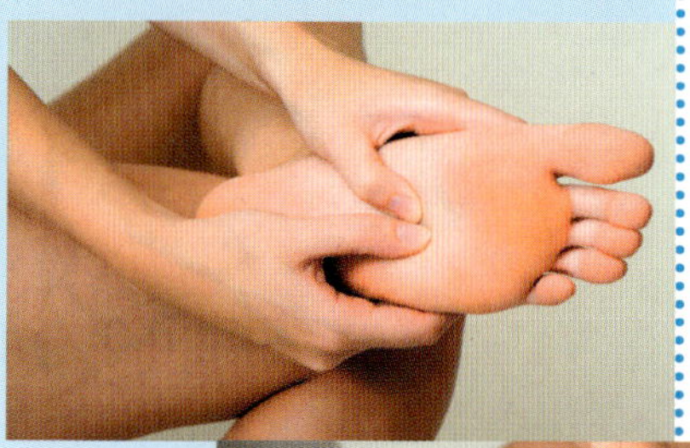

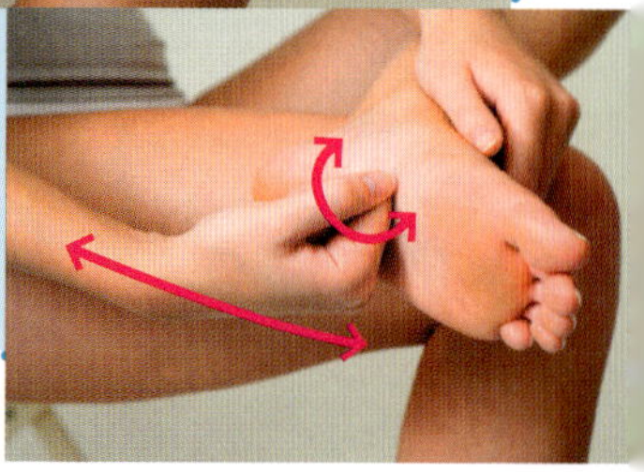

Asthme

Inflammation et constriction des bronches, surproduction de mucus : l'asthme est une hyperactivité chronique des bronches très invalidante, parfois mortelle. Si des allergènes sont presque toujours en cause, elle a peut-être pour origine une mutation ou une prédisposition génétiques.

Voir aussi Allergies respiratoires, *p. 262.*

SYMPTÔMES

- **Gêne respiratoire**, en particulier au moment de l'expiration.
- Toux spasmodique avec absence de fièvre.
- **Respiration sifflante**.
- Sensation d'**étouffement**, asphyxie.
- Crise nocturne avec importante sécrétion.
- Asthme aigu : coloration bleuâtre de la peau (cyanose).

La crise d'asthme

- La gêne respiratoire est permanente chez l'asthmatique, mais, de temps en temps, suite à un effort, au contact du tabac ou d'un air très froid par exemple, elle s'amplifie plus ou moins brutalement. C'est la crise d'asthme.
- Elle survient souvent la nuit et s'atténue assez rapidement à la prise du traitement. Chez les femmes, pendant les quelques jours qui précèdent les règles, les crises gagnent en intensité. Chez l'enfant, l'excitation et les problèmes psychologiques accroissent les risques de crise.
- On parle d'asthme aigu grave lorsque les crises se répètent fréquemment et que le déficit respiratoire est tel que l'organisme commence à manquer d'oxygène : le malade se fatigue, devient cyanosé, ne peut parler sans faire de nombreuses pauses, voire perd le fil de ses idées.

PRINCIPALES CAUSES

- Une **réponse allergique** est en cause chez la plupart des asthmatiques, en particulier chez l'enfant. Au contact d'une bactérie, d'une poussière, d'un poil, d'une moisissure, d'un acarien, de pollens, le patient produit beaucoup trop d'immunoglobulines E, ce qui déclenche une réaction inflammatoire au niveau des bronches.
- Une **prédisposition génétique** est suspectée, car la probabilité de développer l'asthme chez l'enfant augmente si l'un ou les deux parents sont eux-mêmes asthmatiques. Un des gènes en cause contrôlerait la mise en place des muscles dans les bronches. Sa mauvaise « traduction » en protéines (les gènes sont à l'origine des protéines) rendrait les bronches trop réactives. Des **polluants** subsistant dans l'organisme (les pesticides notamment) gêneraient la traduction correcte de ce gène. Ils sont aussi accusés, avec le **tabac** ou les **microparticules** émises par les moteurs Diesel, de provoquer des crises d'asthme.
- Les chercheurs s'interrogent également sur la corrélation entre asthme et **hygiénisme**. Trop d'hygiène, corporelle, domestique et alimentaire, en limitant la confrontation entre les agents infectieux et le système immunitaire infantile, conduirait ce dernier à « surréagir » au contact du premier allergène.

Attention consultez

Une toux, sèche ou grasse, s'installe durablement, vous vous essoufflez au moindre effort, votre respiration devient sifflante (comme si vous deviez « soulever » vos poumons) ? Prenez rendez-vous. En cas de cyanose, faites le 15 ou le 18.

QUI CONSULTER ?

- Pour traiter le terrain : un acupuncteur, un homéopathe, un phyto-aromathérapeute, un auriculothérapeute, etc.
- Apprendre à bien respirer est indispensable : pratiquez le taiji quan, le qi gong, le yoga ou un sport.
- Dans les cas les plus sévères, une approche psychocomportementale est indispensable : l'une des nombreuses psychothérapies présentées dans ce livre, l'hypnose, la sophrologie, l'haptonomie, la relaxation, la méditation, la florithérapie.

Aspirine et crise d'asthme

Certains adultes asthmatiques font des crises d'asthme après avoir absorbé de l'aspirine (syndrome de Widal). La présence d'anti-inflammatoires non stéroïdiens (l'ibuprofène, par exemple), notamment conjugués à l'aspirine, augmenterait la probabilité de l'apparition des crises.

À faire soi-même

LES BONS RÉFLEXES AU QUOTIDIEN

• Adoptez une bonne posture et une bonne respiration. Au besoin, faites-vous aider par un kinésithérapeute.
• Mangez régulièrement des oignons (anti-inflammatoires et antioxydants).
• Réduisez votre consommation de sel.
• Évitez les boissons et les compléments qui contiennent du kola : il resserre les bronche

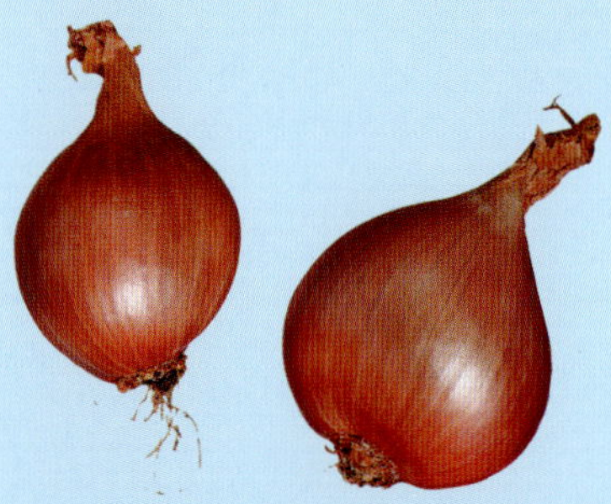

EN ATTENDANT LA CONSULTATION

Homéopathie

• **Attention**, seul un traitement de fond établi par le médecin homéopathe peut vous aider durablement.
• Pour espacer les prises d'**aérosols** ou en association avec celles-ci : Nicotiana tabacum 4CH, 3 granules à chaque crise ou à chaque gêne jusqu'à six fois par jour, Arsenicum album 15CH, 1 dose par semaine, et Poumon histamine 30CH, 1 dose par semaine.
• Allergies au **pollen** : associez : Pollen 9CH, 3 granules tous les jours, cure à démarrer 1 mois avant et à suivre durant toute la saison pollinique.
• Allergie aux **acariens** : Dermatophagoides pteronyssinus 4CH, 3 granules par jour, en cure de 15 jours sur 30.

Phytothérapie

• Ribes nigrum Bg MG 1D, 150 gouttes le matin, Betula pubescens, 100 gouttes le midi, et Quercus pedonculata Bg MG 1D, 100 gouttes le soir.

Oligothérapie

• Lithium, 1 à 2 doses par jour. **Attention**, le traitement du terrain est indispensable.

Massage auriculaire

• À l'aide d'une pointe mousse, massez-vous les points 60 Asthme, 36 Glandes surrénales, 58 Shenmen, 57 Système neurovégétatif, 109 Poumon (point double), 110 Trachée (voir illustration p. 29).

Digitopuncture - Shiatsu - Do-in

• Massez Vaisseau conception 4 et 22. Ils sont situés sur la ligne médiane, le premier à 3 travers de doigt au-dessus du bord supérieur de l'os pubien, le second dans le creux à la base du cou.

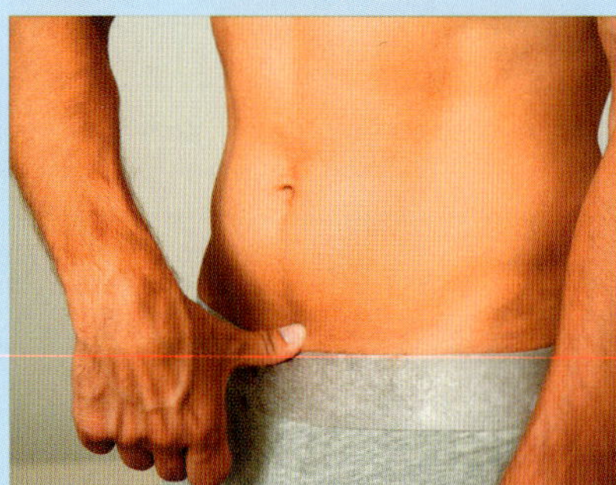

Vaisseau conception 4

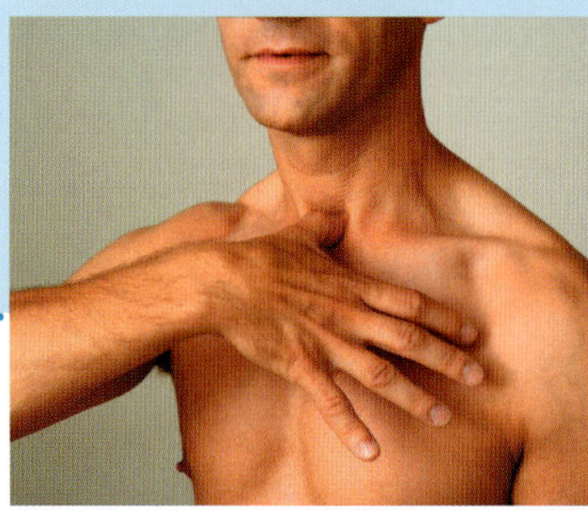

Vaisseau conception 22

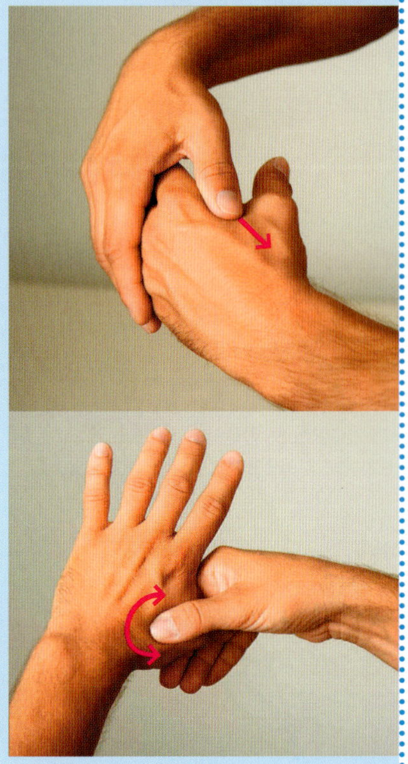

Gros intestin 4

• Complétez par un massage de Gros intestin 4 : pressez en glissant votre pouce le long du bord externe de l'index jusqu'à la butée dans l'angle pouce-index. Répétez ce massage une dizaine de fois. Terminez en pinçant le point et faites un mouvement de rotation (en général, c'est un peu douloureux). **Attention**, ce point est contre-indiqué chez la femme enceinte.

Audition (troubles de l')

bourdonnements d'oreille, acouphènes

Des bourdonnements et sifflements « entendus » sans stimulus sonore extérieur, une perte de sensibilité auditive signalent assez fréquemment une ou plusieurs lésions de l'oreille interne. Ces troubles n'ont d'autres remèdes que la prévention.

Voir aussi Vertiges, *p. 415.*

SYMPTÔMES

• Baisse de l'acuité auditive.
• Mauvaise audition de certains sons (aigus ou sourds, selon les cas).
• Bourdonnement : bruit sourd, intermittent ou continu, ressenti dans le crâne et/ou dans l'oreille.
• Acouphène : stridence dans l'oreille, évoquant un sifflement.
• Acouphène chronique : bruit subjectif entendu sans interruption.

PRINCIPALES CAUSES

• Les acouphènes et bourdonnements que vous entendez ne sont pas des hallucinations auditives, même si vous êtes seul à les entendre. Ponctuels ou plus ou moins permanents, ils trouvent leur origine dans une ou plusieurs **lésions de l'oreille interne**, qu'il est impossible de réparer chirurgicalement, et peuvent être le symptôme de vertiges de Ménière.
• Ils peuvent être également la conséquence d'un **traumatisme crânien** et/ou de l'**exposition à un volume sonore important** (casques audio, concerts et discothèques, bruits de moteur, etc.).
• D'autres raisons pourraient intervenir : un choc émotionnel, un changement brusque d'altitude, etc.

Attention consultez

La persistance d'un trouble doit vous mettre en alerte : en l'occurrence, l'installation d'un bourdonnement ou d'un son aigu dans l'oreille.

QUI CONSULTER ?

• Pour éliminer un éventuel blocage : un ostéopathe, un chiropracteur, un kinésiologue, un fasciathérapeute, un réflexothérapeute.
• Pour traiter le terrain : un acupuncteur, un homéopathe, un auriculothérapeute, etc.
• Pour améliorer la circulation cérébrale, consultez notamment un phytothérapeute.

À faire soi-même

LES BONS RÉFLEXES AU QUOTIDIEN

• Mangez régulièrement de l'ail, des oignons et des pommes.
• Pour conserver une bonne audition le plus longtemps possible et éviter les acouphènes, faites attention au volume sonore de vos baladeurs, télés, chaînes hi-fi, etc. Dans les bars, en discothèque ou au concert, restez éloigné des amplis. Au travail, respectez les consignes de sécurité.

EN ATTENDANT LA CONSULTATION

Phytothérapie

• **Bourdonnements** : EPS Ginkgo et Marron d'Inde à parties égales (1 cuillerée à café deux fois par jour).

Oligothérapie

• **Bourdonnements** : Manganèse-Cobalt, 1 dose par jour, 3 jours par semaine.

Massage auriculaire

• **Bourdonnements** : à l'aide d'une pointe mousse, massez-vous les points 12 Oreille interne, 102 Rein, 57 Système neurovégétatif, 100 Vessie, 22 Occiput (voir illustration p. 29).

Digitopuncture - Shiatsu - Do-in

• **Bourdonnements** : Pressez avec le pouce sous votre oreille (creux derrière la branche montante du maxillaire inférieur).

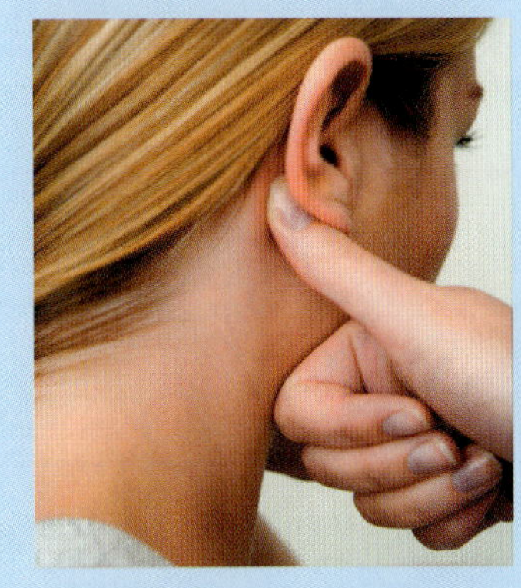

Puis frappez plusieurs fois du plat des doigts le sommet de votre crâne (nuque bien droite et tendue, à la verticale du sommet de l'oreille).

Blessures

brûlure, coup de soleil, engelure, entorse, fracture, piqûre

Si les bleus et les bosses font partie des bobos quotidiens et bénins, toute coupure ou piqûre est un risque d'infection ou de réaction allergique. Plus généralement, une modification cutanée notable (rougeur ou cyanose, hématome, cloque, crevasse, etc.), un gonflement, une déformation ou une douleur doivent inquiéter.

SYMPTÔMES

Brûlures

- Au **premier degré** : rougeur localisée (érythème).
- Au **deuxième degré** : formation de cloques et douleur vive.
- Au **troisième degré** : aspect brun, voire carbonisé de la peau, et disparition des douleurs. État de choc.

Engelures

- Dans un premier temps, **blanchissement**, raideur et insensibilité.
- Ensuite, **rougissement** ou bleuissement intense (cyanose) accompagné de douleur.
- **Cloques**, crevasses.

Piqûres, morsures d'insectes

- Rougeurs.
- Hématomes.
- Gonflement.
- Apparition de vésicules.
- Démangeaisons.

Entorse, foulure

- Douleur **aiguë** au moment du traumatisme, suivie d'une douleur intense d'une durée de 24 heures au moins.
- **Gonflement** de l'articulation.
- Formation d'un **hématome** (bleuissement).

Fracture

- **Douleur vive**, généralement localisée avec précision.
- **Déformation** d'un membre.

PRINCIPALES CAUSES

- Les bleus, ou **hématomes**, parfois gonflés en bosse, sont des petites hémorragies très localisées, dues à la rupture d'un vaisseau sanguin.
- Lors de **brûlures**, la peau réagit en se débarrassant rapidement de la portion lésée, qu'elle remplace par une autre moyennant, parfois, une légère cicatrice. Lorsque l'épiderme est plus profondément touché, une cloque apparaît dès le deuxième jour.
- L'**engelure** est une lésion des extrémités due à leur exposition prolongée à un froid léger (inférieur ou égal à 10 °C). Elle ne dure pas longtemps, mais la peau, anesthésiée, peut devenir douloureuse si elle est réchauffée trop vite. La gelure est bien plus grave (voir encadré).
- La gravité d'une **piqûre** d'insecte dépend de votre sensibilité. En général, une piqûre de moustique ne donne naissance qu'à une papule, mais elle peut provoquer un œdème ou un érythème. Les piqûres d'abeille ne sont que douloureuses, sauf en cas d'allergie : votre corps répond alors à cette agression de manière démesurée ; vous risquez parfois de subir un choc anaphylactique (voir encadré).
- L'**entorse**, le plus souvent de la cheville, est une distension, voire une rupture d'un ou des deux ligaments de l'articulation. Une immobilisation de quelques jours (strapping, attelle) est nécessaire pour qu'elle se rétablisse. Elle restera toutefois fragile.

Le choc anaphylactique

Chez certains individus, en particulier les allergiques, la piqûre d'une abeille, d'une guêpe ou d'un frelon risque de provoquer une série d'événements graves : éruptions cutanées, accélération du rythme cardiaque, difficulté à respirer, toux violente, vomissements, etc. Le cas le plus inquiétant apparaît lorsqu'un œdème se développe dans la muqueuse de la trachée-artère : il existe alors un risque très élevé d'étouffement.

La gelure

- La gelure s'installe sur les membres exposés trop longtemps à une température inférieure à 0 °C. Rapidement la peau gonfle, des ampoules puis des œdèmes apparaissent. Dans les cas graves, il y a nécrose et il faut amputer. C'est la raison pour laquelle tout soupçon de gelure doit conduire aux urgences.
- **Attention** ! Ne mettez jamais les parties touchées trop près d'une source de chaleur. Il faut les réchauffer très lentement afin d'éviter la destruction complète des tissus.

• La fracture, si elle est simple (interne, une seule lésion, sans déplacement), se résout correctement avec un plâtre et une convalescence. Si la fracture est complexe (multiple, avec déplacement, ouverte), l'opération chirurgicale est nécessaire.

Attention consultez

Consultez dans tous les cas pour une entorse ou une fracture. Les symptômes annonciateurs d'un choc anaphylactique, la brûlure au second degré sur une portion importante de la peau et la gelure doivent mener aux urgences, sans attendre. N'hésitez pas à consulter lorsqu'une blessure légère perdure, se reproduit souvent, s'aggrave, ou qu'il y a risque d'infection.

QUI CONSULTER ?

• Pour accélérer votre guérison : un acupuncteur, un homéopathe, un phyto-aromathérapeute. Les autres médecines de terrain ou les biothérapies sont également utiles.

Les dangers du bain de soleil

• Une exposition légère se traduit par un brunissement de la peau qui fabrique de la mélanine pour faire barrage aux UV. Mais, trop brutale ou trop longue, elle augmente la probabilité de développer un cancer de la peau.
• Un coup de soleil occasionne une brûlure au premier ou au deuxième degré.
• En cas de coup de soleil étendu ou important, l'état général peut se dégrader (nausées, vomissements, vertiges, fièvre, par exemple) : c'est un signe de gravité (insolation) qui nécessite une hospitalisation d'urgence.

À faire soi-même

LES BONS RÉFLEXES AU QUOTIDIEN

• En cas de **bosse**, de **coup** non compliqué : frottez-vous. C'est d'ailleurs le réflexe naturel.
• Sur une **entorse** ou une **foulure** : appliquez dès que possible du froid. Remplissez un sac plastique de glaçons, ajoutez-y un peu de sel et fermez-le. Enveloppez-le dans une serviette ou un linge propre. Appliquez au moins un quart d'heure. Renouvelez si besoin.
• Nettoyez les petites plaies, **coupures** ou **piqûres** avec du Calendula TM et/ou Hypericum TM, purs ou dilués à 10 %.

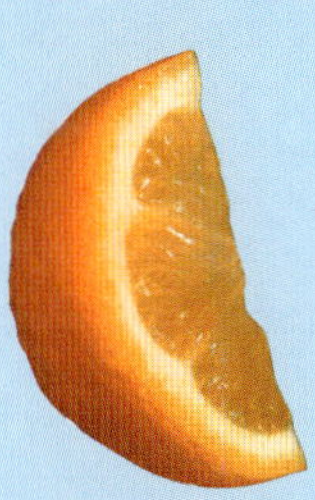

• **Piqûre d'insecte** : enlevez le dard, puis frottez avec de l'ail, de l'oignon, du poireau, du persil, de la menthe, de la sauge ou une tranche de citron.
• **Gerçure**, **crevasse**, **engelure**, coupure, plaie sans gravité, piqûre : appliquez de l'huile de millepertuis.
• **Bosse**, **hématome**, **entorse**, **choc**, traumatisme (sans effraction cutanée) : faites une friction avec Arnica TM ou une pommade à l'arnica.

EN ATTENDANT LA CONSULTATION

Homéopathie

• **Tous traumatismes** : Arnica 9CH, 1 dose. Ajoutez, selon les cas :
- hématomes ou ecchymoses : Arnica 5CH, 3 granules matin et soir ;
- choc émotif associé : Gelsemium 9CH, 3 granules par jour, durant 5 à 7 jours ;
- traumatisme crânien : Natrum sulfuricum 30CH, 1 dose. **Attention**, la consultation est impérative.

• **Brûlure**, **coup de soleil** : en alternance Apis 5CH et Belladonna 5CH, 3 granules toutes les 2 heures.
• **Piqûre d'insecte** : Apis 5Ch, 3 granules matin, midi et soir.
• **Entorse** : Arnica 5CH, 3 granules le matin, et Ruta 5CH, 3 granules le soir, durant 8 à 15 jours.
• **Entorses à répétition** : Calcarea fluorica 9CH, 1 dose par semaine durant 3 mois.

Phytothérapie

• **Brûlure, coup de soleil, coupure,** plaie sans gravité ou piqûre d'insecte : Calendula TM (10 gouttes pour 1 cuillerée à soupe d'eau bouillie) en application locale.

Aromathérapie

• **Brûlure**, **coup de soleil**, **coupure**, plaie sans gravité ou **piqûre d'insecte** : appliquez rapidement HE Lavande vraie pure. Répétez l'application deux ou trois fois.

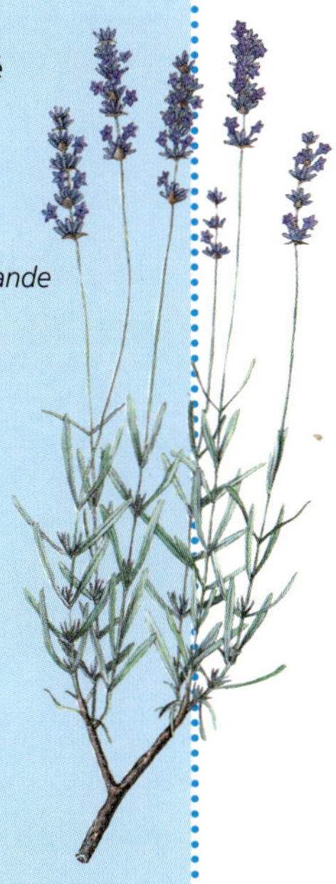

Lavande

• **Contusion**, **bosse**, **hématome**, traumatisme (sans effraction cutanée) : appliquez HE Hélichryse italienne à 10 % ou HE Menthe poivrée à 10 %. **Attention**, HE Menthe poivrée est formellement contre-indiquée chez l'enfant de moins de 30 mois.

Florithérapie

• **Tous traumatismes** : prenez 4 gouttes de Rescue Remedy dans un verre d'eau plate ou dans une petite bouteille d'eau minérale non gazeuse. Buvez à petites gorgées. À défaut, mettez 4 gouttes de l'élixir sous votre langue, mélangez-les avec votre salive et gardez-les en bouche 1 à 2 minutes avant d'avaler.

Boulimie

La boulimie est une dépendance à la nourriture qui n'entraîne pas d'obésité. Essentiellement féminine, elle est la manifestation visible d'un problème psychologique profond. Comme l'anorexie, elle finit par détruire à petit feu le psychisme, voire l'organisme. C'est une maladie d'autant plus grave qu'elle s'installe sans que les boulimiques en aient conscience et qu'ils songent à demander de l'aide.

Voir aussi Addictions, *p. 257.*

SYMPTÔMES

• Ingestion compulsive d'un aliment ou d'un groupe d'aliments précis.
• Fréquent sentiment de culpabilité conduisant à se faire vomir.

PRINCIPALES CAUSES

• D'ordre psychologique, elles sont, globalement, liées à l'image négative que la personne a d'elle-même. Peu sûre d'elle, celle-ci prétend contrôler sa vie en contrôlant le poids de son corps par une alternance de prises de nourriture et d'expulsions (vomissements, laxatifs).

Attention consultez

L'obsession du poids, de la forme du corps, un grignotage compulsif permanent entrecoupé de vomissements forcés doivent inciter l'entourage à discuter avec la personne malade. Un suivi psychologique est à proposer avec délicatesse. Le risque, sinon, est de développer des pathologies digestives importantes.

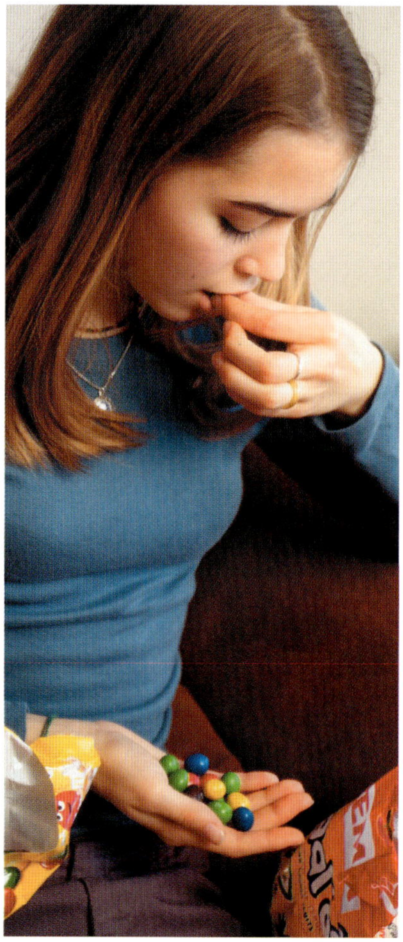

QUI CONSULTER ?

• En première intention, un psychothérapeute (les psychothérapies interpersonnelles ou cognitives et comportementales sont particulièrement indiquées).
• En complément, pour traiter le terrain : un acupuncteur, un homéopathe, un phyto-aromathérapeute, etc.
• Pour mettre toutes les chances de votre côté, pratiquez une gymnastique énergétique : le taiji quan, le qi gong, le yoga.

À faire soi-même

LES BONS RÉFLEXES AU QUOTIDIEN

• Prenez des élixirs floraux choisis en fonction de votre état d'esprit (voir table p. 66).
• Adoptez une bonne posture et apprenez à respirer par le ventre (respiration abdominale).

Cancer

Cancer est un mot générique qui appelle un complément : cancer du sein, des poumons, de la prostate, etc. Il désigne un processus : la mutation des cellules, leur reproduction et la formation de tumeurs malignes, qui se développent rapidement et cherchent à gagner de proche en proche tous les organes de notre corps (métastases).

SYMPTÔMES

• Fatigue extrême persistante, non améliorée par le repos.
• Perte de poids inexpliquée, rapide, survenant assez souvent après une prise de poids régulière.
• Saignement (vaginal en dehors des règles ou après la ménopause, dans les selles, les urines, les crachats, etc.).
• Symptômes récidivants, persistants plus de 4 semaines : toux, enrouement, gêne à la déglutition, constipation et/ou diarrhée, nausées, vomissements, maux de tête, etc.
• Lésion ou plaie qui tardent à cicatriser (plus de 3 semaines).
• Grain de beauté ou tache cutanée qui se modifient (taille, couleur, aspect) ou qui saignent.
• Masse palpable (surtout si elle grossit) : ganglion, nodule dans le sein, sous la peau, etc.

PRINCIPALES CAUSES

• À l'état normal, lorsqu'une mutation touche une cellule dans sa fonction et qu'elle ne peut être réparée, devenue « inutile », elle meurt. Dans le cancer, la cellule mutante n'est pas détruite. Au contraire, elle se multiplie de façon incontrôlée. Les lignées ainsi produites tendent à envahir l'organisme : d'abord localement, puis par extension aux ganglions, et enfin par diffusion à distance (**métastases**).
• Un certain nombre de facteurs favorisent par leur **association** le développement des cancers. Très loin en tête vient le mode de vie : en particulier le **tabagisme** (environ 60 000 décès par cancer et par an en France), l'**alcool**, le **surpoids** et l'obésité, une mauvaise **alimentation** (excès de graisses animales, de sel, de sucres raffinés, de fritures, etc.) et une sédentarité excessive.
• Viendraient ensuite les agents infectieux (virus des hépatites B et C pour les cancers du foie, virus d'Epstein-Barr pour les lymphomes, HPV pour les cancers du col de l'utérus et ceux de la bouche et de la gorge, *helicobacter pylori* pour ceux de l'estomac, etc.), les **expositions professionnelles** (amiante, solvants, pesticides, par exemple), la sédentarité même sans surpoids, les traitements hormonaux (ménopause) et les contraceptifs oraux, les radiations ionisantes (rayons X, μ, UV, notamment), la pollution de l'air, de l'eau, des sols et des aliments.
• Enfin, il existe probablement une nette participation du **patrimoine génétique**, du **stress** et des formes de **dépression** dans la genèse et le développement des cancers.
• Chez la **femme**, il faut ajouter le rôle (pour les cancers du sein, de l'ovaire, de l'endomètre et du côlon) de l'âge auquel surviennent la puberté, la première grossesse et la ménopause, du nombre d'enfants et de l'allaitement.

Dépistez

Nous avons la chance de vivre dans des pays où des politiques de dépistage sont mises en œuvre souvent gratuitement. La plupart des maux sont plus faciles à soigner quand ils sont pris en charge tôt.
• Frottis du col de l'utérus : lésions précancéreuses et cancers débutants.
• Mammographies : cancers du sein infracliniques. Pratiquez un autoexamen de vos seins une fois par mois (après les règles) et, si vous découvrez une anomalie, consultez.
• Examen cutané : cancers de la peau et mélanomes malins.
• Test « hémocult » : polypes et cancers du côlon.
• Toucher rectal et dosage de l'antigène prostatique spécifique (*prostate specific antigen*, PSA) : cancers de la prostate.

Attention consultez

Un cancer évolue de nombreuses années avant de donner des signes et, de plus, sa symptomatologie varie en fonction de sa localisation. Cependant, un certain nombre de symptômes peuvent faire suspecter un cancer : nous en avons listé quelques-uns dans la rubrique Symptômes. Si vous vous sentez concerné par un ou plusieurs d'entre eux, consultez votre médecin sans plus tarder.

QUI CONSULTER ?

• Les médecines alternatives n'ont pas la prétention de guérir le cancer, mais leur utilité est de plus en plus reconnue (voir Accompagnement des thérapies lourdes et des maladies graves, pages précédentes) : elles permettent d'améliorer tant le confort du malade (réduction de la douleur et des effets secondaires des traitements conventionnels) que son mental et les défenses de l'organisme.
La plupart des médecines alternatives s'avèrent utiles. Sans pouvoir être exhaustif, citons en particulier : l'acupuncture, l'homéopathie, la phyto-aromathérapie, les gymnastiques énergétiques (taiji quan, qi gong, yoga), la relaxation, la sophrologie, la méditation, l'hypnose, le shiatsu, la réflexologie, la diététique.
• **Attention**, afin d'éviter des complications, il faut toujours signaler à l'équipe soignante sa décision de recourir à une thérapie alternative.
• Sites utiles
- En France : Ligue contre le cancer (www.ligue-cancer.asso.fr), Fédération nationale des centres de lutte contre le cancer (www.fnclcc.fr), Guerir.fr, site créé par le docteur David Servan-Schreiber (www.guerir.fr), InfoCancer (infocancer.nexenservices.com).
- Sites internationaux : International Agency for Research on Cancer (www.iarc.fr), International Union Against Cancer (www.uicc.org), en langue anglaise.

À faire soi-même

LES BONS RÉFLEXES AU QUOTIDIEN

• En adoptant un mode de vie plus sain, il est possible de réduire notablement les risques de cancer.
- **Arrêtez de fumer** ou, mieux, ne commencez pas.
- Réduisez au maximum votre consommation d'**alcool** (une consommation régulière modérée de vin rouge - 1 verre par jour pour une femme, 2 pour un homme - aurait toutefois un rôle protecteur).
- Adoptez une **alimentation** variée et équilibrée. Mangez beaucoup de légumes, du poisson (hareng, maquereau, thon, saumon, etc.), de l'huile d'olive (1 cuillerée à soupe par jour) et de l'huile de colza (2 cuillerées à soupe par jour), des céréales complètes, des sucres lents à faible index glycémique (avoine, fèves, fruits crus, pois, etc.).
- **Réduisez** sérieusement les aliments néfastes : les graisses animales (beurre, charcuterie, crème, fromage, graisses, sauces, viandes grasses, etc.), les fritures, le sel (**attention** au sel caché : chips, charcuterie, conserves, hamburgers, plats cuisinés, produits industriels, salaisons, etc.), le sucre et les sucreries (confiseries, confitures, desserts et entremets industriels, gâteaux, glaces, pâtisseries), les boissons et jus industriels (sodas, limonades, etc.), les boissons alcoolisées.
- Préférez les cuissons douces (vapeur, à l'étuvée ou à l'étouffée) aux cuissons violentes (grillades, barbecues, fritures).

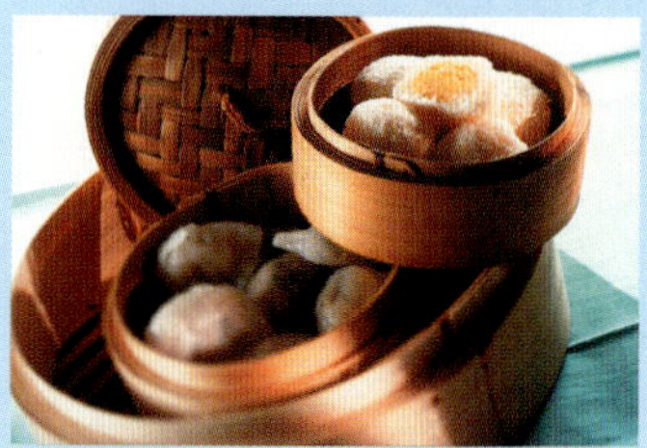

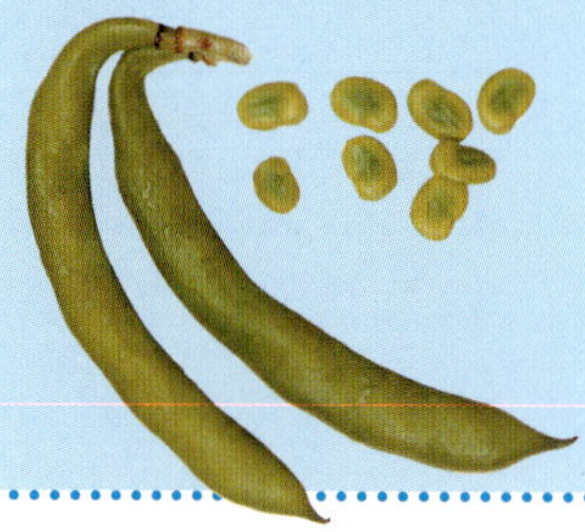

- Évitez la constipation (voir Constipation, p. 292).
- Pratiquez une activité physique régulière (marche rapide, gymnastique énergétique, sport) au moins 30 à 45 minutes par jour.
- Dormez suffisamment (entre 7 à 8 heures par nuit) et à des horaires physiologiques (couchez-vous vers 22 ou 23 heures).

L'étude SuViMax

Cette étude, destinée à étudier l'importance de certains nutriments dans l'apparition des maladies dites de civilisation, a été menée en France sur 13 017 volontaires (7 886 femmes et 5 141 hommes) pendant 8 ans, de 1994 à 2002. Après tirage au sort en double aveugle, une moitié des sujets a reçu un placebo, l'autre moitié un complément alimentaire apportant des antioxydants (bêtacarotène, vitamines C et E, sélénium) et du zinc. Chez les hommes supplémentés, on a constaté par rapport au groupe témoin une baisse de 31 % du nombre de cancers et de 37 % de la mortalité par cancer. Chez les femmes, la différence n'étant pas significative, on a avancé comme explication que les femmes mangeaient mieux que les hommes (moins de graisses animales et plus de poisson, de légumes et de fruits).

Cellulite

L'augmentation du volume occupé par les cellules graisseuses sous la peau paraît inévitable avec l'âge – ce qui perturbe la plupart d'entre nous, quel que soit notre sexe. Un comportement alimentaire et une hygiène de vie adaptés nous permettent cependant, dans la plupart des cas, de limiter l'apparition de la cellulite.

SYMPTÔMES

• Augmentation de la masse graisseuse du bras, de la hanche, de la fesse, du bas-ventre ou de la cuisse (« culotte de cheval ») jusqu'au genou.
• Peau indurée (durcie) présentant des îlots de graisse visibles et douloureux à la pression.
• Insuffisance veineuse.

PRINCIPALES CAUSES

• Les adipocytes sont des cellules qui conservent les lipides pour les transformer en énergie lorsque l'organisme en a besoin. Le stockage des lipides s'emballe si ces cellules se remplissent plus qu'elles ne se vident. Cela se produit en cas de régime alimentaire trop gras, de manque d'exercice, de fluctuation importante de votre poids (après l'interruption d'un régime amincissant, par exemple) ou après le sevrage de votre enfant, lorsque l'allaitement ne pompe plus les graisses.
• Une rétention d'eau dans les adipocytes et un relâchement du tissu conjonctif sous-cutané interviennent également.

Attention consultez

À moins que la cellulite ne s'accumule en bourrelets particulièrement importants qui affectent votre image de soi (voir Obésité, p. 362), il n'est pas nécessaire de consulter. Cependant, les conseils et le suivi de praticiens permettent d'adopter une bonne hygiène de vie et de stimuler votre motivation.

À faire soi-même

LES BONS RÉFLEXES AU QUOTIDIEN

• La **prévention** est le remède le plus efficace : prenez de bonnes habitudes dès l'enfance et l'adolescence en mangeant équilibré et varié, et en bougeant.
• Mangez dans le calme, lentement. Mastiquez soigneusement chaque bouchée.
• Mangez beaucoup de légumes. Évitez les viandes grasses, la charcuterie, le fromage, les sauces, les fritures, les conserves et les plats tout préparés, les féculents, etc.
• Limitez votre consommation de sel.
• Réservez le sucre et les sucreries aux « grandes occasions ». Buvez abondamment, en dehors des repas de préférence (eau minérale peu minéralisée, thé vert...).
• Pratiquez un sport doux, mais qui augmente les rythmes cardiaque et respiratoire : marche rapide, vélo, natation, ski de fond notamment.
• Localement : massez-vous doucement avec un gant de crin, puis appliquez une lotion ou une crème anticellulite.

EN ATTENDANT LA CONSULTATION

Homéopathie

• Badiaga 4CH, 3 granules le matin, et Natrum sulfuricum 4CH, 3 granules le soir, durant 2 à 3 mois.

Phytothérapie

• **Cellulite d'apparition récente** : appliquez des compresses imprégnées d'une infusion de bouleau, de lierre grimpant et de verveine (1 poignée du mélange pour 1/2 l d'eau).

Massage auriculaire

• À l'aide d'une pointe mousse, massez-vous les points 36 Glandes surrénales, 58 Shenmen, 18 Matière grise (moitié inférieure de la face interne de l'antitragus), 39 Abdomen, zone 53-54 Cuisse (de chaque côté). Voir illustration p. 29.

QUI CONSULTER ?

Une bonne prise en charge est pluridisciplinaire.
• Pour adopter de nouvelles habitudes alimentaires : un diététicien, un nutritionniste, un naturopathe.
• Pour mettre toutes les chances de votre côté, pratiquez une gymnastique douce, le Pilates ou une gymnastique énergétique : le taiji quan, le qi gong, le yoga.
• Pour corriger des troubles de la statique et de la posture : un kinésithérapeute, un ostéopathe, un chiropracteur, un kinésiologue, un fasciathérapeute.
• Pour traiter le terrain : un acupuncteur, un homéopathe, un phyto-aromathérapeute, un auriculothérapeute, etc.

L'accompagnement des thérapies lourdes

Toute maladie grave, curable ou non, est une épreuve pour le patient, dans sa chair et dans son esprit, une source de souffrances et d'angoisses. C'est la raison pour laquelle un accompagnement médical, psychologique et social est proposé aux grands malades en plus des soins proprement curatifs. Cette prise en charge intègre, depuis plusieurs années, certaines médecines alternatives, reconnues pour leurs effets bénéfiques sur l'anxiété, l'angoisse, la qualité du sommeil et la douleur.

Les médecines alternatives au chevet du malade

- La survenue d'une pathologie grave, chronique, invalidante, plonge souvent dans l'angoisse. Être confronté à la souffrance, prendre brutalement conscience qu'on est mortel, que peut-être on ne guérira pas, laisse le patient seul face à lui-même. Tous les témoignages le confirment : un malade supporte mieux son état s'il se sent écouté, entouré et surtout considéré comme un être humain à part entière et pas seulement comme un corps malade à qui l'on donne des soins. Soigner, c'est prendre en compte l'être humain dans toutes ses dimensions, lui témoigner de l'humanité (voir encadré « Qu'est-ce que des soins palliatifs ? »).

- Prendre le temps, écouter, conseiller, toucher est le credo des médecines alternatives. Utilisées depuis des années dans les services de cancérologie, de gériatrie et de soins palliatifs, et de plus en plus en maison de convalescence, la plupart d'entre elles sont, depuis la loi Kouchner de 2002, reconnues officiellement.

- Les médecines alternatives améliorent le confort du malade (réduction de la douleur et des effets secondaires des traitements conventionnels), son mental et ses défenses immunitaires. **Attention**, afin d'éviter des complications, il faut toujours signaler à l'équipe soignante sa décision de recourir à une thérapie alternative.

- Certaines ont vu leurs **résultats** validés par des études cliniques :
  - l'**acupuncture** est la première conseillée pour ses effets bénéfiques sur la douleur, le moral, le sommeil, ainsi que pour son atténuation des effets secondaires des traitements conventionnels (notamment des nausées et vomissements dus à la chimiothérapie) ;
  - l'**hypnose**, diverses techniques de **relaxation** et la **méditation** ont été testées ; leur effet positif global sur le moral (diminution de l'anxiété), le bien-être (réduction de la fréquence des vomissements) et la qualité de vie des cancéreux a été validé ;
  - de nombreuses études ont également montré l'intérêt de certaines plantes et huiles essentielles dans ces indications.
- Le meilleur accueil fait aux médecines alternatives a profité à d'**autres pratiques**, qu'il n'est désormais plus rare de rencontrer en milieu hospitalier. On croise souvent des clowns

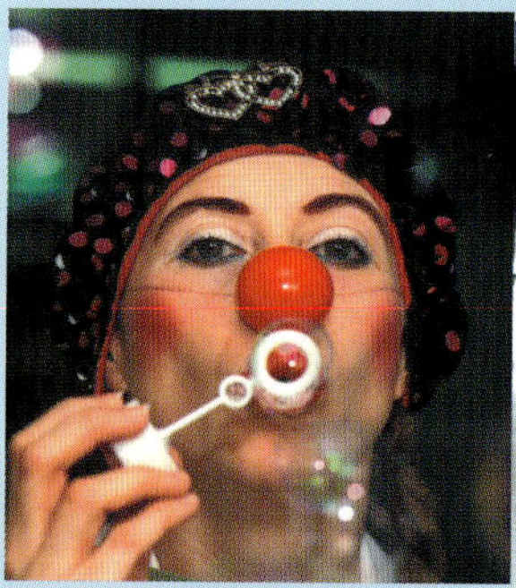

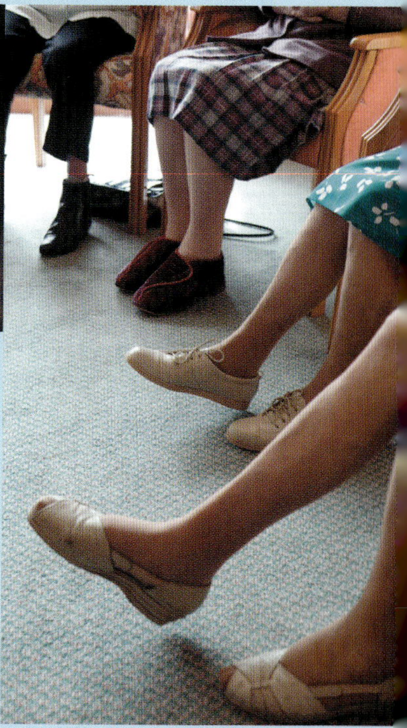

Le travail des clowns s'articule autour de trois axes : l'artistique (improvisation, musique, jeu), le relationnel (écoute, perception du contexte, relation avec l'équipe médicale) et le thérapeutique (psychologie, hygiène et sécurité). Leur rôle est très précieux.

Qu'est-ce que des soins palliatifs ?

● L'Organisation mondiale de la santé (OMS) les a définis, en 2002, comme les soins qui « cherchent à améliorer la qualité de vie des patients et de leur famille, face aux conséquences d'une maladie potentiellement mortelle, par la prévention et le soulagement de la souffrance, identifiée précocement et évaluée avec précision, ainsi que le traitement de la douleur et des autres problèmes physiques, psychologiques et spirituels qui lui sont liés ».

● En France, l'Agence nationale d'accréditation et d'évaluation en santé (Anaes) a adopté la même année la définition suivante : « Les soins palliatifs sont des soins actifs, continus, évolutifs, coordonnés et pratiqués par une équipe pluri-professionnelle. Ils ont pour objectif, dans une approche globale et individualisée, de prévenir ou de soulager les symptômes physiques, dont la douleur, mais aussi les autres symptômes, d'anticiper les risques de complications et de prendre en compte les besoins psychologiques, sociaux et spirituels, dans le respect de la dignité de la personne soignée ».

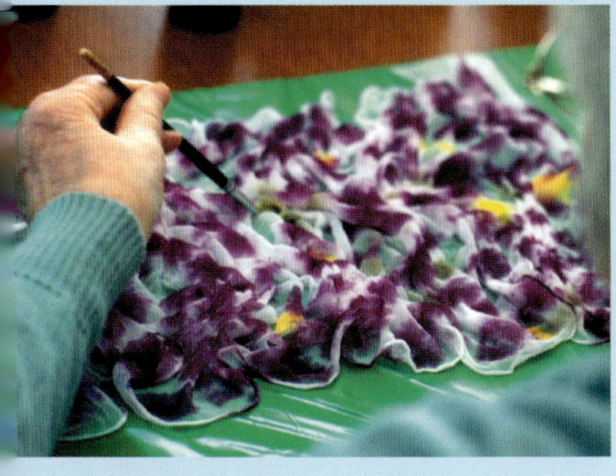

La pratique de l'art-thérapie induit des comportements positifs avant, pendant et après une intervention douloureuse et contribue à l'amélioration de la qualité de vie des personnes âgées.

dans les couloirs des hôpitaux ou des maisons de retraite. Par le **rire**, ils font un peu oublier un quotidien douloureux aux enfants et, de plus en plus, aux malades plus âgés. Le rire n'est d'ailleurs pas qu'un dérivatif passager. Il accroît l'oxygénation des tissus et fait sécréter des hormones du bien-être, améliorant ainsi la qualité de vie.

● L'**art-thérapie** (dessin, peinture, sculpture, modelage de l'argile...) est de plus en plus employée dans les structures d'hospitalisation de longue durée, les maisons de retraite, les services de soins palliatifs et de gériatrie.

● Le **jeu théâtral** apporte aussi des bienfaits aux malades de longue durée. Il fait d'ailleurs partie des techniques utilisées par certains praticiens dans le cadre de psychothérapies, dans le but de faire revivre un bon moment ou l'origine d'un mal.

● La **musicothérapie** et la danse aident aussi les malades à mieux supporter leur état.

● Enfin, réservons une place à part aux **thérapies psychiques**, qui apportent une aide appréciable tant au malade qu'à ses proches et au personnel soignant. Toutes les techniques de prise de parole, les psychothérapies comportementales et cognitives, par exemple, leur permettent d'évoquer leurs souffrances et d'y répondre.

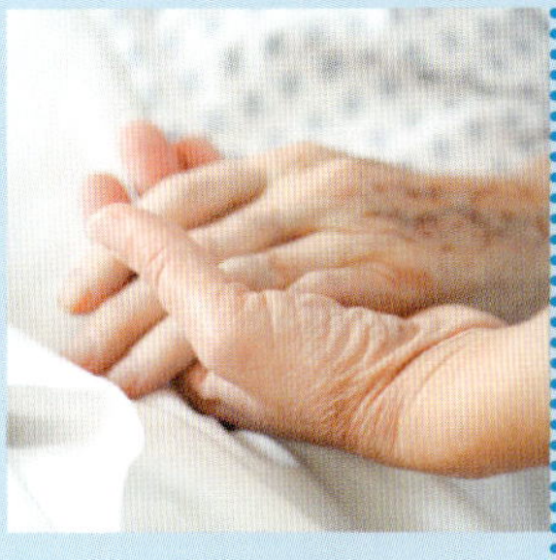

La présence des proches vise à soulager la douleur morale du patient en fin de vie et à rompre sa solitude face à la mort. Une aide également positive pour les équipes soignantes.

Qu'est-ce qu'un proche ?

C'est, en principe, un membre de la famille, le plus souvent le conjoint, la mère, le père, l'enfant. Il est toutefois des cas où l'aide d'une famille juridique est plus appréciée par le patient que celle de sa famille biologique. La loi Kouchner de 2002 permet ainsi au malade de désigner une « personne de confiance » – ami ou amie, compagnon ou compagne.

Accompagner l'accompagnant

● Prendre en charge une détresse, cela signifie en conserver toujours un peu en soi. Le **personnel soignant** risque de finir par s'effondrer ou de se réfugier dans l'indifférence. Aussi de plus en plus de structures font-elles appel aux médecines alternatives pour soutenir et protéger leur personnel. Par exemple, des essais réalisés en Amérique du Nord ont montré que les massages de prise de conscience du corps avaient des effets bénéfiques sur le moral des infirmiers, aides et médecins de services d'hospitalisation de longue durée.

● Les **proches** ont un rôle important et délicat à tenir auprès du malade, puisqu'ils doivent l'aider sans faire preuve de maladresse ni s'abîmer eux-mêmes dans l'angoisse. L'attitude des proches influence beaucoup l'état psychique du malade : il supporte mieux son état et a plus de chances de guérison s'il se sent très entouré. Cette situation est très lourde à porter et peut conduire à des réactions préjudiciables tant au malade qu'à ses proches eux-mêmes. Ici aussi, les médecines alternatives s'avèrent indispensables.

Cheveux (affections des)

cheveux gras, secs, cassants, pellicules, chute des cheveux

Secs, gras, cassants, couverts de pellicules ou s'arrachant au moindre coup de peigne, les cheveux sont révélateurs de votre état de santé général. Ils sont surtout affectés par les problèmes hormonaux. Un régime alimentaire et un mode de vie déséquilibrés, la pollution ou un moral en berne amplifient ou accentuent les problèmes.

Voir aussi Peau (affections de la)*, p. 368, et* Mycoses*, p. 357.*

SYMPTÔMES

État séborrhéique

• Cheveux lourds et graissant rapidement.
• Démangeaisons entraînant des lésions.
• Mauvaise odeur du cuir chevelu.
• Rougeur du bord du cuir chevelu et des plis de la tête.

État pelliculaire sec

• Présence de petites squames (les pellicules) blanches et brillantes, sur l'ensemble du cuir chevelu.
• Peu ou pas de démangeaisons.

État pelliculaire gras

• Présence de grandes squames, épaisses, jaunâtres et humides.
• Cuir chevelu gras.
• État inflammatoire.

Chute

• Perte de cheveux, avec ou sans la racine.

PRINCIPALES CAUSES

• À la base du follicule pileux (la racine du cheveu) se trouvent des glandes sébacées. Le sébum qu'elles fabriquent, étalé sur le cheveu (et sur la peau) assure à ce dernier un degré suffisant d'humidité tout en contribuant à sa défense antimicrobienne.
• Si les glandes sébacées ne travaillent pas assez, les cheveux deviennent **secs**, donc **cassants**.
• À l'inverse, une production trop importante de sébum rend les cheveux **gras**. Ils sont alors agglomérés, difficiles à coiffer, et retiennent la moindre poussière.
• Un renouvellement trop rapide des cellules de l'épiderme du cuir chevelu conduit à leur accumulation : les **pellicules** tombent en neige au moindre coup de peigne. Cependant, un excès de sébum peut les retenir sur les cheveux gras : il y a alors formation d'agglomérats collants qui asphyxient le cuir chevelu, ce qui peut entraîner la chute des cheveux.

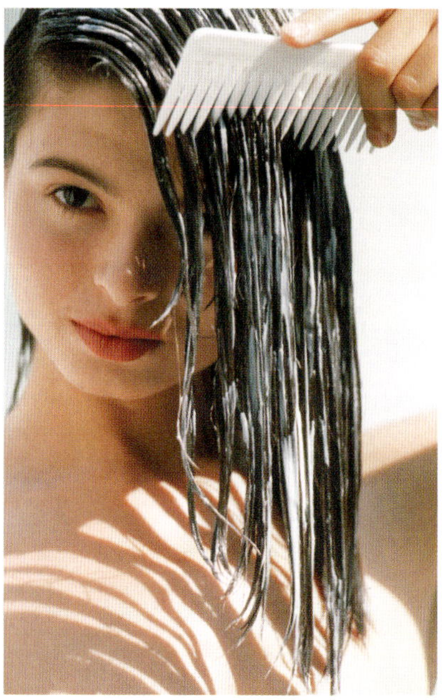

• La **chute des cheveux** est toutefois d'abord liée à l'âge. Elle survient d'autant plus tôt qu'il y a plus d'hormones mâles dans le sang : celles-ci accroissent en effet le rythme de renouvellement des cheveux, mais comme un cheveu n'est remplacé qu'une vingtaine de fois au cours d'une vie, le follicule pileux se retrouve, de fait, plus rapidement sans cheveux à produire. Il y a alors calvitie précoce, ou alopécie. C'est une affection liée à un **déséquilibre hormonal**, dont on hérite : les parents précocement chauves font des enfants qui le seront. De même, les glandes sébacées sont sous le contrôle des hormones mâles : la nature des cheveux (gras ou secs) se transmet.
• Cependant, le **régime alimentaire** (trop gras ou pas assez), le **stress** (familial, professionnel) et la **pollution** ont une influence certaine sur la qualité du cheveu.
• Enfin, un champignon microscopique, la **teigne**, peut infester les cheveux et les poils de la barbe, provoquant des « trous ». La zone de peau mise alors à nu rougit, pèle parfois (squames), et peut même suppurer ou se couvrir de croûtes (voir Mycoses, p. 357).

Attention consultez

Parce qu'ils révèlent votre condition physique générale et touchent étroitement à l'image de soi, consultez dès que vos cheveux changent d'aspect, tombent, etc. Le praticien vous conseillera utilement en analysant votre régime alimentaire et votre mode de vie, en palliant une carence, mais aussi en vous conseillant les shampooings et les traitements les moins agressifs pour vos cheveux.

QUI CONSULTER ?

• Pour traiter le terrain : un acupuncteur, un homéopathe, un phyto-aromathérapeute, un auriculothérapeute, par exemple.
• Un naturopathe.
• Dans certains cas, pour apprendre à gérer votre stress : l'une des nombreuses psychothérapies présentées dans ce livre, l'hypnose, la sophrologie ; une gymnastique douce ou une gymnastique énergétique (taiji quan, qi gong, yoga).

Les femmes peuvent aussi être chauves !

Chez les femmes, cela se voit plus tard, et moins que chez les hommes, car elles produisent moins d'hormones mâles – après la ménopause, leur taux relatif augmente toutefois. La durée de vie d'un cheveu est en moyenne de 6 ans chez la femme, alors qu'elle n'est que de 3 ans chez l'homme.

À faire soi-même

LES BONS RÉFLEXES AU QUOTIDIEN

• Prenez soin de vos cheveux. Ils craignent le soleil, le vent et, surtout, les soins intempestifs.
• Lavez-les seulement quand c'est nécessaire, avec une petite quantité de shampooing doux. Rincez-les rapidement à l'eau tiède (l'eau chaude abîme les cheveux). Essuyez-les avec une serviette, en douceur. S'ils sont longs, démêlez-les avec vos doigts.
Si possible, laissez-les sécher à l'air libre. Si vous êtes pressé, employez un sèche-cheveux, mais maintenez-le à distance suffisante (15 à 20 cm), car l'air chaud abîme les cheveux.
• Vos cheveux ont besoin de vitamines et de minéraux. Mangez équilibré et varié : beaucoup de légumes, des fruits, des céréales complètes, du germe de blé, de la levure de bière, des huiles végétales (de qualité biologique : colza, germes de blé, bourrache, argan, olive, etc.) et, parmi les produits animaux, du poisson, des fruits de mer, du foie, du jaune d'œuf. **Attention**, le thé noir réduit l'absorption du fer : évitez d'en boire près des repas.
• Limitez au maximum le sel et le sucre. Évitez de fumer.

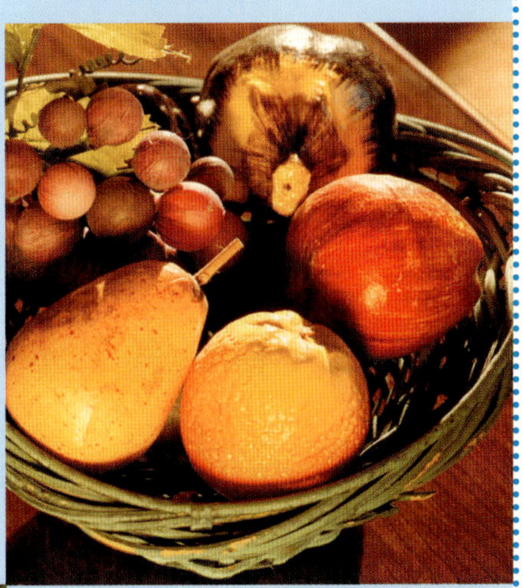

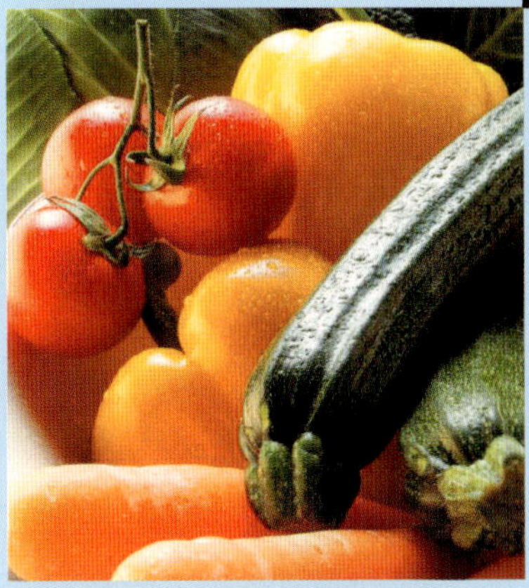

EN ATTENDANT LA CONSULTATION

Phytothérapie

• Cheveux **gras** : après le shampooing, rincez-vous les cheveux avec le jus de 1 citron dans 1/2 l d'eau.
• Cheveux **secs** : rincez-vous les cheveux avec une infusion de camomille ou d'achillée (cheveux blonds) ou de romarin et de sauge (cheveux bruns ou châtains). Comptez 20 g de plante pour 1 l d'eau et laissez infuser 10 minutes.

Shampooings, attention !

Un shampooing ne sert qu'à laver, sauf les antipelliculaires, qui ont aussi le pouvoir de détruire les pellicules ou de faciliter leur évacuation par l'eau. Le cheveu étant étanche, les vitamines, les acides de fruits, les œufs mis en avant dans la composition des shampooings ne peuvent pénétrer pour apporter leurs prétendus bienfaits. D'autant que l'eau, mêlée aux détergents du shampooing, évacue ces molécules « miracles ».

Chirurgie
(avant, après un acte de)

Une opération chirurgicale est un acte stressant, à tous les sens du terme. Être au préalable informé de son déroulement, des conditions du réveil et des éventuels problèmes postopératoires vous donnera la possibilité de gérer au mieux un sentiment d'anxiété bien compréhensible.

Voir aussi Cicatrisation, *p. 287.*

SYMPTÔMES

Avant
- Anxiété.

Après
- Douleurs, fatigue.
- Constipation, ballonnements, nausées.
- Obnubilation, maux de tête.

COMPRENDRE UNE OPÉRATION

- Une fois décidée, l'intervention doit vous être expliquée : exigez de recevoir une information minimale. Connaître les différentes étapes de l'opération, les risques encourus, la façon dont se déroulera votre réveil et les symptômes postopératoires est indispensable pour diminuer l'appréhension. Toutefois, cela sera plus efficace encore si vous vous préparez psychologiquement et physiquement. Sauf urgence, personne ne subit une intervention chirurgicale sans examen ni consultation préalables. Faites en sorte d'entrer à l'hôpital après quelques jours de repos, de calme et de sérénité, comme si vous vous étiez préparé à une compétition sportive.

À faire soi-même

LES BONS RÉFLEXES AU QUOTIDIEN

- Les 3 ou 4 jours précédant l'intervention, mangez légèrement : beaucoup de légumes, des fruits, des protéines végétales (légumineuses, tofu, céréales complètes) et animales (poisson, volaille, œufs), des acides gras polyinsaturés riches en oméga-3, présents dans les huiles biologiques de colza et de noix, ou dans les poissons gras des mers froides (notamment anchois, espadon, flétan, hareng, maquereau, rouget, sardine, saumon, thon rouge ou blanc).

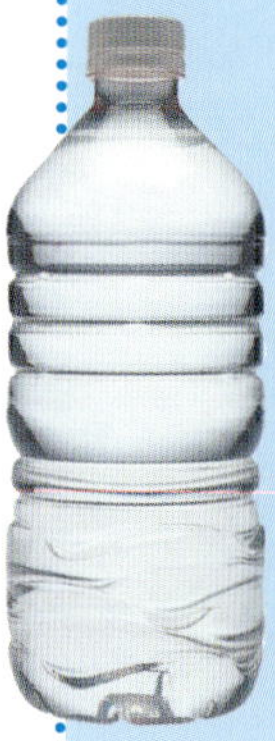

- En dehors des repas, buvez beaucoup d'eau (eau minérale peu minéralisée), de thé vert, tisane…

EN ATTENDANT LA CONSULTATION

Homéopathie
- **Avant** l'intervention : Arnica 9CH, 1 dose la veille au matin, et Staphysagria 15CH, 1 dose la veille au soir.
- Anesthésie **péridurale** : Ledum palustre 15CH, 1 dose à prendre dès que possible après l'intervention.
- Pour vous remettre du **choc opératoire** : Opium 9CH, 1 dose à prendre le lendemain.

Aromathérapie
- Une à deux fois par jour, enduisez doucement votre cicatrice de HE Camomille romaine à 10 % dans de l'huile d'amande douce ou de l'huile de millepertuis, ou encore de HE Lavande.

Attention consultez

L'anxiété préopératoire est surtout liée à la peur de ne pas se réveiller après l'anesthésie, et à celle de souffrir ensuite. Un accompagnement peut être bénéfique avant l'opération. Consultez aussi en cas de douleurs persistantes après l'opération, ou pour favoriser votre rétablissement.

QUI CONSULTER ?

- Avant (si vous en avez le temps) : un acupuncteur, un homéopathe, un phyto-aromathérapeute.
- Après : un acupuncteur, un homéopathe, un phyto-aromathérapeute, un auriculothérapeute, un médecin anthroposophe.

Cholestérol (excès de)

athérosclérose

L'excès de cholestérol dans le sang conduit à la formation de dépôts de graisses dans les vaisseaux, dont le diamètre se réduit en conséquence. L'athérosclérose est une maladie silencieuse : elle ne laisse apparaître que peu de signes cliniques. Seul un examen permet de déceler un taux anormal de cholestérol dans le sang ou la présence de plaques d'athérome (dépôts lipidiques faisant obstacle au flux sanguin). Or ses conséquences sont graves : elle peut conduire à l'obstruction des artères, provoquant des accidents comme l'infarctus ou l'accident vasculaire cérébral (AVC).

Voir aussi Circulation (troubles de la), *p. 288.*

SYMPTÔMES

- **Hypertension**.
- **Calcification** des artères, visible à la radiologie.
- Plaques d'**athérome**, décelables à l'échographie Doppler.

PRINCIPALES CAUSES

- Le tabagisme, l'obésité et un régime alimentaire trop riche en graisses saturées et en graisses hydrogénées contribuent à un excès de cholestérol LDL, particulièrement chez les sujets héréditairement prédisposés.

Attention consultez

Le seul signe avant-coureur de l'athérosclérose est l'hypertension. Or il est parfois difficile de la détecter (on parle de « mal silencieux »). Pour cette raison, consultez régulièrement pour faire mesurer votre tension. Soyez d'autant plus vigilant que des membres de votre famille sont sujets à cette affection.

Bon et mauvais cholestérols

Les lipides transportés par le sang sont toujours associés à des protéines (lipoprotéines).

- Le cholestérol transporté depuis le foie vers les tissus est associé à des lipoprotéines de basse densité. C'est le cholestérol LDL (*low density lipoprotein*), souvent appelé « mauvais cholestérol » parce que sa présence en excès met en œuvre le mécanisme de l'athérosclérose.
- Lorsqu'il est ramené vers le foie pour y être dégradé, détruit, puis éliminé, le cholestérol est associé à des lipoprotéines de haute densité. On parle alors de cholestérol HDL (*high density lipoprotein*), également qualifié de « bon cholestérol ».

À faire soi-même

LES BONS RÉFLEXES AU QUOTIDIEN

- En **prévention**, adoptez une alimentation variée et équilibrée, riche en fibres et pauvre en graisses animales.

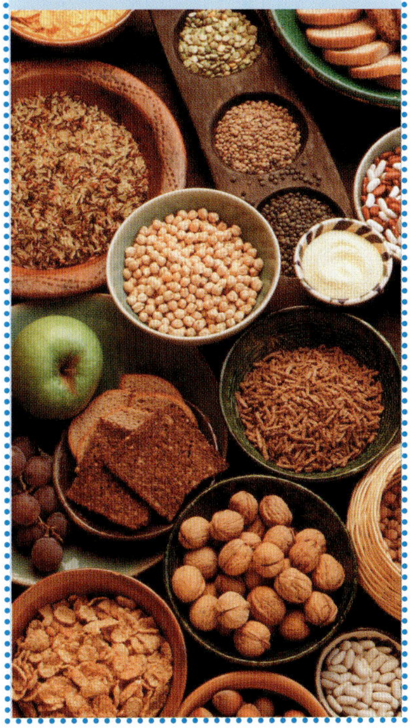

QUI CONSULTER ?

• En première intention : un nutritionniste, un diététicien, un naturopathe.
• En complément, pour traiter le terrain : un phyto-aromathérapeute, un homéopathe, etc.
• Pour mettre toutes les chances de votre côté, pratiquez une gymnastique énergétique : le taiji quan, le qi gong, le yoga.
• Pour soutenir et renforcer votre motivation : l'une des psychothérapies cognitives et comportementales présentées dans ce livre ou l'hypnose éricksonienne.

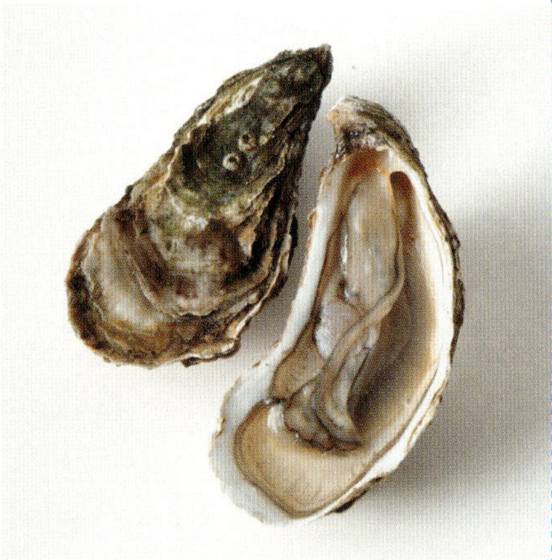

À faire soi-même

LES BONS RÉFLEXES AU QUOTIDIEN

• Mangez au moins 7 à 10 portions de fruits et légumes par jour, ainsi que des produits céréaliers complets, des protéines de qualité (poisson, volaille, fruits de mer, viandes maigres, soja, légumineuses, graines, noix, œufs),

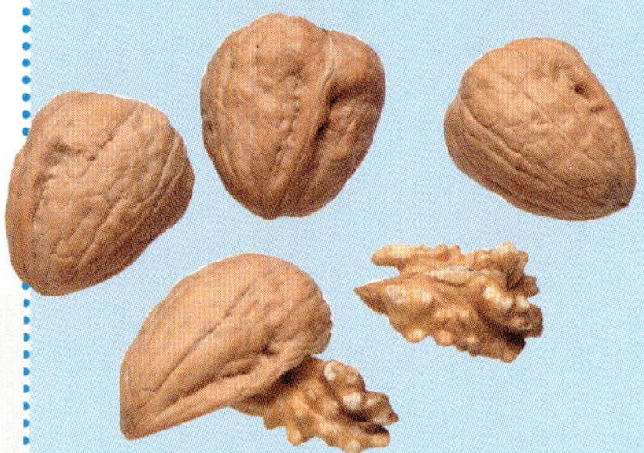

des produits laitiers maigres (yaourts et fromage blanc à 0 %), des acides gras insaturés oméga-9 et oméga-3, présents dans les huiles d'amande, d'aveline, d'arachide, d'avocat, de colza, de maïs, de noisette, de noix, d'olive, de soja et de tournesol, et dans les poissons gras des mers froides.
• **Méfiez-vous** des aliments riches en graisses saturées (viandes grasses, beurre, produits laitiers gras, etc.).
• **Limitez** les acides gras « trans ». Ils sont nuisibles aux artères et au cœur, car ils augmentent le mauvais cholestérol tout en abaissant le bon. À l'état naturel, il y en a un peu dans la viande et les produits laitiers ; ceux-là sont assez peu dangereux, sauf pour les gros consommateurs. Par contre, l'industrie en met un peu partout. Il y en a dans les viennoiseries, dans beaucoup de plats cuisinés et de produits industriels. Lisez les étiquettes et recherchez les quantités d'acide gras « trans », d'huile ou de margarine hydrogénée, d'huile de coprah, de noix de coco, de palme, de palmiste, d'acide élaïdique, de shortening, notamment. Leur taux ne devrait pas dépasser 2 % du produit total. La consommation maximale de gras « trans » devrait rester en dessous de 2,8 g par jour pour une femme et de 3,2 g par jour pour un homme.
• Libérez-vous du tabac (voir Tabagisme, p. 397).
• Pratiquez une activité physique régulière : 30 minutes chaque jour ou 40 minutes quatre fois par semaine de marche rapide, de natation, de vélo, de jogging, etc.

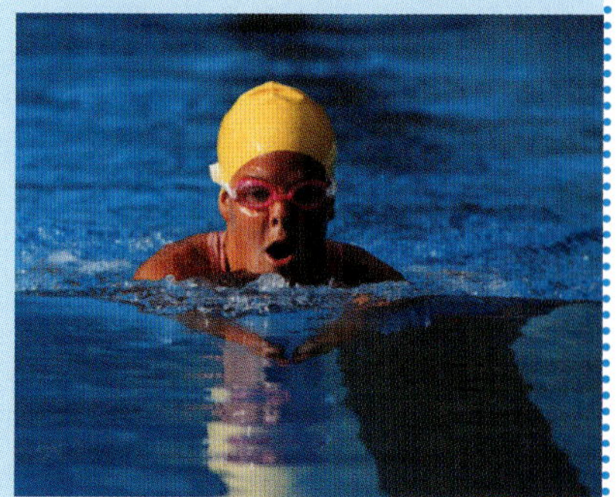

EN ATTENDANT LA CONSULTATION

Homéopathie

• Cholesterinum 30CH, 3 granules le matin, et Olea Europea jeunes pousses macérat glycériné 1D, 20 gouttes le soir, en cures de 20 jours par mois.
• **Attention**, les prescriptions données ici doivent être approuvées par votre médecin traitant et ne vous dispensent pas d'un régime adapté.

Cicatrisation

La cicatrisation est le phénomène biologique naturel de régénération des tissus blessés. La menée à bien et la vitesse du processus dépendent bien sûr de la gravité de la plaie, mais aussi de multiples facteurs physiologiques.

SYMPTÔMES

• Douleurs, tiraillements, démangeaisons.

PRINCIPALES CAUSES D'UNE MAUVAISE CICATRISATION

• Négliger une plaie, si minime soit-elle, laisse la voie ouverte à une **infection** qui, dans les cas extrêmes, est susceptible de conduire à une nécrose des tissus.
• Une **carence** alimentaire (albumine, fer, vitamine C ou zinc) peut ralentir le processus.
• Le **tabagisme** réduit l'oxygénation de la plaie.
• L'**obésité** augmente la pression sanguine au niveau de la blessure.
• Le **diabète** entraîne le risque d'un arrêt de la circulation dans les vaisseaux périphériques de la plaie.
• De façon générale, les **déficiences immunitaires**, liées à la maladie ou au grand âge, compliquent la cicatrisation.
• Le **stress** est aussi un facteur négatif.

Attention consultez

Une plaie bénigne se referme en 4 à 10 jours. Consultez au-delà de ce délai si la plaie ne cesse de suinter.

QUI CONSULTER ?

• D'abord un praticien de médecine énergétique : un acupuncteur, un auriculothérapeute, un homéopathe, un chromothérapeute, un praticien de reiki.
• Un phyto-aromathérapeute.
• Un neuralthérapeute.

À faire soi-même

LES BONS RÉFLEXES AU QUOTIDIEN

• Évitez de fatiguer votre corps inutilement : mangez léger ! **Réduisez** sérieusement les aliments néfastes : les abats, le gibier, les graisses animales (beurre, charcuterie, crème, fromages, graisses, sauces, viandes grasses, etc.), les fritures, le sel (**attention** au sel caché : chips, charcuterie, conserves, hamburgers, plats cuisinés, produits industriels, salaisons, etc.), le sucre et les sucreries (confiseries, confitures, desserts et entremets industriels, gâteaux, glaces, pâtisseries), les boissons et jus industriels (sodas, limonades, etc.), les boissons alcoolisées.
• Pour réparer la peau, les muqueuses, les tissus et les muscles, vous avez besoin **d'acides aminés** de qualité, de **vitamines** A, C, D et E, de zinc.
• Adoptez une **alimentation variée**, saine et **équilibrée** : des céréales complètes, des fruits frais et secs, des laitages (yaourt, fromage blanc), beaucoup de légumes, des légumineuses, des œufs, des oléagineux (amande, noisette, noix, etc.), du poisson et des fruits de mer, de la viande blanche et de la viande rouge maigre, de la volaille.
• Vous avez besoin des acides gras insaturés **oméga-6** et, surtout, **oméga-3**. Assaisonnez vos crudités (voire vos plats) avec des huiles biologiques d'olive (1 cuillerée à soupe par jour), de colza ou de noix (2 cuillerées à soupe par jour). Épicez vos mets avec du curcuma.
• Enfin, soutenez votre flore intestinale en prenant un **probiotique**.

EN ATTENDANT LA CONSULTATION

Phytothérapie

• Tamponnements locaux d'huile de millepertuis deux ou trois fois par jour.

Aromathérapie

• Une à deux fois par jour, enduisez doucement votre cicatrice de HE Camomille romaine à 10 % dans de l'huile d'amande douce ou de l'huile de millepertuis, ou encore de HE Lavande.

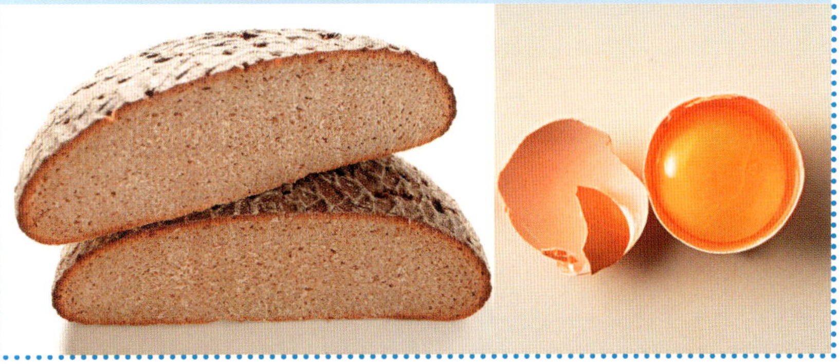

C

Circulation (troubles de la)

jambes lourdes, phlébite, varices, maladies vasculaires, troubles de la circulation cérébrale

L'insuffisance veineuse des jambes et ses corollaires, la phlébite et les varices, affectent en particulier les sédentaires et les femmes. Elles ne doivent pas être prises à la légère, car elles peuvent devenir très invalidantes. Les troubles affectant le cerveau sont plus inquiétants encore, car ils font craindre un accident vasculaire cérébral (AVC).

Voir aussi Cholestérol, *p. 285.*

SYMPTÔMES

Insuffisance veineuse

- **Lourdeurs** dans les jambes qui diminuent la nuit et à la marche.
- Douleurs, pesanteur et **crampes** dans les mollets et les jambes.
- **Œdème** des chevilles et/ou des mollets.
- **Varicosités** (simples filets disgracieux).
- **Varices** apparentes, isolées ou en paquets.

Phlébite

- **Mollet dur**, enflé et **douloureux** (douleur lancinante au toucher), la douleur étant aggravée par la flexion dorsale du pied.
- Sensation de chaleur.
- Légère **fièvre**.

Troubles de la circulation cérébrale

- Troubles de la **mémoire**, difficultés de concentration, troubles de la **vision** et de l'**audition**, problèmes d'équilibre et **vertiges**, parfois maux de tête.

Accident vasculaire cérébral

- Apparition brutale des troubles précédents.
- **Hémiplégie** (paralysie complète ou partielle d'une moitié du corps)
- **Insensibilité** d'une moitié du corps.
- **Aphasie** (incapacité à s'exprimer).
- Altération du champ visuel ou cécité.
- **Incapacité** à identifier un objet.

PRINCIPALES CAUSES

- De façon générale, il y a un ralentissement de la circulation sanguine, voire une stagnation du sang dans les membres inférieurs. Les veines gonflent et deviennent douloureuses. On parle communément d'une sensation de **jambes lourdes**.
- Les **facteurs** favorisants sont : le sexe (féminin), la grossesse, une grande taille (plus on est grand, plus le sang a du mal à remonter vers le cœur), la station debout, couchée ou assise prolongée, le surpoids (qui pèse littéralement sur les jambes), le piétinement, un bain trop chaud, des vêtements trop serrés, et la génétique, car des parents ayant les « jambes lourdes » transmettent souvent ce problème à leurs enfants.
- L'insuffisance veineuse des membres inférieurs a pour conséquence l'apparition de **varices** (les veinules sont si distendues qu'elles sont visibles sous la peau), parfois de **phlébites** (les parois de la veine s'enflamment et un caillot se forme) et **d'œdèmes**, du mollet notamment (la chaussette laisse une trace nette).
- Dans le cas de la phlébite profonde, le caillot de sang peut se fractionner, avec le risque qu'un fragment se détache et migre jusqu'aux poumons ou au cerveau, provoquant une **embolie**.
- Notez que les fourmillements et « impatiences » (picotements, brûlures, démangeaisons, etc.) qui caractérisent le syndrome des jambes sans repos sont moins liés à des troubles de la circulation qu'à un dysfonctionnement du système nerveux.

Les troubles de la circulation cérébrale

- Les troubles de la circulation du sang dans le cerveau, mineurs sur le court terme, participeraient sur le long terme à la dégradation des capacités cognitives liée au vieillissement, et amplifieraient les conséquences des maladies neurodégénératives.
- Une insuffisance circulatoire cérébrale aiguë (une artère ou une artériole se bouche, à la suite d'un spasme, de la migration d'un caillot ou d'une thrombose) entraîne l'accident vasculaire cérébral (AVC). Les neurones de la région touchée souffrent d'un manque d'oxygène : si l'obstruction persiste plus de quelques minutes, ils sont détruits.

Attention consultez

Prenez rendez-vous dès les premiers symptômes.

QUI CONSULTER ?

• Pour traiter le terrain : un acupuncteur, un homéopathe, un phyto-aromathérapeute, un auriculothérapeute, un naturopathe.
• Pour corriger d'éventuels problèmes posturaux ou musculosquelettiques : un ostéopathe, un chiropracteur, un kinésiologue, un fasciathérapeute, un masseur (drainage lymphatique).
• Pour améliorer la circulation, pratiquez une gymnastique énergétique : le taiji quan, le qi gong, le yoga.

Bougez !

Les jambes lourdes sont, comme l'obésité, un mal des sociétés riches. Les stations assises (travail de bureau, conduite en voiture, soirée devant la télé) ou debout (ascenseur, par exemple) prolongées, les appartements trop chauffés en hiver provoquent une dilatation des veines qui entrave la remontée du sang vers le cœur. Palliez ces inconvénients avec un minimum d'activité : marchez une vingtaine de minutes par jour ou faites du vélo !

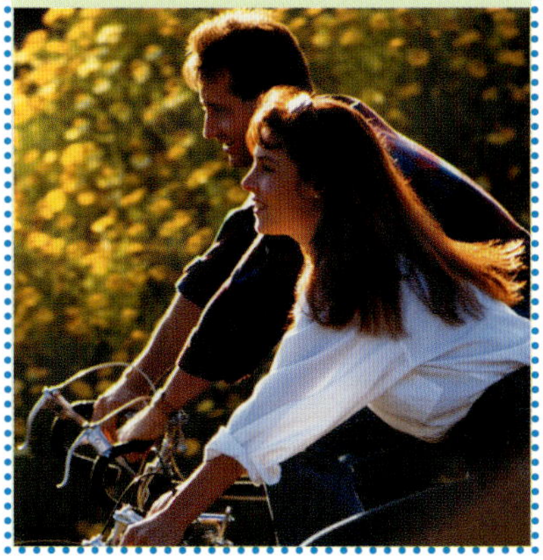

À faire soi-même

LES BONS RÉFLEXES AU QUOTIDIEN

• Pour les **troubles veineux des membres inférieurs**, l'**hygiène de vie** est capitale, et plusieurs facteurs favorisent et aggravent ces troubles.
• Si vous êtes en surpoids, même léger, perdez quelques kilos (voir Obésité, p. 362).
• Si vous êtes sujet à la constipation, traitez-la (voir Constipation, p. 292).
• Évitez le piétinement, les stations debout et/ou assise prolongées.
• Si vous devez rester longtemps debout, ou lors d'un long voyage, portez des bas ou des mi-bas de contention.
• Méfiez-vous des talons trop hauts ou trop plats (4 cm représentent une bonne hauteur), des bottes, des collants et chaussettes chauds, des pantalons moulants (jeans, etc.), des vêtements, ceintures ou sous-vêtements trop serrés (y compris les soutiens-gorge).
• Marchez le plus possible : montez les escaliers à pied ; en train ou en avion, marchez dans le couloir ; au spectacle, promenez-vous pendant l'entracte ; au travail, ne ratez pas une occasion de vous lever, etc.
• Pratiquez une activité physique régulière : la marche, le jogging, la natation, le vélo ou le ski de fond, par exemple.
En revanche, certains sports sont déconseillés : l'alpinisme, le canoë-kayak, l'équitation, le handball, le ski alpin, le tennis, le volley-ball, notamment.
• Évitez d'exposer de façon prolongée vos jambes à une source de chaleur : chauffage (surtout par le sol), soleil, excès de couvertures sur le lit, bains chauds, sauna, épilation à la cire chaude, etc.
• Buvez beaucoup d'eau, de thé vert, de tisanes. Réduisez le café et les boissons alcoolisées.
• Consommez des aliments riches en vitamine E : poissons gras, légumes verts, choux de toutes sortes, graines germées, amandes, cacahuètes, noisettes, noix, pistaches, huiles biologiques de germes de blé ou de tournesol.
• Pour les **troubles de la circulation cérébrale**, prévenez avant tout l'excès de cholestérol en suivant les conseils prodigués dans ce livre (voir Cholestérol, Les bons réflexes au quotidien, p. 286).

EN ATTENDANT LA CONSULTATION

Homéopathie

• Jambes lourdes avec **hypersensibilité au toucher** et fragilité des capillaires : Hamamélis 4CH, 3 granules tous les matins, en cures de 3 mois.
• Jambes lourdes avec **tendance aux hémorroïdes** : Aesculus 5CH, 3 granules le soir, en cures de 3 mois.
• Jambes **sans repos** la nuit : Zincum 7CH, 3 granules au coucher.
• **Varices douloureuses** avec besoin de surélever les jambes : Vipera 5CH, 3 granules matin et soir. **Attention**, ne dépassez pas 15 jours.
• **Troubles de la circulation cérébrale** : Baryta carbonica 7CH, 1 dose par semaine.

Phytothérapie

• **Varices** : EPS Marron d'Inde et Vigne rouge à parties égales, 1 cuillerée à café deux fois par jour. En infusion ou en poudre : vigne rouge, fragon, mélilot, cassis, hamamélis, olivier (feuilles), etc.

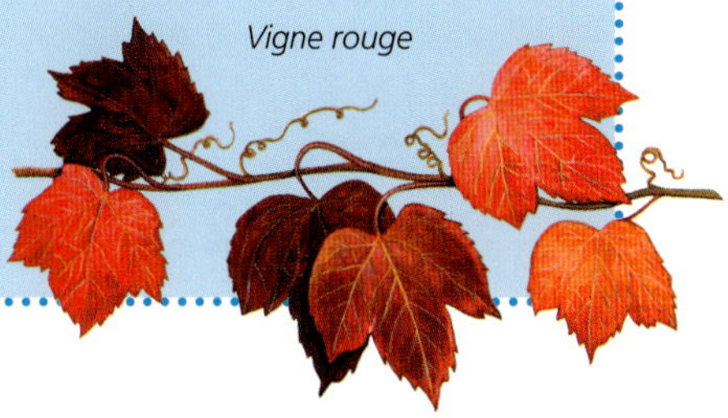

Vigne rouge

C

Cœur (affections du)

palpitations, angine de poitrine, infarctus

Les palpitations sont une modification banale du rythme cardiaque. L'angine de poitrine est plus grave : c'est une asphyxie temporaire du muscle cardiaque. Elle peut à la longue provoquer un infarctus.

Voir aussi Cholestérol, *p. 285, et* Circulation (troubles de la), *p. 288.*

SYMPTÔMES

Troubles du rythme cardiaque

- Difficulté à respirer, **essoufflement** (dyspnée).
- **Palpitations**.
- Sensation de secousse sous le sternum, avec ou sans toux.

Angine de poitrine

- **Douleur** d'intensité variable sous le sternum, irradiant dans le cou ou l'épaule et le membre supérieur gauche, parfois localisée (estomac, cou ou épaule), qui disparaît en général au repos.
- **Vertiges** et tendance à l'évanouissement à l'effort.
- **Essoufflement** à l'effort, pendant lequel la douleur augmente.
- **Nausées** parfois accompagnées de vomissements.

Infarctus

- Symptômes de l'angine de poitrine plus prononcés.
- Passant parfois inaperçu chez la personne âgée, il se manifeste par des complications : **insuffisance cardiaque**, **accident vasculaire cérébral**.

PRINCIPALES CAUSES

- Les palpitations ont une origine souvent psychosomatique (voir Anxiété, p. 265, et Stress, p. 392).
- L'angine de poitrine et l'infarctus trouvent leur cause principale dans un taux élevé de **mauvais cholestérol** (LDL). La fermeture d'une veine coronaire par une plaque d'athérome (bouchon graisseux) entraîne en effet une asphyxie du muscle cardiaque.

Attention consultez

Toute modification, au repos, de votre rythme cardiaque appelle une consultation. Une douleur en étau au niveau du sternum, plus ou moins longue, est à considérer comme un signe d'alerte de l'angine de poitrine ; soyez vigilant et n'hésitez pas, le cas échéant, à prévenir un service d'urgences. Il y a risque vital si la douleur est insupportable et conduit à une perte de conscience.

QUI CONSULTER ?

Palpitations

- Pour votre terrain : un acupuncteur, un homéopathe, un phyto-aromathérapeute, un auriculothérapeute.
- Un naturopathe, un micronutritionniste.
- Pour vous aider sur le plan psychologique et apprendre à gérer le stress : une des nombreuses psychothérapies présentées dans ce livre, l'hypnose, la sophrologie, l'haptonomie, la relaxation, la méditation.
- Pour apprendre à conserver le contrôle de votre corps : le taiji quan, le qi gong, le yoga.

Angine de poitrine, infarctus

- En première intention : un nutritionniste, un diététicien, un naturopathe.
- En complément, pour traiter le terrain : un homéopathe, un phyto-aromathérapeute, etc.
- Pour garder la forme, pratiquez une gymnastique énergétique : le taiji quan, le qi gong, le yoga.
- Pour soutenir et renforcer votre motivation : l'une des psychothérapies cognitives et comportementales présentées dans ce livre ou l'hypnose éricksonienne.

À faire soi-même

LES BONS RÉFLEXES AU QUOTIDIEN

• Pour les **palpitations** :
- consommez beaucoup de légumes et de fruits (asperge, aubergine, choux de toutes sortes, laitue, en particulier), ainsi que des poissons gras des mers froides (anchois, espadon, flétan, hareng, maquereau, rouget, sardine, saumon, thon rouge ou blanc, notamment).
- Réduisez ou supprimez les excitants : le café, les boissons (gazeuses ou non) à base de caféine, le thé noir, le tabac, etc.
- La consommation de réglisse (même en tisane) est contre-indiquée.

• Pour l'**angine de poitrine**, l'**infarctus**, prévenez avant tout l'excès de cholestérol en suivant les conseils prodigués dans ce livre (voir Cholestérol, Les bons réflexes au quotidien, p. 286).

EN ATTENDANT LA CONSULTATION

Homéopathie

• **Palpitations** ressenties fortement, **angoisse** et crainte de la mort : Aconitum 9CH, 3 granules une à trois fois par jour selon les symptômes.

• **Palpitations fortes visibles** sur le thorax ou à travers les vêtements : Spigelia anthelmia 5CH, 3 granules une à trois fois par jour selon les symptômes.

• **Palpitations d'origine digestive**, améliorées par les rots, avec sensation d'oppression : Carbo vegetabilis 5CH, 3 granules midi et soir avant le repas.

Phytothérapie

• **Palpitations** : EPS Aubépine (2/3) et Passiflore (1/3), 1 cuillerée à café une à deux fois par jour.

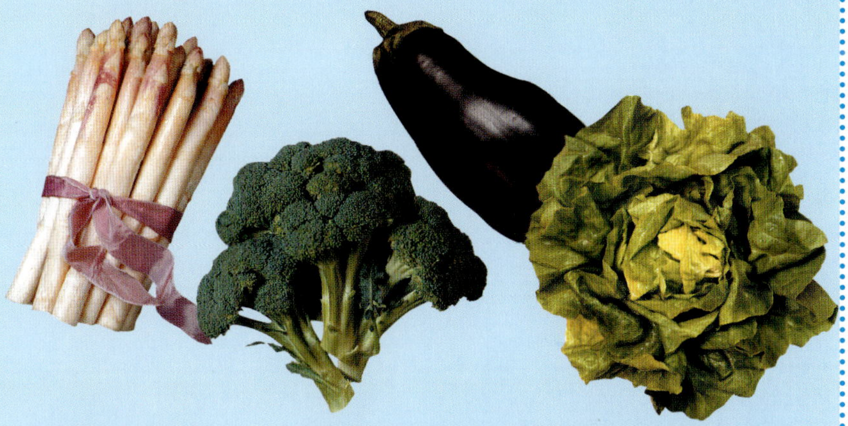

Oligothérapie

• **Palpitations** : Manganèse-Cobalt, 1 dose 5 jours par semaine, et Manganèse, 1 dose 1 jour par semaine ou tous les 15 jours.

Digitopuncture – Shiatsu – Do-in

• **Palpitations** : massez Maître du cœur 7 (au milieu du pli de flexion antérieur du poignet). Puis, avec le bout de l'ongle de votre pouce, pressez Cœur 7 (sur le même pli, en dehors du tendon) et 9 (près de l'angle externe de l'ongle du petit doigt).

Réflexothérapie

• **Palpitations** : massez les zones réflexes plantaires cœur (plante gauche) et plexus solaire de chaque côté (voir illustration p. 209).

Massage auriculaire

• **Palpitations** : à l'aide d'une pointe mousse, massez-vous les points 108 Cœur, 58 Shenmen, 57 Système neurovégétatif, 18 Matière grise (moitié inférieure de la face interne de l'antitragus), 97 Intestin grêle (voir illustration p. 29).

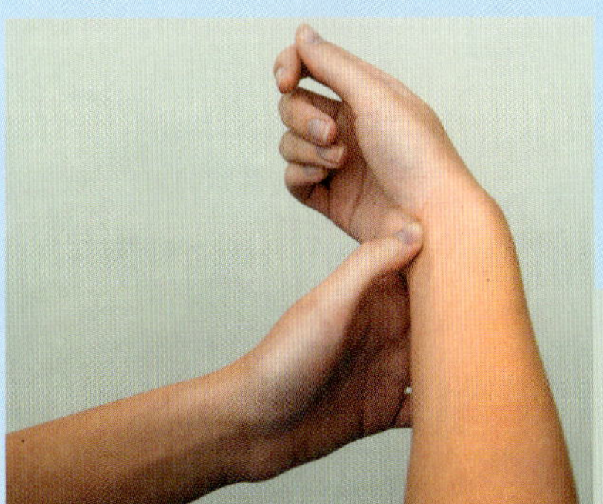

Maître du cœur 7

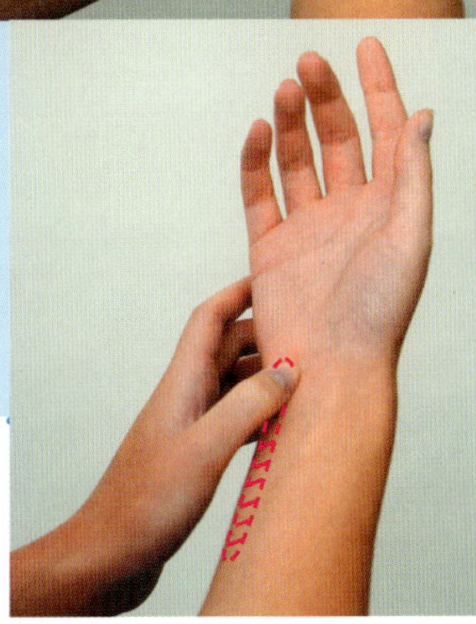

Cœur 7

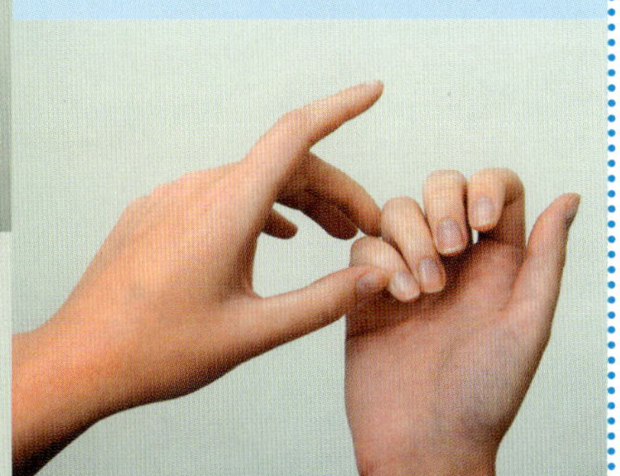

Cœur 9

Constipation

Ce désagrément fréquent (il touche 1 personne sur 5) empoisonne l'existence au quotidien. Sans gravité lorsqu'elle est passagère, la constipation devient ou signale un problème en s'installant durablement. Il y a constipation avérée dès lors qu'en moyenne vous allez à la selle moins de trois fois par semaine, sur plusieurs semaines.

Voir aussi Grossesse (maux et accompagnement de la), *p. 330.*

SYMPTÔMES

- Selles rares, sèches et dures.
- Défécation difficile.
- Ballonnements et gaz.

PRINCIPALES CAUSES

- Le **stress**, **l'anxiété**, la **peur**, ou un **changement d'habitudes** (alimentaires lors d'un voyage par exemple, sevrage tabagique, etc.) sont les principales causes de la constipation.
- Les **femmes enceintes**, pour des raisons hormonales, et les **personnes âgées**, à cause de la perte du tonus musculaire intestinal, connaissent une certaine paresse intestinale.
- Un **régime alimentaire** trop riche en féculents, trop pauvre en fibres et en liquides peut être à l'origine de selles trop sèches, ce qui rend difficile le transit.
- Enfin, la constipation chronique peut être en elle-même le symptôme d'une maladie organique anale ou rectale (**fistule**, **hémorroïde** compliquée, **malformation**, occlusion intestinale, tumeur, etc.).

Attention consultez

Consultez dès lors que la constipation s'installe, soit de manière chronique (apparition régulière du trouble sur plusieurs semaines ou mois), soit de façon brutale sans que vous ayez modifié vos habitudes.

Descente d'organe

Chez les femmes, il peut arriver que les efforts répétés pour aller à la selle entraînent une « descente d'organe ». Le rectum fait alors saillie dans le vagin, entraînant une gêne. Dans les formes évoluées, la vulve peut même s'ouvrir spontanément et la paroi postérieure du vagin « descendre » à l'extérieur. Cela aggrave encore la constipation, provoquant un cercle vicieux.

QUI CONSULTER ?

- Pour traiter le terrain : un acupuncteur, un homéopathe, un phyto-aromathérapeute, un auriculothérapeute, etc.
- Pour apprendre à manger mieux : un nutritionniste, un naturopathe, un diététicien.
- Pour garder la forme, pratiquez une gymnastique douce ou une gymnastique énergétique : le taiji quan, le qi gong, le yoga.
- Pour améliorer la circulation des énergies dans votre corps : un réflexothérapeute, un praticien de shiatsu.

Encoprésie

Un enfant d'au moins 4 ans qui, de manière répétée et durable, ne contrôle pas ses selles et défèque sans avoir le temps d'ôter ses vêtements ou de se rendre aux toilettes est qualifié d'encoprétique. Il n'est pas incontinent, il est constipé. Il retient ses selles pour des raisons essentiellement psychologiques, liées notamment à un rapport problématique avec sa mère. Si tel est le cas de votre enfant, évitez de le culpabiliser et d'aggraver les difficultés que son problème occasionne déjà dans sa vie sociale (à l'école, notamment) et emmenez-le consulter.

À faire soi-même

LES BONS RÉFLEXES AU QUOTIDIEN

• Bougez ! Adoptez une activité physique réguliére, ne serait-ce que quelques minutes par jour : une gymnastique douce, le taiji quan, le qi gong, le yoga, le do-in, la marche, le jogging, ou montez les escaliers à pied.

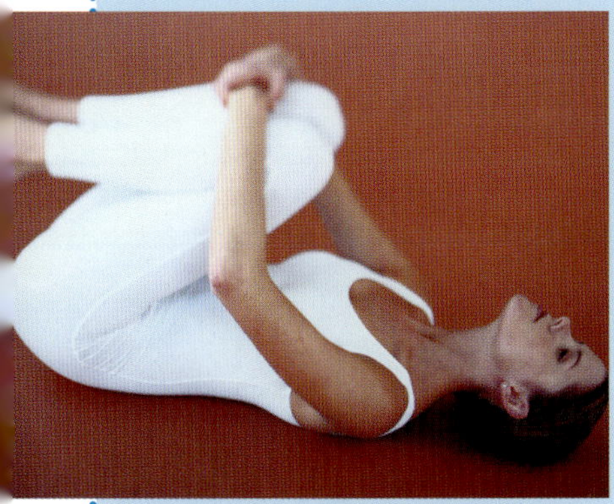

• Respirez bien : développez une respiration ample, abdominale.
• Buvez abondamment (1,5 à 2 l par jour), de préférence une eau riche en magnésium (autour de 100 mg par litre, consultez l'étiquette).
• Consommez des aliments riches en fibres solubles : les crudités, les légumes verts, les haricots de toutes sortes, les lentilles, les fruits, les pommes séchées, les figues sèches, les pruneaux, les céréales complètes, l'orge perlé cuit, le pain complet (voire au son), le son de blé, etc. **Attention**, certaines colites sont causées par les fibres. Si vous supportez mal les aliments riches en fibres, consultez.

EN ATTENDANT LA CONSULTATION

● Homéopathie

• Occasionnelle **en voyage**, hors de chez soi : Ambra grisea 5CH, 3 granules matin et soir.
• Avec **absence de besoin**, inertie totale de l'intestin : Opium 4CH, 3 granules le soir.
• Avec impression de mal se vider, de **selles insuffisantes** : Nux vomica 5CH, 3 granules le soir.
• Constipation avec sensation de sécheresse anale, besoin de **gros efforts** pour expulser : Alumina 4CH, 3 granules le soir.
• Après un **abus de laxatifs**, selles en petites billes : Hydrastis 4CH, 3 granules le soir.
• **Selles très grosses** et dures : Bryonia 4CH, 3 granules le soir.

● Phytothérapie

• La mauve en infusion a l'avantage de ne pas irriter l'intestin.
• **Drainage du foie** : prenez une infusion d'artichaut, de pissenlit, de romarin.
• Prenez du radis noir sous forme de sirop (voir p. 451), de jus (frais ou en ampoules), d'EPS.

● Oligothérapie

• Magnésium, 1 dose par jour.

• **Organothérapie**
• Mettez au coucher pendant 2 semaines un suppositoire :
- de Muqueuse du côlon 7CH QSP 1 suppositoire n° 6, les lundi, mercredi et vendredi ;
- de Foie 4CH et Vésicule biliaire 7CH aâ QSP 1 suppositoire n° 6 (à faire préparer en pharmacie), les mardi, jeudi et samedi.

● Massage auriculaire

• À l'aide d'une pointe mousse, massez-vous les points 99 Gros intestin, 18 Matière grise (moitié inférieure de la face interne de l'antitragus), 57 Système neurovégétatif, 111 Triple réchauffeur (voir illustration p. 29).

● Réflexothérapie

• Massez toute la voûte plantaire des deux pieds (voir illustration p. 209).

● Digitopuncture - Shiatsu - Do-in

• Du bout du pouce, massez Triple réchauffeur 5 (face postérieure de l'avant-bras à 3 travers de doigt au-dessous du pli de flexion postérieur du poignet). Maintenez une pression ferme et douce à la fois et tournez en spirale dans le sens inverse des aiguilles d'une montre. Répétez plusieurs fois avant de masser l'autre côté.

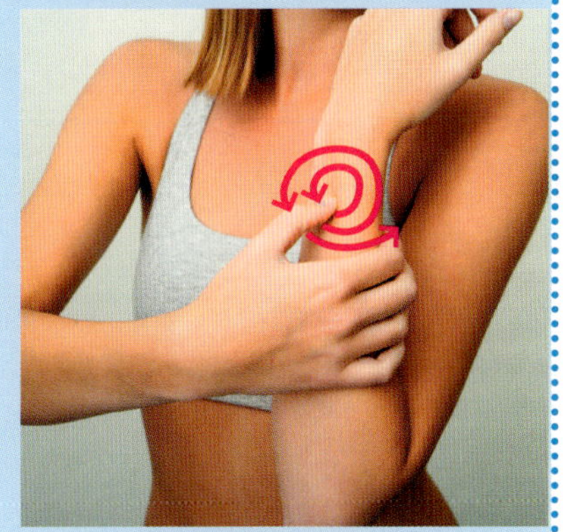

Triple réchauffeur 5

• Complétez par un massage alternatif de Gros intestin 10 (bras pendant, vous le trouvez au bord externe de l'avant-bras à 3 travers de doigt sous l'extrémité externe du pli de flexion du coude). Avant-bras à angle droit, pressez fermement le point avec le bout du pouce (c'est souvent douloureux). Maintenez la pression une vingtaine de secondes en faisant aller votre avant-bras d'avant en arrière et d'arrière en avant. Répétez à deux reprises, puis massez le point du côté opposé.

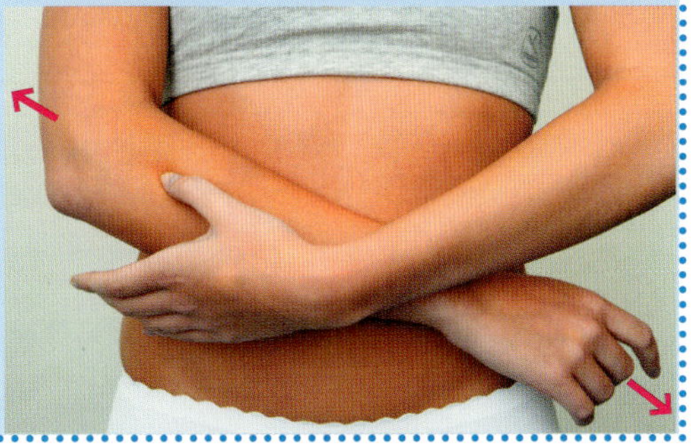

Gros intestin 10

Contraception

Le terme de contraception recouvre l'ensemble des moyens utilisés pour empêcher la fécondation lors de l'acte sexuel. Hormis la ligature des trompes ou la vasectomie, aucun n'est sûr à 100 %.

PRINCIPAUX MOYENS

- La contraception **hormonale**, par pilule, timbre ou anneau vaginal, est la plus utilisée.
- La pose d'un **stérilet** ou d'un **diaphragme** et les **gels spermicides** sont des alternatives courantes.
- Les **préservatifs masculin** et **féminin** sont adaptés aux personnes dont la vie sexuelle est irrégulière (ce sont en outre les seuls à protéger des maladies sexuellement transmissibles).
- La **ligature des trompes** est une solution définitive, de même que la **vasectomie** (ligature des canaux déférents de l'homme).

Attention consultez

Il faut d'abord consulter pour prendre conseil et adopter le mode de contraception le plus adapté à votre nature et à votre mode de vie. Pour la pilule, consultez en cas de nausées, de saignements ou de douleurs mammaires permanentes. Le port du stérilet doit être contrôlé une fois par an par un gynécologue.

QUI CONSULTER ?

- En cas de troubles sous contraception hormonale (pilule, progestatif de synthèse, timbre, anneau, implant, stérilet hormonal, injection trimestrielle, etc.) : un phyto-aromathérapeute, un acupuncteur, un auriculothérapeute, un homéopathe, un naturopathe.

À faire soi-même

LES BONS RÉFLEXES AU QUOTIDIEN

- **Si vous employez un contraceptif hormonal** :
  - réduisez ou arrêtez votre consommation de tabac (voir Tabagisme, p. 397) ;
  - mangez des aliments riches en vitamines B6 (banane, céréales complètes, chou-fleur, foie, germe de blé, haricots secs, légumes verts, lentilles, levure de bière sèche, pain complet, poisson, rognon, viande, etc.) et B9 (asperge, carotte, concombre, cresson, épinard, foie, levure de bière sèche, mâche, œufs, pain complet, poisson, rognons, notamment).

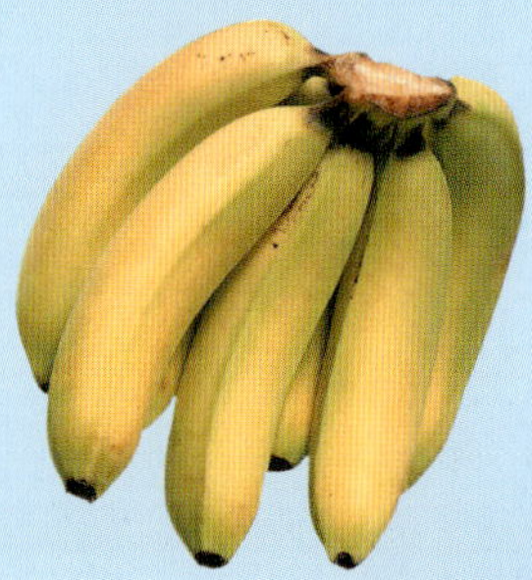

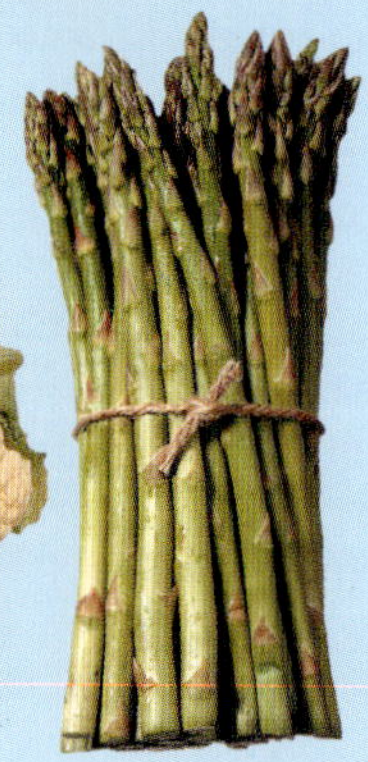

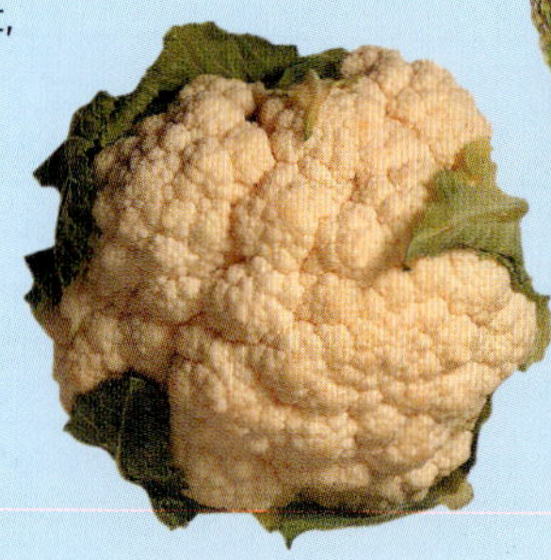

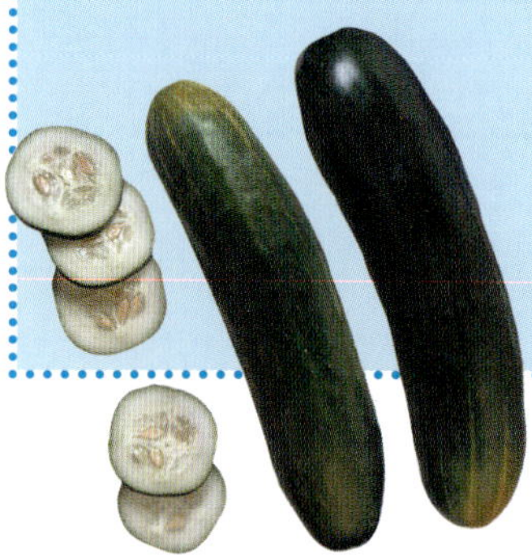

Convalescence

Après une opération ou une longue maladie, il est indispensable de donner à l'organisme et au psychisme les moyens de se reconstruire. Il n'y a pas de guérison sans une convalescence correctement menée.

Voir aussi Chirurgie (avant, après un acte de), *p. 284.*

SYMPTÔMES

- Fatigue, insomnie.
- Anxiété.

POURQUOI LA CONVALESCENCE ?

- Le corps et l'image de soi ont été malmenés par la maladie et son traitement, l'opération et ses suites. Il faut laisser au corps le temps de reprendre possession de lui-même, après l'arrêt progressif des traitements et des soins. Il lui faut retrouver son activité, reconstituer ses réserves, consolider ses muscles et ses os affaiblis par l'inactivité, éliminer les anesthésiques, les antalgiques et autres médicaments.
- La convalescence n'est donc pas synonyme d'inactivité. C'est une phase de nettoyage et de reconstruction entre la maladie et la santé, un temps indispensable de récupération.

Attention consultez

Une rechute ou une récurrence (en cas de maladie infectieuse) est toujours possible pendant la période de convalescence. Demeurez sous la surveillance de votre praticien.

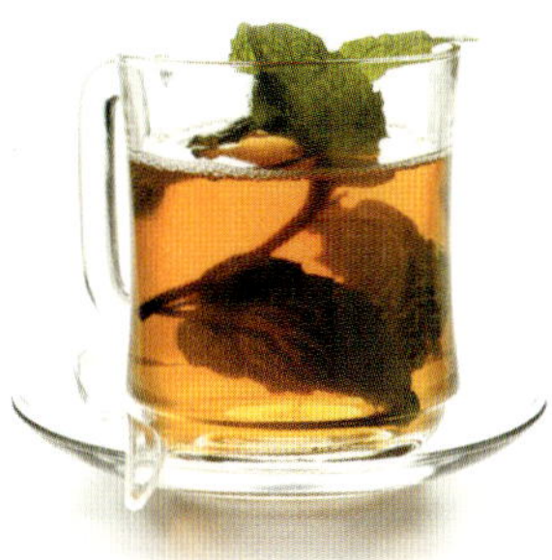

QUI CONSULTER ?

- Pour traiter le terrain : un acupuncteur, un homéopathe, un phyto-aromathérapeute, un auriculothérapeute, un naturopathe.
- Après un accident ou une intervention (à distance de la cicatrisation et de la consolidation d'éventuelles fractures) : un ostéopathe, un chiropracteur, un kinésiologue, un fasciathérapeute, un réflexothérapeute.
- Pour la rééducation (à distance de la cicatrisation et de la consolidation d'éventuelles fractures) : gymnastiques douces, massages énergétiques, gymnastiques énergétiques (taiji quan, qi gong, yoga).
- En cas de maladie ou d'accident grave, une aide sur le plan psychologique est parfois indispensable : l'une des psychothérapies cognitives et comportementales présentées dans ce livre ou l'hypnose éricksonienne.

À faire soi-même

LES BONS RÉFLEXES AU QUOTIDIEN

- Économisez votre énergie : mangez léger tout en vous apportant à votre corps les nutriments indispensables à sa reconstruction. Vous avez besoin de vitamines et d'oligoéléments (céréales complètes, fruits, légumes, poissons gras des mers froides notamment), d'acides aminés essentiels (viande blanche, volaille, poisson, œufs, etc.) et d'acides gras mono- et polyinsaturés (huiles biologiques d'olive, 1 cuillerée à soupe par jour, ou de colza, 2 cuillerées à soupe par jour).
- Céréales germées, germe de blé, pollen et gelée royale sont très riches en micronutriments. Ce sont de précieux appoints en période de convalescence.
- Buvez du thé vert ou du maté (2 à 3 grandes tasses par jour).
- Évitez les alcools, les excitants (café, thé noir, kola, etc.), les graisses saturées (charcuterie, chips, crème, fromage, hamburgers, viandes grasses notamment), les aliments très salés (chips, conserves, fromage, salaisons, etc.) et/ou industriels (plats préparés), qui fatiguent inutilement votre corps et retardent sa guérison.

EN ATTENDANT LA CONSULTATION

Homéopathie

- **Grippes, rhinopharyngites** et autres **bronchites qui traînent** un peu : Pulsatilla 7CH, 3 granules le matin, et Sulfur iodatum 7CH, 3 granules le soir, durant 15 jours.
- **Maladies très fatigantes** : Calcarea phosphorica 6D trituration (il s'agit d'une poudre), 1 mesurette à sec sous la langue matin et soir durant 3 semaines.

Phytothérapie

- Alfalfa 1D et Avena sativa 1D, 10 gouttes de chaque avant les trois repas, ainsi que Céréales germées 3D, 10 gouttes avant le déjeuner.

C

Convulsions

épilepsie

Contractions musculaires involontaires, brèves ou prolongées, les convulsions sont la manifestation la plus impressionnante de la crise d'épilepsie, qui n'est pas une maladie. Difficiles à repérer, les convulsions du nourrisson sont souvent un sujet d'inquiétude pour les parents, quoiqu'elles soient rares.

SYMPTÔMES

Convulsions du nourrisson

- Clignement incessant des paupières, succession de grimaces, mouvement de mâchonnement.
- Pâleur ou cyanose soudaine du visage.
- Fièvre.
- Petits mouvements désordonnés des doigts ou d'un membre chez un bébé en apparence endormi.

Épilepsie

- **Avant la crise** : perception fréquente d'une image étrange, sensation de déjà-vu, odeur, etc., avec parfois agitation.
- **Perte de conscience** ou état de conscience altérée.
- **Convulsions** et/ou fixité du regard, **absence de réaction**, perceptions altérées (odeurs, images, sons, saveurs, etc.).
- Respiration bruyante.

PRINCIPALES CAUSES

- Les convulsions du **nourrisson**, encore méconnues, peuvent avoir des causes diverses : une intoxication maternelle (prise de barbituriques ou de narcotiques, notamment), du bébé (erreur de médication), une hypoglycémie ou hypocalcémie, une méningite bactérienne, etc. Elles ne toucheraient qu'environ 0,5 % des tout-petits et ne doivent pas être confondues avec la simple agitation naturelle du bébé qui pleure parce qu'il a faim ou froid, par exemple (voir Fièvre, p. 322).
- L'**épilepsie** correspond à un dysfonctionnement temporaire de certaines aires du cerveau, dont les neurones augmentent tout d'un coup leur activité. Cela survient surtout chez les personnes affectées d'une lésion cérébrale ou crânienne ou qui ont subi un AVC.
- Les problèmes ioniques (trop ou pas assez de calcium, de potassium, de sodium) sont des facteurs favorisants.

Attention consultez

Les convulsions du nourrisson sont le plus souvent sans gravité. En cas de fièvre élevée, faites baisser rapidement la température de l'enfant et consultez de façon à éliminer toute origine pathologique. Les convulsions chez l'adulte doivent le conduire rapidement chez le neurologue. Si vous avez des antécédents familiaux, consultez également.

QUI CONSULTER ?

- Un praticien de médecine énergétique : un acupuncteur, un homéopathe, un phytoaromathérapeute, un auriculothérapeute.
- Si les convulsions sont apparues après un accident ou un traumatisme (sous réserve d'avoir effectué au préalable un bilan neurologique et d'avoir assuré la consolidation de toute fracture éventuelle) : un ostéopathe, un chiropracteur, un kinésiologue, un fasciathérapeute.

À faire soi-même

LES BONS RÉFLEXES AU QUOTIDIEN

- Mangez du poisson, des fruits de mer, beaucoup de légumes, des fruits, des noix, des noisettes et des amandes, des légumineuses (haricots secs, fève de soja, lentille, etc.), des céréales complètes et germées, de l'huile de colza, notamment. L'aubergine semble particulièrement intéressante pour les personnes sujettes aux convulsions.

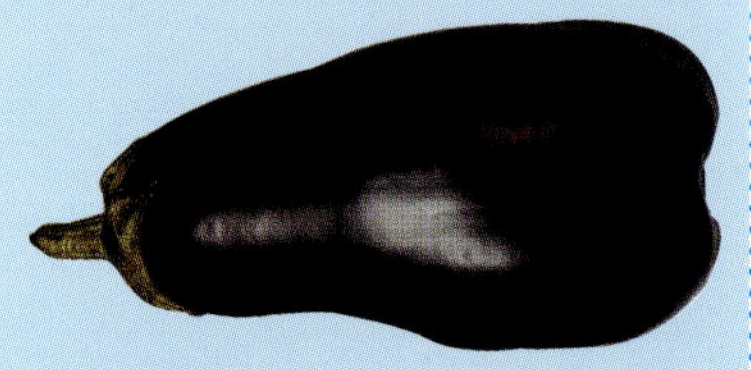

- Toutes les boissons alcoolisées favorisent ou aggravent les convulsions. Évitez-les.
- Limitez votre consommation de boissons excitantes : le café, le thé noir, les boissons à base de kola, en particulier.
- **Attention**, l'acide folique (vitamine B9) et les folates réduisent l'efficacité des anticonvulsivants ! Si vous suivez un traitement de ce type, ne prenez pas de supplément à base d'acide folique sans en parler à votre médecin.

Crampe

Bénigne et banale, une crampe est une contraction musculaire involontaire et douloureuse. L'accumulation d'acide lactique dans les cellules musculaires n'est pas due au hasard. Elle est la conséquence d'une sollicitation physique intense et soudaine d'un corps non ou mal préparé.

SYMPTÔMES

- Douleur musculaire.
- Durcissement, contraction du muscle.
- Durée variable, supérieure à 15 secondes.

PRINCIPALES CAUSES

- Le muscle a besoin d'oxygène pour fonctionner au mieux. En cas d'effort brusque sans préparation (les muscles, sollicités trop rapidement, n'ont pas eu le temps de « chauffer »), prolongé (fléchissement des jambes au tennis, par exemple), ou exercé sous une contrainte extérieure (le port de chaussures trop serrées est une cause classique), le membre mal hydraté, qui transpire sans compenser cette perte en éléments nutritifs que la sueur implique, se bloque. L'accumulation d'acide lactique dans les tissus provoque la douleur.
- Ce mécanisme peut être résumé en quelques mots : le manque d'échauffement et de préparation.

Attention consultez

Des crampes qui surviennent au repos et qui sont douloureuses et permanentes peuvent être les symptômes de nombreux dysfonctionnements : crampes abdominales de la gastroentérite (voir Diarrhées, p. 303) ou de l'hypoglycémie (voir Hypoglycémie, p. 339), douleurs annonciatrices d'un infarctus (voir Cœur, affections du, p. 290), manifestations psychosomatiques d'un stress (voir Stress, p. 392) ou signes d'une maladie musculaire, par exemple.

QUI CONSULTER ?

- Pour apprendre à manger mieux : un nutritionniste, un naturopathe.
- Un praticien de médecine énergétique : un acupuncteur, un auriculothérapeute, un homéopathe, un chromothérapeute, un praticien de reiki.
- Pour éliminer un éventuel blocage : un ostéopathe, un chiropracteur, un kinésiologue, un fasciathérapeute, un réflexothérapeute.
- Pour vous maintenir en forme : gymnastique douce ou gymnastique énergétique (taiji quan, qi gong, yoga).

À faire soi-même

LES BONS RÉFLEXES AU QUOTIDIEN

- Buvez abondamment chaque jour une eau riche en magnésium.
- Pendant l'effort, buvez régulièrement, par petites gorgées.
- Réhydratez-vous après un effort ayant entraîné une sudation importante. Pendant 2 ou 3 heures, buvez 1/2 l toutes les demi-heures d'une eau riche en bicarbonates.
- Consommez régulièrement des légumes (à chaque repas), des fruits, des pommes de terre, des raisins secs, des poissons gras des mers froides (2 ou 3 fois par semaine), des noix, des noisettes, des amandes, etc. Prenez de la levure de bière.
- Si vous pratiquez un sport ou si vous êtes un travailleur manuel, étirez régulièrement tous vos muscles.
- **En cas de crampe,** étirez le muscle crampé en contractant le muscle antagoniste. Au besoin, aidez-vous en tirant avec les mains. Dans la grande majorité des cas, cela est suffisant pour faire céder la crampe.

EN ATTENDANT LA CONSULTATION

Homéopathie

- Crampes qui surviennent et disparaissent **brusquement** : Cuprum 9CH, 3 granules une à deux fois par jour selon les symptômes.
- En prévention, si elles sont **fréquentes** : Magnesia phosphorica 9CH, 1 dose par semaine.
- En prévention, chez une femme sensible au **terrain spasmophile** : Actaea racemosa 9CH, 1 dose par semaine.

Aromathérapie

- Massez vos muscles avec HE Lavande vraie à 10 % dans de l'huile d'amande douce (ou d'olive). Vous pouvez pratiquer ce massage en cas de courbatures.

Digitopuncture - Shiatsu - Do-in

- À l'aide de vos deux pouces en V, pressez Vessie 57 (au milieu de votre mollet, entre les muscles).

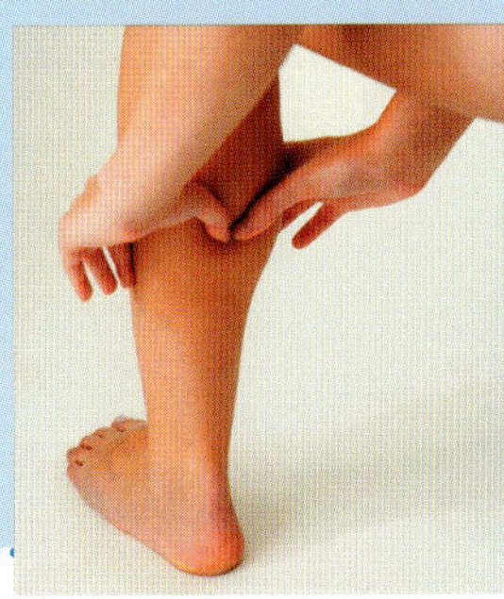

Vessie 57

d

Dents et gencives (maux de)

Les dents sont des organes fragiles. Lésées, mal entretenues, elles se dégradent et deviennent douloureuses. De la simple carie à la parodontite en passant par l'abcès et l'aphte, les maux de la bouche doivent être rapidement identifiés et traités.

SYMPTÔMES

Aphte

• Petite lésion douloureuse assez ronde, blanche avec ou sans fond crème, délimitée par un liseré rouge.

Carie dentaire

• Douleur localisée, dès le premier stade, au contact du sucre, du froid, du chaud, des aliments acides, et à la pression.
• En cas d'atteinte de la pulpe ou d'abcès : douleur continue, lancinante, pulsatile (rythmée par les battements des vaisseaux sanguins).

Gingivite

• Gencives rouges ou pâles, fragiles, gonflées.
• Sensation de douleur, accrue par le mouvement de la langue ou du pharynx.

Parodontite

• Symptômes de la gingivite.
• En plus, déchaussement de la dent saine avec régression de l'os alvéolaire.

PRINCIPALES CAUSES

• La **carie** est une lésion des deux tissus constitutifs de la dent : la dentine (l'ivoire) et l'émail. L'attaque est due à la formation de la **plaque dentaire**, une pellicule de bactéries, de déchets, de résidus alimentaires agglomérés par la salive, qui se dépose sur l'émail. En métabolisant les sucres présents dans la bouche, les bactéries fabriquent des acides qui, lentement mais sûrement, lèsent l'ivoire et l'émail. Quand elle n'est pas délogée par la brosse à dents, la plaque dentaire s'étend et s'épaissit. Elle finit par minéraliser et durcir : on parle alors de **tartre**.

La poussée dentaire

Un bébé de 6-7 mois qui a de la fièvre, qui salive, qui a les fesses rouges, est un bébé dont le système immunitaire lutte contre ses premières dents. Une fois les deux premières apparues, tout s'arrange. La douleur est localisée dans les gencives gonflées, à l'intérieur desquelles les dents vont percer. Un massage avec une pommade calmante suffit en général à l'atténuer.

• La **gingivite** est une inflammation de la gencive. La plaque dentaire en est le plus souvent responsable, mais certains médicaments peuvent aussi être en cause.
• Mal soignée, une gingivite évolue en une troisième affection, la **parodontite**. L'inflammation s'étend alors à l'os alvéolaire, dans lequel s'insère la dent. Il y a risque de déchaussement, voire de chute.
• Le tabac, le stress et tout affaiblissement du système immunitaire (virus du sida, hépatites, etc.) sont des facteurs favorisant ou aggravant la gingivite.
• Des **abcès** peuvent apparaître dans tous les cas, si les bactéries continuent de proliférer et d'investir les tissus enflammés.
• Les **aphtes** ne sont pas des abcès, mais des ulcérations de la muqueuse buccale. Ces plaies apparaissent à la suite d'une infection, d'une coupure ou d'une hypersensibilité à certains aliments (comme le chocolat ou les noix).

Attention consultez

Les dents des adultes ne se renouvellent pas, entretenez-les ! Prenez régulièrement rendez-vous chez le dentiste. Par ailleurs, un abcès non soigné est susceptible de dégénérer en septicémie ; les aphtes, s'ils ne disparaissent pas d'eux-mêmes ou après des bains de bouche, peuvent éventuellement orienter le diagnostic vers des pathologies sérieuses (MST, maladie de Crohn, etc.).

QUI CONSULTER ?

• En première intention, un dentiste ou un stomatologue énergéticien ou holiste.
• En complément, pour traiter le terrain : un acupuncteur, un homéopathe, un phyto-aromathérapeute, un auriculo-thérapeute.
• Éventuellement, un naturopathe.
• Pour les troubles de l'articulé dentaire : un ostéopathe, un kinésiologue, un fasciathérapeute, etc.
• En cas de foyer dentaire responsable de troubles à distance, consultez un neuralthérapeute, par exemple.

Le grincement de dents ou bruxisme

Le stress se manifeste chez certaines personnes par le grincement des dents, qu'on appelle bruxisme. Dans ses formes graves, le bruxisme aboutit à l'altération définitive des incisives. Celles-ci sont tellement érodées par le mouvement des mâchoires serrées que les systèmes de réparation naturels ne sont plus efficaces. La seule solution est alors le port d'une gouttière occlusale, sorte de barrière en résine que l'on installe sur les dents du haut et qui les empêche de se poser sur celles du bas.

À faire soi-même

LES BONS RÉFLEXES AU QUOTIDIEN

• Brossez-vous avec soin les dents (« du rouge vers le blanc ») après chaque repas. Vous n'avez pas besoin de dentifrice. À l'extérieur, utilisez une brosse à dents pliante ou brossez-vous les dents avec votre index propre et mouillé (toujours « du rouge vers le blanc » jusqu'à entendre et sentir un crissement sous votre doigt).

• Consultez régulièrement votre dentiste. Un détartrage s'impose régulièrement (la fréquence varie selon les personnes).

• Mangez lentement, dans le calme, en mastiquant longuement chaque bouchée.

• Réduisez votre consommation d'aliments sucrés. Évitez ceux qui « collent ». Brossez-vous les dents après avoir mangé des raisins secs.

• Attention aux boissons acides ! Elles rongent les dents (sodas et jus de fruits industriels, voire jus de fruits frais maison). Préférez-leur les fruits entiers.

• Mangez des céréales complètes, du riz complet, des légumes verts, du poisson, et utilisez des huiles biologiques d'olive (1 cuillerée à soupe par jour) et de colza (2 cuillerées à soupe par jour).

• Libérez-vous du tabac (voir Tabagisme, p. 399).

• Certains aliments favorisent les aphtes : les amandes, les épices, les fraises, les fromages de type gruyère, le miel, les noix, les raisins secs, les tomates, par exemple, mais aussi le chewing-gum et le tabac.

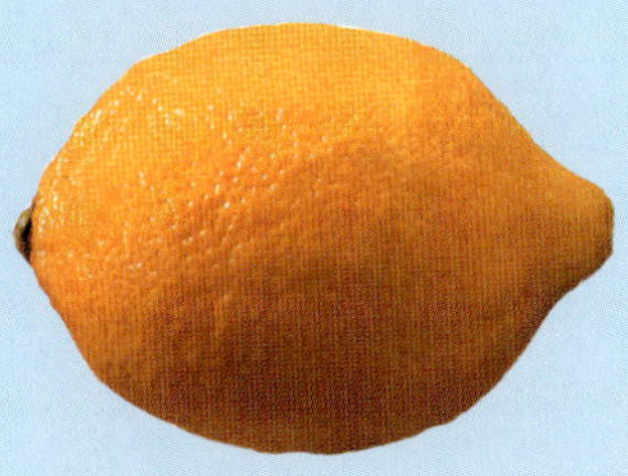

EN ATTENDANT LA CONSULTATION

Homéopathie

• **Aphtes** :
- si vous en avez fréquemment : Staphysagria 15CH, 1 dose à chaque irruption ;
- s'ils sont très douloureux : Borax 5CH, 3 granules trois fois par jour ;
- si la muqueuse est très rouge, avec saignement des gencives : prenez en plus Arum triphyllum 5CH, 3 granules matin et soir.

• **Poussée dentaire** :
- chez le nourrisson : Chamomilla 9CH, 2 granules plusieurs fois par jour selon les symptômes ;
- chez l'adolescent (dents de sagesse) : Cheiranthus cheiri 4CH, 3 granules trois fois par jour.

• **Prévention des caries** : Fluoric acidum 4CH, 3 granules le matin, et Silicea 4CH, 3 granules le soir, en cures de 20 jours par mois.

Phytothérapie

• **Dans tous les cas** : bains de bouche trois à cinq fois par jour avec Calendula, Hypericum, Plantago et Phytolacca TM (30 gouttes du mélange à parties égales).

• Pour les **aphtes**, prenez en plus : extrait de pépin de pamplemousse, 20 gouttes trois fois par jour ; bains de bouche avec 1/2 jus de citron (dilué et sucré avec du miel de sapin) ou avec Calendula officinalis TM (30 gouttes dans un verre d'eau tiède).

• Pour la **gingivite**, prenez en plus une décoction légère (5 minutes d'ébullition) de sauge ou de feuilles de ronce (1 poignée pour 1 l d'eau).

Aromathérapie

• **Douleurs** et/ou **abcès** dentaires : faites une onction locale avec une trace d'HE Girofle pure.

Oligothérapie

• **Aphtes** : Cuivre-Or-Argent, 1 dose par jour.

• **Gingivite** : Cuivre, 1 à 3 doses par jour durant 4 à 5 jours.

Massage auriculaire

• **Aphtes** : à l'aide d'une pointe mousse, massez-vous les points 58 Shenmen, 92 Bouche, 26 Glandes endocrines, 109 Poumon (point double), 105 Rate, 95 Estomac (voir illustration p. 29).

• **Douleurs** dentaires : à l'aide d'une pointe mousse, massez-vous les points 6 Maxillaire supérieur ou/et 7 Maxillaire inférieur, 1 et 8 (points des Extractions dentaires), 5 Dents, 58 Shenmen, 18 Matière grise (moitié inférieure de la face interne de l'antitragus). Voir illustration p. 29.

Digitopuncture - Shiatsu - Do-in

• **Douleurs** dentaires : massez Gros intestin 4. Pressez en glissant votre pouce le long du bord externe de l'index jusqu'à la butée dans l'angle pouce-index. Faites-le plusieurs fois à gauche, puis à droite. **Attention**, ce point est contre-indiqué chez la femme enceinte.

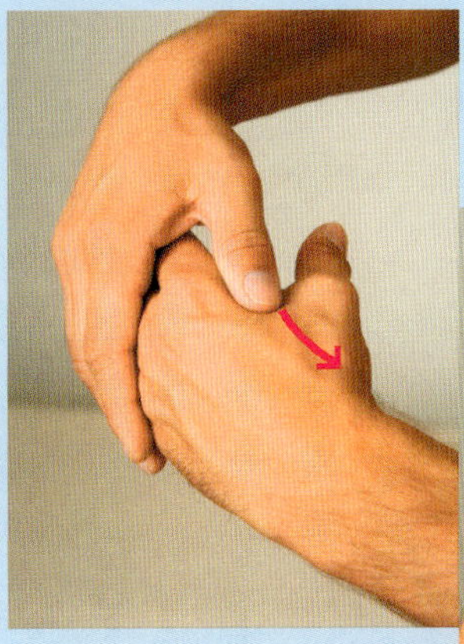
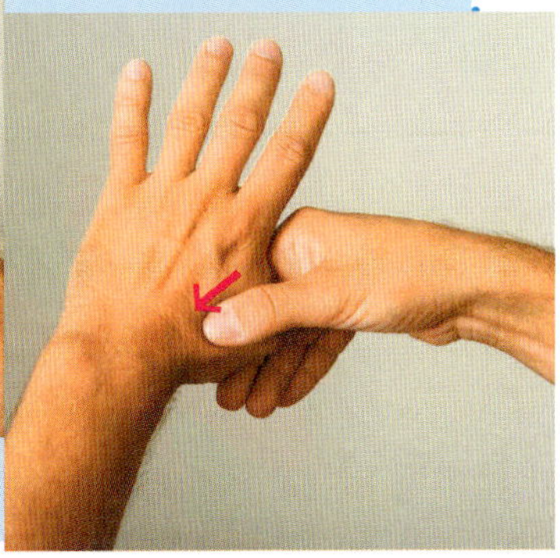

Gros intestin 4

d

Dépression

déprime, trouble affectif saisonnier

La dépression est une maladie grave aux origines complexes et aux conséquences parfois dramatiques (divorce, perte d'emploi, suicide). Ses symptômes sont pourtant souvent ignorés ; or de la déprime à la dépression, il n'y a qu'une différence d'échelle. Même un trouble affectif saisonnier (TAS), ce petit coup de blues que l'on impute à l'absence de soleil, doit être pris au sérieux et trouver son remède.

SYMPTÔMES

- Tristesse et fatigue.
- Troubles de la concentration, difficultés à former et à enchaîner les idées.
- Autocritique.
- Manque d'appétit, de plaisir, d'entrain.
- Insomnie ou excès de sommeil.

TAS

- Mêmes symptômes, mais prédominance en automne et en hiver.

PRINCIPALES CAUSES

- Facteurs psychologiques, prédispositions héréditaires, **environnement** social et professionnel, les causes d'une dépression sont à la fois multiples, intriquées et dotées d'une part d'obscurité. Nous y sommes tous exposés : la déprime n'est pas la maladie des gens dépourvus de volonté.
- Le **chômage** est l'une des causes les mieux documentées. Quel que soit le niveau social, hiérarchique et financier, de nombreux salariés licenciés sont touchés plus ou moins longtemps par la déprime.
- La **solitude** est, elle aussi, bien analysée : la dépression a plus de difficulté à s'installer dans un couple solide que chez une personne seule. Les femmes sont, en général, un peu plus touchées que les hommes, sans que l'on en connaisse la raison.
- Le milieu familial, l'éducation, la confrontation à des **événements** douloureux trop longtemps tus jouent également un rôle dans l'installation d'un terrain propice à la déprime.
- La **non-reconnaissance** de son propre état, le **défaut de parole** pour l'évoquer auprès de ses proches, les stratégies d'**évitement** par l'alcool ou le travail forcené pour oublier son état accroissent le problème et le transforment volontiers en dépression.
- On observe une certaine **contagion** : parler avec un déprimé, c'est prendre en charge une partie de la déprime d'autrui, ce qui est en soi déprimant.

Une maladie inventée ?

Dans notre société anxiogène, qui met volontiers en lumière les victimes, la dépression est à la mode. On en parle dans les médias, on déploie des « cellules de crise psychologique » au moindre problème. Pour attirer l'attention sur soi, il faudrait être déprimé. Pour un nombre croissant de professionnels de la psychologie, si le nombre de déprimés augmente dangereusement à mesure que la société devient stressante, il s'accroît aussi parce qu'on « psychologise » tout, que sont envoyés en consultation des gens qui ne sont ni déprimés, ni en dépression, mais souffrent d'un manque de reconnaissance.

Attention consultez

Une déprime doit avoir un début et une fin. Si vous n'en repérez pas le début et que la fin tarde à venir, vous devez suspecter l'installation d'une dépression. Parler de vos problèmes est indispensable, si possible auprès d'un psychothérapeute, neutre par nature. Si vous-même ou un membre de votre entourage, en dépression, commencez à vous isoler complètement, à ressentir un désespoir incommensurable, un dégoût général, il y a urgence : sombrer dans la mélancolie conduit parfois au suicide.

QUI CONSULTER ?

- En première intention, un praticien de médecine énergétique : un acupuncteur, un auriculothérapeute, un homéopathe, un chromothérapeute ou un praticien de reiki.
- Dans les cas les plus sévères, une approche psychocomportementale est indispensable, notamment par une des psychothérapies corporelles, ou existentielles et humanistes présentées dans ce livre.
- Pour le trouble affectif saisonnier, ajoutez la photothérapie ou la luminothérapie.
- Pour vous maintenir en forme et faire circuler vos énergies : le qi gong, le taiji quan, le yoga.

À faire soi-même

LES BONS RÉFLEXES AU QUOTIDIEN

• Adoptez une respiration abdominale lente et une bonne posture (tenez-vous bien droit ; en position assise, préférez une chaise, asseyez-vous le dos droit, sans croiser les jambes ou les cuisses).
• Rendez vos repas agréables (présentation, couleurs, odeurs, saveurs, etc.).
• Mangez varié et équilibré, notamment : de l'ail, de l'artichaut, des asperges, des carottes, du chou, du cresson, des épinards, du fenouil, des fraises, des lentilles, de l'oignon, du piment fort, du poisson gras des mers froides (anchois, espadon, flétan, hareng, maquereau, rouget, sardine, saumon, thon rouge ou blanc, etc.) du raisin, du thym et de l'huile de colza.
• Prenez du pollen, de la levure de bière sèche.
• Les boissons alcoolisées aggravent la dépression. Supprimez-les. Le café entraîne des réactions selon la personnalité du déprimé ; observez les vôtres et tenez-en compte.

EN ATTENDANT LA CONSULTATION

Homéopathie

• Tristesse avec **tendance au repli**, au désir de solitude, sur un tempérament passéiste et nostalgique : Natrum muriaticum 9CH, 3 granules par jour durant 2 à 3 mois.
• Tristesse avec repli et **franche aggravation** par la consolation, tendance pessimiste : Sepia 9CH, 1 dose par semaine durant 2 à 3 mois.
• Tristesse avec tempérament coléreux, **idées suicidaires** : Aurum metallicum 9CH, 1 dose par semaine durant 2 à 3 mois.
• Tristesse à l'**automne** et en **hiver** du fait d'un manque de lumière : Rhus toxicodendron 9CH, 3 granules le soir durant 2 à 3 mois.
• **Attention**, ces prescriptions doivent être approuvées par votre médecin.

Elles peuvent parfois remplacer ou être associées à un traitement allopathique.

Phytothérapie

• **Dépression** : Angélique TM (50 gouttes trois fois par jour) ou en poudre (200 mg trois fois par jour).
• Dépression **saisonnière** : Millepertuis (4 à 6 gélules de poudre par jour pendant 15 jours ; **au-delà**, **consultez**). **Attention**, le millepertuis réduit l'efficacité des contraceptifs hormonaux.

Florithérapie

• Prenez un ou plusieurs élixirs parmi les catégories 2 (états d'incertitude et de découragement), 3 (manque d'intérêt pour le présent) et 6 (abattement et désespoir). Voir tableaux p. 66-69.

Oligothérapie

• **Dans tous les cas** : Lithium, 3 doses par jour durant 1 semaine, puis diminuez par paliers. En association avec Cuivre-Or-Argent, 1 dose par jour.
• Pour le **trouble affectif saisonnier**, prenez en plus : Cuivre-Or-Argent, 1 dose le matin.

Digitopuncture - Shiatsu - Do-in

Pressez du bout du pouce Cœur 3 (à l'extrémité interne du pli de flexion du coude) et 7 (sur le pli de flexion du poignet, dans le prolongement du petit doigt, en dehors du tendon), Vaisseau conception 17 (sur la ligne médiane, dans un petit creux du sternum au niveau du quatrième espace intercostal).

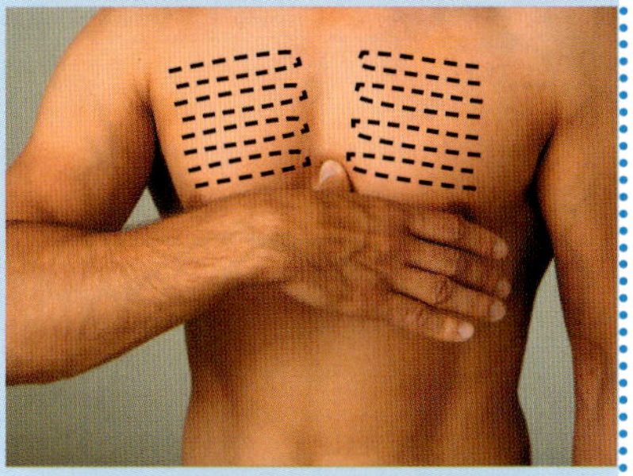

Vaisseau conception 17

Puis pressez, en tournant dans le sens des aiguilles d'une montre, Gros intestin 4 (dans l'angle entre le pouce et l'index). **Attention**, ce massage est contre-indiqué chez la femme enceinte.

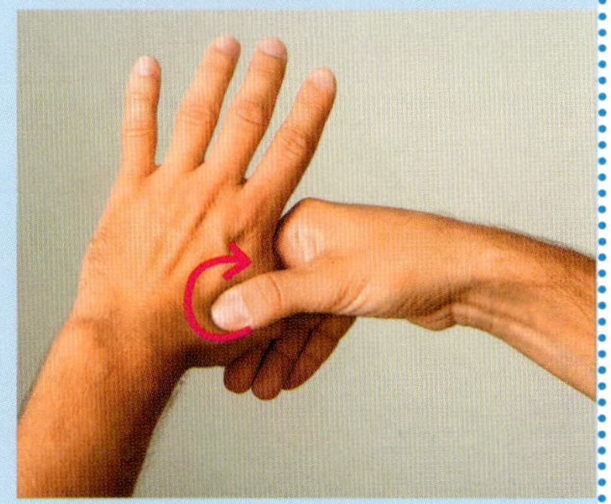

Gros intestin 4

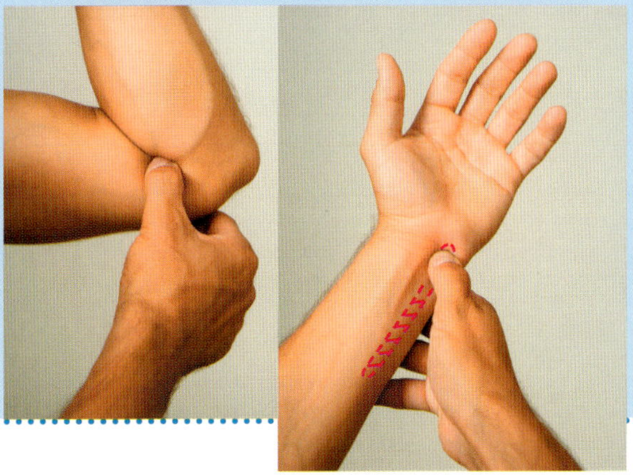

Cœur 3, à gauche et Cœur 7 à droite

Diabète
non insulinodépendant

Le taux de sucre dans le sang, ou glycémie, n'est pas stable. Il dépend de nos apports en sucres (qualité et rythme des prises alimentaires) et de notre dépense d'énergie, c'est-à-dire de notre activité physique. Le diabète gras, ou diabète de type II, encore appelé diabète non insulinodépendant (DNID), caractérisé par un excès permanent de sucre dans le sang, peut avoir de lourdes conséquences neurologiques et rénales.

Voir aussi Obésité, *p. 364.*

SYMPTÔMES

- Soif et mictions fréquentes.
- Envie de sucré et prise de poids.
- Fatigue.
- Infections longues à soigner, cicatrisation lente.
- Troubles de la vue.

PRINCIPALES CAUSES

- Le sucre (ou glucose) est la source d'énergie principale de l'organisme. Ce dernier en puise dans les aliments ingérés au cours des repas et dans des stocks qu'il a constitués dans le foie grâce à l'action d'une hormone, l'**insuline**, secrétée par le pancréas. Une présence excessive et permanente de sucre dans le sang sollicite trop le pancréas, qui finit par ne plus pouvoir produire assez d'insuline.
- L'**hérédité** est un facteur favorisant, mais ce sont le **surpoids** ou l'**obésité** et le **manque d'activité** qui en sont les déclencheurs.

Attention consultez

Surveillez votre glycémie si des membres de votre famille sont atteints de DNID, et/ou en cas de surpoids : à jeun, en moyenne, le taux de sucre dans le sang ne devrait pas dépasser 1,10 g par litre de sang.

Index glycémique

L'index glycémique permet de classer les aliments contenant des sucres en fonction de l'élévation du taux de glucose sanguin que provoque leur ingestion. Au-dessus de 50, les aliments provoquent une décharge d'insuline afin de stocker le surplus de sucre sous forme de graisse. La préparation et la cuisson modifient parfois l'index glycémique.

Index glycémique de quelques aliments pour 100 g d'aliment

sucre	100
pommes de terre au four ou frites	90 et +
riz blanc à cuisson rapide	80
pain blanc	70
pommes de terre en purée	70
banane	60
figue sèche	35

QUI CONSULTER ?

- En première intention, un nutritionniste, un diététicien, un naturopathe.
- En complément, pour traiter le terrain : un homéopathe, un acupuncteur, un auriculothérapeute, un phyto-aroma-thérapeute, etc.
- Pour vous maintenir en forme et apprendre à gérer le stress, pratiquez le taiji quan, le qi gong ou le yoga.

À faire soi-même

LES BONS RÉFLEXES AU QUOTIDIEN

- La **prévention**, première des armes contre le diabète, passe d'abord par une bonne **hygiène de vie**.
- Pratiquez de façon régulière une activité physique moyenne à intense (correspondant à 30 minutes par jour ou 40 minutes quatre fois par semaine) : la marche soutenue, le jogging, la natation ou le vélo, par exemple.
Dans le cadre du traitement d'un diabète non insulinodépendant, c'est souvent suffisant au début.
- Adopter dès le plus jeune âge une alimentation variée et équilibrée est la condition indispensable au maintien du « poids santé ».
Mangez beaucoup de légumes, du poisson (hareng, maquereau, thon, saumon, etc.), de l'huile d'olive (1 cuillerée à soupe par jour) et de l'huile de colza (2 cuillerées à soupe par jour), des céréales complètes, des sucres lents à faible index glycémique (avoine, fèves, fruits crus, pois, etc.).
- Pour gérer le **stress**, essayez notamment les différentes techniques de relaxation ou de méditation proposées dans ce livre.

Diarrhée

gastroentérite, turista

La diarrhée est la réponse naturelle de l'organisme face à l'infection par un virus ou à la présence d'un parasite (bactérie, champignon) ou d'un élément toxique qu'il cherche à évacuer rapidement. Bénigne, elle doit cependant inquiéter quand elle se prolonge ou est douloureuse, car elle fait courir un risque de déshydratation, en particulier chez les jeunes enfants et les personnes âgées.

Voir aussi Allergies alimentaires, *p. 260, et* Foie (affections du), *p. 324.*

SYMPTÔMES

Diarrhée

- Selles liquides ou pâteuses, fréquentes,
- Douleurs abdominales.
- Ballonnements, gaz nauséabonds.

Gastroentérite

- Perte d'appétit, soif intense.
- Vomissements, spasmes, coliques, crampes abdominales.
- Frissons.
- Parfois, irritations anales et douleurs rectales aiguës. Flatulences.
- Irritabilité.

PRINCIPALES CAUSES

- La paroi intestinale est un lieu d'échange permanent de sels et d'eau entre l'organisme et les excréments. Lorsque cet échange est déséquilibré par une sortie trop importante d'eau et de sels des cellules intestinales, les selles ramollissent, circulant plus rapidement vers le rectum.
- De multiples facteurs peuvent expliquer ce changement dans les échanges cellulaires : la consommation excessive de **certains aliments** (fruits verts, caféine, fibres), un **changement de régime alimentaire** (inflammation possible), un **coup de froid**, un **stress** aigu, l'intolérance au lactose (voir Allergies alimentaires, p. 260).
- Dans la plupart des cas, il s'agit d'une **infection**, par un virus dans le cas d'une **gastroentérite**, par une bactérie dans l'exemple de la **turista**. L'absorption d'un antibiotique à spectre large aboutit au même effet : en détruisant une grande partie de la flore intestinale, il facilite l'invasion par des germes toxiques.

Différents types de diarrhée

- Si elle survient très peu de temps après le repas, et que des aliments presque entiers sont visibles dans les selles, c'est une diarrhée dite motrice, c'est-à-dire liée à un transit trop rapide.
- S'il y a du sang dans les selles, envisagez la présence de polypes ou d'une inflammation, voire d'une tumeur intestinales.
- Des selles totalement liquides ou « grasses » feront rechercher un problème hormonal, une mauvaise absorption du gluten, une insuffisance pancréatique ou même un cancer.

Attention consultez

Une diarrhée ne doit pas excéder 3 jours. Au-delà, a fortiori si la fièvre s'est installée, contactez un service d'urgences : une diarrhée qui se prolonge menace le corps de déshydratation et de carences en sels, ce qui peut mettre la vie en danger.

QUI CONSULTER ?

- Si la diarrhée persiste ou s'accompagne de signes de gravité (fièvre élevée, douleurs, sang ou pus dans les selles, malade prostré), parez au plus pressé : faites le 15 (Samu).
- En cas de diarrhée chronique : un nutritionniste, un diététicien, un naturopathe ou un thérapeute de terrain (homéopathe, acupuncteur, auriculo-thérapeute, phyto-aromathérapeute, etc.).
- En cas de diarrhée liée à des problèmes psychologiques ou au stress : une des nombreuses psychothérapies présentées dans ce livre ou l'hypnose.

La maladie cœliaque

Dans certains cas, le produit de la dégradation du gluten par l'intestin, la gliadine, provoque une réaction inflammatoire qui aboutit à la réduction, voire à la perte totale des microvillosités (replis microscopiques) intestinales. Le premier symptôme de cette maladie grave (sans les microvillosités, l'absorption des nutriments est impossible) est une diarrhée grasse chronique.

À faire soi-même

LES BONS RÉFLEXES AU QUOTIDIEN

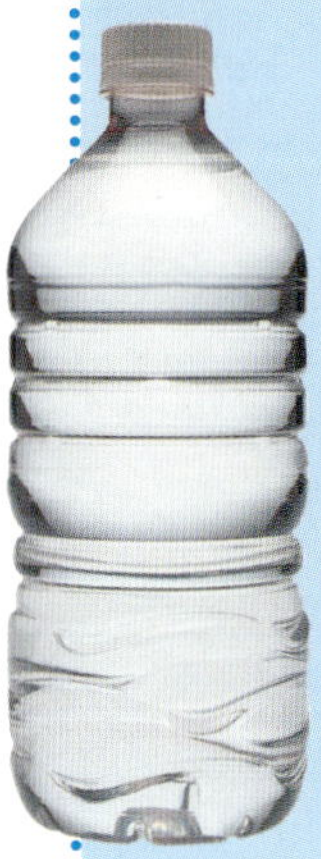

• Buvez beaucoup : de l'eau, des tisanes bien sucrées, du thé vert, du bouillon de légumes bien salé. Faites-le d'autant plus que vos selles sont plus abondantes et plus liquides et que vous transpirez.

• Adoptez un régime pauvre en résidus : mangez du riz, de la purée de carottes, de la compote de pommes, des bananes, du pain blanc grillé.

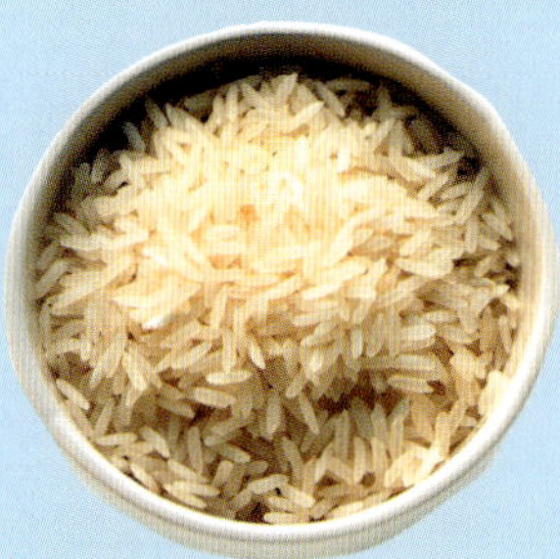

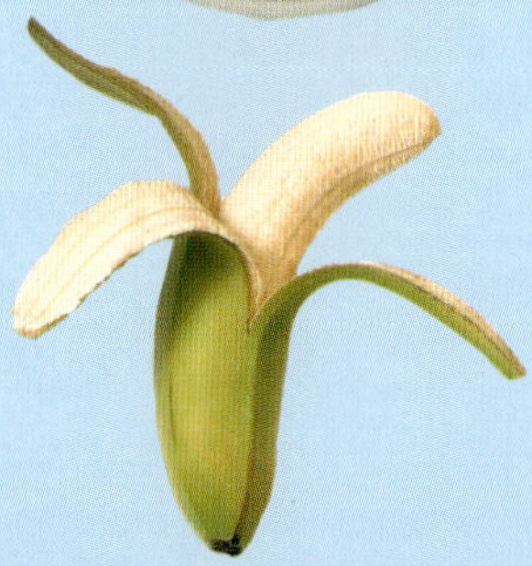

• Supprimez pendant quelques jours les aliments d'origine animale, le pain et les céréales complets, les fruits et légumes riches en fibres.

• Prenez un probiotique afin de restaurer votre flore intestinale. Si vous voyagez, prenez-en un de l'avant-veille de votre départ jusqu'à la fin de la semaine suivant votre retour. Il existe dans le commerce des probiotiques spécialement conçus pour le voyage.

EN ATTENDANT LA CONSULTATION

Homéopathie

• Diarrhée violente en jets avec nombreux **gaz** : Podophyllum 4CH, 3 granules trois à cinq fois par jour.

• Diarrhée survenant **après avoir avalé ou bu** quelque chose : Aloe 4CH, 3 granules trois à cinq fois par jour.

• Diarrhée en jet avec **spasmes abdominaux** et nausées (la langue restant paradoxalement propre) : Ipeca 5CH, 3 granules trois à cinq fois par jour.

• Diarrhée provoquée par une **intoxication alimentaire** (besoin de chaleur) : Arsenicum album 4CH, 3 granules trois à cinq fois par jour.

• Diarrhée irritante avec **traces de sang** dans les selles (mauvaise haleine et sueurs malodorantes) : Mercurius solubilis 5CH, 3 granules trois à cinq fois par jour.

• Diarrhée causée par une **contrariété**, une mauvaise nouvelle ou le trac : Gelsemium 9CH, 3 granules trois à cinq fois par jour.

Phytothérapie

• Infusion de feuilles de myrtille, de ronce, de framboisier et de chêne (1 l par jour en complément des autres boissons) ou ES de Salicaire (400 mg avec un grand verre d'eau, après chaque selle).

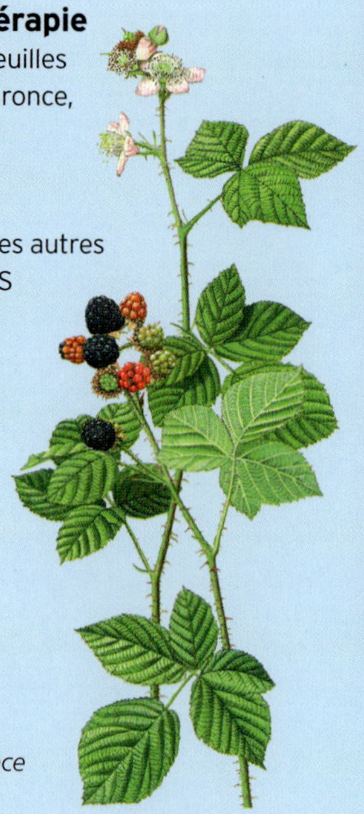

Ronce

Aromathérapie

• Prenez 1 goutte d'HE Cannelle dans 1 cuillerée de miel liquide, 4 à 6 fois par jour. **Attention**, HE Cannelle est contre-indiquée chez la femme enceinte.

Massage auriculaire

• À l'aide d'une pointe mousse, massez-vous les points 58 Shenmen, 57 Système neurovégétatif, 99 Gros intestin, 97 Intestin grêle, 105 Rate (voir illustration p. 29).

Digitopuncture – Shiatsu – Do-in

• Massez Gros intestin 4 : pressez en glissant votre pouce le long du bord externe de l'index jusqu'à la butée dans l'angle pouce-index. Répétez ce massage une dizaine de fois des deux côtés. **Attention**, ce point est contre-indiqué chez la femme enceinte.

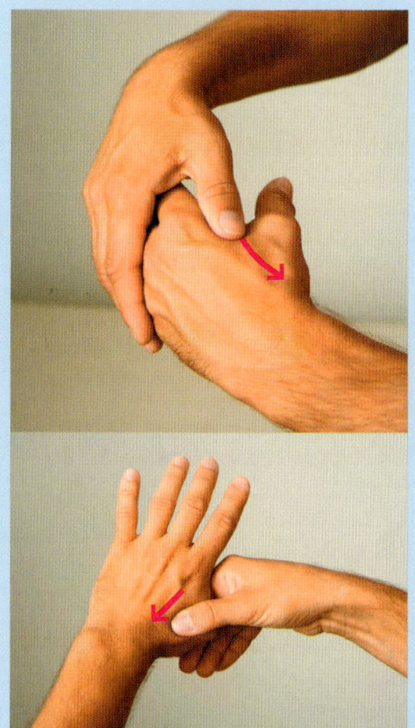

Gros intestin 4

Dos (mal de)

Le mal de dos est une expression imprécise qui désigne de multiples pathologies localisées dans les différentes parties du dos. Pour l'essentiel, le mal de dos est provoqué par de mauvaises postures, la sédentarité et le port de charges trop lourdes.

Voir aussi Arthrose, *p. 270,* Névralgies, *p. 360,* Rhumatismes, *p. 378, et* Torticolis, *p. 406.*

SYMPTÔMES

Cervicalgie

- Douleur très vive.
- Difficulté à bouger la tête.

Hernie discale

- Selon les disques affectés, la douleur est névralgicocéphalique, cervicale, cervicobrachiale, thoracique ou intercostale, abdominale, crurale, sciatique.

Lombalgie (forme chronique)

- Douleur lombaire intense et unilatérale, souvent associée à une sensation de blocage.
- Souffrance accentuée par la toux, la position assise, l'inclinaison du corps vers l'avant ou le port de charges lourdes.

Lumbago (forme aiguë)

- Contracture musculaire réactionnelle de la région lombaire.
- Douleur très vive.
- Position dite antalgique (position adoptée automatiquement par un membre pour diminuer la douleur).

Sciatique

- Douleur siégeant sur une partie ou la totalité du trajet du nerf sciatique (qui innerve le bas du dos et le membre inférieur jusqu'au pied).
- Souffrance intense insupportable, aiguë comme un coup de couteau, aggravée par le moindre effort (toux, éternuement, défécation, etc.).
- Diminution de la force musculaire ou de la sensibilité, rendant la marche difficile, voire impossible.

Attention aux manipulations

Un torticolis ou une cervicalgie nous conduisent souvent à une manipulation intempestive du cou, afin de soulager la douleur. Si cela peut effectivement être efficace, la manœuvre doit être menée avec une grande rigueur, car le remède s'avère parfois pire que le mal. Des déchirures musculaires sont susceptibles d'apparaître dans le cas du torticolis, voire des lésions au niveau de la moelle épinière.

Le salut par l'activité

La lombalgie est l'une des maladies les plus répandues dans le monde, une des plus coûteuses également car elle est souvent chronique. Les études menées depuis une dizaine d'années ont montré que, de manière en apparence paradoxale, le meilleur soin à donner à un lombalgique est l'activité, le sport, le bricolage, le travail ! Contrairement aux idées reçues, en effet, rester allongé ne fait qu'aggraver les choses. Le dos, même contraint, a besoin de bouger.

PRINCIPALES CAUSES

- Le mal de dos, ou dorsalgie, chronique ou aigu, désigne de multiples pathologies, dues le plus souvent à l'arthrose, un léger tassement d'une vertèbre, une inflammation ou un problème musculaire.
- La **cervicalgie** affecte les vertèbres cervicales, le cou. Le plus souvent, la douleur dure moins de 6 semaines, mais son intensité est parfois insupportable.
- La **lombalgie** est généralement due à une lésion ou à un déséquilibre fonctionnel d'un ou de plusieurs disques intervertébraux qui provoquent une inflammation localisée.
- Le **lumbago** est une lombalgie aiguë accompagnée d'une contracture brutale des muscles du bas du dos survenant après un mouvement mal préparé. C'est le fameux « tour de rein ».

Les disques intervertébraux peuvent être affectés par des pathologies.

- La **hernie discale** apparaît lorsque le coussinet amortisseur installé entre deux vertèbres, le disque intervertébral, sort de son logement et saille dans le canal médullaire. Il peut alors comprimer la racine (le plus souvent sensitive) d'un nerf, ce qui provoque une douleur ressentie sur le trajet de ce nerf : une névralgie. Une hernie discale peut affecter n'importe quel disque intervertébral.
- Si la hernie fait saillie au niveau des racines du nerf sciatique, la douleur, intense, se propage dans la fesse, la cuisse, le genou, la jambe et jusqu'au pied : c'est la **sciatique**.
- La **discopathie dégénérative** provoque le tassement inéluctable des disques, qui aboutit à une rigidification de la colonne.
- La **spondylarthrite ankylosante,** maladie inflammatoire, semble liée à la présence d'un gène particulier qui déclenche une réponse du système immunitaire. Elle peut être la cause d'une lombalgie.
- La **spondylodiscite** est une infection par une bactérie, le staphylocoque doré, plus rarement par le bacille de la tuberculose.

Attention consultez

Même sans conséquences organiques graves, tout mal de dos est à soigner et appelle une consultation, car il peut devenir insupportable.

QUI CONSULTER ?

• Pour soigner au plus vite un torticolis, un lumbago, une sciatique aiguë : un acupuncteur, un auriculothérapeute, un homéopathe, un phyto-aromathérapeute, un réflexothérapeute, un chromo-thérapeute ou un praticien de reiki.
• Pour traiter au long cours et prévenir une cervicalgie, une dorsalgie, une lombalgie ou une sciatalgie : un ostéopathe, un chiropracteur, un kinésiologue, un fasciathérapeute, un réflexothérapeute ou un kinésithérapeute.
• Pour assurer votre rééducation, corriger votre posture et apprendre à bien respirer : un kinésithérapeute ou un méziériste ; pratiquez aussi une gymnastique douce ou énergétique.
• Pour apprendre à gérer votre stress : une des nombreuses psychothérapies présentées dans ce livre, l'hypnose éricksonienne, la relaxation, la méditation, etc.
• Pour traiter le terrain : un acupuncteur, un phyto-aromathérapeute, un homéopathe, un auriculothérapeute...

À faire soi-même

LES BONS RÉFLEXES AU QUOTIDIEN

• La **prévention** est capitale et passe d'abord par une bonne **hygiène de vie**.
• Adoptez une **bonne posture**. Assis, vous devez garder le dos bien droit. Méfiez-vous des sièges « confortables ».
• De nombreux problèmes de colonne vertébrale trouvent leur origine dans la **literie**. Changez régulièrement de matelas et de sommier. Choisissez un matelas ferme et souple à la fois. Évitez de manger, de lire, de regarder la télé au lit.
• Respectez votre colonne vertébrale. Épargnez-lui les mouvements de torsion (pour prendre un objet derrière vous), d'étirement (pour mettre ou prendre un objet sur une étagère élevée) ou de flexion en charge (pour soulever un objet tombé par terre ou quelque chose de lourd, accroupissez-vous).
• Renforcez vos muscles, notamment votre **sangle abdominale**. Allez à la piscine ou faites une gymnastique énergétique (taiji quan, qi gong, yoga), par exemple.
• Portez des **chaussures** adaptées à votre activité, au sport que vous pratiquez.
• Si vous êtes en surpoids, même léger, perdez quelques kilos. C'est d'autant plus important que la douleur se localise près du bassin.
• Buvez beaucoup d'eau (1,5 à 2 l par jour). Mangez des légumes à chaque repas, des fruits et de l'huile biologique de colza ou de noix tous les jours (2 cuillerées à soupe); du poisson gras des mers froides (anchois, espadon, flétan, hareng, maquereau, rouget, sardine, saumon, thon rouge ou blanc notamment), des fèves de soja ou du tofu deux ou trois fois par semaine.

EN ATTENDANT LA CONSULTATION

Homéopathie

• Douleurs des **cervicales** :
- dues au stress (terrain anxieux et spasmophile) : Actaea racemosa 5CH, 3 granules matin et soir ;
- en association avec de l'arthrose (douleurs importantes) : Lachnanthes 5CH, 3 granules matin et soir.

• **Torticolis** : en alternance, Cuprum 5CH et Magnesia phosphorica 5CH, 3 granules toutes les heures.
• **Lumbago aigu**, après avoir porté un objet lourd ou fait un faux mouvement : en alternance, Arnica 5CH et Rhus toxicodendron 5CH, 3 granules toutes les heures.
• Mal de dos **chronique** (aggravé en position debout) : Sulfur 7CH, 1 dose par semaine, en cures de 2 mois.
• Douleur **lancinante** descendant jusquau coccyx : hypericum 5ch, 3 granules matin et soir.
• **Sciatique** : - amélioration lorsque vous vous **penchez vers l'avant** : Colocynthis 5CH, 3 granules toutes les heures ;
- amélioration lorsque vous vous **étirez vers l'arrière** : Dioscorea 5CH, 3 granules toutes les heures.

Phytothérapie

• **Douleurs et inflammation** : Harpagophytum en poudre ou extrait sec (600 à 1800 mg par jour), Saule blanc (poudre, 1 à 2 g par jour ; nébulisat, 200 à 400 mg par jour) ou Reine-des-prés (poudre, 2 à 3 g par jour ; nébulisat, 400 à 600 mg par jour) en 2 ou 3 prises. Ajoutez Ribes nigrum Bg MG 1D, 150 gouttes le matin.
• **Frictions locales** : huile de camomille.

Aromathérapie

• **Torticolis** : faites des onctions larges sur la zone contracturée avec HE Origan compact diluée à 5 % dans de l'huile d'amande douce ou HE Thym vulgaire à thujanol diluée à 10 %.
Attention, HE Origan compact est très irritante ; elle doit impérativement être diluée et ne pas dépasser 2,5 à 5 % de l'huile de massage préparée.
• **Dorsolombalgie et sciatique** : Faites préparer en pharmacie le gel suivant : HE Genévrier commun 3 g,HE Bouleau jaune 1 g, HE Gaulthérie odorante 1 g, excipient QSP 1 gel de 50 g. Faites une friction locale quatre ou cinq fois par jour.

À faire soi-même

Oligothérapie

• **Dans tous les cas** : Cuivre, 2 à 3 doses par jour durant 4 à 5 jours.

• En cas de spasmes ou de **contractures** musculaires : prenez en plus Magnésium, 2 doses par jour.

Massage auriculaire

• **Cervicalgie** : à l'aide d'une pointe mousse, massez-vous les points 41 Cou et/ou 44 Vertèbres cervicales, 25 Vertex, 58 Shenmen, 57 Système neurovégétatif, 102 Rein (voir illustration p. 29).

• **Dorsalgie** : à l'aide d'une pointe mousse, massez-vous les points 43 Vertèbres dorsales, 58 Shenmen, 57 Système neurovégétatif, 102 Rein (voir illustration p. 29).

• **Lombalgie** : à l'aide d'une pointe mousse, massez-vous les points 48 Lombalgies et/ou 42 Vertèbres lombosacrées, 55 Nerf sciatique, 58 Shenmen, 102 Rein (voir illustration p. 29).

• **Sciatique** : à l'aide d'une pointe mousse, massez-vous les points 55 Nerf sciatique, 48 Lombalgies, 58 Shenmen, 57 Système neurovégétatif, 102 Rein, 100 Vessie, 36 Glandes surrénales (voir illustration p. 29).

Réflexothérapie

• Massez les zones réflexes plantaires (de chaque côté) correspondant à la localisation de vos douleurs, plus les zones hypophyse et plexus solaire (voir illustration p. 209).

Digitopuncture - Shiatsu - Do-in

• Douleurs des **cervicales** : pressez fortement, pendant 2 secondes, Triple réchauffeur 2 (face interne de l'annulaire juste au-dessus de l'articulation). Répétez plusieurs fois, puis pressez Intestin grêle 3 (poing fermé, il est sur le bord interne de la main à l'extrémité du pli de flexion sous le petit doigt).

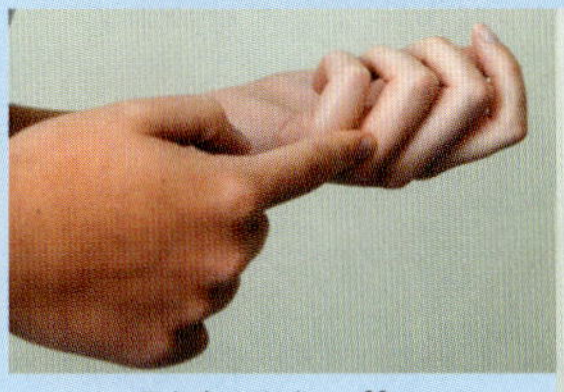

Triple réchauffeur 2

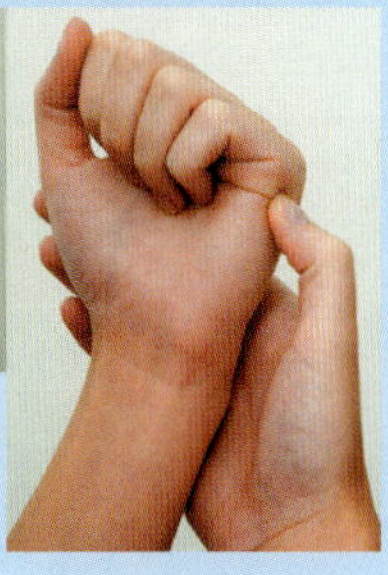

Intestin grêle 3

Vésicule biliaire 40

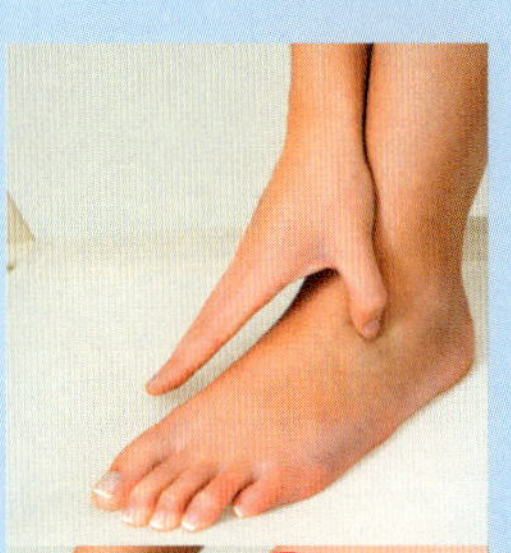

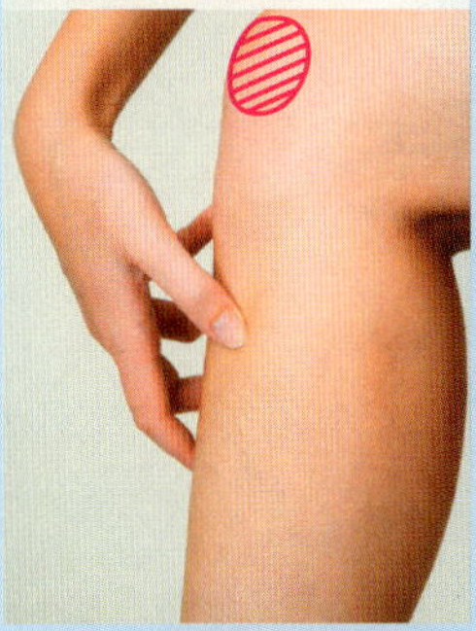

Estomac 36

• **Dorsalgie** : pressez Vésicule biliaire 40 (creux en avant et au-dessous de la saillie de la cheville externe). Chaque matin, stimulez Estomac 36 (jambe fléchie à 90°, il est 4 travers de doigt en dessous du bord inférieur de la rotule, en dehors de la crête du tibia).

Vésicule biliaire 30

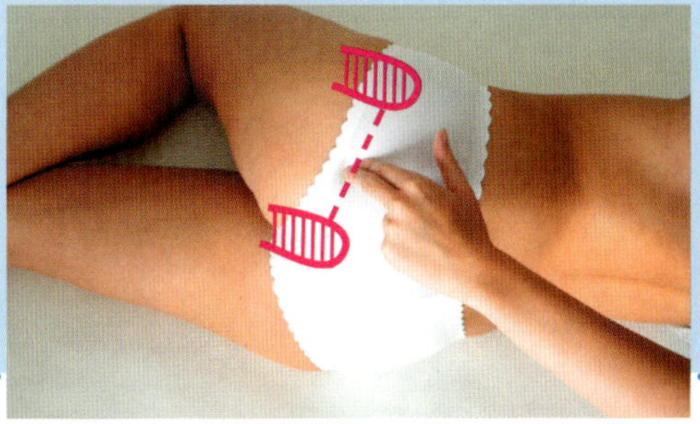

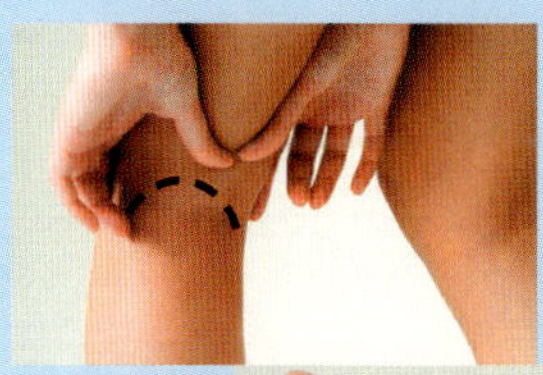

Vessie 40

Éminence thénar

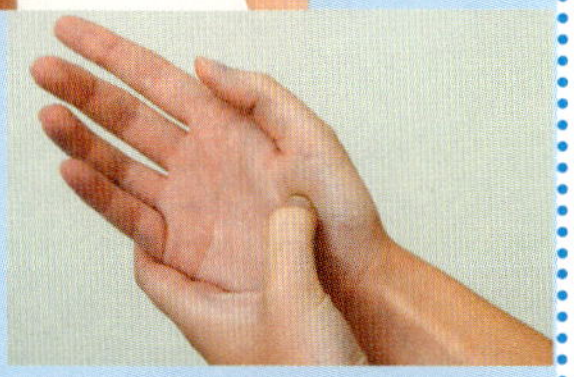

• **Lombalgie** : à l'aide de vos pouces placés en V, pressez Vessie 40 (au milieu du creux à la face postérieure du genou, sur le pli de flexion). Pressez ensuite au centre de votre éminence thénar pendant 2 à 3 minutes : exercez des pressions de 5 secondes, espacées de quelques secondes.

• **Sciatique** : poings fermés, frappez fermement, de l'articulation de vos majeurs, le creux en arrière de la crête iliaque, une dizaine de fois.

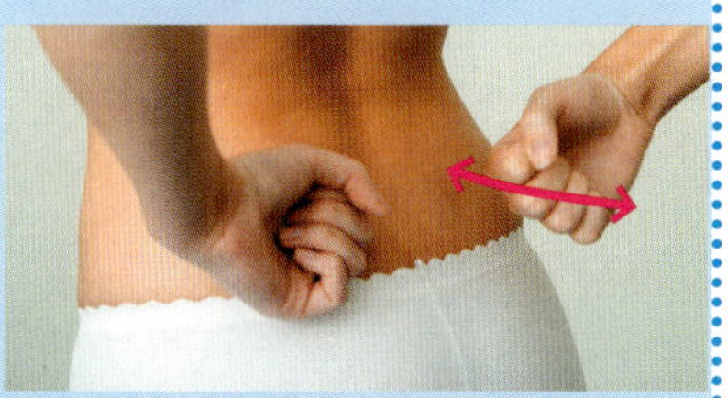

Puis pressez fermement Vessie 58 (en dehors du tendon d'Achille, sous le muscle jumeau externe). Terminez par un massage énergique de Vésicule biliaire 30. Il est difficile à localiser seul : allongez-vous sur le côté sain, pliez la jambe côté douloureux ; le point est au tiers externe d'une ligne joignant la saillie du fémur (grand trochanter) à la partie basse du sacrum.

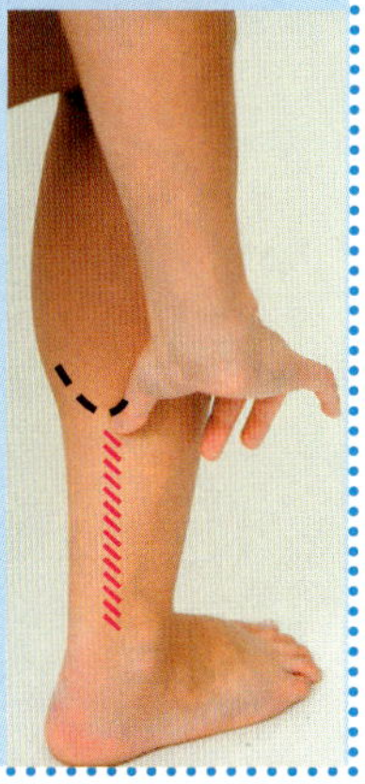

Vessie 58

Douleur

La douleur est un signal d'alerte : les cellules nerveuses qui sont tapies juste sous la surface de la peau informent le cerveau de l'agression physique de l'organisme. À ce titre, elle entre dans les éléments du diagnostic.

SYMPTÔME

• La douleur est en elle-même le symptôme d'une affection.

PRINCIPALES CAUSES

• La douleur est avant tout une surexcitation (inflammation) des terminaisons nerveuses reliant les organes au cerveau, via la moelle épinière. L'information est modulée en intensité au niveau d'un complexe nerveux appelé « porte ». Les nerfs inhibiteurs qui la composent atténuent, s'ils sont sollicités, la sensation douloureuse afin de la rendre supportable.
• D'un point de vue neurologique, la douleur est une information suffisamment rapide et forte pour mettre immédiatement en état de vigilance l'organisme et le préparer à fuir l'origine de la douleur (la main brûlée se retire du feu) et entamer le processus de réparation (augmentation du rythme cardiaque, synthèse de plaquettes sanguines, d'anticorps, etc.).
• La surexcitation nerveuse peut être permanente, voire diffuse. La douleur n'est alors plus temporaire, mais perçue dans l'ensemble du corps, ce qui peut la rendre tout autant supportable (vous vous y habituez) qu'insupportable (vous redoutez toute crise de douleur aiguë). La douleur est alors une maladie à part entière.

Attention consultez

La douleur est un signal d'alarme émis par le système nerveux pour alerter sur une maladie ou un traumatisme. Elle appelle donc une réponse. En particulier, avoir mal de façon permanente ou chronique au même endroit doit vous conduire à consulter. Informez-en votre praticien, qui a obligation d'évaluer cette douleur et de tout tenter pour l'atténuer.

Comment atténuer la douleur ?

• Il est possible d'agir sur la « porte » du complexe nerveux inhibiteur de la moelle épinière. C'est ce que fait naturellement le corps en libérant des hormones antalgiques, comme les endorphines (elles sont par exemple présentes dans le lait maternel pour épargner le plus possible la douleur à un nouveau-né qui se défend encore mal de lui-même), ou l'opiorphine sécrétée par la salive (découverte récemment par une équipe de l'Institut Pasteur). C'est sur ce modèle qu'agit la morphine. Les dérivés de la morphine, comme la codéine, bloquent les récepteurs de l'information nerveuse au niveau du cerveau.
• Il est aussi possible de réduire la sensibilité des terminaisons nerveuses. La sédation du système nerveux est notamment une des indications majeures de l'acupuncture. Des médicaments comme l'aspirine, l'ibuprofène ou le paracétamol agissent en inhibant une enzyme qui entre dans le mécanisme d'excitation de ces cellules.

Échelles

Des échelles visuelle (EVA), verbales (simple EVS et relative EVR) et numérique ont été mises au point pour permettre à un patient, sous contrôle du praticien, d'évaluer l'intensité de sa douleur par un chiffre et des mots normalisés. Réclamez-les si besoin au personnel soignant.

QUI CONSULTER ?

• En première intention, un praticien de médecine énergétique : un acupuncteur, un auriculothérapeute ou un praticien de reiki, par exemple.
• Pratiquez une gymnastique énergétique : qi gong, taiji quan, yoga.
• Pour prolonger ces démarches par un traitement de fond : un homéopathe, un phyto-aromathérapeute, un crénothérapeute, etc.
• Pour lutter contre l'inflammation chronique : un micronutritionniste, un nutritionniste, un naturopathe.
• Dans le cas de douleurs musculoarticulaires, qui relèvent d'une manipulation ou du toucher : un ostéopathe, un chiropracteur, un kinésiologue ou un fasciathérapeute.
• Dans le cas de douleurs chroniques, une approche psychocomportementale peut être nécessaire : une des nombreuses psychothérapies présentées dans ce livre, l'hypnose éricksonienne, la sophrologie, l'haptonomie ou la méditation, notamment.
• Parmi les nombreuses pistes intéressantes, citons encore la réflexothérapie, l'hydrothérapie, la balnéothérapie et la thalassothérapie.

À faire soi-même

LES BONS RÉFLEXES AU QUOTIDIEN

• Une **respiration** efficace est indispensable. Pour cela, elle doit être lente, profonde, abdominale et thoracique, et s'articuler en quatre temps : inspiration, pause, expiration, pause.

• Adoptez une **alimentation** légère et à dominante végétale afin d'éviter toute fatigue inutile et de vous procurer les micronutriments dont vous avez besoin. Consommez régulièrement des légumes (au moins 5 à 7 différents par jour), des fruits (3 différents chaque jour), des graines germées, des céréales complètes, des légumineuses, du poisson. Prenez de la levure de bière sèche, du pollen, des germes de blé. Agrémentez vos menus avec du piment, du gingembre, de l'ail, de l'oignon, de la menthe, des clous de girofle (pour les douleurs dentaires). Évitez le plus possible les sucreries et le sucre, les viandes grasses, les graisses animales, le beurre, les plats cuisinés et les aliments pro-inflammatoires qui aggravent les douleurs (les fritures, les conserves à l'huile, les margarines, les huiles pauvres en oméga-3). **Attention**, le café réduit ou accentue la douleur selon les personnes – supprimez-le si vous entrez dans ce dernier cas de figure.

• Le maintien d'une **activité physique** est capital. Il préserve la musculature, la force et la souplesse, prévenant ainsi le risque de chute (donc de fracture). Il provoque la sécrétion d'antalgiques naturels (endorphines, cortisol, notamment). Marchez tous les jours, nagez, faites du vélo, du jogging, etc. Pratiquez une gymnastique énergétique (qi gong, taiji quan, yoga). Même si votre condition physique ou votre âge vous interdisent le sport, vous pouvez faire du taiji quan ou du qi gong. Ce dernier peut même être pratiqué par des personnes invalides ou grabataires.

• Enfin veillez à la qualité de votre sommeil (voir Insomnie, p. 344).

EN ATTENDANT LA CONSULTATION

Homéopathie

• En homéopathie, quelle que soit l'origine de la douleur, ce sont les **modalités d'aggravation et d'amélioration** qui permettent de choisir le bon médicament.

• Douleurs **améliorées par le repos** absolu et **aggravées par le mouvement** : Bryonia 4CH, 3 granules trois fois par jour le plus souvent (selon l'évolution des symptômes).

• Douleurs **améliorées par le mouvement** : Rhus toxicodendron 4CH, 3 granules trois fois par jour le plus souvent (selon l'évolution des symptômes).

• Douleurs **insupportables** entraînant colère et agressivité, **améliorées par les vibrations** (voiture, train) : Chamomilla 9CH, 3 granules trois fois par jour le plus souvent (selon l'évolution des symptômes).

• Douleurs **améliorées en se penchant en avant** (en se pliant en deux) : Colocynthis 5CH, 3 granules trois fois par jour le plus souvent (selon l'évolution des symptômes).

• Douleurs **améliorées en s'étirant vers l'arrière** : Dioscorea 5CH, 3 granules trois fois par jour le plus souvent (selon l'évolution des symptômes).

• Douleurs des régions riches en petits nerfs (**doigts**, **pieds**, **coccyx**) : Hypericum perforatum 4CH, 3 granules trois fois par jour le plus souvent (selon l'évolution des symptômes).

• Douleurs **battantes**, avec rougeur et inflammation : Belladonna 5CH, 3 granules trois fois par jour le plus souvent (selon l'évolution des symptômes).

• Douleurs plutôt à type de crampe, **aggravées par les excès de table et les excitants** (vin, café, tabac) : Nux vomica 5CH, 3 granules trois fois par jour le plus souvent (selon l'évolution des symptômes).

Phytothérapie

• Harpagophytum en poudre ou extrait sec (600 à 1800 mg par jour), Saule blanc (poudre, 1 à 2 g par jour ; nébulisat, 200 à 400 mg par jour) ou Reine-des-prés (poudre, 2 à 3 g par jour ; nébulisat, 400 à 600 mg par jour) en 2 ou 3 prises quotidiennes.

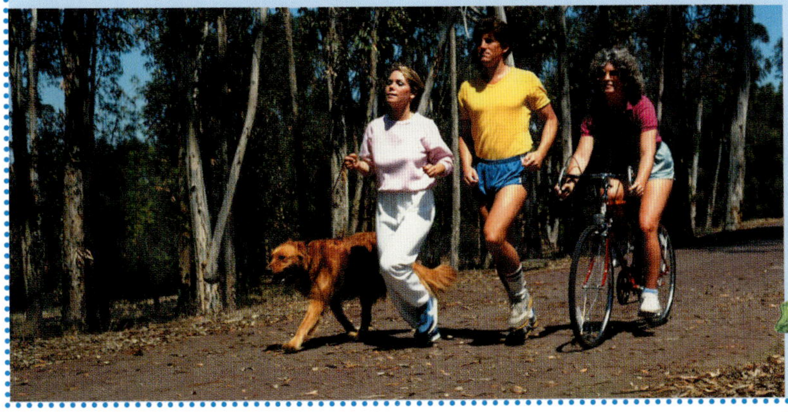

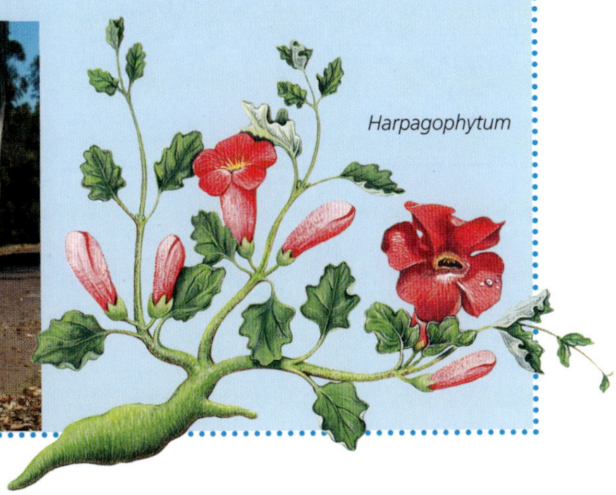

Harpagophytum

Eczéma

L'eczéma peut être d'origine exogène – c'est-à-dire déclenché par allergie de contact ou à la suite d'une irritation mécanique répétée – ou endogène dans le cas de l'eczéma atopique. Les individus atopiques associent souvent à l'eczéma des manifestations allergiques multiples (asthme, rhume des foins, allergies alimentaires, urticaire, etc.).

Voir aussi Allergies alimentaires, *p. 260,* Allergies cutanées, *p. 261, et* Peau (affections de la), *p. 368.*

SYMPTÔMES

Tous les eczémas

• Rougeur (érythème) et gonflement.
• Apparition de papules, de vésicules très fines (minuscules cloques), de petites bulles, d'abord suintantes, puis croûteuses.
• Démangeaisons (prurit) entraînant un grattage souvent compulsif.
• Desquamation.

Eczéma atopique

• Prurit marqué associé à des antécédents (personnels, dans la fratrie ou chez un des parents) d'asthme et/ou de rhinite allergique.
• Peau sèche.
• Débute dans les 2 premières années de la vie.

PRINCIPALES CAUSES

• L'**eczéma de contact** est, comme son nom l'indique, déclenché par le contact de certaines substances allergènes (bijoux en alliage de nickel, caoutchouc, ciment, cosmétiques, produits ménagers, teinture pour cheveux, etc.).
• L'**atopie** est une prédisposition héréditaire à la formation excessive d'immunoglobulines E (voir Asthme, p. 272), d'où résulte une hypersensibilité généralisée à de nombreux antigènes. Des antécédents familiaux d'allergies augmentent donc la probabilité, chez le tout-petit, de faire un **eczéma atopique**. S'il disparaît vers l'âge de 4 ans, l'eczéma atopique a préparé le terrain à de futures allergies qui se révéleront à l'adolescence (l'asthme notamment).

Attention consultez

Prenez assez vite rendez-vous si vous observez la récurrence ou l'installation des symptômes, surtout chez un enfant, qui aura du mal à ne pas se gratter jusqu'au sang. Le meilleur des soins à offrir est la prévention : consultez régulièrement pour renforcer le terrain et détecter des allergènes éventuels. Consultez bien sûr en cas de crise également, avant que les symptômes s'aggravent (extension, apparition de vésicules, de croûtes).

QUI CONSULTER ?

• Pour traiter le terrain : un acupuncteur, un homéopathe, un phyto-aromathérapeute, un auriculothérapeute, un médecin anthroposophe, etc.
• Pour obtenir des conseils nutritionnels, notamment en cas d'allergie ou d'intolérance alimentaire : un nutritionniste, un naturopathe ou un diététicien.
• Pour traiter la composante psychoaffective : une des nombreuses psychothérapies présentées dans ce livre, l'hypnose éricksonienne, la sophrologie ou la gestalt-thérapie, par exemple.
• Pour entretenir une bonne circulation énergétique : le taiji quan, le qi gong, le yoga.

À faire soi-même

LES BONS RÉFLEXES AU QUOTIDIEN

• Attention aux **allergies de contact** ! Les plus fréquentes se produisent en réaction au nickel (bijoux plaqués, montres, boutons ou boucles métalliques, par exemple), aux textiles synthétiques, à la lessive, aux produits ménagers, etc. Portez des sous-vêtements en textile naturel (coton, lin, soie), mettez des gants pour faire la vaisselle ou le ménage, changez de lessive, évitez le contact d'objets métalliques ou plaqués avec votre peau.

À faire soi-même

LES BONS RÉFLEXES AU QUOTIDIEN

• **Nourrissez votre peau.** Mangez des légumes (carotte, céleri, chou vert, cresson, épinard, oseille, navet, persil, poivron, pomme de terre, raifort, tomate), des agrumes (cédrat, citron, orange, pamplemousse, etc.) et autres fruits (ananas, cassis, fraise, framboise, goyave, groseille, kiwi, etc.), des céréales complètes (avoine, blé, etc.), des poissons gras des mers froides (anchois, espadon, flétan, hareng, maquereau, rouget, sardine, saumon, thon rouge ou blanc, notamment), des fruits de mer, de la viande maigre, du foie, des huiles riches en oméga-6 et en oméga-3 (huiles d'olive, 1 cuillerée à soupe par jour, et de colza ou de noix, 2 cuillerées à soupe par jour, par exemple), des oléagineux (amande, noisette, noix, etc.). Prenez de la levure de bière sèche.

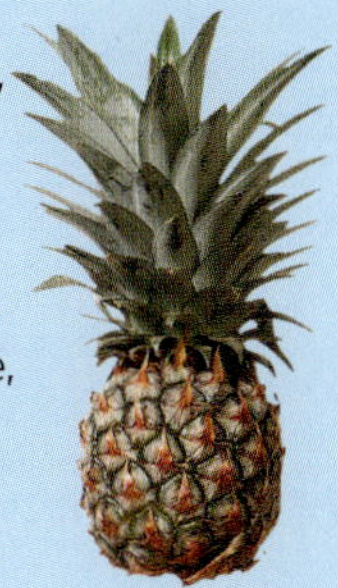

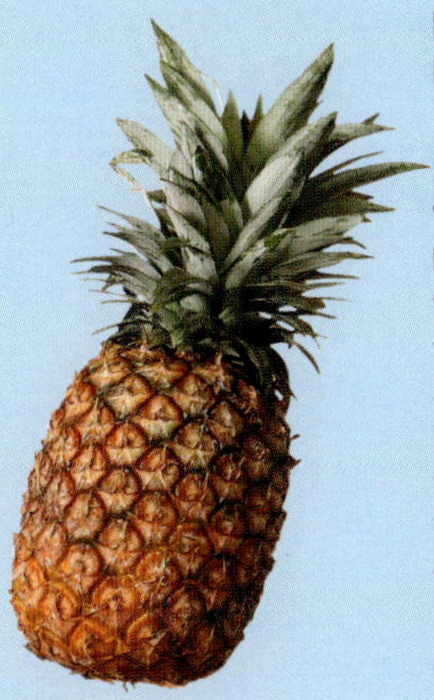

• Par contre, éliminez les aliments qui « empoisonnent » la peau : le sucre et les sucreries, les charcuteries, les hamburgers, la mayonnaise, les sauces, les crèmes, etc. Réduisez le pain, les pizzas, les quiches, le chocolat.

• Le tabac et l'alcool abîment aussi la peau. Ils la déshydratent, l'amincissent. Arrêtez-les (voir Addictions, p. 257, et Tabagisme, p. 397).

• Réglez vos éventuels problèmes de constipation (voir Constipation, p. 292).

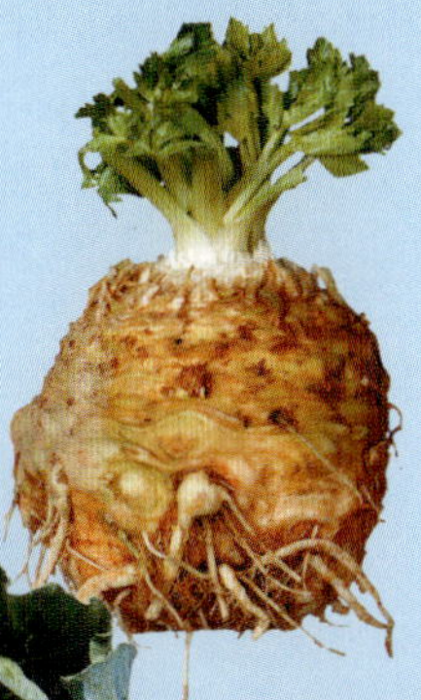

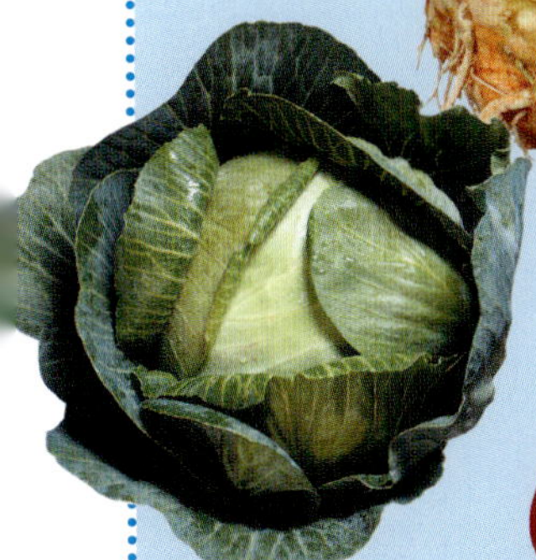

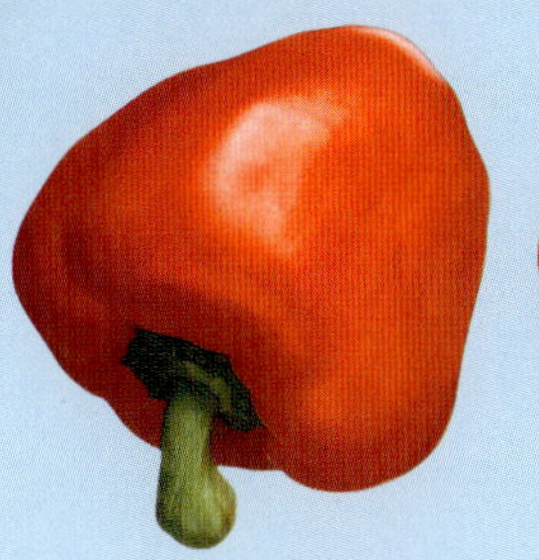

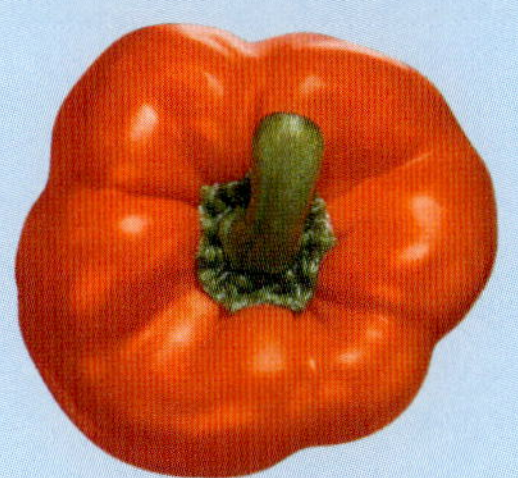

EN ATTENDANT LA CONSULTATION

Homéopathie

• **Attention**, seul un traitement de fond peut venir à bout de l'eczéma.

• **Chez l'enfant** :

- eczéma sec avec de fines squames : Arsenicum iodatum 5CH, 3 granules par jour ;
- eczéma des joues (enfant de tempérament glouton) : Antimonium crudum 5CH, 3 granules par jour.

• Eczéma plutôt **suintant** avec des croûtes et un écoulement qui ressemble à du miel : Graphites 5CH, 3 granules par jour.

• Eczéma **sec** avec tendance aux fissures : Petroleum 5CH, 3 granules par jour.

Phytothérapie

• Tamponnements locaux avec une infusion de feuilles de souci et de plantain.

Oligothérapie

• **Eczéma de contact** : Manganèse-Cuivre, 1 dose par jour, et Soufre, 1 dose par jour.

• **Eczéma atopique** : Manganèse, 1 dose par semaine, Soufre, 1 dose par jour, et Phosphore, 1 dose par jour.

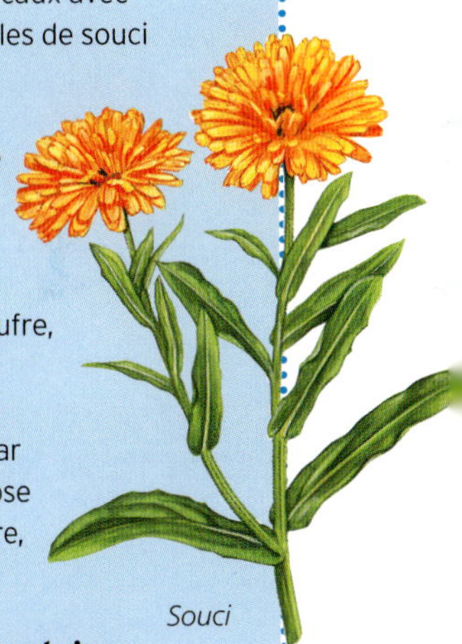

Souci

Massage auriculaire

• À l'aide d'une pointe mousse, massez-vous les points 109 Poumon (point double), 36 Glandes surrénales, 99 Gros intestin, 105 Rate, et le point correspondant à la zone de l'éruption (point sensible à la détection). Voir illustration p. 29.

Enrouement
laryngite

L'enrouement est un symptôme, la laryngite, une maladie. L'enrouement est une altération de la voix, qui devient rauque. La laryngite, qui peut entraîner une perte de la voix (aphonie), est une réponse de la muqueuse du larynx à une agression (infection, reflux gastro-œsophagien, tabac, etc.).

Voir aussi Gorge (maux de), *p. 326,* Grippe, *p. 328, et* Rhume, *p. 381.*

SYMPTÔMES

Enrouement
- Difficulté croissante à émettre des sons.
- Apparition d'une douleur.
- Altération de la voix.

Laryngite
- Voix rauque, diminution de l'intensité et changement du timbre de la voix, jusqu'à l'aphonie.
- Gêne plus ou moins intense, douleur au niveau du larynx quand on essaie de parler.
- Toux sèche, douloureuse, souvent déclenchée à l'inspiration.

PRINCIPALES CAUSES

- L'**enrouement** est causé par un surmenage vocal, un coup à la gorge ou un choc émotionnel, qui provoque des lésions sur les cordes vocales se traduisant par de petites excroissances : il y a gonflement, obstacle au passage de l'air. La voix se fait rauque.
- Un virus ou une bactérie suffisent à déclencher une **laryngite**. Un corps étranger, une piqûre d'insecte ou une réaction allergique (choc anaphylactique, voir Blessures, p. 274) peuvent aussi la déclencher. Elle est alors nettement plus grave que l'enrouement.
- L'irritation de la muqueuse peut être due à des remontées acides de l'estomac – voir Estomac (maux d'), p. 318 – et, surtout, au **tabac** : la toux et la voix rauque du fumeur signalent une laryngite chronique, car le tabac est une substance très irritante.

Attention consultez

En règle générale, tout symptôme persistant appelle la consultation : prenez rendez-vous si vous avez la voix enrouée depuis plusieurs jours sans amélioration nette ou en cas de douleur persistante dans la gorge. Consultez également dès que vous commencez à avoir du mal à respirer (en urgence en cas de gonflement rapide de la gorge), si vous avez du mal à déglutir et souffrez de reflux gastro-œsophagien.

QUI CONSULTER ?

- Un homéopathe, un acupuncteur, un phyto-aromathérapeute, etc.

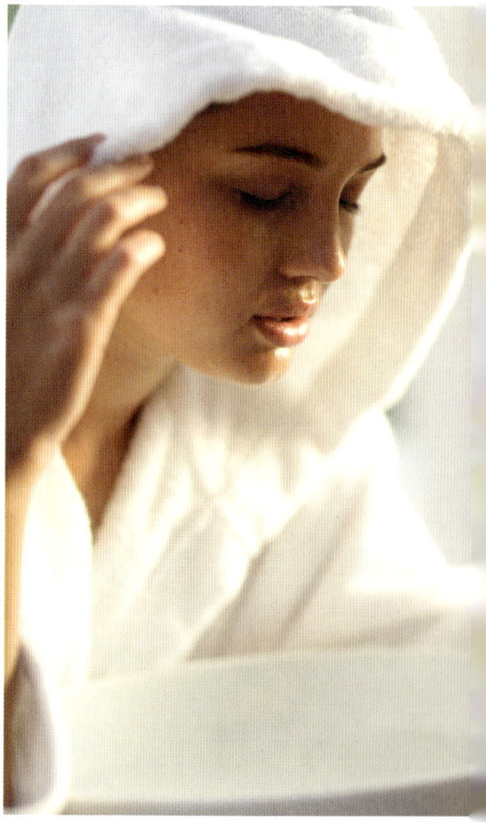

À faire soi-même

LES BONS RÉFLEXES AU QUOTIDIEN

• Dès les premiers signes, adoptez une alimentation légère et digeste, essentiellement végétale. Évitez totalement les viandes grasses, les charcuteries, les laitages, les sauces, les fritures.

• Mangez beaucoup de fruits et de légumes variés (5 à 7 différents par jour), en particulier : du brocoli, du cerfeuil, du chou, du cresson, des

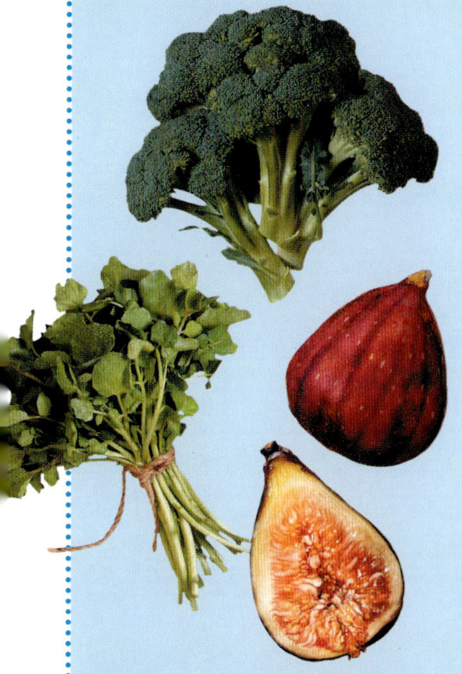

figues, de la laitue, des mûres, du navet, du persil, du poivron, des pommes, du radis noir et du raisin. Assaisonnez vos plats avec des condiments et des épices anti-infectieux (ail, cannelle, citron, curry, girofle, oignon, piment rouge, raifort, romarin, sarriette, thym, etc.). **Attention**, la cannelle est contre-indiquée chez la femme enceinte.

• Buvez abondamment et chaud (bouillons de légumes, thé vert, tisanes, etc.). Ajoutez du jus de citron et, pour sucrer vos boissons, employez du miel de sapin.

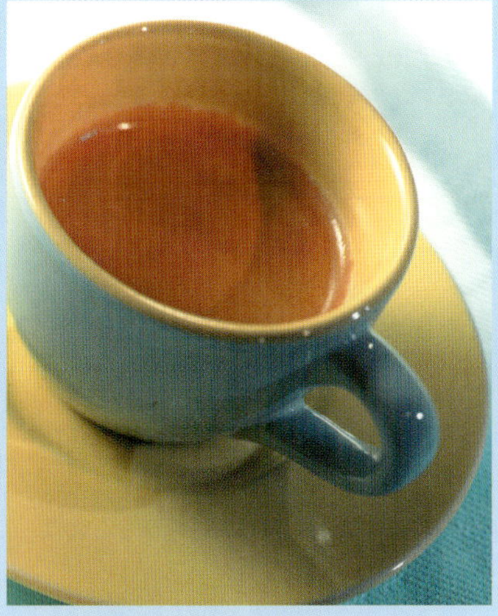

• Pour améliorer vos défenses, prenez un probiotique.

• Faites des inhalations.

• Arrêtez de fumer (voir Tabagisme, p. 397) ou réduisez considérablement.

EN ATTENDANT LA CONSULTATION

Homéopathie

• Enrouement associé à un **rhume** : Arum triphyllum 5CH, 3 granules trois fois par jour.

• Enrouement associé à une **laryngite** avec toux : Spongia 5CH, 3 granules trois fois par jour.

• Enrouement dû à une **fatigue vocale** (si vous êtes enseignant ou chanteur) : Arnica 5CH, 3 granules trois fois par jour.

Phytothérapie

• **Dans tous les cas** : extrait de pépin de pamplemousse, 30 gouttes (6 chez le petit enfant, 20 chez le jeune adolescent) deux ou trois fois par jour.

• **Atteintes virales** : EPS Échinacée et Cyprès à parties égales (1 cuillerée à café quatre fois par jour pendant 1 semaine ; chez l'enfant, 1 cuillerée à café par 10 kg de poids et par jour).

• **Allergie** : EPS Plantain et Desmodium à parties égales (1 cuillerée à café trois fois par jour ; chez l'enfant, 1 cuillerée à café par 10 kg de poids et par jour).

Aromathérapie

• Prenez 1 à 2 gouttes d'HE Thym vulgaire à thujanol dans un peu de miel liquide. Gardez-les sous la langue 1 à 2 minutes.

• Complétez ce traitement par des onctions sur le larynx et dans les sillons sous-maxillaires avec la même HE pure ou diluée à 10 % dans de l'huile d'amande douce.

Oligothérapie

• Cuivre, 2 doses par jour durant 10 jours, et Manganèse-Cuivre, 1 dose par jour pendant 1 mois.

Massage auriculaire

• À l'aide d'une pointe mousse, massez-vous les points 31 Pharynx-Larynx ou 110 Trachée (selon sensibilité à la détection), 38 Maître du cœur, 26 Glandes endocrines, 109 Poumon (point double). Voir illustration p. 29.

Digitopuncture - Shiatsu - Do-in

• Pressez et massez, en tournant dans le sens des aiguilles d'une montre, Gros intestin 4 (dans l'angle entre le pouce et l'index).
Attention, ce point est contre-indiqué chez la femme enceinte.

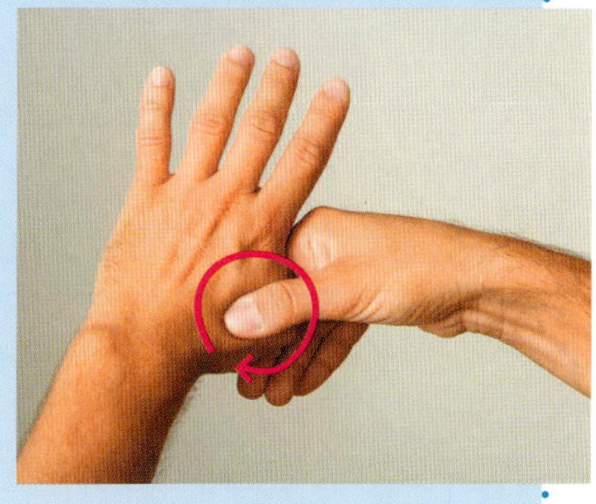

Gros intestin 4

Environnement et santé

L'environnement dans lequel nous évoluons est un facteur favorisant ou aggravant de certaines maladies. S'il est désormais établi que la pollution de l'air prédispose aux affections des voies respiratoires, on s'est aperçu qu'elle peut aussi faciliter certaines allergies. Partout, sur notre lieu de travail et à la maison, nous sommes exposés à des polluants susceptibles de favoriser cancers, malformations de l'embryon et maladies neurodégénératives.
Les ondes sont aussi, et de plus en plus, incriminées. Comment les médecines alternatives peuvent-elles nous aider ?

La pollution multiplie-t-elle les affections respiratoires ?

- L'occurrence des maladies des voies respiratoires est toujours plus forte dans les villes qu'à la campagne, en particulier à proximité des grandes voies de circulation (autoroutes, rocades, périphériques, etc.). Les gaz d'échappement des véhicules dégagent des oxydes d'azote, des hydrocarbures imbrûlés, dont les hydrocarbures aromatiques polycycliques (HAP) et des particules, qui sont autant de composants connus pour leurs propriétés inflammatoires. Le problème est le même à proximité des aéroports internationaux ou des complexes industriels, notamment.

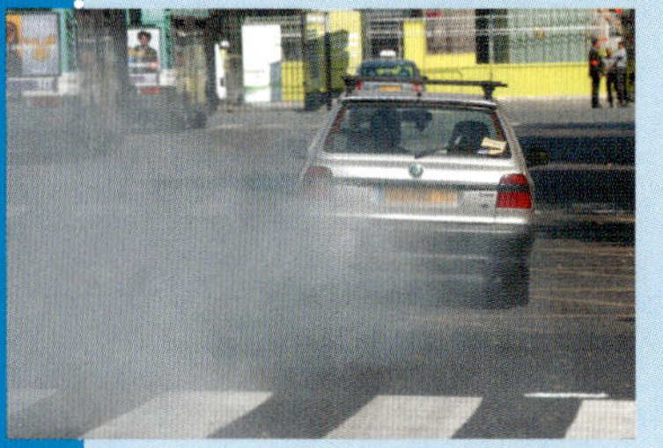

- Chez les plus fragiles, comme les bébés et les personnes âgées, des problèmes respiratoires ou cardiaques peuvent apparaître lors d'événements météorologiques concentrant la pollution - une canicule, par exemple. Lorsqu'il fait beau et très chaud, en effet, les oxydes d'azote sont dissociés en oxygène et en azote. L'oxygène libéré se combine à l'oxygène de l'air pour former de l'ozone. Lequel, grâce à la chaleur, s'associe aux hydrocarbures imbrûlés pour former des péroxyacylnitrates (PAN), au moins aussi irritants pour les muqueuses que les particules ultrafines (diamètre inférieur à 0,1 micromètre). Particules, PAN et oxydes d'azote sont suspectés de favoriser le développement de terrains allergiques, de faciliter le déclenchement des poussées d'allergie et de provoquer les crises d'asthme.

Que peuvent les médecines alternatives ?

- Ne rêvons pas : aucune médecine, alternative ou non, ne peut guérir l'asthme ou une inflammation chronique des voies aériennes supérieures. Mais certaines méthodes **soulagent les symptômes** de manière indubitable.

- C'est le cas, pour l'asthme, des techniques de respiration, de l'hypnose et, dans une moindre mesure, des massages. En revanche, dans le cas de l'asthme toujours, l'acupuncture, souvent mise en avant, n'a pas confirmé d'effet bénéfique selon les études cliniques contre placebo menées jusqu'à présent.

- Dans le rhume, les infections et inflammations des voies aériennes supérieures, une plante hypoglycémiante, antioxydante et anti-inflammatoire d'origine thaïlandaise, *Andrographis paniculata,* a démontré par des études cliniques recevables son rôle à la fois préventif et curatif. L'homéopathie se tient à part. On ignore comment elle peut agir, les études contre placebo n'ont rien confirmé et, cependant, son effet salutaire semble incontestable.

Un peu de bon sens

- Face à la pollution, la première des médecines est de réapprendre des gestes oubliés, pleins de bon sens. Les polluants chimiques sont partout, dans l'air, dans l'eau, dans la nourriture, dans les vêtements, dans la moquette, dans notre sang. Nous savons de façon certaine que la probabilité qu'ils déclenchent ou facilitent un cancer ou une maladie chronique augmente avec la durée et l'importance de l'exposition. Plus nous sommes confrontés à ces molécules, plus nous les concentrons en nous, plus nous risquons de tomber malades.

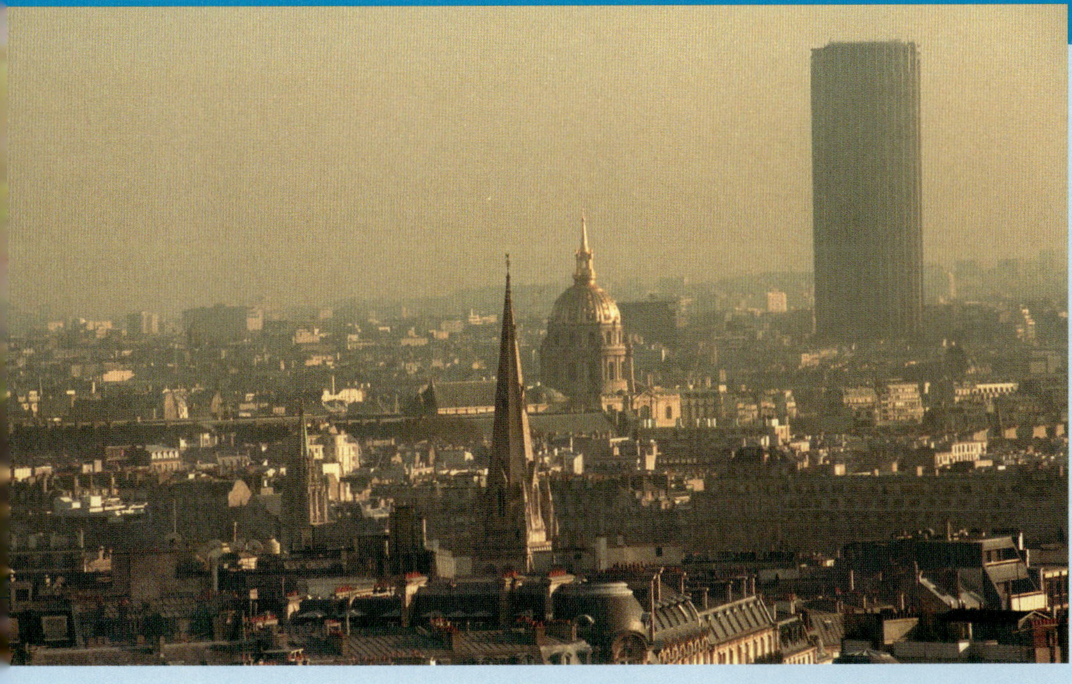

L'air de nos villes est aujourd'hui bien plus sain qu'il y a 50 ans. Il reste néanmoins contaminé par de nombreuses molécules aux effets chroniques sur la santé aussi inquiétants que difficiles à mesurer.

● Or il est assez facile de limiter son exposition à la pollution. En effet, la pollution la plus importante se fait à la maison : les produits d'entretien et de nettoyage contiennent tous des polluants organiques permanents (POP) ou des perturbateurs endocriniens. Les meubles en bois reconstitué, les moquettes, les peintures glycérophtaliques et les vitrificateurs dégagent également dans l'air de la maison une foule de composés organiques volatils (COV) toxiques. Ces produits s'accumulent d'autant plus que l'air n'est pas renouvelé. Nous n'ouvrons plus nos fenêtres (ni les vitres de nos voitures). Limiter son exposition aux produits toxiques commence donc par **aérer**. Les études menées dans les grandes villes du monde ont démontré que l'air des appartements (et des automobiles) était en moyenne de 4 à 40 fois plus pollué que l'air extérieur. Demandez-vous également si vous avez besoin d'autant de produits chimiques à la maison ou au jardin. Utilisez des peintures et des vitrificateurs à base d'eau. Désherbez à la main. Achetez des meubles en bois massif, etc.

CE QU'EN DIT LA SCIENCE

Le réchauffement fait des calculs

La probabilité de développer des calculs rénaux augmente en été et sous les latitudes chaudes : cela est lié à l'augmentation de la concentration dans le sang de certains sels, en particulier l'oxalate de calcium et le phosphate de calcium, due à une déshydratation qui n'est pas compensée par une absorption suffisante de liquides. Or la température moyenne du globe augmente depuis un siècle et demi, cela s'accélère chaque décennie depuis 1950, et les prévisions les plus optimistes tablent sur une élévation de 2 à 3 °C d'ici 2100. Pour des chercheurs américains, le risque est donc grand que l'occurrence de la maladie croisse à mesure que leur pays sera touché par le réchauffement climatique. Dans un article publié au cours de l'été 2008, ils estiment que le sud-est des États-Unis, région où une personne sur 5 souffre de calculs, pourrait voir le nombre de cas augmenter de 30 % d'ici 2050. Que faire ? Plus que jamais utiliser certaines plantes réputées faire baisser le risque (l'asperge, le pissenlit et l'ortie, par exemple) ou le taux de sels (comme l'ortie et le pissenlit encore, mais aussi la prêle des champs).

Des ondes omniprésentes qui nuisent à notre santé ?

● Depuis peu, on accuse les ondes d'affecter notre santé, celles qui sont émises et captées par les téléphones portables et les bornes Wi-Fi en particulier. **En théorie**, leur très faible puissance garantit leur innocuité. Mais ces appareils existent depuis trop peu de temps pour que des effets notables sur l'homme aient pu apparaître.

● **En pratique**, toutefois, les études sur l'animal et des observations identiques menées dans différents pays sur les gros utilisateurs de portables, sur les enfants et les personnels travaillant à proximité de bornes Wi-Fi, nourrissent une inquiétude croissante. La santé est-elle menacée par les ondes qui envahissent notre environnement ? Il le semble bien, en effet. Des observations réalisées en laboratoire sur des

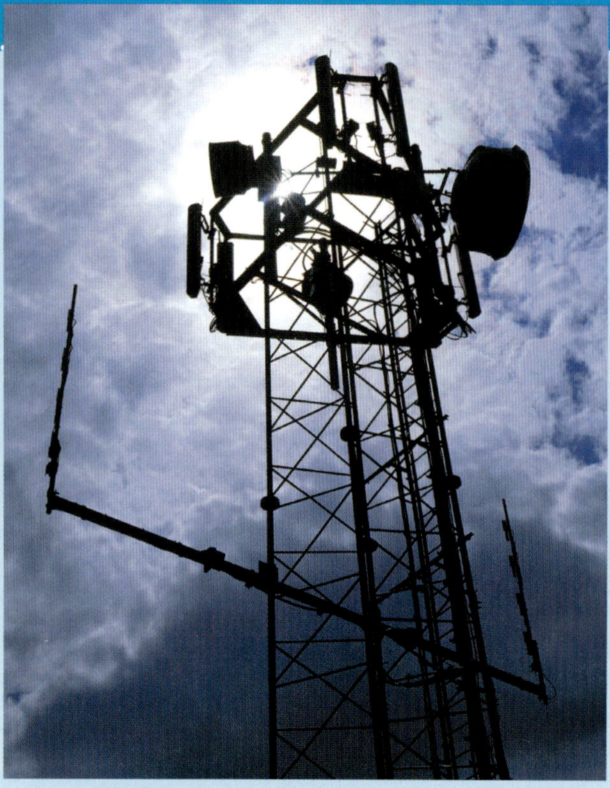

De nombreuses recherches tentent d'évaluer les risques dus à l'exposition aux champs électromagnétiques. En l'absence de résultats définitifs, le principe de précaution s'impose.

cultures cellulaires ont montré que les ondes lèsent l'ADN, perturbent la communication entre les cellules, la synthèse et le fonctionnement de protéines ainsi que de certaines enzymes. Chez l'homme, les premières études montrent un plus grand nombre d'états migraineux, de défauts d'attention, d'angoisses, sans doute à cause d'une perturbation au niveau des neurotransmetteurs. On suppose également que le téléphone portable favorise l'apparition d'une tumeur bénigne du nerf auditif, le neurinome.

Que peuvent les médecines alternatives ?

- Il s'agit avant tout de limiter l'exposition aux ondes. Pour les autorités sanitaires des pays développés, le risque existe : pour l'éviter, veillez à ne pas parler plus de 3 minutes d'affilée, pas trop souvent (un coup de fil par heure), avec un appareil dont le débit d'absorption spécifique (DAS) est inférieur à 0,7 W/kg.

- Les médecines, alternatives ou non, ne peuvent lutter que contre les symptômes. Des études cliniques ont conclu à l'utilité de :
  - l'acupuncture, la relaxation et le biofeedback dans la lutte contre la **migraine** ;
  - l'aromathérapie, l'électrostimulation, la méditation, la relaxation, le training autogène et une plante, le kawa (ou kava), pour atténuer l'**anxiété générale**.

Un mode de vie qui accroît les risques de cancer ?

- Même corrigées en fonction de l'âge de la population et des facteurs cancérigènes connus (le tabac, par exemple), les statistiques des pays riches montrent une croissance constante du nombre de cancers, à un taux bien supérieur à celui de la baisse de la mortalité. Elles montrent aussi une baisse relative de leur âge d'apparition et une augmentation relative de certains cancers pour quelques catégories socioprofessionnelles.

- Le **tabac**, l'**alcool** et le **régime alimentaire**, à eux seuls, seraient en cause dans l'apparition de deux cancers sur trois.

- Les différentes **pollutions** interviennent certainement dans la genèse des cancers, mais leur rôle reste difficile à préciser et les résultats des études sont contradictoires.

- Dans notre **environnement domestique et professionnel**, on trouve de nombreux agents cancérigènes. Des molécules ont montré leur carcinogénicité en laboratoire. C'est le cas du benzène, du formaldéhyde, des HAP, de certains métaux lourds (chrome hexavalent, nickel, cadmium, arsenic, notamment), des dioxines et de l'ensemble des polluants organiques persistants (ou POP), parmi lesquels le PCB (le pyralène) ou l'ensemble des pesticides, des herbicides, des solvants (notamment les éthers de glycol de série E, interdits depuis

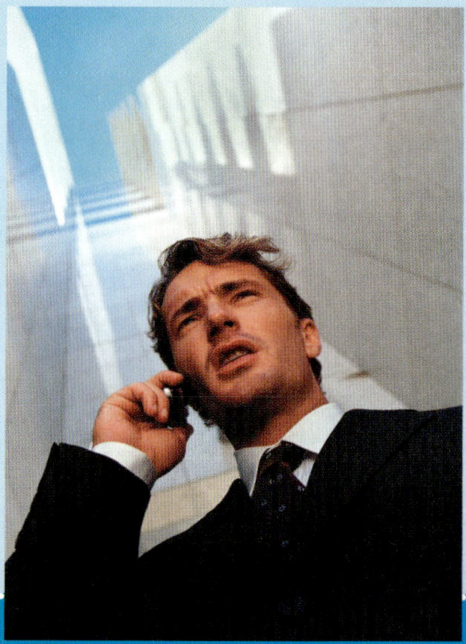

Le téléphone portable est-il dangereux pour la santé ? Cela n'est pas prouvé pour l'instant. Mais, comme le risque n'est pas exclu, il vaut mieux limiter le temps d'exposition et utiliser des oreillettes.

Arsenic et diabète de type 2

On savait l'arsenic utile, sous sa forme « poison » (trioxyde d'arsénite) et à dose infime, contre certains cancers (des formes de leucémie notamment) et des maladies parasitaires comme la trypanosomiase.
En revanche, à doses relativement élevées, l'ion arsénite, une autre forme de l'arsenic, facilite ou déclenche des cancers des voies respiratoires et de la peau.
En 2007, des chercheurs américains ont découvert à ce métalloïde une nouvelle propriété inattendue : il semblerait que l'arsenic sous forme arsénite, absorbé un peu trop chaque jour (dans l'eau, le riz ou la farine, par exemple), augmenterait d'un facteur 3 à 4 le risque de développer un diabète de type 2 (insulinorésistant). Or la contamination des eaux douces par l'ion arsénite est un problème mondial, lié à des raisons géologiques, industrielles (pollution des rivières et des nappes par des mines, notamment) ou agricoles (il y a toujours un peu d'arsenic dans les sacs d'engrais et de pesticides).
Si les médecines douces peuvent soulager les diabétiques, elles ne peuvent pas grand-chose contre l'arsenic, qui est d'ailleurs un constituant important des cellules (c'est un catalyseur de certaines réactions chimiques).

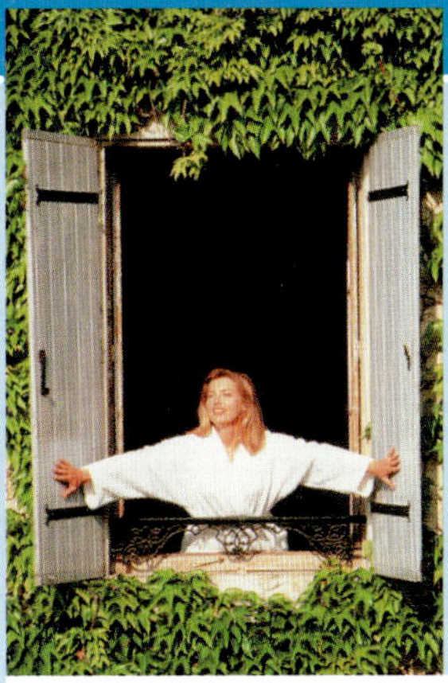

Repos, détente, relaxation, activité physique : nous connaissons tous les ingrédients d'une vie saine et agréable. Difficile cependant de mettre en œuvre ces sages préceptes au quotidien. Les médecines naturelles nous rappellent qu'il faut persévérer dans cette voie.

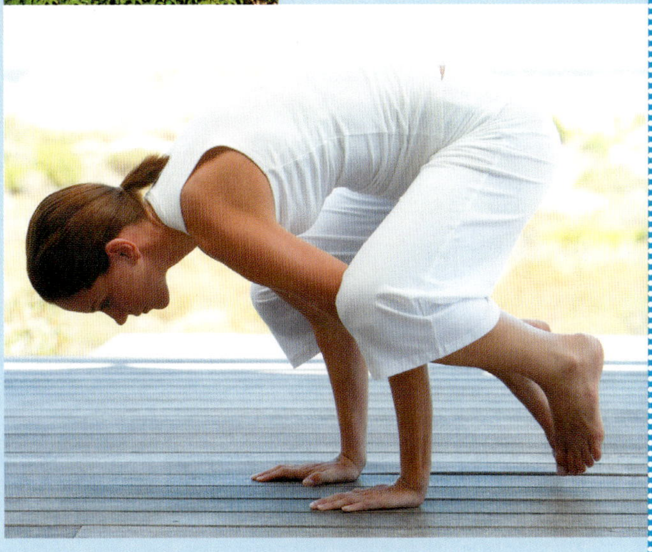

peu). Le fait que certains travailleurs, exposés de façon répétée à ces molécules durant leur vie professionnelle, développent plus fréquemment des cancers particuliers (le cancer de la vessie chez les vignerons, par exemple) va dans le sens d'une confirmation chez l'homme des observations faites sur l'animal.

- La multiplication des contacts et les voyages favorise la **diffusion** de virus potentiellement oncogènes (*Papilloma virus*, hépatites B et C, etc.). Quant au psychisme, souvent mis à mal par les conditions de vie dans le monde moderne, ses passages à vide font chuter les défenses immunitaires. Toutefois, ces quelques facteurs ne provoqueraient qu'un petit nombre de cancers. Ce qu'il faut surtout retenir, c'est l'origine multifactorielle de la cancérisation (voir Cancer, p. 277).

Que peuvent les médecines alternatives ?

- Le traitement idéal consisterait à renforcer notre immunité et l'efficacité des systèmes enzymatiques de protection de l'ADN. De nombreuses recherches vont dans ce sens. Le bon sens nous recommande en outre d'opposer à une maladie multifactorielle une approche pluridisciplinaire.
- Dans le domaine des médecines alternatives, ce sont la **nutrition** et la **micronutrition** qui semblent offrir le plus d'espoir et qui doivent être privilégiées. Ce n'est pas vraiment surprenant lorsqu'on sait qu'une alimentation saine, variée et équilibrée réduit le risque de développer un cancer. En France, l'étude SuViMax (voir p. 280) a montré de façon significative qu'une supplémentation en antioxydants réduit de 31 % le risque de cancer chez l'homme et de 37 % la mortalité par cancer. Chez la femme, qui mangerait mieux, l'amélioration n'a pas été significative. La simple consommation régulière d'ail et de thé vert permet (de façon prouvée statistiquement) de réduire le risque de cancer. On sait aussi, toujours sur le plan de la nutrition, qu'il faut éviter ou limiter la consommation d'aliments contaminés par des polluants cancérigènes, en privilégiant une alimentation biologique, en jardinant sans pesticides.

- Les **médecines de terrain** (homéopathie, acupuncture, etc.) viennent compléter le rôle premier de l'alimentation. De la même façon, un problème psychoaffectif ou de gestion difficile du stress peut être atténué, voire résolu, grâce à la relaxation, la méditation, une psychothérapie qui faciliteront la restauration des défenses immunitaires.

- Enfin, nous ne cesserons de préconiser l'activité physique et les gymnastiques énergétiques (qi gong, taiji quan, yoga), puisque la sédentarité est un facteur important de développement des cancers.

Estomac (maux d')

dyspepsie, brûlures, aigreurs, reflux

L'estomac est un organe sensible qui agit comme une caisse de résonance, alertant rapidement sur le moindre de nos dysfonctionnements. Dyspepsie et reflux gastro-œsophagien sont les maux qui l'affligent le plus souvent. Assez banals, ils ne sont pourtant pas à ignorer, car ils peuvent être les symptômes d'un ulcère ou d'une tumeur.

Voir aussi Indigestion, *p. 340, et* Ulcère, *p. 410.*

SYMPTÔMES

Dyspepsie
- Gaz (flatulences, rots).
- Sensation gênante de gonflement au creux de l'estomac, parfois douloureuse.
- Langue blanche, mauvaise haleine.
- Somnolence après le repas.

Gastrite, œsophagite
- Douleurs (brûlures) pendant ou après les repas.
- Remontées fréquentes de liquide (reflux) acide avec goût spécifique dans la gorge.
- Mauvaise haleine pendant les périodes de douleur.
- Nausées et spasmes de l'estomac vide.
- Inflammation de la langue et aphtes.
- Crachats contenant du sang.
- Anorexie et amaigrissement.
- Brûlures et douleurs dans la poitrine avec spasmes pour l'œsophagite.

Reflux gastro-œsophagien
- Sensation de reflux d'aliments vers l'œsophage lors de certains mouvements (corps penché en avant…).
- Brûlure douloureuse affectant l'œsophage et remontant jusqu'à la bouche.
- Reflux en position allongée, surtout après les repas.
- Toux, inflammation chronique du pharynx.

PRINCIPALES CAUSES

- Les **brûlures d'estomac**, qui provoquent ces aigreurs désagréables dans l'œsophage, sont provoquées par un reflux de suc gastrique. Ce liquide, composé d'un dérivé de l'acide chlorhydrique et d'une enzyme, la pepsine, a pour fonction de transformer en une bouillie grossière le bol alimentaire. Lorsque l'estomac est plein, le pylore (porte de sortie de l'estomac vers l'intestin) s'ouvre pour laisser passer le bol alimentaire vers l'intestin. Normalement, la partie supérieure de l'estomac (le cardia) se ferme, évitant tout reflux dans l'œsophage. Il arrive parfois que le pylore ne s'ouvre pas ou mal, et que le cardia ne remplisse pas son rôle. Du suc acide remonte alors dans l'œsophage.
- Ce type de remontées peut aussi être le résultat de l'ouverture spasmodique du cardia, sous l'effet d'un stress important, par exemple.
- Les femmes enceintes et les personnes âgées sont très sujettes au reflux, les premières parce que la grossesse provoque une atonie de l'estomac, les secondes, comme les diabétiques, parce que la tonicité des sphincters (pylore, cardia) est réduite.
- Certains aliments dont la digestion impose la sécrétion d'une grande quantité de suc, tels que la menthe poivrée, l'oignon, les matières grasses et le chocolat, augmentent la probabilité des brûlures d'estomac.
- La **dyspepsie** est une mauvaise digestion, due notamment à une gastrite, à une hernie hiatale, à une mauvaise alimentation (abus d'alcool, de matières grasses, de farineux, prise des repas anarchique), ou le symptôme d'un désordre plus grave (calculs biliaires, ulcère, cancer, etc.).

Attention consultez

Mal au ventre, estomac noué… L'estomac est une caisse de résonance où la plupart de nos maux trouvent un écho. Quelle que soit la nature de ce que le corps exprime (trouble organique ou manifestation psychosomatique), il s'abîme quand il n'est pas entendu. Consultez dès que vous observez l'installation ou la répétition de symptômes, notamment des douleurs et des reflux acides.

QUI CONSULTER ?

- Pour traiter le terrain : un acupuncteur, un phyto-aromathérapeute, un homéopathe, un auriculothérapeute, etc.
- Pour apprendre à mieux manger : un naturopathe, un micronutritionniste, un nutritionniste, un diététicien.
- Pour traiter la composante psycho-affective et apprendre à gérer le stress : une des nombreuses psychothérapies présentées dans ce livre, la sophrologie, la relaxation, la méditation ou la pratique d'une gymnastique énergétique (qi gong, taiji quan, yoga) sont quelques-unes des voies de guérison possibles.

À faire soi-même

LES BONS RÉFLEXES AU QUOTIDIEN

• Prenez le temps de manger, assis, dans le calme. Mastiquez chaque bouchée. Si vous n'avez pas le temps : mangez moins, mais mâchez bien !

• Réduisez le volume de vos repas : fractionnez le nombre de vos prises alimentaires. Buvez en dehors des repas.

• Le soir, mangez léger (crudités, féculents ou légumineuses, fruits, légumes cuits) et attendez 2 heures après la fin de votre dîner pour vous coucher. Faites une petite marche après le repas.

• Proscrivez les boissons gazeuses. Les boissons très chaudes ou glacées, les boissons alcoolisées, le café et le lait sont fortement déconseillés.

• Le tabac et le chewing-gum sont à éviter, de même que certains aliments, dont : les abats, les charcuteries, le chocolat, les agrumes, les confiseries, la crème, les fritures, les fromages fermentés, le gibier, les glaces, les graisses cuites, la menthe, l'oignon cru, l'oseille, les pâtisseries, les plats très épicés, les pommes de terre (surtout frites), la rhubarbe, les sauces, la tomate, les viandes grasses, les volailles.

EN ATTENDANT LA CONSULTATION

Homéopathie

• **Aigreurs** ou **brûlures** à la suite d'excès de table et de boissons alcoolisées : Nux vomica 5CH, 3 granules toutes les 2 heures.

• **Brûlures** d'estomac **avec nausées** et sensation de salive abondante : Iris versicolor 7CH, 3 granules matin et soir.

• Reflux avec **remontées acides** : en prévention, Robinia 4CH, 3 granules avant chaque repas.

• Maux d'estomac avec la **sensation d'être ballonné** et une nette amélioration après un rot : Carbo vegetabilis 5CH, 3 granules matin et soir.

• Maux d'estomac devenus **chroniques** (avec une mauvaise digestion en général et le sentiment d'être vite rassasié) : en prévention, Lycopodium 9CH, 1 dose par semaine durant 2 mois.

• **Stress** : Argentum nitricum 9CH, 3 granules trois fois par jour.

Phytothérapie

• **Brûlures** d'estomac : mâchez de la réglisse en bâtonnets ou prenez-la en décoction. **Attention**, la réglisse prise de façon prolongée peut entraîner une hypertension artérielle. Elle est aussi déconseillée chez la femme enceinte. Préférez alors EPS Mélisse, Passiflore et Valériane à parties égales (1 cuillerée à café deux à quatre fois par jour).

Massage auriculaire

• **Brûlures** d'estomac : à l'aide d'une pointe mousse, massez-vous les points 95 Estomac, 96 Duodénum, 58 Shenmen, 57 Système neurovégétatif, 36 Glandes surrénales, et 93 Œsophage en cas de reflux (voir illustration p. 29).

Réflexothérapie

• Massez les zones réflexes plantaires (de chaque côté) estomac, pancréas, foie, vésicule biliaire et côlon transverse (voir illustration p. 209).

Digitopuncture - Shiatsu - Do-in

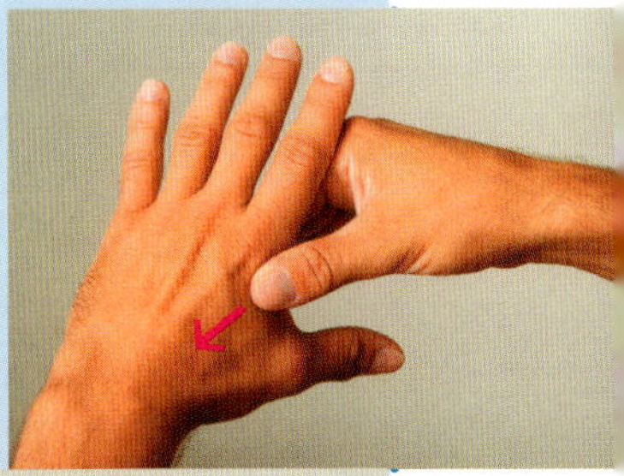

Gros intestin 4

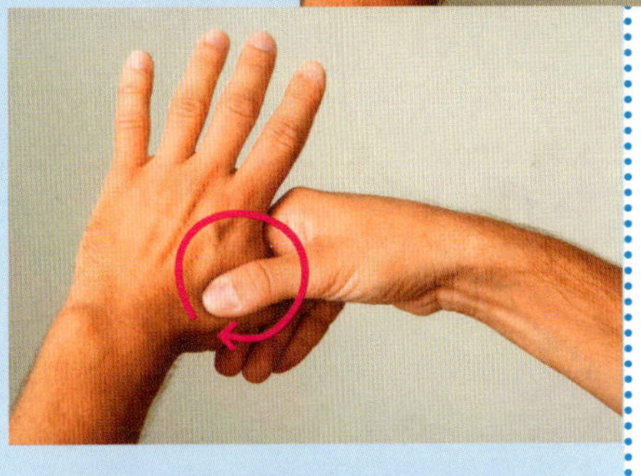

• Massez Gros intestin 4 : pressez en glissant votre pouce le long du bord externe de l'index jusqu'à la butée dans l'angle pouce-index. Répétez une dizaine de fois des deux côtés. Puis pincez le point en tournant dans le sens des aiguilles d'une montre. **Attention**, ce point est contre-indiqué chez la femme enceinte.

• Stimulez également Estomac 36 (jambe fléchie à 90°, il est 4 travers de doigt en dessous du bord inférieur de la rotule, en dehors de la crête du tibia).

Estomac 36

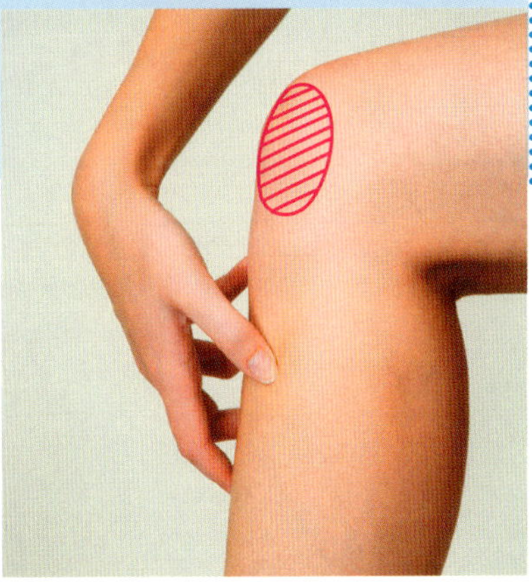

Une aide au diagnostic

On peut mesurer durant une journée entière le pH du suc gastrique au niveau de la jonction entre l'œsophage et l'estomac (cardia). Égal à 2 dans l'estomac, le pH « remonte » à environ 4 au niveau du cardia. Le fait qu'il descende plusieurs fois par jour sous cette valeur au niveau du cardia avère la remontée du suc gastrique dans l'œsophage.

Fatigue

fatigue chronique, malaise vagal

La fatigue est un message adressé au cerveau pour l'informer que l'organisme ne peut plus soutenir son effort et qu'il doit lui octroyer un temps de récupération. Elle peut être causée par une activité physique volontaire intense ou prolongée, ou par la lutte du corps contre l'invasion d'un virus : elle est alors le symptôme d'une maladie. Ce peut être enfin une maladie à part entière, le syndrome de fatigue chronique.

SYMPTÔMES

Fatigue chronique

• **Lassitude** plus ou moins intense.
• Besoin plus ou moins impérieux de dormir.
• **Muscles** douloureux.
• Difficulté de **concentration**.
• Trous de mémoire.
• Malaises, migraines.

Malaise vagal

• Sensation de **faiblesse**, de malaise imminent (voile devant les yeux).
• Sécheresse buccale, bâillements, nausées, voire vomissement, maux de ventre, parfois diarrhée.
• Maux de tête.
• Respiration ample.
• **Suées**, bouffées de chaleur.
• Parfois, brève **perte de connaissance**.

Évanouissement, étourdissement

• Ce sont deux choses différentes. L'évanouissement, ou malaise, survient lorsque le cerveau, par défaut d'oxygène, se met en court-circuit par un réflexe de survie, à la suite d'un stress ou d'une émotion forte (malaise vagal), d'une modification brutale du rythme cardiaque ou d'une crise d'épilepsie.
• L'étourdissement est une sensation proche du vertige, qui peut conduire à l'évanouissement. L'hypoglycémie, l'anémie, la déshydratation et, ici encore, une variation brusque du rythme cardiaque sont le plus souvent impliquées.

Le nerf vague

Le nerf vague prend naissance au niveau de l'encéphale, puis il descend avec l'œsophage dans le cou et le thorax pour aboutir dans l'abdomen. Son rôle est crucial puisqu'il régule quelques-unes des plus importantes activités inconscientes de notre corps (circulation sanguine, respiration, etc.). Outre un contrôle du larynx, des poumons et du tube digestif, il agit sur le rythme des battements cardiaques, en fonction des besoins de l'organisme. En cas d'émotion forte, pour empêcher un emballement du cœur, il en freine le rythme.
Chez certaines personnes, le système connaît un dysfonctionnement léger et sans gravité : la chute de tension est trop brutale, le cerveau manque d'oxygène (d'où le voile devant les yeux) et réagit en créant un court-circuit, que l'on appelle **malaise vagal**, parfois accompagné de troubles digestifs (le nerf vague agissant sur l'estomac au niveau du diaphragme).

PRINCIPALES CAUSES

• L'effort, physique ou intellectuel, est la première cause de fatigue. La **fatigue physique**, musculaire, est la plus simple à expliquer : sans une certaine quantité d'oxygène, les cellules ne peuvent plus métaboliser suffisamment l'acide lactique qu'elles fabriquent à partir du glucose. Il s'accumule alors, jusqu'à une concentration toxique. L'asthénie qui s'ensuit informe le cerveau qu'il est temps de dormir, pour permettre aux cellules, en se réoxygénant, de « brûler » l'acide lactique. La digestion d'un repas trop riche, trop copieux, trop arrosé, est aussi une cause de fatigue.
• Une maladie non encore déclarée oblige le système immunitaire à engager un effort contre elle. Une **grosse fatigue**, qui dure même après une nuit de sommeil, devient un symptôme (d'une mononucléose, d'une fibromyalgie, d'hypotension, par exemple).
• Le syndrome de **fatigue chronique** n'a, par contre, aucune cause bien établie. Il peut être immunitaire (maladie auto-immune déclenchée contre la flore microbienne intestinale), viral (épuisement du système immunitaire d'origine virale), traumatique (choc post-traumatique), psychologique (stress, surmenage, désintérêt, etc.) ou encore lié à une sédentarité excessive.

Attention consultez

Une fatigue normale a une cause objective facile à déceler. Si vous ne parvenez pas à l'identifier, consultez. Faites de même si la fatigue perdure et que le sommeil, bon en apparence, ne parvient pas à la chasser.

QUI CONSULTER ?

• Pour traiter le terrain : un acupuncteur, un homéopathe, un phyto-aromathérapeute, un auriculothérapeute…
• Pour améliorer votre hygiène de vie et obtenir des conseils nutritionnels : un naturopathe ou un nutritionniste, par exemple.
• Pour vous maintenir en forme et faire circuler vos énergies : le taiji quan, le qi gong, le yoga.
• Pour apprendre à gérer votre stress : une des nombreuses psychothérapies présentées dans ce livre, l'hypnose éricksonienne, la sophrologie, la relaxation, la méditation font partie des approches à votre disposition.

À faire soi-même

LES BONS RÉFLEXES AU QUOTIDIEN

• Respectez une **bonne hygiène de vie** : adoptez une respiration ample, abdominale ; veillez à votre posture ; levez-vous et couchez-vous si possible à des heures régulières ; faites un peu d'exercice tous les jours (gymnastique douce ou énergétique, marche, natation, vélo, etc.), de préférence le matin ou en début d'après-midi.
• Mangez léger. Beaucoup d'aliments fatiguent inutilement l'organisme, en apportant peu de nutriments par rapport au coût énergétique de leur digestion. C'est le cas des viandes grasses, des « gros steaks », du gibier à poils, des sauces, des fritures, de l'alcool (il donne un coup de fouet fugace), du sucre et des sucreries (bonbons, confiseries, confitures, pâtisseries, sodas et autres boissons sucrées), du café, etc.
• Consommez beaucoup de légumes, du poisson, des fruits de mer, du foie, de l'œuf, des fruits secs, des fruits frais, des graines germées (avoine et luzerne, en particulier).
• Prenez de la gelée royale, des germes de blé, du pollen. Agrémentez vos menus de tonifiants (ail, cannelle, gingembre, menthe, muscade, romarin, serpolet, etc.). **Attention**, la cannelle est contre-indiquée chez la femme enceinte.

EN ATTENDANT LA CONSULTATION

Homéopathie

• Pour les **étudiants** surmenés intellectuellement : Kalium phosphoricum 9CH, 3 granules le matin durant 1 mois.
• Pour les personnes **fatiguées nerveusement** ou ayant accumulé trop de soucis : Phosphoric acidum 9CH, 3 granules le soir.
• **Après une maladie** ayant entraîné une perte de liquide importante (diarrhée, hémorragie) : China 7CH, 3 granules matin et soir durant 3 semaines.
• En cas d'**épuisement** complet (la moindre tâche paraît insurmontable) : Stannum 9CH, 1 dose par semaine.
• **Somnolence** dans la journée (difficulté à garder les yeux ouverts) : Nux moschata 9CH, 3 granules le matin durant 3 semaines.

Phytothérapie

• Prenez de l'éleuthérocoque : 0,5 à 4 g de poudre par jour ou 200 à 400 mg par jour d'ES en 2 prises (matin et midi).
• Buvez du thé vert à la menthe ou une infusion de feuilles de chêne (10 g pour 1 l).

Oligothérapie

• Cuivre-Or-Argent, 1 dose par jour durant 1 mois.

Massage auriculaire

• À l'aide d'une pointe mousse, massez-vous les points 111 Triple réchauffeur, 36 Glandes surrénales, 57 Système neurovégétatif, 108 Cœur (voir illustration p. 29).

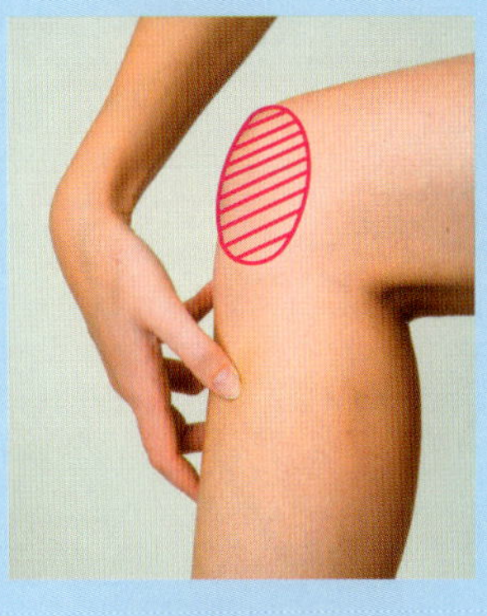

Estomac 36

Digitopuncture – Shiatsu – Do-in

• Stimulez Estomac 36 (jambe fléchie à 90°, il est 4 travers de doigt en dessous du bord inférieur de la rotule, en dehors de la crête du tibia). Puis pressez 4 points situés entre les orteils.

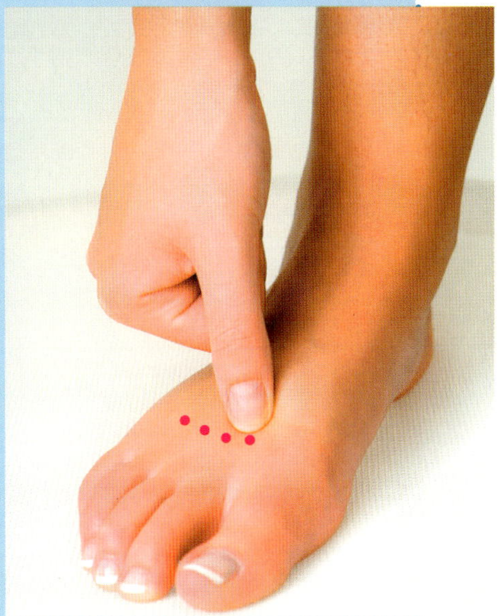

f

Fièvre

La fièvre est une réaction naturelle de l'organisme pour lutter contre les infections. L'organisme en a besoin pour mobiliser le système immunitaire lors d'une attaque infectieuse.
Il n'y a danger que lorsque la température corporelle grimpe au-delà de 41 °C.

Voir aussi Grippe, *p. 328, et* Maladies infantiles, *p. 349.*

SYMPTÔMES

- **Frisson**, dit inaugural.
- Sensation de **chaleur**.
- Sensation de **froid**.
- Alternance de sensations de chaleur et de froid.
- Accélération du **pouls**.
- Sueurs (non spécifiques de la fièvre).
- Malaise, souffle court, bouche sèche, en cas de fièvre prolongée ou importante.

PRINCIPALES CAUSES

- Toute attaque de l'organisme par un agent étranger (un virus notamment) ou interne (inflammation, tumeur) se traduit par de la fièvre. Une température élevée favorise en effet les réactions chimiques au sein des cellules, notamment la fabrication des agents du système immunitaire. La fièvre augmente également le stockage du fer et du zinc par le foie et la rate, afin que d'éventuelles bactéries ne puissent absorber ces éléments transportés dans le sang pour se multiplier (ils sont nécessaires à la division bactérienne).
- La température moyenne de notre corps (de 36,8 à 37,5 °C) est surveillée en permanence par l'hypothalamus, une zone du cerveau en relation avec le système neurovégétatif. Si cette température dépasse le niveau dit « de consigne », l'hypothalamus ordonne aux glandes sudoripares d'excréter de la sueur. La fabrication de celle-ci consomme beaucoup d'énergie, donc de chaleur. Les plus petites artères irriguant la peau (les artérioles) se dilatent, afin que la chaleur, transportée par le sang, s'évacue par l'épiderme, limitant ainsi l'élévation de la température.

Attention consultez

Jusqu'à 38,5 °C, il n'y a pas lieu de vous inquiéter. Par contre, au-delà, consultez immédiatement, surtout s'il s'agit d'un enfant de moins de 6 mois, car il risque de se déshydrater.
La fièvre ne doit jamais monter à plus de 41 °C. Au-delà de 41,5 °C, le métabolisme de base de nos cellules ne peut plus être assuré et nos fonctions vitales s'effondrent. Le coma n'est alors pas loin.

QUI CONSULTER ?

- En première intention, votre médecin traitant.
- En complément, pour traiter le terrain : un homéopathe, un acupuncteur, un auriculothérapeute, etc.

Les convulsions

Chez l'enfant de moins de 2 ans, une température de plus de 40 °C provoque parfois une forme atténuée de crise d'épilepsie, la convulsion. L'enfant devient rigide, puis s'agite, et tout d'un coup se calme, presque inconscient. Les convulsions du nourrisson ne doivent pas affoler en soi – elles sont d'ailleurs parfois difficilement décelables. Avec une forte fièvre, il faut cependant rapidement consulter : il y a un risque important de déshydratation et la convulsion indique que le fonctionnement du cerveau commence à être affecté. Des convulsions répétées peuvent endommager grièvement l'encéphale. (Voir Convulsions, p. 296.)

Fièvre hémorragique, rien à voir !

Une forte fièvre, des courbatures, des migraines, une conjonctivite n'indiquent pas forcément que vous subissez les premiers maux de la saison froide. Si les symptômes persistent malgré vos traitements habituels, et si vous pouvez en relier l'apparition à une exposition particulière (travail en forêt, déblaiement d'une vieille maison, séjour sous les tropiques, contact avec un rongeur, par exemple), ils signalent peut-être une fièvre hémorragique. Celles qui existent à l'état endémique dans nos pays (la fièvre hémorragique avec syndrome rénal dans le quart nord-est de la France, par exemple) sont beaucoup moins graves que les fièvres africaines (comme celle que provoque le virus Ebola), mais doivent cependant vous conduire aux urgences.

À faire soi-même

LES BONS RÉFLEXES AU QUOTIDIEN

• **Buvez** abondamment (eau, thé vert, tisanes, bouillon de légumes, etc.), surtout si vous transpirez.

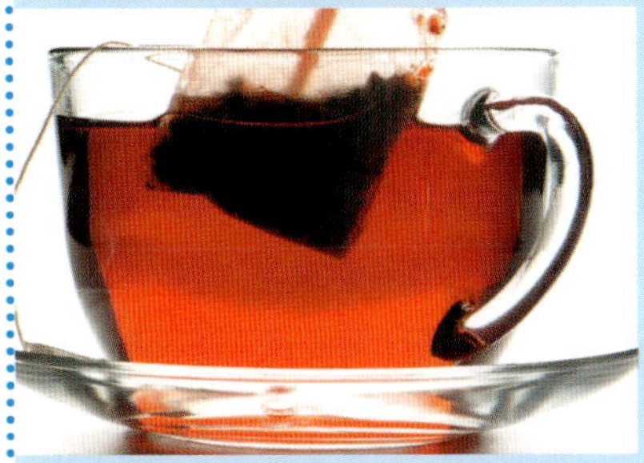

• **Mangez léger**, principalement des légumes, des fruits, des céréales complètes et des légumineuses. Évitez les viandes grasses, le fromage, les sauces et les fritures, difficiles à digérer.

• Prenez des aliments riches en **vitamine C** : des légumes (céleri, chou vert, cresson, épinard, oseille, persil, poivron, pomme de terre, raifort, tomate), des agrumes (cédrat, citron, orange, pamplemousse, etc.) et autres fruits (ananas, cassis, fraise, framboise, goyave, groseille, kiwi, etc.). Ajoutez éventuellement, pendant une dizaine de jours, un complément de vitamine C – extraits d'acérola (1 g par jour pour un adulte, 400 mg par jour pour un enfant) ou de cynorrhodon, jus de baies d'argousier, par exemple.

• Certains aliments ont des vertus anti-infectieuses : l'ail, l'amande, la cannelle, la carotte, le céleri, la cerise, la chicorée, le citron, le concombre, la figue, la framboise, la groseille, la mûre, la noisette, l'oignon, l'orange, l'orge, l'origan, le pamplemousse, le persil, la pomme, le raisin, le romarin, la sarriette, le thym. **Attention**, la cannelle est contre-indiquée chez la femme enceinte.

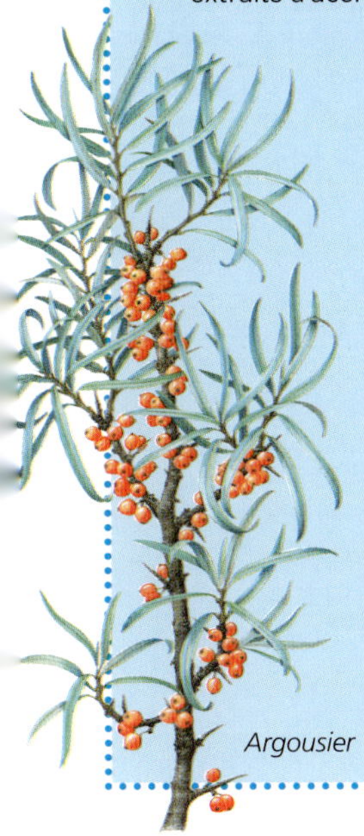

Argousier

EN ATTENDANT LA CONSULTATION

Homéopathie

• Fièvre **subite** et **élevée**, avec mal de tête, **tête rouge**, **sueurs** et photophobie : Belladonna 5CH, 3 granules toutes les heures, puis espacez en fonction de l'amélioration.

• Fièvre **brutale** et **élevée** avec **tête rouge et sèche** (surtout après un froid sec) : Aconitum 5CH, 3 granules toutes les heures, puis espacez en fonction de l'amélioration.

• Fièvre **peu élevée** (38 °C) mais avec fatigue : Ferrum phosphoricum 5CH, 3 granules toutes les heures, puis espacez en fonction de l'amélioration.

• Fièvre avec **besoin de rester immobile et de boire** des quantités d'eau froide : Bryonia 5CH, 3 granules toutes les heures, puis espacez en fonction de l'amélioration.

• Fièvre avec **courbatures** et **besoin de bouger** : Rhus toxicodendron 5CH, 3 granules toutes les heures, puis espacez en fonction de l'amélioration.

Phytothérapie

• Parmi les plantes fébrifuges, choisissez la reine-des-prés, la sauge, le saule, le quinquina ou la petite centaurée : en tisane (20 g par litre), TM (50 gouttes trois fois par jour), EF (30 à 60 gouttes par jour), en EPS pour les deux premières (2 à 3 cuillerées à café par jour ; chez l'enfant, 2 ml par jour par 10 kg de poids corporel).

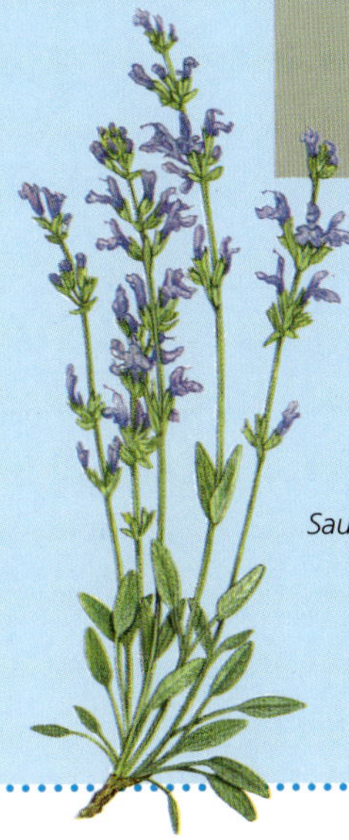

Sauge

Aromathérapie

• Faites un mélange à parties égales de HE Mélaleuque à feuilles alternes (Tea tree), d'Origan compact et de Thym vulgaire à thujanol. Prenez-en 2 gouttes trois fois par jour par voie perlinguale dans un peu de miel liquide. Chez l'enfant, la posologie sera de 1 goutte de la préparation mélangée à du miel d'acacia, 2 fois par jour.

Oligothérapie

• Cuivre, 3 doses par jour durant 3 jours, puis 2 doses durant 1 semaine, et éventuellement Argent, 2 doses par jour.

Digitopuncture - Shiatsu - Do-in

• Placez votre main ouverte paume en l'air sur votre cuisse. Du pouce opposé, pressez fermement au centre de la paume.

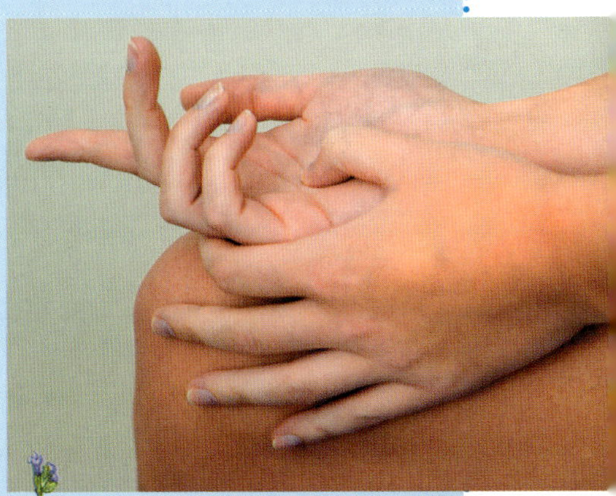

Foie (affections du)

cirrhose, hépatites, jaunisse

Le foie est un organe vital, que vous devez traiter avec soin. Sa fonction principale est de filtrer le sang : il fait la part de ce qui doit être éliminé et des nutriments qui doivent être conservés, puis transformés en énergie pour les cellules de l'organisme.

Voir aussi Gueule de bois, *p. 333,* Indigestion, *p. 340, et* Vésicule biliaire (affections de la), *p. 417.*

SYMPTÔMES

Cirrhose

• **Gonflement** et **durcissement** du foie.
• **Asthénie** (fatigue sans lien avec un effort quelconque).
• Dégoût alimentaire, nausées.
• Dégradation de l'état général et **amaigrissement**.
• **Œdème** des membres inférieurs.
• Paupières et fond de l'œil jaunes.
• Mauvaise haleine.
• Paume des mains rouges.
• Présence de **sang** dans les selles, saignements faciles (hémorragies, ecchymoses).

Jaunisse

• **Coloration** jaune de la peau et des muqueuses, surtout visible au niveau des yeux.
• **Fièvre**, frissons.
• Perte de l'appétit, **amaigrissement** (nausées et vomissements possibles).
• Abdomen douloureux.
• Selles décolorées, urines foncées.

Hépatites virales

• Souvent sans autre symptôme qu'une **fatigue** importante et chronique.
• Apparition éventuelle des symptômes suivants 2 à 6 mois après la contamination :
• Fièvre.
• Perte de l'appétit.
• Douleurs musculaires.
• Jaunisse ou poussée de boutons.
• Selles décolorées, urines foncées.

PRINCIPALES CAUSES

• La **cirrhose** est une atteinte irréversible du foie. Son fonctionnement, en particulier la qualité et la quantité des réactions chimiques qui s'y opèrent, est gravement perturbé, voire compromis.
L'abus d'**alcool** et une **hépatite virale** sont les deux causes majeures de cette maladie. L'ingestion de toxines (certains médicaments, solvants, pesticides, etc.) ou un cancer peuvent aussi l'entraîner.

• La **jaunisse** est une affection et un symptôme qu'il ne faut pas négliger. Cette coloration est due à l'imprégnation de la peau par un pigment présent en trop grande quantité dans le sang. Ce pigment est le résidu de la destruction normale d'un globule rouge en fin de cycle de vie : il devrait être transformé chimiquement par le foie, stocké dans la vésicule biliaire, puis éliminé par l'intestin. Quand le foie est malade, il assure mal son rôle et ne traite plus assez le pigment, qui demeure dans l'organisme.

• Le problème des **hépatites** est qu'elles demeurent toutes longtemps asymptomatiques : le virus fait son œuvre en silence avant que, les lésions créées provoquant un dysfonctionnement manifeste de l'organe, la victime ne ressente comme un début de grippe ou ne déclare une jaunisse. C'est la raison pour laquelle un dépistage systématique vous est souvent conseillé.

• L'**hépatite A** est dans la plupart des cas invisible et bénigne. Le virus est transmis par l'ingestion d'un aliment ou d'une eau souillées (lors d'un voyage dans un pays sans conditions d'hygiène suffisantes) ou au cours d'un rapport sexuel non protégé.

• L'**hépatite B** peut entraîner des complications plus graves sur le moyen ou le long terme (cirrhose, cancer du foie). Son virus (VHB) se transmet par le sang, la salive, le sperme et les sécrétions vaginales. Cette hépatite ne laisse cependant souvent aucune séquelle.

• L'**hépatite C** est la plus grave, car elle a tendance à s'installer de manière chronique (sur une vingtaine d'années), donc à élever le risque de développer une cirrhose ou un cancer. Le VHC, son virus, est **très contagieux** et passe par le contact avec le sang d'une personne atteinte. Depuis une dizaine d'années, heureusement, le protocole des transfusions est très encadré et l'hygiène des établissements de tatouage surveillé (même si vous devez rester attentif). C'est donc aujourd'hui la toxicomanie qui en serait le principal facteur de diffusion.

Attention consultez

La plupart de ces affections sont longtemps « silencieuses » ; or, notamment dans le cas des maladies virales (hépatites), le pronostic dépend de la précocité du diagnostic. Aussi faut-il consulter, d'une part dès l'apparition de symptômes (douleur, gonflement abdominal, foie augmenté et dur, etc.) et bien sûr en cas de jaunisse ; d'autre part pour obtenir à titre préventif des conseils d'hygiène de vie et pour renforcer votre terrain.

QUI CONSULTER ?

- En première intention, en présence d'un cas grave ou évolué, votre médecin traitant conventionnel.
- En complément, pour traiter le terrain : un homéopathe, un phyto-aromathérapeute, un acupuncteur, un auriculothérapeute, etc., ou un praticien d'un des systèmes de santé complets (médecine traditionnelle chinoise ou médecine ayurvédique, par exemple).
- Pour obtenir des conseils nutritionnels : un nutritionniste, un micronutritionniste, un naturopathe, un diététicien.
- En cas d'hépatite chronique, une gymnastique énergétique s'avère bénéfique : le taiji quan, le qi gong, le yoga.

À faire soi-même

LES BONS RÉFLEXES AU QUOTIDIEN

- Si vous prenez des **médicaments**, consultez votre médecin : ils sont peut-être toxiques pour le foie. Dans certains cas, il faudra en changer ou en diminuer la dose.
- En cas d'hépatite aiguë, reposez-vous si nécessaire.
- Certains aliments aident le foie à mieux fonctionner : l'ail, l'artichaut, le citron, les légumes verts, l'oignon, la patate douce et la pomme, notamment.
- Au contraire, d'autres l'épuisent : toutes les boissons contenant de l'alcool ou de la caféine (café, thé noir, certaines boissons gazeuses, etc.), les viandes grasses, les abats, le gibier, les charcuteries, le fromage, les fritures, les sauces, les aliments très salés (chips, amuse-gueule, salaisons, etc.), les sucreries, les confiseries et les desserts sucrés (liste non exhaustive).
- Évitez aussi de fumer.

EN ATTENDANT LA CONSULTATION

Homéopathie

- Pour faciliter la **régénération du foie** et la baisse des transaminases : Phosphorus 9CH, 1 dose par semaine, et Chlorpromazine 9CH, 1 dose par semaine, durant 2 à 3 mois.
- Pour **drainer la vésicule biliaire** et soulager le foie déficient : Carduus marianus 4CH, 3 granules tous les jours, en cure de 3 semaines.

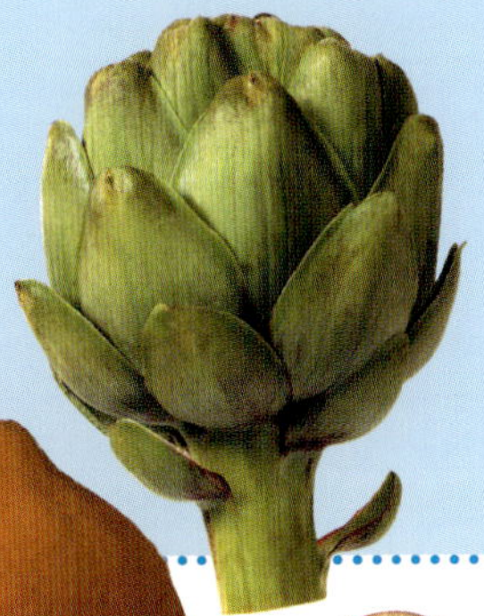

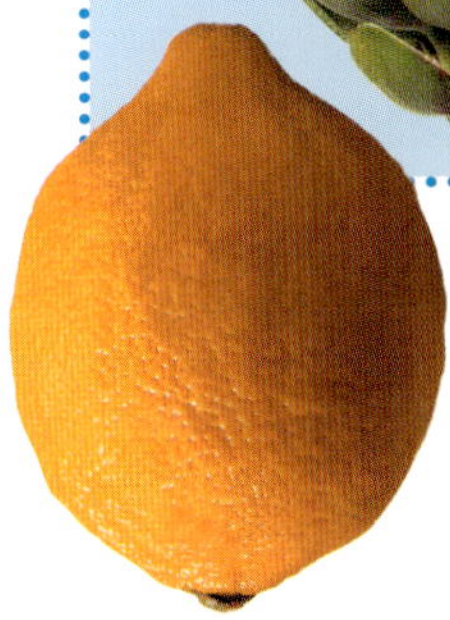

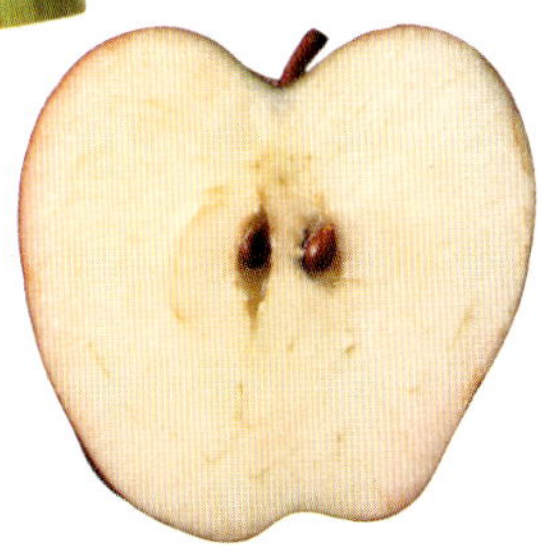

Gorge (maux de)
angine, pharyngite, phlegmon, muguet

La bouche et la gorge sont deux points de contact et d'échange entre les muqueuses et l'extérieur. Les agressions sont fréquentes (le mal de gorge en est le premier symptôme). Le corps sait d'ordinaire y répondre et les combattre. L'angine est la plupart du temps sans gravité. Toutefois, lorsqu'elle est d'origine bactérienne, elle peut entraîner des complications sévères : un phlegmon, par exemple.

Voir aussi Enrouement, *p. 312,* Grippe, *p. 328, et* Rhume, *p. 381.*

SYMPTÔMES

Angine, pharyngite

- Rougeur du pharynx, toux légère (**angine rouge**).
- Points blancs sur les amygdales (**angine blanche**).
- **Ganglions** sous la mâchoire (sauf dans l'angine rouge).
- Grosses **amygdales** blanchâtres (mononucléose infectieuse, angine virale).
- Vésicules sur le pharynx (aphtose, herpès ou varicelle).
- Amygdales rouges puis d'un blanc crémeux et gros ganglions (angine streptococcique).
- Ulcérations (petites plaies) sur une des amygdales (angine de Vincent).
- **Rhinopharyngite** (angine virale). Voir Rhume, p. 381.
- **Gêne** à la déglutition.
- **Fièvre**, fatigue, courbatures, maux de tête.

Phlegmon

- **Gonflement** de la partie antérieure du voile du palais.
- **Difficulté** à ouvrir la bouche.
- **Douleur** dans la gorge (en général unilatérale), irradiant vers l'oreille.
- **Gêne** à la déglutition.
- **Fièvre**.

Muguet

- Petites taches blanchâtres sur la langue et l'intérieur des joues, semblables à des dépôts de lait mais ne s'enlevant pas si on les gratte doucement du doigt.

Le phlegmon

Une angine bactérienne mal soignée peut évoluer en phlegmon, c'est-à-dire en une inflammation purulente du tissu conjonctif situé entre les amygdales et la partie supérieure du pharynx. La peau du palais est gonflée (comme par de la cellulite), la luette œdémateuse. La bouche peine à s'ouvrir, la respiration et la déglutition sont difficiles. Il faut alors inciser d'urgence les tissus purulents.

PRINCIPALES CAUSES

- **Angine et pharyngite** sont communément confondues, car, chez les enfants, elles vont le plus souvent ensemble. *Stricto sensu*, la première est une inflammation des amygdales, la seconde de la gorge.
- La pharyngite et l'angine sont le plus souvent d'origine virale. Le corps, grâce à la fièvre, doit être capable de détruire seul l'agresseur.
- Dans quelques cas toutefois, l'infection est d'origine bactérienne (le streptocoque A, en particulier). L'**angine bactérienne** peut être grave puisque, à partir d'un foyer situé sur une amygdale – ou les deux –, l'infection risque de provoquer un phlegmon (voir encadré) ou de s'étendre (valves cardiaques, articulations, reins). Pour éviter ces complications, les angines ont longtemps été traitées de manière systématique avec des antibiotiques, avec pour résultat de rendre le streptocoque A plus résistant.
- La **mononucléose infectieuse** est une maladie virale sans gravité (virus d'Epstein Barr) mais longue (plusieurs semaines), qui se traduit par une grande fatigue et une angine. Elle se guérit seule.
- Ce qui irrite et lèse la muqueuse de la gorge favorise l'infection, y compris virale (**tabac**, **alcool**, remontées gastriques, médicaments corticostéroïdes, par exemple). Ainsi, on impute à une mauvaise hygiène buccodentaire, au tabac et à l'alcool l'irruption, chez l'adolescent et le jeune adulte, du bacille responsable de l'**angine de Vincent**, heureusement rare car très grave.
- Le **muguet** est une affection fréquente chez le nourrisson et le jeune enfant, provoquée par un champignon (voir Mycoses, p. 357) transmis au moment de l'accouchement. Voir Vagin (affections du), p. 411.

Attention consultez

Consultez dans tous les cas où la gorge fait mal, où les ganglions sont un peu gonflés, avec une luette et des amygdales ponctuées de points blancs. Des plaques rouges sur la peau, outre les symptômes classiques, signalent une angine bactérienne particulière, la scarlatine (voir Maladies infantiles, p. 349), sans conséquences graves.

QUI CONSULTER ?

• Pour traiter le terrain : un acupuncteur, un homéopathe, un phyto-aromathérapeute, etc.

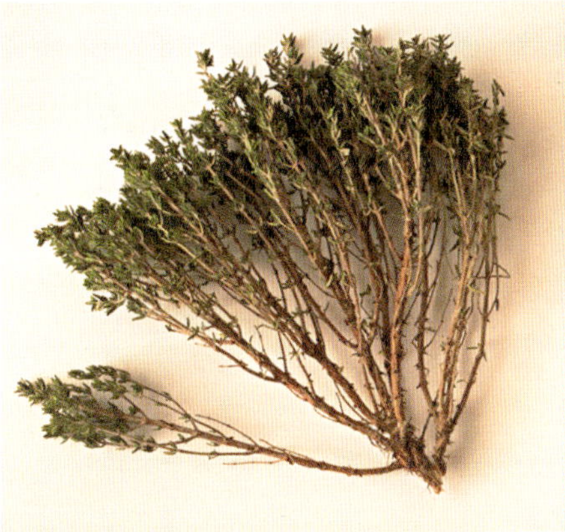

Les amygdales

• Ces deux organes lymphatiques situés à l'entrée de la gorge, de part et d'autre de la luette, sont l'avant-poste du système immunitaire. L'air inspiré y dépose un échantillon des germes qu'il transporte, ce qui déclenche une réponse immunitaire immédiate. Les anticorps sont sélectionnés, multipliés, stockés dans les amygdales, puis diffusés à l'ensemble de l'organisme.

• Chez l'adolescent, les amygdales réagissent fortement : elles grossissent parfois jusqu'à gêner la respiration et la déglutition. Il est alors envisagé de les ôter chirurgicalement.

À faire soi-même

LES BONS RÉFLEXES AU QUOTIDIEN

• Buvez abondamment (eau, thé vert, tisanes, etc.).
• Adoptez une alimentation légère, à base végétale. Supprimez jusqu'à votre guérison les viandes grasses, les gibiers, les charcuteries, les laitages, les fritures et les sauces.
• Agrémentez vos plats de condiments anti-infectieux, comme l'ail, la cannelle, le clou de girofle, le persil, le romarin, la sarriette ou le thym. **Attention**, la cannelle est contre-indiquée chez la femme enceinte.
• Prenez de la propolis (anti-infectieux naturel produit par les abeilles) en tablette ou en collutoire.
• Évitez de fumer.

EN ATTENDANT LA CONSULTATION

Homéopathie

• **Angine rouge** avec difficulté à avaler, **améliorée par les boissons chaudes** : Belladonna 5CH, 3 granules trois fois par jour.
• **Angine rouge, améliorée par les boissons froides** : Apis 5CH, 3 granules trois fois par jour.
• **Angine blanche** avec haleine fétide et salive abondante : Mercurius solubilis 5CH, 3 granules trois fois par jour.
• **Angine du côté droit** ou plus marquée à droite : en alternance, Lycopodium 5CH et Mercurius protoiodatus 5CH, 3 granules toutes les heures.
• **Angines du côté gauche** : en alternance Lachesis 5CH et Mercurius bi-iodatus 5CH, 3 granules toutes les heures.

Phytothérapie

• Extrait de pépin de pamplemousse : 30 gouttes (6 avant 5 ans, 10 ensuite et 20 chez le grand enfant) trois fois par jour.
• Gargarismes quatre à cinq fois par jour avec Calendula, Phytolacca et Echinacea TM, 10 gouttes de chaque pour un demi-verre d'eau tiède.

Aromathérapie

• Faites un mélange à parties égales d'HE Mélaleuque à feuilles alternes (Tea tree), d'Origan compact et de Thym vulgaire à thujanol. Prenez-en 2 gouttes trois fois par jour par voie perlinguale dans un peu de miel liquide.

Oligothérapie

• En **prévention** pendant l'hiver : Cuivre-Or-Argent, 1 dose par jour.
• **Angines, pharyngites** : Cuivre, 3 doses par jour durant 3 jours, puis 2 doses par jour durant 1 semaine.

Massage auriculaire

• **Angines, pharyngites** : à l'aide d'une pointe mousse, massez-vous les points 13, 80, 81 et 82 Amygdales, 31 Pharynx-Larynx, 92 Bouche, 58 Shenmen, 38 Maître du cœur, 36 Glandes surrénales (voir illustration p. 29).

Digitopuncture – Shiatsu – Do-in

• Dès les premiers troubles, pressez et massez Gros intestin 5 (au bord externe de la main entre les tendons du pouce) de chaque côté, plusieurs fois par jour.

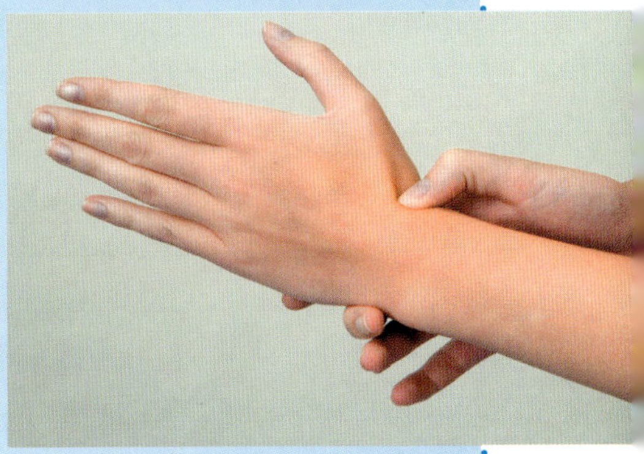

Gros intestin 5

Grippe

Parfois confondue au départ avec un simple rhume, la grippe est une maladie virale très contagieuse. Fièvres, frissons, fatigue et courbatures doivent vous imposer le respect de consignes strictes d'hygiène car, maladie a priori bénigne, la grippe est une des principales causes de mortalité pour les sujets à l'immunité fragile, dont les personnes immunodéficientes, âgées de 70 ans et plus, ou souffrant d'une maladie chronique.

Voir aussi Fatigue, *p. 320,* Fièvre, *p. 322,* Gorge (maux de), *p. 326, et* Toux, *p. 407.*

SYMPTÔMES

- **Fièvre** (parfois jusqu'à 40 °C), frissons.
- **Courbatures**, maux de tête.
- **Toux** sèche.
- Douleurs dans la poitrine.
- **Fatigue**, faiblesse générale.

PRINCIPALES CAUSES

- Les virus de la grippe ont la particularité de muter facilement. C'est la raison pour laquelle il n'est pas possible de s'en prémunir une fois pour toutes. Chaque année, une nouvelle grippe nous arrive sous forme d'**épidémie**, entre novembre et mars. D'une part, l'hiver, le froid sec stabilise sans doute sa structure fragile ; d'autre part, le mucus protecteur de nos muqueuses est alors moins efficace pour l'arrêter.
- Outre ses formes saisonnières, la grippe peut provoquer des **pandémies** à la progression rapide lorsque la mutation du virus lui permet de s'étendre à différentes espèces (grippe aviaire, notamment).

À faire soi-même

LES BONS RÉFLEXES AU QUOTIDIEN

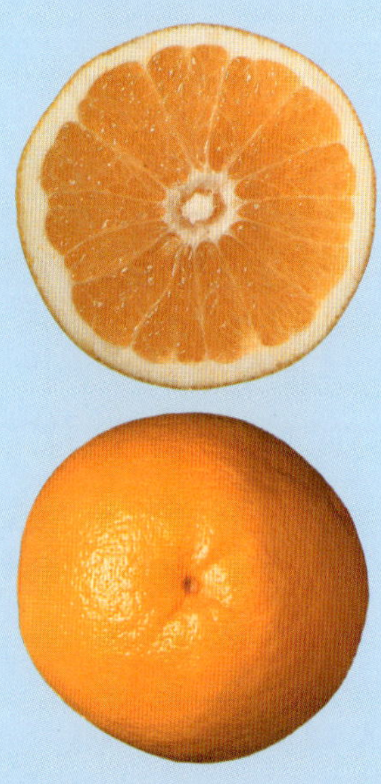

- En **prévention**, à l'automne, faites une vaccination homéopathique.
- En prévention, **pendant l'épidémie** :

- renforcez votre **système immunitaire**. Mangez léger (des légumes et des fruits surtout), réduisez ou supprimez l'alcool et la caféine (café, thé, boissons gazeuses), les graisses animales, le sucre.
Dormez suffisamment (7 à 8 heures), faites de l'exercice (marche, jogging, vélo, gymnastique énergétique, etc.), limitez les occasions de contamination (la fréquentation des lieux publics, notamment)
- veillez à votre **hygiène** : lavez-vous souvent les mains, autant que possible, gardez vos gants dans les lieux publics, évitez de vous frotter le nez, la bouche ou les yeux (ce sont les portes d'entrée du virus), etc.

- Si vous êtes atteint, surtout continuez à suivre scrupuleusement les conseils ci-dessus et :

- **protégez les autres** en leur épargnant les poignées de main (dites-leur pourquoi) et en mettant la main devant votre bouche lorsque vous toussez ;
- prenez des aliments riches en **vitamine C** : des légumes (céleri, chou vert, cresson, épinard, oseille, persil, poivron, tomate, pomme de terre, raifort), des agrumes (cédrat, citron, orange, pamplemousse, etc.) et autres fruits (ananas, cassis, fraise, framboise, goyave, groseille, kiwi, etc.). Ajoutez éventuellement, pendant une dizaine de jours, un complément de vitamine C – extraits d'acérola (1 g par jour pour un adulte, 400 mg par jour pour un enfant) ou de cynorrhodon, jus de baies d'argousier, par exemple ;
- assaisonnez vos plats avec des condiments et des épices anti-infectieux (ail, cannelle, citron, curry, piment rouge, romarin, sarriette, thym, etc.). **Attention**, la cannelle est contre-indiquée chez la femme enceinte.

Attention consultez

Une grippe se soigne toute seule en 4 à 5 jours. Au-delà, surtout si la fièvre et la fatigue persistent, consultez. Le danger d'une grippe mal soignée est la surinfection bactérienne des muqueuses irritées par le virus.

QUI CONSULTER ?

• Dès les premiers symptômes, consultez un praticien de terrain (acupuncteur, homéopathe, phyto-aromathérapeute, etc.) pour enrayer la maladie, ou tout au moins pour en réduire l'importance.

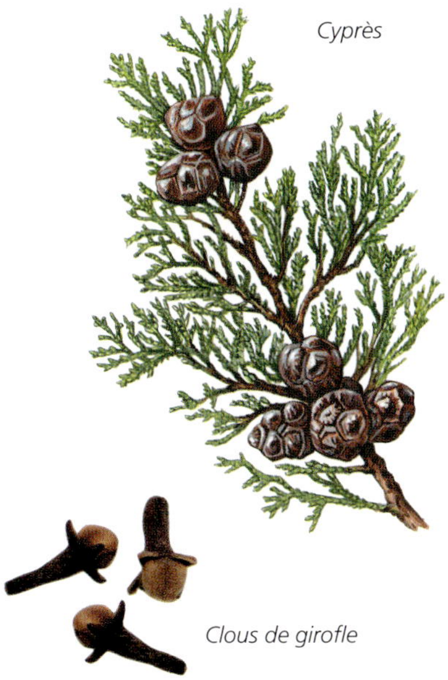

Cyprès

Clous de girofle

À faire soi-même

EN ATTENDANT LA CONSULTATION

• Homéopathie

• En **prévention** (en plus de la vaccination classique ou en substitution), Influenzinum 9CH, 1 dose un matin par semaine, et Thymuline 9CH, 1 dose un autre matin par semaine, 3 semaines d'affilée, puis la même séquence 1 semaine par mois, d'octobre à mars.

• Pour sortir d'un état de **fatigue grippale** : Pulsatilla 7CH, 3 granules le matin, et Sulfur iodatum 7CH, 3 granules le soir, durant 15 jours.

• Phytothérapie

• EPS Cyprès et Échinacée à parties égales (1 cuillerée à café quatre fois par jour pendant 7 jours ; chez l'enfant, 1 cuillerée à café par 10 kg de poids et par jour), ou extrait de pépins de pamplemousse, 30 gouttes (6 avant 5 ans, 10 au-delà et 20 chez le grand enfant) trois fois par jour.

• Faites-vous un **grog**. Dans 1/2 l d'eau froide, mettez 1 cuillerée à café de cannelle, 1 de muscade, 1 de thym et 3 clous de girofle. Portez à ébullition. Infusez 10 minutes, puis filtrez et ajoutez le jus d'un citron. Sucrage facultatif avec du miel de sapin ou de thym. **Attention**, la cannelle est contre-indiquée chez la femme enceinte.

• Aromathérapie

• Ayez d'avance un flacon de 10 ml du mélange à parties égales d'HE Eucalyptus officinal (feuille) et de Ravensare aromatique. Dès les premiers symptômes, frictionnez-vous généreusement le thorax, le creux de l'estomac, le dos des pieds et des mains. Utilisez le flacon en 1 jour.

• Oligothérapie

• En **prévention** pendant l'hiver : Cuivre-Or-Argent, 1 dose par jour.

• Dès les **premiers symptômes** : Cuivre, 3 doses par jour durant 3 jours, puis 2 doses par jour durant 1 semaine.

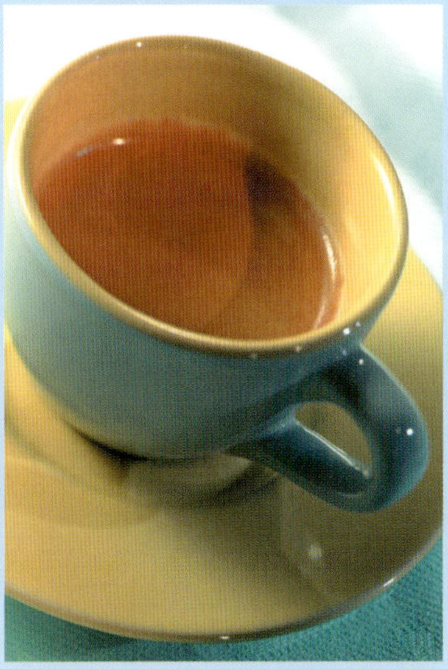

Grossesse
(maux et accompagnement de la)

La grossesse bouleverse durant 9 mois l'équilibre hormonal et la répartition de la masse sanguine dans le corps de la future mère. Cela peut se traduire par des ennuis de santé qui, sans être graves, n'en sont pas moins parfois difficiles à tolérer.

Voir aussi Anémie, *p. 264*, Circulation (troubles de la), *p. 288, et* Constipation, *p. 292.*

SYMPTÔMES

- **Nausées**, vomissements, brûlures d'estomac.
- Flatulences, diarrhées, **constipation**.
- **Insuffisance veineuse** (jambes lourdes, hémorroïdes, etc.).
- Mal de reins.
- **Fatigue**, essoufflement, somnolence, insomnie.

PRINCIPALES CAUSES

- Au cours de la grossesse, la concentration de certaines hormones augmente :
  - la **progestérone** est décisive pour épaissir la muqueuse utérine (l'endomètre), maintenir l'implantation de l'embryon et faire grossir les seins ;
  - la famille des **œstrogènes** contrôle, quant à elle, le développement de l'utérus, afin que son volume soit toujours en rapport avec celui du fœtus.
- Les **nausée**s et les **brûlures d'estomac** sont dues pour l'essentiel à l'action de la progestérone sur la paroi de l'estomac. Globalement, celle-ci devient paresseuse et l'estomac relâche ses sucs dans l'œsophage. La paresse est également intestinale, ce qui explique les **flatulences**, les **diarrhées** ou la **constipation**.
- La modification de la répartition de la **volémie** (volume sanguin) joue un rôle important : une partie est « attirée » par l'embryon, tandis que l'utérus exerce une pression croissante sur les vaisseaux de l'abdomen. L'augmentation de la volémie explique pour une grande part la prise de poids de la femme enceinte. Ces facteurs aboutissent à une augmentation de la « tension » (de la pression sanguine) dans les vaisseaux du bassin, ce qui se traduit aussi par l'apparition d'**hémorroïdes**. Sous le bassin, par contre, le sang des membres inférieurs a du mal à remonter vers le cœur. Cela déclenche la sensation des **jambes lourdes** – voir Circulation (troubles de la), p. 288 –, voire des fourmillements dans les jambes et les pieds.
- Le **poids de l'embryon**, orienté vers l'avant, est compensé par une contraction des muscles de la partie lombaire de la colonne vertébrale, qui, en quelque sorte, tire le ventre et peut déclencher un **mal de reins**.

L'anémie

Le fer est l'élément central de l'hémoglobine. Chaque jour, votre corps en réclame 1 à 4 mg. Or, durant la grossesse, vous fabriquez beaucoup plus d'hémoglobine, pour le placenta et le fœtus. Vous avez donc besoin de plus de fer (au moins 5 mg par jour entre 3 et 6 mois, le double jusqu'à l'accouchement). Si vous n'en puisez pas assez dans votre alimentation, l'organisme oriente la production d'hémoglobine vers le fœtus au détriment de vos besoins propres : vous faites alors de l'anémie (voir p. 264), ce qui se traduit par des essoufflements, des vertiges et un teint pâle.

Masque de grossesse

La production très importante d'hormones sexuelles durant la grossesse agit sur celle de la mélanine. Lorsque vous vous exposez au soleil, votre peau, saturée de pigment, brunit de façon exagérée par plaques (front, tempes, joues). Vous portez alors le fameux « masque de grossesse », ou chloasma, qui disparaîtra dans les 6 mois suivant l'accouchement.

Attention consultez

Profitez des examens que vous êtes tenue de faire pendant la grossesse pour évoquer ces maux, sans attendre cependant de consulter s'ils deviennent insupportables (douleurs dans les reins, hémorroïdes, jambes lourdes).
En accompagnement, les bénéfices des médecines naturelles permettent de les atténuer, voire de les éviter, par un renforcement de votre terrain, un régime alimentaire adapté et une bonne hygiène de vie.

QUI CONSULTER ?

• En première intention, votre gynécologue accoucheur ou votre sage-femme.
• Pour accompagner votre grossesse et renforcer votre terrain : un acupuncteur, un homéopathe, un phyto-aromathérapeute, un auriculothérapeute, etc.
• En complément, pour vous préparer à l'accouchement, vous pouvez bénéficier de disciplines comme l'haptonomie, la sophrologie, le yoga…
• Après l'accouchement :
- pour vous, un ostéopathe, un chiropracteur, un kinésiologue, un fasciathérapeute, etc ;
- pour votre enfant, un ostéopathe (crânien).

Attention aux infections !

Le champignon responsable du muguet (*Candida albicans*) peut coloniser le vagin – voir Mycoses, p. 357 et Vagin (affections du), p. 411. Enceinte, vous êtes, en effet, davantage exposée aux infections à cause des taux élevés de progestérone et de la constipation.

À faire soi-même

LES BONS RÉFLEXES AU QUOTIDIEN

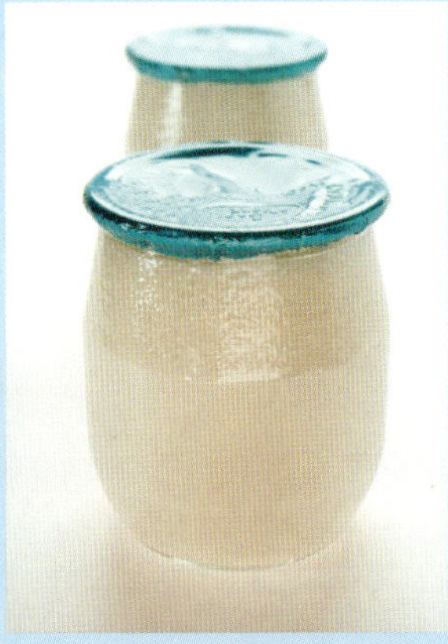

• Votre confort passe d'abord par une bonne **hygiène de vie**. Dormez suffisamment (7 à 8 heures). Couchez-vous et levez-vous à heures régulières.
• Adoptez une **respiration** ample, abdominale et thoracique, qui s'articule bien en quatre temps : inspiration, pause, expiration, pause.
• Évitez les sports violents, les sports mécaniques, les secousses fortes. Entretenez votre forme avec une activité physique régulière (gymnastique énergétique, marche quotidienne, natation, vélo, etc.).

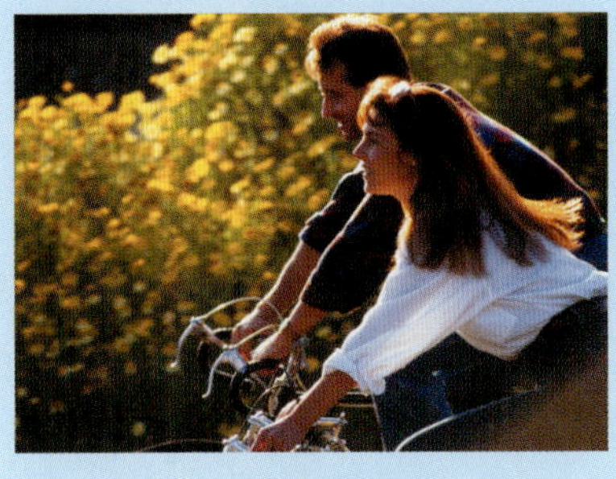

• Veillez à votre **alimentation.** Votre bébé et vous avez besoin, entre autres, de vitamines B (surtout B9), C et D, de calcium, de fer, de magnésium, d'iode, d'acides gras polyinsaturés oméga-3 (notamment de DHA). Mangez de préférence des légumes, frais, secs et verts à feuilles (bette, cresson, épinard, mâche, pissenlit, salade, etc.), des légumineuses (haricots blancs, lentilles, pois chiches, etc.), des fruits frais et secs, des oléagineux (amandes, noisettes, noix), du boudin noir, de la viande de bœuf maigre, du poisson de mer (cabillaud, hareng, lieu, maquereau, merlan, raie, roussette, sardine, saumon, thon…), des crustacés et des moules bien cuits, des produits laitiers (yaourts, fromage blanc, lait fermenté, etc.), des œufs, des huiles biologiques de colza ou de noix (3 cuillerées à soupe par jour), du chocolat noir (avec modération). Agrémentez vos salades et crudités de levure de bière en paillettes.

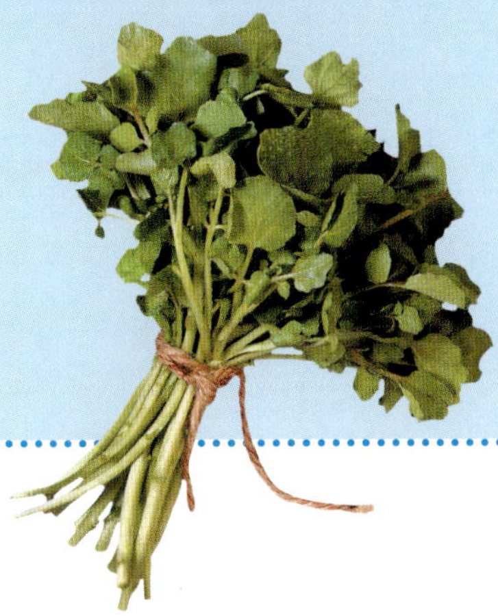

• **Limitez** les aliments à base de soja (un par jour au maximum). Réduisez votre consommation de sel. Faites notamment attention au sel caché (amuse-gueule, charcuteries, chips, conserves, fromages à pâte dure, plats cuisinés, restauration rapide, etc.).
• **Supprimez** les fruits de mer crus, l'espadon, le lait cru, les fromages frais, à pâte molle ou râpés, la croûte des fromages, les aliments enrichis en phytostérols (boissons, margarines, yaourts, etc.) et, bien entendu, toutes les boissons contenant de l'alcool.
• **Buvez** abondamment (de préférence en dehors des repas) des eaux riches en calcium, du thé vert léger ou des tisanes, mais évitez les boissons à forte teneur en caféine (café, thé noir, certains sodas).

À faire soi-même

EN ATTENDANT LA CONSULTATION

Homéopathie

- **Nausées** au moindre mouvement avec vomissement et dégoût total des aliments : Symphoricarpus 5CH, 3 granules trois fois par jour.
- Nausées **constantes** du matin au soir sans gêne digestive avec une langue propre : Ipeca 5CH, 3 granules trois fois par jour.
- Nausées provoquées par la **vue** ou l'**odeur des aliments** : Cocculus 5CH, 3 granules trois fois par jour.
- **Constipation** et **hémorroïdes** sortantes et saignantes : Collinsonia 5CH, 3 granules trois fois par jour.
- **Constipation** avec sensation de poids dans le rectum avec ou sans hémorroïdes : Sepia 5CH, 3 granules matin et soir.
- **Préparation à l'accouchement** : Sepia 9CH, 1 dose un jour dans la semaine, et Gelsemium 9CH, 1 dose un autre jour de la semaine, en cure le mois précédant l'heureux événement.

Phytothérapie

- **Préparation à l'accouchement** : le mois précédant le terme, buvez chaque jour 3 grandes tasses d'infusion de sauge.

Aromathérapie

- **Attention**, l'emploi de l'aromathérapie en automédication est contre-indiqué chez la femme enceinte.

Oligothérapie

- En **prévention** des troubles du premier trimestre : Manganèse-Cobalt ou Phosphore, 1 dose le matin en alternance un jour sur deux, et Lithium ou Magnésium, 1 dose le soir.

Massage auriculaire

- **Nausées**, vomissements : à l'aide d'une pointe mousse, massez-vous les points 58 Shenmen, 57 Système neurovégétatif, 104 Foie, 103 Voies biliaires, 91 Diaphragme, 22 Occiput, 23 Front (voir illustration p. 29).

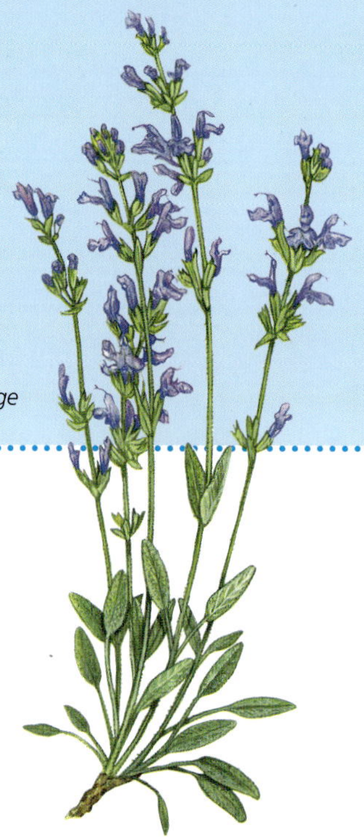

Sauge

Digitopuncture - Shiatsu - Do-in

- **Nausées**, vomissements : massez pendant quelques minutes Maître du cœur 6 (sur la ligne médiane antérieure de l'avant-bras, à 3 travers de doigt au-dessus du pli de flexion du poignet) et Vaisseau conception 12 et 15.

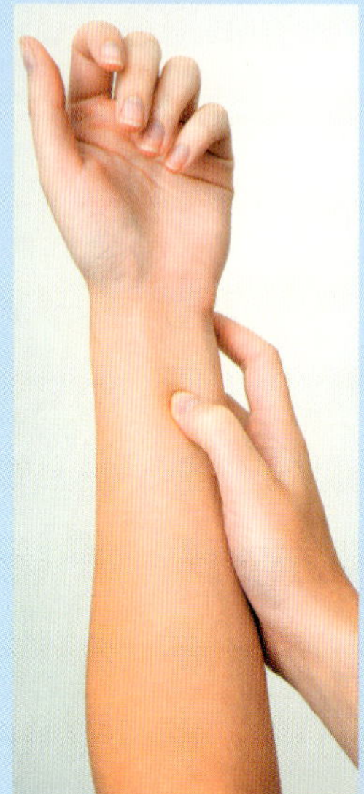

Maître du cœur 6

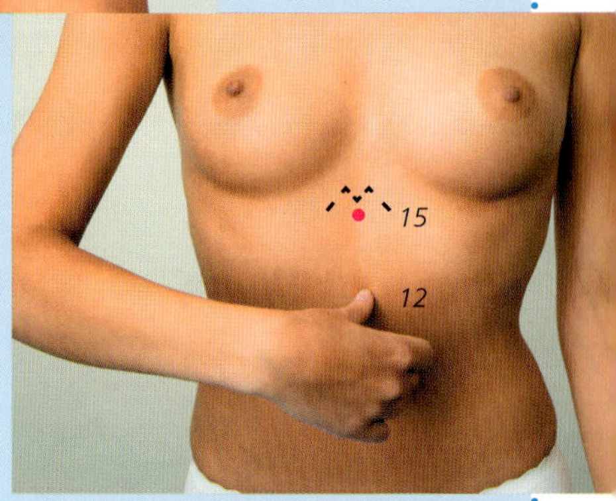

Vaisseau conception 12 et 15

Gueule de bois

Quand la consommation d'alcool dépasse les capacités de l'organisme à le dégrader, l'intoxication gagne le corps dans son entier, provoquant des migraines et des nausées ainsi qu'un sentiment général de faiblesse et de malaise.

Voir aussi Addictions, *p. 257.*

SYMPTÔMES

- Hébétude, somnolence
- Soif intense, bouche sèche.
- Sensibilité au bruit ou à la lumière, maux de tête.
- Diarrhée ou selles anormales.
- Nausées, vomissements.

PRINCIPALES CAUSES

- Les alcools, qui ne sont pas assimilables par l'organisme, sont dégradés par le foie en acétaldéhyde. Très toxique, cette molécule est normalement transformée en acétate, lequel est ensuite « brûlé ». Or, quand les capacités de fonctionnement du foie sont dépassées par la quantité d'alcool absorbée, l'acétaldéhyde s'accumule ; la gueule de bois s'installe.

Attention consultez

La gueule de bois passe d'elle-même. L'abus d'alcool fatigue l'organisme qui, progressivement, se dégrade – en particulier si vous consommez des alcools bon marché, souvent riches en méthanol, un composant chimique notamment utilisé dans l'industrie. Dans tous les cas, la récurrence des épisodes d'ivresse doit faire soupçonner une addiction.

QUI CONSULTER ?

- En général, ce problème facilement identifiable n'appelle pas de consultation.

À faire soi-même

LES BONS RÉFLEXES AU QUOTIDIEN

- En **prévision**, le jour où vous envisagez des excès, mangez léger (de préférence des aliments végétaux), buvez beaucoup d'eau et de tisane (infusion de sauge, par exemple).
- **Pendant** : buvez de l'eau (cela accélère l'élimination de l'alcool).
- **Après** : buvez encore de l'eau (plusieurs verres, pour la même raison).
- Le **lendemain** : mangez léger (de préférence des aliments végétaux), mais mangez quand même. Ne prenez ni aliments gras, ni friture, ni alcool, etc., et buvez abondamment : de l'eau, des tisanes (sauge), du bouillon de légumes (bien salé si vous avez de la diarrhée), des jus de fruits.

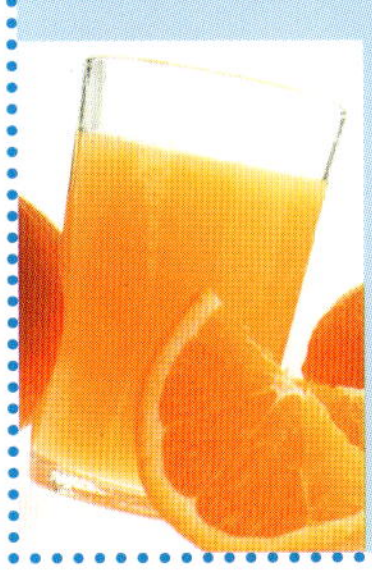

EN ATTENDANT LA CONSULTATION

Homéopathie

- **Dans tous les cas** : Nux vomica 7CH, 3 granules toutes les heures.
- **Acidité**, brûlures d'estomac et **mal de tête** : prenez en plus Sulfuric acidum 4CH, 3 granules toutes les heures.

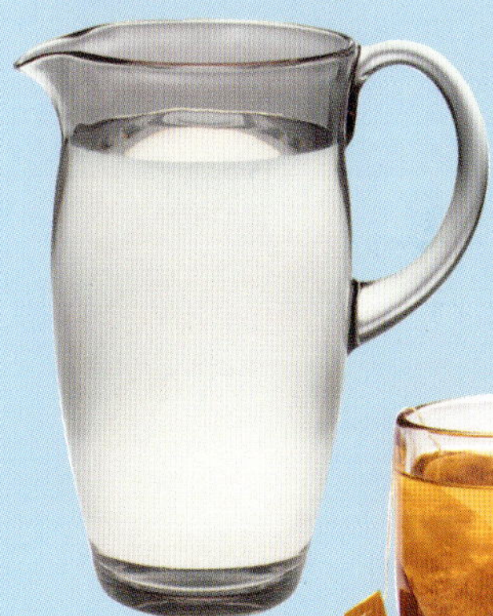

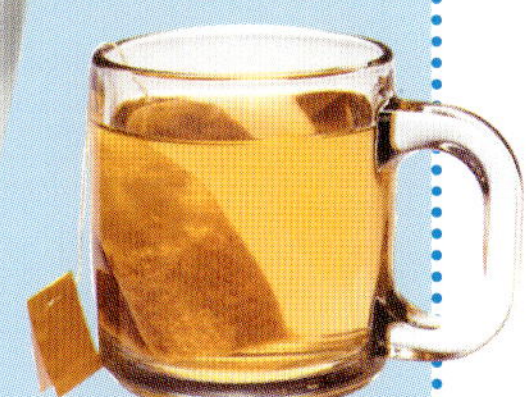

Haleine (mauvaise)

La mauvaise haleine, ou halitose, d'origine gastrique, dentaire, buccopharyngée ou métabolique (un diabète, par exemple), est socialement handicapante, d'autant qu'on ne la sent pas soi-même.

SYMPTÔME

• L'haleine malodorante est en elle-même le symptôme d'une affection.

PRINCIPALES CAUSES

• Dans la plupart des cas, la mauvaise haleine provient des bactéries qui se sont accumulées au cours la nuit dans les sillons de la langue.
• Une carie mal soignée, des résidus alimentaires demeurant dans une dent creuse ou dans les espaces interdentaires, ou encore une gingivite provoquent de mauvaises odeurs.
• La dégradation des aliments dans l'estomac produit des gaz susceptibles de s'échapper par l'œsophage.
• Des mycoses, certaines rhinites et sinusites, parfois l'angine, sont également sources d'halitose.

Attention consultez

Une mauvaise haleine persistante accompagnée de remontées gastriques doit vous conduire à consulter. Il existe une maladie rare d'origine génétique, la triméthylaminurie, dont le signe clinique est de dégager une haleine à l'odeur de poisson.

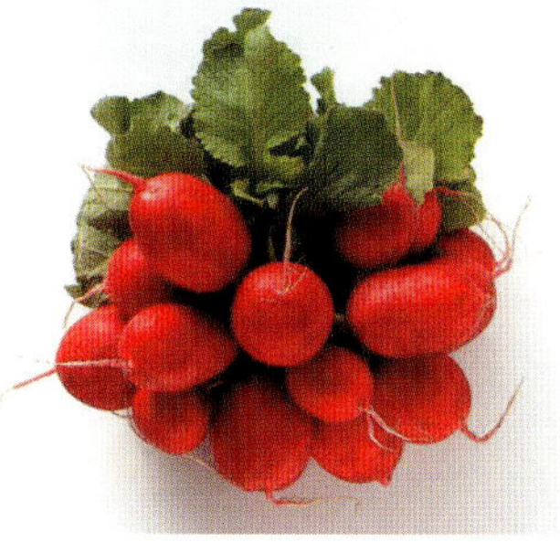

QUI CONSULTER ?

• En première intention, un dentiste ou un stomatologue énergéticien ou holiste.
• En complément, pour faire un bilan et traiter le terrain : un acupuncteur, un homéopathe, un phyto-aromathérapeute, un auriculothérapeute, etc.
• Pour adapter votre alimentation : un micronutritionniste, un nutritionniste, un naturopathe, un diététicien.
• Pour améliorer la circulation des énergies dans votre corps : une gymnastique énergétique (qi gong, taiji quan, yoga).

À faire soi-même

LES BONS RÉFLEXES AU QUOTIDIEN

• Brossez-vous avec soin les dents et les gencives (du rouge vers le blanc). Complétez votre brossage par l'emploi de fil dentaire, d'une brossette ou d'un jet interdentaire.
• Faites une ou deux fois par jour un bain de bouche à l'eau salée (9 g de sel de mer gris cristallisé pour 1 l d'eau), ou avec une ampoule de plasma de Quinton (eau de mer hypertonique, purifiée et stérilisée).
• Arrêtez de fumer.
• Consommez du chou (cru), des radis (tous types), du pissenlit, du persil (mâchez-en lors des repas ou, mieux, après), des algues, des pommes (2 ou 3 par jour), des agrumes.
• Réduisez votre consommation de boissons alcoolisées, de viande et, surtout, de sucreries.
• Le matin, buvez un jus de citron fraîchement pressé dans un verre d'eau tiède, ou encore un jus frais de carotte et/ou de céleri.

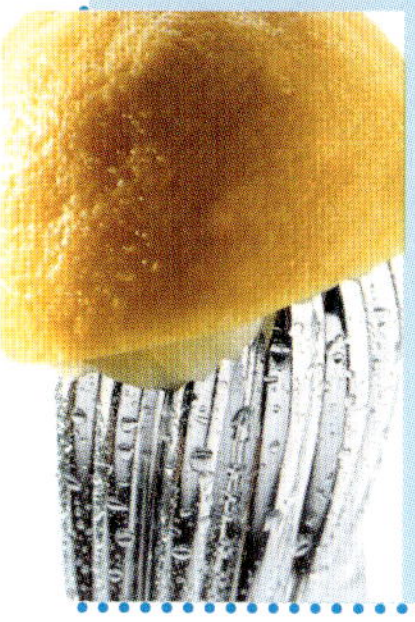

EN ATTENDANT LA CONSULTATION

Phytothérapie

• Buvez, pendant la journée, une décoction de graines de fenouil (1 pincée pour 1 l d'eau ; faites réduire du quart), dans laquelle vous ferez infuser, pendant une dizaine de minutes, une petite poignée de feuilles de menthe et de thym.

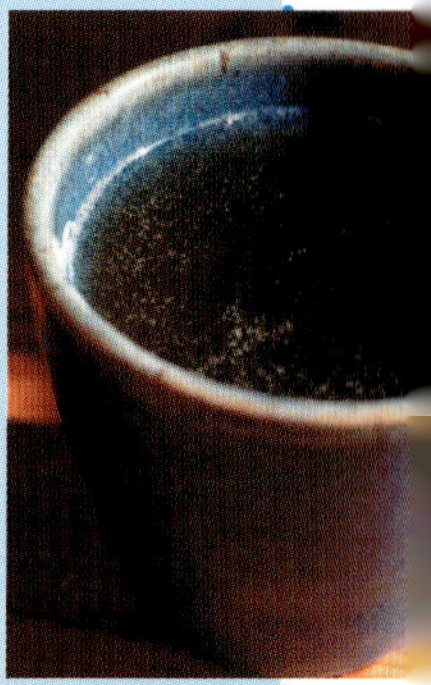

• **Drainage du foie** : buvez trois fois par jour une tasse d'infusion de pissenlit, d'artichaut et de thym, ou bien, avant les repas, un demi-verre ou une ampoule de jus de radis noir.

Aromathérapie

• Si la mauvaise haleine fait suite à une **gingivite** : frictionnez vos gencives avec HE Menthe poivrée ou HE Thym vulgaire à thujanol, ou prenez-en 2 gouttes deux fois par jour dans un peu de miel. **Attention**, HE Menthe poivrée est formellement contre-indiquée chez l'enfant de moins de 30 mois.

Hémorroïdes

Les hémorroïdes sont les varices de l'anus et du rectum. Congestionnées trop souvent et trop longtemps, les veines se dilatent parfois douloureusement. Si la grossesse est une période propice à leur apparition, les hommes ne sont pas épargnés.

Voir aussi Circulation (troubles de la), *p. 288,* Constipation, *p. 292, et* Grossesse (maux et accompagnement de la), *p. 330.*

SYMPTÔMES

- **Inflammation** de l'anus avec œdème (gonflement).
- **Démangeaisons** dans la région anale.
- **Saignement** (traces ou filets dans la cuvette, sur le papier ou sur le sous-vêtement).
- Gêne à l'intérieur de l'anus (hémorroïdes internes).
- Formation de petites **boules molles** (crise avec congestion).
- Parfois, hémorroïdes dures (formation de **caillots**).
- Petit **nodule** de peau molle et indolore (marisque), reste d'une hémorroïde.

La thrombose

La formation d'un caillot de sang (de quelques millimètres à 2 cm) dans une des veines congestionnées par l'hémorroïde, ou thrombose, entraîne un défaut d'oxygénation des tissus en aval et la formation d'un œdème bleuâtre. Une thrombose provoque une douleur vive et continue (non associée à la défécation). D'ordinaire, le caillot se dissout seul au bout de 8 jours environ, laissant à sa place une marisque. Dans certains cas, une intervention peut être préconisée.

Photocoagulation

- Un des traitements les moins douloureux des hémorroïdes est la photocoagulation. Son principe est en apparence paradoxal puisqu'il s'agit de renforcer (durcir) les tissus de soutien des vaisseaux congestionnés ; en les empêchant de grossir, on les rend plus supportables.
- Le procédé est simple : une lampe au tungstène, que l'on approche au plus près de l'anus, émet des rayons infrarouges qui échauffent le tissu hémorroïdaire et provoquent son saignement. Le traitement naturel de la plaie, par l'organisme lui-même, se traduit par un épaississement des tissus (sclérose).
- Notez toutefois que le résultat est souvent provisoire.

PRINCIPALES CAUSES

- Les veines de l'anus et du rectum se dilatent légèrement lorsque la pression sanguine augmente. Cela se produit notamment chaque fois que nous déféquons. Les hémorroïdes apparaissent dès lors que cette **pression sanguine** est trop forte de manière continue : les vaisseaux gonflent jusqu'à se congestionner.
- Les hémorroïdes peuvent apparaître sous la peau de l'anus, à l'extérieur, ou bien dans le rectum, à l'intérieur. Dans le premier cas, elles sont douloureuses, pas dans le second, car la peau de l'anus est très innervée, au contraire du rectum.
- Chez la **femme enceinte**, les taux élevés d'hormones occasionnent souvent des hémorroïdes.
- La **constipation** est un terrain favorable car elle oblige à pousser plus fort lors de la défécation, ce qui accroît la pression sanguine.
- Rester **assis** trop longtemps ou **soulever** de façon répétée des charges lourdes aboutit aussi à une surpression sanguine.
- **Manger épicé**, si vous n'y êtes pas habitué, induit également une augmentation de la pression sanguine anale et rectale.
- **Attention**, des douleurs vives à la défécation ou la présence de sang mêlé aux selles sont les symptômes d'une pathologie différente (fistule, polype, etc.).

Attention consultez

Trop nombreux sont encore ceux qui, parmi nous, éprouvent de la gêne à en parler alors qu'il faut consulter en cas de douleur survenant au niveau de l'anus, lorsqu'une boule semble se loger dans le rectum – gênant la défécation, voire la position assise – ou que du sang tache le papier.

À faire soi-même

LES BONS RÉFLEXES AU QUOTIDIEN

• Luttez contre les troubles du transit (voir Constipation, p. 292 ; Diarrhée, p. 303), le surpoids (voir Obésité, p. 362).

• Prenez soin de votre anus : évitez de rester trop longtemps aux toilettes, essuyez-vous doucement après la selle, nettoyez-vous avec un savon adoucissant, séchez-vous en tamponnant.

• Prenez des bains de siège à l'eau fraîche ou tiède, additionnée de quelques gouttes de Calendula TM.

• Faites des repas légers, principalement à base de légumes, de fruits et de poisson, sans oublier les indispensables acides gras insaturés (huiles biologiques d'olive, 1 cuillerée à soupe par jour, et de colza ou de noix, 2 cuillerées à soupe par jour).

• Buvez beaucoup d'eau et du jus de pomme de terre (1 verre deux fois par jour).

• Réduisez votre consommation de sel, d'épices (surtout le poivre et le curry), de chocolat, de cacao, de café, d'alcool et de boissons à base de kola.

EN ATTENDANT LA CONSULTATION

Homéopathie

• Hémorroïdes douloureuses avec **sensation d'épines** dans l'anus : Aesculus 5CH, 3 granules trois fois par jour.

• Hémorroïdes volumineuses ou **en grappe avec démangeaisons** : Aloe 4CH, 3 granules trois fois par jour.

• Hémorroïdes douloureuses **durant** et **après la selle** : Ratanhia 4CH, Aloe 4CH, 3 granules trois fois par jour.

• Hémorroïdes très **améliorées lorsqu'elles saignent** (de couleur violette) : Lachesis 5CH, Aloe 4CH, 3 granules trois fois par jour.

• Si vous êtes facilement **ballonné** et **constipé** : en prévention, Lycopodium 7CH, 1 dose par semaine durant 2 mois.

Phytothérapie

• EPS Marron d'Inde et Mélilot à parties égales. En **crise aiguë** : 1 cuillerée à café par 10 kg de poids et par jour. Puis 2 cuillerées à café par jour dès amélioration des troubles, pendant 15 jours.

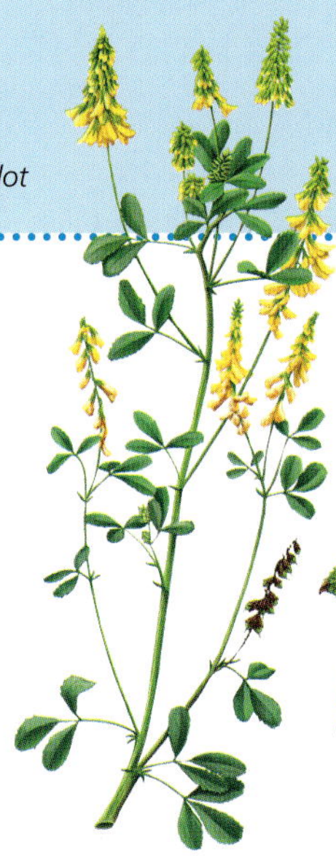

Mélilot

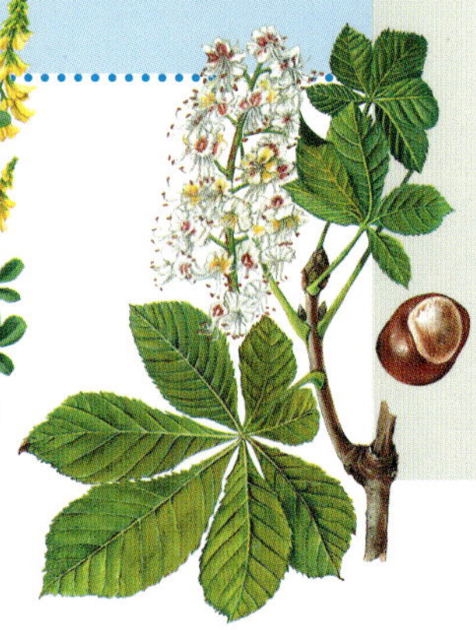

Marron d'Inde

Aromathérapie

• Prenez 2 gouttes d'HE Cyprès toujours vert trois à quatre fois par jour dans un peu de miel.

Attention, HE Cyprès toujours vert est contre-indiquée en cas de mastose et de seins douloureux.

Réflexothérapie

• Massez les zones réflexes plantaires (de chaque côté) : cœur, foie, rein, intestins, côlon descendant (pied gauche), rectum, anus, hémorroïdes (voir illustration p. 209).

Digitopuncture - Shiatsu - Do-in

• Avec le pouce, pressez Vessie 57 (au milieu du mollet, entre les muscles), puis faites un petit massage circulaire que vous répéterez plusieurs fois dans la journée, des deux côtés.

Vessie 57

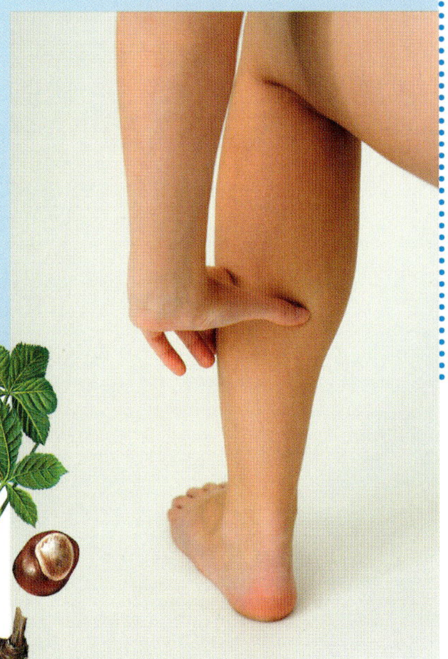

QUI CONSULTER ?

• Pour traiter le terrain : un acupuncteur, un homéopathe, un phyto-aromathérapeute, un auriculothérapeute, un naturopathe, un chromothérapeute...

• Pour adapter votre alimentation : un micronutritionniste, un nutritionniste, un diététicien, un naturopathe.

• Pour vous maintenir en forme, pratiquez une gymnastique douce ou une gymnastique énergétique : le taiji quan, le qi gong, le yoga.

Herpès

boutons de fièvre, herpès génital

L'herpès est une maladie virale très contagieuse qui se transmet par simple contact, y compris à une autre partie du corps. Le virus n'est en outre pas éradicable, et réapparaît par crises. Seule la contamination mère-fœtus, lors de l'accouchement, doit inquiéter.

SYMPTÔMES

• **Picotements**, démangeaisons, sensations de brûlure.
• Apparition de minuscules **boutons** (dits « de fièvre ») : vésicules emplies de liquide jaunâtre et cerclées de rouge, seules ou groupées.
• Herpès **labial** : poussée sur les lèvres, éventuellement dans la bouche, sur la langue, les gencives.
• Herpès **génital** :
- fièvre, ganglions lymphatiques de l'aine douloureux (lors de la primo-infection) ;
- chez la femme, poussée au niveau de la vulve, en bouquet (parfois aussi à l'intérieur du vagin) ;
- chez l'homme, poussée sur le prépuce et le pénis (parfois sur les testicules).
• Herpès **oculaire** : irritation et rougeur des yeux, larmoiement. Puis formation d'une petite croûte jaunâtre, tombant au bout de quelques jours.

PRINCIPALES CAUSES

• L'herpès est déclenché par deux **virus** très contagieux : HSV1 (herpès labial) et HSV2 (herpès génital).
• La **transmission** se fait par contact (échange de salive lors d'un baiser, rapport sexuel).
• Ces deux virus s'installent définitivement dans l'organisme et apparaissent sporadiquement par **crises**, déclenchées par une conjonction de **facteurs variables** selon les personnes. Essayez de repérer les éléments associés à une poussée (alcool, fatigue, fièvre, règles, soleil, stress) pour adopter un comportement ou un traitement préventifs.

Attention consultez

Consultez au moindre doute et dès l'apparition des premiers symptômes : labiale ou génitale, cette maladie virale est très contagieuse. Évitez notamment les rapports sexuels et les baisers pendant la crise. La consultation est obligatoire si vous êtes enceinte.

QUI CONSULTER ?

• Pour traiter le terrain : un acupuncteur, un homéopathe, un phyto-aromathérapeute, un auriculothérapeute, un médecin anthroposophe, etc.
• Pour apprendre à gérer le stress : une psychothérapie, la sophrologie, la relaxation, la méditation ou la pratique d'une gymnastique énergétique.

À faire soi-même

LES BONS RÉFLEXES AU QUOTIDIEN

• Consommez de l'ail et de l'oignon, des aliments riches en **vitamine C** : des légumes, des agrumes et autres fruits.
• **Réduisez** les pâtes, le blé (y compris le pain), les germes de blé, le maïs, l'avoine, les choux de Bruxelles, la noix de coco.
• **Supprimez** les viandes grasses, les charcuteries, les plats en sauce, les fritures, les laitages.
• **Proscrivez** complètement les amandes, les cacahuètes, les noisettes, les noix, les noix de cajou, la gélatine et le chocolat.

EN ATTENDANT LA CONSULTATION

Homéopathie

• **Dans tous les cas** : Vaccinotoxinum 9CH, 1 dose par jour 3 jours de suite.
• Boutons de fièvre **sur la lèvre inférieure**, qui est sèche et fendillée : prenez en plus Natrum muriaticum 5CH, 3 granules matin et soir.
• Boutons de fièvre sur les deux **lèvres** avec irritabilité et tendance à se replier : prenez en plus Sepia 7CH, 3 granules matin et soir durant 8 jours.
• **Herpès génital** : prenez en plus Croton tiglium 5CH, 3 granules matin, midi et soir durant 10 à 15 jours.

Phytothérapie

• Extrait de pépins de pamplemousse, 10 à 20 gouttes quatre fois par jour ; ou EPS Cyprès (2/3) et Échinacée (1/3), 1 cuillerée à café trois fois par jour pendant 10 jours.
• Localement, appliquez Calendula TM trois ou quatre fois par jour.

Aromathérapie

• Appliquez localement une trace d'HE Mélaleuque à feuilles alternes (Tea tree) ou d'HE Ravensare aromatique quatre ou cinq fois par jour.

h

Hoquet

Anodin, le hoquet est la manifestation d'une irritation fugace de notre système nerveux végétatif. C'est la raison pour laquelle un stress peut le juguler ou, au contraire, le déclencher.

Voir aussi Estomac (maux d'), *p. 318, et* Foie (affections du), *p. 324.*

SYMPTÔMES

• Le hoquet est en lui-même le symptôme d'une irritation.

PRINCIPALES CAUSES

• Le hoquet naît de contractions répétées du diaphragme, qui provoquent des inspirations courtes et rapprochées, tandis que la glotte se referme à chaque fois. Ces contractions sont produites par une irritation du nerf phrénique due à la mauvaise interprétation, par le système neurovégétatif, d'un dysfonctionnement passager du diaphragme ou de l'appareil digestif.

Attention consultez

Un hoquet qui revient régulièrement et persiste durant de longues minutes peut signaler un dysfonctionnement sous-jacent du système digestif (air dans l'estomac, hernie hiatale, reflux gastro-œsophagien, péritonite, etc.) ou nerveux (maladie de Parkinson, accident vasculaire cérébral, etc.).

QUI CONSULTER EN CAS DE HOQUET RÉCURRENT ?

• Pour traiter le terrain : un acupuncteur, un homéopathe, un phyto-aromathérapeute ou un auriculothérapeute, par exemple.

• Pour obtenir des conseils nutritionnels et réguler votre appareil digestif : un micronutritionniste, un nutritionniste, un naturopathe ou un diététicien.

• Pour apprendre à gérer vos énergies et le stress : une des nombreuses psychothérapies présentées dans ce livre, l'hypnose, la sophrologie, la relaxation, la méditation, la florithérapie, par exemple ; pratiquez une gymnastique énergétique (taiji quan, qi gong, yoga).

À faire soi-même

LES BONS RÉFLEXES AU QUOTIDIEN

• Si vous êtes sujet au hoquet, en **prévention** :
- prenez vos repas dans le calme ; mâchez lentement et soigneusement ;
- faites de petits repas. Buvez en dehors des repas, de préférence des boissons plates ;
- évitez les aliments gras et difficiles à digérer.

EN ATTENDANT LA CONSULTATION

Massage auriculaire

• À l'aide d'une pointe mousse, massez-vous les points 91 Diaphragme, 58 Shenmen, 57 Système neurovégétatif, 109 Poumon (point double). Voir illustration p. 29.

Digitopuncture - Shiatsu - Do-in

• Placez votre main ouverte paume en l'air sur la cuisse ; du pouce opposé, pressez fermement au centre de la paume.

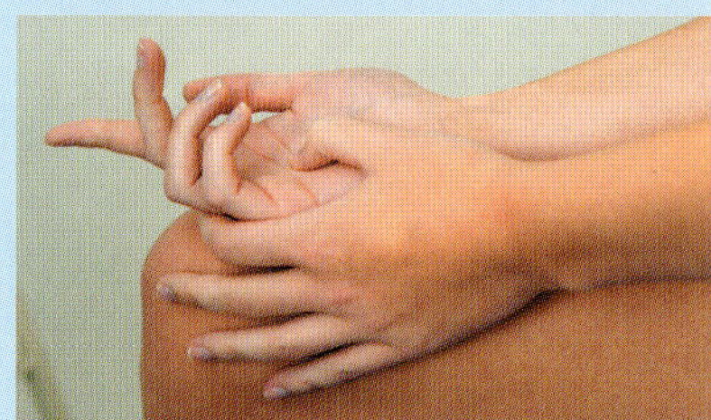

Ou massez Vaisseau conception 14, 15 et 16 : décrivez de petits cercles dans le sens des aiguilles d'une montre (3 minutes pour chaque point).

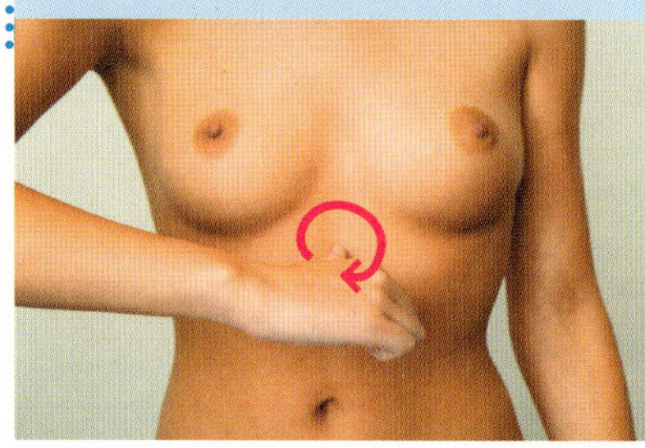

Vaisseau conception 14

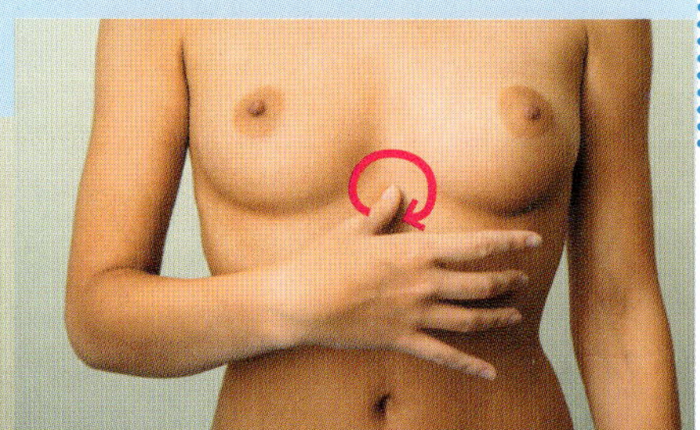

Vaisseau conception 15

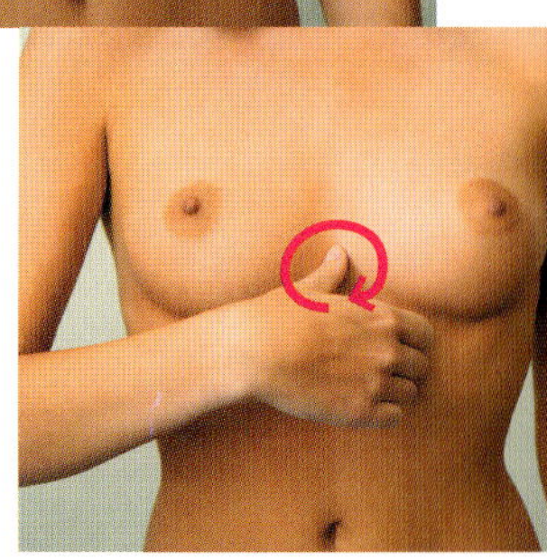

Vaisseau conception 16

Hypoglycémie

Notre organisme a besoin d'énergie pour fonctionner. Un de ses principaux carburants est le glucose, une forme de sucre. Il est extrait des aliments que nous ingérons et transformons au cours du processus de digestion. Lorsque notre sang n'en véhicule plus assez, sans que nous ayons eu le temps d'en fabriquer, notre métabolisme s'enraye : le malaise survient.

SYMPTÔMES

• Malaise **2 heures après un repas** environ.
• Sensation de faim, crampes d'estomac, suées.
• Faiblesse, baisse de la vigilance.
• Nervosité, irritabilité, troubles du comportement, tremblements.
• Plus le repas précédent a été riche en sucres, plus le malaise est marqué.

PRINCIPALES CAUSES

• **Sauter un repas** peut suffire à faire passer la glycémie (voir Diabète non insulinodépendant, p. 302) sous le seuil de 0,8 mg par litre de sang, à partir duquel on définit l'hypoglycémie, en particulier si le sujet a un métabolisme rapide.
• Un **effort très important**, non soutenu par une prise de sucres lents (pâtes, riz, etc.), peut aussi déclencher une hypoglycémie.
• La crise d'hypoglycémie n'est pas en soi liée au diabète, même si un **diabète** peut créer, dans certains cas, des crises d'hypoglycémie.
• L'hypoglycémie peut être le **symptôme** d'une atteinte du pancréas ou du foie.
• La survenue de crises est quelquefois mise en relation avec des troubles physiques (syndrome prémenstruel, athérosclérose, etc.) et mentaux (dépression, troubles comportementaux, etc.).
• Enfin, nombre d'hypoglycémiques, ne souffrant ni de diabète, ni d'un des problèmes évoqués ici, considèrent l'hypoglycémie comme une affection à part entière.

Attention consultez

Consultez si les crises arrivent régulièrement, même lorsque vous surveillez votre alimentation. Elles pourraient signaler un dysfonctionnement hormonal au niveau du pancréas : sécrétion trop importante d'insuline (hormone nécessaire au stockage du sucre) ou trop faible de son antagoniste, le glucagon, qui permet d'utiliser les réserves de sucre pour en augmenter le taux dans le sang.

QUI CONSULTER ?

• Pour obtenir des conseils nutritionnels : un micronutritionniste, un nutritionniste, un naturopathe, un diététicien.
• En complément, pour traiter le terrain : un acupuncteur, un auriculothérapeute, un homéopathe, un phyto-aromathérapeute, un praticien de reiki, etc.
• Pour apprendre à gérer vos énergies et le stress : une des nombreuses psychothérapies présentées dans ce livre, la sophrologie, la relaxation, la méditation ou la pratique d'une gymnastique douce ou énergétique (qi gong, taiji quan, yoga) sont quelques-unes des voies de guérison possibles.

À faire soi-même

LES BONS RÉFLEXES AU QUOTIDIEN

• Si vous éprouvez des malaises hypoglycémiques, c'est que quelque chose ne va pas dans votre dernier repas – excès d'aliments à indice glycémique élevé (voir Diabète non insulinodépendant, p. 302). Surveillez vos aliments et leur mode de préparation. Seul le changement de vos habitudes alimentaires supprimera vos malaises et vous évitera des complications.
• En cas de malaise, mangez un sucre. Le résultat ne sera que provisoire : ne tardez pas à manger quelque chose de plus consistant (un fruit, une barre de céréales sans sucre ajouté, un yaourt, etc.).

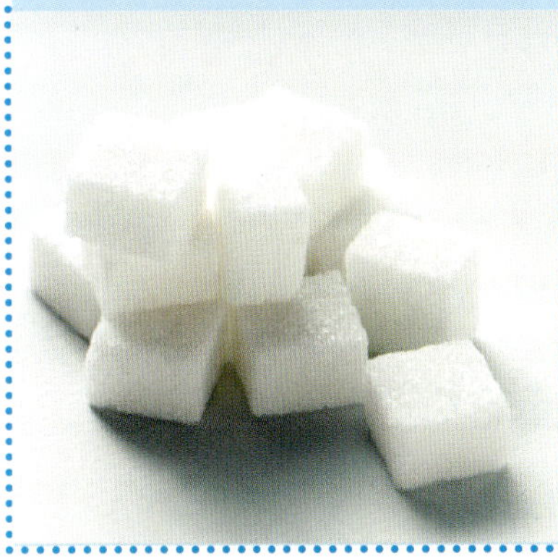

Indigestion

Lorsque nous sommes pris de nausées, de maux de ventre et de vertiges, nous avons tendance à parler de « crise de foie », alors que ce dernier n'est en rien responsable. L'indigestion est la manifestation d'un trop-plein de l'estomac ou d'un déséquilibre alimentaire.

Voir aussi Estomac (maux d'), *p. 318,* Intoxication, *p. 347, et* Vésicule biliaire, *p. 417.*

SYMPTÔMES

- Nausées, vomissements.
- Lourdeurs d'estomac.
- Mal de tête.
- Fatigue, faiblesse générale.
- Fièvre.

PRINCIPALES CAUSES

- Lorsque **trop d'aliments** arrivent dans l'estomac en un laps de temps trop court, celui-ci doit sécréter une quantité excessive de sucs gastriques pour entamer le processus de la digestion. Débordé, il se contracte pour oblitérer le conduit qui le relie à l'intestin (le pylore). **L'estomac**, fermé, devient « lourd ».
- S'il contient beaucoup de gras, après un abus de charcuterie ou de chocolat, par exemple, la **vésicule biliaire** est par ailleurs très sollicitée. Elle se contracte spasmodiquement, ce qui crée une douleur lancinante et un état nauséeux.

Attention consultez

Au-delà de 2 jours, si les symptômes persistent et si la fièvre monte, vous êtes peut-être victime d'une intoxication alimentaire. Vomissements et selles très sombres feront suspecter des saignements dans l'intestin ou le rectum.

À faire soi-même

LES BONS RÉFLEXES AU QUOTIDIEN

- Mangez léger (de préférence des aliments végétaux), mais mangez quand même.
- Évitez tout aliment gras (friture, sauce, etc.) et toute boisson alcoolisée.
- Buvez abondamment : de l'eau, des tisanes (sauge), du bouillon de légumes (bien salé si vous avez la diarrhée), des jus de fruits, par exemple.

POUR SE SOULAGER VITE

Phytothérapie

- ES Matricaire (400 à 1200 mg par jour en 2 à 3 prises) ou EPS Camomille (1 cuillerée à café deux à quatre fois par jour).

Digitopuncture, Shiatsu, Do-in

- Massez Gros intestin 4 : pressez en glissant votre pouce le long du bord externe de l'index jusqu'à la butée dans l'angle pouce-index. Répétez une dizaine de fois des deux côtés. **Attention**, ce point est contre-indiqué chez la femme enceinte.

QUI CONSULTER ?

- En général, ce problème, de cause évidente, n'appelle pas de consultation.
- En cas de symptômes persistants, reportez-vous aux conseils donnés à Intestins (troubles de l'), p. 345, et Intoxication, p. 347.

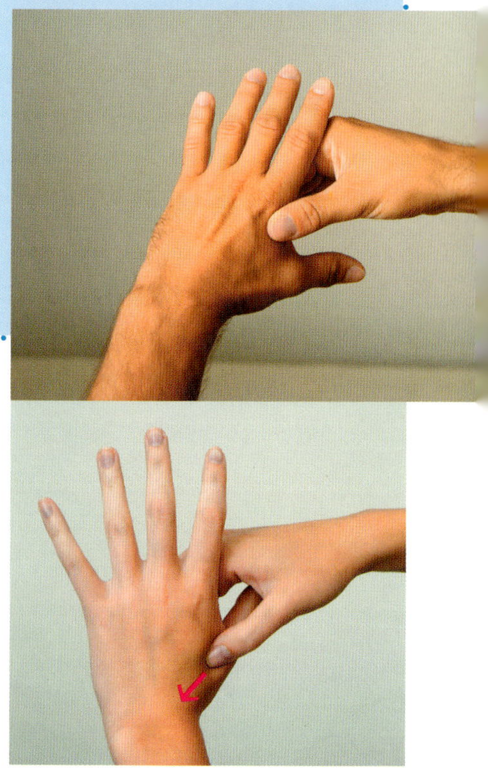

Gros intestin 4

Infection
(conduite à tenir en cas d')

L'infection est l'atteinte d'un tissu ou d'un organe par un agent pathogène (bactérie, virus, champignon, parasite). Nombre de symptômes diffèrent selon la nature et le siège de l'attaque, mais la fièvre, notamment, est toujours présente.

SYMPTÔMES

Symptômes généraux

- **Fièvre**.
- Douleur.
- Fatigue.
- Perte d'appétit.

Infection cutanée

- **Plaie rouge**, douloureuse.
- **Pourtour chaud**.
- Fièvre.
- Ganglions.

PRINCIPALES CAUSES

- L'infection d'une plaie par les germes aériens est normale, c'est elle qui provoque l'activation du système immunitaire. Cependant, si les germes sont particulièrement agressifs ou que la plaie a été mal nettoyée et mal traitée, le risque est grand que l'infection déborde et gagne l'ensemble de l'organisme (septicémie).
- En voyage, les conditions d'hygiène parfois médiocres et le contact avec des germes inhabituels favorisent les infections, la turista par exemple (voir Diarrhée, p. 304).
- À l'inverse, en milieu hospitalier, les traitements antibiotiques et les techniques de pointe favorisent le développement de germes résistants, à l'origine d'infections sévères (infections nosocomiales).

Attention consultez

Réagissez devant tout signe d'infection persistant au-delà de 2 jours ou semblant s'aggraver.

QUI CONSULTER ?

- Un homéopathe, un acupuncteur, un phyto-aromathérapeute, un auriculothérapeute, etc.

À faire soi-même

LES BONS RÉFLEXES AU QUOTIDIEN

- La **prévention** consiste à renforcer votre terrain, ce qui suppose une bonne **hygiène de vie**, notamment en cas d'**épidémie**, de **voyage** ou d'**hospitalisation**.
- Mangez léger tout en consommant beaucoup de vitamines et d'oligoéléments : céréales, poisson, œufs, viande blanche, volaille maigre...
- Prenez des aliments riches en **vitamine C** : des légumes (céleri, chou vert, cresson, épinard, oseille, persil, poivron, pomme de terre, raifort, tomate), des agrumes (cédrat, citron, orange, pamplemousse, etc.) et autres fruits (ananas, cassis, fraise, framboise, goyave, groseille, kiwi, etc.). Ajoutez éventuellement, pendant une dizaine de jours, un complément de vitamine C – extraits d'acérola (1 g par jour pour un adulte, 400 mg par jour pour un enfant) ou de cynorrhodon, jus de baies d'argousier, par exemple.

Suite p. 342

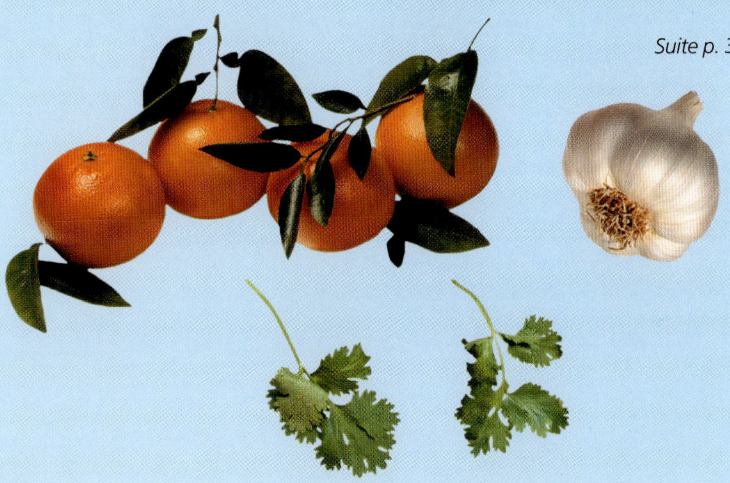

À faire soi-même

Suite de la p. 341

- Supprimez les boissons alcoolisées ou à base de caféine (café, thé, certaines boissons gazeuses, etc.), les boissons et jus industriels (sodas, limonades, etc.), les viandes grasses, les charcuteries, le fromage, les graisses animales, les sauces, les fritures, le sucre et les sucreries (bonbons, glaces, entremets et desserts industriels, pâtisseries, etc.).
- Aromatisez vos menus avec de l'ail, de l'oignon, du thym, de la sarriette, du romarin, de l'origan, de la cannelle, du girofle…

Attention, la cannelle est contre-indiquée chez la femme enceinte.

- Assaisonnez vos plats avec des condiments et des épices anti-infectieux (ail, cannelle, curry, oignon, piment rouge, romarin, sarriette, thym, etc.).
- Buvez abondamment (eau, tisanes, thé vert léger).
- Réduisez ou, mieux, arrêtez le tabac.
- Enfin, soutenez votre flore intestinale en prenant un probiotique.

EN ATTENDANT LA CONSULTATION

Phytothérapie

- En **prévention**, prenez chaque jour (en commençant si possible 7 à 10 jours avant un voyage, une hospitalisation, un contact avec des personnes malades…, et en poursuivant 2 semaines après) : extrait de pépins de pamplemousse (trois fois par jour, 6 gouttes chez l'enfant de moins de 6 ans, 15 chez le grand enfant et l'adolescent, 30 chez l'adulte).
- **En cas d'infection** : extrait de pépins de pamplemousse (trois fois par jour, 6 gouttes chez l'enfant de moins de 6 ans, 15 chez le grand enfant et l'adolescent, 30 chez l'adulte) ou EPS Cyprès et Échinacée à parties égales (1 cuillerée à café quatre fois par jour pendant 7 jours ; chez l'enfant, 1 cuillerée à café par 10 kg de poids et par jour).

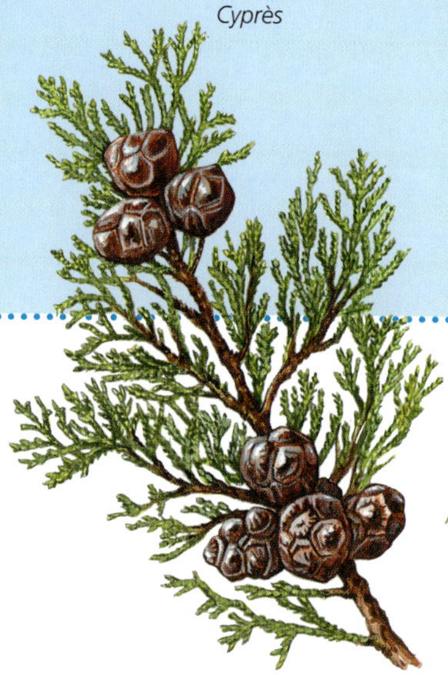

Cyprès

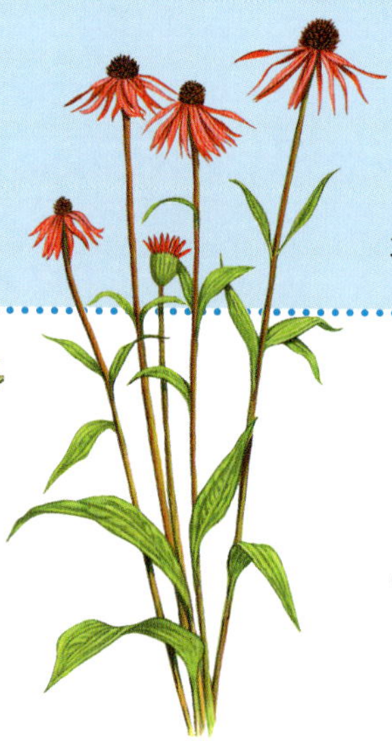

Échinacée

Aromathérapie

- De très nombreuses HE ont de réelles propriétés anti-infectieuses (antivirales, antibactériennes, antimycosiques). Reportez-vous à Aromathérapie (p. 20) afin de choisir une ou deux HE adaptées à vos besoins. Prenez 2 gouttes trois fois par jour dans un peu de miel. **Attention**, n'administrez pas d'HE à un enfant de moins de 30 mois sans avoir consulté un pédiatre aromatologue.

Oligothérapie

- En **prévention**, prenez chaque jour (en commençant si possible 7 à 10 jours avant un voyage, une hospitalisation…, et en poursuivant 2 semaines après) : Cuivre-Or-Argent, 1 dose par jour.
- **En cas d'infection** : mettez en place le plus tôt possible un traitement associant Cuivre, homéopathie et phyto- ou aromathérapie.

Ce traitement sera suffisant dans bien des infections courantes. Alternative : Cuivre, 3 doses par jour durant 3 jours, puis 2 doses par jour durant 1 semaine ; ou Cuivre-Or-Argent, 1 dose par jour pendant 10 à 30 jours.

Insomnie

difficultés d'endormissement, réveils nocturnes

L'insomnie est un trouble chronique du sommeil, qui n'offre plus à notre corps le temps nécessaire de récupération. Il entraîne deux types de symptômes : la nuit, une difficulté à s'endormir, des réveils nocturnes qui fragmentent le temps de repos ; le jour, l'installation dans le mal-être du fait d'un état de fatigue grandissant.

SYMPTÔMES

- Difficultés d'**endormissement**.
- **Réveil** précoce avec sensation de manque de sommeil.
- Réveil nocturne à la moindre stimulation externe
- Réveil nocturne prolongé.
- Lassitude dans la journée, avec ou sans envie impérieuse de dormir.
- Irritabilité.

PRINCIPALES CAUSES

- **Se coucher surexcité**, énervé, contrarié, trop peu de temps après avoir travaillé sur un écran ou regardé la télé rend l'endormissement difficile. Se mettre au lit aussitôt après avoir mangé ou bu un **excitant** (thé, café, parfois jus de fruits), fumé du tabac, pris une drogue ou un médicament comme la cortisone, produit le même résultat nocif.
- L'**alcool** altère la qualité du sommeil : l'ivresse ponctuelle provoque un sommeil léger et instable ; l'alcoolisme en perturbe les cycles en profondeur.
- Il suffit parfois de peu de chose pour devenir insomniaque : trop de bruit, trop de lumière, des couleurs trop vives dans la chambre ou, au contraire, une obscurité absolue sont suffisants pour que, sans que vous vous en rendiez compte, le sommeil tarde à venir.
- Changer sa **routine** produit une perturbation du même ordre : une nuit à l'hôtel, si vous n'y êtes pas habitué, est souvent synonyme de nuit blanche. Le décalage horaire suite à un voyage perturbe durablement le sommeil (voir Biorythmes, p. 34).
- Un **excès d'activité physique ou intellectuelle** en fin de journée ou le soir entraîne une hyperstimulation de l'organisme et des mécanismes de vigilance.
- Le **stress**, des difficultés professionnelles et familiales, une dépression déclarée ou masquée sont des facteurs fréquents d'insomnie.
- De plus, avoir **peur de ne pas dormir** déclenche un stress qui empêche effectivement de dormir. Il n'est pas rare d'entrer dans un cercle vicieux de ce type après un événement grave, un choc post-traumatique, une opération chirurgicale.

Des causes objectives

Il existe des causes organiques objectives d'insomnie : l'apnée du sommeil (courts arrêts respiratoires durant la nuit entraînant des microréveils, souvent inconscients, et une chute du taux d'oxygène dans le sang), le syndrome des jambes sans repos (perceptions anormales dans les jambes provoquant le besoin de les remuer, ce qui rend l'endormissement très difficile), l'ankylose des jambes ou les crampes des mollets chez les diabétiques et les femmes enceintes.

Attention consultez

Certains signes doivent vous faire réagir : vous vous endormez rapidement mais vous vous réveillez en pleine nuit ; votre sommeil est entrecoupé de réveils multiples, ou bien vous avez beaucoup de mal à vous endormir. Quel que soit votre cas, si vous avez l'impression que votre sommeil n'est jamais réparateur, consultez, car l'insomnie risque de devenir chronique ; il vous serait alors difficile de vous en débarrasser.

QUI CONSULTER ?

- Pour restaurer vos cycles énergétiques : un acupuncteur, un auriculothérapeute, un chromothérapeute ou un praticien de reiki par exemple.
- En complément, pour traiter le terrain : un homéopathe, un phyto-aromathérapeute, un médecin anthroposophe, etc.
- Pour apprendre à gérer vos émotions et le stress : une des nombreuses psychothérapies présentées dans ce livre, l'hypnose, la sophrologie, l'haptonomie, la relaxation, la méditation, la florithérapie.
- Dans tous les cas, pratiquez une gymnastique douce ou une gymnastique énergétique : le taiji quan, le qi gong, le yoga.

À faire soi-même

LES BONS RÉFLEXES AU QUOTIDIEN

• Veillez au confort de votre chambre : température de 17 ou 18 °C ; aération suffisante (dormez la fenêtre ouverte) ; sommier et matelas en bon état, à la fois fermes et doux. Si le bruit vous gêne, portez des tampons auriculaires. Si c'est la lumière du jour, des rideaux épais devraient faire l'affaire.

• Couchez-vous et levez-vous à heures fixes (toute la semaine). Le soir allez au lit quand vous avez sommeil. En soirée, évitez si possible de faire du sport, de l'exercice, d'avoir des distractions (lecture, spectacle, musique, etc.) stressantes ou trop captivantes.

• L'insomnie est souvent due à des troubles de la digestion : dînez léger (idéalement, un féculent ou une légumineuse, des légumes et un fruit, plus l'huile d'assaisonnement ; éventuellement du pain et un laitage) ; ne vous couchez pas juste après le repas. Certaines personnes voient leur sommeil troublé par les excitants – boissons à base de caféine (café, thé noir, boissons à base de kola) ou alcoolisées, menthe, etc. Si c'est votre cas, évitez-les après 16 ou 17 heures.

• Notez que le tabac perturbe toujours le sommeil.

EN ATTENDANT LA CONSULTATION

Homéopathie

• Insomnie classique des **personnes stressées** qui se réveillent 2 heures après s'être endormies pour se rendormir peu avant la sonnerie du réveil : Nux vomica 9CH, 3 granules le soir durant 1 mois.

• Endormissement **devant la télé** ou **vers la fin du dîner**, puis sommeil impossible une fois au lit : Ambra Grisea 9CH, 3 granules le soir.

• Insomnie due à un **bouillonnement d'idées**, à une excitation ou une bonne nouvelle : Coffea 9CH, 3 granules le soir, de façon ponctuelle.

• Insomnie de l'**enfant** (qui s'endort avec une veilleuse puis se réveille) améliorée par la présence de la mère : Stramonium 9CH, 3 granules le soir.

• Enfant confondant le jour et la nuit, ou adulte en **décalage horaire** : Cypripedium pubescens 9CH, 3 granules le soir durant 15 jours.

Phytothérapie

• ES Eschscholtzia 200 mg matin et soir, ou 400 mg au coucher. En EPS : Eschscholtzia, Passiflore, Valériane, Houblon ou Aubépine (1 à 2 cuillerées à café au coucher). **Attention**, Eschscholtzia est contre-indiquée chez l'enfant et chez la femme enceinte pendant le premier trimestre de la grossesse et l'allaitement.

Aromathérapie

• À l'aide d'un diffuseur, vaporisez HE Lavande vraie dans les 30 minutes précédant votre coucher. Ou prenez la même huile à raison de 2 gouttes au coucher.

Oligothérapie

• Insomnie due à de l'**anxiété**, des angoisses : Manganèse-Cobalt, 1 dose par jour 5 jours par semaine, et Lithium, 1 à 2 doses par jour durant 2 à 4 semaines.

• Insomnie par **excitation vespérale** : Manganèse, 1 dose par semaine, et Aluminium, 1 dose par jour.

Massage auriculaire

• À l'aide d'une pointe mousse, massez-vous les points 58 Shenmen, 102 Rein, 22 Occiput, 108 Cœur, 18 Matière grise (partie inférieure de la face postérieure de l'antitragus). Voir illustration p. 29.

Digitopuncture – Shiatsu – Do-in

• Massez longuement Vessie 62 (sous la pointe externe de la cheville).

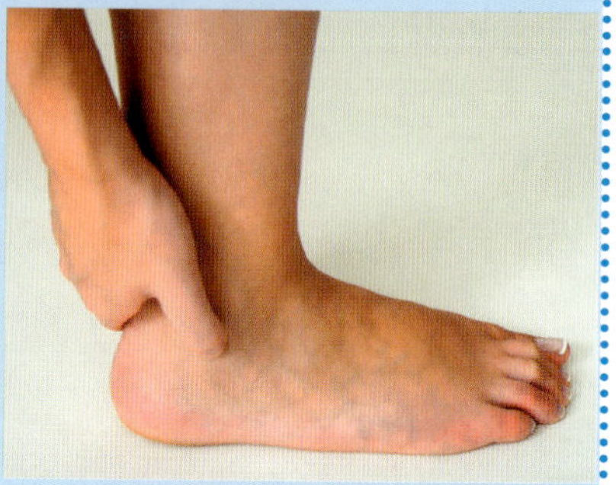

Vessie 62

• Pour faciliter l'**endormissement** : avec le bout de l'ongle, pressez Estomac 45 (à l'angle externe de l'ongle du deuxième orteil). Débutez par le pied droit, puis terminez par le gauche.

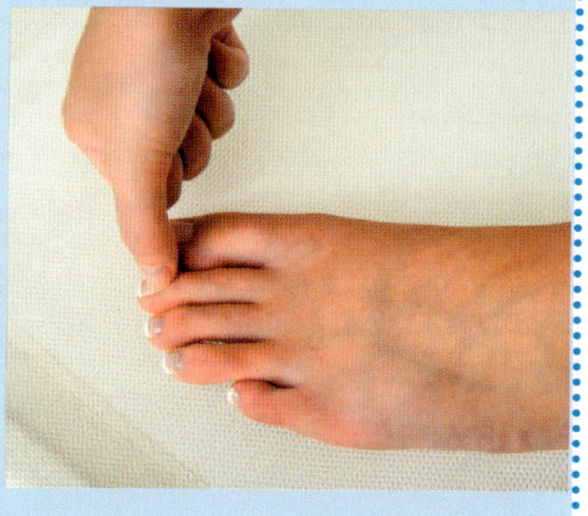

Estomac 45

Ensuite, pressez au centre de votre éminence thénar pendant 2 minutes : exercez des pressions de 5 secondes, espacées de quelques secondes.

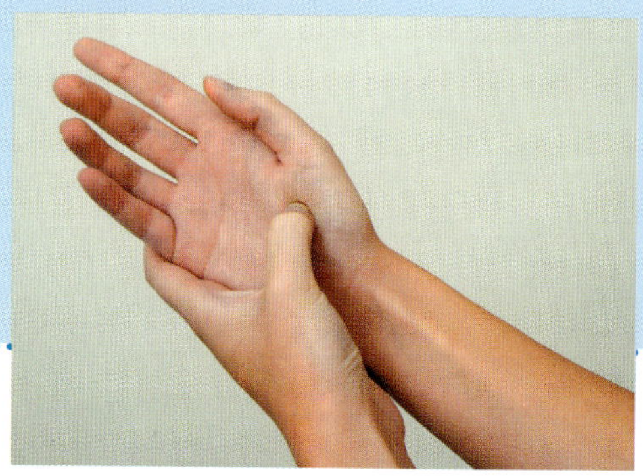

Éminence thénar

Intestin (troubles de l')

ballonnements, colite, colique, colopathie, flatulences

L'intestin est un organe long et complexe, où s'achève la digestion. Ce qui l'affecte a des répercussions sur l'ensemble de notre corps. Des simples ballonnements sans gravité à la colite ou à la colopathie fonctionnelle, l'intestin est le lieu de maux très différents, dont il faut savoir mesurer la gravité.

SYMPTÔMES

Ballonnements

- Sensation de **distension abdominale** 1 heure après le repas.
- **Gargouillements**.
- **Flatulences**.
- Constipation.

Colique du nourrisson

- **Pleurs** intenses, inconsolables et fréquents.
- **Irritabilité**.
- **Flatulences** nombreuses.

Colite

- **Ballonnements**, flatulences (odorantes ou non), gargouillements.
- **Douleurs abdominales** diffuses.
- **Douleurs anales** précédant la défécation.
- **Constipation** ou **diarrhée** (voire alternance des deux).

Colopathie fonctionnelle

- **Douleurs abdominales** récidivantes, soulagées par la défécation.
- Modification du rythme des **selles** et de leur consistance.
- Parfois fatigue, irritabilité, maux de tête, troubles urinaires, règles difficiles, tendance dépressive.

Rectocolite hémorragique

- **Diarrhée sanglante** avec mucosités.
- **Fièvre**.
- **Douleurs abdominales**.
- Perte d'appétit, **amaigrissement**.
- **Fatigue** générale.

Les coliques du nourrisson

Elles sont classiques et nul n'en connaît les raisons. Rassurez-vous cependant : elles n'ont rien à voir avec la façon de porter le bébé ou son alimentation. Un bébé qui a des coliques n'est pas malade ! Les coliques feraient partie du développement normal de l'enfant. Vous ne devez donc pas vous en inquiéter, sauf si elles perdurent au-delà des 6 mois et si elles s'accompagnent de saignements.

PRINCIPALES CAUSES

- Le processus de la **digestion** est initié dans la bouche avec la mastication et l'imprégnation de salive, puis dans l'estomac, où les aliments sont attaqués par les sucs gastriques. La digestion proprement dite a lieu dans les intestins (intestin grêle, côlon). Elle donne lieu à l'émission normale de gaz (hydrogène et méthane surtout), produits par la fermentation bactérienne.
- L'accumulation de ces gaz est susceptible de provoquer une dilatation abdominale et des **ballonnements** (ou aérocolie). Ce sont les affections intestinales les plus fréquentes et elles ne concernent, dans le langage courant, que le côlon ou gros intestin. Les ballonnements de l'intestin grêle sont plus difficiles à séparer d'autres affections comme la gastroentérite (voir Diarrhée, p. 303), parfois signes de gravité (d'occlusion, par exemple). La principale cause est la digestion d'aliments particulièrement fermentescibles comme les protéines (viande rouge), les légumes secs et les sucres lents (pâtes, riz, etc.). Manger en parlant ou en mâchant mal est un facteur d'aggravation, car la fluidité de la digestion est en rapport avec la petite taille des morceaux.
- Un trop-plein de gaz provoque également des **flatulences** (leur expulsion par l'anus). On l'explique le plus souvent par une hypersensibilité du côlon, une **difficulté à digérer** certains sucres (lactose, fructose du miel et de certains fruits, alcool), ou encore l'ingestion d'aliments (artichaut, banane, choux, haricots secs, lentilles, prune, etc.) et boissons spécifiques (bière, certains vins).
- La **colite**, beaucoup plus grave, est liée à une diminution de l'irrigation sanguine du côlon ou à une infection bactérienne, virale, mycosique ou parasitaire. Parmi ces dernières figurent le choléra, les salmonelloses et la turista (voir Diarrhée, p. 303).
- La **colopathie fonctionnelle**, ou syndrome du côlon irritable, est une permanence de symptômes douloureux alors que l'examen clinique ne décèle rien d'anormal. D'origine à la fois **psychique** et **alimentaire**, la colopathie fonctionnelle concerne plus volontiers les femmes et les anorexiques.

La rectocolite hémorragique

C'est une maladie inflammatoire continue du côlon et du rectum. D'origine multiple (génétique, environnementale, alimentaire, mode de vie, etc.), la rectocolite se signale notamment par des fèces sanguinolentes et des glaires. Des manifestations cutanées (aphtes notamment), des atteintes rhumatismales et des conjonctivites, entre autres, peuvent également s'associer aux symptômes précédents.
Le diagnostic, difficile à établir précisément, doit orienter de toutes les façons vers un régime adapté à la fragilité constatée du côlon (évitez les boissons gazeuses, les épices, les charcuteries, les féculents, le pain complet, etc.).

Attention consultez

La récurrence ou l'installation des symptômes (douleurs permanentes, présence de sang dans les selles, changement de la couleur et de la consistance des selles, diarrhées ou, au contraire, constipation prolongées, etc.) doivent vous conduire à consulter.

QUI CONSULTER ?

- En première intention, pour assurer la prise en charge du système digestif : un micronutritionniste, un nutritionniste, un naturopathe, un diététicien.
- En complément, pour traiter le terrain : un homéopathe, un acupuncteur, un auriculothérapeute, un phyto-aromathérapeute ou un praticien de reiki.
- Pour apprendre à gérer les émotions et le stress : une des nombreuses psychothérapies présentées dans ce livre, l'hypnose, la sophrologie, l'haptonomie, la relaxation, la méditation, la florithérapie.
- Pour faire circuler les énergies dans votre corps, pratiquez une gymnastique douce ou le taiji quan, le qi gong ou le yoga.

À faire soi-même

LES BONS RÉFLEXES AU QUOTIDIEN

- Pratiquez une **activité physique** régulière (gymnastique douce ou énergétique, jogging, marche, etc.).
- Prenez un probiotique.
- Mangez à heures régulières, dans le calme. Mâchez soigneusement chaque bouchée. Si parfois vous n'avez pas le temps, mangez moins cette fois-là. Faites de petits repas, quitte à prendre une collation dans la journée.
- Consultez pour obtenir des **conseils alimentaires personnalisés**. Dans les grandes lignes :
  - réduisez les aliments raffinés, sucrés, trop salés, les graisses animales, les sauces, les fritures, les grillades ;
  - préférez les cuissons au four, à l'eau, à la vapeur, à l'étouffée ou en papillote ;
  - buvez plutôt en dehors des repas.
- Si vous avez beaucoup de gaz, supprimez les chewing-gums et les boissons gazeuses.

EN ATTENDANT LA CONSULTATION

Homéopathie

- Spasmes occasionnels **améliorés en se penchant en avant** (en se pliant en deux) : Colocynthis 5CH, 3 granules matin et soir durant 3 ou 4 jours.
- Douleurs occasionnelles **améliorées en s'étirant vers l'arrière** : Dioscorea 5CH, 3 granules matin et soir durant 3 ou 4 jours.
- **Flatulences** et douleurs avec **mauvaise digestion** (faim vite rassasiée) : Lycopodium 9CH, 1 dosepar semaine durant 2 mois.
- **Colite ancienne** chez quelqu'un qui rumine ses **soucis** (tendance à la cellulite) : Thuya 9CH, 1 dose par semaine durant 2 mois.
- **Coliques** passagères du **nourrisson** :
  - l'enfant crie, visage rouge : Cuprum 9CH, 2 granules matin et soir durant 2 ou 3 jours ;
  - durant la poussée dentaire : Chamomilla 9CH, 2 granules matin et soir durant 2 ou 3 jours.

Phytothérapie

- **Flatulences** : menthe, graines d'anis vert ou de fenouil en condiment, assaisonnement ou infusion.
- **Spasmes** : camomille (en infusion, 5 à 10 têtes par tasse ; ou en poudre, 2 à 4 g par jour) ou EPS Mélisse et Passiflore à parties égales, 1 cuillerée à café deux à quatre fois par jour.

Aromathérapie

- Troubles intestinaux : prenez 2 gouttes d'HE Camomille romaine deux à quatre fois par jour selon l'intensité des troubles.
- **Gastroentérite** : prenez 2 gouttes deux à quatre fois par jour d'HE Mélaleuque à feuilles alternes (Tea tree).

Massage auriculaire

- Ballonnements, **flatulences** : à l'aide d'une pointe mousse, massez-vous les points 57 Système neurovégétatif, 58 Shenmen, 99 Gros intestin, 95 Estomac, 104 Foie, 105 Rate (voir illustration p. 29).
- **Colite** : à l'aide d'une pointe mousse, massez-vous les points 57 Système neurovégétatif, 58 Shenmen, 99 Gros intestin, 111 Triple réchauffeur (voir illustration p. 29).

Réflexothérapie

- **Colite spasmodique** : massez les zones réflexes plantaires (de chaque côté) plexus solaire et côlon (voir illustration p. 209). Vous pouvez utiliser de l'huile d'amande douce (28 ml) contenant des HE de Lavande et de Camomille (1 ml de chaque).

Digitopuncture – Shiatsu – Do-in

- Ballonnements, **flatulences** : la main pliée en coquille, frappez doucement la région de votre nombril.

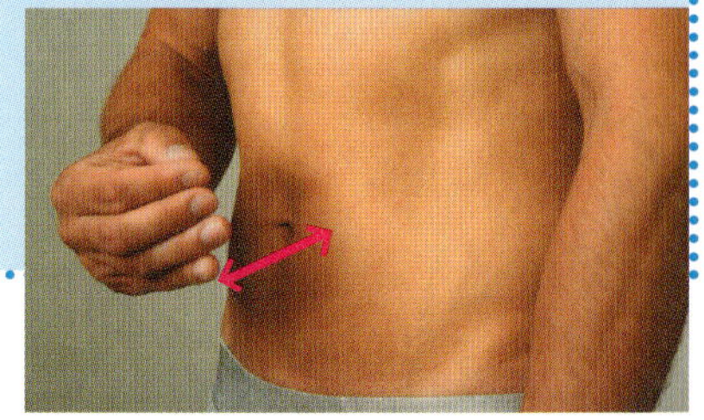

Intoxication

empoisonnement

L'intoxication est une atteinte de tout ou partie de l'organisme par une substance toxique qui lui est étrangère. Le toxique a pénétré par voie digestive (aliment, médicament, etc.), respiratoire (gaz, aérosol, etc.), cutanée (injection, produit franchissant la barrière de la peau). Lorsque l'intoxication résulte d'un acte volontaire, destiné à nuire, on parle d'empoisonnement.

Voir aussi Nausées, *p. 358.*

SYMPTÔMES

Symptômes généraux

• Douleur abdominale.
• Nausées, vomissements.
• Diarrhée.
• Fièvre.
• Maux de tête, fatigue.

Selon le toxique ingéré

• Bouche sèche ou salivation.
• Brûlures (bouche, œsophage, estomac).
• Crampes et douleurs musculaires.
• Vertiges, torpeur, somnolence, hypothermie.
• Troubles respiratoires, cardiaques, urinaires.

PRINCIPALES CAUSES

• Les intoxications les plus communes sont **alimentaires** : des molécules toxiques sont fabriquées par des bactéries, des virus ou des champignons installés dans des aliments à la fraîcheur douteuse ou préparés à partir d'une eau contaminée. Fabriqués par des champignons microscopiques, les mycotoxines – dont l'aflatoxine (voir encadré) – sont aussi des agents cancérigènes. Les intoxications par les champignons vénéneux sont relativement rares, mais peuvent être graves, voire mortelles.

• Les autres intoxications se produisent à la suite de l'utilisation, de l'inhalation ou de l'ingestion de **substances toxiques artificielles**, sur le **lieu de travail**, mais aussi, et surtout, à la **maison** : produits ménagers, de décoration (panneaux de particules, revêtements, colles, peintures, solvants) ou de jardinage (pesticides, herbicides). La toxicité de certains composants de ces produits peut être le fait de très faibles doses, répétées sur de nombreuses années.

• Chaque année, des gens meurent également d'**intoxications médicamenteuses**. Un surdosage, le plus souvent, mais aussi la prise simultanée de médicaments incompatibles ou bien de principes actifs inadéquats par rapport à la situation du malade sont alors en cause.

L'aflatoxine

• C'est l'un des pires cancérigènes naturels connus. Elle entraîne aussi des mutations chez l'embryon. L'aflatoxine n'est pas toxique en elle-même, elle le devient lorsqu'elle est dégradée dans l'organisme. Le produit de sa digestion s'insinue dans l'ADN, dont il perturbe la stabilité et la « lecture » lors de la synthèse des protéines.

• L'aflatoxine est produite par certains champignons (moisissures) que l'on rencontre habituellement sur les graines sèches stockées en atmosphère chaude et humide – les cacahuètes et les pistaches, par exemple.

Que faire en cas d'ingestion d'un produit toxique ?

• Prévenez le centre antipoison le plus proche. Indiquez l'âge, le sexe, le poids, la taille de la victime, le nom du produit ingéré (conservez-le), la quantité ingérée et l'heure d'ingestion.
• Allongez la victime sur le côté.
• Ne la faites pas vomir. Si vous le faisiez, le produit ne serait plus circonscrit à l'estomac, mais se répandrait, notamment dans l'œsophage et la bouche.
• Ne lui faites pas boire du lait : les matières grasses capteraient une partie du produit, facilitant son passage dans l'intestin, bien plus fragile que l'estomac.

Attention consultez

Tout état anormal en relation avec l'exposition à un produit toxique ou l'ingestion d'un plat ou d'un médicament implique une consultation. Face à des signes de gravité ou en cas d'ingestion directe d'un produit réputé toxique, contactez au plus vite un service d'urgences ou un centre antipoison.

QUI CONSULTER ?

- Selon les cas et la nature du problème :
- le centre antipoison le plus proche ;
- les urgences, votre médecin traitant ;
- un homéopathe, un phyto-aroma-thérapeute, etc.

À faire soi-même

LES BONS RÉFLEXES AU QUOTIDIEN

- Buvez abondamment, très souvent, à petites gorgées (eau, tisanes ou thé vert sucrés au miel, bouillons de légumes bien salés). Buvez d'autant plus que vous avez de la diarrhée, des sueurs abondantes, des vomissements. Par contre, supprimez totalement les boissons alcoolisées.

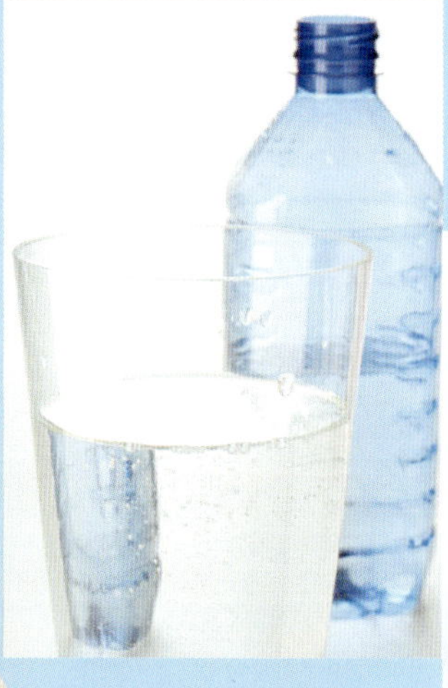

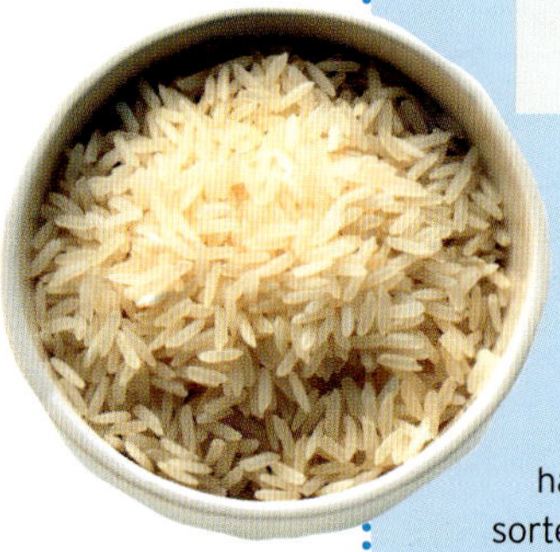

- Supprimez pendant 2 à 3 jours les produits animaux, les graisses cuites, les laitages, les aliments riches en fibres (céréales et pain complets, haricots secs, choux de toutes sortes, oignon, etc.).
- Mangez du riz cuit à l'eau, de la purée de carottes et de pommes de terre, de la compote de pommes, des bananes, du pain blanc grillé, des yaourts ou du fromage blanc maigres (à 0 %).

EN ATTENDANT LA CONSULTATION

Phytothérapie

- ES Matricaire, 400 à 1200 mg par jour en 2 ou 3 prises ; ou EPS Grande Camomille, 1 cuillerée à café deux à quatre fois par jour.
- En cas de **diarrhée** : infusion de feuilles de myrtille, de ronce, de framboisier et de chêne, 1 l par jour en complément des autres boissons ; ou Salicaire ES, 400 mg avec un grand verre d'eau, après chaque selle.

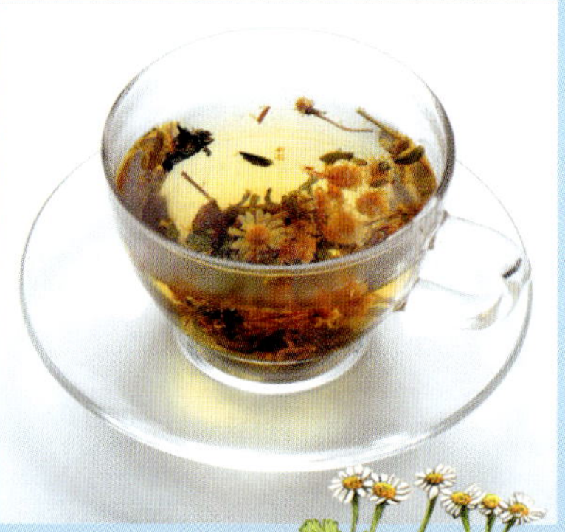

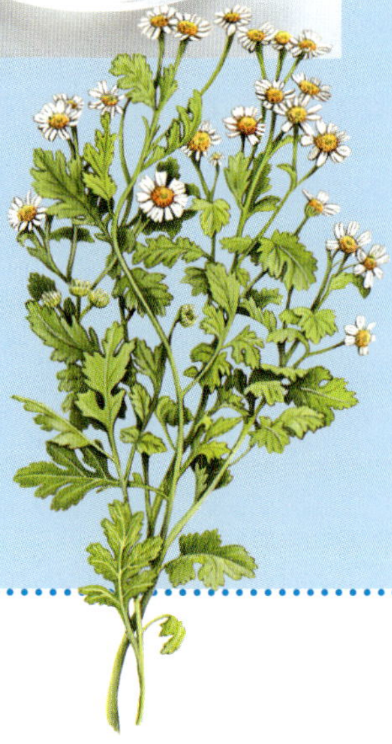

Grande Camomille

Maladies infantiles

bronchiolite, coqueluche, oreillons, rougeole, rubéole, scarlatine, varicelle

Les maladies de l'enfance – rougeole, rubéole, scarlatine… – sont rarement graves. Elles ont même leur utilité, puisqu'elles sont l'occasion, pour un système immunitaire encore immature, d'apprendre à reconnaître, à combattre et à prévenir l'attaque d'un agent extérieur.

Voir aussi Fièvre, *p. 322,* Rhume, *p. 381,* Toux, *p. 407, et* Zona, *p. 423.*

SYMPTÔMES

Bronchiolite du nourrisson

• 2 premiers jours : symptômes identiques à ceux d'une **rhinopharyngite**.
• Vers le 3e jour :
- **toux** sèche avec difficulté à respirer ;
- **respiration plus rapide** que d'habitude, plus ou moins **sifflante**, et comme venant du ventre (« tirage »).
• Fièvre absente ou peu élevée.

Coqueluche

• **Éternuements**, nez qui coule, **toux**, fièvre plus ou moins marquée.
• Après 1 à 2 semaines :
- **quintes de toux caractéristiques** de la maladie : 5 secousses expiratoires suivies de 1 longue inspiration bruyante rappelant le « chant du coq » ;
- **épuisement**, crises de **suffocation**, vomissements, arrêt respiratoire (apnée), cyanose.

Oreillons

• Forte **fièvre** (39 à 40 °C).
• Maux de tête.
• **Difficultés** à ouvrir la bouche, à mastiquer et à avaler.
• **Gonflement** douloureux sous les oreilles et la mâchoire pendant 3 jours environ.

Rougeole

• Forte **fièvre**.
• **Écoulement** nasal, larmoiement, **toux** sèche.
• **Petits boutons blancs** à l'intérieur des joues, puis éruption cutanée de **boutons rouge foncé** sur le visage, se rejoignant et s'étendant progressivement sur le corps.

Rubéole

• **Fièvre** plus ou moins élevée.
• **Éruption** inconstante de boutons toujours séparés les uns des autres.
• Apparition fréquente de **ganglions**.

Scarlatine

• Forte **fièvre** (39 à 40 °C).
• Maux de **gorge** et de **ventre**, parfois vomissements.
• **Éruption** (coloration rouge de la peau) qui débute au thorax et à la racine des membres et s'étend progressivement aux extrémités (sauf paumes et plantes) et au visage.
• **Rougeur des muqueuses** : gorge et langue (épaisse et comme une framboise).
• **Ganglions** cervicaux.

La bronchiolite du nourrisson

Causée par un virus (le VRS), cette maladie s'attaque aux bronches. La toux provoque une détresse respiratoire ponctuelle, mais impressionnante. Bénigne néanmoins, la bronchiolite se soigne naturellement. Une kinésithérapie respiratoire peut être prescrite afin d'aider le bébé à expectorer (chasser) les mucosités qui se sont accumulées.

Varicelle

• **Éruption** sur tout le corps (y compris cuir chevelu, paume des mains, organes génitaux, intérieur de la bouche).
• **Boutons roses** espacés, se transformant en petites **vésicules** (cloques) qui se percent.
• Au séchage des vésicules, formation d'une **croûte** qui disparaît en une dizaine de jours.
• **Prurit** souvent marqué.

PRINCIPALES CAUSES

• La rougeole, les oreillons et la rubéole sont déclenchés par des myxovirus (groupe de virus à ARN, de la même famille que les virus de la grippe, voir p. 328).
• La varicelle est causée par un virus de la famille des herpès virus (voir Herpès, p. 337), le virus varicelle-zona (voir Zona, p. 423).
• La scarlatine est une angine bactérienne à streptocoque bénigne.
• Contrairement à ce que l'on croit très souvent, la coqueluche est une affection grave causée par une bactérie (*Bordetella pertussis*), elle peut toucher l'adulte quel que soit son âge et on peut avoir la coqueluche plusieurs fois dans sa vie.

Attention consultez

Consultez si votre enfant tousse, a de la fièvre, les yeux qui coulent, des difficultés à avaler, des ganglions gonflés. Faites-le sans tarder s'il est en bas âge et/ou s'il a du mal à déglutir, à respirer ou à s'alimenter.

QUI CONSULTER ?

- En première intention, votre pédiatre.
- En complément, pour traiter le terrain de votre enfant : un homéopathe, un phyto-aromathérapeute, etc.

La vaccination

Vacciner votre enfant n'est pas une obligation légale. Les politiques publiques de santé vous le recommandent cependant car, dans certains cas, les maladies infantiles revêtent des formes graves. Par ailleurs, cela permet d'éviter de contaminer des proches au système immunitaire fragile, notamment les personnes âgées.

Pour mémoire, voici à quel âge on procède à la vaccination – lorsqu'elle est possible.

Coqueluche : à partir de 3 mois.

Rougeole, oreillons, rubéole (ROR) : à partir de 12 mois.

Varicelle : le vaccin n'existe que pour les adultes.

Scarlatine : il n'existe pas de vaccin.

À faire soi-même

LES BONS RÉFLEXES AU QUOTIDIEN

- Plus votre enfant est petit, plus vite il se déshydrate en cas de fièvre. Faites-le beaucoup **boire** : de l'eau, des tisanes (aspérule, bourrache, coquelicot, mauve, ronce, sureau, violette, par exemple), du thé vert léger, du bouillon de légumes, etc.

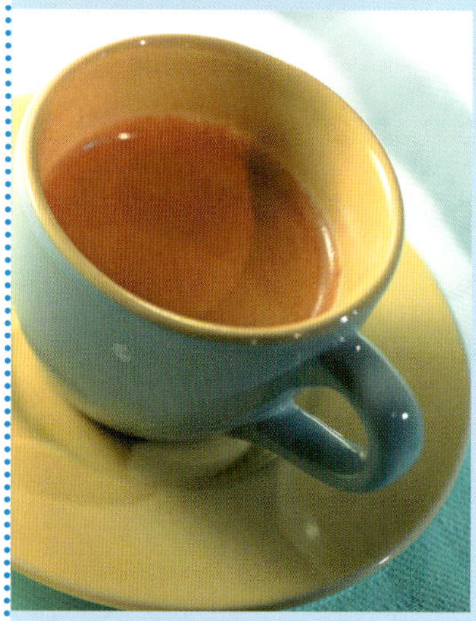

- En cas de **forte fièvre** :
  - donnez-lui un bain ayant une température de 2 °C en dessous de la sienne (par exemple, un bain à 38 °C pour une température de 40 °C) ;
  - enveloppez-le, du cou aux pieds, dans un linge humide : trempez un drap de bain ou un peignoir, par exemple, dans de l'eau à 37-38 °C ; essorez-le et enveloppez votre enfant nu dedans. Puis enroulez des couvertures autour en ne laissant dépasser que la tête. Laissez-le ainsi une demi-heure.
- Évitez-lui de la fatigue inutile : écartez les viandes grasses, les charcuteries, les fritures, les sauces, le fromage, les sucreries, etc., de ses menus.
- Par contre, donnez-lui des aliments riches en **vitamine C** : des légumes (céleri, chou vert, cresson, épinard, oseille, persil, poivron, tomate, pomme de terre, raifort), des agrumes (cédrat, citron, orange, pamplemousse, etc.) et autres fruits (ananas, cassis, fraise, framboise, goyave, groseille, kiwi, etc.). Ajoutez-y de l'ail, de l'oignon, du pollen, de la levure de bière sèche et de la gelée royale.

EN ATTENDANT LA CONSULTATION

Phytothérapie

- Extrait de pépins de pamplemousse (6 gouttes deux fois par jour avant 3 ans, 15 gouttes trois fois par jour chez l'enfant, et 30 gouttes trois fois chez l'adolescent) ; ou EPS Échinacée et Cyprès à parties égales (1 cuillerée à café par 10 kg de poids et par jour, en 2 ou 3 prises quotidiennes).

Oligothérapie

- Cuivre, 3 doses par jour durant 2 jours, puis 2 doses par jour durant 1 semaine.
- En cas d'**écoulement nasal** : instillez-lui dans chaque narine des gouttes à base d'argent trois fois par jour.

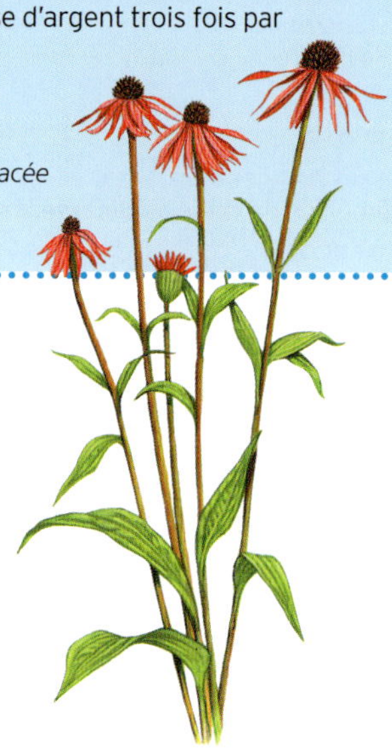

Échinacée

Mémoire (troubles de la)

Notre habilité à mémoriser et à convoquer en fonction de nos besoins tel ou tel souvenir ou apprentissage est mise en œuvre dans chacun de nos gestes et comportements, chaque seconde de notre vie. Aussi, permanents ou passagers, affectant les souvenirs proches ou lointains, les troubles de la mémoire sont très invalidants. D'origine psychique ou neurologique, traumatique ou fonctionnelle, ils sont parfois les symptômes d'une maladie neurodégénérative.

Voir aussi Circulation (troubles de la), *p. 288, et* Convulsions, *p. 296.*

SYMPTÔMES

Troubles de la mémoire à court terme

- Incapacité à se rappeler les faits récents.
- Défaut d'attention.
- Repli sur soi.
- Perturbation du sommeil.

Troubles de la mémoire à long terme

- Perte de la notion de temps, de lieu.
- Difficulté à reconnaître les autres, à se souvenir des événements du passé.
- Dépression.

PRINCIPALES CAUSES

- Un événement **traumatisant** peut durablement affecter son souvenir.
- Un **accident vasculaire cérébral**, voire une simple perte de connaissance, est susceptible de léser les aires du cerveau affectées à la mémorisation.
- Les **crises neurologiques** (épilepsie, épisodes de démence, crises d'hystérie), une **tumeur** ou une **blessure** au cerveau peuvent également influer sur la mémoire, de même que certains **médicaments** (neuroleptiques, antidépresseurs, anticonvulsivants).
- Une **maladie dégénérative** (Alzheimer, Creutzfeldt-Jakob, Parkinson, etc.) commence très souvent sa lente progression par la destruction des connexions neuronales dans les aires du cerveau attribuées à cette capacité.

Attention consultez

Tout trouble de ce type appelle votre attention : il vous faut absolument caractériser le type de mémoire perdu afin d'en déterminer l'origine.

QUI CONSULTER ?

- Pour traiter le terrain : un acupuncteur, un homéopathe, un phyto-aromathérapeute, un auriculothérapeute, un naturopathe, etc.
- Pour améliorer la circulation des énergies dans votre corps : le taiji quan, le qi gong, le yoga.

À faire soi-même

LES BONS RÉFLEXES AU QUOTIDIEN

- Conservez une **activité physique** régulière : 30 minutes chaque jour ou quatre fois par semaine de gymnastique, de marche rapide, de natation, de vélo, de jogging, etc.
- Maintenez votre vie intellectuelle, culturelle et sociale.
- Entretenez votre cerveau, il a besoin d'énergie, de **vitamines**, de **minéraux**, de **phospholipides** (constituants des membranes des neurones), d'**oméga-3** (de DHA en particulier). Consommez en particulier : des abats, des algues, des céréales, du chocolat noir (à dose modérée), des fruits secs et frais, de l'huile biologique de colza ou de noix (2 à 3 cuillerées à soupe par jour), des légumes frais, des légumineuses, des œufs, des poissons gras des mers froides, de la volaille.
- Attention à quelques **faux amis** :
  - le **café** à petites doses est bénéfique, au-delà de 2 tasses par jour, c'est le contraire ;
  - un peu d'**alcool** est bénéfique (jusqu'à l'équivalent de 1 verre de vin par jour pour une femme, de 2 pour un homme) ; au-delà, c'est le contraire ;
  - les sucres lents sont indispensables au fonctionnement du cerveau, alors que les **sucres rapides** donnent un bref coup de fouet avant de provoquer une baisse notable des performances, des troubles de la concentration et de l'attention ;
  - enfin, le **tabac** est nocif.
- Parmi les **compléments** utiles, prenez de la levure de bière sèche, des germes de blé, du pollen, de la gelée royale...

EN ATTENDANT LA CONSULTATION

Phytothérapie

- Infusion de feuilles de chêne : 20 g par litre d'eau.
- Chez l'**adolescent** et l'**adulte** : lécithine de soja, 2 à 4 gélules par jour.
- Au-delà de **50 ans** : Ginkgo en 2 prises par jour (poudre ou extrait sec : 1000 mg par jour ; extrait normalisé : 120 à 240 mg par jour ; EPS : 1 à 2 cuillerées à café).

Ménopause (troubles de la)

bouffées de chaleur

La ménopause (ou climatère) survient, chez une femme, à la cinquantaine. Ses ovaires cessent alors de produire des hormones sexuelles. Ce bouleversement de l'équilibre hormonal a de multiples conséquences sur l'organisme (fatigue, prise de poids, sécheresse de la peau, sécheresse vaginale, etc.) et la psychologie (baisse de la libido, dépression, irritabilité, insomnie…).

Voir aussi Menstruation (troubles de la), *p. 354.*

SYMPTÔMES

Préménopause

• Troubles des règles : cycles irréguliers, plus courts ou plus longs.
• Saignements en dehors des règles, règles plus abondantes ou moins abondantes.
• Apparition ou aggravation d'un syndrome prémenstruel ou d'une mastose. Voir Sein (affections du), p. 384.

Ménopause

• Absence de règles.
• Bouffées de chaleur, avec ou sans suées.
• Sécheresse vaginale.
• Modification dermatologique.
• Prise de poids et épaississement de la taille.
• Troubles de l'humeur.
• Fatigue.

PRINCIPALES CAUSES

• Vers l'âge de 50 ans, le cycle menstruel s'arrête, par arrêt du développement de follicules. Cette disparition entraîne le tarissement de la synthèse des œstrogènes et de la progestérone au niveau des ovaires. Cela ne se produit pas du jour au lendemain, mais en 3 à 4 ans. Durant ce laps de temps, le corps réagit, parfois de façon douloureuse, à la **modification de son imprégnation hormonale**, notamment :
- le vieillissement de la peau s'accélère à cause d'un assèchement général de l'épiderme, tandis que la masse graisseuse augmente au niveau du ventre ;
- la vessie peut s'ouvrir spontanément lors d'efforts violents ou d'un rire franc ;
- le vagin, moins lubrifié, moins élastique, perd de sa souplesse, ce qui rend moins aisés les rapports sexuels.

• Un des signes caractéristiques de cette période est la **bouffée de chaleur**. Son mécanisme reste mal connu, mais il semblerait que l'élévation du taux d'hormones hypophysaires dans le sang (en particulier l'hormone folliculo-stimulante, ou FSH), suite à la carence en œstrogènes, soit en cause en provoquant une élévation de la température du corps. Secondairement, cette dernière provoquerait un afflux de sang à la surface de la peau pour refroidir l'organisme tout en provoquant la transpiration.

• Ces manifestations climatériques sont mal vécues par de nombreuses femmes, entraînant une irritabilité, la **déprime**.

Attention consultez

Sans danger, les bouleversements de l'équilibre hormonal ont des conséquences multiples, tant physiques que psychologiques, mal vécues par 1 femme sur 2. N'hésitez pas à vous faire accompagner par des praticiens qui vous aideront à vivre au jour le jour, le mieux possible, cette période importante en vous évitant tout accès dépressif et en réduisant les risques sur le plan cardiovasculaire, osseux et pondéral.

Le traitement hormonal de substitution (THS)

Des études montrent qu'il y a un risque réel, quoique faible, que ce traitement accélère le développement d'un cancer du sein. Il accroît également le risque d'accidents cardiovasculaires et thromboemboliques (infarctus, accident vasculaire cérébral…). Depuis 2003, en France et dans de nombreux pays, le THS est donc prescrit, à la plus faible dose possible, durant la période la plus courte possible, à destination uniquement des femmes qui ne supportent pas les manifestations de la ménopause.

QUI CONSULTER ?

• Pour traiter le terrain : un acupuncteur, un phyto-aromathérapeute, un homéopathe, un auriculothérapeute, un praticien de reiki, etc.
• Pour garder la forme, pratiquez une gymnastique douce ou une gymnastique énergétique : le taiji quan, le qi gong, le yoga.

À faire soi-même

LES BONS RÉFLEXES AU QUOTIDIEN

• Pratiquez une **activité physique** régulière, moyenne à intense : 30 minutes chaque jour ou 40 minutes quatre fois par semaine de gymnastique, de marche rapide, de natation, de vélo, de jogging, etc., et/ou une gymnastique énergétique ou douce.

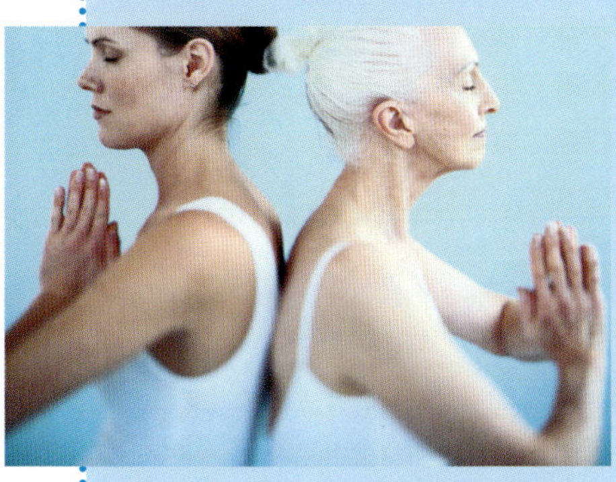

• Veillez à vous assurer des apports suffisants :
- en **calcium** : buvez de l'eau minérale (vérifiez l'étiquette) et mangez des fruits secs, des légumes verts à feuilles (choux, bettes, par exemple), des oranges, du poisson (pilchard, notamment), etc. ;
- **en vitamine D** : consommez de la chair et du foie de poissons gras, des huiles de poisson, des jaunes d'œufs, du foie de bœuf ou de veau, etc. En France, du fait de la latitude, il vous faudra souvent prendre un complément sur prescription médicale ;
- en **oméga-3** : poissons gras des mers froides (anchois, espadon, flétan, hareng, maquereau, rouget, sardine, saumon, thon rouge ou blanc, notamment), huiles de poisson, de colza, de noix, de carthame, etc. ;
- en **protéines** (surtout en acides aminés « branchés ») : mangez du blanc d'œuf, du poisson, des viandes blanches, de la volaille ;
- en **fibres solubles** (céréales complètes, fruits, légumes, etc.).

• **Réduisez** votre consommation de sel. Faites attention au sel « caché » (charcuteries, chips, conserves, fromage, plats cuisinés, préparations industrielles).

• **Limitez** les graisses animales (charcuteries, crème, fromage, viandes grasses, sauces, etc.).

• Buvez 1,5 à 2 l par jour : de l'eau, du thé vert, des tisanes, voire du vin (1/2 verre par repas).

EN ATTENDANT LA CONSULTATION

Homéopathie

• **Bouffées** de chaleur chez les femmes ayant la parole facile, bonnes vivantes : Lachesis 9CH, 3 granules tous les jours durant 3 mois.

• **Bouffées** avec palpitations et **angoisses** : Amylium nitrosum 5CH, 3 granules tous les jours durant 3 mois.

• Bouffées **nocturnes** avec anxiété et sensation de défaillance : Lilium tigrinum 9CH, 3 granules tous les jours durant 3 mois.

• Chaleur qui monte **depuis le bas du dos jusqu'à la tête** avec mains moites : Phosphorus 7CH, 3 granules tous les jours durant 3 mois.

• Chaleurs et **sueurs abondantes** (personne émotive) : Jaborandi 4CH, 3 granules tous les jours durant 3 mois.

• Bouffées violentes avec **palpitations** (tempérament coléreux et grande frilosité) : Aurum metallicum 7CH, 3 granules tous les jours durant 3 mois.

Phytothérapie

• **Bouffées** de chaleur : EPS Soja (3/4) et Sauge sclarée (1/4), 1 à 2 cuillerées à café par jour.

• Troubles de l'humeur, **nervosité**, irritabilité : aubépine, mélilot, passiflore, ballote (en tisane ou en poudre).

Florithérapie

• Troubles de l'humeur, **nervosité**, irritabilité : la ménopause est une période de fragilité psychologique, émotionnelle et affective. Aidez-vous en choisissant les élixirs qui vous correspondent (voir tableaux p. 66-69).

Massage auriculaire

• **Bouffées** de chaleur : à l'aide d'une pointe mousse, massez-vous les points 57 Système neurovégétatif, 19 Ovaires, 26 Glandes endocrines, 16 Pointe cérébrale, 22 Occiput (voir illustration p. 29).

Digitopuncture - Shiatsu - Do-in

• **Bouffées** de chaleur : pressez le point situé au centre de la paume de votre main.

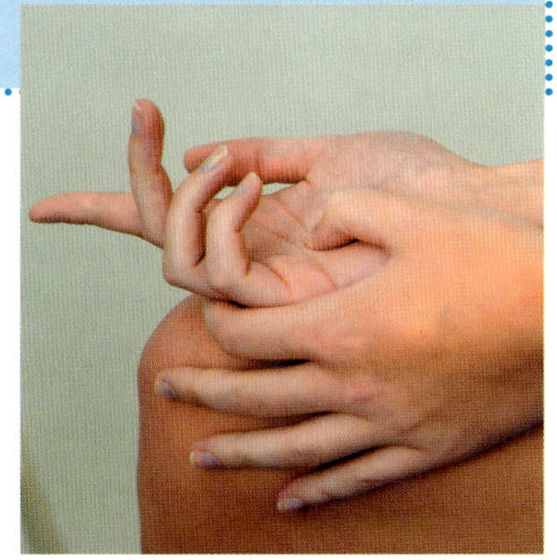

Une ménopause masculine ?

Ce qu'on appelle l'andropause est une réalité que ne cessent de souligner les travaux scientifiques. Passé la cinquantaine, le taux de testostérone a suffisamment diminué pour déclencher une prise de poids, une fonte musculaire, des problèmes d'érection ou des trous de mémoire. Presque tous les hommes sont concernés, plus ou moins fortement. Comme les hommes avouent plus difficilement leurs faiblesses que les femmes, le recours à un suivi psychologique s'avérerait utile.

Menstruation (troubles de la)

La menstruation, ou règles, correspond à l'élimination chaque mois de la muqueuse utérine préparée en vue d'accueillir un œuf fécondé. Elle inaugure le cycle menstruel, période de 28 jours au cours de laquelle la femme élabore un ovule fécondable. Les règles sont souvent associées à différents maux. Des troubles organiques peuvent en outre en modifier le régime, voire les interrompre.

Voir aussi Circulation (troubles de la), *p. 288,* Ménopause (troubles de la), *p. 352, et* Ostéoporose, *p. 365.*

SYMPTÔMES

Syndrome prémenstruel

• Symptômes physiques :
- **seins** douloureux et gonflés,
- **abdomen** ballonné (simples gênes et/ou douleurs importantes),
- **troubles urinaires**,
- prise de **poids**,
- sensation de **gonflement** général, avec extrémités enflées et troubles veineux.

• Symptômes neuropsychiques :
- **humeur** instable, irritabilité, état dépressif, anxiété, maux de tête,
- troubles du **sommeil** : insomnie ou hypersomnie (excès pathologique de sommeil), somnolence,
- **difficultés** à se concentrer, troubles de la mémoire,
- troubles de la faim et de la soif, de la libido, etc.

Troubles des règles

• **Aménorrhée** :
- primaire : non-apparition des règles à la puberté,
- secondaire : interruption de plus de 3 mois du cycle.

• **Dysménorrhée** :
- douleur du bas-ventre souvent intense pendant les règles, survenant parfois quelques heures avant et pouvant durer de 1 à 2 jours,
- dans certains cas : diarrhée, nausées, vomissements, évanouissements.

• **Ménorragie** : règles excessivement abondantes et/ou prolongées.

• Métrorragie : saignements en dehors des règles.

• Spanioménorrhée : cycles longs (plusieurs mois) et irréguliers.

PRINCIPALES CAUSES

• Le **syndrome prémenstruel** est l'ensemble des symptômes que connaissent nombre de femmes les jours précédant les règles. D'origine inconnue, ce syndrome réunit des troubles psychiques et organiques.

• Les règles peuvent être très douloureuses. L'utérus, excité par des sécrétions endométriales (prostaglandines), gagne en effet en tonicité au point de se contracter violemment au moment des règles. Il existe cependant d'autres causes à ces **dysménorrhées**.

• Dans le cas de la **dysménorrhée primaire**, affectant la jeune fille, il s'agit le plus souvent d'un trouble ponctuel qui s'étiole de lui-même. Beaucoup plus rarement, son origine est organique : anomalie structurelle de l'utérus, infection (la tuberculose utérine aboutit à un rétrécissement considérable de l'organe), polykystose ovarienne.

• En ce qui concerne les **dysménorrhées secondaires**, qui apparaissent subitement chez les femmes réglées, il faut évoquer en premier lieu une infection (salpingite, par exemple) ou une pathologie organique (polype, endométriose, fibrome, etc.).

• **L'aménorrhée** peut survenir en cas d'anorexie mentale, d'obésité, de prise de médicaments (antidépresseurs, neuroleptiques, contraceptifs hormonaux, etc.), de troubles thyroïdiens, de maladie grave (tuberculose, anémie, tumeur hypophysaire, par exemple) ou de troubles psychiques. Dans tous les cas, la survenue d'une aménorrhée doit faire rechercher une grossesse.

L'endométriose

Des règles particulièrement abondantes, des saignements entre les règles, des douleurs de fin de règles doivent faire penser à une endométriose, c'est-à-dire la greffe sur d'autres organes de l'endomètre, la muqueuse utérine. Là où il s'installe (le plus souvent sur les ovaires, les trompes, l'épaisseur du muscle utérin, plus rarement sur le vagin, le rectum, les reins ou la vessie), l'endomètre saigne cycliquement, comme le tissu utérin d'origine. La chirurgie gynécologique, l'exposition répétée à certains polluants, perçus par l'organisme comme des hormones sexuelles (les pesticides, par exemple), sont de plus en plus souvent incriminées. L'endométriose peut entraîner une stérilité.

La ménorragie

Les règles abondantes, ou ménorragie, sont considérées comme telles en termes de quantité (volume de moitié supérieure à celui des règles normales) et de durée (plus de 7 jours). Une mauvaise régulation hormonale, responsable de l'épaississement de l'endomètre, est le plus souvent en cause. La présence dans l'utérus de fibromes et de polypes peut également déclencher une ménorragie, de même qu'une infection (endométrite). Le risque majeur en est l'anémie.

Attention consultez

Consultez dès qu'un symptôme ou un trouble, prémenstruel comme menstruel, se fait gênant et très douloureux. Hormis pour les causes organiques, les praticiens de terrain ont presque toujours des solutions à vous proposer.

QUI CONSULTER ?

• Pour soulager et traiter le terrain : un homéopathe, un acupuncteur, un auriculothérapeute, un phyto-aromathérapeute, un praticien de reiki, etc.
• Pour éliminer un éventuel blocage : un ostéopathe, un chiropracteur, un kinésiologue, un fasciathérapeute, par exemple.
• Pour résoudre les problèmes émotionnels, affectifs, comportementaux : une des nombreuses psychothérapies présentées dans ce livre, l'hypnose éricksonienne, la sophrologie, l'haptonomie, la relaxation, la méditation, la florithérapie.
• Dans tous les cas, pratiquez une gymnastique douce ou une gymnastique énergétique : le taiji quan, le qi gong, le yoga.

À faire soi-même

LES BONS RÉFLEXES AU QUOTIDIEN

• Adoptez une alimentation variée, saine et équilibrée : des céréales complètes, des fruits, beaucoup de légumes, des légumineuses, de l'œuf, du poisson, de la viande blanche et de la viande rouge maigre, de la volaille et, bien sûr, des acides gras insaturés (huiles biologiques d'olive, 1 cuillerée à soupe par jour, et de colza ou de noix, 2 cuillerées à soupe par jour).
• Assaisonnez vos plats avec des condiments et des épices (cumin, estragon, menthe, origan, persil, romarin, safran, sauge, serpolet, etc.).

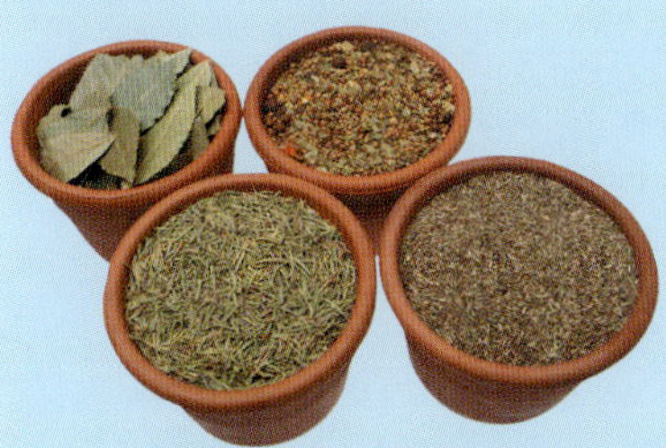

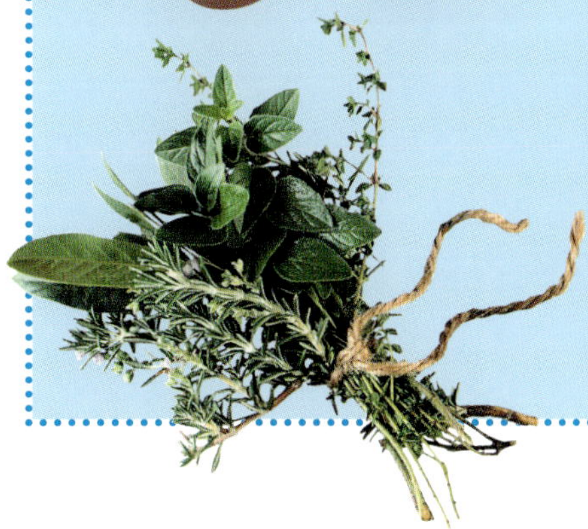

• Prenez de la levure de bière sèche et du pollen.
• Buvez des eaux riches en magnésium et en calcium.
• **Attention**, les douleurs de règles et le syndrome prémenstruel sont aggravés par :
- l'excès de **sel**. Salez moins vos aliments et évitez le sel caché (chips, charcuteries, conserves, fromage – surtout à pâte dure –, plats cuisinés, préparations industrielles, restauration rapide, salaisons, etc.) ;
- les **sucres rapides**. Évitez les sucreries, pâtisseries et desserts industriels (au minimum, la semaine précédant vos règles pour les douleurs, et la quinzaine les précédant pour un syndrome prémenstruel). Méfiez-vous des féculents (pommes de terre, pâtes non complètes, riz blanc).
- Le **tabac** provoque des spasmes et de l'inflammation.
• Pratiquez autant que possible une **activité physique** moyenne à intense : 30 minutes chaque jour ou quatre fois par semaine de gymnastique, de marche rapide, de natation, de vélo, de jogging, etc.
• **En cas de règles douloureuses**, appliquez de la chaleur sur votre bas-ventre et/ou le bas de votre dos (bouillotte, linge chaud, poche de gel chauffée au bain-marie ou au micro-ondes).

À faire soi-même

EN ATTENDANT LA CONSULTATION

Homéopathie

• **Syndrome prémenstruel**, avec seins gonflés et malaise général dans la seconde partie du cycle : Platina 9CH, 1 dose le 14e jour du cycle, et Luteinum 4CH, 3 granules le soir du 15e jour au 1er du cycle suivant, durant 3 mois.

• Règles douloureuses, **avec poids** au milieu du bas-ventre : Aletris farinosa 5CH, 3 granules toutes les heures ; avec **besoin de se plier en deux** : Colocynthis 5CH, 3 granules toutes les heures.

• **Cycle perturbé**, court ou long, avec des règles normales ou hémorragiques, douloureuses ou non : Folliculinum 9CH, 1 dose le 7e jour du cycle, Folliculinum 15CH, 1 dose le 14e jour, et Folliculinum 30CH, 1 dose le 21e jour ; traitement à suivre durant 3 à 6 mois.

• **Règles trop abondantes** durant les premiers jours : en alternance, Sabina 4CH, China 4CH et Ustilago 4CH, 3 granules toutes les heures.

Phytothérapie

• **Syndrome prémenstruel** : Huile d'onagre, 1 à 2 g par jour les 15 jours précédant les règles.

• **Règles douloureuses** : EPS Alchémille (3/4) et Mélisse (1/4), 1 cuillerée à café par jour, la semaine précédant les règles, 3 cuillerées à café pendant les règles.

• **Migraines cataméniales**, en prévention : Nigella sativa TM, 30 gouttes trois fois par jour à partir du 16e jour du cycle.

Aromathérapie

• **Règles douloureuses** : prenez avant tout 2 gouttes d'HE Camomille romaine deux fois par jour dans un peu de miel pendant la période des douleurs.

Massage auriculaire

• **Syndrome prémenstruel** : à l'aide d'une pointe mousse, massez-vous les points 57 Système neurovégétatif, 19 Ovaires, 45 Seins, 39 Abdomen, 16 Pointe cérébrale, 18 Matière grise (moitié inférieure de la face postérieure de l'antitragus). Voir illustration p. 29.

• **Règles douloureuses** : à l'aide d'une pointe mousse, massez-vous les points 58 Shenmen, 57 Système neurovégétatif, 59 Utérus, 26 Glandes endocrines, 18 Matière grise (moitié inférieure de la face postérieure de l'antitragus). Voir illustration p. 29.

Réflexothérapie

• **Règles douloureuses** : massez les zones réflexes (des deux pieds) colonne vertébrale, hypophyse, plexus solaire, cavité pelvienne, ovaire, utérus, trompe, lymphatiques abdominopelviens (voir illustration p. 209).

Digitopuncture - Shiatsu - Do-in

• **Règles douloureuses** : massez-vous Rein 6 (creux sous la pointe de la cheville interne) et Rate 6 (creux au bord postérieur du tibia, à 4 travers de doigt au-dessus de la même pointe).

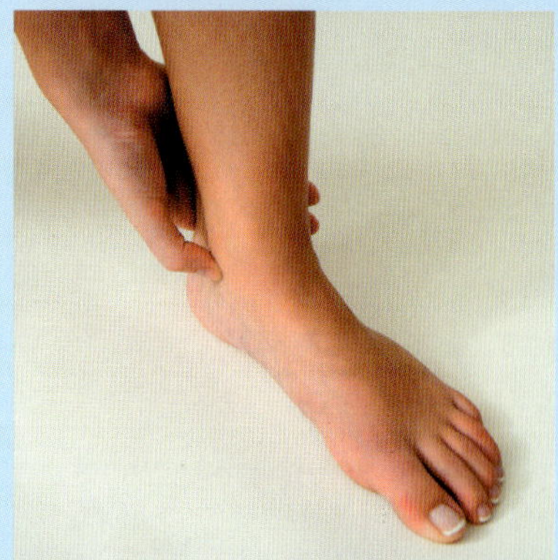

Rein 6

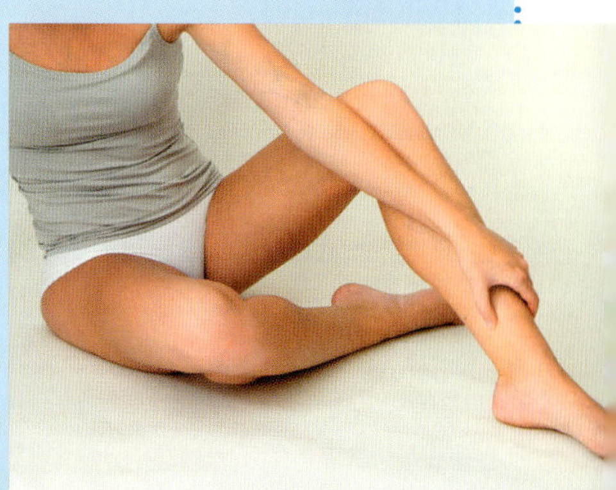

Rate 6

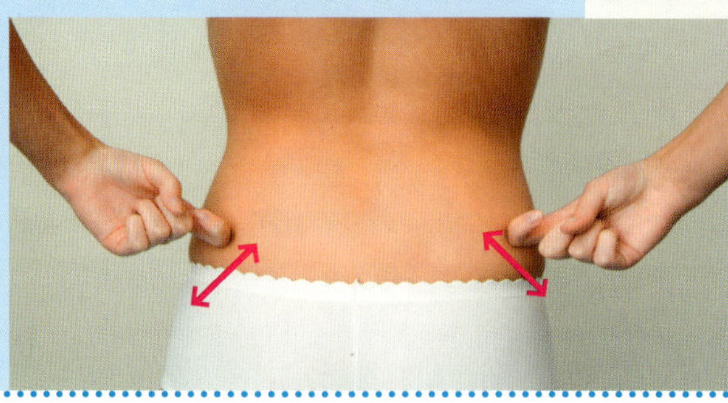

• **Cycles irréguliers** : fermez les poings ; à l'aide des articulations de vos médius, frappez une dizaine de fois au niveau du creux en arrière des ailes de votre bassin.

Mycoses

Notre peau est un véritable écosystème qui repose sur un équilibre d'autant plus fragile qu'elle est confrontée, par nature, au monde environnant. Une multitude de champignons microscopiques affrontent ainsi, jour après jour, les bactéries qui nous protègent.

Voir aussi Cheveux (affections des), *p. 282*, Gorge (maux de), *p. 326*, Ongles (maux des), *p. 364*, *et* Vagin (affections du), *p. 411*.

SYMPTÔMES

Mycoses cutanées

- Plaques rouges ou brunes, partiellement couvertes de vésicules (cloques minuscules) ou de petites croûtes.
- Sensation de démangeaison ou de brûlure.
- Pour le pied d'athlète : épaississement de la peau sur le côté des orteils, voire fissures et desquamation.

Mycoses génitales

- Muqueuses rouges et gonflées.
- Démangeaisons et brûlures.
- Sensations de fissures, de coupures.
- Sécrétions blanchâtres, inodores, rappelant le lait caillé.
- Sécheresse et douleurs importantes rendant les rapports sexuels impossibles.
- Brûlures fréquentes à la miction.

Teigne

- Chute des cheveux ou des poils (barbe) par plaques.
- Apparition à la place d'une tache rouge et arrondie, où la peau pèle.
- Suppuration et formation de croûtes.

PRINCIPALES CAUSES

- Quand l'équilibre écologique entre les espèces de champignons et de levures vivant sur la peau ou une muqueuse est rompu, une espèce peut se mettre à proliférer. C'est alors la mycose. Le système immunitaire réagit : la réaction inflammatoire provoque démangeaisons et brûlures.
- Les mycoses se développent particulièrement en milieu humide.

Évitez notamment :
- la **macération** (port de vêtements serrés ou en tissu synthétique, sueur) ;
- l'**humidité** (séchez-vous soigneusement après le bain ou la douche, notamment entre les orteils ou dans les plis, ne portez pas de chaussettes ni de vêtements humides, etc.) ;

- Elles sont également très **contagieuses**. C'est pourquoi la teigne (qui s'attrape par le simple usage d'un peigne ou d'une brosse appartenant à une personne contaminée) concerne surtout les enfants scolarisés.

Attention consultez

Consultez dès que vous suspectez une mycose. D'une part, même si elles sont bénignes, les infections de la bouche (muguet), du cuir chevelu (teigne), du sexe ou des doigts de pied sont très contaminantes. D'autre part, leur étendue peut alerter sur un diabète ou une faiblesse du système immunitaire. En effet, les germes profitent de la moindre coupure ou plaie pour se disséminer dans le corps via le sang.

QUI CONSULTER ?

- En première intention, pour traiter la mycose : un homéopathe ou un phyto-aromathérapeute, par exemple.
- En complément, pour traiter le terrain : un homéopathe, un phyto-aromathérapeute, un micronutritionniste, un auriculothérapeute, un naturopathe, etc.

À faire soi-même

LES BONS RÉFLEXES AU QUOTIDIEN

- Adoptez une alimentation variée, saine et équilibrée : privilégiez l'ail, les myrtilles, la levure de bière sèche, les germes de blé, ainsi que les acides gras insaturés.
- Limitez notamment les pommes de terre, les carottes et les betteraves.
- Évitez les sucres rapides.
- Réduisez votre consommation de tabac ou, mieux, arrêtez.

EN ATTENDANT LA CONSULTATION

Homéopathie

- Pour éviter les **récidives**, en plus du traitement classique : Psorinum 9CH, 1 dose par semaine, et Candida albicans D8, 1 ampoule le soir, durant 2 mois.

Phytothérapie

- EPS Échinacée, 1 cuillerée à café deux fois par jour.

Aromathérapie

- De nombreuses HE ont des propriétés antimycosiques, mais privilégiez, dans un peu de miel, 2 gouttes d'HE Mélaleuque à feuilles alternes (Tea tree) ou d'HE Thym vulgaire à thujanol, ou d'un mélange à parties égales des deux, trois ou quatre fois par jour.

Nausées

vomissements

La nausée précède le vomissement. Si la première n'est qu'un symptôme bénin, le second peut épuiser le corps.

Voir aussi Intoxication*, p. 347,* Grossesse (maux et accompagnement de la)*, p. 330, et* Transport (mal des)*, p. 409.*

SYMPTÔMES

• Nausées et vomissements sont en eux-mêmes des symptômes.

PRINCIPALES CAUSES

• Il existe un **centre du vomissement** dans la partie basse du cerveau, intermédiaire entre celui-ci et la moelle épinière. Stimulé par un « centre gâchette » installé dans la même région, lui-même excité par le nerf vague (voir encadré p. 320), le centre du vomissement répond par des décharges neurohormonales à l'origine de la sensation de nausée et de sueurs froides. Au-delà d'un certain seuil, elles déclenchent le vomissement.
La stimulation vient, de haut en bas, de l'oreille moyenne (nausée des transports), des capteurs de goût et d'odeur de la bouche et du pharynx, des capteurs de pression situés dans les bronches (vomissements réflexes lors d'une « fausse route ») ou du tube digestif.
• Une infection des méninges (membranes qui entourent le cerveau et la moelle épinière) provoque également nausées et vomissements, de même que la sollicitation de certaines zones du cerveau lui-même (ce qui explique qu'un désordre psychologique puisse générer de tels troubles).
• Cependant, c'est le plus souvent, chez l'adulte comme chez l'enfant, une **intolérance alimentaire** qui est responsable des vomissements.
• Chez la **femme enceinte**, les nausées des 6e aux 14e semaines ont pour origine le fort taux d'œstrogènes qui rendrait le centre gâchette plus sensible.

Attention consultez

Des vomissements répétés vous font courir un risque d'épuisement par déshydratation et perte en sels minéraux. Si vous-même ou un de vos proches vomissez après avoir subi un choc sur le crâne, contactez immédiatement un service d'urgences (risque d'hématome intracrânien). Prenez également au sérieux des traces de sang (lésion de l'œsophage, de l'estomac ou du duodénum) ou des vomissements en jets (méningites). Tout symptôme accompagnant ou précédant le vomissement (mal de tête, douleur dans la poitrine, vertige, prise d'un médicament, par exemple) doit alerter.

QUI CONSULTER ?

• En première intention, votre médecin traitant afin d'en rechercher la cause.
• Ensuite (notamment dans les nausées et vomissements secondaires à des traitements médicaux), un praticien de terrain : un homéopathe, un phyto-aromathérapeute, un micronutritionniste, un acupuncteur, un auriculothérapeute, un naturopathe, etc.
• Pour apprendre à mieux manger (devant des erreurs alimentaires flagrantes) : un micronutritionniste, un nutritionniste, un naturopathe, un diététicien.
• Dans les cas les plus sévères, une approche psychocomportementale est indispensable : une des nombreuses psychothérapies présentées dans ce livre, la sophrologie, la relaxation, la méditation sont quelques-unes des voies de guérison possibles.
• Pour maintenir vos énergies, pratiquez une gymnastique douce ou une gymnastique énergétique : le taiji quan, le qi gong, le yoga.

Le mécanisme du vomissement

Tout part de l'estomac ou du duodénum (première partie de l'intestin) : contraction du pylore et relâchement du cardia, ce qui ouvre l'estomac, puis contraction simultanée du diaphragme et des muscles de l'abdomen, ce qui fait remonter les aliments. Pour éviter l'asphyxie, les voies aériennes se ferment spontanément chez la personne consciente.

À faire soi-même

LES BONS RÉFLEXES AU QUOTIDIEN

• Mangez des aliments légers, faciles à digérer : des légumes (le fenouil possède en plus des vertus antiémétiques) et des fruits, pour l'essentiel. Si vous les digérez bien, vous pouvez aussi prendre des yaourts ou du fromage blanc. Agrémentez vos mets d'un peu de gingembre râpé ou de graines d'aneth, par exemple.

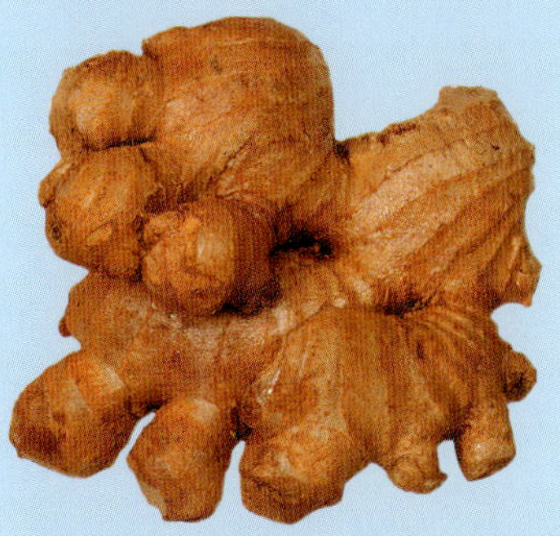

• Buvez abondamment (d'autant plus que vous vomissez et/ou transpirez beaucoup) : de l'eau, des tisanes ou du thé vert léger sucrés avec du miel, du bouillon de légumes bien salé, des jus de fruits frais (**attention**, ils ne sont pas toujours bien acceptés).

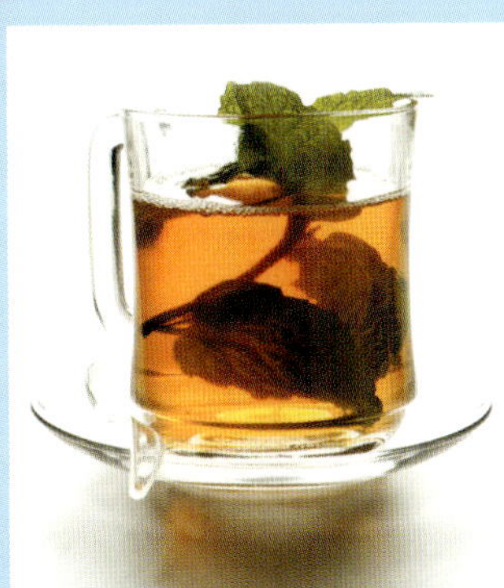

EN ATTENDANT LA CONSULTATION

Homéopathie

• Nausées ou vomissements **avec spasmes** (langue propre et rouge) : Ipeca 9CH ; ponctuellement, 3 granules matin et soir ; en traitement de fond, 3 granules le matin durant 1 mois.

• Nausées dues **à la vue ou à l'odeur des aliments** : Cocculus 9CH ; ponctuellement, 3 granules matin et soir ; en traitement de fond, 3 granules le matin durant 1 mois.

• Nausées et vomissements **acides**, abus de café thé ou tabac : Nux vomica 7CH ; ponctuellement, 3 granules matin et soir ; en traitement de fond, 3 granules le matin durant 1 mois.

• Vomissements **calmés par l'eau froide**, mais recommençant lorsque l'eau s'est réchauffée dans l'estomac : Phosphorus 9CH ; ponctuellement, 3 granules matin et soir ; en traitement de fond, 3 granules le matin durant 1 mois.

• Vomissements et nausées chez les **gros mangeurs** : Allium sativum 4CH ; ponctuellement, 3 granules matin et soir ; en traitement de fond, 3 granules le matin durant 1 mois.

Phytothérapie

• Infusion, avec 20 g pour 1 l d'eau, du mélange mélisse, menthe, camomille et tilleul. Buvez par petites gorgées.

Aromathérapie

• Prenez 1 ou 2 gouttes d'HE Camomille romaine ou d'HE Menthe poivrée, soit dans un peu de miel, soit dans une petite tasse de tisane. Renouvelez si besoin.
Attention, HE Menthe poivrée est formellement contre-indiquée chez l'enfant de moins de 30 mois.

Massage auriculaire

• À l'aide d'une pointe mousse, massez-vous les points 58 Shenmen, 95 Estomac, 94 Cardia, 103 Voies biliaires, 91 Diaphragme, 18 Matière grise (moitié inférieure de la face postérieure de l'antitragus), 22 Occiput (voir illustration p. 29).

Digitopuncture - Shiatsu - Do-in

• Massez Gros intestin 4 : pressez en glissant votre pouce le long du bord externe de l'index jusqu'à la butée dans l'angle pouce-index. Répétez une dizaine de fois des deux côtés.
Attention, ce point est contre-indiqué chez la femme enceinte.

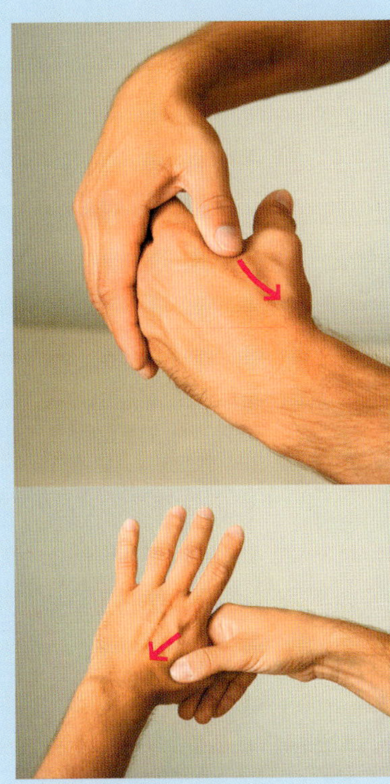

Gros intestin 4

Névralgie

Toujours fulgurante et invalidante, périodique ou soudaine, la névralgie est une douleur suivie par une paralysie ou un engourdissement local et est située sur le trajet d'un nerf écrasé, comprimé ou irrité. Le plus souvent sans conséquence, elle est quelquefois le symptôme d'une maladie grave.

Voir aussi Dos (mal de), *p. 305.*

SYMPTÔMES

• **Crise fulgurante** sans signe avant-coureur.
• Accès suivant quelques minutes ou heures après.
• **Entre 2 crises** :
- soit diminution de la sensibilité, sensations anormales ;
- soit augmentation de la sensibilité (hyperesthésie) avec douleur possible.
• **Névralgie faciale** : paralysie d'une moitié du visage.
• Aggravation au froid, à l'humidité.

PRINCIPALES CAUSES

• La névralgie est une douleur provoquée par la **compression** (le plus souvent au niveau d'une vertèbre comme pour la **sciatique**), l'**irritation** ou la **lésion d'un nerf**. La zone douloureuse est localisée soit à l'endroit où le nerf est connecté au système nerveux central (racines), soit à un endroit quelconque de son trajet.
• Dans le cas de la **névralgie faciale**, c'est la plupart du temps le nerf trijumeau qui est en cause. Celui-ci innerve la face. Il est divisé en trois branches, d'où son nom : la première assure la sensibilité du front, des yeux et du nez ; la seconde celle des joues, depuis la paupière inférieure jusqu'à la lèvre inférieure ; la troisième, enfin, conduit la sensibilité du menton à l'oreille.
Dans la plupart des névralgies faciales, dites trigéminales, il n'est pas possible d'en identifier la ou les causes.
• Elle peut parfois être due à la pression d'une grosseur, d'un kyste, d'une tumeur, bénigne (tel le neurinome, suspecté dans l'utilisation intensive du téléphone portable) ou maligne, sur un tissu environnant le nerf.
• La **sclérose en plaques** peut également se traduire par une névralgie faciale.
• Un **facteur héréditaire** pourrait expliquer, chez certains sujets, le seuil de sensibilité très bas du nerf trijumeau.

Ne pas confondre !

Une douleur aussi brutale qu'insupportable de la face, localisée dans les mâchoires, les orbites ou les dents, accompagnée d'écoulements du nez et des yeux, n'est pas nécessairement symptomatique d'une névralgie. Le plus souvent, c'est une « algie vasculaire », dont l'origine est mal connue. L'algie vasculaire n'est que rarement reliée à une maladie grave, mais son aggravation peut conduire à des désordres psychologiques intenses liés à une douleur difficilement supportable.

Attention consultez

Consultez dès lors que vous ressentez des « coups de couteau », des brûlures, des sortes de décharges électriques dans une partie localisée (visage, coccyx, etc.), ou que la douleur naît lorsque vous appuyez sur une zone très précise, de la face notamment.

Le nerf honteux

Le nerf honteux interne, ou nerf pudendal, peut lui aussi être affecté par une névralgie. Ce nerf, qui descend le long des fesses, innerve les organes sexuels et les sphincters commandant la fermeture et l'ouverture de la vessie et du rectum. Une névralgie pudendale a donc des retentissements sur l'érection ou la sensibilité vaginale et clitoridienne, et entraîne une gêne urinaire et fécale. C'est une maladie très invalidante, qui est parfois « supportée » par l'abandon de toute vie sexuelle.

QUI CONSULTER ?

• En première intention : un homéopathe, un phyto-aromathérapeute, etc.
• En complément éventuel, un praticien de médecine énergétique : un acupuncteur, un auriculothérapeute, un chromothérapeute, un praticien de reiki.
• Dans certains cas (à préciser avec votre médecin) : un ostéopathe, un chiropracteur, un kinésiologue, un fasciathérapeute, notamment.
• En prévention des récidives, pratiquez une gymnastique douce ou une gymnastique énergétique : le taiji quan, le qi gong, le yoga.
• Pour apprendre à gérer le stress ou traiter la composante psychoaffective de vos maux : une des nombreuses psychothérapies présentées dans ce livre, l'hypnose éricksonienne, la sophrologie, la relaxation, la méditation, la florithérapie sont quelques-unes des voies de guérison possibles.

À faire soi-même

LES BONS RÉFLEXES AU QUOTIDIEN

• Buvez abondamment : 1,5 à 2 l par jour (eau, tisanes, thé vert léger, jus de fruits frais, etc.).

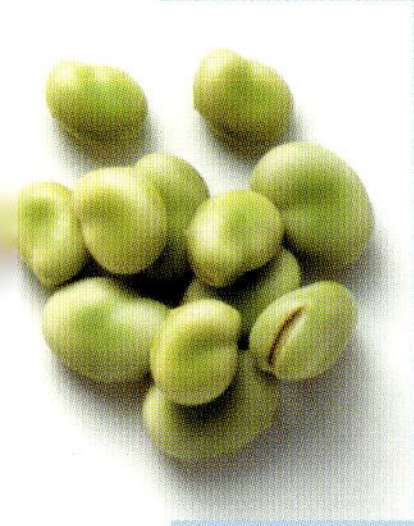

• Mangez des céréales complètes, des fruits, beaucoup de légumes, des légumineuses, des mollusques, du poisson.

• Parsemez vos crudités de levure de bière en paillettes ou de germes de blé.

• Veillez à vos apports en acides gras oméga-3 : huiles biologiques de colza ou de noix (au moins 2 cuillerées à soupe par jour), huiles de poisson, poissons gras des mers froides (anchois, espadon, flétan, hareng, maquereau, rouget, sardine, saumon, thon rouge ou blanc, notamment), fèves de soja, tofu...

• **Attention**, la plupart des huiles végétales, les fritures et les conserves à l'huile aggravent l'inflammation ; évitez-les.

• Adoptez une **respiration** naturelle efficace : lente, ample, abdominale, qui s'articule bien en quatre temps (inspiration, pause, expiration, pause).

EN ATTENDANT LA CONSULTATION

Phytothérapie

• Névralgie **faciale** et **crânienne** : EPS Camomille et Millepertuis à parties égales (1 à 2 cuillerées à café deux fois par jour). **Attention**, ce mélange est contre-indiqué en cas de contraception hormonale.

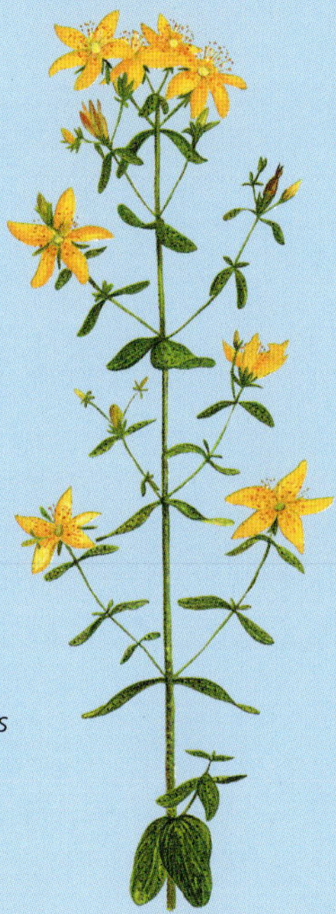

Millepertuis

Aromathérapie

• Prenez 2 gouttes d'HE Camomille romaine et/ou d'HE Eucalyptus citronné à citronellal, ou de leur mélange à parties égales, deux à quatre fois par jour.

• **Frictions locales** : employez HE Lavande vraie, pure ou diluée à 10 % dans de l'huile d'amande douce.

Oligothérapie

• Manganèse, 1 dose par semaine, Magnésium, 1 dose par jour, et Phosphore, 1 dose par jour.

Massage auriculaire

• Névralgie **faciale** : à l'aide d'une pointe mousse, massez-vous les points 58 Shenmen, 14 Joue, 6 Maxillaire supérieur, 7 Maxillaire inférieur (voir illustration p. 29).

• Névralgie **cervicale** : à l'aide d'une pointe mousse, massez-vous les points 58 Shenmen, 41 Cou, 69 Épaule, 15 Tronc cérébral (voir illustration p. 29).

• Névralgie **intercostale** : à l'aide d'une pointe mousse, massez-vous les points 58 Shenmen, 40 Thorax, 18 Matière grise (moitié inférieure de la face interne de l'antitragus), 22 Occiput (voir illustration p. 29).

Obésité

surpoids

L'obésité est un surpoids dommageable pour la santé. C'est une maladie grave, essentiellement liée à un déséquilibre alimentaire, qui est susceptible de s'aggraver jusqu'à menacer la vie de la personne. Il est cependant toujours possible de la freiner, de la stabiliser, voire de la faire disparaître, en adoptant une hygiène de vie adaptée à sa personnalité.

Voir aussi Cholestérol (excès de), *p. 285,* Circulation (troubles de la), *p. 288, et* Diabète non insulinodépendant, *p. 302.*

SYMPTÔMES

- Excès de **poids** affiché par la balance.
- **Tour de taille** supérieur à 90 cm chez la femme (en dehors de la grossesse) et à 100 cm chez l'homme.
- Importante **adiposité** des tissus sous-cutanés, culotte de cheval et autres altérations physiques.
- Difficultés respiratoires (dyspnée) lors de l'effort.

PRINCIPALES CAUSES

- La **prise de poids** est liée à de multiples facteurs, psychologiques (stress, arrêt de la cigarette, par exemple), hormonaux et génétiques, à la prise de médicaments ou au suivi de régimes non adaptés (le corps compense le manque).
- Deux causes sont cependant aisément identifiables : un **régime trop calorique** et déséquilibré, un **manque d'activité** physique.
- L'**obésité** est un excès de masse grasse nocif pour la santé (il accroît les risques de diabète, d'hypertension, de problèmes veineux et de maladies cardiovasculaires) et repérable au niveau de la silhouette, de l'abdomen et/ou des cuisses.

Attention consultez

Pour les adultes entre 20 et 65 ans, un indice a été mis au point, assez fiable (il ne s'applique ni aux femmes enceintes ou allaitantes, ni aux individus très musclés) et offrant un repère objectif : l'indice de masse corporelle (IMC), défini par la formule : IMC = poids (kg)/taille^2 (m). Un résultat contenu entre 25 et 30 révèle un surpoids. Un résultat supérieur à 30 et un tour de taille supérieur à 90 cm (chez la femme) et à 100 cm (chez l'homme) établissent l'obésité. Chez l'enfant, référez-vous aux courbes du carnet de santé.

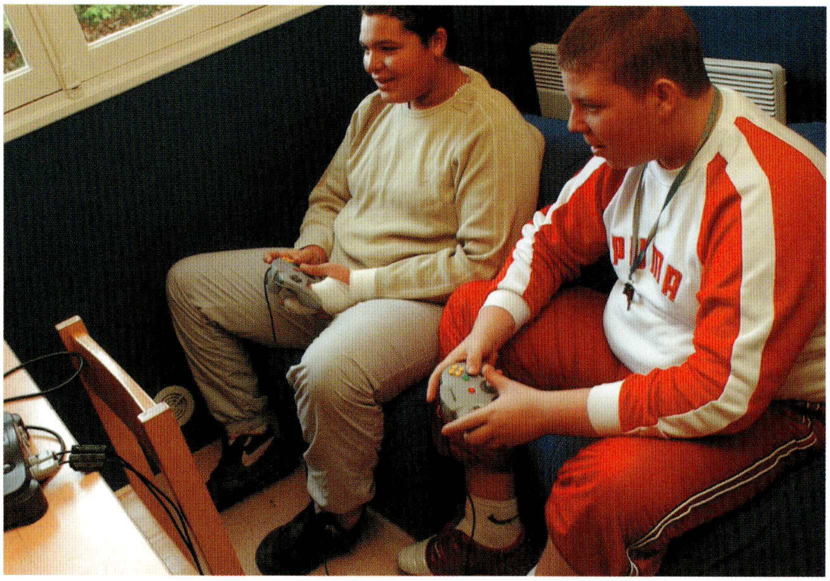

QUI CONSULTER ?

- Pour apprendre à mieux manger : un micronutritionniste, un nutritionniste, un naturopathe, un diététicien.
- Pour traiter le terrain et vous accompagner : un homéopathe, un acupuncteur, un phyto-aromathérapeute, un auriculothérapeute, un médecin anthroposophe, etc.
- Pour bouger, pratiquez une gymnastique énergétique : le taiji quan, le qi gong, le yoga.
- Un soutien psychologique peut être nécessaire : une des nombreuses psychothérapies présentées dans ce livre, l'hypnose éricksonienne, la sophrologie, la relaxation, la méditation sont quelques-unes des aides à votre disposition.

À faire soi-même

LES BONS RÉFLEXES AU QUOTIDIEN

• Il est indispensable de consulter pour obtenir des **conseils personnalisés.** Dans les grandes lignes pourtant, il s'agit de bien respirer, de bouger, de manger et de mâcher futé, et de récupérer !

• Apprenez à **respirer**. Adoptez une respiration naturelle efficace : lente, ample, abdominale, qui s'articule bien en quatre temps (inspiration, pause, expiration, pause).

• Pratiquez une **activité physique** moyenne à intense : 30 minutes par jour ou 40 minutes quatre fois par semaine de gymnastique énergétique (qi gong, taiji quan, yoga), de marche rapide, de natation, de vélo, de jogging, etc.

• **Mâchez** avec soin les aliments. Vous profiterez mieux de leurs nutriments et mangerez moins.

• Adoptez une **alimentation variée**, saine, **équilibrée**, **faciles à digérer**, riche en nutriments : des céréales complètes, des fruits (**attention**, ils sont assez caloriques !), beaucoup de légumes, des légumineuses, des œufs, du poisson, de la viande blanche et de la viande rouge maigre, de la volaille, des yaourts (ou du fromage blanc) et, bien sûr, des acides gras insaturés (huiles biologiques d'olive, 1 cuillerée à soupe par jour, et de colza ou de noix, 2 cuillerées à soupe par jour).

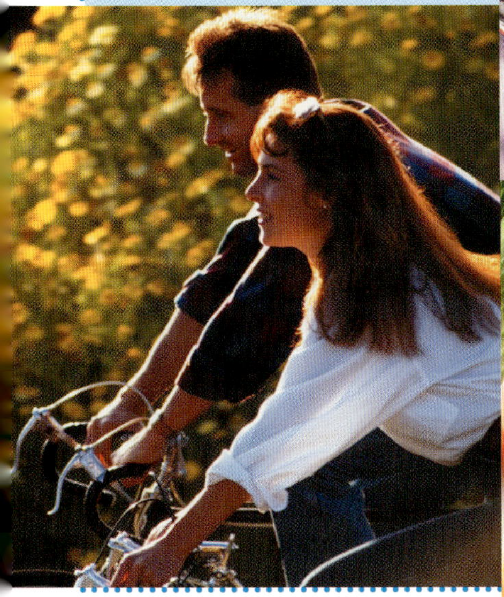

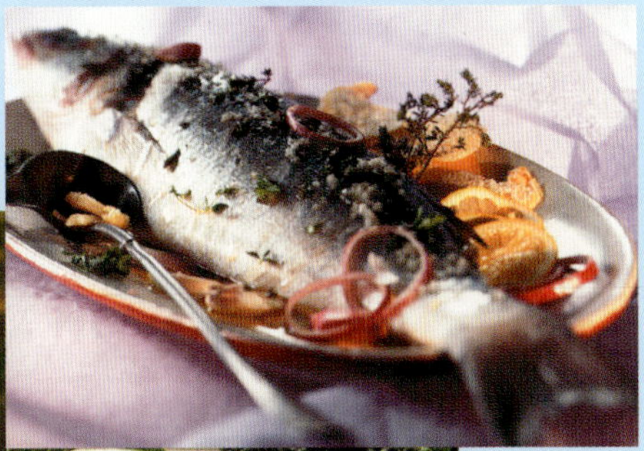

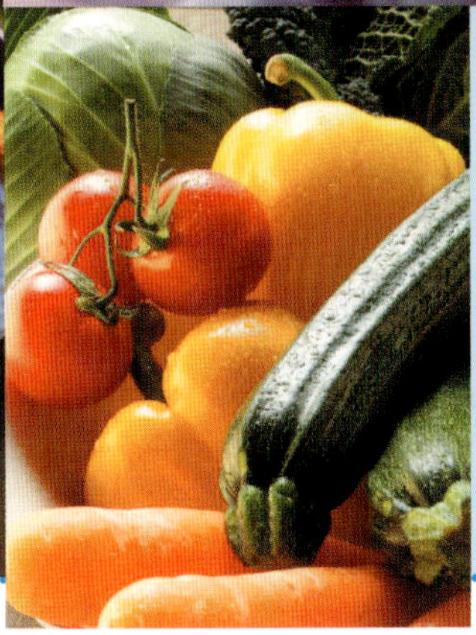

• Agrémentez vos mets d'épices, de fines herbes, de levure de bière en paillettes, de germes de blé…

• **Réduisez** sérieusement les aliments néfastes : les graisses animales (beurre, charcuteries, crème, fromage, graisses, sauces, viandes grasses, etc.), les fritures, le sel (**attention** au sel caché : chips, charcuteries, conserves, hamburgers, plats cuisinés, produits industriels, salaisons, etc.), le sucre et les sucreries (confiseries, confitures, desserts et entremets industriels, gâteaux, glaces, pâtisseries), les boissons et jus industriels (sodas, limonades, etc.), l'alcool.

• Buvez abondamment, essentiellement en dehors des repas, de l'eau, des tisanes, du thé vert léger, par exemple.

• Quelques **astuces** :
- mangez dans des assiettes plus petites, avec des couverts plus petits ;
- mangez des plats « volumineux » (des salades composées, par exemple).

EN ATTENDANT LA CONSULTATION

Homéopathie

• Faciliter l'**élimination** (tendance à la cellulite) : Thuya 7CH, 3 granules durant 1 à 2 mois.

• Modérer l'**appétit de sucré** : Argentum nitricum 9CH, 3 granules durant 1 à 2 mois.

• Éviter le **grignotage** incessant : Anacardium orientale 7CH, 3 granules durant 1 à 2 mois.

Ongles (maux des)
ongle cassant, ongle incarné, panaris

Constitués de kératine comme les cheveux, les ongles ont un rôle protecteur au même titre que la peau, dont ils sont un dérivé. Leur forme, leur texture, leur rythme de croissance ou leur couleur reflètent l'état général de l'organisme ou une mycose.

Voir aussi Intoxication, *p. 347,* Mycoses, *p. 357, et* Peau (affections de la), *p. 368.*

SYMPTÔMES

Forme, texture, couleur
- Ongle mou.
- Ongle sec, cassant.
- Ongle épais.
- Ongle strié.
- Taches blanchâtres.
- Ongle blanc et feuilleté.
- Ongle jaune, verdâtre et mou.
- Tache brune ou raie noire sans choc préalable.

Hématome sous-unguéal
- Point rouge douloureux, s'élargissant en bleuissant.
- Noircissement puis chute.

Ongle incarné
- Inflammation douloureuse du bourrelet de peau autour de l'ongle.
- Pus.

Panaris
- Pouls brûlant sur le pourtour de l'ongle.
- Douleur lancinante.

PRINCIPALES CAUSES

- Les ongles **mous** dénotent une fatigue générale ou un dérèglement hormonal (puberté, ménopause).
- La **sécheresse** de l'ongle est simplement liée à celle de la peau. Comme elle, il a besoin d'être hydraté.
- Des ongles **épais** signalent un problème d'oxygénation des tissus dans les membres, à la suite d'un alitement prolongé (maladie), d'un problème veineux ou du vieillissement des vaisseaux lié à l'âge.
- De petites **taches blanchâtres** sont bénignes : un choc à la racine de l'ongle a provoqué son décollement ponctuel et l'infiltration de petites bulles d'air, qui disparaîtront d'elles-mêmes. Sans conséquence, un **hématome sous-unguéal** est ce que nous appelons couramment un bleu.
- Hormis ces deux cas de figure, **toute coloration** de l'ongle est à montrer à un praticien : elle signale une **intoxication**, une agression chimique (produit solvant, par exemple) ou une **mycose**. Une tache noire révèle un mélanome (sorte de grain de beauté), à surveiller car il peut évoluer vers un cancer. Quant aux conséquences d'une infection au pied, elles peuvent être dramatiques (surtout en cas de diabète), puisqu'elle est susceptible d'entraîner une perte d'autonomie temporaire ou définitive.
- Lorsque les doigts de pied sont comprimés dans la chaussure, l'ongle peut pénétrer dans la chair qui l'entoure, raison pour laquelle on parle d'**ongle incarné**.
- Le **panaris** n'est pas à proprement parler une atteinte de l'ongle, mais une infection causée par l'infraction d'une bactérie dans le bourrelet de peau qui l'entoure. Il doit être traité par une désinfection.

Attention consultez

Des ongles qui, de façon régulière, sont « marqués », doivent être montrés à l'occasion d'une consultation. Deux cas doivent vous faire réagir plus vite : l'ongle incarné, qui mérite une attention particulière car il peut donner lieu à une infection ; les mycoses, qui sont très contagieuses.

QUI CONSULTER ?

- Pour traiter le terrain : un acupuncteur, un homéopathe, un phyto-aroma-thérapeute, un auriculothérapeute, etc.
- Dans certains cas : un ostéopathe, un kinésiologue, un fasciathérapeute ou un posturologue, par exemple.

À faire soi-même

LES BONS RÉFLEXES AU QUOTIDIEN
- Prenez soin de vos ongles : brossez-les, coupez-les régulièrement.
- Mangez des aliments riches en acides aminés soufrés : l'ail, l'asperge, tous les choux, l'œuf, l'oignon, le poireau, le poisson, le radis noir, la viande.
- Consommez beaucoup de légumes, des légumineuses, des fruits, des oléagineux (noisette, amande, noix, pistache, cacahuète, etc.), des acides gras oméga-3 (2 cuillerées à soupe par jour d'huile biologique de noix ou de colza).
- Ajoutez à vos plats de la levure de bière en paillettes.

EN ATTENDANT LA CONSULTATION

Phytothérathie
- Ongles **mous, cassants, dédoublés** : Alfalfa TM, 30 gouttes le matin, et Equisetum arvense TM, 30 gouttes le soir.

Ostéoporose

Symptôme du vieillissement, l'ostéoporose, ou diminution de la masse osseuse, est aggravée chez les femmes par la ménopause. Non douloureuse, cette maladie accroît le risque de fracture, en particulier celle du col du fémur.

Voir aussi Ménopause (troubles de la), *p. 352, et* Mieux vieillir, *p. 398.*

SYMPTÔMES

• D'abord **asymptomatique**.
• La douleur apparaît après :
- un **tassement vertébral** (diminution de la taille),
- une **fracture**.
• Fractures plus fréquentes et faciles.

PRINCIPALES CAUSES

• La densité de chaque os augmente pendant l'enfance et l'adolescence (10 % chaque année), jusqu'à atteindre un maximum à la fin de la période de croissance (vers 20 ans). C'est ce qu'on appelle le capital osseux. Ensuite, la masse osseuse se renouvelle toute la vie : l'os se creuse (une partie de sa matière est éliminée), puis de la matière nouvelle emplit la cavité formée.
• À partir de la trentaine, la création ne compense plus la totalité de la matière osseuse éliminée. Si bien que le capital osseux diminue au rythme de 0,5 à 1 % par an. Chez certaines personnes prédisposées, il chute sous un seuil minimal, une densité osseuse en deçà de laquelle il y a ostéoporose.
• L'ostéoporose peut être due à un capital osseux insuffisant au départ, ou bien à une perte excessive de masse osseuse, voire aux deux.
• Parmi les causes, il faut citer les **carences** en vitamine D et/ou en calcium, indispensables tous deux à la formation de l'os. Un régime alimentaire trop riche en calcium mais trop pauvre en vitamine D, et, à l'inverse, un régime carencé en calcium mais normalement riche en vitamine D gênent en effet la prolifération et la maturation des cellules osseuses.
• Un **déficit en hormones** sexuelles agit de même, ce qui explique l'occurrence importante de l'ostéoporose chez les femmes ménopausées.
• La **sédentarité**, le manque d'exercice ou à l'inverse un **surentraînement** physique sont des facteurs fréquents d'ostéoporose.
• La prise de certains **médicaments** est également reliée à la survenue d'une ostéoporose (voir encadré).

Attention consultez

L'ostéoporose n'est pas une maladie, c'est l'accélération de l'évolution inéluctable de notre squelette. Elle s'installe donc sans crier gare, sans douleur. Les femmes qui ressentent les premières manifestations de la ménopause (voir p. 352) ont intérêt à consulter en prévention (il existe des tests pour mesurer la densité minérale osseuse, ou DMO).

QUI CONSULTER ?

• Pour votre terrain : un homéopathe, un acupuncteur, un phyto-aromathérapeute un auriculothérapeute, un médecin anthroposophe, etc.
• Pour adopter une alimentation bénéfique : un micronutritionniste, un nutritionniste, un naturopathe, un diététicien.
• Dans tous les cas, pratiquez une gymnastique douce ou une gymnastique énergétique : le taiji quan, le qi gong, le yoga.
• En complément, en fonction de votre cas : un fasciathérapeute, un kinésiologue, un praticien de reiki, un crénothérapeute, un thalassothérapeute...

Médicaments et ostéoporose

Un certain nombre de médicaments peuvent provoquer ou favoriser une ostéoporose. C'est le cas des corticoïdes pris de façon prolongée (plus de 3 mois), des analogues de la GnRH (prescrits dans le traitement de la stérilité, des fibromes, de l'endométriose ou du cancer de la prostate), des antiaromatases (prescrits dans le traitement des cancers du sein hormonodépendants), des antiandrogènes (employés dans le traitement des cancers de la prostate), de la rosiglitazone (molécule prescrite dans le diabète non isulinodépendant, voir p. 302).

Parité

Les hommes, comme les femmes, sont affectés par une diminution de leur masse osseuse. L'ostéoporose peut aussi s'installer chez eux en cas de déficit hormonal, de testostérone en l'occurrence.
Une suractivité de la thyroïde ou des glandes surrénales affecte également la fabrication de cellules osseuses. Enfin, alcoolisme et tabagisme compromettent le renouvellement du capital osseux.

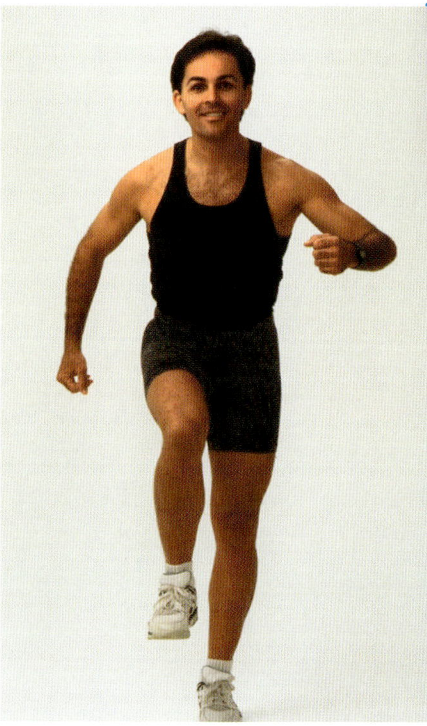

À faire soi-même

LES BONS RÉFLEXES AU QUOTIDIEN

• L'ostéoporose se prépare dès l'enfance et l'adolescence, aussi sa **prévention** est-elle capitale. Les conseils suivants sont à mettre en pratique dès que possible.

• Pratiquez une **activité physique** régulière : 30 minutes chaque jour ou 40 minutes quatre fois par semaine de gymnastique, de marche rapide, de natation, de vélo, de jogging, etc.

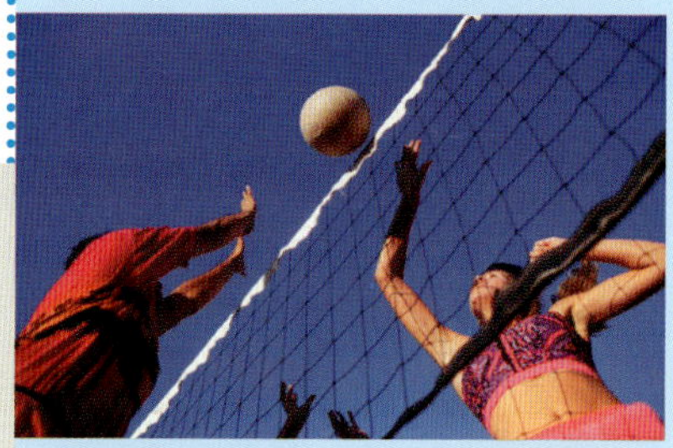

• Adoptez une **alimentation variée**, saine et **équilibrée** : des céréales complètes, des fruits frais et secs, des laitages (yaourt, fromage blanc), beaucoup de légumes, des légumineuses, des œufs, des oléagineux (amande, noisette, noix, etc.), du poisson, des fruits de mer, de la viande blanche et de la viande rouge maigre, de la volaille et, bien sûr, des acides gras insaturés oméga-6 et, surtout, oméga-3 (huiles biologiques d'olive, 1 cuillerée à soupe par jour, et de colza ou de noix, 2 cuillerées à soupe par jour).

• **Réduisez** sérieusement le sel (**attention** au sel caché : chips, charcuteries, conserves, hamburgers, plats cuisinés, produits industriels, salaisons, etc.), le sucre et les sucreries (confiseries, confitures, desserts et entremets industriels, gâteaux, glaces, pâtisseries), les boissons et jus industriels (sodas, limonades, etc.).

• buvez de l'eau riche en calcium et en magnésium.

• assurez-vous des apports suffisants en **vitamine D** :
- par une exposition solaire raisonnable (10 à 20 minutes par jour suffisent) ;
- en prenant soin de votre peau (boissons abondantes, acides gras insaturés oméga-6 et, surtout, oméga-3) ;
- en consommant de la chair et du foie de poissons gras, des huiles de poisson, des jaunes d'œufs, du foie de bœuf ou de veau, du beurre (en quantité modérée), etc. ;

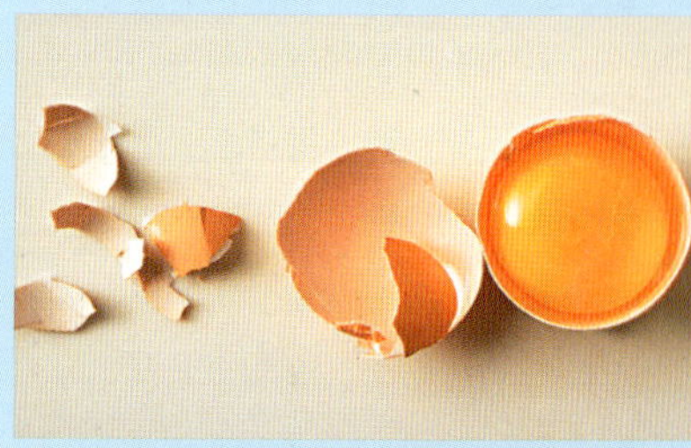

En France, du fait de la latitude, il vous faudra souvent prendre un complément sur prescription médicale.

• Arrêtez de fumer (voir Tabagisme, p. 397).

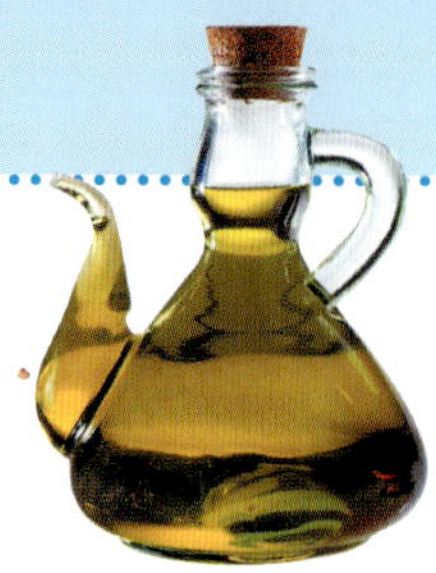

Otite

L'otite est une inflammation de la peau ou des muqueuses de l'oreille. Il y a trois oreilles (externe, moyenne, interne), donc trois types d'otites. La plus courante, celle de l'oreille moyenne (l'otite traitée ici), est bénigne, sauf à être négligée, entraînant alors les autres, rares mais graves.

Voir aussi Rhume, *p. 381.*

SYMPTÔMES

• Fièvre variable, souvent élevée chez l'enfant.
• Douleurs intenses dans l'oreille.
• Écoulement liquide par le conduit auditif.

PRINCIPALES CAUSES

• Le plus fréquemment, l'otite apparaît à la suite d'un **rhume**, par encombrement des sécrétions nasales qui vont stagner dans le canal étroit qui relie l'arrière-nez à l'oreille interne.
• Bénigne, l'otite a pour origine un **virus**, une **bactérie** ou un champignon. Chez l'enfant, la fréquence élevée de l'otite moyenne aiguë s'explique par la petite taille de la trompe d'Eustache et l'immaturité du système immunitaire.
• L'inflammation peut être également due à une brusque **variation barométrique** (plongée sous-marine, voyage en avion).

Attention consultez

Même si les otites de l'enfant passent souvent toutes seules, mieux vaut consulter le pédiatre pour éviter les surinfections. Une otite de l'oreille moyenne qui perdure doit vous inquiéter. En cas de diabète, consultez immédiatement.

QUI CONSULTER ?

• Pour un enfant de moins de 3 ans, sans attendre : votre médecin traitant.
• Pour traiter le terrain : un acupuncteur, un homéopathe, un phyto-aromathérapeute, un auriculothérapeute, etc.

À faire soi-même

LES BONS RÉFLEXES AU QUOTIDIEN

• **Mangez léger**, surtout beaucoup de légumes et des fruits. Supprimez les boissons alcoolisées ou à base de caféine, les viandes grasses, les charcuteries, le fromage, les graisses animales, les sauces, les fritures.
• **Réduisez** sérieusement le sel, le sucre et les sucreries, les boissons et jus industriels.
• Prenez des aliments riches en **vitamine C** : des légumes, des agrumes et autres fruits. Ajoutez éventuellement, pendant une dizaine de jours, un complément de vitamine C : extraits d'acérola (1 g par jour pour un adulte, 400 mg par jour pour un enfant) ou de cynorrhodon ou jus de baies d'argousier, par exemple.
• Aromatisez vos menus avec de l'ail, de la cannelle, de clous de girofle, de l'oignon, de l'origan, du romarin, de la sarriette, du thym, etc. **Attention**, la cannelle est contre-indiquée chez la femme enceinte.
• Buvez abondamment, en dehors des repas, de l'eau, des tisanes ou du thé vert léger, par exemple.
• Réduisez ou, mieux, arrêtez le tabac.

EN ATTENDANT LA CONSULTATION

Phytothérapie

• Extrait de pépins de pamplemousse, trois fois par jour, 6 gouttes chez l'enfant de moins de 6 ans, 15 chez l'adolescent et le grand enfant, 30 chez l'adulte ; ou EPS Échinacée, 2 cuillerées à café deux fois par jour pendant 7 jours (chez l'enfant, 1 cuillerée à café par 10 kg de poids corporel et par jour).

Aromathérapie

• Chez l'**adulte** : prenez 2 gouttes d'HE Mélaleuque à feuilles alternes (Tea tree) et/ou d'HE Thym vulgaire à thujanol dans un peu de miel, matin et soir.
• Chez l'**enfant**, ne donnez que 1 goutte deux fois par jour. **Attention**, chez l'enfant de moins de 3 ans, consultez sans attendre ni entreprendre de traitement par les HE.

Oligothérapie

• Cuivre, 3 doses par jour durant 4 jours, puis 2 doses par jour durant 1 à 2 semaines.

Massage auriculaire

• À l'aide d'une pointe mousse, massez-vous les points 12 Oreille interne, 102 Rein, 26 Glandes endocrines, 36 Glandes surrénales (voir illustration p. 29).

Digitopuncture - Shiatsu - Do-in

• Pressez le point situé dans un creux, à 2 travers de doigt en avant du tragus.

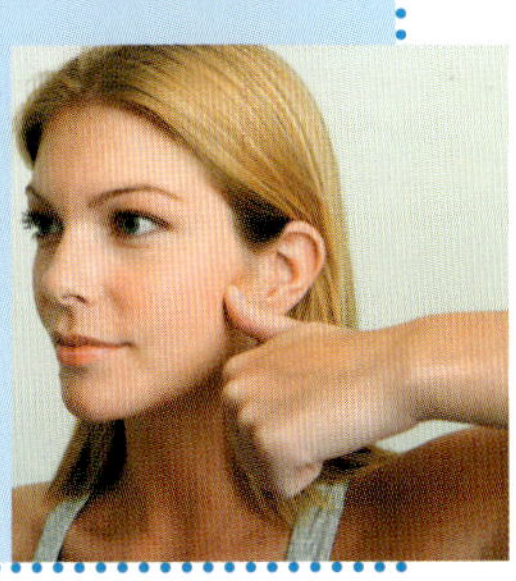

Peau (affections de la)

couperose, dartres, furoncle, impétigo, psoriasis, taches

Démangeaisons, boutons, plaques disgracieuses, desquamation, vésicules sont quelques-uns des témoignages des agressions du monde extérieur contre la peau, qui fait pour nous office de rempart, ou à l'inverse, les signes qu'elle affiche lorsque nous connaissons des troubles internes (émotions, maladies, etc.).

Voir aussi Acné, *p. 256,* Allergies cutanées, *p. 261, et* Eczéma, *p. 310.*

SYMPTÔMES

Couperose

- Lignes rouges et violacées sur les joues et le nez.

Dartres

- Fines plaques de squames (écailles de peau).
- Parfois liseré rouge.

Dermite séborrhéique

- Rougeurs (visage et dos).
- Squames grasses.
- Démangeaisons.

Impétigo

- Rougeur de la peau (autour de la bouche et du nez, surtout).
- Cloques emplies de liquide, qui se rompent et laissent place à des croûtes jaunâtres.
- Fièvre et ganglions (cas graves).

Psoriasis

- Apparition discrète au début (pli du coude ou du genou, cuir chevelu).
- Plaques rouges recouvertes de squames blanches.
- Démangeaisons parfois insupportables.
- Après grattage et chute des squames, peau rouge, parfois saignante.
- Apparition ou disparition sans raison apparente.
- Évolution par poussées.

Furoncle et anthrax

- Apparition d'une grosseur arrondie (furoncle) ou de plusieurs grosseurs confluentes (anthrax).
- Inflammation (rougeur, chaleur et gonflement) avec douleur au toucher.
- Grossissement du nodule, qui se remplit de pus.
- Apparition d'un point blanc central (la tête du furoncle).

Les furoncles

- Le furoncle est un petit abcès dû à l'infection de la base d'un poil par le staphylocoque doré, un agent bactérien qui profite de la moindre lésion (agacement, macération, frottement des vêtements...) pour agresser le follicule.
- L'anthrax est une confluence de furoncles dans des endroits où la sueur a tendance à macérer (aisselle, aine). Il provoque souvent le gonflement des ganglions lymphatiques proches et de la fièvre. Attention, il ne doit pas être confondu avec la maladie du charbon, appelée *anthrax* en anglais.

PRINCIPALES CAUSES

- La **couperose**, d'origine inconnue, est une anomalie de la vascularisation au niveau du visage, qui se caractérise par une dilatation permanente des vaisseaux capillaires sous-cutanés. Si son origine est incertaine, certains facteurs la favorisent : l'alcool, une alimentation épicée, une longue exposition au soleil, la prise de cortisone.
- Les **dartres** sont des éruptions localisées sur des peaux sensibles qui se dessèchent rapidement, notamment après une exposition au froid ou au soleil.
- La **dermite séborrhéique** est mal connue. Elle serait déclenchée par une levure (champignon) proliférant dans les zones où la peau est le plus riche en glandes sébacées (le cuir chevelu ou la région située entre les deux omoplates, par exemple), donc où elle est le plus grasse. Les **croûtes de lait** sont assez semblables aux desquamations de la dermite séborrhéique : elles correspondent chez le bébé aux pellicules de l'adulte, en plus irritantes – voir Cheveux (affections des), p. 282.
- L'**impétigo** est dû à une attaque bactérienne (streptocoque ou staphylocoque) provoquant des lésions de la peau. Il est très contagieux.
- Le **psoriasis** est une maladie qui se caractérise par un renouvellement trop important des cellules de la peau, qui s'accumulent alors sur l'épiderme.

Le facteur génétique est sans doute important, mais on soupçonne aussi la présence d'une bactérie leurrant le système immunitaire par sa ressemblance avec une cellule de la peau : nous produirions en réponse des anticorps contre certaines de nos propres cellules.

• Ces affections touchent différemment les **peaux grasses** (qui fabriquent beaucoup trop de sébum) et les **peaux sèches** (qui, n'en fabriquant pas assez, sont moins bien protégées des agressions). Elles sont déclenchées ou amplifiées par des épisodes de **stress**, d'émotions fortes, et s'aggravent en cas de surinfection.

• La peau contient de la mélanine, un pigment foncé destiné à la protéger des rayons ultraviolets du soleil et à retarder son vieillissement. Il arrive, pour des raisons complexes et encore en partie inconnues (facteurs génétiques, bactériens, etc.), que sa répartition ne soit pas homogène : dans le cas du **vitiligo**, les cellules qui la produisent disparaissent par endroits (articulations, mains, pieds, visages, etc.) et provoquent des taches blanches ; les **taches brunes** seraient, à l'inverse, des points où la mélanine se concentre en liaison avec le vieillissement.

À faire soi-même

LES BONS RÉFLEXES AU QUOTIDIEN

• La peau est fragile, prenez-en soin. Lavez-la avec des produits doux non allergisants. Essuyez-la avec douceur.

• La peau a besoin de nombreux **nutriments** : de l'eau, des vitamines (A, C, E, groupe B), des minéraux, des acides gras polyinsaturés oméga-6 et, surtout, oméga-3.

• Buvez beaucoup d'**eau**, de tisanes, de thé vert léger, etc. Au besoin, appliquez chaque jour une crème ou une lotion hydratantes.

• Adoptez une **alimentation** variée, saine et équilibrée : des céréales complètes, des fruits, beaucoup de légumes, des légumineuses, des oléagineux (amande, noisette, noix, etc.), du poisson, des huiles végétales biologiques (d'olive, 1 cuillerée à soupe par jour, et de colza ou de noix, 2 cuillerées à soupe par jour).

• La peau a beaucoup d'**ennemis** :

- le soleil la vieillit prématurément. Protégez votre peau lorsque vous vous exposez. Cependant, une exposition modérée au soleil (10 à 20 minutes par jour) est indispensable à la synthèse cutanée de la vitamine D (d'où l'effet bénéfique des cures d'héliothérapie) ;
- le tabac l'amincit et la fane. Essayez d'arrêter de fumer (voir Tabagisme, p. 397) ;
- l'alcool la dessèche. Limitez votre consommation (voir Addictions, p. 257) ;
- les couchers tardifs perturbent son renouvellement. En effet, la peau se régénère pour l'essentiel durant la première moitié de la nuit. Adoptez une bonne d'hygiène de vie ;
- la constipation nuit à sa bonne nutrition. De plus, selon l'énergétique, la peau et le côlon sont liés. Quand le côlon remplit mal son rôle d'émonctoire, la peau y supplée (voir Constipation, p. 292).

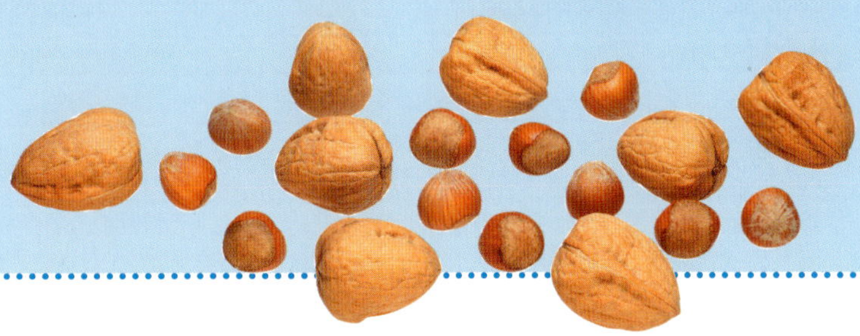

Attention consultez

Même si la plupart de ces affections ne se soignent pas vraiment, faute de causes bien identifiées, une consultation vous permettra d'en atténuer les conséquences (notamment sur le plan esthétique). L'essentiel est d'éviter la surinfection, dont le risque augmente avec la démangeaison.

Boutons et pustules

• Le bouton est une tumeur bénigne de la peau, c'est-à-dire un simple épaississement de l'épiderme. Il n'évolue pas en pustule.

• La pustule est un soulèvement de l'épiderme (vésicule) qui s'est empli de pus.

QUI CONSULTER ?

• En première intention, votre médecin de terrain : un homéopathe, un acupuncteur, un auriculothérapeute, un phyto-aromathérapeute, etc.

• Pour améliorer la circulation des énergies dans votre corps, pratiquez une gymnastique énergétique : le qi gong, le taiji quan, le yoga.

• Pour traiter la composante psychoaffective et apprendre à gérer le stress : une des nombreuses psychothérapies présentées dans ce livre, l'hypnose éricksonienne, la sophrologie, la relaxation, la méditation sont quelques-unes des aides à votre disposition.

Le prurit

Nom savant de la démangeaison, le prurit est déclenché par l'histamine qui se fixe sur les terminaisons nerveuses sous-cutanées. C'est à la fois un symptôme d'alerte (« Il y a quelque chose sur ma peau »), et une cause d'infection : le prurit entraîne le grattage, lequel crée des microlésions dont profitent les bactéries.

À faire soi-même

EN ATTENDANT LA CONSULTATION

Homéopathie

• **Démangeaisons** sans que la peau soit modifiée : Dolichos pruriens 4CH, 3 granules le matin, en cures de 2 mois.

• **Démangeaisons** avec des **squames** et amélioration par la chaleur : Rhus toxicodendron 5CH, 3 granules le matin, en cures de 2 mois.

• **Peau sèche** avec de **fines squames** comme de la poudre : Arsenicum iodatum 5CH, 3 granules le matin, en cures de 2 mois.

• **Peau sèche** avec des **fissures** ou des gerçures : Petroleum 5CH, 3 granules le matin, en cures de 2 mois.

• **Peau enflammée**, très rouge et très chaude : Belladonna 5CH, 3 granules le matin, en cures de 2 mois.

• **Peau enflammée**, rose, avec **œdème** et amélioration par le froid : Apis 4CH, 3 granules le matin, en cures de 2 mois.

• Peau recouverte de **petites vésicules claires**, avec démangeaisons améliorées par la chaleur : Rhus toxicodendron, 3 granules le matin, en cures de 2 mois.

• Peau recouverte de **petites vésicules opaques** ayant tendance à former des croûtes : Mezereum 5CH, 3 granules le matin, en cures de 2 mois.

• Peau suintante et infectée avec **écoulement clair** comme du miel : Graphites 5CH, 3 granules le matin, en cures de 2 mois.

• Peau suintante et infectée avec **suppuration**, surtout si cela traîne : Hepar Sulfur 9CH, 3 granules le matin, en cures de 2 mois.

Phytothérapie

• **Abcès** : 30 gouttes trois fois par jour d'extrait de pépins de pamplemousse. Localement, appliquez des cataplasmes de feuilles de chou.

• **Démangeaisons** : racine de bardane en décoction (40 g pour 1 l d'eau). Localement, appliquez une crème au Calendula TM à 4 ou à 10 %, ou à l'EF de bardane à 4 %.

• **Psoriasis** : Cedrus libani Bg MG 1D, 50 gouttes trois fois par jour (plus, en cas de démangeaisons gênantes, Tilia tomentosa Bg MG 1D, 50 gouttes trois fois par jour).

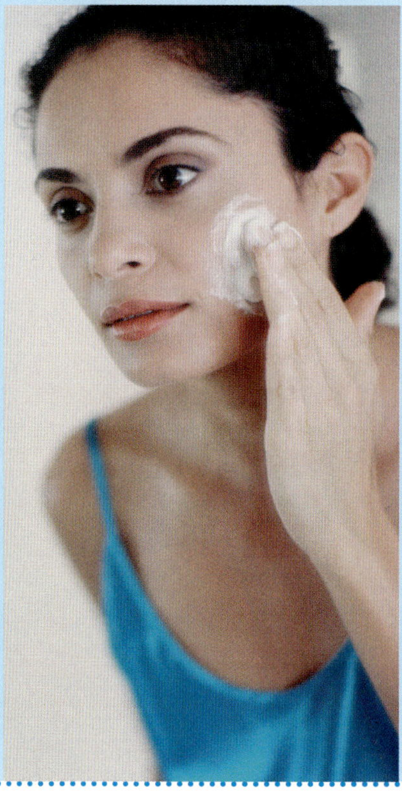

Aromathérapie

• **Abcès** : 2 gouttes d'HE Mélaleuque à feuilles alternes (Tea tree) et/ou d'HE Thymus vulgaris à thujanol dans un peu de miel, deux à trois fois par jour.

Oligothérapie

• **Psoriasis :** Manganèse-Cobalt, 1 dose par jour 5 jours par semaine, et Soufre, 1 à 2 doses par jour.

• **Urticaire** : Manganèse, 1 dose par semaine, Manganèse-Cobalt, 1 dose par jour 3 jours par semaine, et Soufre, 1 dose par jour.

Massage auriculaire

• **Démangeaisons** : à l'aide d'une pointe mousse, massez-vous les points 109 Poumon (point double), 58 Shenmen, 104 Foie, 72 Allergie (zone), 36 Glandes surrénales, 22 Occiput, 79 Sommet de l'oreille, plus le point correspondant au siège des lésions (voir illustration p. 29).

• **Psoriasis** : à l'aide d'une pointe mousse, massez-vous les points 109 Poumon (point double), 58 Shenmen, 57 Système neurovégétatif, 18 Matière grise (moitié inférieure de la face postérieure de l'antitragus), plus le ou les points correspondant au siège des lésions (voir illustration p. 29).

• **Urticaire** : à l'aide d'une pointe mousse, massez-vous les points 109 Poumon (point double), 58 Shenmen, 104 Foie, 36 Glandes surrénales, 26 Glandes endocrines, 22 Occiput, 105 Rate, plus ou moins la zone 72 Allergie (voir illustration p. 29).

Pieds (problèmes de)

durillon, cor, œil-de-perdrix, oignon, hallux valgus

Organe complexe (26 os, 16 articulations), le pied est soumis en permanence à des contraintes mécaniques, qui ne l'usent pas tant que celles-ci sont bien réparties entre les orteils et la plante. Sinon, la peau s'abîme et réagit en créant durillon, cor ou œil-de-perdrix.

Voir aussi Ongles (maux des), *p. 364,* Peau (affections de la), *p. 368, et* Sudation, *p. 394.*

SYMPTÔMES

- **Épaississement** de la peau.
- Zones cornées dures.
- **Déformation(s)** du pied ou d'un orteil.
- Douleurs à la marche, à la pression.

PRINCIPALES CAUSES

- À force de s'appuyer sur le sol, la peau s'épaissit jusqu'à former des coussinets qui renforcent la plante. On parle de **durillons** dès lors qu'un problème d'appui provoque un amoncellement de cellules qui se transforme en zone cornée.
- Un durillon très dur localisé sur le côté extérieur du pied s'appelle un **cor**, au niveau du premier métatarse du gros orteil on parle d'**oignon** ; entre les quatrième et cinquième orteils, il s'agit d'un **œil-de-perdrix**, sous forme de petite boule molle.
- Lorsque le gros orteil s'incline vers l'extérieur du pied (hérédité de la structure osseuse), le pied peut se déformer : l'**hallux valgus** fait saillir l'articulation du gros orteil, ce qui provoque l'**oignon**.

Attention consultez

Tout problème requiert attention et soins : le frottement permanent sur ces épaississements favorise l'apparition d'infections invalidantes.

QUI CONSULTER ?

- En première intention, un pédicure-podologue.
- Pour corriger toute erreur de statique et de dynamique : un ostéopathe, un chiropracteur, un posturologue, un kinésiologue, un fasciathérapeute, un kinésithérapeute ; pratiquez en outre une gymnastique douce ou une gymnastique énergétique (taiji quan, qi gong, yoga).

À faire soi-même

LES BONS RÉFLEXES AU QUOTIDIEN

- Vos pieds vous portent, **soignez-les**. Lavez-les chaque jour, séchez-les soigneusement. Râpez la couche cornée qui se forme sous votre talon. Brossez vos ongles régulièrement. Coupez-les au carré afin d'éviter qu'ils s'incarnent.
- Attention, la plupart des problèmes et déformations des pieds et des orteils sont dus au port de **chaussures inadaptées** (trop serrées, trop pointues, trop petites, talons trop hauts, voire trop plats, etc.). Une chaussure doit maintenir le pied sans le serrer (vous devez vous sentir bien dedans, sans effort), elle doit être adaptée à votre activité, à votre sport notamment.
- Une bonne position, notamment en station debout et dans la pratique d'un sport, est indispensable. Sinon vous devrez corriger vos défauts de posture (manipulations, rééducation, gymnastique douce ou énergétique).
- Si vous avez les pieds froids, enflés, fatigués, douloureux, donnez-leur un **bain** à la température qui vous convient : tiède (25 à 36 °C) en général, même si parfois c'est un bain froid (15 à 20 °C) qui est le plus efficace. Vous pouvez ajouter à l'eau du bain 3 à 5 gouttes d'HE choisie en fonction de l'effet attendu (voir Aromathérapie, p. 20) : par exemple Lavande, Menthe (formellement contre-indiquée chez l'enfant de moins de 30 mois), Citron, Orange, Mandarine, Pamplemousse.
- Un **massage** des pieds sera plus efficace qu'un bain si vous avez des problèmes de circulation ou de pieds plats. Commencez par le pied droit. Tout en maintenant votre pied d'une main, faites des mouvements fermes d'effleurage, de pétrissage, des frictions du pouce et des doigts de l'autre main. Commencez par la plante en allant de la pointe du pied vers le talon. Poursuivez par le dessus, puis par le bord interne du pied. Massez ensuite la région des chevilles. Terminez par un massage descendant du mollet. Puis changez de pied.

Ici encore, vous pouvez associer l'aromathérapie. Mettez 2 gouttes d'une ou deux HE dans 1 cuillerée à soupe d'huile d'amande douce. Mélangez et frictionnez-vous.

Préparation

aux examens, aux épreuves sportives

Un examen ou une épreuve sportive est une source de stress et de trac. Aucun d'entre nous n'échappe à cette mise en condition automatique de l'organisme confronté à une situation nouvelle. L'essentiel est que cela ne dure pas tout le temps de l'épreuve pour que nous puissions donner le meilleur de nous-mêmes.

Voir aussi Stress, *p. 392.*

PRINCIPALE CAUSE

• Le **système nerveux végétatif** veille en permanence pour assurer notre adaptation à l'environnement. Une situation nouvelle, qui revêt des enjeux immédiats importants, est perçue comme une menace. Le corps est alors entièrement mobilisé par des décharges d'hormones. Il peut ainsi faire face, et apprendre à réagir de façon moins brutale lorsque la situation se répète.

Attention consultez

Le stress temporaire est mobilisateur d'énergie. Consultez cependant s'il perdure ou s'il se renouvelle dans un type de situation repérable. Il est alors, en effet, devenu pathologique.

QUI CONSULTER ?

• Pour pallier l'anxiété, le trac, le manque de confiance en soi et le stress : un florithérapeute, un homéopathe, un acupuncteur, un phyto-aromathérapeute, un auriculothérapeute ; apprenez une technique de relaxation.

• Pour apprendre à gérer votre stress, à définir et à atteindre vos objectifs : une des nombreuses psychothérapies présentées dans ce livre ou l'hypnose éricksonienne, entre autres, se révèlent bénéfiques.

• Pour apprendre à conserver le contrôle de vous-même, pratiquez une gymnastique énergétique (taiji quan, qi gong, yoga).

À faire soi-même

LES BONS RÉFLEXES AU QUOTIDIEN

• Retenez **5 points fondamentaux** : bien manger, bien respirer, bien se tenir, bien bouger, bien dormir.

• Pour vous préparer à une épreuve sportive, augmentez les **sucres lents**.

• **Méfiez-vous** des sucres rapides, ils donnent un bref coup de fouet, mais font ensuite chuter les performances. Il s'agit du sucre et des sucreries, des boissons et jus industriels.

• **Buvez** abondamment (1,5 à 2 l par jour), essentiellement en dehors des repas, de l'eau, des tisanes, du thé vert léger, des jus de légumes ou de fruits frais. Évitez l'alcool, les excitants (café, boissons à base de kola, etc.).

• Adoptez une **respiration** ample, calme, abdominale et thoracique, qui s'articule bien en quatre temps : inspiration, pause, expiration, pause. Respirer ainsi aide à gérer le stress et les émotions. Les muscles et le cerveau sont mieux oxygénés. Le tabac est vivement déconseillé (voir Tabagisme, p. 397).

• Adoptez une bonne **posture** en rapport avec votre activité. Elle doit favoriser une respiration efficace et une bonne mobilité. Pour un examen, asseyez-vous le dos bien droit. Vos pieds doivent reposer bien à plat sur le sol et vos avant-bras se trouver au niveau de votre plan de travail.

• La préparation d'un examen est exagérément statique. Accordez-vous des **pauses** régulières (5 minutes toutes les heures) et dérouillez-vous. Chaque jour, de préférence en début de journée, pratiquez une **activité physique** : 30 minutes d'une gymnastique énergétique, de marche rapide, de natation, de vélo, de jogging, etc.

• Reposez-vous. **Dormez** suffisamment (7 à 8 heures). Couchez-vous tôt et levez-vous tôt.

EN ATTENDANT LA CONSULTATION

Homéopathie

• Préparation d'un **examen** : Gelsemium 9CH, 3 granules le matin, et Pulsatilla 9CH, 3 granules le soir, durant les 3 semaines qui précèdent.

• Préparation d'une **épreuve sportive** : Arnica 5CH, 3 granules le matin, et Sarcolactic acidum 5CH, 3 granules le soir, durant les 15 jours qui précèdent.

Phytothérapie

• Lécithine de soja (2 à 4 gélules par jour).

Organothérapie

• Mettez au coucher, 3 soirs par semaine, un suppositoire de Cortex cérébral 4 CH, Hypophyse 4 CH et Hypothalamus 7 CH aâ QSP 1 suppositoire n° 12 (à faire préparer en pharmacie).

Prostate (affections de la)

La prostate est une glande de l'appareil génital masculin en contact avec les voies urinaires. Elle est à la fois accessible aux infections et sujette à une augmentation de volume avec l'âge. Elle est donc, directement ou non, responsable de troubles urinaires et sexuels fréquents.

SYMPTÔMES

Hypertrophie bénigne de la prostate

- Envies fréquentes d'uriner, sans besoin réel, particulièrement la nuit.
- Sensation d'une impossibilité à vider entièrement la vessie, l'échographie confirmant la présence d'un résidu.
- Réduction du jet urinaire à un petit filet ou à un goutte-à-goutte.
- Tension et brûlure au niveau de la vessie.

Prostatite

- Sensation de pesanteur au-dessus de la base du pénis.
- Miction difficile, parfois douloureuse et plus ou moins fréquente.
- Troubles de la sexualité.
- Fièvre (en cas d'infection grave).

PRINCIPALES CAUSES

- C'est dans la prostate que se croisent l'urètre (urine), la vésicule séminale et le canal déférent (sperme). Une infection urinaire peut donc l'atteindre et, à la suite d'une inflammation (**prostatite**), provoquer une infection vésicale. La prostate grossit parfois jusqu'à empêcher l'urine de s'écouler dans l'urètre et réduire la qualité du liquide séminal.
- **Après 50 ans** (apparition des troubles à 65 ans en moyenne), le vieillissement de la prostate se traduit souvent par l'apparition d'une grosseur, l'adénome, tumeur bénigne, ou plus rarement d'un adénocarcinome, tumeur invasive. Un toucher rectal permet d'en évaluer le volume.
- L'**hérédité**, un **régime alimentaire** où prédominent les protéines et graisses animales et la pauvreté en fibres, l'**alcool** et le **tabac** semblent augmenter les risques de survenue de ces affections.

Attention consultez

En cas de difficultés à uriner ou, au contraire, de mictions répétées et de problèmes d'érection, consultez impérativement. D'ailleurs, à partir de 50 ans, il est souhaitable de faire vérifier régulièrement votre prostate par votre médecin traitant.

QUI CONSULTER ?

- Pour traiter le terrain : un acupuncteur, un phyto-aromathérapeute, un homéopathe, un auriculothérapeute, etc.
- Pour faire circuler les énergies dans votre corps : le taiji quan, le qi gong, le yoga.

À faire soi-même

LES BONS RÉFLEXES AU QUOTIDIEN

- Consommez beaucoup de légumes et de fruits (agrumes, amande, brocoli, cacahuète, champignon, choux de toutes sortes, épinard, figue, haricots de toutes sortes, légumes verts à feuilles, maïs, noisette, noix, oignon, pistache, fève de soja, tomate), des céréales et du pain complets, des flocons d'avoine, du poisson, des fruits de mer et des crustacés, des escargots, du jaune d'œuf, de la viande maigre, un peu de chocolat noir, etc.

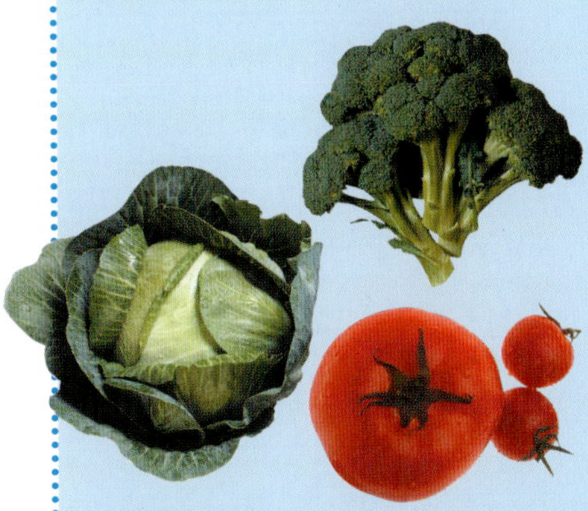

- Saupoudrez vos crudités de levure de bière en paillettes.
- Buvez suffisamment (eau, thé vert, tisanes, notamment), mais évitez de boire avant de vous coucher (surtout de l'alcool, du thé ou du café, qui sont de puissants diurétiques).
- Pratiquez une activité physique quotidienne. Une gymnastique énergétique (taiji quan ou qi gong, surtout) peut être une façon efficace de mobiliser vos énergies sans vous épuiser.

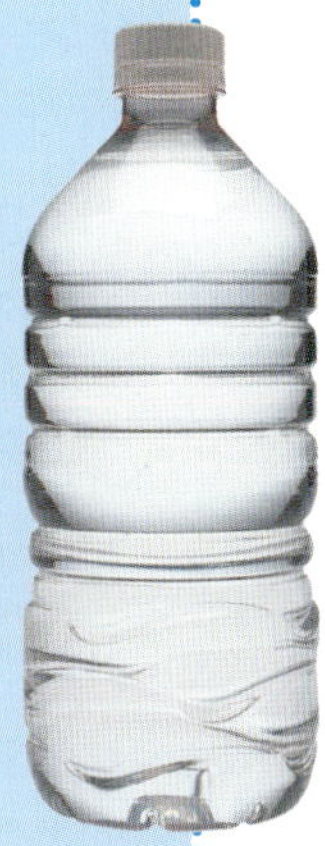

EN ATTENDANT LA CONSULTATION

Organothérapie

- Troubles en rapport avec un **adénome de la prostate** : mettez, au coucher 3 soirs par semaine, un suppositoire de Prostate 4CH (en pharmacie). **Attention**, abstenez-vous en l'absence de diagnostic médical, car il y a contre-indication formelle en cas de cancer de la prostate non encore traité.

Psychiques (troubles)

L'expression « troubles psychiques » recouvre une multiplicité de manifestations dont les conséquences sur notre vie vont de la simple gêne (bégaiement) à la destruction de la personnalité. Ces termes vagues reflètent aussi l'incertitude qui règne encore quant à l'origine de ces troubles : traumatisme psychologique, maladie organique, facteurs environnementaux, hérédité ?

Voir aussi Anxiété, p. *265,* Dépression, p. *300,* Mémoire (troubles de la)*, p. 351,* Spasmophilie, *p. 390,* Stress, *p. 392, et* Tics, *p. 405.*

SYMPTÔMES

- **Bégaiement**.
- **Dyslexie**.
- **Phobies**, angoisses.
- Dépression.
- Troubles psychosomatiques.
- Troubles de l'humeur et/ou du comportement.

PRINCIPALES CAUSES

- Un facteur génétique favorisant est sans doute impliqué dans les troubles obsessionnels compulsifs (**TOC**) et le **bégaiement**. La psychologie expliquerait par contre l'intensité des symptômes de ces deux maladies, et les différentes formes qu'elles prennent d'un individu à l'autre. Dans presque tous les autres troubles psychiques, le terrain génétique ne semble pas prépondérant, contrairement au vécu psychique des patients.
- La **dyslexie** s'expliquerait, par exemple, par une inversion des symboles nécessaires à l'édification psychique de l'enfant (père/mère, bien/mal, etc.).
- L'agoraphobie et la claustrophobie auraient à faire avec des traumatismes psychologiques lourds, générés par des accidents de la vie (mort, violence, etc.). Les angoisses, les peurs, les **phobies** sont souvent reliées également à des chocs passés, dont le souvenir ou le rappel visuel, sonore ou olfactif, réactive en quelque sorte les réflexes de protection. Il est alors possible de parler de susceptibilité émotionnelle, d'hyper-sensibilité de la mémoire.
- La recherche des causes des troubles psychiques n'en reste pas moins propre à chaque individu. Les **causes psychologiques** sont en effet souvent multiples, et la façon qu'ont les traumatismes du psychisme de se traduire en « somas » (maladies) nous est pour l'instant globalement inconnue.
- Du côté des **causes organiques**, il est possible d'évoquer des tumeurs, une maladie neurodégénérative, mais aussi l'abus d'alcool ou la toxicomanie.

Le souffre-douleur

Au collège, les préadolescents forgent leur personnalité en se fondant dans un groupe. Celui-ci trouve parfois sa raison d'être par le rejet d'un individu, sous prétexte qu'il est différent (bouc émissaire). Cette différence est souvent d'ordre comportemental. Un enfant peureux, timide, maniaque, « anormal » donc, peut servir de souffre-douleur idéal. Ce qui ne fait qu'intensifier son désordre psychologique et hâte la survenue des manifestations somatiques. Ce problème réel est encore très mal pris en charge par le monde éducatif. Il est pourtant grave, car il affecte durablement l'enfant devenu adulte.

Attention consultez

S'avouer dans un état psychique anormal est un grand pas vers la prise en charge. Il n'est en effet pas facile de se dire « malade » alors que le corps ne va pas si mal. Écoutez vos proches lorsqu'ils estiment que vous vous « faites du mal », vous parlent de compulsion, de peur, d'angoisse, de manies, etc. Lorsqu'un mal de vivre, quel qu'il soit, conduit à des troubles de l'organisme, il est aussi temps de trouver le courage de consulter.

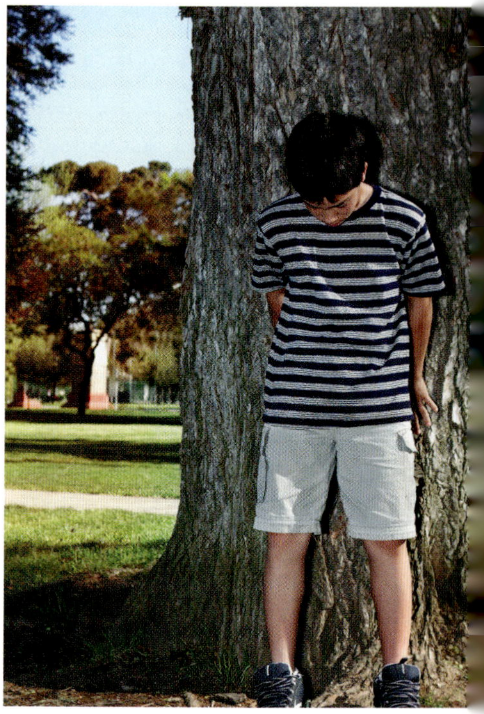

QUI CONSULTER ?

• Pour tous les états chroniques, une triple approche est souhaitable pour traiter ces troubles.
- Le terrain : un homéopathe, un acupuncteur, un phyto-aromathérapeute, un naturopathe, un auriculothérapeute, un médecin anthroposophe, etc.
- La dimension mentale : une des nombreuses psychothérapies présentées dans ce livre, l'hypnose éricksonienne, la sophrologie, la relaxation, la méditation sont quelques-unes des aides à votre disposition.
- L'entretien de votre forme : une gymnastique douce ou une gymnastique énergétique (qi gong, taiji quan, yoga).

• Notez que, pour les phobies et troubles de ce type, les psychothérapies cognitives et comportementales donnent de bons résultats.
• Pour le bégaiement, la dyslexie et, surtout, pour les séquelles d'un traumatisme, il faut parfois éliminer un blocage : voyez un ostéopathe, un étiopathe, un kinésiologue ou un fasciathérapeute, par exemple.

À faire soi-même

LES BONS RÉFLEXES AU QUOTIDIEN

• Pour fonctionner au mieux, le cerveau doit être bien alimenté en **nutriments** et en **oxygène**, et se voir accorder le droit de **récupérer**.
• Adoptez une **alimentation variée**, saine et **équilibrée** : des céréales complètes, des fruits frais et secs, des laitages (yaourt, fromage blanc), beaucoup de légumes, des légumineuses, des œufs, des oléagineux (amande, noisette, noix, etc.), du poisson, des fruits de mer, de la viande blanche et de la viande rouge maigre, de la volaille ainsi que, bien sûr, des acides gras insaturés oméga-6 et, surtout, oméga-3 (huiles biologiques d'olive, 1 cuillerée à soupe par jour, et de colza ou de noix, 2 cuillerées à soupe par jour).
• Prenez des **sucres lents** (sans excès et de préférence au dîner) : des céréales et du pain complets, des pâtes, des pommes de terre, du riz, par exemple.
• **Méfiez-vous** des sucres rapides, ils donnent un bref coup de fouet, mais font ensuite chuter l'énergie et provoquent malaise ou mal-être. Il s'agit du sucre et des sucreries (confiseries, confitures, desserts et entremets industriels, gâteaux, glaces, pâtisseries), des boissons et jus industriels (sodas, limonades, etc.).
• **Buvez** abondamment (1,5 à 2 l par jour), essentiellement en dehors des repas, de l'eau, des tisanes, du thé vert léger, des jus de légumes ou de fruits frais. Évitez l'alcool, les excitants (café, boissons à base de kola, etc.), qui, eux aussi, provoquent des pics d'énergie et des redescentes brutales.
• Adoptez une **respiration** ample, calme, abdominale et thoracique, qui s'articule bien en quatre temps : inspiration, pause, expiration, pause. Respirer ainsi aide à gérer le stress et les émotions.
• Essayez d'arrêter de fumer. Le **tabac** asphyxie le cerveau (voir Tabagisme, p. 397).
• Une **activité physique** suffisamment intense est indispensable. Pratiquez, plutôt en début de journée, une gymnastique énergétique, 30 minutes de marche rapide, de vélo, 20 minutes de jogging, de natation, etc.

EN ATTENDANT LA CONSULTATION

● Homéopathie

• Après un **choc émotionnel** très fort : Gelsemium 30CH, 1 dose.
• Après une **peur intense** ou une grosse frayeur : Opium 30CH, 1 dose.
• **Phobies** :
- des ponts et des endroits élevés, des vols en **avion** : Argentum nitricum 9CH, 3 granules le matin durant 3 semaines ;
- des **aiguilles** et des choses pointues : Spigelia anthelmia 9CH, 3 granules le matin durant 3 semaines ;
- de l'**orage** : Phosphorus 9CH, 3 granules le matin durant 3 semaines ;
- des **animaux** : Hyoscyamus 9CH, 3 granules le matin durant 3 semaines ;
- de l'**obscurité** : Stramonium 9CH, 3 granules le matin durant 3 semaines ;
- de la **maladie**, des microbes : Luesinum 9CH, 3 granules le matin durant 3 semaines.

• Troubles obsessionnels compulsifs (**TOC**) : Thuya 9CH, 1 dose par semaine durant 2 mois.

● Florithérapie

• Indications majeures des élixirs floraux : choisissez les élixirs qui correspondent à vos états d'esprit ou comportements (voir tableaux p. 66-69).
• En cas de traumatisme psychique ou affectif : versez 4 gouttes de Rescue Remedy dans un verre d'eau plate ou dans une petite bouteille d'eau minérale non gazeuse. Buvez à petites gorgées. À défaut, mettez 4 gouttes de l'élixir sous votre langue, mélangez-les à votre salive et gardez-les en bouche 1 à 2 minutes avant d'avaler.

● Oligothérapie

• Manganèse-Cobalt, 1 dose par jour, et Lithium, 2 à 3 doses par jour.

● Massage auriculaire

• À l'aide d'une pointe mousse, massez-vous les points 58 Shenmen, 18 Matière grise (moitié inférieure de la face interne de l'antitragus), 108 Cœur (voir illustration p. 29).

Raynaud (maladie de)

Des spasmes trop brusques ou prolongés des artères des extrémités interrompent leur irrigation : le bout des doigts blanchit et s'engourdit, avant de devenir douloureux à la suite du retour soudain de la circulation.

SYMPTÔMES

• Le bout des doigts pâlit, puis bleuit, avant de reprendre une coloration rouge.
• Augmentation de volume des doigts, avec parfois douleurs aiguës.
• Fourmillement, insensibilité de la peau et engourdissement des doigts.

PRINCIPALES CAUSES

• Exposées au froid, les extrémités sont en partie vidées de leur sang, afin de limiter les pertes de chaleur par l'organisme. Lorsque cette **vasoconstriction** est trop rapide, trop importante ou trop longue, il y a maladie.
• Parmi les facteurs déclenchants, citons les **gelures** ou une **électrocution**, le **stress**, l'excès de **tabac**, l'utilisation d'**outils vibratoires** (du marteau-piqueur au piano !) ainsi que certains médicaments (bêtabloquants, etc.).

Attention consultez

Prenez rendez-vous lorsque la maladie devient invalidante et, surtout, qu'il y a formation de plaques épaisses sur la peau des doigts, ce qui signale une évolution.

QUI CONSULTER ?

• En première intention, un praticien de terrain : un acupuncteur, un phyto-aromathérapeute, un auriculothérapeute, un homéopathe, un chromothérapeute, un praticien de reiki, un médecin anthroposophe.
• En parallèle, pratiquez une gymnastique énergétique : le qi gong, le taiji quan, le yoga.

• Le recours à une manipulation ou à un « déblocage » s'avère parfois utile : un ostéopathe, un chiropracteur, un étiopathe, un kinésiologue, un fasciathérapeute, par exemple.

À faire soi-même

LES BONS RÉFLEXES AU QUOTIDIEN

• Nourrissez votre peau :
- buvez abondamment, de l'eau, des tisanes, du thé vert léger, par exemple ;
- consommez des aliments riches en acides gras polyinsaturés **oméga-3** : des poissons gras des mers froides (anchois, espadon, flétan, hareng, maquereau, rouget, sardine, saumon, thon rouge ou blanc, notamment), des graines de lin, de l'huile (canola, germes de blé, lin, noix, soja), des noix, des œufs oméga-3 (venant de poules nourries avec des graines de lin), du soja, du tofu… ;
- privilégiez la **vitamine A** (abricot frais, beurre, carotte crue, fromage, foie, haricot vert, huiles de foie de morue ou de poisson, jaune d'œuf cuit…) ;
- consommez d'autres **vitamines** et des **oligoéléments** (céréales complètes, fruits, légumes, légumineuses).
• En adjuvant, appliquez une ou deux fois par jour une **crème hydratante** protectrice sur vos mains et/ou vos pieds.
• Le **tabac** contracte les artères : évitez de fumer, au moins avant une exposition au froid (voir Tabagisme, p. 397).
• Protégez-vous du **froid** : portez des vêtements chauds, recouvrants, qui ne vous serrent pas. Au besoin, placez une chaufferette dans vos gants.
• Bougez ! Adoptez une **activité physique** régulière, pratiquez une gymnastique douce ou énergétique (qi gong, taiji quan, yoga).

EN ATTENDANT LA CONSULTATION

Homéopathie

• En **prévention** : Secale cornutum 4CH, 3 granules le matin, Agaricus 7CH, 3 granules le soir, et Pulsatilla 9CH, 1 dose par semaine le matin, durant le mois d'octobre ou de novembre, avant la saison froide.

Phytothérapie

• EPS Marron d'Inde et Vigne rouge à parties égales, 1 cuillerée à café deux fois par jour.

Aromathérapie

• Prenez 2 gouttes d'HE Cyprès toujours vert dans un peu de miel matin et soir. **Attention**, cette HE est contre-indiquée en cas de mastose et de seins douloureux.

Oligothérapie

• Manganèse-Cobalt, 1 dose par jour 5 jours par semaine, et Cobalt, 1 dose par jour les 2 autres jours.

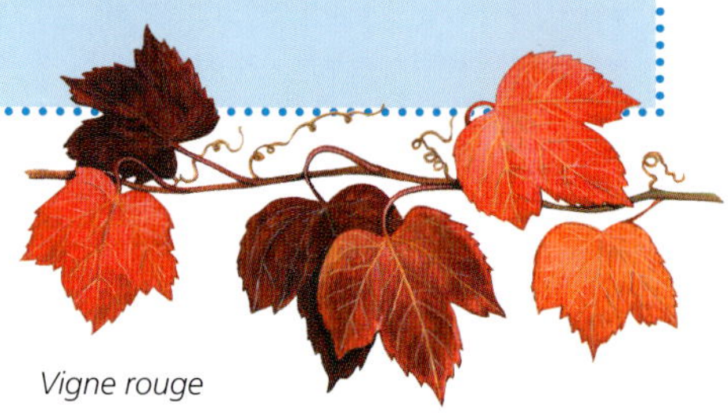

Vigne rouge

Reins (maladies des)
lithiase, colique néphrétique

Le rein filtre le sang et permet de débarrasser l'organisme d'une partie de ses déchets (produits de la digestion, cellules mortes, etc.) par l'urine. Il joue donc un rôle vital. Si des cailloux (*calculus* en latin, d'où le nom de calculs) de calcium se forment, les voies urinaires peuvent se boucher. L'urine n'est plus évacuée, le rein se dilate ; c'est la crise de colique néphrétique.

SYMPTÔMES

Insuffisance rénale
- Œdème des membres inférieurs.
- Difficulté respiratoire importante avec fatigue à l'effort.
- Quantité peu importante d'urine (oligurie).
- Hypertension artérielle.
- Teint anormalement mat.
- Nausées, douleurs abdominales.
- Amaigrissement.

Lithiase rénale, colique néphrétique
- Douleur aiguë, puis répétitive dans la zone rénale ou en regard de la vessie.
- Agitation.
- Parfois, émission de sang dans les urines.
- Fièvre en cas de surinfection.

PRINCIPALES CAUSES

- L'**insuffisance rénale** est un arrêt ou un ralentissement du fonctionnement du rein, notamment à la suite d'une infection (néphrite aiguë, par exemple) ou d'une intoxication, ou du fait d'une mauvaise irrigation sanguine (maladie cardiovasculaire, diabète, en particulier). L'urée, le produit final de la destruction des protéines, n'est plus excrétée ; son taux augmente dans le sang ; l'organisme est alors en danger.
- Un **calcul** est formé par l'agrégation de minéraux dans le rein ou l'uretère, conduit qui le relie à la vessie. Il faut pour cela que ces minéraux soient peu solubles, et en grande concentration.
- L'origine est multifactorielle, à la fois métabolique, alimentaire et héréditaire.

Attention consultez

Consultez en cas de difficulté à uriner, de sang ou de sable dans les urines. Consultez immédiatement en cas de violentes douleurs dans le bas-ventre ou dans la région du dos, en dessous des côtes.

QUI CONSULTER ?

- En première intention, un praticien de terrain : un acupuncteur, un auriculothérapeute, un homéopathe, un phyto-aromathérapeute, etc.
- Dans un second temps, un conseil nutritionnel peut être utile : voyez un micronutritionniste, un nutritionniste, un naturopathe, ou un diététicien.

À faire soi-même

LES BONS RÉFLEXES AU QUOTIDIEN

- Entre les crises, **buvez** beaucoup (1,5 à 2 l par jour) afin de diluer vos urines. Buvez une eau pauvre en calcium et en sodium, des tisanes ou du thé vert léger préparés avec la même eau. En cas de crise, buvez au contraire très peu jusqu'à l'amélioration.
- Réduisez votre consommation de sel (**attention** au sel caché : amuse-gueule, chips, charcuteries, conserves, fromage, plats préparés et industriels, etc.).
- Mangez de l'ail, parfumez vos plats avec du genièvre, par exemple.
- Le **tabac** contracte les uretères : arrêtez de fumer, au moins en période de crise (voir Tabagisme, p. 397).

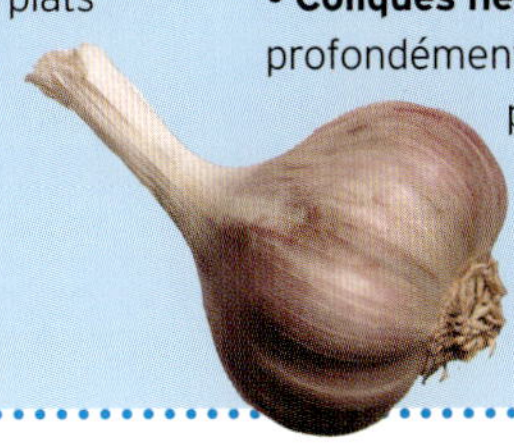

EN ATTENDANT LA CONSULTATION

Massage auriculaire
- **Coliques néphrétiques** : à l'aide d'une pointe mousse, massez-vous les points 58 Shenmen, 57 Système neurovégétatif, 101 Uretère, 102 Rein, 100 Vessie, 77 Voies urinaires, 18 Matière grise (moitié inférieure de la face postérieure de l'antitragus). Voir illustration p. 29.

Réflexothérapie
- **Coliques néphrétiques** : massez profondément les zones réflexes plantaires rein, uretère, vessie et plexus solaire, du côté de la crise (voir illustration p. 209).

Rhumatismes

Si nous avons tendance à qualifier de rhumatismale toute douleur ressentie au niveau des articulations ou des membres, les rhumatismes répondent à une définition précise : ce sont des inflammations des articulations. Sources de douleur vive, ils peuvent provoquer la déformation, voire la destruction de l'articulation, et entravent le mouvement.

Voir aussi Arthrose, *p. 268,* Ostéoporose, *p. 365, et* Tendinite, *p. 400.*

SYMPTÔMES

Arthrite, polyarthrite rhumatoïde

• **Douleur** articulaire, en général nocturne, accrue au réveil.
• **Rougeur**, chaleur, **gonflement**, mobilité réduite, **raideur** de l'articulation.
• **Fièvre** lors des crises aiguës.
• En cas de polyarthrite :
- douleurs dans les doigts et les orteils ;
- puis **déformations** articulaires et extension à d'autres articulations ;
- sensation générale de fatigue et de fébrilité.

Goutte

• **Douleur vive** à une articulation (gros orteil surtout).
• Aspect crayeux de l'articulation atteinte, gonflée et chaude au toucher.
• **Nodules** blanchâtres (articulation ou pavillon de l'oreille).

Algodystrophie

• Douleur variable, qui peut être très intense.
• **Impotence** fonctionnelle plus ou moins importante.
• **Hypersensibilité** de la peau, rouge ou pâle.
• **Déformation** des articulations.

PRINCIPALES CAUSES

• La plupart des rhumatismes sont des arthrites, c'est-à-dire des inflammations des articulations. L'une est due à l'usure anormale, c'est l'**arthrose** (voir p. 268) ; l'autre, la **polyarthrite rhumatoïde**, est sans doute une maladie auto-immune : pour une raison toujours mystérieuse, le système immunitaire ne reconnaîtrait plus les articulations comme siennes, et en attaquerait les composants. De fait, son évolution est, malgré les traitements, toujours grave.
• Autre forme de rhumatisme, la **goutte** est due à une concentration excessive d'acide urique (produit de la dégradation des protéines et de la purine, un élément des acides nucléiques qui composent notre ADN) dans le sang, ce qui aboutit à des dépôts de sels d'acide urique (urates) au niveau des articulations (celles du gros orteil, principalement). L'accumulation d'acide urique est le résultat d'un déficit de son élimination par les reins, d'un métabolisme incomplet des protéines ou d'une alimentation trop riche en purines (alcool, gibier, abats, etc.). Une composante génétique est peut-être également en cause.
• La **périarthrite** de l'épaule, ou scapulo-humérale (**PSH**), est une inflammation générale de l'articulation : les os sont touchés, mais aussi les tendons et les muscles. Cela survient comme l'arthrose, avec la répétition d'un mouvement (coup droit au tennis) et l'accumulation de microtraumatismes. Comme la goutte, cette maladie est très douloureuse.
• L'**algodystrophie** est une inflammation d'origine nerveuse et vasculaire faisant suite à un traumatisme ou à une opération. Les mouvements de la partie du membre atteint ne se font qu'au prix d'une douleur d'une forme et d'une intensité très variables.

Attention consultez

Une articulation qui gonfle, rougit, chauffe, fait mal en permanence mérite qu'on s'y intéresse. Un suivi thérapeutique est nécessaire pour freiner l'évolution de la maladie et soulager la douleur.

Les TNF

Les cellules du système immunitaire communiquent entre elles grâce à des molécules très particulières, les cytokines. Certaines, les *tumor necrosis factor* (TNF), seraient impliquées dans la genèse de la polyarthrite rhumatoïde. Fabriqués en trop grande quantité, les TNF déclenchent le choc septique et favorisent des affections lourdes comme la maladie de Crohn ou l'athérosclérose.

QUI CONSULTER ?

- Pour traiter le terrain : un homéopathe, un acupuncteur, un auriculothérapeute, un phyto-aromathérapeute, etc.
- Pour apprendre à mieux manger (ne négligez pas l'importance de l'alimentation, ne serait-ce que pour perdre du poids) : un micronutritionniste, un nutritionniste, un naturopathe, un diététicien.
- Pour vous soulager lors de poussées inflammatoires : un acupuncteur, un chromothérapeute…
- Pour corriger de mauvaises attitudes source de douleurs, pratiquez une gymnastique douce ou une gymnastique énergétique : le taiji quan, le qi gong, le yoga.
- L'apprentissage de la digitopuncture ou du do-in peut vous être utile pour soulager les douleurs.

Les « faux » rhumatismes

Tout ce qui est chroniquement douloureux au niveau des membres mais qui n'est ni arthrite, ni arthrose, ni spondylarthrite, ni goutte, ni PSH est un « faux » rhumatisme. Cela peut être un simple élancement musculaire, un échauffement tendineux survenant systématiquement après une partie de tennis. Il peut s'agir également d'une ostéoporose et, de façon générale, d'un problème d'assimilation (ou de carence) de la vitamine D et du calcium qui fragilise les os.

À faire soi-même

LES BONS RÉFLEXES AU QUOTIDIEN

- Si vous êtes en surpoids, même léger, perdez quelques kilos.
- Mangez beaucoup de légumes et de fruits, de l'ail et de l'oignon, des fèves de soja, du tofu, des poissons gras des mers froides (anchois, espadon, flétan, hareng, maquereau, rouget, sardine, saumon, thon rouge ou blanc, notamment).
- Au moins trois fois par semaine, prenez des aliments riches en **vitamine C** : des légumes (céleri, chou vert, cresson, épinard, oseille, persil, poivron, tomate, pomme de terre, raifort), des agrumes (cédrat, citron, orange, pamplemousse, etc.) et autres fruits (ananas, cassis, fraise, framboise, goyave, groseille, kiwi, etc.).
- Buvez beaucoup d'eau, de tisanes, de thé vert léger.

EN ATTENDANT LA CONSULTATION

Homéopathie

- **Périarthrite de l'épaule (PSH)**

- Douleur aggravée au début du mouvement puis **améliorée après dérouillage** : Rhus toxicodendron 5CH, 3 granules matin et soir, en cures de 3 semaines.
- Douleur aggravée par le moindre mouvement, **améliorée par le repos** absolu et la pression de la main opposée sur l'épaule : Bryonia 5CH, 3 granules matin et soir, en cures de 3 semaines.
- S'il y a des **calcifications**, prenez en plus Solanum malacoxylon 4CH, 3 granules par jour.

- **Goutte**

- **Crises** : Colchicum 7CH, 1 dose par semaine.
- En **prévention** (terrain arthrosique) : sève de bouleau 1D, 30 gouttes par jour.

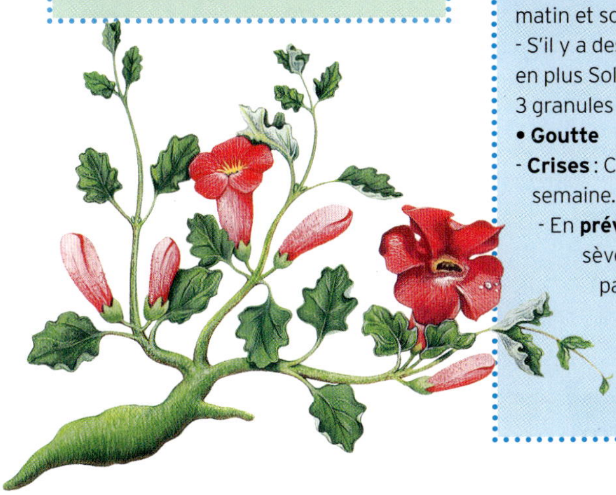

Harpagophytum

Phytothérapie

- **Douleurs et inflammation** : Harpagophytum en poudre ou extrait sec (600 à 1800 mg par jour), Saule blanc (poudre, 1 à 2 g par jour ; nébulisat, 200 à 400 mg par jour) ou Reine-des-prés (poudre, 2 à 3 g par jour ; nébulisat, 400 à 600 mg par jour) en 2 ou 3 prises. Ajoutez Ribes nigrum Bg MG 1D, 150 gouttes le matin.
- **Frictions locales** : huile de camomille.

Aromathérapie

- Frictionnez les régions douloureuses avec HE Camomille romaine et HE Hélichryse italienne à parties égales diluées à raison de 10 % dans de l'huile d'amande douce, deux ou trois fois par jour.

Oligothérapie

- En dehors des poussées inflammatoires : Manganèse-Cobalt, 1 dose par jour, et Soufre ou Magnésium (ou Potassium), 1 dose en alternance 1 jour sur 2.
- En cas de **poussée inflammatoire** : Cuivre-Or-Argent, 1 dose par jour, associé durant 7 à 10 jours, à Cuivre, 1 à 3 doses par jour selon l'intensité de l'inflammation.

Massage auriculaire

- **Périarthrite scapulohumérale** : à l'aide d'une pointe mousse, massez-vous les points 69 Épaule, 70 Articulation de l'épaule, 57 Système neurovégétatif, 58 Shenmen, 36 Glandes surrénales, 102 Rein, 100 Vessie (voir illustration p. 29).

Réflexothérapie

- Massez les zones réflexes plantaires (de chaque côté) correspondant au siège de vos douleurs : colonne vertébrale, épaule, ceinture scapulaire, coude, hanche, genou. Puis massez les zones : lymphatiques supérieurs, lymphatiques abdominopelviens, foie, rate, plexus solaire (voir illustration p. 209).

À faire soi-même

Digitopuncture - Shiatsu - Do-in

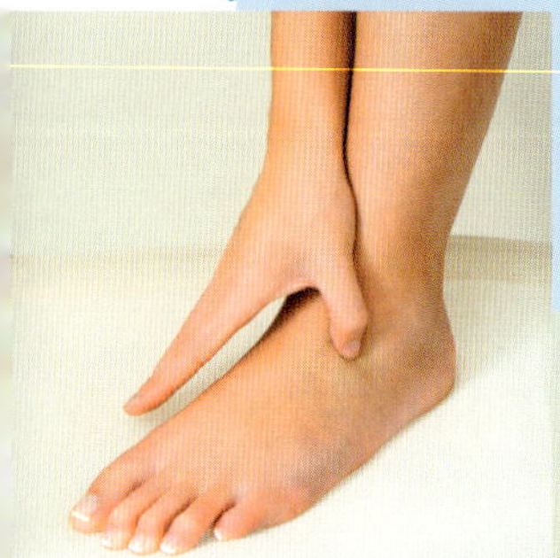

• Pressez Vésicule biliaire 40 (creux en avant et au-dessous de la saillie de la cheville externe).

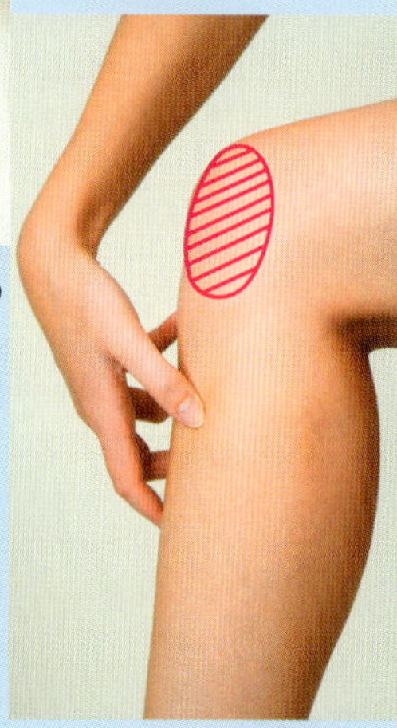

Vésicule biliaire 40

• Chaque matin, stimulez Estomac 36 (jambe fléchie à 90°, à 4 travers de doigt en dessous du bord inférieur de la rotule, en dehors de la crête du tibia).

Estomac 36

• Douleurs dans les **épaules**, les **bras** : la main formant une coque, frappez une dizaine de fois la crête de votre épaule. Si la percussion est douloureuse, appliquez au préalable des compresses chaudes.

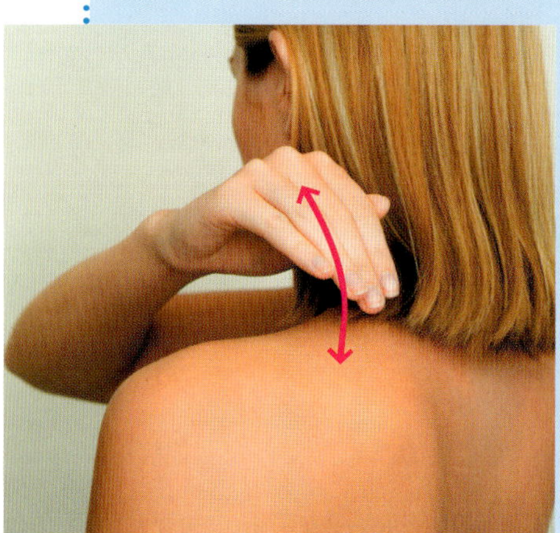

• **Poignets, mains** : placez votre main ouverte paume en l'air sur votre cuisse. Du pouce opposé, pressez fermement au centre de la paume.

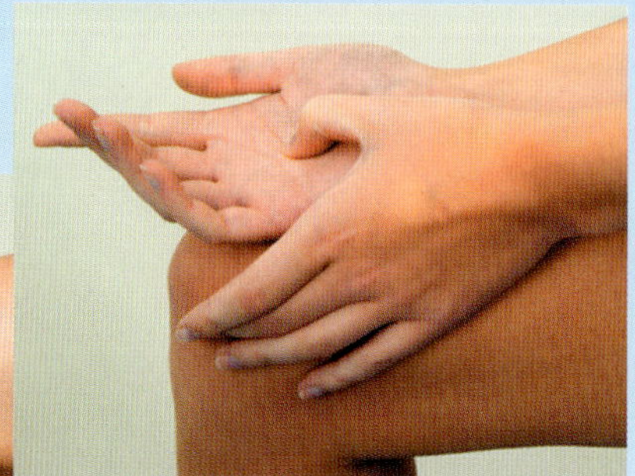

• **Lombalgies** : à l'aide de vos pouces placés en V, pressez Vessie 40 (au milieu du creux à la face postérieure du genou, sur le pli de flexion).

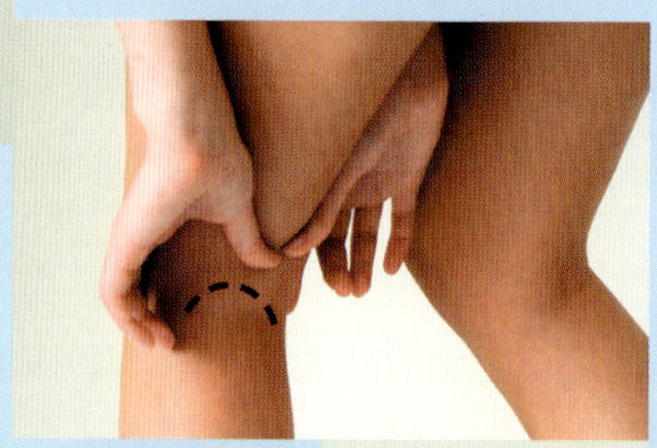

Vessie 40

Pressez ensuite au centre de votre éminence thénar pendant 2 à 3 minutes : exercez des pressions de 5 secondes, espacées de quelques secondes.

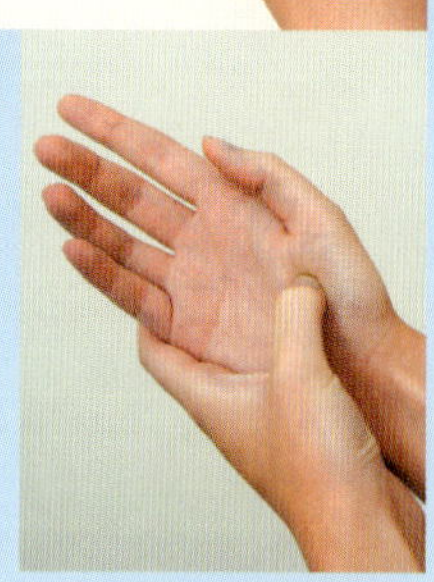

Éminence thénar

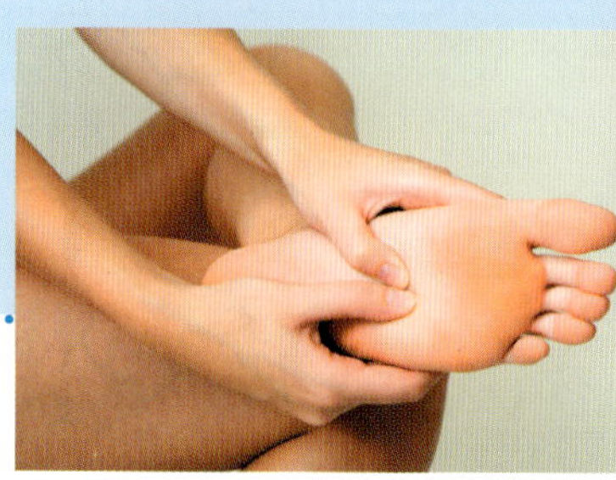

• **Hanches** : poings fermés, frappez fermement, de l'articulation de vos majeurs, le creux en arrière de votre crête iliaque, une dizaine de fois.

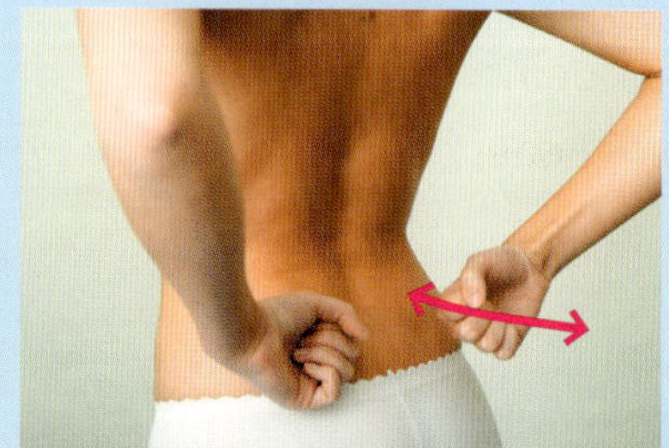

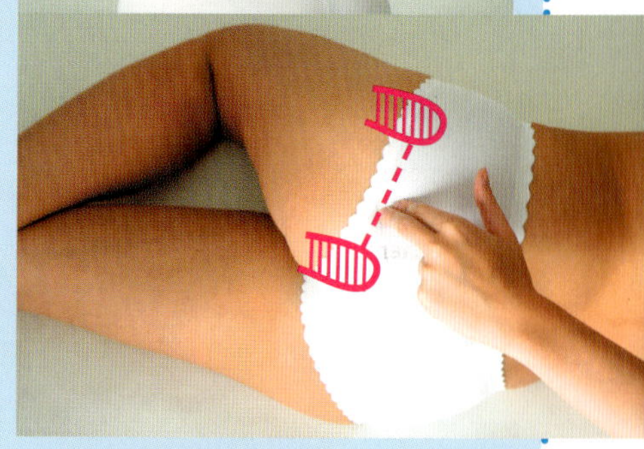

Vésicule biliaire 30

Puis pressez fermement et massez Vésicule biliaire 30. Il est difficile à localiser seul : allongez-vous sur le côté sain, pliez la jambe côté douloureux ; le point est au tiers externe d'une ligne joignant la saillie du fémur (grand trochanter) à la partie basse du sacrum.

• **Pieds** : du pouce, pétrissez en profondeur votre voûte plantaire. Terminez en faisant rouler plusieurs fois votre poing, comme un tampon buvard.

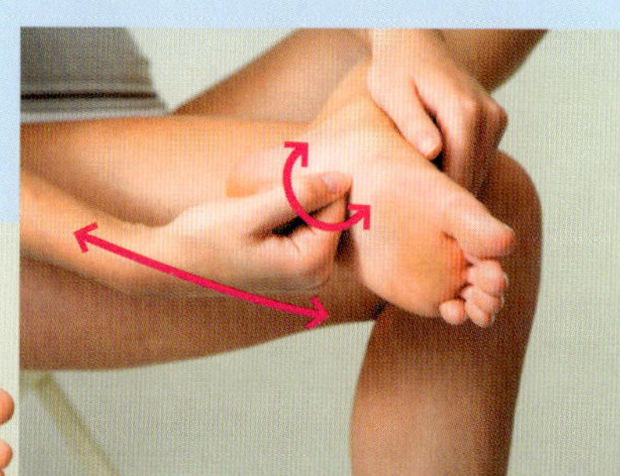

Rhume

rhinopharyngite

Les virus se développant dans un milieu humide, ils ont tendance à être plus agressifs à la saison froide, et ce d'autant que le système immunitaire est alors affaibli. Un nez qui coule et des éternuements font supposer l'apparition d'un rhume, une atteinte bénigne, sauf pour ceux qui sont immunodéprimés, comme les personnes âgées.

Voir aussi Enrouement, *p. 312,* Gorge (maux de), *p. 326,* Otite, *p. 367, et* Sinusite, *p. 388.*

SYMPTÔMES

Rhume

- **Nez** bouché.
- **Écoulement** nasal aqueux et clair, puis épais et jaune verdâtre.
- **Éternuements** fréquents.
- Démangeaisons au niveau du nez.
- Parfois une **toux** grasse.
- **Fièvre** modérée.

Rhinopharyngite (surtout chez l'enfant)

- **Fièvre** plus ou moins importante.
- **Nez** qui coule ou nez bouché.
- Mal de **gorge** aggravé par la déglutition.
- Douleur au front pouvant irradier jusque dans les gencives.

PRINCIPALES CAUSES

- Le **rhume** est causé par une grande quantité de **virus**, dont le rhinovirus, le coronavirus ou l'influenza (celui de la grippe).
Leur arrivée provoque une inflammation des muqueuses nasales : la **rhinite** qui se traduit par un écoulement (congestion nasale) et des éternuements.
- Les virus se développant dans une atmosphère humide, ils pullulent en **automne** et en **hiver**. Lorsqu'il fait froid, ils se trouvent en outre confrontés à des défenses immunitaires un peu endormies.
- Les **enfants**, dont le système immunitaire est immature, sont les premiers touchés par ces virus : ils font alors une **rhinopharyngite**. Les personnes immunodéprimées (malades du sida, leucémiques, personnes âgées) sont également plus sujettes que la moyenne à l'infection par les virus du rhume. Elles doivent plus que les autres veiller à se moucher, pour éviter que les mucosités finissent, du fait des reniflements, par envahir le « carrefour oropharyngé », une zone frontière entre nez, bouche, œsophage et pharynx. Les virus gagneraient alors la gorge.
- Si les virus se cantonnent au pharynx, on ne dépasse pas le stade de la rhinopharyngite. S'ils descendent plus bas, dans le larynx, celui-ci s'enflamme à son tour, provoquant une **laryngite**. Les mucosités peuvent également gagner les muqueuses des sinus (la **sinusite** s'installe) ou atteindre l'oreille moyenne, via les trompes d'Eustache : on parle alors d'**otite**, une autre inflammation courante.

Sirops, attention !

Des études épidémiologiques récentes ont démontré que la plupart des solutions pour instillations nasales et des sirops antitussifs ou décongestionnants (fluidifiants), en particulier ceux qui sont à base de pseudoéphédrine, de dextrométhorphane et de noscapine, sont susceptibles de provoquer des effets secondaires redoutables chez les enfants de moins de 6 ans. Un surdosage conduit à une hypertension, une tachycardie, parfois à des hallucinations, qui peuvent être fatales.

Attention consultez

Bénins chez l'adulte, des éternuements et une rhinite se soignent seuls en moins d'une semaine. S'ils perdurent au-delà, consultez, surtout si vous avez mal à l'oreille, aux sinus, ou que votre température dépasse les 39,5 °C. Soyez plus attentif à votre bébé : une respiration difficile, sifflante, doit faire craindre la laryngite, qui peut mettre sa vie en danger.

QUI CONSULTER ?

- En règle générale, un rhume n'appelle pas de consultation.
- S'il traîne ou revient fréquemment : un homéopathe, un phyto-aromathérapeute, un acupuncteur, un micronutritionniste, un auriculothérapeute, un naturopathe...

La grippe n'est pas un gros rhume !

Les deux maladies n'ont rien à voir. Les virus ne sont pas les mêmes, les symptômes sont différents. La grippe ne fait pas éternuer, mais frissonner. Elle fait aussi tousser avec une sensation de brûlure, ce qui n'est pas le cas du rhume, qui entraîne une toux grasse, et non sèche. Enfin, le rhume fait pleurer, contrairement à la grippe (voir Grippe, p. 328).

À faire soi-même

LES BONS RÉFLEXES AU QUOTIDIEN

• Nos conseils incluent obligatoirement des règles générales d'**hygiène de vie** :
- mangez léger (beaucoup de légumes et des fruits) ;
- **supprimez** les aliments néfastes : les graisses animales (beurre, charcuteries, crème, fromage, graisses, sauces, viandes grasses, etc.), les fritures, le sucre et les sucreries (confiseries, confitures, desserts et entremets industriels, gâteaux, glaces, pâtisseries), les boissons et jus industriels (sodas, limonades, etc.), les boissons alcoolisées, à base de caféine (café, thé noir, boissons au kola) ;
- prenez des aliments riches en **vitamine C** : des légumes (céleri, chou vert, cresson, épinard, oseille, persil, poivron, tomate, pomme de terre, raifort), des agrumes (cédrat, citron, orange, pamplemousse, etc.) et autres fruits (ananas, cassis, fraise, framboise, goyave, groseille, kiwi, etc.). Ajoutez éventuellement, pendant une dizaine de jours, un complément de vitamine C – extraits d'acérola (1 g par jour pour un adulte, 400 mg par jour pour un enfant) ou de cynorrhodon, jus de baies d'argousier, par exemple ;
- assaisonnez vos plats avec des condiments et des épices **anti-infectieux** (ail, cannelle, citron, curry, girofle, oignon, piment rouge, raifort, romarin, sarriette, thym, etc.). **Attention**, la cannelle est contre-indiquée chez la femme enceinte ;
- **buvez** abondamment, de l'eau, des tisanes, du thé vert léger, des jus de fruits frais, par exemple ;
- réduisez ou, mieux, arrêtez le tabac.

• **En période de contamination** :
- en cas de **contact** infectant, évitez de toucher ou de frotter votre nez ou vos yeux avant de vous être lavé les mains ;
- lavez les objets contaminés (verres, couverts, etc.) ;
- apprenez à vos enfants à bien se moucher et employez des **mouchoirs jetables** ;
- **humidifiez** l'atmosphère de votre domicile (des chambres à coucher surtout). Mettez dans le saturateur des feuilles d'eucalyptus ou quelques gouttes d'HE Mélaleuque à feuilles alternes (Tea tree), HE Eucalyptus officinal (feuille) ou HE Thym vulgaire à thujanol ;
- dormez la fenêtre ouverte (au minimum entrouverte) et évitez de trop chauffer votre chambre (18 °C est une bonne température) ;
- prenez un **probiotique**.

EN ATTENDANT LA CONSULTATION

Homéopathie

• En **prévention** : Thymuline 7CH, 1 dose 1 jour par semaine, et Oscillococcinum, 1 dose 1 autre jour de la semaine, d'octobre à mars.

• Dès l'apparition des symptômes de **rhume** :
- rhume par froid humide : Dulcamara 5CH, trois fois par jour ;
- par froid sec : Aconitum 5CH, trois fois par jour ;
- par temps chaud : Gelsemium 5CH, trois fois par jour ;
- rhume chez un allergique : Allium cepa 5CH, trois fois par jour ;
- rhume après des excès alimentaires : Nux vomica 5CH, trois fois par jour.

• Dès l'apparition des symptômes d'une **rhinopharyngite** chez un **enfant** : Sérum de Yersin 7CH, 1 dose le matin, et Oscillococcinum, 1 dose le soir, durant 3 jours.

• Pour **sortir d'un rhume** ou **d'une rhinopharyngite** qui traîne : Pulsatilla 7CH, 3 granules le matin, et Sulfur iodatum 7CH, 3 granules le soir, durant 15 jours.

Phytothérapie

• Extrait de pépins de pamplemousse (deux ou trois fois par jour, 6 gouttes en dessous de 6 ans, 15 chez le grand enfant et l'adolescent, 30 chez l'adulte) ou EPS Cyprès et Échinacée à parties égales (1 cuillerée à café quatre fois par jour pendant 7 jours ; chez l'enfant, 1 cuillerée à café par 10 kg de poids corporel et par jour).

Aromathérapie

• Prenez 2 gouttes d'HE Mélaleuque à feuilles alternes (Tea tree), d'HE Eucalyptus officinal (feuille) ou d'HE Thym vulgaire à thujanol, ou du mélange à parties égales des 3, dans un peu de miel, trois à quatre fois par jour.

• **Nez bouché** : respirez 3 ou 4 gouttes d'HE Menthe poivrée sur un mouchoir et prenez-en 1 goutte dans un peu de miel. **Attention**, HE Menthe poivrée est formellement contre-indiquée chez l'enfant de moins de 30 mois.

Oligothérapie

• Cuivre, 3 doses par jour durant 3 à 5 jours, puis 2 doses par jour durant 1 semaine, et Cuivre-Or-Argent, 1 dose par jour durant 15 jours.

• **Localement** : instillez dans chaque narine 1/2 ampoule d'Argent (**attention** à ne pas vous blesser) matin et soir. Il existe aussi des pulvérisations nasales contenant de l'argent et/ou du cuivre.

• Chez l'**enfant** : Cuivre, 1 ou 2 doses par jour, Manganèse-Cuivre, 1 dose par jour, et 2 ou 3 pulvérisations d'une préparation nasale à l'argent durant quelques jours.

Massage auriculaire

• À l'aide d'une pointe mousse, massez-vous les points 32 Nez (moitié inférieure de la face interne du tragus), 109 Poumon (point double), 36 Glandes surrénales (voir illustration p. 29).

Digitopuncture - Shiatsu - Do-in

Pressez Gros intestin 20 (dans le sillon nasogénien à l'horizontale de la narine), des deux côtés.

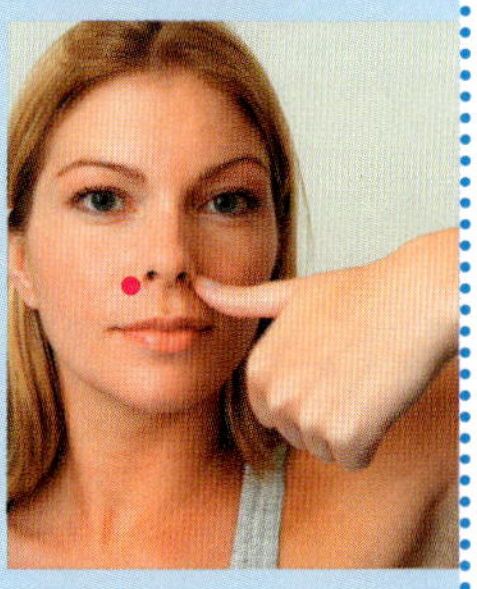

Gros intestin 20

Saignement de nez

Associé à l'enfance ou à une faiblesse passagère, le saignement de nez (épistaxis) est naturel, car le nez est riche en vaisseaux. Ce problème est généralement bénin.

PRINCIPALES CAUSES

• L'endroit où les deux artères irriguant la muqueuse nasale se rejoignent dans un très dense réseau de capillaires est très fragile. La moindre lésion provoque un saignement abondant. Un choc mais aussi une grande fatigue ou un stress important sont susceptibles d'être à l'origine d'une épistaxis.

Attention consultez

Un saignement de nez s'arrête de lui-même en quelques minutes. Au-delà, vous avez peut-être un problème de coagulation ou d'hypertension artérielle. Si le saignement est bilatéral (dans les deux narines) et que le sang coule dans la gorge, il y a urgence.

QUI CONSULTER ?

• Pour traiter le terrain : un acupuncteur, un homéopathe, un phyto-aroma-thérapeute, un auriculothérapeute, un micronutritionniste, etc.
• La pratique d'une gymnastique énergétique (taiji quan, qi gong, yoga) ou douce est bénéfique.

À faire soi-même

LES BONS RÉFLEXES AU QUOTIDIEN

• Gardez votre sang-froid. Asseyez-vous. Penchez légèrement la tête en avant. Mouchez-vous délicatement. Pressez vos narines entre le pouce et l'index jusqu'à l'arrêt du saignement.
• Surtout n'enfoncez jamais de coton ou de mèche dans votre narine.

EN ATTENDANT LA CONSULTATION

Phytothérapie

• Ortie : jeunes pousses en salade ou en soupe ; feuilles séchées en infusion ; SIPF (1/2 cuillerée à café deux fois par jour) ou EPS (1 cuillerée à café deux fois par jour).

Florithérapie

• En cas de survenue à la suite d'un choc, d'un **coup** : prenez Rescue Remedy, 4 gouttes dans un verre d'eau plate ou dans une petite bouteille d'eau minérale non gazeuse, et buvez à petites gorgées ; à défaut, mettez 4 gouttes de l'élixir sous votre langue, mélangez-les à votre salive et gardez-les en bouche 1 à 2 minutes avant d'avaler.

Massage auriculaire

• À l'aide d'une pointe mousse, massez-vous les points 32 Nez (moitié inférieure de la face interne du tragus), 36 Glandes surrénales, 104 Foie, 105 Rate, 79 Sommet de l'oreille (voir illustration p. 29).

Digitopuncture - Shiatsu - Do-in

• Pressez Gros intestin 20 (dans le sillon à l'horizontale de la narine).

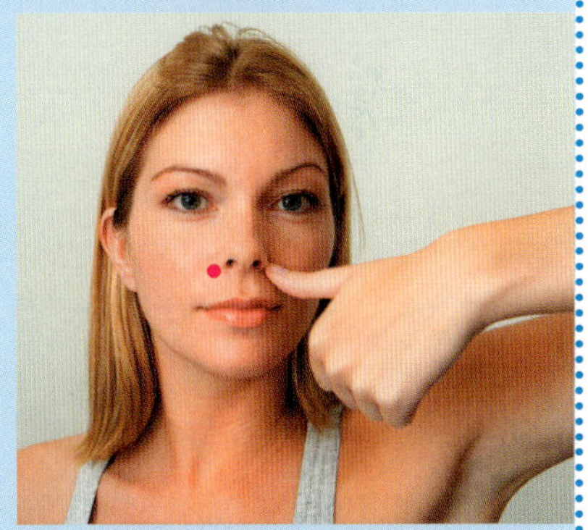

Gros intestin 20

• Massez Gros intestin 4 : pressez en glissant votre pouce le long du bord externe de l'index jusqu'à la butée dans l'angle pouce-index. Répétez une dizaine de fois des deux côtés. **Attention**, ce point est contre-indiqué chez la femme enceinte.

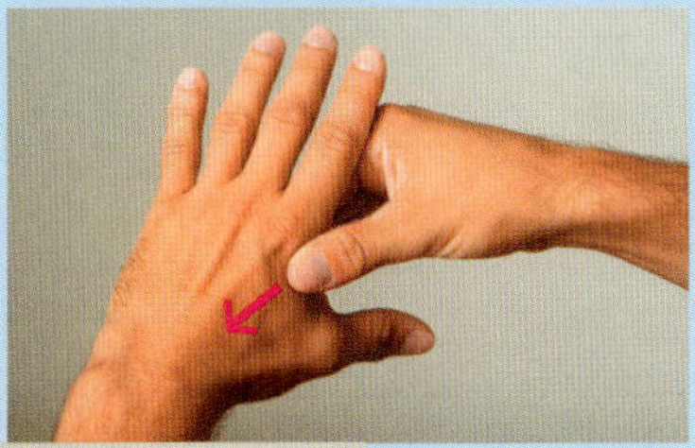

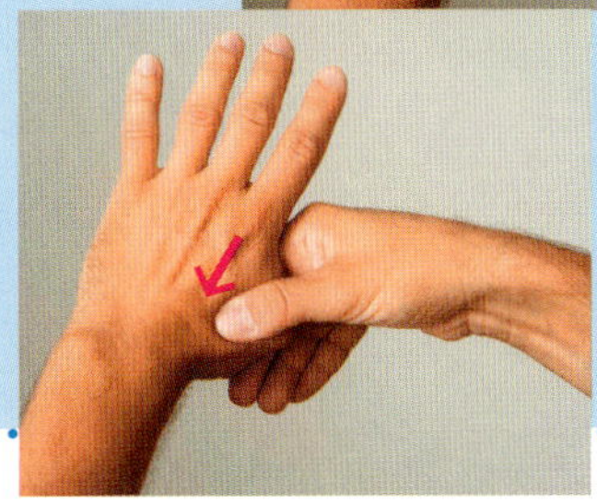

Gros intestin 4

Sein (affections du)

Avoir la poitrine gonflée, tendue et douloureuse ne doit pas forcément vous inquiéter si cette gêne survient à l'approche des règles et disparaît à leur apparition. Dans le cas contraire, ou en présence de boules dures à la palpation, vous devez consulter.

Voir aussi Allaitement (troubles de), *p. 258, et* Menstruation (troubles de la), *p. 354.*

SYMPTÔMES

Mastodynie

• Seins douloureux, gonflés, plus ou moins tendus et durs.
• Survenue en fin de cycle (de 1 jour à 2 semaines avant les règles).
• Disparition avec le déclenchement des règles.

Mastose

• Présence de nodules durs dans un sein ou les deux.
• Éventuellement, écoulements du mamelon.

PRINCIPALES CAUSES

• Les glandes mammaires évoluent en fonction de la sécrétion des **hormones sexuelles** féminines. Les taux élevés d'œstrogènes sont généralement compensés par la présence de progestérone. Parfois, ce contrôle faiblit. C'est le cas dans la période précédant les règles lorsqu'il y a une insuffisance de sécrétion de progestérone, ou au début de la grossesse (le taux d'œstrogènes monte beaucoup plus vite et plus tôt que celui de progestérone). Le résultat est une dilatation des petites veines du sein et la formation d'un œdème : les seins grossissent et deviennent douloureux.
• Les kystes, les tumeurs bénignes (mastoses) ou malignes ont parfois également une origine hormonale. Des **facteurs génétiques** peuvent être en cause. Les mastoses sont à surveiller, car elles prédisposeraient au cancer du sein.

Attention consultez

En cas de douleurs mammaires importantes et répétées (surtout si, à la palpation, vous percevez des éléments durs), ou si vous découvrez une boule, même indolore, dans l'un de vos seins, consultez vite votre médecin.

QUI CONSULTER ?

• En première intention, pour traiter le terrain : un acupuncteur, un homéopathe, un micronutritionniste, un phyto-aroma-thérapeute, un auriculothérapeute, un naturopathe, etc.
• En complément, pratiquez une gymnastique énergétique : le taiji quan, le qi gong, le yoga.
• Pour éliminer un éventuel blocage : un ostéopathe, un chiropracteur, un kinésiologue, un fasciathérapeute, un réflexothérapeute.
• Pour aborder les dimensions psychoaffectives du problème : une des nombreuses psychothérapies présentées dans ce livre, l'hypnose éricksonienne, la sophrologie, l'haptonomie, la relaxation, la méditation.

À faire soi-même

LES BONS RÉFLEXES AU QUOTIDIEN

• **Consultez** régulièrement votre gynécologue : une fois par an, voire deux fois si vous avez une mastose, un kyste ou un adénofibrome.
• Dans l'intervalle, pratiquez l'**autoexamen** des seins chaque mois après la fin de vos règles. Demandez à votre gynécologue de vous l'apprendre.
• Le **tabac** est l'ennemi du sein : arrêtez de fumer (voir Tabagisme, p. 397).
• **Méfiez-vous** des graisses animales et produits laitiers, de l'excès de sel (**attention** au sel caché : chips, charcuteries, conserves, hamburgers, plats cuisinés, produits industriels, etc.).
• **Réduisez** le sucre et les sucreries, les boissons et jus industriels, les boissons alcoolisées et les excitants.
• Consommez des acides gras insaturés **oméga-6** et, surtout, **oméga-3** : huiles biologiques d'olive, 1 cuillerée à soupe par jour, et de colza ou de noix, 2 cuillerées à soupe par jour ; poissons gras des mers froides. Parfois, vous devrez prendre un complément d'huile d'onagre et/ou de bourrache (sur conseil médical).

EN ATTENDANT LA CONSULTATION

Digitopuncture - Shiatsu - Do-in

• **Mastose, mastodynies** : pressez Vaisseau conception 17 (sur la ligne médiane du sternum, dans un petit creux au niveau du quatrième espace intercostal).

Vaisseau conception 17

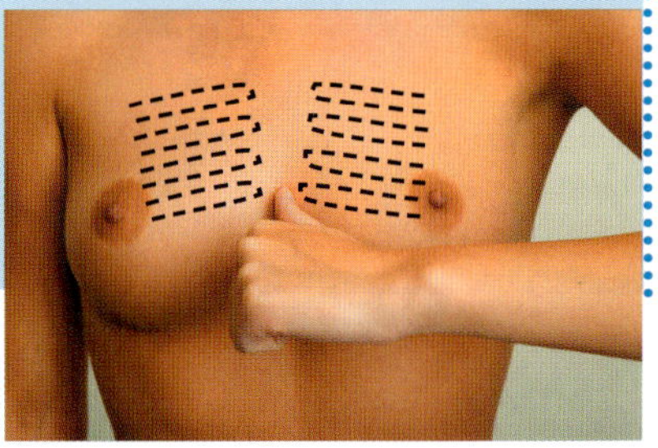

Sexualité (troubles de la)

La sexualité implique d'établir une bonne relation à soi et aux autres pour parvenir à un plaisir partagé et global, c'est-à-dire à la fois physique et émotionnel. C'est pourquoi l'impuissance, la frigidité, les problèmes d'éjaculation et les troubles du désir n'ont que rarement une cause organique.

Voir aussi Ménopause (troubles de la), *p. 352, et* Vagin (affections du), *p. 411.*

SYMPTÔMES

Impuissance

• **Trouble de l'érection** (absence ou diminution) pendant l'acte sexuel, avec ou sans libido.
• **Éjaculation précoce**.
• Éjaculation **retardée**.

Frigidité

• **Absence d'orgasme** lors de rapports sexuels.

Troubles de la libido

• **Absence de désir**.
• Sensation de **fatigue**, migraine ou autres manifestations de malaise avant un rapport sexuel.
• **Angoisse** à l'idée d'un acte sexuel.

PRINCIPALES CAUSES

• Dans 1 cas sur 5 seulement, les troubles sexuels ont une explication physiologique : des **problèmes cardiovasculaires** et l'**hypertension** artérielle (l'excitation sexuelle repose aussi sur une bonne vascularisation des organes sexuels), l'**alcoolisme** (il gêne l'érection, l'éjaculation et, de façon générale, l'excitabilité), le **tabagisme** (qui a un effet délétère sur l'érection), la **toxicomanie**, un **diabète** (en provoquant des lésions de certains nerfs impliqués dans l'acte sexuel), des dysfonctionnements hormonaux, une **ablation** chirurgicale (prostate, utérus), ou la prise de **médicaments**.
• Le **stress** et la **fatigue** retentissent également, à la fois sur la qualité de l'acte sexuel et sur le désir préalable. Ils jouent sur la **psychologie**, qui est reconnue comme le premier responsable des troubles de la sexualité.
• La **frigidité** est très difficile à définir. On sait qu'une femme peut ressentir du plaisir sans atteindre l'orgasme. Par contre, il est difficile de définir le lien exact entre désir et plaisir. La faiblesse du désir n'entraîne pas forcément une timidité du plaisir. À l'inverse, un désir très puissant ne s'assouvit pas nécessairement en un plaisir explosif.
• Chez l'homme, l'**impuissance** trouve aussi son ancrage dans le psychisme, en résonance avec des facteurs culturels et comportementaux. Elle se manifeste quand il a peur, qu'il n'a pas envie, qu'il a des soucis. Il la vit d'autant plus mal qu'il ressent la pénétration comme essentielle pour prouver sa virilité.
• L'**éjaculation retardée** (il y a érection, mais impossibilité d'accéder à la jouissance normalement nécessaire à l'éjaculation) et l'éjaculation **précoce** (avant la pénétration ou très peu de temps après) sont aussi d'origine psychosomatique. La seconde, par exemple, est moins une éjaculation rapide qu'une éjaculation incontrôlée. Elle est due pour l'essentiel à l'incapacité d'anticiper et de reconnaître les signes annonciateurs de l'éjaculation. Elle est renforcée par la pensée dominante que, chez l'homme, il ne peut y avoir de plaisir sans éjaculation.

Vaginale ou clitoridienne ?

Le vagin étant une zone peu innervée, il ne peut transmettre beaucoup de plaisir, au contraire de la vulve, du clitoris (surtout) et du pourtour de l'anus. L'orgasme féminin est donc avant tout clitoridien.

Attention consultez

Souvent tus, les problèmes de sexualité sont aussi courants que destructeurs pour qui ne les verbalise pas. Consultez dès lors que vous vous sentez en souffrance (carence, blocage, etc.) et/ou lorsque votre vie sexuelle ne répond pas aux attentes de votre couple.

Éjaculer sans jouir

Le plaisir de l'homme n'est pas en relation avec l'éjaculation. L'éjaculation est un acte réflexe neuromusculaire, tandis que le plaisir est d'ordre neurohormonal. Au cours de rapports enchaînés, le plaisir augmente alors que la quantité de sperme émise diminue. À l'inverse, les éjaculateurs précoces éprouvent peu de plaisir, même si l'éjaculation est puissante.

QUI CONSULTER ?

• Pour traiter le terrain : un acupuncteur, un homéopathe, un phyto-aromathérapeute, un auriculothérapeute, un praticien de reiki, un médecin anthroposophe, etc.
• Pour traiter les dimensions psychoaffective et comportementale, et apprendre à gérer le stress : une des nombreuses psychothérapies présentées dans ce livre, l'hypnose éricksonienne, la sophrologie, l'haptonomie, la relaxation, la méditation sont quelques-unes des aides à votre disposition.
• Pour améliorer la circulation des énergies dans votre corps : le taiji quan, le qi gong, le yoga.
• Pour éliminer un éventuel blocage : un ostéopathe, un étiopathe, un kinésiologue, un fasciathérapeute…

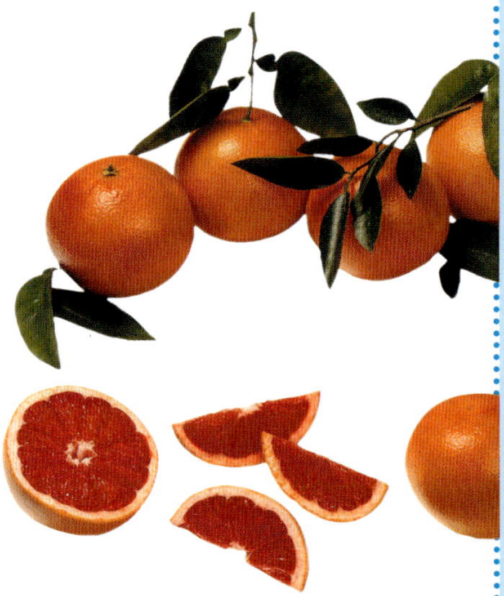

À faire soi-même

LES BONS RÉFLEXES AU QUOTIDIEN

• La sédentarité est nuisible au bon fonctionnement sexuel. Entretenez votre forme par **une activité physique** quotidienne suffisante, mais sans excès (gymnastique douce ou énergétique, jogging, marche, natation, vélo, etc.).

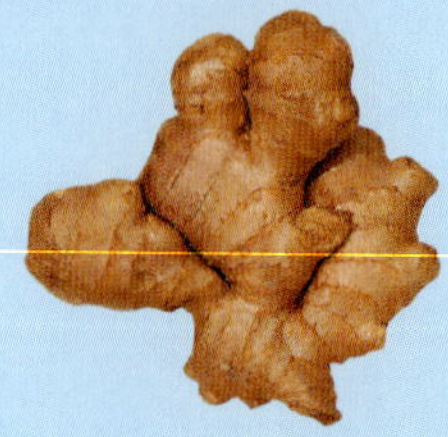

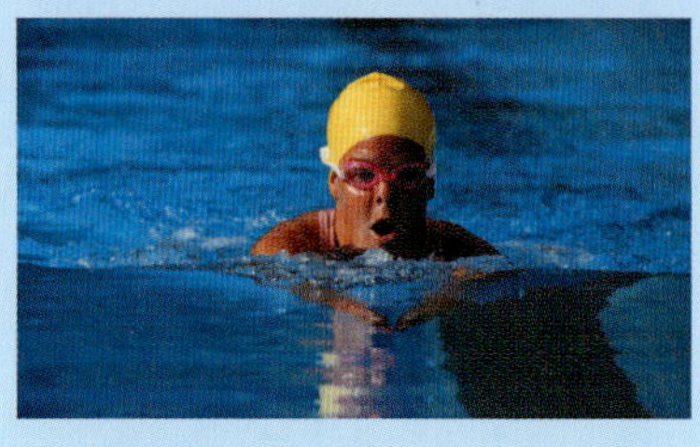

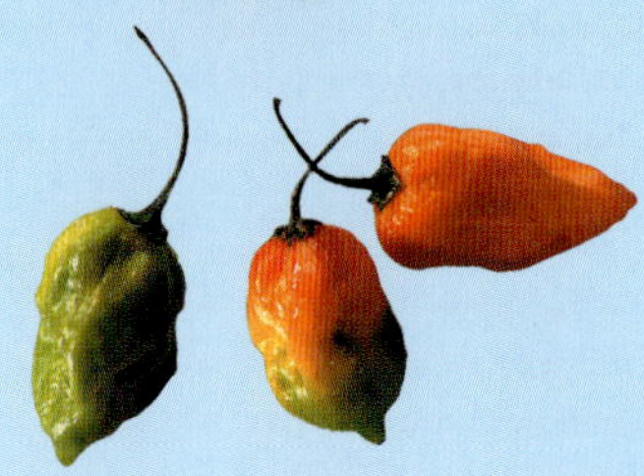

• Dormez suffisamment, soit entre 7 à 8 heures (voir Insomnie, p. 343).
• Adoptez une **alimentation** saine et équilibrée. Parmi les aliments recommandés, citons : les agrumes (cédrat, citron, lime, mandarine, orange, pamplemousse, etc.), l'ail, l'avoine et les céréales complètes, le brocoli, le céleri, les champignons, les choux, le fenouil, le foie et les rognons, les fruits rouges, les pignons de pin, le poisson, les fruits de mer, la roquette, la viande blanche et la viande rouge maigre.
• **Attention**, certains aliments ont un effet négatif sur la sexualité :
- les **aliments gras et lourds**, qui consomment trop d'énergie pour la digestion : graisses animales et produits laitiers gras (beurre, charcuteries, crème, fritures, fromages, gibiers, graisses cuites, plats en sauce, viandes grasses, etc) ;
- le sucre et les **sucreries** (confiseries, confitures, desserts et entremets industriels, gâteaux, glaces, pâtisseries), qui provoquent un pic d'énergie vite suivi d'un coup de barre ;
- la **laitue**, dont le suc est un sédatif sexuel utilisé de longue date ;
- l'**alcool**, qui désinhibe certes, mais prive vite d'énergie (c'est notamment un inhibiteur de l'érection).

• Agrémentez vos plats de germes de blé, de levure de bière et d'épices : de cannelle, de gingembre, de moutarde (graines), de muscade, de piment, de poivre, de safran, de vanille, par exemple, ou d'herbes (coriandre, menthe, romarin, sarriette, sauge, etc.). **Attention**, la cannelle est contre-indiquée chez la femme enceinte.
• Buvez du café, du chocolat noir ou du thé vert à la menthe, ce sont d'agréables préludes.
• Le **tabac**, lui, n'est guère recommandable. En plus de son odeur désagréable pour la plupart des gens (fumeurs ou non), il réduit les capacités sexuelles.
• Maintenez une bonne **communication** dans votre couple, parlez, échangez. N'hésitez pas à faire part à l'autre de vos attentes, de ce que vous aimez ou de ce qui peut vous gêner.
• Préparez-vous :
- prenez un **bain** ensemble (voir ci-contre, Aromathérapie) ;
- faites-vous mutuellement un **massage** complet (voir ci-contre, Aromathérapie).
• Préparez une **ambiance** propice : tamisez la lumière, parfumez l'atmosphère, mettez en fond sonore une musique que vous aimez, par exemple.

À faire soi-même

EN ATTENDANT LA CONSULTATION

Homéopathie

• **Troubles chez l'homme**

- Éjaculation prématurée : Argentum nitricum 9CH, 3 granules le soir, en cures de 2 mois.
- Éjaculation très difficile avec grande fatigue après : Agaricus 7CH, 3 granules le soir, en cures de 2 mois.
- Érection insuffisante sur un terrain très tabagique : Caladium 5CH, 3 granules le soir, en cures de 2 mois.
- Érection brève ou absente avec perte de confiance en soi : Lycopodium 9CH, 3 granules le soir, en cures de 2 mois.
- Érection impossible après une trop vive excitation : Onosmodium 9CH, 3 granules le soir, en cures de 2 mois.
- Érection difficile avec des éjaculations involontaires : Conium 9CH, 3 granules le soir, en cures de 2 mois.
- Érection diminuée avec l'âge : Cobaltum 9CH, 3 granules le soir, en cures de 2 mois.

• **Troubles chez la femme**

- Désir intense mais hypersensibilité des organes génitaux : Platina 7CH, 3 granules le soir, en cures de 2 mois.
- Désir intense mais insatisfaction liée à un fond dépressif, après des humiliations : Staphysagria 9CH, 3 granules le soir, en cures de 2 mois.
- Désir intense, obsédant, mais sentiment de culpabilité : Lilium tigrinum 9CH, 3 granules le soir, en cures de 2 mois.
- Absence de désir avec tendance au repli (vous ne souhaitez voir personne) : Sepia 9CH, 3 granules le soir, en cures de 2 mois.
- Désir modéré, mais peur de l'acte, de la relation au sexe opposé : Pulsatilla 9CH, 3 granules le soir, en cures de 2 mois.

Phytothérapie

• Plantes **aphrodisiaques** : avoine (Avena sativa 1D, 30 gouttes trois fois par jour), berce, roquette, échinacée (EPS 1 cuillerée à café deux fois par jour).

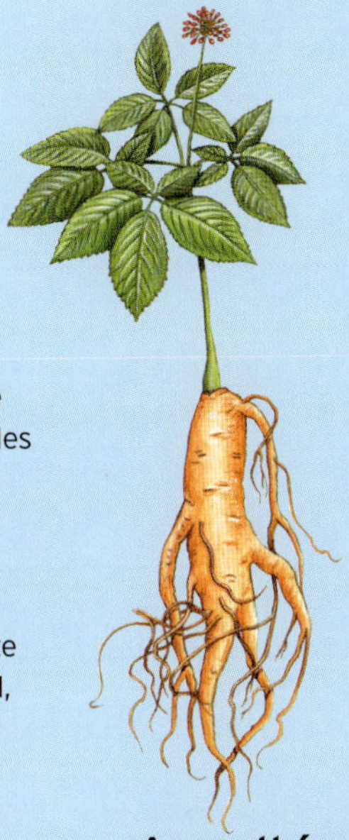

• Plantes **stimulantes** : ginseng, gingembre, maca (3 gélules par jour), éleuthérocoque (3 gélules par jour), tribulus, muira puama. **Attention**, tribulus et muira puama sont contre-indiquées chez la femme enceinte ou allaitante.

Aromathérapie

• Pour vous **stimuler** : prenez, un peu avant le moment décisif, 2 gouttes (pas plus) d'HE Sarriette des montagnes dans 1 cuillerée à café de miel. Gardez le mélange 1 minute sous la langue avant de l'avaler.

• Exemples de **mélanges aromatiques stimulants**, faciles à préparer (proportions variables en fonction de vos goûts et de votre personnalité) :

- mélangez, dans un flacon de 15 ml en verre brun muni d'un bouchon compte-gouttes, HE Vétiver 2,5 ml, HE Coriandre 1,5 ml, HE Jasmin 2 ml, HE Cardamome 0,5 ml, HE Ylang-ylang 3,5 ml, HE Pamplemousse 5 ml ;
- mélangez, dans un flacon de 15 ml en verre brun muni d'un bouchon compte-gouttes, HE Santal 5 ml, HE Benjoin du Siam 1,5 ml, HE Ylang-ylang 1,5 ml, HE Limette 6 ml, HE Rose de Damas 1 ml (l'huile de rose de qualité coûtant très cher, vous pouvez la remplacer par 1 ml d'HE Jasmin).

• Employez ces mélanges :

- en **bain** : mélangez 5 gouttes de votre préparation dans une cuillerée à soupe de miel liquide, de type acacia. Puis versez dans l'eau du bain et agitez bien ;
- en **massage** : mélangez 12 gouttes de votre flacon à 50 ml d'huile de jojoba.

Massage auriculaire

• **Troubles chez la femme** : à l'aide d'une pointe mousse, massez-vous les points 57 Système neurovégétatif, 58 Shenmen, 78 Organes génitaux externes, 18 Matière grise (moitié inférieure de la face postérieure de l'antitragus), 102 Rein (voir illustration p. 29).

• **Troubles chez l'homme** : à l'aide d'une pointe mousse, massez-vous les points 26 Glandes endocrines, 21 Testicules, 102 Rein, 18 Matière grise (moitié inférieure de la face postérieure de l'antitragus), 36 Glandes surrénales, 78 Organes génitaux externes, 77 Voies urinaires (voir illustration p. 29).

Réflexothérapie

• Massez les zones réflexes plantaires (de chaque côté) colonne vertébrale, hypophyse, thyroïde, surrénale, ovaire/testicule, libido, lymphatiques abdominopelviens, plexus solaire (voir illustration p. 209).

Digitopuncture - Shiatsu - Do-in

• Exercez une pression douce tout en massant Vessie 31 à 34 de chaque côté (ces points sont situés de part et d'autre de la ligne médiane, dans des dépressions de l'os sacré).

Vessie 31 à 34

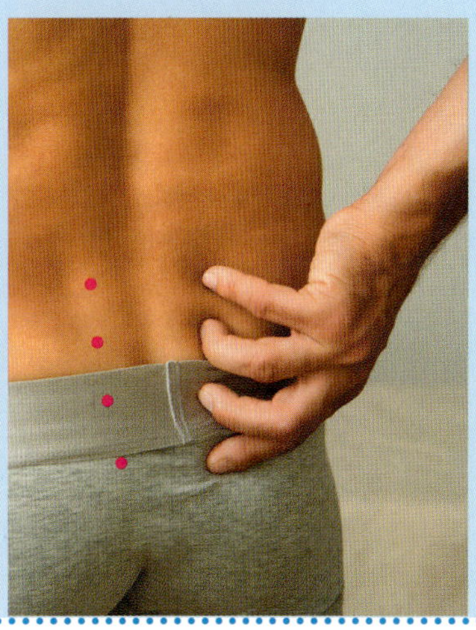

Sinusite

Les sinus sont des cavités logées au-dessus des arcades sourcilières, de part et d'autre du nez au niveau des yeux, et de part et d'autre des narines. Elles sont reliées aux fosses nasales par de fins canaux. Lorsque nous avons le nez congestionné, nos sinus se remplissent d'un mucus prompt à se transformer en bouillon de culture. Leur inflammation provoque la sinusite.

Voir aussi Rhume, *p. 381.*

SYMPTÔMES

• **Douleur** unilatérale en se penchant en avant ou en appuyant sur le ou les sinus malades.
• Écoulement ou **obstruction nasale** du côté atteint.
• **Toux** nocturne.

PRINCIPALES CAUSES

• Un virus provoque un **rhume**. La congestion des muqueuses nasales bloque la vidange du mucus, qui s'accumule dans les sinus tandis qu'il est colonisé par des bactéries ou des champignons. L'inflammation gagne : la sinusite apparaît.
• Elle peut aussi être déclenchée par un **abcès dentaire**, dont les germes passent dans les sinus.
• La sinusite est favorisée par un **terrain allergique** ou une conformation anatomique sinusienne particulière.

Attention consultez

Si vous êtes allergique, la sinusite doit être soignée immédiatement, afin d'éviter qu'elle ne devienne chronique et donc plus difficile à traiter.

QUI CONSULTER ?

• Pour traiter le terrain : un acupuncteur, un homéopathe, un phyto-aroma-thérapeute, un auriculothérapeute, un micronutritionniste, un naturopathe, etc.

À faire soi-même

LES BONS RÉFLEXES AU QUOTIDIEN

• Mangez léger, notamment beaucoup de légumes et des fruits.
• **Réduisez** sérieusement les aliments néfastes : les graisses animales (beurre, charcuteries, crème, fromage, graisses, sauces, viandes grasses, etc.), les fritures, le sel (**attention** au sel caché : chips, charcuteries, conserves, hamburgers, plats cuisinés, produits industriels, salaisons, etc.), le sucre et les sucreries (confiseries, confitures, desserts et entremets industriels, gâteaux, glaces, pâtisseries), les boissons et jus industriels (sodas, limonades, etc.), les boissons alcoolisées ou à base de caféine (café, thé noir, boissons au kola).
• Prenez des aliments riches en **vitamine C** : des légumes (céleri, chou vert, cresson, épinard, oseille, persil, poivron, tomate, pomme de terre, raifort), des agrumes (cédrat, citron, orange, pamplemousse, etc.) et autres fruits (ananas, cassis, fraise, framboise, goyave, groseille, kiwi, etc.). Ajoutez éventuellement, pendant une dizaine de jours, un complément de vitamine C – extraits d'acérola (1 g par jour pour un adulte, 400 mg par jour pour un enfant) ou de cynorrhodon, jus de baies d'argousier, par exemple.
• Assaisonnez vos plats avec des condiments et des épices anti-infectieux (ail, cannelle, citron, curry, girofle, oignon, piment rouge, raifort, romarin, sarriette, thym, etc.). **Attention**, la cannelle est contre-indiquée chez la femme enceinte.
• Buvez abondamment, essentiellement en dehors des repas, de l'eau, des tisanes, du thé vert léger, par exemple.
• Réduisez ou, mieux, arrêtez le **tabac** (voir Tabagisme, p. 397).

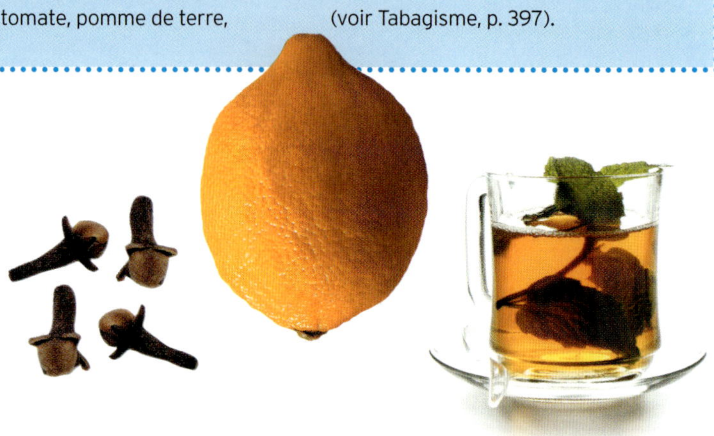

À faire soi-même

EN ATTENDANT LA CONSULTATION

Homéopathie

• **Sinusite maxillaire** avec douleurs de la face, mouchage jaune et vers l'arrière : Kalium bichromicum 5CH, 3 granules trois fois par jour.

• **Sinusite frontale** avec mal de tête et écoulement vers la gorge : Eupatorium perforatum 5CH, 3 granules trois fois par jour.

• **Sinusite avec écoulement épais** coulant facilement : Kalium sulfuricum 5CH, 3 granules trois fois par jour.

Phytothérapie

• Extrait de pépins de pamplemousse, 30 gouttes trois fois par jour ; ou EPS Échinacée et Radis noir à parties égales, 1 cuillerée à café deux fois par jour pendant 10 jours.

Aromathérapie

• Prenez 2 gouttes d'HE Mélaleuque à feuilles alternes (Tea tree) ou d'HE Thym vulgaire à thujanol, ou du mélange à parties égales des deux, dans un peu de miel, trois à quatre fois par jour.

Oligothérapie

• Soufre, 1 dose par jour, et Cuivre-Or-Argent ou Manganèse-Cuivre, 1 dose en alternance un jour sur deux.

• En cas de **crise aiguë** : Cuivre, 3 doses par jour durant 5 à 7 jours.

Massage auriculaire

• À l'aide d'une pointe mousse, massez-vous les points 32 Nez interne, 36 Glandes surrénales, 109 Poumon (point double), 23 Front ou 6 Maxillaire supérieur (selon la localisation de la sinusite), 24 Taiyang (voir illustration p. 29).

Réflexothérapie

• Massez les zones réflexes plantaires (de chaque côté) colonne vertébrale (cou et nuque), sinus, lymphatiques supérieurs, plexus solaire (voir illustration p. 209).

Digitopuncture - Shiatsu - Do-in

• Pincez fermement la peau au-dessus de votre nez entre le pouce et l'index, pendant 1 ou 2 minutes. Puis pressez

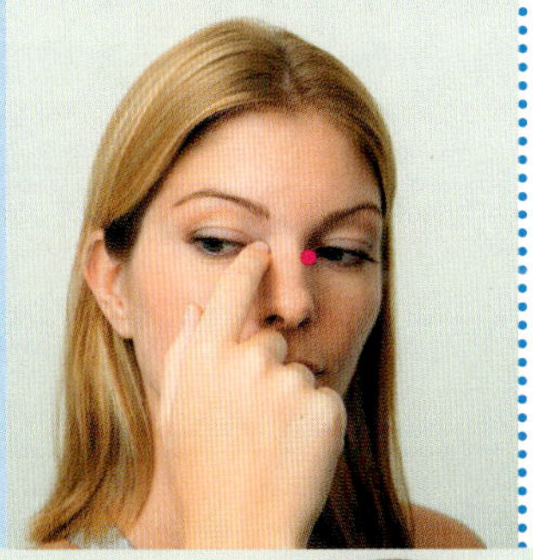

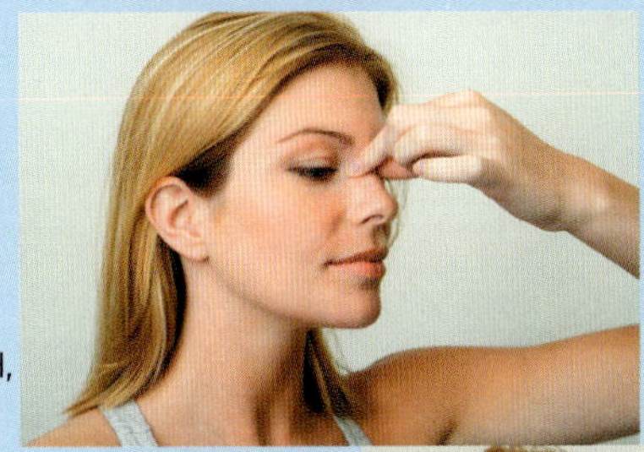

Gros intestin 20 (dans le sillon, à l'horizontale de la narine).

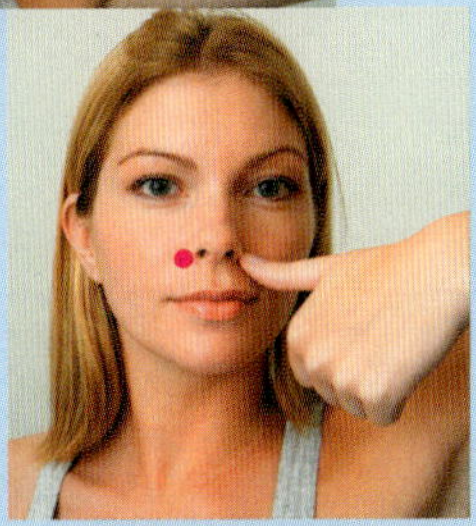

Gros intestin 20

• **Frontales** : pressez pendant quelques secondes 3 points situés sous l'arcade sourcilière en partant de la racine du nez. Pressez et massez, en tournant dans le sens des aiguilles d'une montre, Gros intestin 4 (dans l'angle entre le pouce et l'index). **Attention**, ce point est contre-indiqué chez la femme enceinte.

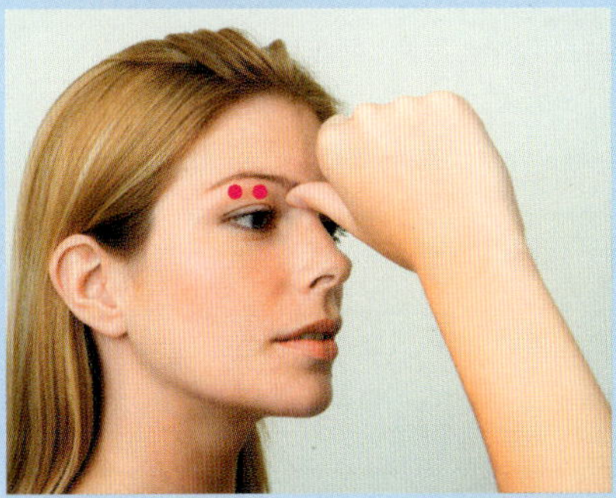

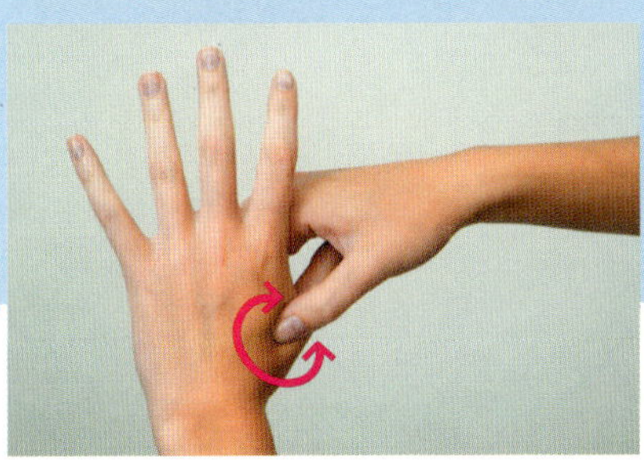

Gros intestin 4

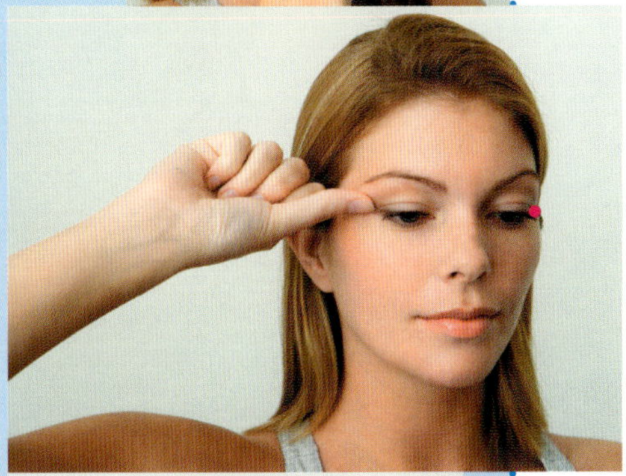

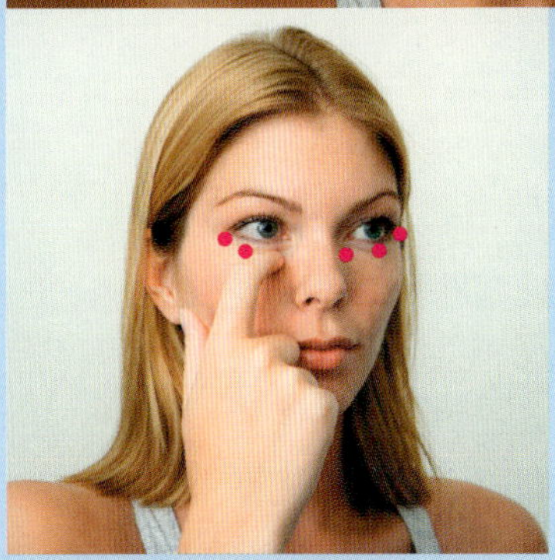

• **Maxillaires** : pressez pendant quelques secondes un point au coin interne de l'œil, puis au coin externe, enfin 3 points au bord inférieur de l'orbite. Massez Vessie 7 (petit creux à 2 travers de doigt en dehors du sommet du crâne).

Vessie 7 (à droite)

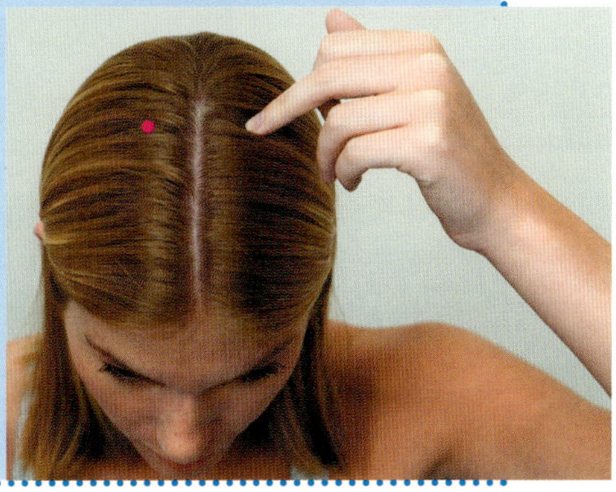

Spasmophilie

La spasmophilie est la manifestation brutale d'une réaction de peur survenant dans des circonstances inappropriées. Elle n'est répertoriée en tant que telle qu'en France. Dans les autres pays, on ne parle que de crise d'angoisse ou d'épisode d'hyperventilation.

Voir aussi Anxiété, *p. 265,* Convulsions, *p. 296, et* Stress, *p. 392.*

SYMPTÔMES

• Crises répétées de spasmes et de **contractions** musculaires (mains, pieds).
• Atteinte possible d'autres muscles (face, muscles vertébraux).
• **Oppression** respiratoire au cours de la crise.
• Troubles digestifs, douleurs abdominales.
• **Tics**, **anxiété**, troubles psychiques (colère, peur...).
• **Fourmillements**, picotements, palpitations.
• Sensation de perte de connaissance sans perte de conscience réelle.
• **Fatigue** chronique.

PRINCIPALES CAUSES

• La spasmophilie est la manifestation d'une angoisse profonde. Elle se caractérise par des spasmes musculaires et nerveux, qui rappellent la crise de tétanie ou les convulsions (voir p. 296), et sont provoqués par l'installation d'une respiration haletante, ou **hyperventilation**.
• Le système neurovégétatif est le premier responsable. Chez certains sujets, il réagit trop vivement au **stress**, à une **émotion**, en déclenchant une augmentation trop importante de la ventilation dans le but d'accélérer le métabolisme. Ce réflexe de survie permet normalement d'améliorer l'oxygénation des cellules, dans le but de détruire l'acide lactique qui s'accumule en cas d'effort violent (la fuite, par exemple), mais, dans ce cas, l'emballement de la respiration provoque paradoxalement une réduction de l'apport en oxygène. En effet, l'hyperventilation se traduit par une alcalose, c'est-à-dire une augmentation du pH sanguin, ce qui fixe l'oxygène dans le sang ; il est de moins en moins disponible pour les cellules alors que sa concentration augmente. Il se produit alors une baisse de la pression sanguine dans le cerveau et une hyperexcitabilité des neurones, laquelle se traduit par des spasmes musculaires, qui eux-mêmes réenclenchent l'accélération de mouvements respiratoires.

La technique du sac en plastique

• Si l'un de vos proches est victime d'une crise de spasmophilie, faites-le respirer dans un sac en plastique ou en papier. En respirant de l'air confiné riche en dioxyde de carbone, il rétablira progressivement un pH sanguin normal. Aidez-le à se concentrer sur sa respiration (« Respire lentement, calmement ») : par des mouvements thoraciques plus amples et plus lents, il accélérera ce retour à la normale.
• Aussitôt que sa respiration sera redevenue normale (ample, non haletante), il ôtera le sac. Le retour à la normale du pH sanguin aura mis fin à l'hyperexcitabilité neuronale.

Attention consultez

Toute hypersensibilité au stress, tout souci exagéré au moindre problème, même mineur, toute hyperexcitabilité nerveuse et musculaire lors de situations identiques doivent alerter : vous avez un terrain anxieux, voire dépressif, qui doit être abordé avec un professionnel avant que le corps n'extériorise le mal-être.

QUI CONSULTER ?

• En première intention, pour traiter le terrain : un homéopathe, un acupuncteur, un auriculothérapeute, un phyto-aromathérapeute, un médecin anthroposophe, etc.
• En complément, pratiquez une gymnastique énergétique : le taiji quan, le qi gong, le yoga.
• Pour éliminer un éventuel blocage : un ostéopathe, un étiopathe, un chiropracteur, un kinésiologue, un fasciathérapeute, un praticien de reiki, par exemple.
• Dans certains cas, un travail de gestion des émotions et du stress peut être nécessaire : une des nombreuses psychothérapies présentées dans ce livre, l'hypnose éricksonienne, la sophrologie, l'haptonomie, la relaxation, la méditation, la floritthérapie sont quelques-uns des modes de traitement possibles.

À faire soi-même

LES BONS RÉFLEXES AU QUOTIDIEN

• Pour fonctionner au mieux, le système nerveux doit être bien alimenté en **nutriments** et en **oxygène**, et se voir accorder le droit de **récupérer**.

• Adoptez une **alimentation variée**, saine et **équilibrée** : des céréales complètes, des fruits frais et secs, des laitages (yaourt, fromage blanc),

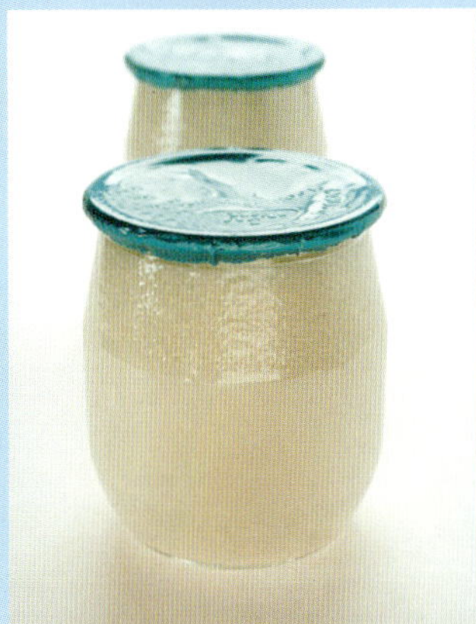

beaucoup de légumes, des légumineuses, des œufs, des oléagineux (amande, noisette, noix, etc.), du poisson, des fruits de mer, de la viande blanche et de la viande rouge maigre, de la volaille et, bien sûr, des acides gras insaturés oméga-6 et, surtout, oméga-3 (huiles biologiques d'olive, 1 cuillerée à soupe par jour, et de colza ou de noix, 2 cuillerées à soupe par jour).

• Prenez des **sucres lents** (sans excès et de préférence au dîner) : des céréales et du pain complets, des pâtes, des pommes de terre, du riz, par exemple.

• **Méfiez-vous** des sucres rapides, ils donnent un bref coup de fouet, mais les hypoglycémies qu'ils déclenchent ensuite sont propices aux malaises et aux crises. Il s'agit du sucre et des sucreries (confiseries, confitures, desserts et entremets industriels, gâteaux, glaces, pâtisseries), des boissons et jus industriels (sodas, limonades, etc.).

• Aromatisez vos plats d'estragon, de marjolaine (origan), de romarin.

• **Buvez** abondamment (1,5 à 2 l par jour), essentiellement en dehors des repas, de l'eau, des tisanes, du thé vert léger, des jus de légumes ou de fruits frais. Évitez l'alcool et les excitants (café, boissons à base de kola, etc.), qui, eux aussi, provoquent des pics d'énergie et des redescentes brutales.

• Adoptez une **respiration** ample, calme, abdominale et thoracique, qui s'articule bien en quatre temps : inspiration, pause, expiration, pause. Respirer ainsi aide à gérer le stress et les émotions.

• Essayez d'arrêter de fumer. Le **tabac** asphyxie le cerveau et fatigue le système nerveux (voir Tabagisme, p. 397).

• Une **activité physique** suffisamment intense est indispensable. Pratiquez, plutôt en début de journée, une gymnastique énergétique, 30 minutes de marche rapide, de vélo, 20 minutes de jogging, de natation, etc.

EN ATTENDANT LA CONSULTATION

Homéopathie

• Terrain spasmophile avec tendance aux **crises de tétanie**, aux contractures musculaires : Magnesia carbonica 7CH, 3 granules le soir, en cures de 15 jours par mois.

• Tendance aux **sautes d'humeur** avec grande sensibilité aux émotions et fragilité : Ambra grisea 9CH, 3 granules le soir, en cures de 15 jours par mois.

• Tendance aux **spasmes** et aux **malaises**, avec anxiété : Ignatia 9CH, 3 granules le soir, en cures de 15 jours par mois.

• Tendance aux **contractures** de la **nuque** et du **dos** : Actaea racemosa 7CH, 3 granules le soir, en cures de 15 jours par mois.

• Tendance aux **contractures** des **mains**, avec vertiges et nausées : Cocculus 9CH, 3 granules le soir, en cures de 15 jours par mois.

Phytothérapie

• Infusion de romarin, 1 cuillerée à dessert pour une tasse d'eau bouillante. Laissez infuser 10 minutes puis prenez 1 tasse après les repas.

• Jus d'Aloe vera, 1/3 de verre par jour.

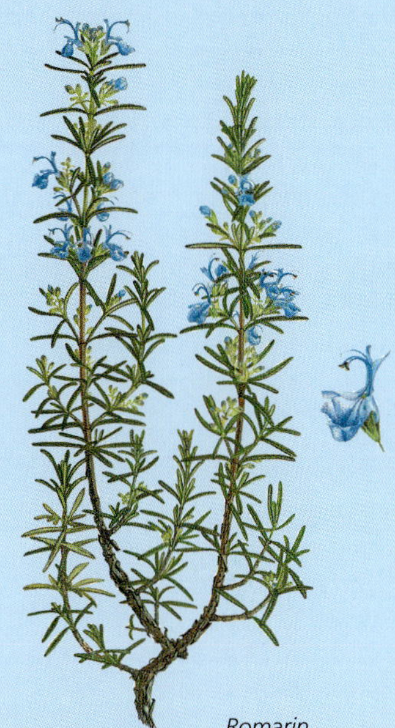

Romarin

Florithérapie

• Choisissez les élixirs qui correspondent à vos états d'esprit, émotions, comportements (voir tableaux p. 66-69).

Oligothérapie

• Manganèse-Cobalt, 1 dose le matin 5 jours par semaine, et Magnésium, 1 dose par jour 4 à 5 jours par semaine.

Massage auriculaire

• À l'aide d'une pointe mousse, massez-vous les points 58 Shenmen, 57 Système neurovégétatif, 26 Glandes endocrines, 11 Thyroïde-Parathyroïdes (voir illustration p. 29).

Stress

Le stress est un mécanisme qui nous permet d'affronter un changement de notre environnement et de nous y adapter. Lorsque nous trouvons en nous l'énergie et la capacité de le faire, l'effort fourni a des conséquences bénéfiques : en surmontant l'épreuve, nous renforçons notre estime de soi. Cependant, une mise sous tension prolongée, des contraintes répétées ou qui s'enchaînent finissent par constituer un danger pour notre bien-être et notre santé.

Voir aussi Anxiété, *p. 265,* Dépression, *p. 300,* Insomnie, *p. 343, et* Préparation aux examens, aux épreuves sportives, *p. 372.*

SYMPTÔMES

Installation du stress chronique

- Troubles **physiques** (douleurs, troubles du sommeil, essoufflement).
- Troubles **émotionnels** (crise de larmes, nervosité, agressivité, violence).
- Troubles **intellectuels** (difficultés de concentration, erreurs, oublis, manque d'initiative).

Stress chronique

- Troubles **musculosquelettiques**
- Grande **fatigue**.
- **Hypertension**, maladies cardiovasculaires.
- Infections récidivantes, zona, **herpès**.
- Insomnie, **dépression**.

PRINCIPALES CAUSES

- Le stress est une réponse de l'organisme à tout changement, contrainte, agression ou émotion. Ce « syndrome général d'adaptation », dont est responsable le **cerveau limbique** (siège de nos émotions, de notre mémoire à long terme et de notre capacité à apprendre), nous devient nocif dès lors qu'il s'installe dans la durée.

Il est possible d'en décrire le mécanisme en 3 phases.

- Phase d'**alarme** ou de **stress aigu** (de quelques minutes à plusieurs heures) : devant un danger ou une menace, le cerveau limbique demande au système sympathique de libérer, via les glandes surrénales, des substances (adrénaline et cortisol, notamment) augmentant la fréquence cardiaque, la tension artérielle, la vigilance et la température afin de provoquer une vasodilatation des vaisseaux des muscles. Nous sommes prêts à attaquer ou à fuir, donc à agir immédiatement. Le problème est qu'au quotidien nous avons davantage besoin de calme et de pondération pour traverser les moments de stress (examen, retard, réunion, etc.) que d'action. L'énergie mise à disposition par l'organisme, inutilisée, se transforme en colère, en tension nocive.
- Phase de **résistance** ou de **stress chronique** (installation dans la durée, parfois la vie entière) : quand il y a répétition ou pérennisation de la situation précédente, l'organisme produit des modifications physiologiques pour nous donner les moyens de faire face aux fortes dépenses énergétiques que nécessite la réponse au stress dans la durée (transformation de lipides en glucides, libération de sucre dans le sang pour livrer de l'énergie au cœur, aux muscles et au cerveau). Or, si en petite quantité le cortisol est un anti-inflammatoire réparateur, à la longue il affaiblit le système immunitaire. À ce stade, nous pouvons demeurer inconscients de notre état, tant nous avons fini par nous y habituer.
- Phase d'**épuisement** : une nouvelle modification de l'environnement achève de déborder les capacités de l'organisme à répondre. Nous nous épuisons. Notre production de cortisol et d'adrénaline nous intoxique. Le système immunitaire s'effondre. La maladie ou la dépression sévère surviennent.

Le *burn out*

Cette expression anglaise a d'abord été utilisée dans l'industrie aérospatiale pour désigner « la situation d'une fusée dont l'épuisement de carburant a pour résultantes la surchauffe et le risque de bris de la machine ». Le syndrome du *burn out* correspond à un état d'épuisement suivant l'exposition à un stress permanent et prolongé. Généralement attribué au milieu professionnel, il peut également apparaître dans le registre privé. Les risques de suicide ou d'effondrement de la personnalité sont réels.

Attention consultez

Ne tardez pas. Quand une situation stressante se prolonge, les capacités de régulation de votre organisme sont débordées. Votre organisme lui-même s'épuise, votre système immunitaire s'effondre. Vous risquez de déclarer une maladie grave, des problèmes cardiaques, des crises de spasmophilie (voir p. 390), ou de sombrer dans une dépression qui, dans ses formes sévères, pousse parfois au suicide.

QUI CONSULTER ?

• En première intention, un travail de gestion des émotions et du stress est nécessaire : une des nombreuses psychothérapies présentées dans ce livre, l'hypnose éricksonienne, la sophrologie, l'haptonomie, la relaxation, la méditation, la florithérapie sont quelques-uns des modes de traitement possibles.
• En complément, pour traiter le terrain : un homéopathe, un acupuncteur, un phyto-aromathérapeute, un auriculothérapeute, un médecin anthroposophe...
• Pour faire circuler les énergies dans votre corps, pratiquez une gymnastique énergétique : le taiji quan, le qi gong, le yoga.
• Pour éliminer un éventuel blocage : un ostéopathe, un étiopathe, un chiropracteur, un kinésiologue, un fasciathérapeute, un praticien de reiki.

À faire soi-même

LES BONS RÉFLEXES AU QUOTIDIEN

• Pour fonctionner au mieux, le cerveau et le système nerveux doivent être bien alimentés en **nutriments** et en **oxygène**, et se voir accorder le droit de **récupérer**.
• Veillez à la qualité de votre sommeil : dormez suffisamment (7 à 8 heures), couchez-vous de bonne heure, notamment (voir Insomnie, p. 343).
• Adoptez une **respiration** ample, calme, abdominale et thoracique, qui s'articule bien en quatre temps : inspiration, pause, expiration, pause. Respirer ainsi aide à gérer le stress et les émotions.
• **Chantez** (c'est un bon travail respiratoire) et **riez** (les contractions du diaphragme massent le plexus solaire et les viscères).
• Arrêtez de fumer, ou à défaut réduisez votre consommation. Le **tabac** provoque un stress cellulaire qui fatigue inutilement le cerveau et le système nerveux (voir Tabagisme, p. 397).
• Une **activité physique** suffisamment intense est indispensable. Pratiquez, plutôt en début de journée, une gymnastique énergétique, 30 minutes de marche rapide, de vélo, ou 20 minutes de jogging, de natation, etc.
• Prenez vos repas dans le calme, en respectant un horaire régulier.
• Adoptez une **alimentation variée**, saine et **équilibrée** : des céréales complètes, des fruits frais et secs, des laitages (yaourt, fromage blanc), beaucoup de légumes, des légumineuses, des œufs, des oléagineux (amande, noisette, noix, etc.), du poisson, des fruits de mer, de la viande blanche et de la viande rouge maigre, de la volaille et, bien sûr, des acides gras insaturés oméga-6 et, surtout, oméga-3 (huiles biologiques d'olive, 1 cuillerée à soupe par jour, et de colza ou de noix, 2 cuillerées à soupe par jour).
• Prenez des **sucres lents** (sans excès et de préférence au dîner) : des céréales et du pain complets, des pâtes, des pommes de terre ou du riz, par exemple.
• **Méfiez-vous** des sucres rapides, ils donnent un bref coup de fouet mais font ensuite chuter l'énergie et provoquent malaise ou mal-être. Il s'agit du sucre et des sucreries (confiseries, confitures, desserts et entremets industriels, gâteaux, glaces, pâtisseries), des boissons et jus industriels (sodas, limonades, etc.).
• Aromatisez vos plats d'estragon, de marjolaine (origan), de romarin. Parsemez vos crudités de germes de blé, de levure de bière en paillettes.
• **Buvez** abondamment (1,5 à 2 l par jour), essentiellement en dehors des repas, de l'eau riche en magnésium (vérifiez l'étiquette), des tisanes, du thé vert léger, des jus de légumes ou de fruits frais. Évitez l'alcool et les excitants (café, boissons à base de kola, etc.), qui, eux aussi, provoquent des pics d'énergie et des redescentes brutales.

EN ATTENDANT LA CONSULTATION

Homéopathie

• Chez l'**adolescent** stressé par le travail scolaire, le désir de réussir : Kalium phosphoricum 7CH, 3 granules le soir durant 2 mois.
• Chez l'**enfant** hypersensible au rythme scolaire difficile et qui dort mal : Kalium bromatum 7CH, 3 granules le soir durant 2 mois.
• Chez l'**homme d'affaires** ou le cadre sous pression : Nux vomica 9CH, 3 granules le soir durant 2 mois.
• Chez la **femme** stressée par le travail, les enfants et l'organisation de la maison : Argentum nitricum 9CH, 3 granules le soir durant 2 mois.
• Chez l'**employé** harcelé, trop timide pour répliquer : Pulsatilla 9CH, 3 granules le soir durant 2 mois.
• Stress occasionné par le **bruit**, la sonnerie des téléphones, le travail en open-space : Ambra grisea 9CH, 3 granules le soir durant 2 mois.

Phytothérapie

• Tilia tomentosa Bg MG 1D, 30 gouttes trois fois par jour.

Aromathérapie

• Faites une onction du plexus solaire avec HE Citronnier (feuille) 3 g dans HV Rose musquée du Chili QSP 30 g (en pharmacie), une fois par jour. Vous pouvez employer à la place HE Lavande vraie, pure ou diluée à 10 % dans de l'huile d'amande douce.

Florithérapie

• Repérez ce qui vous stresse : la peur (de quoi, de qui ?), le doute (de quoi ?), le manque de confiance (en qui ?), etc. Reportez-vous aux tableaux p. 66-69, et choisissez les élixirs qui correspondent à vos émotions et comportements négatifs.

Sudation

transpiration excessive

La sudation joue un rôle essentiel dans la régulation de notre température interne, indispensable à notre métabolisme. Cependant, lorsqu'elle est trop forte, elle est socialement très gênante. Elle peut alors révéler un dysfonctionnement hormonal ou neurologique.

SYMPTÔMES

- Sueur profuse en dehors de tout effort.
- Sueur collante, difficile à éliminer sous les aisselles.
- Peau malodorante.

PRINCIPALES CAUSES

- Le **système nerveux végétatif** commande les fonctions automatiques de l'organisme, dont la sudation. Une transpiration excessive peut signaler son mauvais fonctionnement.
- Un **dérèglement hormonal** est aussi susceptible affecter la composition de la sueur.
- La prise de certains **médicaments** est responsable du déclenchement ponctuel de l'hyperhidrose (transpiration excessive).
- L'**obésité** et le **diabète** sont des facteurs aggravants. Dans ce cas, la transpiration ne concerne pas seulement les aisselles, l'intérieur des cuisses et la plante des pieds, mais l'ensemble du corps.

Attention consultez

Consultez dès lors que l'hyperhidrose vous apparaît comme un facteur handicapant.

QUI CONSULTER ?

- Pour votre terrain : un acupuncteur, un homéopathe, un phyto-aromathérapeute, un auriculothérapeute, un médecin anthroposophe, un praticien de reiki, etc.
- Pour changer vos habitudes alimentaires : un micronutritionniste, un nutritionniste, un naturopathe, un diététicien.
- Dans tous les cas, pratiquez une gymnastique énergétique : le taiji quan, le qi gong, le yoga.
- Pour éliminer un éventuel blocage : un ostéopathe, un étiopathe, un kinésiologue ou un fasciathérapeute, par exemple.
- Il est parfois utile de prendre en compte la composante psychoaffective : une des nombreuses psychothérapies présentées dans ce livre, l'hypnose éricksonienne, la sophrologie, l'haptonomie, la relaxation, la méditation sont quelques-unes des aides à votre disposition.

À faire soi-même

LES BONS RÉFLEXES AU QUOTIDIEN

- Évitez de prendre des médicaments qui suppriment la transpiration ou d'employer des antitranspirants (sauf de façon très occasionnelle).
- Portez des vêtements aérés en fibres naturelles (coton, lin, soie, laine, notamment) ou en microfibres spécialement conçues pour évacuer la sueur.
- L'épilation axillaire et/ou pubienne peut aider à lutter contre la transpiration excessive et, surtout, à diminuer les odeurs.
- Dormez dans une chambre tempérée (17-18 °C), la fenêtre ouverte.
- **Attention**, certains aliments dégagent de la chaleur pendant leur digestion (viande, volaille, charcuteries, fromage, alcools, etc.) ou font transpirer (épices, café, notamment). Évitez-les ou réduisez-les au dîner, ou s'il fait trop chaud pour vous.
- Mangez des amandes.

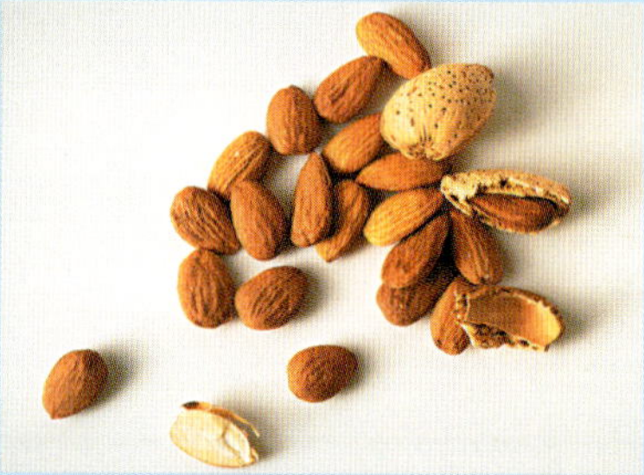

EN ATTENDANT LA CONSULTATION

Phytothérapie

- Infusion de feuilles de chêne (1 poignée pour 1 l d'eau, faire bouillir 10 minutes) à boire sur la journée.
- Transpiration malodorante des **pieds** : décoction de cyprès en bain de pieds (bois, cônes, feuilles : 30 g pour 1 l d'eau).

Oligothérapie

- Manganèse-Cobalt, 1 dose le matin 5 jours par semaine ; ajoutez éventuellement Magnésium, 1 dose par jour.

Système immunitaire
(affaiblissement du)

Le système immunitaire est l'ensemble des moyens mis en œuvre par l'organisme pour nous défendre lorsque nous sommes attaqués de l'extérieur (infections, toxines, etc.) ou de l'intérieur (cellules cancéreuses, par exemple). Dès qu'il faiblit, le corps se laisse déborder par ces attaques. Une immunodépression est donc à prendre au sérieux.

Voir aussi Stress, *p. 392.*

SYMPTÔMES

- Fatigue.
- Infections récidivantes (zona, herpès, etc.).
- Infections tenaces.
- Infections par des germes très banals.

PRINCIPALES CAUSES

- Mis à part une **déficience génétique** et des maladies comme le sida (dont le virus paralyse et détruit le système immunitaire pour laisser la place à d'autres maladies, dites opportunistes), dans la plupart des cas sont en cause une **maladie inflammatoire** (dite auto-immune, car le système immunitaire s'attaque aux cellules de l'organisme), un **cancer**, certains médicaments (les anti-inflammatoires, paradoxalement) ou traitements (radiothérapies).
- Le stress et la dépression peuvent aussi provoquer l'effondrement du système immunitaire.

Attention consultez

Quand une maladie bénigne comme le rhume dégénère, ou qu'une plaie minime s'infecte ou tarde à guérir, vous êtes sans doute immunodéprimé. Consultez pour en trouver la cause et recouvrer vos défenses.

QUI CONSULTER ?

- Pour traiter le terrain : un acupuncteur, un homéopathe, un phyto-aromathérapeute, un auriculothérapeute, un médecin anthroposophe, un praticien de reiki, etc.
- Pour obtenir des conseils nutritionnels : un micronutritionniste, un nutritionniste, un naturopathe, un diététicien.
- Pour apprendre à gérer le stress et les émotions : une des nombreuses psychothérapies présentées dans ce livre, l'hypnose éricksonienne, la sophrologie, la relaxation, la méditation, la florithérapie sont quelques-uns des traitements possibles ; pratiquez aussi une gymnastique énergétique (qi gong, taiji quan, yoga).
- Pour éliminer un éventuel blocage : un ostéopathe, un chiropracteur, un étiopathe, un kinésiologue ou un fasciathérapeute, par exemple.

À faire soi-même

LES BONS RÉFLEXES AU QUOTIDIEN

- Conservez un système immunitaire efficace demande d'adopter le plus tôt possible une **hygiène de vie** correcte. Elle repose sur une bonne alimentation, une bonne respiration, une activité physique quotidienne mais sans excès, un sommeil correspondant à ses besoins, la gestion du stress, la réduction maximale des polluants domestiques.
- Adoptez une **alimentation variée**, saine et **équilibrée** : des céréales complètes, des fruits frais et secs, des laitages (yaourt, fromage blanc), beaucoup de légumes, des légumineuses, des œufs, des oléagineux (amande, noisette, noix, etc.), du poisson, des fruits de mer, de la viande blanche et de la viande rouge maigre, de la volaille plus, bien sûr, des acides gras insaturés oméga-6 et, surtout, oméga-3 (huiles biologiques d'olive, 1 cuillerée à soupe par jour, et de colza ou de noix, 2 cuillerées à soupe par jour).

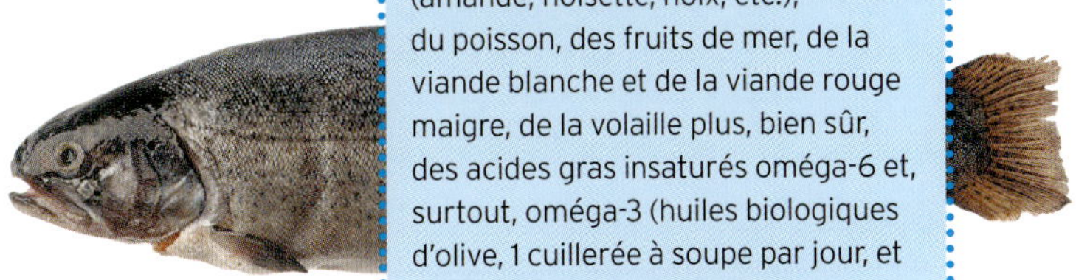

À faire soi-même

• **Méfiez-vous** des sucres rapides, ils donnent un bref coup de fouet mais font ensuite chuter l'énergie et provoquent malaise ou mal-être. Il s'agit du sucre et des sucreries (confiseries, confitures, desserts et entremets industriels, gâteaux, glaces, pâtisseries), des boissons et jus industriels (sodas, limonades, etc.).

• **Réduisez** sérieusement les aliments néfastes riches en graisses saturées (beurre, charcuteries, crème, fritures, fromage, graisses, sauces, viandes grasses, etc.) ou trop salés (**attention** au sel caché : chips, charcuteries, conserves, hamburgers, plats cuisinés, produits industriels, salaisons, etc.).

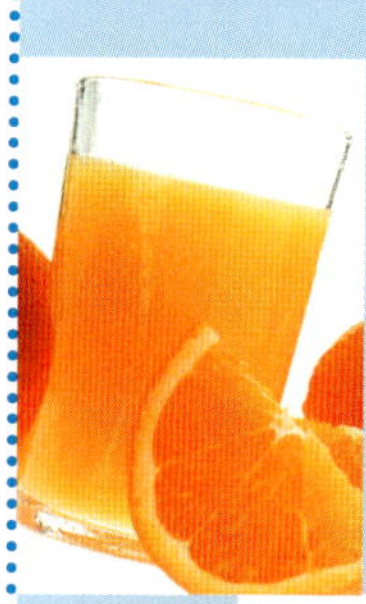

• **Buvez** abondamment, (1,5 à 2 l par jour), essentiellement en dehors des repas, de l'eau, des tisanes, du thé vert léger, des jus de légumes ou de fruits frais.

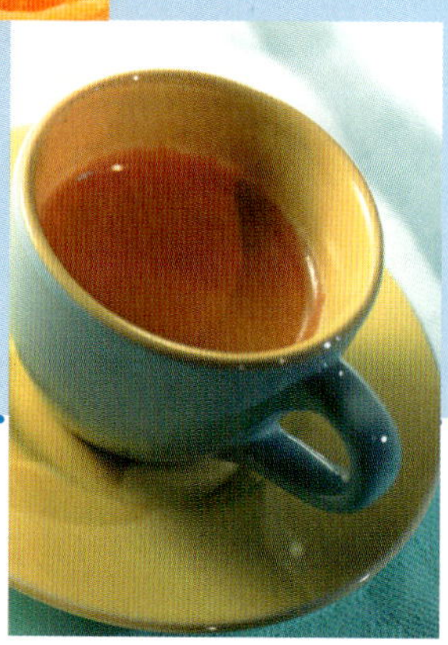

Évitez l'alcool et les excitants (café, thé noir, boissons à base de kola, cacao, etc.).

• Adoptez une **respiration** ample, calme, abdominale et thoracique, qui s'articule bien en quatre temps : inspiration, pause, expiration, pause. Respirer ainsi aide à gérer le stress et les émotions. Les muscles et le cerveau sont mieux oxygénés.

• Le **tabac** est un polluant majeur, il altère fortement le système immunitaire. Cessez de fumer ! (Voir Tabagisme, p. 397.)

• Une **activité physique** est indispensable. Pratiquez, plutôt en début de journée, une gymnastique énergétique, 30 minutes de marche rapide, de vélo, ou 20 minutes de jogging, de natation, etc.

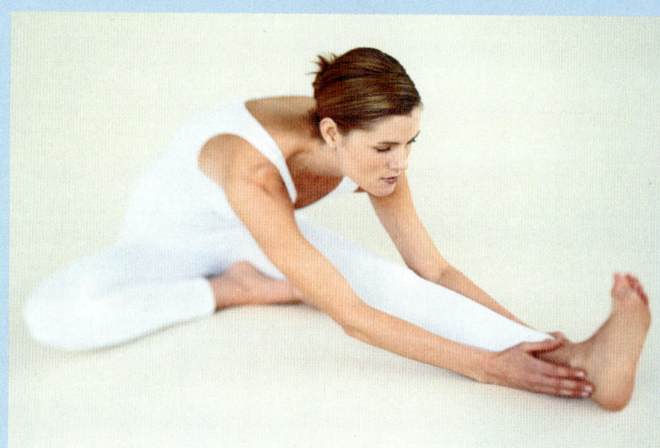

• Reposez-vous. Dormez suffisamment (7 à 8 heures). Couchez-vous tôt et levez-vous tôt. Dormez la fenêtre ouverte. (Voir Insomnie, p. 343.)

• Protégez-vous des polluants domestiques (produits de lavage et de nettoyage, notamment) ou phytosanitaires (désherbants, insecticides, etc.) et, si possible, utilisez des produits non toxiques.

EN ATTENDANT LA CONSULTATION

Florithérapie

Le bon fonctionnement du système immunitaire nécessite un état d'esprit positif. Choisissez les élixirs qui correspondent à vos comportements négatifs (voir tableaux p. 66-69).

Tabagisme

Le tabagisme devient vite délétère pour l'organisme, car il provoque une addiction. Or la dépendance neurologique au tabac amplifie les conséquences de sa toxicité : inhalation de substances cancérigènes, irritantes pour les bronches et nocives pour les vaisseaux sanguins.

Voir aussi Addictions, *p. 257.*

SYMPTÔMES

• **Besoin** de fumer, en particulier dès le lever, après un repas ou lors de la prise d'un autre excitant (café, alcool, etc.).
• **En cas d'impossibilité** de fumer : irritabilité, état de manque, difficultés de concentration, troubles du sommeil, accroissement de l'appétit, etc.

PRINCIPALES CAUSES

• Les causes du tabagisme sont multiples (effet d'appartenance, calmant, etc.). Celles de l'**addiction** sont d'ordre neurologique. En effet, la nicotine, absorbée au niveau de la muqueuse buccale, induit presque immédiatement une décharge d'adrénaline par le cerveau, ce qui provoque un état d'excitation ou, au contraire, de calme, qui ne dure que quelques minutes et induit un désir de renouvellement : pour retrouver le même effet, la dose doit peu à peu être augmentée.

Attention consultez

Consultez dès lors que vous décidez d'arrêter de fumer, pour vous faire accompagner. Consultez si, fumeur, vous avez régulièrement la gorge prise, toussez, vous essoufflez rapidement.

QUI CONSULTER ?

• Pour traiter le terrain : un homéopathe, un acupuncteur, un auriculothérapeute, un phyto-aromathérapeute, un médecin anthroposophe, un praticien de reiki, etc.
• En complément, une approche psycho-comportementale est souvent nécessaire : une psychothérapie, l'hypnose éricksonienne, la sophrologie, la méditation, etc.
• Pour faire circuler l'énergie libérée par l'arrêt du tabac : le taiji quan, le qi gong, le yoga.

À faire soi-même

LES BONS RÉFLEXES AU QUOTIDIEN

• **Motivez-vous** ! Les motivations altruistes sont en général efficaces et ne manquent pas (bien-être et santé des enfants, du conjoint, des parents, etc.), mais votre propre santé est aussi un objectif noble.
• Profitez de l'oxygène de nouveau disponible : respirez, faites de la gymnastique (énergétique, douce), un sport que vous aimez.
• Renforcez votre image positive ! Avec les économies effectuées sur la consommation de cigarettes, faites-vous plaisir, faites plaisir à vos proches, donnez à des associations humanitaires, caritatives, pour la recherche médicale.
• Attention, méfiez-vous ! Les graisses animales, les fritures, les plats en sauce, le beurre cuit, les épices ainsi que toutes les boissons contenant de l'alcool augmentent l'envie de fumer.

EN ATTENDANT LA CONSULTATION

Homéopathie

• **Une fois la décision prise** d'arrêter de fumer : Lobelia 9CH, 3 granules le matin, Plantago TM, 50 gouttes dans un grand verre d'eau le midi, et Nux vomica 9CH, 3 granules le soir.
• À chaque **envie de fumer** (avec ou sans patch ou autre traitement) : Caladium 9CH, 3 granules.

Phytothérapie

• À chaque **envie de fumer**, mâchez 2 feuilles de thym frais.
• Si vous êtes **anxieux**, prenez Tilia tomentosa Bg MG 1D, 20 à 30 gouttes le matin et au dîner, voire également au coucher.

Florithérapie

• Pourquoi fumez-vous ? Qu'est-ce que cela vous apporte ou vous évite de faire ? En répondant à ces questions, vous trouverez les élixirs qui vous correspondent (voir tableaux p. 66-69).

Massage auriculaire

• À l'aide d'une pointe mousse, massez-vous les points 58 Shenmen, 18 Matière grise (moitié inférieure de la face interne de l'antitragus), 91 Diaphragme (zone étendue autour du point), 109 Poumon (point double). Voir illustration p. 29.

Digitopuncture - Shiatsu - Do-in

• Pressez de façon répétée 2 points de la ligne médiane au-dessus du sternum, au niveau des deuxième et quatrième espaces intercostaux.

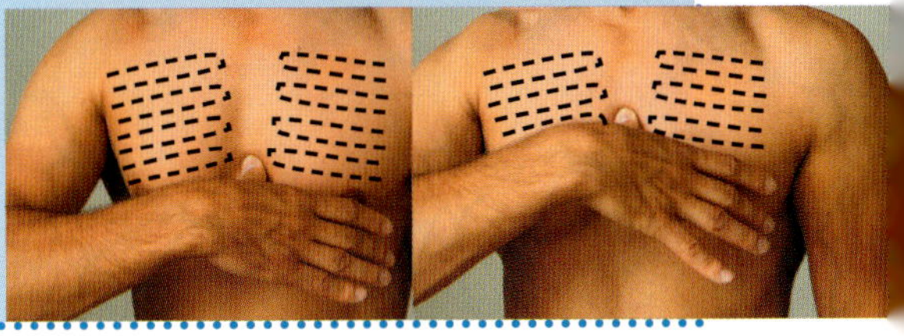

Mieux vieillir

Mieux vieillir est le programme physique et mental de toute une vie. C'est en effet dès le plus jeune âge que nous devrions apprendre à vivre bien pour vivre vieux, c'est-à-dire en ne redoutant pas le poids des ans, mais dans l'idée que la vieillesse sera une période autre, riche, avec ses joies et ses opportunités. Certes, vieillir est un processus inéluctable qui s'accompagne de nombreux maux et restrictions. Cependant, nous détenons la possibilité de rester maîtres de notre vie, alertes et autonomes, le plus longtemps possible, grâce à l'adoption de nouveaux comportements. En ce domaine comme en d'autres, les médecines alternatives ont toute leur place pour nous accompagner au fil des années, atténuer les souffrances et même éviter ou retarder leur apparition.

Conseils généraux

- Pour conserver le plus longtemps possible un système immunitaire efficace et un fonctionnement cellulaire satisfaisant, adoptez très tôt une bonne **hygiène de vie**.

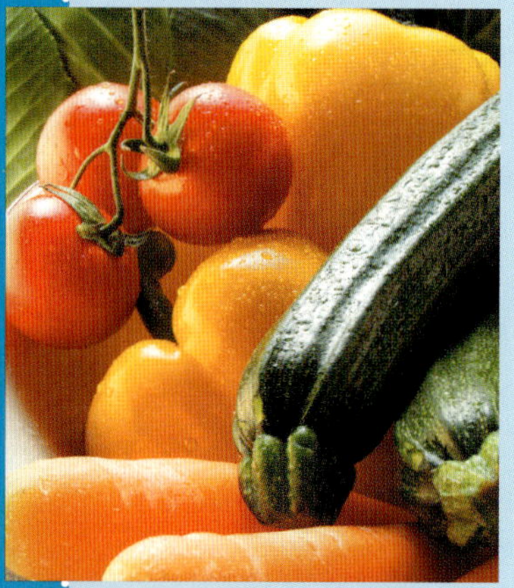

- Ayez une **alimentation variée**, **saine** et **équilibrée** : des céréales complètes, des fruits frais et secs, des fruits de mer, des laitages (yaourt, fromage blanc), beaucoup de légumes, des légumineuses, des œufs, des oléagineux (amandes, noisettes, noix...), du poisson, de la viande blanche et de la viande rouge maigre, de la volaille et, bien sûr, des acides gras insaturés oméga-6 et, surtout, oméga-3 (huiles biologiques d'olive, 1 cuillerée à soupe par jour, et de colza ou de noix, 2 cuillerées à soupe par jour).

- **Méfiez-vous** des sucres rapides. Ils donnent un bref coup de fouet mais font ensuite chuter l'énergie et provoquent malaise ou mal-être. Il s'agit des confiseries, confitures, desserts et entremets industriels, gâteaux, glaces, pâtisseries, et des boissons et jus industriels.

- **Réduisez** sérieusement les aliments qui sont riches en graisses saturées (beurre, charcuteries, crème, fritures, fromage, graisses, sauces, viandes grasses, etc.) ou trop salés (attention au sel caché : chips, charcuteries, conserves, hamburgers, plats cuisinés, produits industriels, salaisons, etc.).

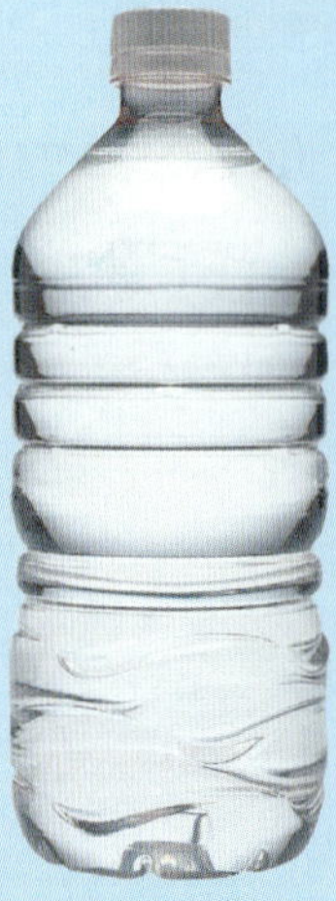

- **Buvez** abondamment (1,5 à 2 l par jour, essentiellement en dehors des repas), de l'eau, des tisanes, du thé vert léger, des jus de légumes ou de fruits frais. Évitez l'alcool et les excitants (café, thé noir, boissons à base de kola, cacao...).

- Adoptez une **respiration** ample, calme, abdominale et thoracique, qui s'articule bien en quatre temps : inspiration, pause, expiration, pause. Respirer ainsi aide à gérer le stress et les émotions et permet aux muscles et au cerveau d'être mieux oxygénés.

- Le **tabac** est un polluant majeur, il altère fortement le système immunitaire. Cessez de fumer ! (Voir Tabagisme, p. 397.)

- Une **activité physique** est indispensable. Pratiquez, plutôt en début de journée, une gymnastique énergétique, 30 minutes de marche rapide, de vélo, ou 20 minutes de jogging, de natation, etc.

- **Reposez-vous.** Dormez suffisamment (7 à 8 heures). Couchez-vous tôt et levez-vous tôt. Dormez la fenêtre ouverte. (Voir Insomnie, p. 343.)

- Protégez-vous des **polluants** domestiques (produits de nettoyage, notamment) ou phytosanitaires (désherbants, insecticides, etc.) et, si possible, utilisez des produits non toxiques.

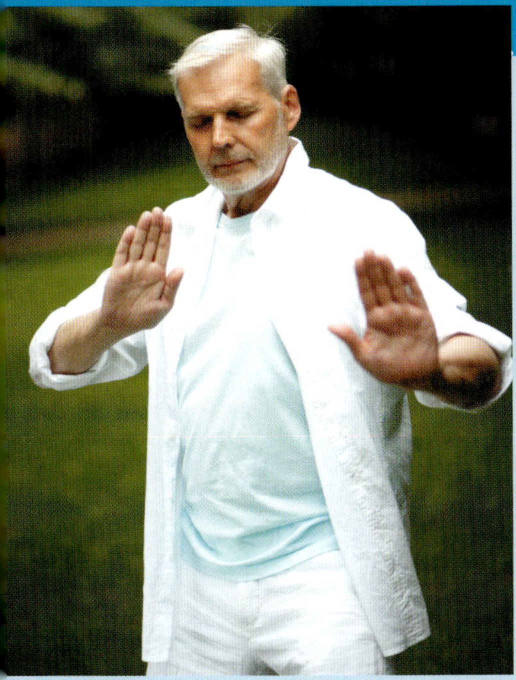

Les effets négatifs de l'âge ne sont pas une fatalité. De nombreuses disciplines naturelles comme le taiji quan peuvent vous aider à vous maintenir en forme et en bonne santé.

Mens sana in corpore sano

● Un corps sain, c'est bien, mais ça ne suffit pas pour bien vieillir. Il faut aussi cultiver votre esprit afin de conserver un fonctionnement cérébral satisfaisant aussi longtemps que possible. Apprenez, lisez, jouez, parlez, multipliez les occasions d'échanges (en famille, entre amis, au sein d'une association).

LE SAVIEZ-VOUS ?

La plasticité du cerveau

Les découvertes sur la plasticité du cerveau se multiplient. Certes, on perd des neurones dès la naissance, mais ce n'est pas tant les neurones qui sont importants que les connexions qu'ils établissent entre eux. Or le cerveau, comme un réseau informatique, est capable de pallier la perte de neurones par un accroissement des connexions entre les neurones restants, de combler les trous en quelque sorte, et de s'adapter aux sollicitations, à condition d'être sollicité. L'apprentissage, la concentration, entraîne une multiplication des connexions neuronales dans les zones concernées de l'encéphale. L'augmentation de la densité du tissu nerveux qui en découle supplée à la perte fonctionnelle entraînée par l'avancée en âge. Ça marche d'autant plus que l'activité demandée au cerveau est variée, afin de solliciter plusieurs aires. Mots croisés, lecture, études, mais aussi jeux vidéo ou longues discussions, sont excellents pour retarder l'inéluctable.

● Certaines **gymnastiques** d'appropriation de l'espace, comme le taiji quan, encouragent également la plasticité du cerveau, car elles l'obligent à développer le sens de l'équilibre.

Que peuvent les médecines alternatives ?

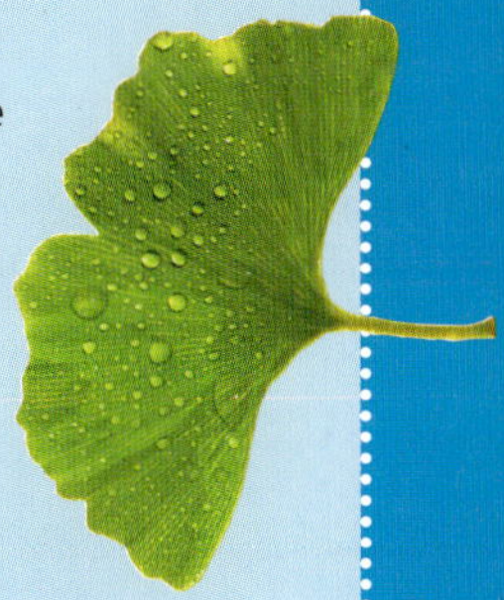

● Aucune médecine ne peut arrêter le temps ni guérir une maladie dégénérative. Mais chaque discipline peut apporter un mieux-être, voire retarder la dégradation des fonctions physiques et intellectuelles.

● Par exemple, dans la **maladie d'Alzheimer**, on a démontré que les extraits de *Ginkgo biloba* (l'arbre aux 40 écus) ont un effet réel de ralentissement de la dégradation des fonctions cognitives. Les massages et la musicothérapie auraient un effet semblable, quoique moins important. Par contre, ni l'acupuncture ni l'aromathérapie n'ont su, jusqu'à présent, prouver qu'elles avaient un impact mesurable sur la mémoire.

● Dans la **maladie de Parkinson**, ni la médecine traditionnelle chinoise, ni le yoga, ni la technique Alexander – régulièrement préconisée – n'ont montré leur efficacité, sauf en ce qui concerne l'amélioration du sommeil et du moral des patients.

● La méthode Feldenkrais a vu son efficacité reconnue pour la diminution de l'anxiété chez les malades souffrant de **sclérose en plaques**. Dans le cadre de cette affection, le recours à la magnétothérapie a pour intérêt de réduire les spasmes musculaires et de mieux contrôler les mouvements des mains et le sphincter vésical.

Qui consulter ?

● Pour traiter le terrain : un acupuncteur, un homéopathe, un phyto-aromathérapeute, un auriculothérapeute, un médecin anthroposophe, un praticien de reiki, etc.

● Pour un accompagnement nutritionnel : un nutritionniste, un micronutritionniste, un naturopathe, un diététicien.

● Pour apprendre à gérer votre stress et traiter la composante psychoaffective du trouble : l'une des nombreuses psychothérapies présentées dans ce livre, l'hypnose éricksonienne, la sophrologie, l'haptonomie, la relaxation, la méditation sont quelques-unes des aides à votre disposition.

● Pour éliminer un éventuel blocage : un ostéopathe, un chiropracteur, un étiopathe, un kinésiologue, un fasciathérapeute, un réflexothérapeute.

● Pour entretenir le tonus et la souplesse musculoligamentaire : une gymnastique énergétique (qi gong, taiji quan, yoga) ou douce, un massage.

Tendinite

tennis-elbow

Les articulations du coude, de la cheville, du genou ou de l'épaule font mal lorsque les tendons qui les mobilisent ou les maintiennent sont trop sollicités. Le risque est de développer une inflammation (tendinite), voire une rupture des tendons.

SYMPTÔMES

• **Douleur intense** au niveau d'un point d'insertion articulaire (coude, genou, épaule).
• **Limitation** du mouvement d'un segment de membre.
• Extension de la douleur au membre tout entier.
• Douleur nocturne plus ou moins intense qui vous réveille.

PRINCIPALES CAUSES

• Un **mouvement** trop souvent répété, l'**âge** (pour nos tendons, nous sommes vieux dès 35 ans) et le **surpoids** imposent trop de contraintes aux tendons. Élastiques, ils sont peu solides. Contraints, ils s'usent, s'enflamment (tendinite), parfois cassent. Des médicaments (à base de quinolones) peuvent les affaiblir.

Attention consultez

Dès la première difficulté à effectuer un mouvement habituel, que ce soit un revers de tennis, un coup de bêche ou le travail sur un clavier d'ordinateur (les tendinites apparaissent aussi sur le lieu de travail), consultez.

QUI CONSULTER ?

• Pour soulager la douleur : un acupuncteur ou un auriculothérapeute, notamment.
• En relais, votre praticien de terrain : un homéopathe, un phyto-aromathérapeute, etc.
• Pour éliminer un éventuel blocage, pour traiter tout trouble statique : un ostéopathe, un chiropracteur, un kinésiologue, un fasciathérapeute, un réflexothérapeute ou encore un posturologue.
• En cas de foyer inflammatoire : un neuralthérapeute, un dentiste holiste.

À faire soi-même

LES BONS RÉFLEXES AU QUOTIDIEN

• Dans la mesure du possible, mettez le tendon atteint au repos.
• Appliquez du froid pendant 10 à 15 minutes (poche de gel réfrigéré ou glaçons dans un sac plastique entouré d'une serviette).
• En **prévention** générale :
- adoptez une **alimentation variée**, saine et **équilibrée** ;
- prenez des aliments riches en **vitamine C** : des légumes, des agrumes et autres fruits ;
- **buvez** abondamment (1,5 à 2 l par jour), en dehors des repas, de l'eau, des tisanes, du thé vert léger.
• En **prévention dans la pratique sportive** : **échauffez-vous** avant de faire du sport ; après, étirez vos muscles.

EN ATTENDANT LA CONSULTATION

● Phytothérapie

• Saule blanc (poudre, 1 à 2 g par jour ; nébulisat, 200 à 400 mg par jour) ou Reine-des-prés (poudre, 2 à 3 g par jour ; nébulisat, 400 à 600 par jour ; EPS, 1 cuillerée à café deux à trois fois par jour). Ajoutez EPS Prêle (1 cuillerée à café deux fois par jour).

● Aromathérapie

• Faites des frictions avec HE Eucalyptus citronné à citronellal diluée à 10 % dans de l'huile d'amande douce, plusieurs fois par jour.

● Oligothérapie

• Cuivre, 2 à 3 doses par jour durant 10 à 15 jours, et Magnésium ou Potassium, 1 dose par jour en alternance 1 jour sur 2.

● Massage auriculaire

• **Tennis-elbow** : à l'aide d'une pointe mousse, massez-vous les points 68 Coude, 102 Rein, 58 Shenmen, 24 Taiyang (voir illustration p. 29).

● Digitopuncture – Shiatsu – Do-in

• **Tennis-elbow** : plusieurs fois par jour, massez pendant 5 à 10 minutes Gros intestin 11 (à l'extrémité externe du pli de flexion du coude) et 8 (au tiers supérieur de la distance poignet-pli du coude).

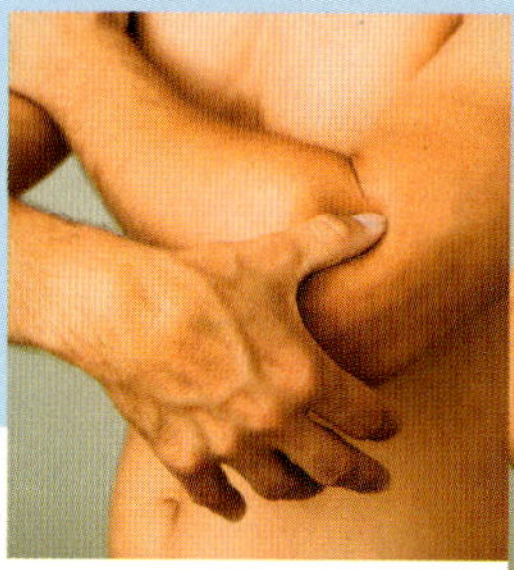
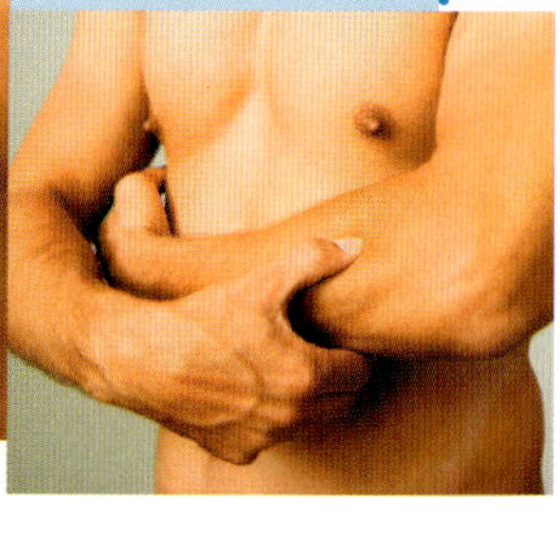

Gros intestin 11 et 8

Tension artérielle
(troubles de la)
hypertension, hypotension

La pression sanguine dépend de la santé et de la force de la pompe qu'est le muscle cardiaque, de la largeur des vaisseaux sanguins et de leur éventuelle obstruction, enfin de la quantité de sang qui y circule. Les variations de tension sont partie intégrante des mécanismes d'adaptation de notre système végétatif. Les risques apparaissent notamment lorsque notre tension est toujours trop forte : elle peut alors provoquer des dommages au cœur et abîmer les parois des artères et des veines.

Voir aussi Circulation (troubles de la), *p. 288, et* Cœur (affections du), *p. 290.*

SYMPTÔMES

Hypertension artérielle

- Souvent asymptomatique.
- **Fatigue**, essoufflement à l'effort.
- **Bourdonnements** d'oreille, maux de tête.
- **Vertiges** passagers.

Hypotension

- Sensation d'**étourdissement** aux changements brusques de position, de tête vide.
- Troubles de la **vision**, maux de tête.

PRINCIPALES CAUSES

- Dans la très grande majorité des cas, l'**hypertension** n'a pas de causes organiques particulières. D'ailleurs, sans mesure de la tension, il est souvent difficile de la diagnostiquer, ce qui la rend d'autant plus dangereuse. Rappelons qu'elle fatigue le cœur et accroît les risques d'athérosclérose – voir Cholestérol (excès de), p. 285 –, d'insuffisance rénale – voir Reins (maladies des), p. 377 –, d'accident cérébral (paralysie, perte de la parole, baisse intellectuelle, etc.).
- Elle apparaît à la conjonction de **plusieurs facteurs** : l'**âge** (à partir de 50 ans), le **sexe** (les hommes sont plus affectés que les femmes), le **stress** (voir p. 392), et le **surpoids** (voir Obésité, p. 362).
- Certaines maladies, comme le **diabète** non insulinodépendant (voir p. 302) et l'excès de **cholestérol** (voir p. 285) favorisent son apparition.
- Les risques sont nettement accrus par l'**hérédité**, le **tabagisme** (voir p. 397), l'association du tabac et de la pilule contraceptive, une **alimentation** trop grasse ou trop riche en sel.
- L'**hypotension** est a priori bénéfique : elle limite les risques cardiovasculaires. Mais elle pose problème lorsque la tension est vraiment trop basse de façon continue, entraînant alors des syncopes ou une fatigue chronique (voir Fatigue, p. 320).
- Elle peut être liée à un déficit en potassium ou en calcium, et à la prise de certains médicaments (antidiurétiques, bêtabloquants, tranquillisants, par exemple), à une maladie chronique ou à un dérèglement du système nerveux.

Attention consultez

Toute variation durable de la tension doit vous inquiéter. L'hypertension favorise l'infarctus et les accidents vasculaires cérébraux. L'hypotension, alliée à des pertes de connaissance, peut cacher une infection, une hémorragie ou une réaction allergique d'ampleur : il y a alors urgence (risque de collapsus, c'est-à-dire de chute importante de la tension).

QUI CONSULTER ?

- Pour traiter le terrain : un acupuncteur, un homéopathe, un phyto-aromathérapeute, un auriculothérapeute, un médecin anthroposophe, un praticien de reiki, un crénothérapeute, etc.
- Pour éliminer un éventuel blocage : un ostéopathe, un étiopathe, un kinésiologue ou un fasciathérapeute, par exemple.
- Pour apprendre à gérer le stress et les émotions : une des nombreuses psychothérapies présentées dans ce livre, l'hypnose éricksonienne, la sophrologie, la relaxation, la méditation, la florithérapie sont quelques-uns des traitements possibles ; pratiquez aussi une gymnastique énergétique (qi gong, taiji quan, yoga).

À faire soi-même

LES BONS RÉFLEXES AU QUOTIDIEN

• Adoptez une **respiration** ample, calme, abdominale et thoracique, qui s'articule bien en quatre temps : inspiration, pause, expiration, pause. Respirer ainsi aide à gérer le stress et les émotions.

• Le **tabac** contracte les artères. Cessez de fumer (voir Tabagisme, p. 397).

• Une **activité physique** quotidienne est indispensable. Pratiquez, plutôt en début de journée, une gymnastique énergétique, 30 minutes de marche rapide, de vélo, ou 20 minutes de jogging, de natation, etc.

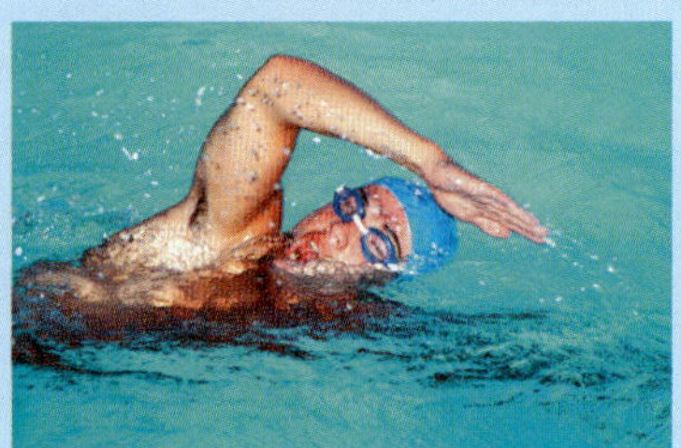

• Veillez à la qualité de votre **sommeil**. Dormez suffisamment (7 à 8 heures). Couchez-vous tôt et levez-vous tôt. Dormez la fenêtre ouverte. (Voir Insomnie, p. 343.)

• Adoptez une **alimentation variée**, saine et **équilibrée** : des céréales complètes, des fruits frais et secs, beaucoup de légumes, des légumineuses, des oléagineux (amande, noisette, noix, etc.), et des acides gras oméga-3 – poissons gras des mers froides (anchois, espadon, flétan, hareng, maquereau, rouget, sardine, saumon, thon rouge ou blanc, notamment), huiles biologiques de colza ou de noix (2 cuillerées à soupe par jour), etc.

• **Buvez** abondamment (1,5 à 2 l par jour), en dehors des repas, de l'eau, des tisanes, du thé vert léger.

• En cas d'**hypertension** :
- perdez quelques kilos si vous êtes en **surpoids** (voir Obésité, p. 362) ;
- réduisez sérieusement les **aliments néfastes** : les abats, le gibier, les graisses animales (beurre, charcuteries, crème, fromage, graisses, sauces, viandes grasses, etc.), les fritures, le sel (**attention** au sel caché : chips, charcuteries, conserves, hamburgers, plats cuisinés, produits industriels, salaisons, etc.), le sucre et les sucreries (confiseries, confitures, desserts et entremets industriels, gâteaux, glaces, pâtisseries), les boissons et jus industriels (sodas, limonades, etc.), les boissons alcoolisées ou excitantes (café, thé noir, boissons à base de kola…) ;
- **attention**, ne mangez pas de réglisse.

• En cas d'**hypotension** :
- évitez les brusques changements de position ;
- réduisez votre consommation d'alcool ;
- prenez du pollen, de la gelée royale, des germes de blé, des céréales germées, par exemple ;
- **attention** aux tranquillisants et aux somnifères : ils sont souvent en cause.

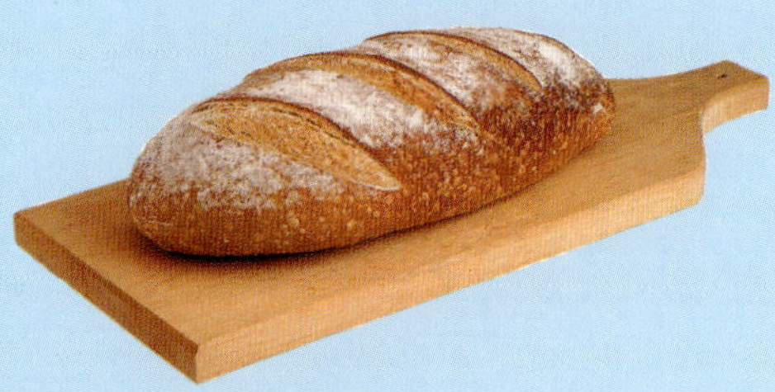

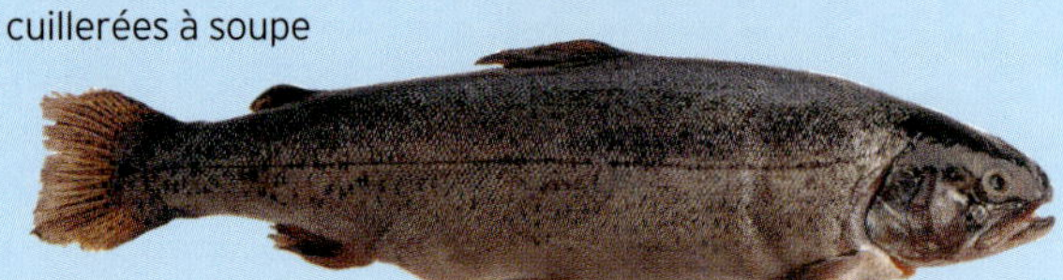

EN ATTENDANT LA CONSULTATION

● Phytothérapie

• **Hypotension** : Éleuthérocoque, 0,5 à 4 g de poudre par jour ou 200 à 400 mg par jour d'ES en 2 prises (matin et midi) ; buvez du thé vert à la menthe ou une infusion de feuilles de chêne (10 g pour 1 l d'eau).

● Aromathérapie

• **Hypotension** : 2 gouttes d'HE Thym vulgaire à thujanol dans un peu de miel trois fois par jour.

● Oligothérapie

• **Hypotension** : Manganèse-Cuivre, 1 dose un jour sur deux, et Cuivre-Or-Argent, 1 dose par jour.

● Digitopuncture – Shiatsu – Do-in

• **Hypotension** : chaque matin, exercez des séries de pressions sur Estomac 36 (jambe fléchie à 90°, à 4 travers de doigt en dessous du bord inférieur de la rotule, en dehors de la crête du tibia).

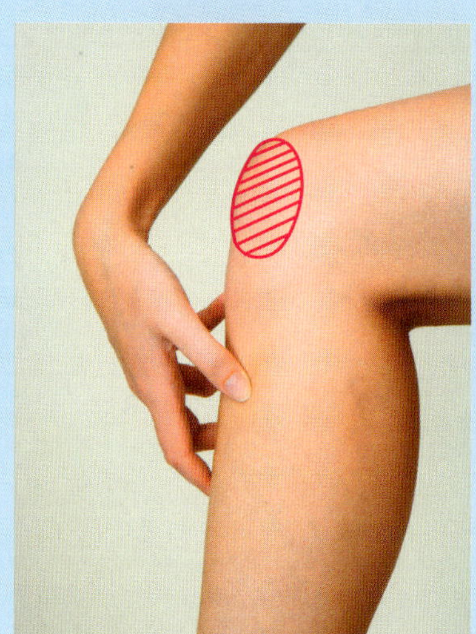

Estomac 36

Tête (mal de)
migraine, céphalée

Maux de tête répétés, migraines, céphalées : ces douleurs rencontrent la même incompréhension au sein du monde médical, qui les considère comme des symptômes alors que ce sont des maladies souvent intolérables.

Voir aussi Névralgie, *p. 360, et* Sinusite, *p. 388.*

SYMPTÔMES

Migraine

• **Signes** précurseurs : troubles visuels, « mouches » devant les yeux, nausées.
• **Apparition** brutale d'un mal de tête, localisé la plupart du temps dans la moitié du crâne ou du visage (parfois généralisé à toute la tête).

Céphalée

• Mal de tête.

PRINCIPALES CAUSES

• La **migraine** est le mal de tête le plus invalidant. Elle affecte une seule moitié du crâne. Elle débute au réveil ou le matin, s'amplifie dans la journée, s'installe pour plusieurs jours. Ensuite elle disparaît, puis revient. Elle est insupportable parce qu'elle est forte, et surtout pulsatile : elle « frappe » la tête de façon répétée, pratiquement au rythme du cœur, au point de provoquer nausées, vomissements et comportements de fuite (isolement, irritabilité, etc.), voire des troubles du langage ou de la vision.
• Les causes objectives de la migraine et des céphalées sont inconnues. Elles peuvent être nerveuses, neurologiques, hormonales ou vasculaires. Elles naissent probablement dans les nerfs trijumeaux (qui innervent le visage) et les artères méningées (qui participent à l'alimentation du cerveau). Aujourd'hui, la recherche médicale suit la piste de **l'hérédité génétique**.
• Les **facteurs déclenchants** sont nombreux :
- **hormonaux** : ils jouent un rôle majeur chez la femme. Les crises migraineuses sont souvent plus fréquentes avant ou pendant les règles, disparaissant pendant la grossesse et après la ménopause.
- **psychologiques** : le stress (voir p. 392), l'anxiété (voir p. 265) ;
- **alimentaires** : certains aliments (le chocolat, par exemple) ou comportements (prise d'alcool, jeûne, diminution de la consommation de café chez ceux qui en boivent beaucoup, etc.) paraissent favoriser les crises ;
- le manque ou l'excès de **sommeil**, une **luminosité** excessive, un **effort physique** violent, etc.
• Les maux de tête liés au stress, à la concentration, sont des **céphalées de tension**. Comme les migraines, ils sont accrus par la lumière et le bruit mais ne sont pas aussi problématiques, car l'origine en est connue : le **travail**, les **mauvaises postures**, des **soucis** et difficultés personnels. Les névralgies faciales sont une cause objective connue de maux de tête particulièrement douloureux.

Attention consultez

Les migraines sont terribles lorsqu'elles s'installent dans la vie quotidienne. Si vous avez eu violemment mal à la tête durant 2 à 3 jours, consultez. Sans doute ne pourra-t-on pas vous soigner, mais on vous procurera un soulagement. Si votre mal de tête est localisé (sur la face, derrière les yeux, les tempes, par exemple), un diagnostic de sinusite, d'algie ou de névralgie faciale peut être envisagé.

QUI CONSULTER ?

• Pour traiter le terrain : un acupuncteur, un homéopathe, un phyto-aromathérapeute, un auriculothérapeute, un médecin anthroposophe, un praticien de reiki, un crénothérapeute, etc.
• Pour éliminer un éventuel blocage : un ostéopathe, un étiopathe, un kinésiologue, un fasciathérapeute, par exemple.
• Pour corriger de mauvaises attitudes source de douleurs : un posturologue ou un podologue, en particulier.
• Pour un foyer inflammatoire dentaire ou corporel : un dentiste holiste ou un neuralthérapeute, notamment.
• Pour apprendre à gérer le stress et les émotions : une des nombreuses psychothérapies présentées dans ce livre, l'hypnose éricksonienne, la sophrologie, la relaxation, la méditation, la florithérapie sont quelques-uns des traitements possibles ; pratiquez aussi une gymnastique énergétique (qi gong, taiji quan, yoga).

À faire soi-même

LES BONS RÉFLEXES AU QUOTIDIEN

• Veillez à la qualité de votre sommeil : dormez suffisamment (7 à 8 heures), couchez-vous de bonne heure, notamment (voir Insomnie, p. 343).
• Adoptez une **respiration** ample, calme, abdominale et thoracique, qui s'articule bien en quatre temps : inspiration, pause, expiration, pause.
• **Chantez** (c'est un bon travail respiratoire) et **riez** (les contractions du diaphragme massent le plexus solaire et les viscères).
• Une **activité physique** suffisamment intense est indispensable : gymnastique énergétique, marche rapide, vélo, jogging, natation, etc.
• Arrêtez de fumer, ou à défaut réduisez votre consommation. Le **tabac** augmente la tension artérielle intracrânienne (voir Tabagisme, p. 397).
• **Buvez** abondamment (1,5 à 2 l par jour), en dehors des repas, de l'eau riche en magnésium (vérifiez l'étiquette), des tisanes, du thé vert léger, des jus de légumes ou de fruits frais. Évitez l'alcool et les excitants.
• Prenez vos repas dans le calme, en respectant un horaire régulier. Mastiquez avec soin chaque bouchée.
• Adoptez une **alimentation variée**, saine et **équilibrée**.
• **Méfiez-vous** des sucres rapides : ils déclenchent l'hypoglycémie, qui favorise et aggrave les maux de tête et les migraines.
• Aromatisez vos plats avec de l'ail, du citron, du gingembre, de l'oignon, etc.

EN ATTENDANT LA CONSULTATION

● Homéopathie

• Mal de tête avec **vision floue** : Cyclamen 7CH, 3 granules le matin, en cures de 2 mois.
• Mal de tête irradiant **de la nuque au front** avec cervicales raides : Actaea racemosa 7CH, 3 granules le matin, en cures de 2 mois.
• Migraines d'**un seul côté**, puis passant de l'autre côté : Lac caninum 7CH, 3 granules le matin, en cures de 2 mois.
• Migraines avec **objets scintillants** devant les yeux : Iris versicolor 5CH, 3 granules le matin, en cures de 2 mois.
• Migraines avec douleur irradiant **de la nuque à l'œil** :
- plutôt à gauche : Spigelia anthelmia 7CH, 3 granules le matin, en cures de 2 mois ;
- plutôt à droite : Sanguinaria 5CH, 3 granules le matin, en cures de 2 mois.
• Mal de tête avec **nausées** et **vomissements** : Cocculus 7CH, 3 granules le matin, en cures de 2 mois.
• Mal de tête en **casque**, aggravé par l'alcool et le tabac : Nux vomica 7CH, 3 granules le matin, en cures de 2 mois.

● Phytothérapie

• Migraine : Nigella sativa TM, 5 à 10 gouttes toutes les 5 minutes.
• Migraine avec **nausées** : EPS Grande Camomille et Mélisse à parties égales (1 cuillerée à café deux ou trois fois par jour).
• Mal de tête : EPS Grande Camomille et Ginkgo à parties égales (1 cuillerée à café deux fois par jour).

● Aromathérapie

• Faites des onctions sur le front, les tempes et le lobule des oreilles (zones correspondant à la tête en auriculothérapie) avec HE Menthe poivrée diluée à 10 % dans de l'huile d'amande douce, ou préparée en gel à 10 % (pharmacie). Répétez ces onctions au bout de 5 minutes, puis espacez en fonction de l'amélioration. **Attention**, HE Menthe poivrée est formellement contre-indiqué chez l'enfant de moins de 30 mois.

● Oligothérapie

• Migraine : Manganèse, 1 dose par semaine, et Manganèse-Cobalt, 1 dose par jour les 6 autres jours.
• Migraine **ophtalmique** : prenez en plus Cobalt, 1 dose le soir.
• Si vous êtes anxieux, **angoissé** : prenez en plus Lithium, 1 dose par jour.

● Massage auriculaire

• À l'aide d'une pointe mousse, massez-vous les points 58 Shenmen, 18 Matière grise (moitié inférieure de la face postérieure de l'antitragus), 22 Occiput, 25 Vertex, 23 Front, 24 Taiyang, 104 Foie (voir illustration p. 29).

● Réflexothérapie

• Massez les zones réflexes plantaires (de chaque côté) colonne vertébrale, tête (pulpe des orteils), lymphatiques supérieurs, plexus solaire (voir illustration p. 209).

● Digitopuncture – Shiatsu – Do-in

• Massez Gros intestin 4 : pressez en glissant votre pouce le long du bord externe de l'index jusqu'à la butée dans l'angle pouce-index. Répétez une dizaine de fois des deux côtés. Puis pincez le point en tournant dans le sens des aiguilles d'une montre. **Attention**, ce point est contre-indiqué chez la femme enceinte.

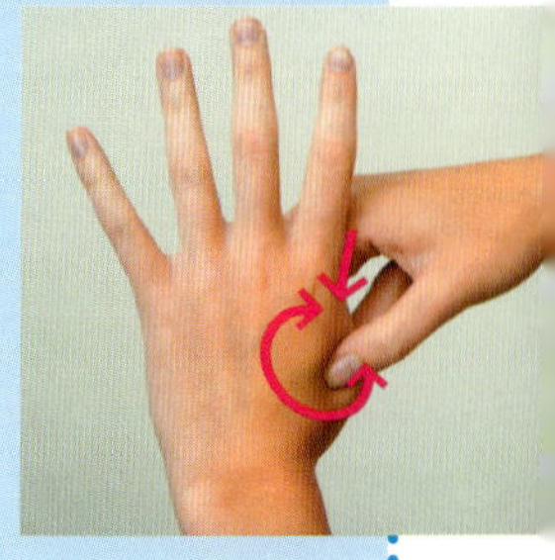

Gros intestin 4

• Pressez 3 points situés sous l'arcade sourcilière, en partant de la racine de votre nez.
• Massez lentement pendant 5 à 15 minutes Triple réchauffeur 23 (au niveau de la queue du sourcil).

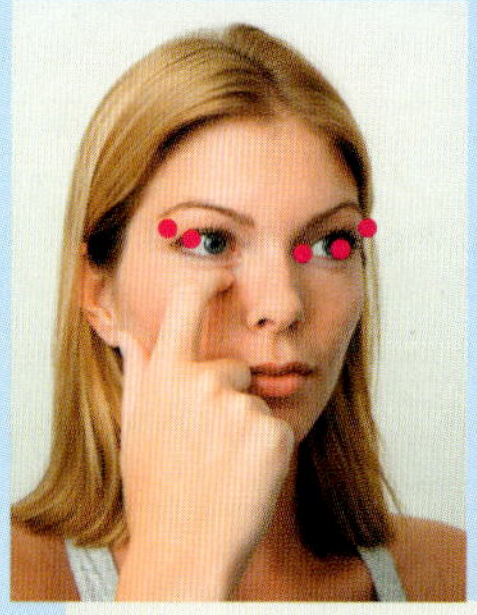

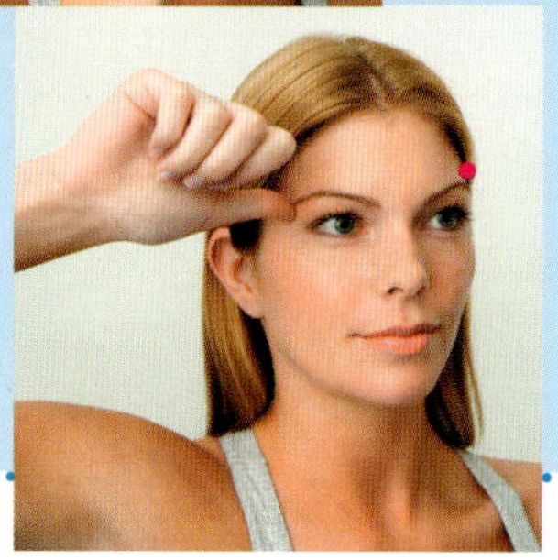

Triple réchauffeur 23

Tics

Les tics sont des mouvements brefs qui apparaissent sans raison de manière soudaine, répétée et involontaire. Ils agitent les muscles du visage ou des épaules, voire de l'ensemble du corps. Les tics seraient la manifestation d'un désordre nerveux ou psychologique plus ou moins prononcé.

SYMPTÔMES

• **Moteurs** : mouvements compulsifs, brusques, inadaptés à la situation.
• **Respiratoires** : raclement de gorge, ronflement, sifflement, toussotement.
• **Vocaux** : bruits divers, cris, mots orduriers prononcés sans raison (coprolalie), répétition de tout ou partie des phrases de l'interlocuteur en guise de réponse (écholalie).

PRINCIPALES CAUSES

• Les observations ont mis en lumière le fait que les tics mobilisaient principalement les muscles ou des groupes musculaires ayant un rôle dans la **relation et la communication sociale**. Les **facteurs psychologiques** y détiendraient donc un rôle important, même si l'hérédité demeure une piste. Cela expliquerait pourquoi ce sont surtout les **garçons**, à partir de l'âge de 6 ou 7 ans, qui les développent (la plupart disparaissant à l'adolescence), c'est-à-dire au moment où ils doivent affronter l'intégration dans un groupe social extérieur à la famille : le milieu scolaire.
• Le stress (voir p. 392), l'anxiété (voir p. 264) et des difficultés scolaires accroissent la fréquence des tics ou leur nombre.
• Rappelons que la grande différence entre **le tic et le TOC** est que le premier est un geste sans signification, alors que le second, même involontaire, remplit une mission (répondre à une inquiétude, par exemple) : ainsi, se laver les mains de manière compulsive vise à se protéger de l'idée de souillure.

Attention consultez

Des tics qui deviennent trop fréquents ou gênants doivent attirer votre attention – on suspectera un TOC s'ils perturbent le quotidien ou s'ils entraînent une automutilation (lésions de grattage, percements répétés de boutons, scarifications...). Des tics vocaux insistants doivent faire envisager un syndrome de Gilles de La Tourette (grave affection du cerveau).

QUI CONSULTER ?

• Pour traiter le terrain : un acupuncteur, un homéopathe, un phyto-aromathérapeute, un auriculothérapeute, etc.
• Pour apprendre à gérer le stress, les émotions, et adopter de nouveaux comportements : une psychothérapie, l'hypnose éricksonienne, la sophrologie, la relaxation, la méditation, la florithérapie.
• Pour conserver une libre circulation des énergies : le taiji quan, le qi gong, le yoga.

À faire soi-même

LES BONS RÉFLEXES AU QUOTIDIEN

• Dormez suffisamment (7 à 8 heures), et couchez-vous de bonne heure (voir Insomnie, p. 343).
• **Chantez** (c'est un bon travail respiratoire) et **riez** (les contractions du diaphragme massent le plexus solaire et les viscères).
• Une **activité physique** suffisamment intense est bénéfique. Pratiquez, plutôt en début de journée, une gymnastique énergétique, 30 minutes de marche rapide, de vélo, ou 20 minutes de jogging, de natation, etc.
• Adoptez une **alimentation variée**, saine et **équilibrée** : céréales complètes, fruits frais et secs, laitages, légumes en abondance, légumineuses, œufs, oléagineux, poisson, fruits de mer, viande blanche, viande rouge maigre, volaille, ainsi que, bien sûr, acides gras insaturés oméga-6 et, surtout, oméga-3.
• **Méfiez-vous** des sucres rapides : ils déclenchent l'hypoglycémie, qui favorise les tics. Il s'agit du sucre et des sucreries, ainsi que des boissons et jus industriels.
• Parsemez vos crudités de germes de blé, de levure de bière en paillettes.
• **Buvez** abondamment (1,5 à 2 l par jour), essentiellement en dehors des repas, de l'eau riche en magnésium, des tisanes, du thé vert léger, des jus de légumes ou de fruits frais. Évitez l'alcool, les excitants.

EN ATTENDANT LA CONSULTATION

Homéopathie

• **Dans tous les cas** : Agaricus 9CH, 3 granules le soir durant 1 mois.
• Tics survenant sur le **côté droit du visage** : prenez en plus Paris quadrifolia 5CH, 3 granules le matin.
• Tics survenant sur le **côté gauche du visage** : prenez en plus Mezereum 4CH, 3 granules le matin.

Phytothérapie

• Tilia tomentosa Bg MG 1D, 30 gouttes trois fois par jour.

Torticolis

Un torticolis est une contracture du principal muscle du cou, qui se bloque et gêne les mouvements de la tête. Douloureux et handicapant, il doit être traité avec précaution pour éviter qu'il ne devienne chronique.

Voir aussi Crampe, *p. 297.*

SYMPTÔMES

- **Contracture** des muscles du cou.
- **Douleur** apparentée à celle de la crampe.
- La tête penche du côté sain.

PRINCIPALES CAUSES

- Le muscle est un tissu contractile, c'est-à-dire capable de se contracter et de se relâcher pour permettre le mouvement des articulations. Parfois, le sternocléido-mastoïdien, principal muscle du cou, se contracte et reste contracté. La tête se penche dans la position la moins douloureuse.
- Un **coup de froid** local, une **mauvaise position** prolongée ou un **stress** intense sont les trois causes principales du torticolis. Peuvent également en être responsables le gonflement des ganglions du cou (signe d'infection) et, chez les femmes, l'arthrose cervicale.

Attention consultez

Un praticien soulagera un torticolis ponctuel douloureux. Consultez si vous êtes victime d'un torticolis permanent : des problèmes de la colonne ou de la moelle épinière sont à redouter.

QUI CONSULTER ?

- Dans l'immédiat : un acupuncteur, un auriculothérapeute, un homéopathe, un phyto-aromathérapeute, un réflexothérapeute, un chromothérapeute, un praticien de reiki.
- Une fois la contracture levée : un ostéopathe, un chiropracteur, un kinésiologue, un fasciathérapeute.

À faire soi-même

LES BONS RÉFLEXES AU QUOTIDIEN

- Protégez votre cou du froid et des courants d'air, portez un foulard ou une écharpe.
- Évitez de tourner la tête.
- Faites des massages doux locaux (baume, liniment, etc.).
- Plusieurs fois par jour, appliquez une poche de gel (achat en pharmacie) chauffée au bain-marie, dans un four tiède ou au micro-ondes.
- Buvez beaucoup d'eau (1,5 à 2 l par jour). Mangez des légumes à chaque repas, des fruits et de l'huile biologique de colza ou de noix tous les jours (2 cuillerées à soupe), des poissons gras des mers froides (anchois, espadon, flétan, hareng, maquereau, rouget, sardine, saumon, thon rouge ou blanc), des fèves de soja, du tofu deux ou trois fois par semaine.

EN ATTENDANT LA CONSULTATION

Homéopathie

- Dès les **premiers symptômes**, quel que soit le type de torticolis : Arnica 15CH, 1 dose.
- Torticolis à **type de crampe** : Cuprum metallicum 5CH, 3 granules, à prendre ensuite toutes les heures.
- Torticolis à **type de contracture** obligeant à pencher la tête : Lachnanthes 5CH, 3 granules, à prendre ensuite toutes les heures.
- Coup de froid du **côté gauche** : Aconitumum napellus 5CH, 3 granules, à prendre ensuite toutes les heures.
- Coup de froid du **côté droit** : Magnesia phosphorica 5CH, 3 granules, à prendre ensuite toutes les heures.

Aromathérapie

- Faites des onctions larges sur la zone contracturée avec HE Origan compact diluée à 5 % dans de l'huile d'amande douce ou HE Thym vulgaire à thujanol diluée à 10 %. **Attention**, HE Origan compact, très irritante, doit impérativement être diluée et ne pas dépasser 2,5 à 5 % de l'huile de massage préparée.

Oligothérapie

- Cuivre, 2 à 3 doses, et Magnésium, 2 doses par jour, durant 3 à 5 jours.

Digitopuncture - Shiatsu - Do-in

- Pressez et massez Triple réchauffeur 15 (au bord supérieur du trapèze, à mi-distance du cou et de l'épaule). Ce point est douloureux à la pression. Puis pressez une dizaine de fois votre nuque en descendant. Terminez en pressant les points douloureux à la base de votre crâne.

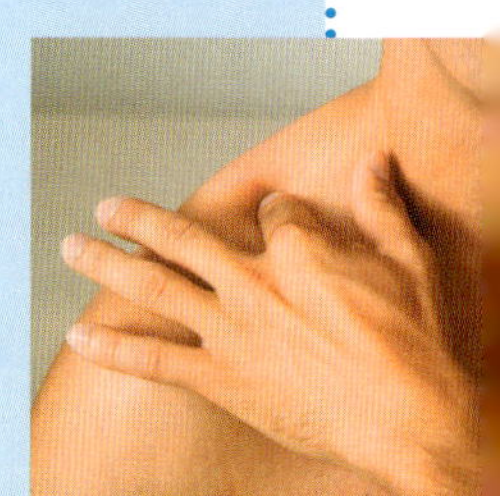

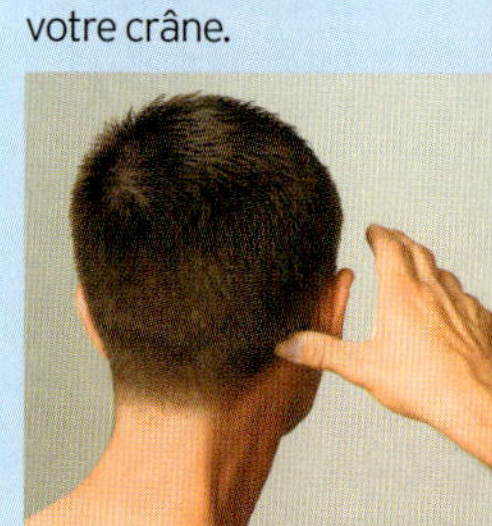

Triple réchauffeur 15 (ci-dessus)

Toux

bronchite, pleurésie, pneumonie, trachéite

Ordonnée par le système neurovégétatif, la toux est un réflexe de survie lorsque les voies aériennes sont obstruées. Une toux chronique est toujours le symptôme d'une maladie.

Voir aussi Enrouement, *p. 312,* Gorge (maux de), *p. 326,* Grippe, *p. 328,* Maladies infantiles, *p. 349, et* Rhume, *p. 381.*

SYMPTÔMES

Bronchite aiguë

• Toux grasse avec expectoration d'un mucus infectieux.
• Fièvre éventuelle.

Bronchite chronique

• Toux permanente à mucus clair en période normale, à mucus vert en cas de surinfection.

Pleurésie

• Toux sèche, quinteuse, avec gêne respiratoire et parfois douleur thoracique (pouvant irradier vers l'épaule).
• Essoufflement.
• Aggravation à l'inspiration et aux changements de position.

Pneumonie

• Toux sèche puis productive.
• Fièvre.
• Fatigue, essoufflement.
• Parfois, douleurs thoraciques et/ou musculaires.

Trachéite

• Toux d'abord sèche, puis productive.
• Toux à l'inspiration.
• Douleurs rétrosternales hautes et de la base du cou (trachée).
• Parfois diminution de l'intensité et changement du timbre de la voix, jusqu'à l'aphonie.

PRINCIPALES CAUSES

• Lorsque les muqueuses des voies aériennes supérieures (trachée, larynx, pharynx) et inférieures (bronches) sont irritées par un corps étranger, une abondance de mucosités, une infection, une inflammation (bronchite, grippe, rhume, bronchiolite, pneumonie, pleurésie) ou une tuméfaction, le nerf vague, qui court tout le long de ces organes, est excité. Il transmet alors au cerveau, via la moelle épinière, une information commandant au « centre de la toux » de se déclencher.
• Lorsque survient l'expiration, l'air est expulsé à une telle vitesse (près de 500 km par heure), que la toux dégage les voies aériennes lorsque celles-ci menacent d'être obstruées ou le sont tout à fait.
• Le fait que la toux soit commandée par le système neurovégétatif explique qu'elle peut apparaître lors d'une gêne, d'un trac, du stress.
• Le fait qu'elle soit déclenchée à partir d'une irritation des muqueuses aériennes explique également que tout ce qui les affaiblit ou les irrite rende la toux plus fréquente, intense et longue : le tabac, la pollution de l'air (ozone, microparticules), mais aussi un air très sec (les muqueuses sont alors moins efficaces pour protéger les conduits aériens) et les situations où le système immunitaire est affaibli (leucémie, chimiothérapie, sida, etc.).

Sirops, ne pas confondre !

• Chaque année, des adultes aggravent leur état de santé en confondant sirops antitussifs et fluidifiants bronchiques. Les premiers sont à destination des toux sèches, les seconds des toux grasses.
• En cas de toux grasse, vous devez expectorer, or les sirops antitussifs empêchent de tousser.
• Prendre un fluidifiant lorsqu'on a une toux sèche ne fait qu'aggraver celle-ci. Par ailleurs, les fluidifiants bronchiques ne sont pas indiqués pour une personne qui a du mal à cracher : ils peuvent provoquer un étouffement dû à l'invasion des poumons par les mucosités fluidifiées.

Attention consultez

Si la toux persiste plusieurs jours, consultez. Une toux grasse signale un rhume, une bronchite, une bronchiolite ; une toux sèche, la grippe, la rougeole ou la pleurésie. Une toux sifflante évoque la bronchite (et l'asthme) alors que, rauque, elle signale probablement une laryngite.

QUI CONSULTER ?

• Pour votre terrain : un acupuncteur, un homéopathe, un phyto-aromathérapeute, un auriculothérapeute, etc.

À faire soi-même

LES BONS RÉFLEXES AU QUOTIDIEN

- Respectez une toux grasse. Elle fait partie de la guérison, car elle permet d'évacuer les mucosités des bronches et de la trachée.
- Dès le début de la toux, adoptez une **alimentation légère** et digeste, essentiellement végétale. Évitez totalement les viandes grasses, les charcuteries, les laitages, les sauces, les fritures, etc.
- Mangez au moins 5 à 7 **fruits** et **légumes** différents par jour, en particulier du brocoli, du cerfeuil, du chou, du cresson, des figues, de la laitue, des mûres, du navet, du persil, du poivron, des pommes, du radis noir, du raisin.
- Assaisonnez vos plats avec des condiments et des épices **anti-infectieux** (ail, cannelle, citron, curry, girofle, oignon, piment rouge, raifort, romarin, sarriette, thym, etc.). **Attention**, la cannelle est contre-indiquée chez la femme enceinte.
- **Buvez chaud**, abondamment et souvent : de l'eau, des bouillons de légumes, du thé vert, des tisanes, par exemple. Ajoutez du jus de citron et, pour sucrer vos boissons, employez du miel de sapin.
- Pour améliorer vos défenses, prenez un **probiotique**.
- Faites des inhalations (voir p. 23).
- Arrêtez ou réduisez considérablement le tabac (voir Tabagisme, p. 397).

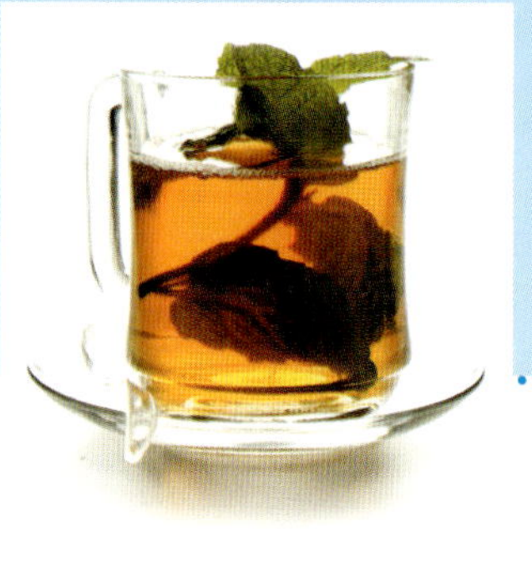

EN ATTENDANT LA CONSULTATION

Homéopathie

- Toux **sèche suffocante**, surtout la nuit : Aconitum 5CH, 3 granules trois fois par jour.
- Toux **sèche en quintes** suivie d'un crachat visqueux : Coccus cacti 5CH, 3 granules trois fois par jour.
- Toux **sèche** avec **nez bouché** : Sambucus 5CH, 3 granules trois fois par jour.
- Toux **sèche** déclenchée par l'**air froid** (besoin de mettre un cache-nez) : Rumex crispus 5CH, 3 granules trois fois par jour.
- Toux **grasse le jour** et **sèche la nuit** : Pulsatilla 5CH, 3 granules trois fois par jour.
- Toux par **afflux de mucus** qui descend du nez vers la gorge : Kalium bichromicum 5CH, 3 granules trois fois par jour.
- Toux **grasse** avec **respiration sifflante** : Antimonium tartaricum 5CH, 3 granules trois fois par jour.
- Toux sèche ou grasse provoquant des **vomissements** : Ipeca 5CH, 3 granules trois fois par jour.
- Toux **explosive** avec visage rouge : Corallium rubrum 5CH, 3 granules trois fois par jour.

Phytothérapie

- Toux **grasse** : EPS Échinacée et Pin à parties égales, 1 cuillerée à café quatre fois par jour pendant 1 semaine (chez l'enfant, 1 cuillerée à café par 10 kg de poids et par jour).
- Toux **sèche** : EPS Plantain et Échinacée à parties égales, 1 cuillerée à café quatre fois par jour (chez l'enfant, 1 cuillerée à café par 10 kg de poids et par jour).
- Très utiles pour **tout type de toux** : le sirop de radis noir (voir p. 182), l'infusion de réglisse (**attention**, contre-indiquée en cas d'hypertension artérielle et chez la femme enceinte).

Aromathérapie

- Prenez HE Eucalyptus officinal (feuille), HE Origan compact, HE Thymus vulgaris à thujanol et HE Mélaleuque à feuilles alternes (Tea tree) : 2 gouttes de l'une d'entre elles ou d'un mélange de deux ou trois d'entre elles dans un peu de miel, trois à quatre fois par jour.
- Complétez par des onctions du thorax et de la partie antérieure du cou avec une ou plusieurs de ces HE diluées à 10 % dans de l'huile d'amande douce. **Attention**, HE Origan compact, très irritante, doit impérativement être diluée et ne pas dépasser 2,5 à 5 % de l'huile de massage préparée.

Oligothérapie

- Cuivre, 2 doses par jour durant 10 jours, et Manganèse-Cuivre, 1 dose par jour durant 1 mois.
- Si vous êtes **fragile sur le plan respiratoire** ou si vous avez **dépassé la cinquantaine** : prenez en plus Cuivre-Or-Argent, 1 dose par jour durant 1 mois.

Massage auriculaire

- À l'aide d'une pointe mousse, massez-vous les points 109 Poumon (point double), 58 Shenmen, 110 Trachée, 60 Asthme, 36 Glandes surrénales, 22 Occiput (voir illustration p. 29).

Réflexothérapie

- Massez les zones réflexes plantaires (de chaque côté) bronches, trachée, poumons, plexus solaire (voir illustration p. 209).

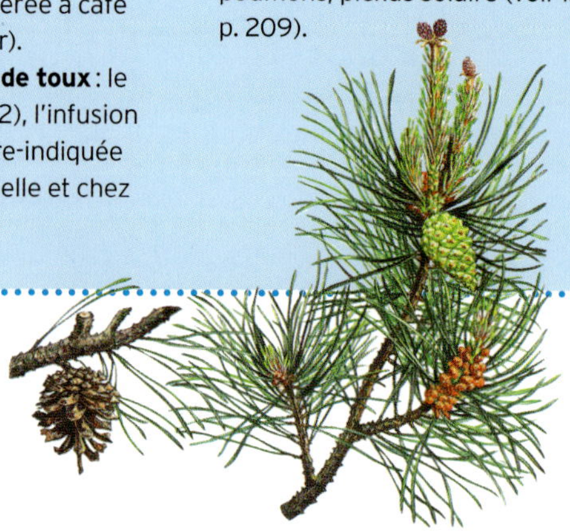

Pin

Transports (mal des)

Lorsque nous nous déplacons, le cerveau analyse les données fournies, entre autres, par la vue et le centre de l'équilibre dans l'oreille interne. Lorsque ces informateurs se contredisent, un malaise se crée, traduit par une angoisse, des maux de tête, un épisode de tachycardie et des nausées.

SYMPTÔMES

• Teint pâle.
• Fatigue soudaine.
• Sueurs froides, vertiges.
• Nausées, voire vomissements.

PRINCIPALES CAUSES

• La raison principale est le traitement, par le cerveau, d'informations de posture contradictoires transmises par les yeux, les muscles et l'oreille interne. Vous regardez l'horizon (regard fixe), alors que le véhicule bouge (information perçue par le corps et le centre de l'équilibre logé dans les oreilles). Les relations nerveuses entre le centre d'analyse du cerveau et le système nerveux végétatif expliquent les nausées et les suées.
• En voiture ou en bus, le mal des transports peut être aggravé par une conduite brusque et un air confiné.

Attention consultez

Des remèdes préventifs existent pour atténuer des troubles parfois handicapants. Consultez en outre si vous ressentez le mal des transports hors contexte (à votre domicile, par exemple) : vous avez peut-être une lésion de l'oreille interne ou de l'aire cervicale concernée (cas heureusement rare).

QUI CONSULTER ?

• Demandez conseil à un praticien de terrain (homéopathe, phyto-aromathérapeute, médecin anthroposophe, etc.) ou faites pratiquer un équilibrage de vos énergies par un médecin énergéticien (acupuncteur, auriculothérapeute, chromothérapeute, etc.).

• La pratique régulière d'une gymnastique énergétique (qi gong, taiji quan, yoga) vous apportera un certain niveau de maîtrise du corps.

À faire soi-même

LES BONS RÉFLEXES AU QUOTIDIEN

• En règle générale, mieux vaut manger léger avant de voyager.
• Évitez les **aliments difficiles à digérer** : les abats, les chips, les fritures, le gibier, les graisses animales (beurre, charcuteries, crème, fromage, graisses, viandes grasses, etc.), les hamburgers, les plats en sauce, les sucreries (confiseries, confitures, desserts et entremets industriels, gâteaux, glaces, pâtisseries), etc.
• Supprimez les **boissons alcoolisées**.
• Évitez les **épices** (sauf le gingembre).
• Adoptez une **respiration** calme, ample, abdominale et thoracique, qui s'articule bien en quatre temps : inspiration, pause, expiration, pause.

EN ATTENDANT LA CONSULTATION

Homéopathie

• **Nausées** et **sueurs froides** améliorées en fermant les yeux : Tabacum 9CH, 2 heures avant le trajet, puis toutes les heures si nécessaire.
• **Nausées** et **malaise** avec vertiges au moindre mouvement : Cocculus 9CH, 2 heures avant le trajet, puis toutes les heures si nécessaire.
• Nausées et vertiges causés par l'odeur des **vapeurs d'essence** : Petroleum 9CH, 2 heures avant le trajet, puis toutes les heures si nécessaire.

Phytothérapie

• Gingembre : 2 gélules la veille du voyage, 1 le matin et 1 au départ (soit 0,5 à 1,5 g de poudre par jour).

Aromathérapie

• Prenez HE Menthe poivrée avant le départ : 2 gouttes chez l'adulte et l'adolescent, 1 seule goutte chez l'enfant, dans un peu de miel, à renouveler si besoin. **Attention**, HE Menthe poivrée est formellement contre-indiquée chez l'enfant de moins de 30 mois.

Massage auriculaire

• À l'aide d'une pointe mousse, massez-vous les points 58 Shenmen, 12 Oreille interne, 22 Occiput, 23 Front, 24 Taiyang, 26 Glandes endocrines, 95 Estomac, 105 Rate, plus ou moins 57 Système neurovégétatif (voir illustration p. 29).

Digitopuncture - Shiatsu - Do-in

• Massez Vaisseau conception 12, 14 et 15. Appuyez en décrivant de petits cercles dans le sens des aiguilles d'une montre.

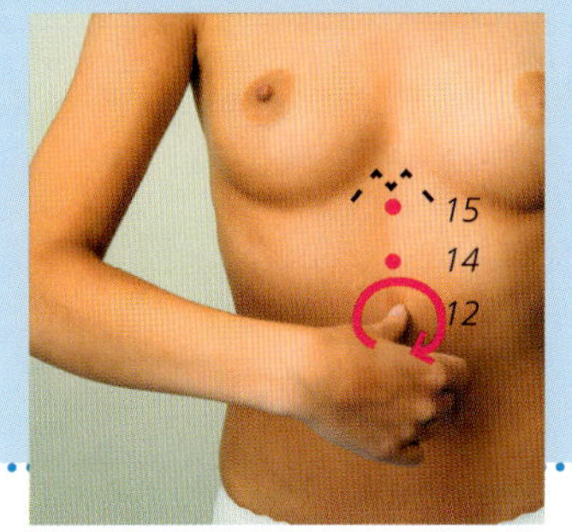

Vaisseau conception 12, 14 et 15

Ulcère

Un ulcère est une lésion qui perfore la peau (ulcère de la jambe) ou une muqueuse (ulcère gastroduodénal). Lorsque nous parlons d'ulcère sans plus de précision, nous désignons une plaie de la paroi de l'intestin grêle (duodénum) ou de l'estomac.

Voir aussi Estomac (maux d'), *p. 318, et* Intestin (troubles de l'), *p. 345.*

SYMPTÔMES

- **Douleur épigastrique** en dessous du sternum, au creux de l'estomac, apparaissant de 30 minutes à 3 heures après le repas, irradiant parfois dans le dos.
- Aigreurs d'estomac.
- Vomissements (rares).
- Selles noires (présence de sang digéré).

Attention consultez

Plaie permanente, l'ulcère est une porte d'entrée aux infections. Mais il empêche également les organes qu'il affecte – l'estomac, en particulier – de fonctionner correctement. Consultez dès l'apparition des symptômes.

QUI CONSULTER ?

- Pour traiter le terrain : un acupuncteur, un homéopathe, un phyto-aroma-thérapeute, un auriculothérapeute...
- Pour la nutrition : un (micro)nutritionniste, un naturopathe, un diététicien.
- Pour gérer le stress et la composante psychoaffective : une psychothérapie, l'hypnose, la sophrologie, la relaxation...

PRINCIPALES CAUSES

- L'estomac sécrète des substances chimiques pour assurer la digestion : de l'**acide chlorhydrique** et des enzymes participant à la digestion des protéines (**pepsine**). L'**ulcère** est une altération ponctuelle (parfois une perforation) de la paroi intestinale (duodénum) ou de l'estomac, due à un déséquilibre entre les défenses des muqueuses et l'acidité des sécrétions.
- Outre des **facteurs génétiques**, on relie l'apparition de la majorité des ulcères à l'invasion par une **bactérie** *(Helicobacter pylori)* qui s'attaque à la paroi des organes concernés.
- Les défenses des muqueuses duodénale et gastrique sont aussi souvent affaiblies par la prise de **médicaments** anti-inflammatoires non stéroïdiens et d'aspirine.
- Le **tabac** et l'**alcool** augmentent la sécrétion gastrique acide (voir Tabagisme, p. 397, et Addictions, p. 257).
- Le **stress** (voir p. 392) n'est pas un facteur déclencheur, mais facilitateur et aggravant, de même que l'**obésité** (voir p. 362), le café ou un régime trop riche en graisses.

À faire soi-même

LES BONS RÉFLEXES AU QUOTIDIEN

- La **prévention** passe par l'adoption de bonnes habitudes alimentaires.
- Mangez assis, dans le **calme**. **Mastiquez** soigneusement chaque bouchée. Si vous n'avez pas le temps, mangez moins, mais mâchez bien !
- Réduisez le volume de vos repas : faites de **petits repas**, plus fréquents.
- Le soir, mangez léger. Faites une petite marche après le repas et attendez 2 heures après la fin du dîner pour vous coucher.
- **Buvez** en dehors des repas, notamment 2 à 3 verres de jus de chou cru chaque jour.
- **Proscrivez** les boissons gazeuses. Les boissons très chaudes ou glacées, le chewing-gum, les boissons alcoolisées, le café, le lait, le tabac vous sont fortement déconseillés.
- De même, **évitez** : les abats, les charcuteries, le chocolat, les confiseries, les crèmes, les fritures, les fromages fermentés, le gibier, les glaces, les graisses cuites, la menthe, l'oignon cru, l'oseille, les pâtisseries, les plats très épicés, les pommes de terre frites, la rhubarbe, les sauces, les tomates, les viandes grasses, les volailles grasses, les agrumes.

EN ATTENDANT LA CONSULTATION

Digitopuncture – Shiatsu – Do-in

- Massez Gros intestin 4 : pressez en glissant votre pouce le long du bord externe de l'index jusqu'à la butée dans l'angle pouce-index. Répétez une dizaine de fois des deux côtés. Puis pincez le point en tournant dans le sens des aiguilles d'une montre. **Attention**, ce point est contre-indiqué chez la femme enceinte.
- Stimulez également Estomac 36 (jambe fléchie à 90°, à 4 travers de doigt en dessous du bord inférieur de la rotule, en dehors de la crête du tibia).

Estomac 36

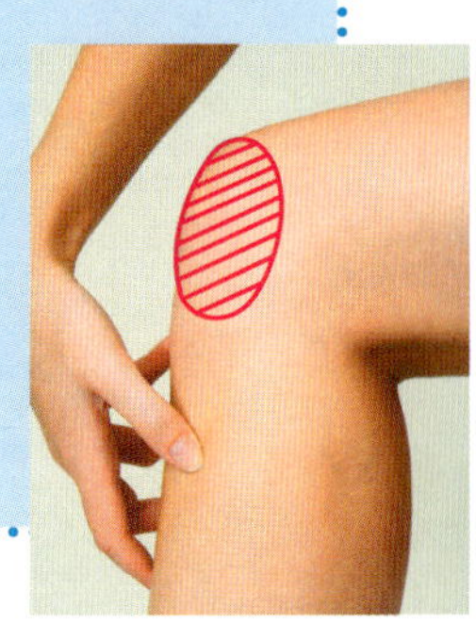

Vagin (affections du)
infections, vaginisme

Le vagin est un milieu fragile qui, comme toutes les zones où les muqueuses peuvent être exposées à l'extérieur, développe des mécanismes de défense, notamment par la prolifération de différentes bactéries. Lorsque l'une d'entre elles se développe aux dépens des autres, ou lorsque l'ensemble est débordé par une agression extérieure, il y a inflammation. Les douleurs peuvent cependant être liées à des difficultés psychologiques inconscientes.

Voir aussi Mycoses, *p. 357, et* Vessie et urètre (inflammation), *p. 419.*

SYMPTÔMES

Vaginite

- Pertes vaginales plus ou moins abondantes, non sanglantes, parfois malodorantes.
- Démangeaisons, brûlures, douleurs vulvaires et vaginales.
- Gonflement de la vulve.
- Ulcérations de la vulve, saignements anormaux.

Vaginisme

- Douleur à l'entrée du vagin.
- Rapports douloureux, voire impossibles.

PRINCIPALES CAUSES

- Le vagin est un **écosystème** bactérien humide. Il peut s'infecter facilement dès lors que l'équilibre entre les espèces qui y vivent est momentanément rompu au profit d'une espèce interne (vaginose, muguet) ou venue de l'extérieur (vaginite à trichomonas, maladies sexuellement transmissibles). L'ensemble de ces infections est appelé **vaginites**.
- Le **vaginisme** est un trouble qui n'est pas organique, mais **psychosomatique**. La douleur est causée par la contracture brusque, comme une crampe (voir p. 297), des muscles périvaginaux pour interdire la pénétration. Ses raisons sont complexes (peur, rejet ou méconnaissance de son corps, ambivalence face à la grossesse, etc.) et requièrent une psychothérapie.

Attention consultez

Un prurit (démangeaisons), des pertes vaginales abondantes, un changement d'odeur et, bien sûr, la douleur vous imposent de réagir.

QUI CONSULTER ?

- Pour adapter éventuellement votre contraception, voyez votre gynécologue.
- Pour traiter le terrain : un acupuncteur, un homéopathe, un phyto-aromathérapeute, un auriculothérapeute, un médecin anthroposophe, etc.
- En cas d'infections à répétition, il peut être utile de consulter un micronutritionniste ou un naturopathe, par exemple.
- Pour traiter la composante psychoaffective : une des nombreuses psychothérapies présentées dans ce livre, l'hypnose, la sophrologie, l'haptonomie, la relaxation, la méditation, la floríthérapie sont quelques-unes des voies de guérison possibles.

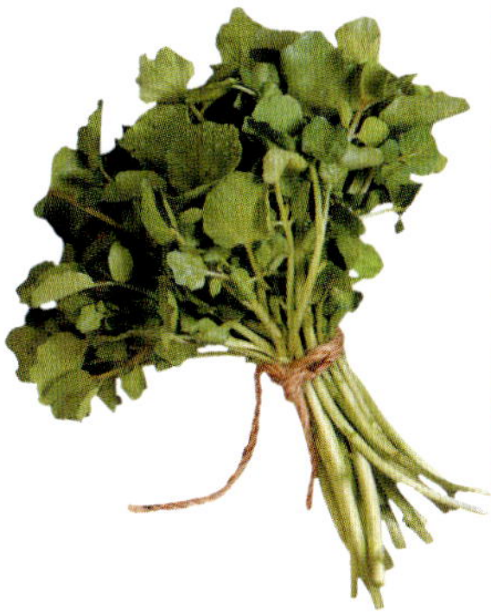

À faire soi-même

LES BONS RÉFLEXES AU QUOTIDIEN

- Combattez la constipation (voir p. 292).
- Portez des sous-vêtements en coton. Évitez les pantalons serrés, les collants, les protège-slips, etc.
- Attention aux **toilettes** agressives : proscrivez les produits décapants et les douches vaginales.
- Lavez-vous et essuyez-vous d'avant en arrière.
- Pendant vos règles, ne portez pas de tampons périodiques en permanence : alternez avec des serviettes.
- Mangez **léger** (beaucoup de légumes et des fruits).
- Consommez des aliments riches en **vitamine C** : des légumes (céleri, chou vert, cresson, épinard, oseille, persil, poivron, tomate, pomme de terre, raifort), des agrumes (cédrat, citron, orange, pamplemousse, etc.) et autres fruits (ananas, cassis, fraise, framboise, goyave, groseille, kiwi...).

Suite p. 412

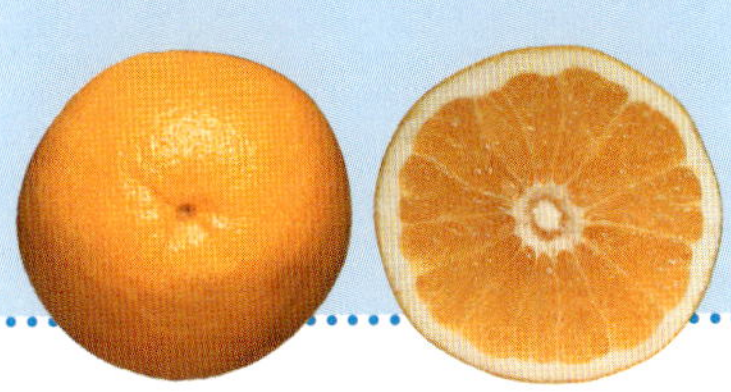

À faire soi-même

Suite de la p. 412

• **Supprimez** l'alcool, les boissons à base de caféine (café, thé noir, boissons au kola), les viandes grasses, charcuteries, fromage, graisses animales, sauces, fritures, le sucre et les sucreries (pâtisseries, bonbons, glaces, entremets et desserts industriels, sodas, limonades, boissons et jus industriels, etc.).

• Assaisonnez vos plats avec des condiments et des épices **anti-infectieux** (ail, cannelle, citron, curry, girofle, oignon, piment rouge, raifort, romarin, sarriette, thym, etc.). **Attention**, la cannelle est contre-indiquée chez la femme enceinte.

• Mangez des yaourts enrichis en lactobacilles ou, mieux, prenez un **probiotique**.

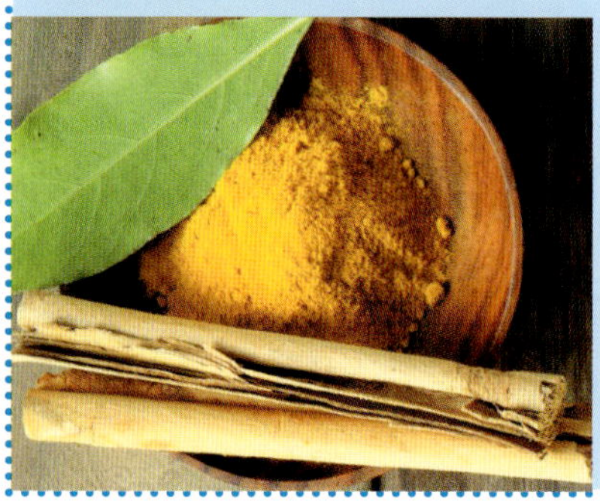

• **Buvez** abondamment (1,5 à 2 l par jour), en dehors des repas, de l'eau, des tisanes, du thé vert léger, par exemple.

• Réduisez ou, mieux, arrêtez le **tabac**.

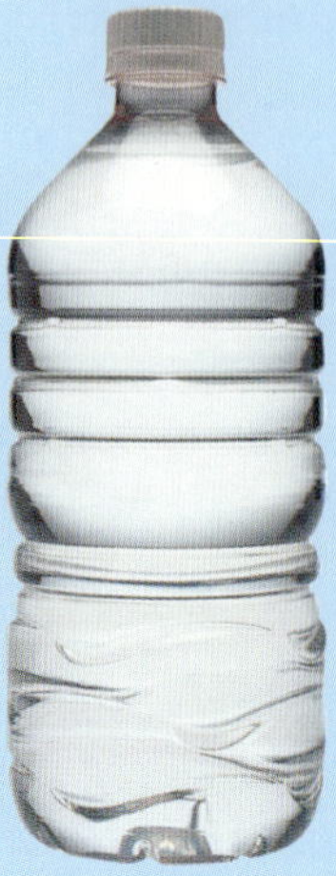

EN ATTENDANT LA CONSULTATION

Homéopathie

• **Vaginisme** : Cactus grandiflorus 9CH, 3 granules le soir durant 2 mois.

• Si vous êtes sensible et **anxieuse** avec tendance aux spasmes (gorge, œsophage, estomac) : prenez en plus Ignatia 9CH, 3 granules le matin.

• Si ce sont vos **premiers rapports sexuels** et que vous les redoutez : prenez en plus Staphysagria 9CH, 3 granules le matin.

Phytothérapie

• **Pertes blanches** : infusion de bistorte, de chêne, de fenugrec, de noyer, de plantain et de ronce (20 g pour 1 l d'eau).

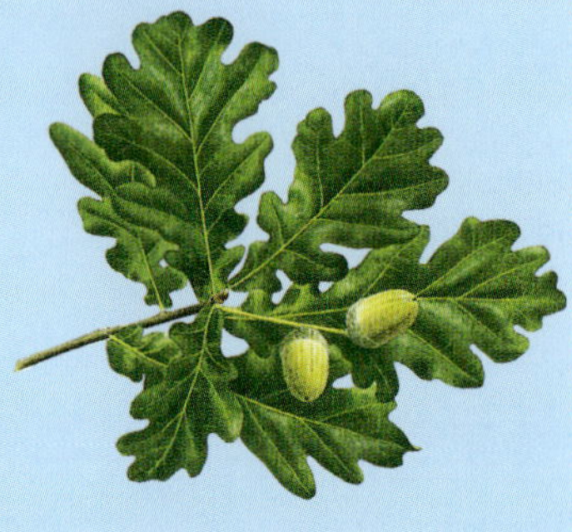

• **Infection** : EPS Échinacée, 1 cuillerée à café matin et soir.

Aromathérapie

• **Vaginite** : prenez 4 gouttes d'HE Mélaleuque à feuilles alternes (Tea tree) ou HE Thym vulgaire à thujanol, ou du mélange à parties égales des deux, dans un peu de miel, trois ou quatre fois par jour.

Oligothérapie

• **Vaginite** : Cuivre, 2 à 3 doses par jour durant 4 ou 5 jours.

Verrue

Les papillomavirus se divisent en deux branches : la première est dangereuse, elle contamine les muqueuses et peut être responsable du cancer du col de l'utérus ; la seconde s'attaque à la peau en profitant de la moindre lésion pour y développer une affection bénigne, la verrue.

SYMPTÔMES

• Petites excroissances cutanées rugueuses.
• Parfois, démangeaisons.

PRINCIPALES CAUSES

• Des papillomavirus pénètrent la moindre microblessure de la peau pour initier la formation de verrues. Certains ont juste besoin d'un épiderme gonflé par l'eau. C'est le cas de la plante des pieds et de la face intérieure des orteils baignant dans l'eau des piscines. Une verrue plantaire peut être invalidante du fait des douleurs qu'elle occasionne à la marche.

Attention consultez

Consultez quand les verrues ne régressent pas, qu'elles deviennent disgracieuses, qu'elles gênent la marche. Attention, toute verrue est infectante si elle est percée ou blessée.

QUI CONSULTER ?

• Pour traiter le terrain : un acupuncteur, un homéopathe, un phyto-aromathérapeute, un auriculothérapeute, etc.
• Il est parfois nécessaire d'aborder la dimension psychologique : une des nombreuses psychothérapies présentées dans ce livre, la sophrologie, la relaxation, la méditation, la florithérapie sont quelques-uns des traitements utiles.

À faire soi-même

LES BONS RÉFLEXES AU QUOTIDIEN

• **Attention**, le sang des verrues est contagieux. Ne coupez pas vos verrues, ne les rognez pas.
• Évitez de marcher pieds nus dans les lieux humides, les vestiaires et salles de sport. À la piscine, portez des sandales en plastique.
• Mangez **léger et équilibré** en privilégiant les aliments riches en **magnésium**. Consommez des agrumes, des céréales complètes, du chocolat

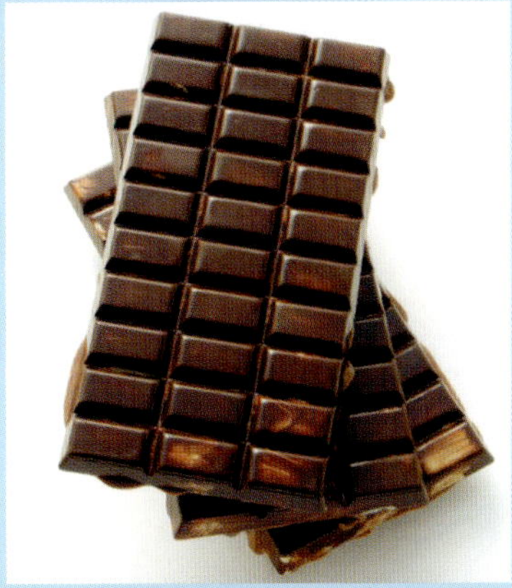

noir, des crustacés, des escargots, des fèves de soja, des figues, des fruits de mer, des fruits oléagineux, des légumes en quantité, du maïs, du pain complet, du poisson, etc.
• **Mangez aussi** de l'ail, de l'oignon, des amandes, du citron, des figues, des noix... Parsemez vos salades de levure de bière en paillettes.
• **Supprimez** l'alcool, les boissons à base de caféine (café, thé noir, boissons au kola), les viandes grasses, le fromage, les charcuteries, les graisses animales, les sauces, les fritures, le sucre et les sucreries (pâtisseries, bonbons, glaces, entremets et desserts industriels, sodas, limonades, boissons et jus industriels, etc.).

EN ATTENDANT LA CONSULTATION

Homéopathie

• **Dans tous les cas** : Thuya 9CH, 1 dose par semaine durant 3 mois.
• Verrue **cornée dure** et **douloureuse** : prenez en plus Antimonium crudum 9CH, 3 granules le matin durant 3 mois.
• Verrue large ayant **tendance à saigner** : prenez en plus Nitricum acidum 9CH, 3 granules le matin durant 3 mois.
• Verrue des **mains** et des **doigts** : prenez en plus Dulcamara 5CH, 3 granules le matin durant 3 mois.

Phytothérapie

• Appliquez deux ou trois fois par jour 1 goutte de suc frais de chélidoine.
• À défaut, appliquez trois fois par jour 1 goutte d'un mélange à parties égales de Chelidonium TM et de Thuya TM.

Aromathérapie

• Appliquez à l'aide d'un Coton-Tige HE Sarriette des montagnes à carvacrol et HE Cannelle de Ceylan 5 ml (en pharmacie) deux à quatre fois par jour.

Oligothérapie

• Magnésium, 1 dose un jour sur deux, en alternance avec Manganèse-Cuivre, 1 dose.

Vers
parasites intestinaux

Notre tube digestif peut être colonisé par des vers. Ces parasites, bénins sous nos latitudes, se transmettent avec facilité par simple contact (mains ou ongles sales, literie, etc.) de la main ensuite portée à la bouche, ce qui explique que nombre de jeunes enfants scolarisés connaissent les crises de démangeaisons caractéristiques de la présence de vers blancs dans l'intestin et le rectum.

SYMPTÔMES

- **Démangeaisons**.
- **Irritabilité**, troubles du comportement.
- Fatigue.
- Présence de vers au niveau de l'**anus**.
- Vers ou œufs dans les **selles**.

PRINCIPALES CAUSES

- Dans les pays développés, les **oxyures** sont les plus fréquents. Ce sont des vers qui vivent dans l'intestin : ils sont arrivés avec des légumes et des fruits contaminés par la présence d'œufs (après contact avec des matières fécales ou des mains sales). Les femelles pondent la nuit, au niveau de l'anus, ce qui provoque de fortes crises de démangeaisons – avec un risque d'autocontamination si, après s'être gratté, l'enfant ne se lave pas correctement les mains, et ne se brosse pas les ongles. Leurs œufs sont évacués par les selles pour répéter le cycle.
- Partout où l'hygiène alimentaire, corporelle et vétérinaire est mauvaise et où l'eau est souillée se développent des infections parasitaires intestinales. Rarement dangereuses si elles sont traitées après avoir été reconnues, elles n'en sont pas moins gênantes (douleurs abdominales, nausées, troubles de l'appétit dans le cas d'une infection par le ténia, par exemple).

Attention consultez

Nombreux, les parasites intestinaux sont souvent sans danger dans les pays développés mais doivent être éliminés. Consultez au premier signe de démangeaisons au niveau de l'anus, surtout si s'y ajoutent des troubles intestinaux, nerveux ou fébriles.

QUI CONSULTER ?

- Pour traiter le terrain : un acupuncteur (phytothérapeute), un homéopathe, un phyto-aromathérapeute, un médecin ayurvédique, etc.

À faire soi-même

LES BONS RÉFLEXES AU QUOTIDIEN

- **Lavez** soigneusement les légumes et les fruits en contact avec la terre.
- **Cuisez** suffisamment la viande de porc. Méfiez-vous aussi du bœuf, du mouton, du saumon, surtout en voyage. Mieux vaut les cuire un peu plus longtemps.
- **Brossez**-vous souvent les ongles, surtout après avoir jardiné, vous être occupé d'animaux, avoir manipulé de la viande ou du poisson cru.
- **Coupez** court les ongles de vos jeunes enfants. Apprenez-leur à se les brosser régulièrement.
- En cas d'**infestation** :
  - avant votre cure vermifuge, mangez des carottes râpées midi et soir pendant quelques jours ;
  - le matin à jeun, buvez un petit verre de jus de chou frais (pressé à la centrifugeuse), ou une ampoule de jus de chou.

EN ATTENDANT LA CONSULTATION

Homéopathie

- En **prévention** : Cina 9CH, 1 dose par semaine, et Calcarea carbonica 7CH, 1 dose à la pleine lune et 1 à la nouvelle lune, durant 6 mois.

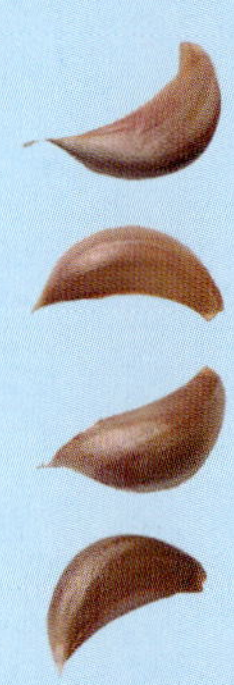

Phytothérapie

- Prenez 1 à 4 gousses d'ail cru par jour, ou une décoction d'ail deux fois par jour (3 à 4 gousses pour un verre, à faire bouillir 20 minutes), ou chaque matin une infusion de sarriette (1 cuillerée à café de feuilles par tasse) ou de thym (1 pincée par tasse, 3 à 4 tasses par jour).

Aromathérapie

- Prenez 2 gouttes d'HE Thym vulgaire à linalol (**attention**, 1 seule goutte pour l'enfant de moins de 30 mois) dans un peu de miel matin et soir.

Vertiges
vertiges de Ménière

Notre équilibre est le résultat d'une équation, établie par le cerveau, entre des types de données différentes : notre position dans l'espace (capteurs sensoriels et muscles), celle de notre tête (la vue) et ses mouvements (système vestibulaire de l'oreille interne). Il suffit qu'une de ces données ne lui parvienne pas ou lui parvienne mal pour que notre perception du mouvement soit faussée et que nous ayons un vertige.

Voir aussi Audition (troubles de l'), *p. 273,* Otite, *p. 367, et* Transport (mal des), *p. 409.*

SYMPTÔMES

Vertige vrai
• Sensation de **rotation** du sol, des murs, du plafond.
• Nausées.

Faux vertige
• Sensation de **tête vide**, qui tourne.

Acrophobie (le vertige du langage courant)
• Anxiété accompagnée de malaise lorsque l'on est en **hauteur**.

Vertige de Ménière
• **Vertige** intense et soudain, avec étourdissement.
• **Nausées**, vomissements.
• **Douleurs abdominales**, voire diarrhée.
• Sensation d'oreille pleine, **diminution de l'acuité** auditive et bourdonnements ou sifflements.
• Mouvements involontaires des globes oculaires.

PRINCIPALES CAUSES

• Lorsqu'il y a installation des troubles, une atteinte de l'oreille interne, ou de l'aire cervicale à laquelle elle est connectée, est parfois en cause. Cela peut provenir d'une infection (**otite aiguë**), d'un **problème vasculaire**, d'une lésion ou d'une tumeur de l'un ou de l'autre organe concerné.
• Une **fracture du rocher** (l'os du crâne dans lequel se trouve l'oreille interne) ou la **sclérose en plaques** peuvent également déclencher des vertiges.
• Ils sont aussi le signe clinique de l'évolution ultime de la **maladie de Ménière**. De cette dernière, on ignore encore l'origine exacte ; elle serait liée à des troubles de la vascularisation accompagnés d'une hausse de la pression du liquide dans le vestibule, un organe complexe de l'oreille interne, siège des récepteurs sensoriels de l'équilibre.

Attention consultez

Ne négligez pas un vertige en dehors de circonstances déclenchantes normales (vide, tangage, attractions foraines, etc.) si des bourdonnements d'oreille et/ou une diminution de l'audition y sont associés.

QUI CONSULTER ?

• Pour traiter le terrain : un acupuncteur, un homéopathe, un phyto-aromathérapeute, un auriculothérapeute, etc.
• Dans certains cas, une manipulation peut débloquer la situation : voyez un ostéopathe (crânien), un étiopathe, un chiropracteur, un kinésiologue, un fasciathérapeute, un praticien de reiki...
• Pour apprendre à gérer le stress et à contrôler votre équilibre : le taiji quan, le qi gong, le yoga.

À faire soi-même

LES BONS RÉFLEXES AU QUOTIDIEN

• Réduisez le **sel**. L'idéal : 2 g par jour de sodium. **Attention** au sel caché (chips, charcuteries, conserves, hamburgers, plats cuisinés, produits industriels, salaisons, etc.).
• **Méfiez-vous** des sucres rapides, ils donnent un bref coup de fouet mais font ensuite chuter l'énergie et provoquent malaise ou mal-être. Il s'agit du sucre et des sucreries (confiseries, confitures, desserts et entremets industriels, gâteaux, glaces, pâtisseries). Évitez aussi la caféine (café, thé noir, cacao, boissons à base de kola).
• Adoptez une **alimentation variée** et **équilibrée** : des céréales complètes, des fruits frais et secs, beaucoup de légumes, des légumineuses, des oléagineux (amande, noisette, noix, etc.) et des acides gras **oméga-3** – foie de poisson, graines de lin, huiles biologiques de colza, de germes de blé ou de noix (2 cuillerées à soupe par jour), poissons gras des mers froides (anchois, espadon, flétan, hareng, maquereau, rouget, sardine, saumon, thon rouge ou blanc, notamment), du soja, du tofu.

Suite p. 416

À faire soi-même

Suite de la p. 415

• Maintenez une **activité physique** régulière, si possible quotidienne. Pratiquez, plutôt en début de journée, une gymnastique énergétique, 30 minutes de marche rapide, de vélo, ou 20 minutes de jogging, de natation.
• Arrêtez de fumer (voir Tabagisme, p. 397).

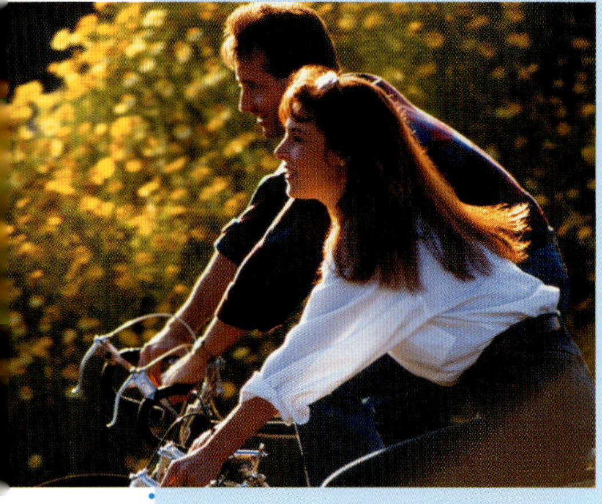

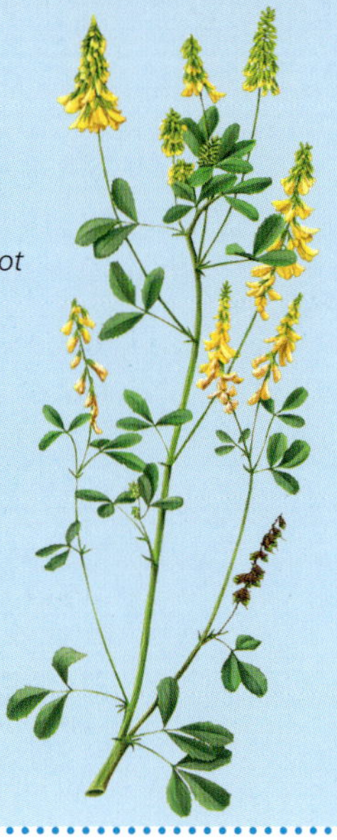

Mélilot

EN ATTENDANT LA CONSULTATION

Homéopathie

• Vertiges survenant au moindre mouvement, **améliorés par le repos** absolu : Bryonia 5CH, 3 granules matin et soir durant 1 mois.
• Vertiges provoqués par un mouvement passif, dans les **ascenseurs** ou en **vous penchant** en avant : Borax 9CH, 3 granules matin et soir durant 1 mois.
• Vertiges survenant après une **hémorragie** importante ou une **diarrhée** : China 9CH, 3 granules matin et soir durant 1 mois.
• Vertiges survenant en **vous tournant dans votre lit** : Conium 7CH, 3 granules matin et soir durant 1 mois.

Phytothérapie

• EPS Mélilot et Ginkgo à parties égales, 1 cuillerée à café deux fois par jour. Et mangez 1 gousse d'ail cru par jour.

Oligothérapie

• Manganèse-Cobalt, 1 dose par jour 5 jours par semaine.

Massage auriculaire

• À l'aide d'une pointe mousse, massez-vous les points 58 Shenmen, 12 Oreille interne, 22 Occiput, 23 Front, 24 Taiyang, 26 Glandes endocrines, 95 Estomac, 105 Rate (voir illustration p. 29).

Digitopuncture - Shiatsu - Do-in

• Pincez la peau de votre espace intersourcilier entre le pouce et l'index pendant quelques dizaines de secondes.

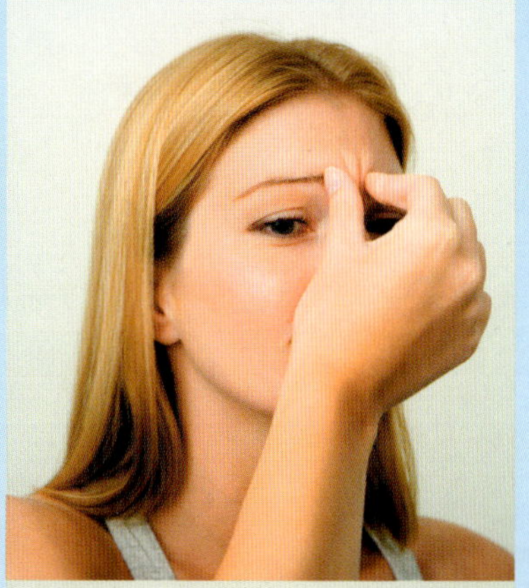

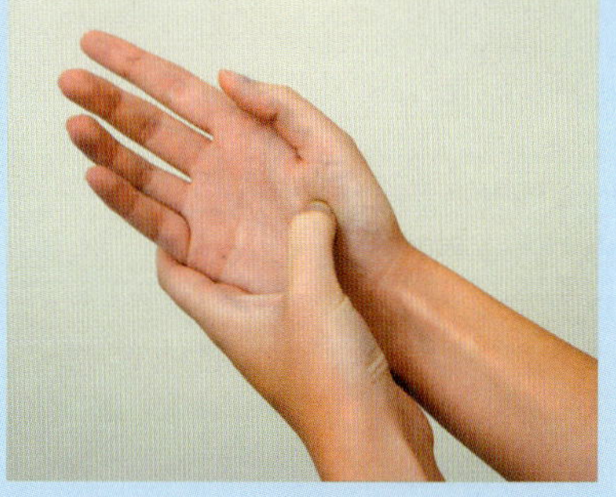

Éminence thénar

Puis appuyez au centre de votre éminence thénar : pendant 2 minutes, exercez des pressions de 5 secondes, espacées de quelques secondes. Terminez en stimulant Estomac 36 (jambe fléchie à 90°, à 4 travers de doigt en dessous du bord inférieur de la rotule, en dehors de la crête du tibia).

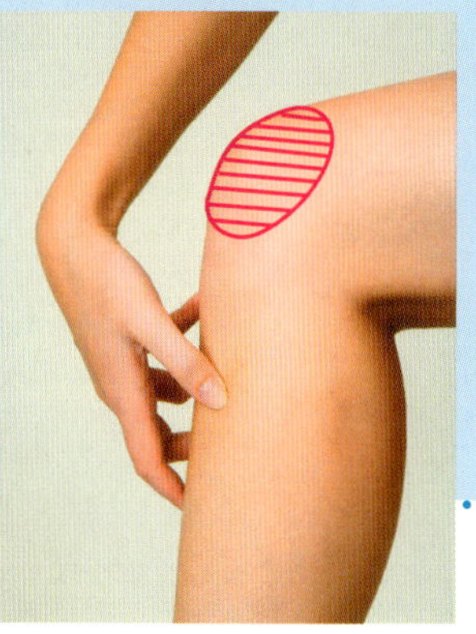

Estomac 36

Vésicule biliaire
(affections de la)
colique hépatique

La vésicule biliaire a pour fonction de stocker la bile sécrétée par le foie, pour la libérer lorsque l'organisme en a besoin. Ainsi, lors du repas, la vésicule se contracte pour envoyer dans l'intestin, par le canal cystique et le canal cholédoque, la bile qui aidera à digérer, les graisses en particulier.

Voir aussi Foie (affections du), *p. 324, et* Reins (maladies des), *p. 377.*

SYMPTÔMES

Lithiase biliaire,

• Sensation de **lourdeur** après le repas, somnolence, digestion lente.
• **Amertume** dans la bouche.
• **Ballonnements** abdominaux.
• **Douleur du côté droit**, sous les côtes **(la vésicule est à droite).**
• Selles molles et claires, plus ou moins grasses et collantes.
• Intolérance alimentaire provoquée par les œufs, le lait, le chocolat, les arachides, etc.

Colique hépatique

• **Douleur intolérable du côté droit**, sous les côtes, irradiant vers l'épaule droite.
• **Oppression** respiratoire.
• **Nausées**, parfois vomissements.
• Selles claires et grasses.
• **Jaunisse** possible.

Cholécystite

• **Douleur intolérable du côté droit**, sous les côtes.
• **Contractures** abdominales douloureuses.
• **Fièvre** supérieure à 38 °C.
• **Nausées**, parfois vomissements.
• Fatigue subite et manque d'appétit.

PRINCIPALES CAUSES

• Comme dans le rein, des calculs se forment dans la vésicule biliaire (**lithiase**), par cristallisation de molécules présentes dans la bile (un cholestérol différent de celui que l'on trouve dans le sang, des sels minéraux, etc.). La plupart du temps, cela ne pose aucun problème. Parfois, cependant, ils sont entraînés hors de la vésicule et se bloquent dans le canal cystique ou dans le canal cholédoque.
• Les troubles de la digestion sont dus à une diminution (voire l'arrêt) du passage de la bile dans les canaux.
• La **colique hépatique** est une complication de la lithiase : un canal ou les deux sont bouchés par de gros calculs et distendus brutalement.
• La **cholécystite** est une complication de la colique hépatique, par inflammation de la vésicule biliaire, du canal cholédoque ou encore du pancréas. Elle réclame une intervention d'urgence.

Attention consultez

La plupart des affections de la vésicule sont assez bénignes, mais, dans de rares cas il est vrai, des calculs provoquent une occlusion intestinale ou favorisent une infection de la bile (cholécystite qui peut se compliquer en septicémie). Aussi, consultez en cas de jaunisse et de douleurs abdominales.

QUI CONSULTER ?

• Pour traiter le terrain : un acupuncteur, un homéopathe, un phyto-aroma-thérapeute, un auriculothérapeute, etc.
• Pour obtenir des conseils nutritionnels : un micronutritionniste, un nutritionniste, un naturopathe, un diététicien.

À faire soi-même

LES BONS RÉFLEXES AU QUOTIDIEN

• Mangez **équilibré** et **varié** : beaucoup de légumes (artichaut, cerfeuil, cresson, chicorée, laitue, tomate, oignon, olives, pissenlit, radis – roses, jaunes, noirs –, etc.), des légumineuses (fèves, haricots secs, lentilles, pois, etc.), des fruits (ananas, cerise, fraise, raisin, etc.), des céréales complètes, de la viande maigre, du poisson, de la volaille maigre.

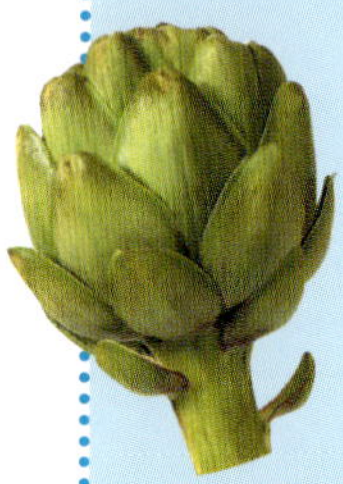

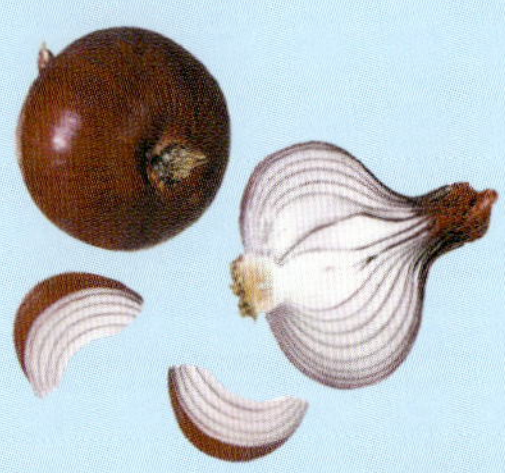

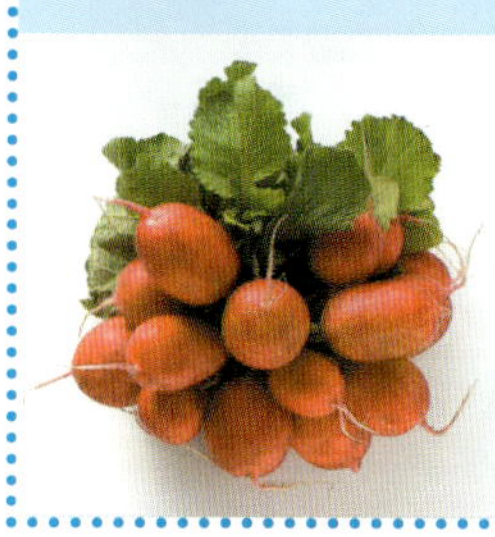

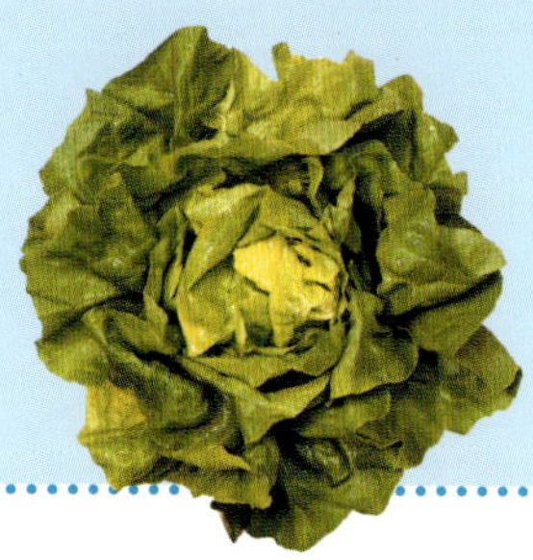

• **Attention**, de nombreux aliments favorisent la formation de calculs (abats, crème et fromage, fritures, gibiers, huile de palme, laitages entiers, sauces, viandes grasses, etc.), évitez-les.

• **Réduisez** le beurre et les jaunes d'œufs (1 ou 2 par semaine au maximum).

• **Buvez** abondamment (1,5 à 2 l par jour), essentiellement en dehors des repas, de l'eau riche en magnésium (vérifiez l'étiquette), des tisanes, du thé vert léger, des jus de légumes ou de fruits frais. **Limitez** l'alcool (1/2 verre de vin ou de bière par jour au maximum).

• **Évitez** le sucre et les sucreries (confiseries, confitures, desserts et entremets industriels, gâteaux, glaces, pâtisseries), ainsi que le café (il provoque des contractions de la vésicule biliaire, même décaféiné).

EN ATTENDANT LA CONSULTATION

Phytothérapie

• **Dyskinésies biliaires** : EPS Radis noir et Fumeterre à parties égales, 1 cuillerée à café dans un jus de citron fraîchement pressé, le matin à jeun, 2 semaines par mois.

Massage auriculaire

• **Coliques hépatiques** : à l'aide d'une pointe mousse, massez-vous les points 58 Shenmen, 57 Système neurovégétatif, 103 Voies biliaires, 104 Foie, 83 et 84 Yang du foie (voir illustration p. 29).

• **Dyspepsie** : à l'aide d'une pointe mousse, massez-vous les points 57 Système neurovégétatif, 58 Shenmen, 99 Gros intestin, 95 Estomac, 104 Foie, 105 Rate (voir illustration p. 29).

Réflexothérapie

• **Coliques hépatiques** : massez les zones réflexes plantaires, de chaque côté, foie, vésicule biliaire et plexus solaire (voir illustration p. 209).

Vessie et urètre (inflammation)

cystite, infection urinaire

Les germes pathogènes se développent facilement dans la vessie, raison pour laquelle les infections urinaires sont assez courantes. Douloureuses et fatigantes, elles concernent surtout les femmes, pour des raisons essentiellement anatomiques.

Voir aussi Prostate (affections de la)*, p. 373, et* Vagin (affections du)*, p. 411.*

SYMPTÔMES

Cystite, urétrite

- **Brûlures** à la miction.
- **Envies** d'uriner fréquentes, souvent sans besoin réel.
- Urines troubles (présence de sang ou de pus).
- Parfois sensations douloureuses au niveau du bas-ventre.

Pyélonéphrite

- **Douleurs lombaires** violentes.
- **Fièvre** élevée, précédée d'un grand frisson.
- Malaise général.

PRINCIPALES CAUSES

- Les causes d'infections urinaires sont d'abord **mécaniques**. Si votre vessie n'est jamais pleine, **faute de boire** assez, ou que vous vous refusez à aller uriner (pour ne pas déranger), l'urine stagne et les germes y pullulent : la **cystite** est une inflammation de la vessie.
- Lorsque la cystite se complique d'une infection des voies urinaires hautes (région des reins), on parle de **pyélonéphrite**.
- La **constipation** est un facteur aggravant : d'une part, elle rend les mictions plus difficiles ; d'autre part, elle facilite le passage des germes intestinaux dans l'urètre et la vessie.
- Les causes **organiques** peuvent être une malformation de l'urètre du col de la vessie, et, chez l'homme, une grosseur sur la prostate qui comprime l'urètre et gêne l'évacuation de l'urine.
- La plupart des infections urinaires sont dues à des **colibacilles** qui proviennent du côlon, parce qu'on a transporté des germes intestinaux de l'anus vers le méat urinaire en s'essuyant après la **selle**, en faisant sa **toilette** ou lors de **relations sexuelles**. Cela explique que les femmes soient plus facilement infectées que les hommes. De plus, l'urètre est beaucoup plus court chez la femme que chez l'homme : une infection de l'urètre (**l'urétrite**) se transmet rapidement à la vessie, d'autant que les relations sexuelles favorisent la remontée des germes.

Attention consultez

L'apparition de symptômes, notamment des mictions fréquentes et douloureuses, surtout si elles sont accompagnées de fièvre et de douleurs lombaires (risque de pyélonéphrite), doit déclencher le réflexe de consulter. Chez les hommes, il existe un risque d'infection de la prostate et, de là, des testicules.

QUI CONSULTER ?

- En cours de crise : un homéopathe, un phyto-aromathérapeute, un acupuncteur, un naturopathe ou un auriculothérapeute, par exemple.
- Pour traiter le terrain (surtout dans les cystites à répétition) : les mêmes, ou un micronutritionniste, un naturopathe, etc.
- D'autres praticiens peuvent soulager, voire guérir une cystite aiguë : un réflexologue ou un chromothérapeute, notamment.
- Pour traiter les difficultés comportementales ou les conflits psychoaffectifs : une psychothérapie, l'hypnose éricksonienne, la sophrologie.
- En cas d'apparition après un accouchement, un accident : un ostéopathe, un étiopathe, un kinésiologue, un fasciathérapeute.

À faire soi-même

LES BONS RÉFLEXES AU QUOTIDIEN

• En cas de **cystite** :
- **buvez** beaucoup et souvent (environ 1 l par heure les trois premières heures, à raison d'une prise toutes les 15 à 20 minutes ; puis 1,5 à 2 l par 24 heures) : eau, tisanes, thé vert léger, jus de légumes frais (carotte), jus frais de myrtille, de citron ou de pomme. Mais **supprimez** alcool, café, thé noir, cacao, boissons gazeuses et les jus des autres fruits (surtout orange, pamplemousse et tomate) ;
- urinez souvent ;
- placez une bouillotte chaude (enveloppée dans une serviette) sur votre bas-ventre ou le bas de votre dos. Prenez un bain chaud (37 à 39 °C) ;
- habillez-vous chaudement, en évitant les **vêtements** qui compriment (gaines, collants, pantalons serrés, strings...). Ne portez pas de tampon périodique ;
- supprimez pendant quelques jours les **aliments acidifiant** les urines : aliments vinaigrés, asperges, chocolat, cresson, fromage, œufs, oseille, poisson, tomates, viande, volaille... ;
- supprimez les plats très **épicés** (surtout poivrés), le **sucre** et les sucreries ;
- arrêtez de fumer ;
- évitez toute **relation sexuelle**.

• En cas de **cystites à répétition**, en prévention des **récidives** :
- **buvez** de 1,5 à 2 l par jour : eaux peu minéralisées, thé vert, tisanes, jus de légumes frais. En cas de cystite à colibacilles, prenez en plus des jus de citron, de myrtille ou de canneberge. Évitez le café et le thé noir forts. Diminuez l'alcool et supprimez les vins blancs (champagne compris) ;
- videz votre vessie dès que vous en ressentez le besoin. **Urinez** avant et après chaque relation sexuelle ;
- mangez **léger et varié** : céréales complètes, coquillages et crustacés, foie, fruits frais (mais limitez les agrumes) et secs (figues, etc.), légumes en abondance, légumineuses, œufs, œufs de poisson, oléagineux (amande, noisette, noix, etc.), poisson et fruits de mer, viandes et volailles maigres. **Réduisez** sérieusement abats, gibier, graisses animales, fritures, sel ;
- respectez quelques **règles d'hygiène** élémentaires : lavez-vous chaque jour vulve et périnée avec un produit doux, anallergisant, mais sans excès et avec douceur. Lavez-vous et essuyez-vous d'avant en arrière ;
- évitez la constipation (voir p. 292). Après chaque selle, essuyez-vous d'avant en arrière ;
- portez des **sous-vêtements** en fibre naturelle (coton, lin, soie...). Lavez-les avec du savon de Marseille. Rincez-les soigneusement. Portez des vêtements amples (évitez collants, caleçons, strings, pantalons serrés ou moulants) ;
- employez des **serviettes périodiques**, proscrivez les tampons ;
- en cas de **sécheresse vaginale**, utilisez un gel lubrifiant. Évitez les positions qui vous semblent favoriser le déclenchement des crises ;
- pratiquez une **activité physique** : gymnastique énergétique (qi gong, taiji quan, yoga), marche rapide, natation... ;
- arrêtez de fumer (voir Tabagisme, p. 397).

EN ATTENDANT LA CONSULTATION

Homéopathie

• **Cystite**, dès les premiers symptômes : Sérum anticollibacillaire 4CH, 1 ampoule trois fois par jour durant 8 jours.

• **Ensuite**, prenez en plus :
- si envies d'uriner fréquentes avec urines peu abondantes et très foncées : Cantharis 9CH, 3 granules trois fois par jour ;
- si urines peu abondantes et très brûlantes, sans soif : Apis 7CH, 3 granules trois fois par jour ;
- si urines foncées et sanglantes avec spasmes douloureux de la vessie : Mercurius corrosivus 7CH, 3 granules trois fois par jour ;
- si douleurs très brûlantes avec soif de fréquentes petites quantités d'eau froide : Arsenicum album 9CH, 3 granules trois fois par jour ;
- cystites après les premiers rapports sexuels ou après chaque rapport : Staphysagria 9CH, 3 granules trois fois par jour ;
- chez l'**homme**, brûlures et picotements irradiant jusqu'au gland : Pareira brava 4CH, 3 granules trois fois par jour.

Phytothérapie

• **Cystite** : prenez, en infusion ou en poudre, de la reine-des-prés, de la busserole, de la bruyère, des stigmates de maïs, de la myrtille (feuilles), de l'aubier de tilleul (15 g pour 1 l d'eau, en décoction).

• Cystite **récidivante** à colibacilles : faites en plus une cure de jus ou de poudre de canneberge.

Aromathérapie

• **Cystite** : HE Girofle, Eucalyptus citronné à citronellal (feuille) et/ou Thym vulgaire à thujanol, 2 gouttes au total dans un peu de miel, réparties 3 ou 4 fois par jour.

• Vous pouvez accompagner ce traitement de **frictions** du bas-ventre matin et soir avec HE Thym vulgaire à thujanol diluée à 10 % dans de l'huile d'amande douce.

Oligothérapie

• **Cystite** : Cuivre, 2 à 3 doses par jour durant 4 à 5 jours, ou Cuivre-Or-Argent, 1 dose par jour.

Massage auriculaire

• À l'aide d'une pointe mousse, massez-vous les points 58 Shenmen, 100 Vessie, 77 Voies urinaires, 102 Rein, 111 Triple réchauffeur. Vous pouvez y ajouter 57 Système neurovégétatif, 36 Glandes surrénales, 26 Glandes endocrines (voir illustration p. 29).

Réflexothérapie

• **Cystite :** massez les zones réflexes plantaires (de chaque côté) vessie, uretère, rein et plexus solaire (voir illustration p. 209).

Yeux (affections des)
conjonctivite, orgelet, cataracte

Les globes oculaires sont des organes fragiles, complexes et assez peu protégés : les paupières et les cils peuvent faire barrage aux poussières importantes, à la lumière, ou nettoyer la cornée, mais ils sont mal outillés pour échapper aux bactéries et aux particules. Outre la fatigue musculaire qui occasionne des troubles de la vision (myopie, etc.), les yeux sont donc touchés par un grand nombre de maux plus ou moins graves qui peuvent aller jusqu'à la cécité.

SYMPTÔMES

Infections externes

- Œil rouge au niveau du blanc visible.
- Irritations, démangeaisons ou douleurs.
- Inflammation bien délimitée du bord de la paupière.
- Troubles de la vision (manque de netteté, etc.).
- Sensibilité, voire douleur, à la lumière.

Affections internes

- Baisse de l'acuité visuelle diurne et nocturne.
- Tache noire dans le champ de vision (scotome).
- Problèmes de netteté (troubles de l'accommodation).
- Yeux larmoyants ou douloureux après un effort oculaire soutenu.

PRINCIPALES CAUSES

- Les paupières peuvent s'infecter, le plus souvent à cause d'une bactérie ou d'un corps étranger. L'infection la plus connue est **l'orgelet**, petit sac de pus qui apparaît à la base d'un cil infecté par le staphylocoque doré.
- Les glandes sébacées lubrifiant la face interne de la paupière peuvent également s'infecter ou s'enflammer, avec apparition d'une petite boule : on parle alors de **chalazion**, plus fréquent que l'orgelet.
- La conjonctive peut elle aussi s'irriter. Cette membrane, qui solidarise la face intérieure des paupières à la cornée, produit un mucus nourrissant, oxygénant et protecteur de l'œil. Lorsqu'elle est infectée ou irritée, elle produit trop de mucus, qui s'écoule sur l'œil, l'irritant en retour : c'est la **conjonctivite**. Cette affection, reste banale tant qu'elle ne dégénère pas : le risque est que du pus apparaisse dans le mucus ou que la cornée s'enflamme. Dans ce dernier cas, on parle de kératite. Très invalidante, celle-ci aboutit à une vascularisation très importante de la cornée, voire à sa pigmentation, ce qui gêne la vision.
- Plus grave est l'opacification du cristallin, ou **cataracte**. Maladie de l'âge, elle peut également se déclarer suite à un choc violent (coup de poing) sur le globe oculaire. La cataracte, qui peut évoluer jusqu'à la cécité, est favorisée par l'exposition aux ultraviolets, le diabète, le tabac, une déshydratation chronique.
- La **dégénérescence maculaire liée à l'âge** (DMLA) est, comme son nom l'indique, une maladie de la vieillesse, sans doute favorisée par l'hérédité. C'est une dégénérescence irréversible de la partie centrale de la rétine. On commence à mal voir au centre (apparition d'une zone aveugle, le scotome), puis, progressivement, sur tout le champ de vision.
- Le **glaucome** est une hypertension intraoculaire qui gêne le nerf optique.

Attention consultez

Prenez rendez-vous dès que vous constatez une modification de votre vue (baisse de la précision, inhomogénéité, perception différente des couleurs, du contraste, de la luminosité, etc.) et/ou que vous ressentez une douleur ou une sensation de tension dans le globe oculaire.

QUI CONSULTER ?

- Pour votre terrain : un acupuncteur, un homéopathe, un phyto-aromathérapeute, un auriculothérapeute, etc.
- Pour faire circuler les énergies dans votre corps, pratiquez une gymnastique énergétique : le taiji quan, le qi gong, le yoga.
- Pour entraîner et améliorer votre vue, essayez la méthode Bates.

À faire soi-même

LES BONS RÉFLEXES AU QUOTIDIEN

• En **prévention** de la fatigue oculaire :
- lorsque vous regardez la télévision, allumez toujours une lampe dans un coin de la pièce ou derrière le téléviseur ;
- **éclairez-vous** suffisamment lorsque vous lisez ;
- si vous travaillez, jouez, surfez sur ordinateur, faites des pauses toutes les une ou deux heures, au cours desquelles vous ferez une petite **gymnastique oculaire**. Par exemple : yeux fermés, faites des séries de « 8 » couchés avec vos yeux, 10 dans un sens, puis 10 dans l'autre ;
- cillez régulièrement ;
- faites-vous des compresses de concombre. Coupez de fines tranches de concombre. Allongez-vous ou asseyez-vous confortablement et recouvrez-en vos yeux. Gardez-les une dizaine de minutes ;
- protégez vos yeux de la **lumière intense**. Ne regardez jamais le soleil en face (ni une source intense de lumière). Par beau temps, surtout près de surfaces réverbérantes (mer, lac, piscine, sable, pelouse, prairie, dallage, surfaces vitrées, etc.), portez des lunettes de soleil. Vérifiez leur qualité et leur niveau de protection (label).

• Le **tabac** favorisant la cataracte et, surtout, la DMLA, évitez de fumer (voir Tabagisme, p. 397).

• L'**alcool** aussi favorise la survenue de la DMLA. Limitez votre consommation.

• Adoptez une **alimentation variée**, saine et **équilibrée** : céréales complètes, fruits frais et secs, laitages (yaourt, fromage blanc), beaucoup de légumes, légumineuses, œufs, oléagineux (amande, noisette, noix, etc.), poisson, fruits de mer, viande blanche et viande rouge maigre, volaille, ainsi que, bien sûr, acides gras insaturés oméga-6 et, surtout, oméga-3 (huiles biologiques d'olive, 1 cuillerée à soupe par jour, et de colza ou de noix, 2 cuillerées à soupe par jour).

• La **lutéine** et la **zéaxanthine** sont des caroténoïdes indispensables au bon fonctionnement de la rétine. Vous en trouverez dans les légumes verts à feuilles, les choux, le brocoli, les épinards, les petits pois, le maïs, les fruits jaunes ou orangés (mandarine, papaye, pêche, par exemple), etc.

• Mangez régulièrement des myrtilles (pour la vision nocturne).

• **Buvez** abondamment (1,5 à 2 l par jour), de l'eau, des tisanes, du thé vert léger, des jus de légumes ou de fruits frais. Évitez les excitants (café, cacao, boissons à base de kola, thé noir, etc.).

• Oxygénez votre système nerveux et vos organes sensoriels : adoptez une **respiration** ample, calme, abdominale et thoracique, qui s'articule bien en quatre temps (inspiration, pause, expiration, pause).

• Chaque jour, pratiquez une **activité physique** (de préférence en début de journée) : une gymnastique énergétique, 30 minutes de marche rapide ou de vélo, 20 minutes de jogging ou de natation, etc.

• Veillez à la qualité de votre sommeil : dormez suffisamment (7 à 8 heures) et couchez-vous de bonne heure (voir Insomnie, p. 343).

• **En cas de corps étranger** (moucheron, cil, poussière, grain de sable...) :
- surtout ne vous frottez pas l'œil ! Clignez des yeux, cillez, plusieurs fois ;
- si cela ne suffit pas, retournez la paupière recouvrant l'intrus, et ôtez-le à l'aide de l'angle d'un mouchoir ou d'une gaze propre ;
- vous pouvez aussi essayer de vous faire un lavage d'œil. Mettez 4 gouttes d'Hypericum TM dans un grand verre d'eau tiède (30-32 °C), puis faites couler doucement le liquide tout en clignant de l'œil.

EN ATTENDANT LA CONSULTATION

Phytothérapie

• **Orgelet, conjonctivite infectieuse** : extrait de pépins de pamplemousse (trois fois par jour, 6 gouttes chez les moins de 6 ans, 15 chez le grand enfant et l'adolescent, 30 chez l'adulte) ou EPS Échinacée (1 cuillerée à café deux fois par jour pendant 7 jours ; chez l'enfant, 1 cuillerée à café par 10 kg de poids et par jour).

Digitopuncture – Shiatsu – Do-in

• **Fatigue oculaire** : posez les doigts sur votre front. Du bout des pouces, massez de haut en bas l'arête de votre nez à sa racine. Répétez plusieurs fois. Puis, à l'aide de vos index, faites un léger massage circulaire au-dessus de vos pommettes (creux sous le rebord inférieur de l'orbite).

• Alternative : pressez doucement pendant quelques secondes, avec la pulpe de votre pouce, trois points situés sous l'arcade sourcilière (creux), en partant de l'angle interne de l'œil jusqu'à l'angle externe. Procédez ensuite, de la même façon, sur trois points situés au rebord inférieur de l'orbite.

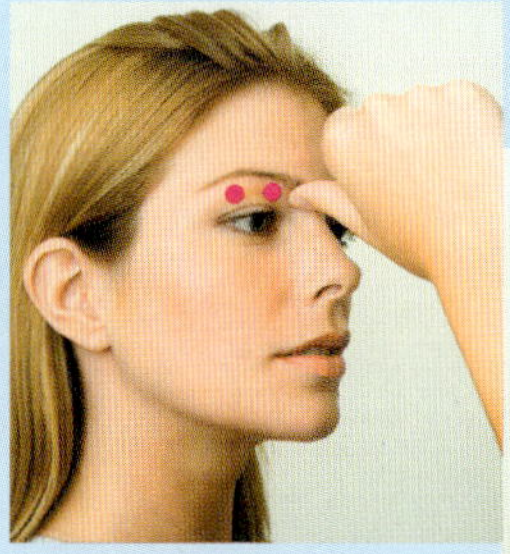

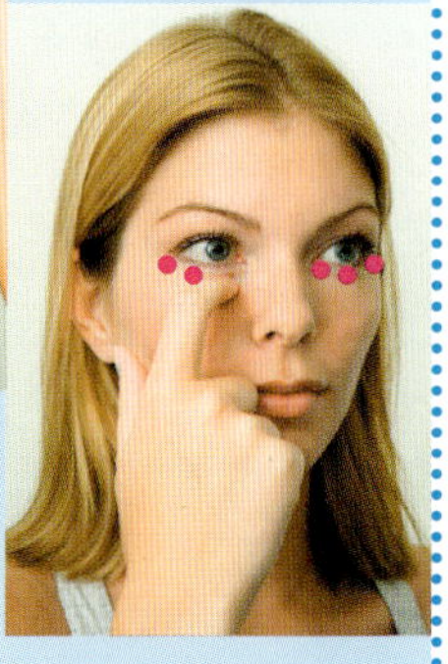

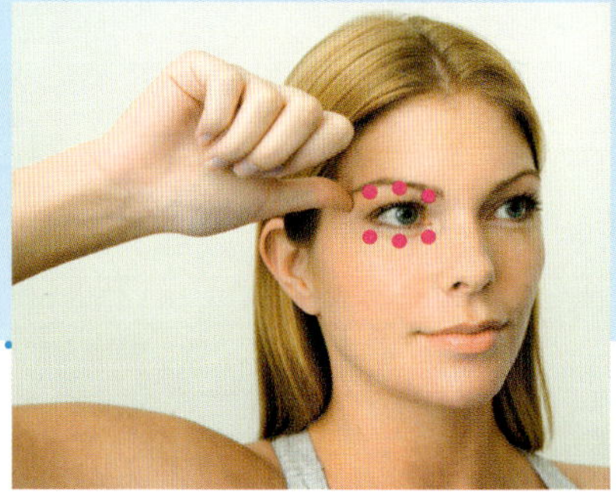

Enfin, pressez au niveau d'un creux situé au niveau de la queue du sourcil.

Zona

Le zona est une réactivation du virus de la varicelle, qui persiste dans les terminaisons nerveuses. Particulièrement douloureux, il se calme au bout de longues semaines.

Voir aussi Maladies infantiles, *p. 349.*

SYMPTÔMES

• Première phase : **gêne** douloureuse et sensation de **brûlure** le long du trajet d'un nerf.
• Deuxième phase : apparition de **plaques rouges** ponctuées de **vésicules,** accompagnées d'une légère **fièvre**.
• Troisième phase : au bout de 2 à 3 jours, les vésicules sèchent et font place à des **croûtes** qui tombent au bout d'une dizaine de jours en laissant une cicatrice blanche.
• Des douleurs peuvent persister parfois plusieurs années.

PRINCIPALES CAUSES

• Après l'éruption de boutons de varicelle, le virus incriminé (VZ) gagne des ganglions nerveux. Un gros stress, une immunodépression (infection majeure, sida, leucémie, chimiothérapie, radiothérapie) ou un traumatisme local sont susceptibles de réveiller le virus : il quitte alors les ganglions et emprunte les voies nerveuses jusqu'aux régions de la peau qu'elles innervent. Les zonas des nerfs ophtalmique ou facial sont des formes graves.

Attention consultez

Consultez si, adulte, vous observez une éruption de boutons de type varicelle, en particulier si vous ressentez une douleur permanente et localisée au niveau de la peau (souvent avant l'apparition des boutons).

QUI CONSULTER ?

• En première intention, un acupuncteur (au tout début, l'acupuncture peut enrayer l'évolution du zona).
• Pour traiter le terrain : un acupuncteur, un homéopathe, un phyto-aromathérapeute, un auriculothérapeute, un chromothérapeute, un naturopathe, etc.
• En cas de zona de la partie supérieure du visage : un ophtalmologiste, en particulier.

À faire soi-même

LES BONS RÉFLEXES AU QUOTIDIEN

• Portez des **vêtements** amples, qui frottent le moins possible sur l'éruption.
• Prenez des aliments riches en **vitamines B**, **C** et **E**.
• Limitez votre consommation d'**aliments gras et lourds.**
• Évitez les **excitants** et le tabac.

EN ATTENDANT LA CONSULTATION

Homéopathie

• Dès les **premiers signes** (boutons, douleur) : Vaccinotoxinum 9CH, 1 dose durant 3 jours.
• **Ensuite**, prenez :
- si vésicules qui démangent avec **amélioration par la chaleur** : Rhus toxicodendron 5CH, 3 granules matin, midi et soir ;
- si vésicules évoluant en croûtes avec **aggravation par la chaleur** : Mezereum 5CH, 3 granules matin, midi et soir ;
- si douleurs irradiant sur le trajet du nerf : Hypericum perforatum 9CH, 3 granules matin, midi et soir.

Phytothérapie

• Sur les **vésicules** : compresses de Calendula TM à 20 % plusieurs fois par jour.
• Par **voie générale** : EPS Échinacée (1 cuillerée à café deux ou trois fois par jour).

Aromathérapie

• Appliquez sur les **lésions** : HE Eucalyptus citronné à citronellal (feuilles) ou bien la préparation (en pharmacie) HE Ravensare aromatique 10 ml et HV Calophylle (Tamanu) 30 ml, quatre ou cinq fois par jour.
• Contre les **douleurs** : prenez 1 goutte d'HE Menthe poivrée dans un peu de miel quatre ou cinq fois par jour. **Attention**, HE Menthe poivrée est formellement contre-indiquée chez l'enfant de moins de 30 mois.

Oligothérapie

• Cuivre-Or-Argent, 1 dose par jour durant 1 mois, et Cuivre, 3 doses par jour durant les 10 premiers jours.

Massage auriculaire

• À l'aide d'une pointe mousse, massez-vous les points 109 Poumon (point double), 26 Glandes endocrines, 58 Shenmen, 22 Occiput, 18 Matière grise (moitié inférieure de la face postérieure de l'antitragus) et la zone correspondant au siège de la lésion (voir illustration p. 29).

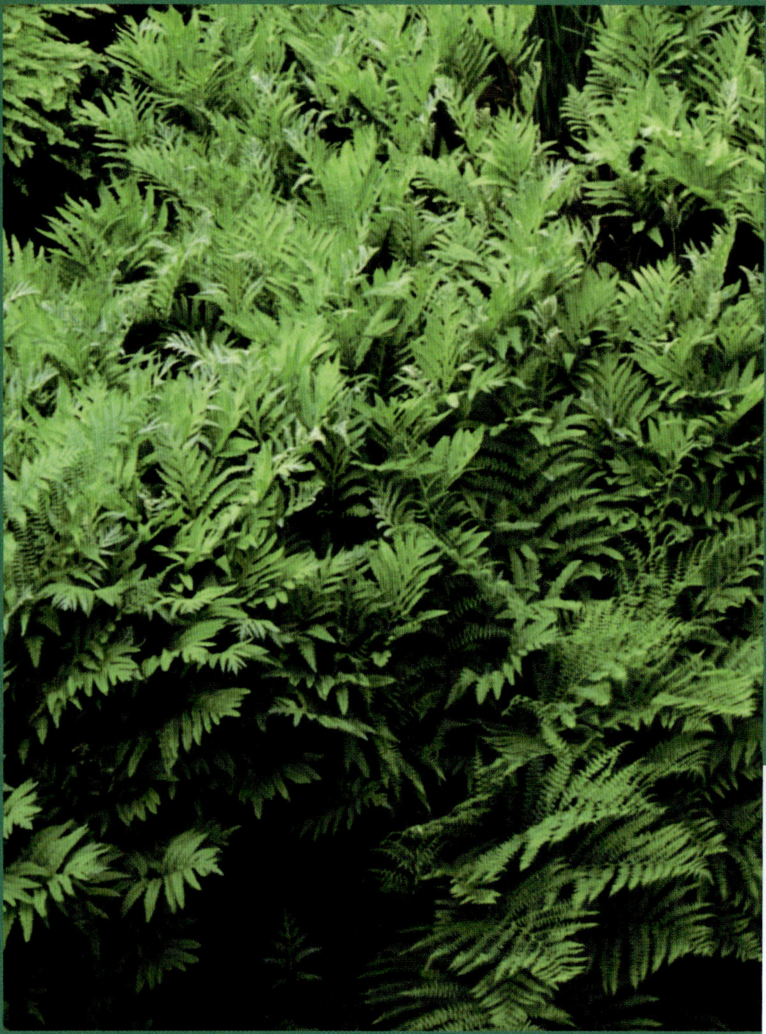

Les plantes de A à Z

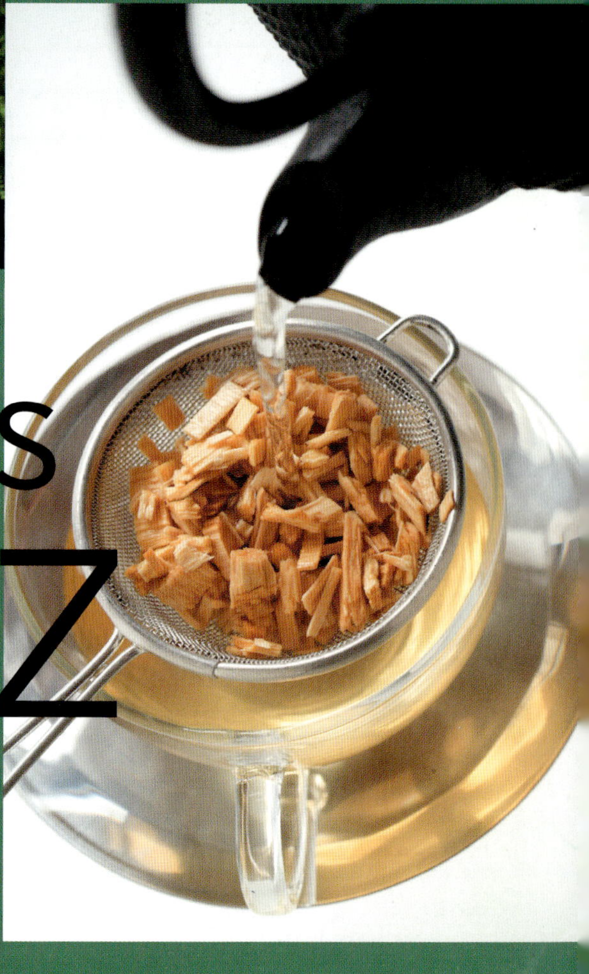

Partie 3

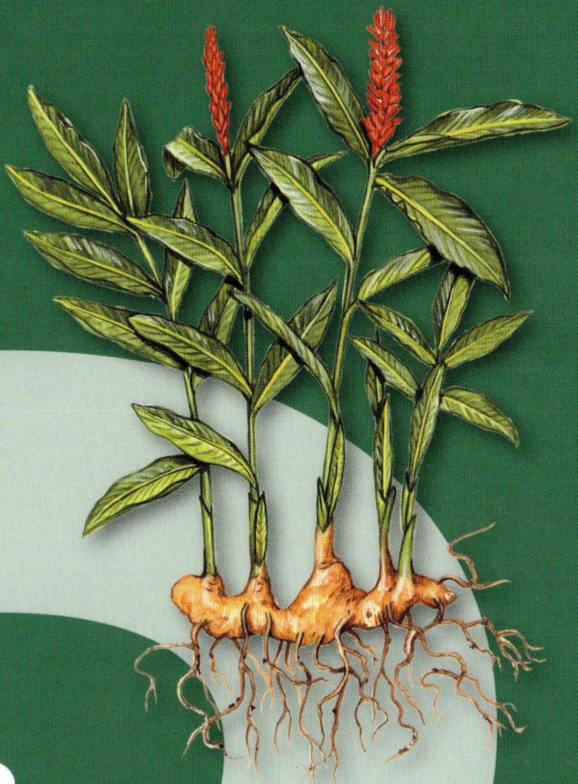

Dictionnaire des plantes médicinales

Ce dictionnaire présente les 200 plantes les plus utilisées à des fins thérapeutiques. Chacune y figure avec son nom français et son nom latin. Sont ensuite précisés les modes d'administration ainsi que les posologies courantes. Des précautions d'emploi sont parfois mentionnées : respectez-les. S'il n'y en a pas, c'est qu'aucune toxicité ni aucun effet indésirable n'ont été signalés à ce jour.

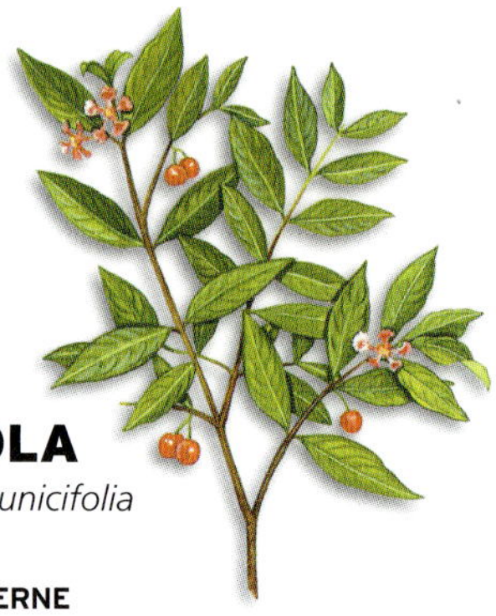

a

ACÉROLA

Malpighia punicifolia (M. glabra)

Usage externe

• Amaigrissement, refroidissement, fatigue

Poudre du fruit : 1 cuillerée à café (soit 500 mg) une ou deux fois par jour chez l'adulte.

Extrait sec à 25 % de vitamine C : 3 à 6 comprimés par jour.

Précautions d'emploi

L'acérola ne présente à ce jour aucune toxicité particulière. Cependant, la prise de vitamine C tirée du fruit peut entraîner quelques troubles intestinaux. La dose maximale journalière est de 1g. Celle qu'on administre aux enfants doit être réduite en fonction de leur âge.

ACHILLÉE MILLEFEUILLE

Achillea millefolium

Usage interne

• Spasmes digestifs et utérins (règles douloureuses)

Extrait fluide : prenez 60 à 90 gouttes par jour.

Infusion : comptez 2 cuillerées à café de plante séchée pour 25 cl d'eau bouillante. Laissez infuser 5 minutes. Buvez 3 à 4 tasses par jour.

Usage externe

• Douleurs pelviennes

Bain de siège : comptez 100 g de plante séchée pour 20 l d'eau chaude.

Précautions d'emploi

L'achillée peut provoquer des réactions allergiques lorsqu'on la touche ou qu'on utilise des crèmes qui en contiennent. Elle est déconseillée à la femme enceinte ou qui allaite.

AIGREMOINE

Agrimonia eupatoria

Usage interne

• Diarrhée légère, digestion lente et difficile, insuffisance veineuse, crise hémorroïdaire

Infusion : comptez 2 cuillerées à café de plante séchée pour 25 cl d'eau bouillante. Laissez infuser 5 minutes puis filtrez. Buvez 3 à 4 tasses par jour.

Usage externe

• Hygiène buccopharyngée

Gargarismes, rinçages : préparez une infusion avec 2 cuillerées à soupe de plante séchée pour 25 cl d'eau bouillante. Gargarisez-vous deux ou trois fois par jour.

• Hémorroïdes, problèmes circulatoires, affections dermatologiques

Compresses : préparez une décoction avec 5 cuillerées à soupe de plante séchée pour 25 cl d'eau froide. Portez à ébullition et faites bouillir 5 minutes. Laissez refroidir puis filtrez. Imbibez un linge de cette décoction et appliquez quatre ou cinq fois par jour.

AIL *Allium sativum (A. hortense)*

Usage interne

• Vers intestinaux

Extrait sec : prenez 200 à 600 mg par jour.

• Infections digestives et respiratoires, troubles circulatoires artériels, hyperlipidémie mixte

Teinture officinale : prenez 20 gouttes deux ou trois fois par jour.

Teinture mère : prenez 40 à 50 gouttes diluées dans 1 verre d'eau trois fois par jour.

Gélules dosées à 300 mg de poudre sèche ou fraîche : prenez-en 1 à 3 par jour.

Précautions d'emploi

Une consommation excessive d'ail frais, en poudre ou en extrait, peut entraîner des brûlures gastriques. L'usage local d'ail ou d'extrait étant susceptible de provoquer une nécrose de la peau, ne l'appliquez que sur la partie à traiter.

Attention, la prise d'ail au long cours peut potentialiser (augmenter) l'effet de certains médicaments anticoagulants.

ALCHÉMILLE

Alchemilla vulgaris

Usage interne

• Désordres du cycle menstruel

Infusion : comptez 1 poignée de plante séchée pour 1 l d'eau bouillante. Laissez infuser 10 minutes. Buvez 3 tasses par jour.

• Diarrhée

Infusion : comptez 1 poignée de plante séchée pour 1 l d'eau bouillante. Buvez 2 à 3 tasses par jour.

Teinture mère : prenez 50 gouttes diluées dans 1 verre d'eau trois fois par jour.

Extrait fluide : prenez 20 gouttes diluées dans 1 verre d'eau trois fois par jour.

Usage externe

• Cellulite, vergetures, gingivite

Compresses : préparez une décoction avec 100 g

de feuilles séchées pour 1 l d'eau. Portez à ébullition puis laissez infuser 10 minutes. Imbibez un linge de cette décoction et appliquez trois fois par jour. La décoction s'emploie en gargarismes dans les gingivites et l'arthrite dentaire.
Gels et crèmes à 3 % de plante : appliquez trois fois par jour.

● Leucorrhée

Bains de siège : ajoutez 1 l de décoction à l'eau du bain et faites-en un deux fois par jour.

ALOÈS *Aloe vera*

Usage interne

Il est fortement toxique : ne l'utilisez jamais sans avis médical.

Usage externe

● Plaies, brûlures, hémorroïdes

Préparations dermatologiques dosées à 1 % de teinture mère ou à 2-3 % d'extrait hydroglycolique : appliquez localement deux ou trois fois par jour.

Précautions d'emploi

Comme l'ingestion d'aloès provoque la diarrhée et réactive la colite, elle peut entraîner une hypokaliémie (diminution de la concentration de potassium dans le sang).
L'usage interne est formellement contre-indiqué chez le jeune enfant et la femme enceinte ou qui allaite, ainsi que chez les personnes souffrant d'urémie, d'insuffisance rénale ou d'une maladie du foie.

ANANAS

Ananas comosus (A. sativa)

Usage interne

● Mauvaise digestion

Gélules de poudre dosées à 500 mg : prenez-en 4 par jour avec 1 grand verre d'eau.
De nos jours, l'ananas est rarement employé sous forme de poudre ou d'extrait sec. Il est préférable d'utiliser à la place l'une des nombreuses spécialités pharmaceutiques, qui sont mieux dosées et ne contiennent que de la bromélaïne.

Précautions d'emploi

Le fruit et le jus d'ananas sont généralement bien tolérés. Ils sont cependant à déconseiller chez l'enfant de moins de 6 ans, dont les muqueuses digestives peuvent être irritées par l'action de la bromélaïne.
L'ananas peut également entraîner quelques effets secondaires indésirables tels que des gastralgies, des diarrhées ou des réactions allergiques.

ANETH *Anethum graveolens*

Usage interne

● Troubles digestifs, troubles hépatovésiculaires, hoquet, aide à la lactation

Infusion : comptez 2 cuillerées à café de graines pour 1 l d'eau bouillante. Laissez infuser 10 minutes. 1 tasse après chaque repas.
Poudre de fruit : prenez 2 à 3 g par jour.
Teinture mère : prenez 30 à 50 gouttes diluées dans 1 verre d'eau trois fois par jour après les repas.

Usage externe

● Contusions, engorgement des seins, affections des gencives

Cataplasme : comptez 50 à 100 g de fruits séchés pour 1 l d'eau bouillante.

● Nausées

Huile essentielle : mettez 2 ou 3 gouttes dans 1 cuillerée à café d'huile d'amande douce (ne l'appliquez jamais pure sur la peau). Effectuez des frictions sur l'avant-bras deux ou trois fois par jour.

Précautions d'emploi

L'huile essentielle est très puissante et dangereuse. Elle est contre-indiquée chez la femme enceinte ou qui allaite et chez l'enfant de moins de 1 an.

ANGÉLIQUE

Angelica archangelica

Usage interne

● Troubles digestifs banals, douleurs et spasmes intestinaux

Gélules dosées à 325 mg de poudre : prenez-en 1 matin, midi et soir au moment des repas.
Décoction : mettez 1 sachet-dose dans une tasse d'eau bouillante. Buvez 1 tasse à la fin des principaux repas.
Solution buvable : prenez 1 cuillerée à café diluée dans 1/2 verre d'eau avant les principaux repas et dès l'apparition des troubles digestifs.

Précautions d'emploi

À ce jour, l'angélique ne présente aucune contre-indication, cependant, évitez, durant le traitement, l'exposition prolongée au soleil ou aux rayons ultraviolets (risque de photodermite - érythème, prurigo, urticaire - chez les sujets ayant une peau hypersensible à la lumière.

ANIS VERT *Pimpinella anisum*

Usage interne

● Ballonnements, digestion lente, éructations, flatulences, toux

Infusion : comptez 1 cuillerée à café pour une tasse d'eau bouillante. Laissez infuser 5 minutes. Buvez 1 tasse après chacun des principaux repas.
Poudre : prenez 3 g (correspondant à 0,06 g d'huile essentielle) par jour.
Huile essentielle : uniquement sur prescription médicale.

Précautions d'emploi

L'anis vert ne présente aucune toxicité connue à ce jour. Cependant, la plante est déconseillée aux personnes présentant une sensibilité allergique à l'anéthol.

ARGANIER *Argania spinosa*

Usage interne

● Rhumatismes et douleurs articulaires, hypercholestérolémie

Huile : prenez 2 cuillerées à soupe le matin à jeun.

Usage externe

● Acné, boutons de varicelle

Huile : appliquez localement le soir au coucher.

Précautions d'emploi

L'huile d'argan ayant une action photo-sensibilisante, l'exposition au soleil est à éviter au cours du traitement, surtout si celui-ci est effectué par voie externe.

ARGOUSIER

Hippophae rhamnoides

Usage interne

● Fatigue, convalescence

Jus intégral du fruit ou sirop : prenez 1 à 3 cuillerées à soupe par jour dans 1 verre d'eau.

LE SAVIEZ-VOUS ?

L'**argousier** est réputé pour sa teneur importante en provitamine C (il faut donc éviter de prendre du sirop en fin de journée). Les baies et les huiles sont riches en phytostérols, caroténoïdes et flavonoïdes – ces derniers améliorant notamment la sensibilité à l'insuline. La consommation régulière d'huile d'argousier a un rôle protecteur du cœur et des vaisseaux. Elle fait baisser le cholestérol total mais surtout croître le « bon » cholestérol (HDL-cholestérol) et a un effet vasodilatateur sur les vaisseaux en inhibant l'acétylcholine.

Usage externe

• Sécheresse cutanée, cicatrisation

Huile de la graine et/ou de la pulpe : appliquez localement l'huile ou la préparation à base d'huile d'argousier une ou deux fois par jour.

Précautions d'emploi

Évitez d'ingérer le jus et le sirop en fin de journée en raison de l'effet légèrement stimulant de la vitamine C.

ARMOISE COMMUNE

Artemisia vulgaris

Usage interne

• Troubles digestifs, parasites intestinaux

Infusion : comptez 1 cuillerée à soupe de plante sèche pour 1 l d'eau bouillante. Laissez infuser 5 à 10 minutes. Buvez 1 à 2 tasses par jour.

Poudre : prenez 2 à 4 g par jour.

teinture mère : prenez 30 gouttes diluées dans 1 verre d'eau trois fois par jour.

• Règles douloureuses

Infusion : buvez 1 à 2 tasses par jour pendant les 8 à 10 jours qui précèdent les règles.

Précautions d'emploi

Comme c'est le cas pour beaucoup d'astéracées contenant des lactones sesquiterpéniques, le contact avec l'armoise commune peut être responsable d'une allergie cutanée (dermatite, conjonctivite). Attention, l'armoise étant toxique, ne dépassez pas les doses conseillées.

ARNICA *Arnica montana*

Usage externe

• Ecchymoses

Compresses : imbibez un linge de teinture et appliquez sur la zone atteinte.

Crème ou gel à base d'extrait : appliquez par massage léger jusqu'à pénétration complète ; renouvelez si nécessaire deux ou trois fois par jour.

Précautions d'emploi

Les préparations à l'arnica ne doivent pas être utilisées près des yeux et de la bouche, ni sur les plaies ; s'il y a contact avec une plaie, lavez-la abondamment à l'eau distillée ou oxygénée. Elles ne doivent en aucun cas être employées chez l'enfant de moins de 3 ans. Arrêtez le traitement dès l'apparition de tout signe d'irritation locale, qui disparaîtra peu à peu.

Attention, l'arnica – qui doit être utilisé uniquement en usage externe – est réputé provoquer une dermite de contact chez certaines personnes prédisposées ; un essai préalable sur une petite surface et avec une très faible quantité évite bien des déboires.

ARTICHAUT *Cynara scolymus*

Usage interne

• Troubles du foie et des reins, hypercholestérolémie, troubles digestifs

Décoction : comptez 10 à 20 g de feuilles séchées pour 1 l d'eau bouillante. Laissez infuser 10 minutes. Buvez 3 tasses par jour 15 à 20 minutes avant chaque repas. Attention, cette décoction est très amère.

Extrait hydroalcoolique : prenez-en 0,5 à 1,5 g par jour avant chaque repas, de préférence sous forme de pilules (3 à 5 par jour) pour masquer l'amertume.

Gélules dosées de 50 à 100 mg d'extrait sec : prenez-en 1 ou 2 deux ou trois fois par jour.

Teinture : faites macérer 15 jours 500 g de feuilles séchées dans 1 l d'alcool. Prenez 1 cuillerée à café à 2 cuillerées à soupe dans 1/2 verre d'eau trois fois par jour.

Précautions d'emploi

Aucune toxicité n'a été relevée à ce jour, mais l'artichaut est néanmoins contre-indiqué en cas d'existence de calculs vésiculaires et chez la femme qui allaite, car il freine la lactation.

ASPÉRULE ODORANTE

Asperula odorata

Usage interne

• Nervosité, émotivité

Infusion : comptez 10 g de parties aériennes pour 1 l d'eau bouillante. Laissez infuser 10 minutes. Buvez 2 à 3 tasses par jour.

• Insomnie (notamment les enfants)

Infusion : buvez 1 tasse 30 minutes avant le coucher.

• Spasmes et troubles digestifs

Infusion : buvez 2 à 3 tasses par jour.

AUBÉPINE

Crataegus laevigata (C. oxyacantha)

Usage interne

• Troubles de l'excitabilité cardiaque, insuffisance cardiaque légère, troubles mineurs du sommeil

Infusion : comptez 1 cuillerée à café de sommités fleuries séchées pour 1 tasse d'eau bouillante. Laissez infuser 10 minutes. Buvez 2 ou 3 tasses par jour 3 semaines par mois.

Précautions d'emploi

En cas de troubles cardiaques, une consultation médicale spécialisée (cardiologue) est indispensable. Les extraits de la plante ne devraient être absorbés que sur avis médical. Attention, l'aubépine potentialise l'action d'un certain nombre de médicaments (parmi les tonicardiaques, vasodilatateurs, hypotenseurs, sédatifs) : ici encore, l'avis médical est indispensable.

LE SAVIEZ-VOUS ?

L'**aubépine** est bien connue pour ses effets positifs sur les maladies cardio-vasculaires et pour son action sédative sur le système nerveux. La recherche explore actuellement les effets anti-inflammatoires de ses baies. Elles contiennent des flavonoïdes antioxydants qui agissent sur les globules blancs et leur migration. Si son action sur la peau était déjà connue, il semble que l'aubépine agisse aussi au niveau du tube digestif, où elle améliore significativement la gastrite, la colite, voire la maladie de Crohn. Nous savons enfin qu'elle intervient favorablement dans la mucoviscidose.

AUNÉE OFFICINALE

Inula helenium

Usage interne

• Toux, inflammations de l'appareil respiratoire

Décoction : comptez 10 g à 20 g de racine séchée pour 1 l d'eau. Faites bouillir 10 minutes puis filtrez. Prenez 1 cuillerée à soupe toutes les 2 heures.

Usage externe

• Dermatoses à champignons (teignes)

Onguent dosé à 50 % d'aunée : appliquez localement plusieurs fois par jour.

Précautions d'emploi

C'est une plante comestible dont on consomme la racine (éventuellement cuite à plusieurs eaux pour en ôter l'amertume), les feuilles (cuites) et les pétales. Réputée déclencher les règles, elle est elle particulièrement déconseillée chez la femme enceinte. À trop fortes doses, l'aunée peut provoquer vomissements et diarrhée.

AVOINE CULTIVÉE
Avena sativa

Usage interne

• États nerveux légers, insomnie, rhumatismes, goutte

Infusion : comptez 10 g d'herbe séchée pour 25 cl d'eau. Buvez 3 à 4 tasses par jour. Contre l'insomnie : prenez 1 tasse avant le coucher.

Teinture mère : prenez 15 gouttes diluées dans 1 verre d'eau chaude cinq fois par jour.

Usage externe

• Démangeaisons

Compresses : imbibez un linge de l'infusion (voir ci-dessus) et appliquez sur la zone atteinte.

Décoction : comptez 100 g de plante séchée pour 1 l d'eau. Faites bouillir 3 minutes, laissez macérer de 10 à 20 minutes puis filtrez. Versez 1 l dans l'eau du bain.

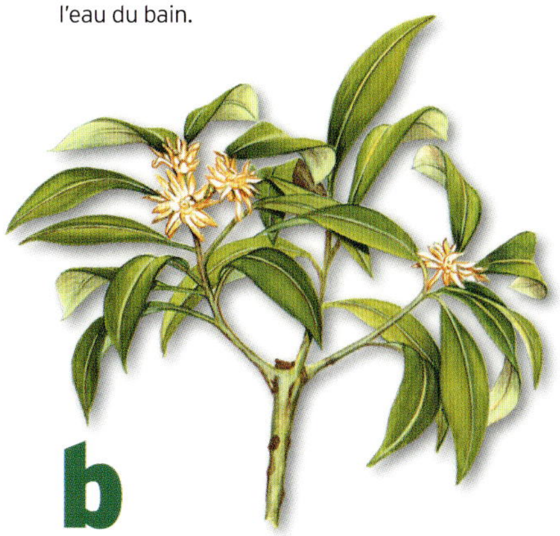

b

BADIANIER DE CHINE
Illicium verum

Usage interne

• Troubles digestifs fonctionnels

Infusion : comptez 1 cuillerée à café de semences pour 1 tasse d'eau bouillante (ou 30 g de fruits secs pour 1 l d'eau bouillante). Laissez infuser 10 minutes. Buvez 1 tasse après chaque repas.

Précautions d'emploi

Attention, l'emploi de la badiane doit être limité à des périodes de 3 ou 4 jours. Ne confondez pas la badiane (ou anis étoilé), fruit du badianier de Chine, avec le shikimi, fruit du badianier du Japon. Ce dernier est toxique et peut déclencher des convulsions ; sa vente est d'ailleurs interdite en France.

BALLOTE NOIRE
Ballota nigra

Usage interne

• Insomnie nerveuse, anxiété, irritabilité, troubles nerveux de la ménopause

• Toux spasmodiques, coqueluche, crampes gastro-intestinales, bourdonnements d'oreilles

Infusion : comptez 15 à 30 g de sommités fleuries pour 1 l d'eau bouillante. Laissez infuser 10 minutes. Buvez 2 ou 3 tasses par jour avant les repas.

Teinture mère : prenez 30 gouttes diluées dans 1 verre d'eau trois fois par jour.

Précautions d'emploi

La présence de labdanes furaniques, composés toxiques pour le foie, incite à la prudence dans l'utilisation de cette plante.

BARDANE
Arctium lappa (A. majus)

Usage interne

• Acné, infections pilosébacées, furoncles, panaris, eczéma, psoriasis

Infusion : comptez 5 g de feuilles séchées pour 1 l d'eau bouillante. Laissez infuser 10 minutes. Buvez 2 tasses par jour.

Gélules de poudre de racine : prenez-en 2 ou 3 par jour avec 1 verre d'eau (la bardane y est souvent associée à d'autres plantes bénéfiques pour la peau : ortie, pensée sauvage).

• Élimination urinaire et intestinale

Extrait de racine stabilisée : prenez 10 à 30 gouttes diluées dans 1 verre d'eau trois fois par jour avant les repas.

Usage externe

• Prurits, crevasses, écorchures, gerçures, piqûres d'insectes

Crème, pommade, lotion : appliquez localement.

Précautions d'emploi

Aucune toxicité n'a été décrite à ce jour. La racine de bardane est d'ailleurs consommée comme légume en Chine et au Japon. Cependant, il est conseillé d'en limiter l'emploi chez la femme enceinte (surtout au cours du premier trimestre).

BASILIC *Ocimum basilicum*

Usage interne

• Indigestion, inappétence, flatulences, ballonnements

Infusion : comptez 4 à 8 g de feuilles séchées pour 25 cl d'eau bouillante. Filtrez puis laissez infuser 10 minutes. Buvez 1 tasse non sucrée après chaque repas pendant quelques jours. En cas de ballonnements chroniques, buvez 2 à 5 tasses par jour entre les repas. Arrêtez le traitement au bout de 8 jours, puis reprenez-le pendant 1 semaine.

Usage externe

• Inflammations du pharynx

Gargarismes : préparez une décoction avec 2 cuillerées à soupe de feuilles séchées pour 25 cl d'eau. Faites bouillir 20 minutes, filtrez et laissez refroidir. Gargarisez-vous de cette décoction deux ou trois fois par jour.

• Plaies, blessures

Pommade cicatrisante : appliquez localement deux ou trois fois par jour.

Précautions d'emploi

En raison de la teneur élevée en estragole (responsable d'une action mutagène) de l'huile essentielle de basilic, il est formellement déconseillé de l'employer par voie orale en dehors de la prescription médicale, ou d'en faire un usage prolongé par voie cutanée.

BOLDO *Peumus boldus*

Usage interne

• Dyspepsies

Infusion : comptez 10 g pour 1 l d'eau bouillante. Laissez infuser 10 minutes. Buvez 2 à 3 tasses par jour avant les repas.

Gélules de poudre ou d'extrait sec : prenez-en 1 deux ou trois fois par jour.

Extrait fluide : prenez 10 à 30 gouttes diluées dans un peu d'eau le matin à jeun et le soir au coucher.

BOUILLON-BLANC
Verbascum thapsus L.

Usage interne

• Laryngite, trachéite, bronchite, diarrhée, gastrite, entérite, colite

Infusion : comptez 1,5 à 2 g de fleurs séchées pour 1 tasse d'eau bouillante (1 poignée pour 1 l). Laissez infuser 15 minutes. Buvez 3 tasses par jour à jeun.

Extrait fluide : prenez 20 à 30 gouttes diluées dans 1 verre d'eau trois ou quatre fois par jour.

Extrait sec : prenez 300 mg trois à six fois par jour.

Sirop pour enfants : donnez 1 cuillerée à café trois fois par jour.

Usage externe

• Plaies, ulcères de la jambe, irritations de la peau

Compresses : faites macérer 30 minutes 3 cuillerées à café de plante dans 30 cl d'eau froide. Portez à ébullition à feu doux puis filtrez. Imbibez un linge de cette décoction et appliquez deux fois par jour.

BOULEAU

Betula pendula (B. verrucosa)

Usage interne

• États inflammatoires légers des voies urinaires, lithiase urinaire ou rénale, œdèmes, rhumatismes

Infusion : comptez 3 g de feuilles séchées finement coupées dans 1 tasse d'eau bouillante. Laissez infuser 10 à 15 minutes. Lorsque la température est redescendue à 40 °C, ajoutez du bicarbonate de sodium (1g par litre). Buvez 3 tasses par jour 30 minutes avant chaque repas.

Gélules dosées à 50 mg d'extrait sec : prenez-en 1 ou 2 une à trois fois par jour.

teinture mère : prenez 40 à 50 gouttes diluées dans 1 verre d'eau trois fois par jour.

Usage externe

• Croûtes de lait

Décoction : comptez 60 g de feuilles ou 30 à 50 g d'écorce par litre d'eau. Faites bouillir 10 minutes. Faites deux ou trois lavages par jour.

BOURDAINE

Rhamnus frangula

Que ce soit sous forme d'infusion ou de toute autre préparation pharmaceutique, seul un médecin est à même de déterminer un traitement à base de bourdaine.

Précautions d'emploi

La bourdaine est l'exemple type de la plante médicinale qui doit être utilisée avec prudence. Il faut en particulier proscrire l'emploi des écorces fraîches ou vendues en vrac.

Il est indispensable de limiter la durée du traitement (pas plus de 8 à 10 jours) et d'éviter l'association de divers produits laxatifs, sous peine de voir s'installer la « maladie des laxatifs » – côlon irritable, constipation renforcée, affaiblissement de la motricité intestinale, etc. Évitez absolument tout surdosage, qui peut être responsable d'accidents graves (vertiges, convulsions, etc.).

La bourdaine est contre-indiquée en cas de grossesse ou d'allaitement et chez l'enfant de moins de 15 ans. Beaucoup de médicaments ne peuvent lui être associés.

BOURRACHE

Borago officinalis

Usage interne

• États fébriles, rhume, bronchite

Décoction : comptez 40 g de feuilles et de tiges pour 1 l d'eau. Faites bouillir 5 minutes. Buvez 3 tasses par jour en dehors des repas.

• Perte d'élasticité, sécheresse, vieillissement de la peau, dermatoses, arthrite

Capsules molles à 500 mg d'huile de bourrache : prenez-en 1 deux fois par jour avant les repas.

Précautions d'emploi

La bourrache renferme en faible quantité des alcaloïdes pyrrolizidiniques, qui sont toxiques pour la cellule hépatique. Cependant, les doses médicinales ou alimentaires courantes sont sans risque. Il faut simplement éviter les traitements excessifs et prolongés.

La bourrache est déconseillée pendant la grossesse et l'allaitement, chez l'enfant de moins de 6 ans et chez les sujets malades du foie.

L'huile extraite des graines ne présente aucun risque et peut être utilisée en traitement prolongé.

BOURSE-À-PASTEUR

Capsella bursa-pastoris

Usage interne

• Métrorragies, règles douloureuses, hémorroïdes

Infusion : comptez 5 g de plante, fraîche de préférence, pour 1 tasse d'eau bouillante. Laissez infuser 10 à 15 minutes. Buvez 3 tasses par jour entre les repas.

teinture mère : prenez 50 gouttes diluées dans 1 verre d'eau trois fois par jour.

BRUYÈRE COMMUNE

Calluna vulgaris

Usage interne

• Inflammations aiguës ou chroniques de l'appareil urinaire

Infusion : comptez 50 g de plante séchée pour 1 l d'eau bouillante. Buvez-la dans la journée.

teinture mère : prenez 40 gouttes diluées dans 20 cl d'eau ou d'infusion quatre fois par jour.

BUCHU

Agathosma betulina (Barosma betulina)

Usage interne

• Cystite

Infusion : comptez 20 g pour 1 l d'eau bouillante. Buvez 2 à 3 tasses par jour avant les repas.

Gélules : prenez-en 2 ou 3 par jour avec 1 grand verre d'eau au moment des repas.

Teinture officinale : prenez 50 à 100 gouttes diluées dans 1 verre d'eau deux ou trois fois par jour avant les repas.

Précautions d'emploi

Aux doses thérapeutiques usuelles, aucun effet indésirable n'a été signalé à ce jour. En revanche, certains composés de l'huile essentielle, notamment le pulégone (toxique à doses élevées), peuvent irriter les muqueuses et incitent à en déconseiller l'usage en aromathérapie. Enfin, du fait de son action diurétique, la feuille du buchu peut entraîner une fuite de potassium dans l'organisme. Il est donc recommandé de consommer des légumes frais riches en potassium (brocoli, artichaut, asperge, abricot) quand on suit un traitement à base de buchu.

BUGRANE ÉPINEUSE

Ononis spinosa

Usage interne

• Cystite, rhumatismes, goutte

Infusion : comptez 30 g de feuilles et de fleurs pour 1 l d'eau bouillante. Laissez infuser 10 minutes. Buvez-la dans la journée entre les repas.

Décoction : comptez 1 poignée de racine pour 1 l d'eau bouillante. Faites bouillir 5 minutes, aromatisez avec de l'anis ou du fenouil et sucrez au miel. Buvez-la dans la journée entre les repas.

Extrait fluide : prenez 2 à 4 g par jour dans 1 verre d'eau.

teinture mère : prenez 50 gouttes diluées dans 1 verre d'eau trois fois par jour entre les repas.

Précautions d'emploi

La bugrane ne présente pas, à ce jour, d'effets indésirables aux doses thérapeutiques. Elle est cependant contre-indiquée en cas d'œdèmes liés à une insuffisance cardiaque ou rénale.

BUSSEROLE

Arctostaphylos uva-ursi (Arbutus uva-ursi, A. officinalis)

Usage interne

• Infections urinaires, diarrhée

Infusion : comptez 1 poignée de feuilles séchées pulvérisées pour 1 l d'eau bouillante. Faites bouillir quelques secondes, laissez infuser 10 minutes puis filtrez. Buvez-la dans la journée entre les repas.

teinture mère : prenez 40 à 50 gouttes dans 1 verre d'eau trois fois par jour.

Gélules dosées à 100-200 mg d'extrait sec : prenez-en 1 ou 2 trois fois par jour au moment des repas.

Précautions d'emploi

Du fait de la présence de quinones et de sa forte

teneur en tanins, la busserole peut être mal tolérée (nausées). Sa posologie doit être respectée, car elle est toxique à des doses à peine supérieures aux doses thérapeutiques. Notez que, selon les prescriptions actuelles, la durée du traitement ne doit pas excéder 1 semaine à 10 jours, et que vous ne devez pas faire plus de 5 cures dans l'année. La busserole est contre-indiquée chez la femme enceinte et déconseillée chez celle qui allaite et chez l'enfant de moins de 12 ans. Évitez de l'associer à la canneberge, au jus de pruneau et à la vitamine C (à des doses supérieures à 500 mg par jour).

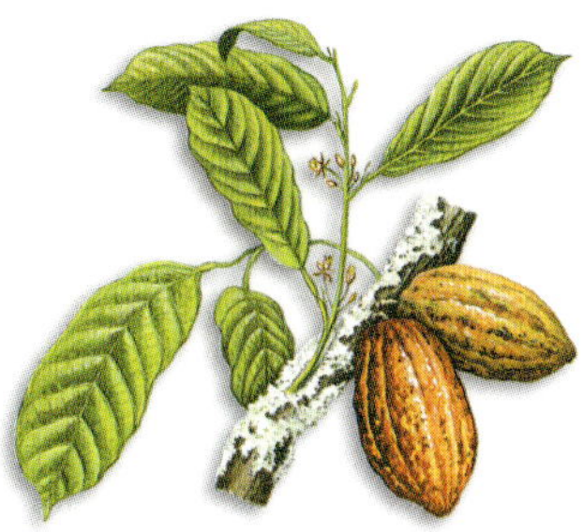

C

CACAOYER *Theobroma cacao*

Usage interne

Le cacao ne faisant encore l'objet d'aucune préparation pharmaceutique, sa consommation reste à l'appréciation raisonnée de chacun.

Usage externe

• Irritations de la peau, gerçures des lèvres

Beurre de cacao : appliquez localement quatre ou cinq fois par jour.

Précautions d'emploi

Il existe un risque de réaction allergique entraînant migraines, vertiges, vomissements, constipation, etc. Mais il semble bien que cette intolérance soit strictement individuelle.

CAFÉIER *Coffea arabica*

Bien que l'extrait de cola soit généralement plus souvent prescrit que le café, la phytothérapie recommande parfois la prise de café en tant que diurétique, digestif et stimulant.
La caféine augmentant l'effet des autres médications, les crèmes et gels amincissants qui en contiennent sont d'autant plus efficaces.
Le traitement, d'une durée de 6 mois au moins, doit être accompagné d'un régime alimentaire.

Précautions d'emploi

Le café n'est pas recommandé aux sportifs : à l'instar de toutes les boissons contenant de la caféine, il est classé comme substance dopante. La femme enceinte doit également l'éviter, car la présence de caféine et de théobromine peut entraîner un risque pour l'enfant à naître. Il est également déconseillé à la femme qui allaite.
Contre-indications : les états de nervosité, les myocardites, etc.

CAMOMILLE (GRANDE)

Tanacetum parthenium

La grande camomille est préconisée dans le traitement de la migraine. Mais que ce soit sous forme de poudre, d'extrait ou de toute autre préparation pharmaceutique, seul un médecin est à même de déterminer un traitement à base de grande camomille.

Précautions d'emploi

Aucun effet secondaire sérieux n'a été relevé jusqu'à présent. Cependant, la grande camomille est traditionnellement contre-indiquée en cas de grossesse. De plus, il est recommandé de ne pas poursuivre un traitement plus de 4 mois pour éviter des réactions allergiques. La plante est déconseillée sans avis médical.

CAMOMILLE ROMAINE

Chamaemelum nobile (Anthemis nobilis)

Usage interne

• Troubles digestifs (notamment spasmodiques), règles douloureuses

Infusion : comptez 5 à 10 têtes pour 1 tasse d'eau bouillante. Laissez infuser 10 minutes. Buvez 1 tasse avant chacun des principaux repas.
Extrait sec : prenez 1 gélule avec 1 grand verre d'eau avant les repas, matin, midi et soir.

LE SAVIEZ-VOUS ?

Les capitules de la **camomille** romaine ou allemande sont communément, et depuis longtemps, utilisés pour traiter les inflammations et troubles du tube digestif. Cette propriété est augmentée par l'utilisation de son huile essentielle, très riche en esters, qui inhibe de façon intéressante les bactéries *Helicobacter pylori*, qui entretiennent au long terme cette affection. Il est par ailleurs intéressant de noter que si l'action des flavonoïdes se porte en général sur les muscles lisses de l'intestin, dans la camomille, ils agissent par un effet de contact avec la muqueuse digestive.

Usage externe

• Irritations oculaires

Collyre : mettez 1 ou 2 gouttes dans l'œil irrité deux ou trois fois par jour.

• Mal de gorge

Collutoire : faites 1 pulvérisation dans le fond de la gorge deux ou trois fois par jour.

• Rhinite, sinusite maxillaire

Inhalations : effectuez-en deux ou trois fois par jour avec de l'infusion bouillante (voir ci-dessus).

CANNEBERGE

Vaccinium macrocarpon

Usage interne

• Infections urinaires à répétition (essentiellement à colibacilles)

Traitement accompagnant une antibiothérapie (et poursuivi au-delà).
Extrait sec de jus concentré (en gélules ou en comprimés) : prenez 400 mg deux à quatre fois par jour.
Jus de fruits frais non dilué : buvez 125 ml une ou deux fois par jour. Les cures doivent être prolongées.

• Prévention de la plaque dentaire et des caries

Jus, souvent dilué et édulcoré (30 % de jus de fruits, 70 % d'eau) : buvez 50 cl à 1 l par jour.

Précautions d'emploi

La canneberge ne présente aucun danger connu à ce jour. Elle peut être utilisée pendant la grossesse et l'allaitement, ainsi que chez l'enfant. En cas d'infection urinaire, elle doit être associée aux traitements médicamenteux.

CANNELIER de Ceylan *Cinnamomum zeylanicum, C. aromaticum, C. verum* de Chine *C. cassia*

Usage interne

• Gastrite, troubles de la digestion, perte d'appétit, fatigue légère, grippe

Infusion : comptez 1 g d'écorce de cannelier de Chine ou 2 à 4 g d'écorce de cannelier de Ceylan pour 1 tasse d'eau bouillante. Laissez infuser 10 minutes. Buvez 3 ou 4 tasses par jour.
Poudre : prenez 0,3 à 1,5 g par jour.
Extrait fluide : prenez 0,5 à 1 ml dilué dans 1 verre d'eau trois fois par jour.

Précautions d'emploi

La cannelle est contre-indiquée pendant la grossesse. L'huile essentielle de cannelle ne doit pas être appliquée pure sur la peau ou les muqueuses car elle caustique et irritante.

CAROUBIER *Ceratonia siliqua*

Usage interne

• Diarrhée

Farine de caroube. Adulte : prenez 20 à 30 g par jour délayés dans de l'eau ou du lait tièdes. Afin d'éviter l'irritation du pharynx, ajoutez à ce mélange 15 % d'amidon. Nourrisson : ajoutez 1 % de farine à l'eau du biberon.

• Vomissements

Gomme de caroube. Adulte : prenez le soir 1 cuillerée à soupe délayée dans 1 verre d'eau. Nourrisson : délayez 1g de gomme de caroube dans 10 cl de lait à chaque biberon.

Précautions d'emploi

Un surdosage peut entraîner une occlusion intestinale.

CARVI *Carum carvi*

Usage interne

• Troubles gastriques, ballonnements, météorisme, infections intestinales

Infusion : comptez 1 cuillerée à café de graines de carvi (ou d'un mélange carvi-fenouil-anis) pour une tasse d'eau bouillante. Laissez infuser 10 minutes. Buvez 1 tasse après chaque repas.

Précautions d'emploi

Aucun effet toxique n'ayant été signalé à ce jour, la plante, excepté l'huile essentielle, est utilisable sans avis médical. Cependant, comme d'autres plantes de cette famille – coriandre, cumin, aneth –, le carvi peut être à l'origine de diverses réactions allergiques.

CASCARA *Rhamnus purshiana*

L'écorce de cascara ne peut être utilisée que sur prescription médicale. Certaines formes disponibles doivent être pourvues d'une autorisation de mise sur le marché (AMM). La dose journalière recommandée correspond à 250 mg de cascaroside A.

Précautions d'emploi

La cascara est déconseillée sans avis médical. Les infusions en vrac sont à proscrire, de même que les associations avec d'autres produits laxatifs. La période d'utilisation est limitée à 8-10 jours. L'administration est contre-indiquée chez l'enfant de moins de 10 ans et déconseillée de 10 à 15 ans, ainsi qu'en cas de grossesse et d'allaitement.

Lors d'une utilisation prolongée, il apparaît une sorte de dépendance, la « maladie des laxatifs », entraînant douleurs abdominales, troubles électrolytiques, comportant en particulier la baisse du potassium sanguin.

CASSIS *Ribes nigrum*

Usage interne

• Infection urinaire

Infusion : comptez 30 à 50 g de feuilles séchées pour 1 l d'eau bouillante. Laissez infuser 5 minutes. Buvez 3 à 4 tasses par jour.

• Douleurs rhumatismales

Gélules dosées à 340 mg de poudre de feuilles associée à l'harpagophyton et au saule : prenez-en 2 matin, midi et soir.

Extrait aqueux de feuilles associé au boldo et au bouleau : prenez 15 à 30 gouttes de solution buvable diluées dans 1 verre d'eau deux ou trois fois par jour.

• Affections veineuses ou artérielles, diarrhée, grippe, rhume

Baies de cassis fraîches ou jus : prenez 1 ou 2 verres ou ampoules par jour.

CENTAURÉE (PETITE)

Centaurium erythraea (Erythraea centaurium)

Usage interne

• Manque d'appétit, dyspepsie chronique, achylie, flatulences, asthénie

Infusion : comptez 2 à 3 g de plante séchée pour 1 tasse d'eau bouillante. Laissez infuser 15 minutes. Buvez 3 tasses par jour avant les repas. L'infusion doit être tiède ou froide.

Poudre (sachet-dose) : prenez 1 ou 2 g deux ou trois fois par jour.

Teinture mère : prenez 50 gouttes diluées dans 1 verre d'eau trois fois par jour.

Usage externe

• Poux, chute des cheveux

Décoction : comptez 30 à 60 g de plante séchée pour 1 l d'eau. Faites bouillir 10 minutes. Frictionnez-vous une ou deux fois par jour.

Précautions d'emploi

L'usage interne prolongé de la petite centaurée peut entraîner une irritation des muqueuses gastro-intestinales. Les cures ne doivent pas dépasser une dizaine de jours. La plante est contre-indiquée en cas d'inflammation des voies digestives.

CHARDON-MARIE

Silybum marianum (Carduus marianus)

Usage interne

• Troubles digestifs légers, troubles de la fonction biliaire

Infusion : comptez 1 cuillerée à café de semences moulues pour 1 tasse d'eau bouillante. Laissez infuser 10 minutes, puis filtrez. Buvez 3 tasses par jour avant les repas.

Teinture mère : prenez 50 gouttes diluées dans 1 verre d'eau trois fois par jour avant les repas.

• Hépatites chroniques, cirrhose

Extrait sec titré à 140 mg de silymarine : prenez 3 gélules par jour au moment des repas.

Précautions d'emploi

Aucune toxicité ni aucune interférence avec d'autres médicaments ne sont connues à ce jour. La plante est cependant fortement déconseillée pendant la grossesse et l'allaitement, et est contre-indiquée en cas d'obstruction des voies biliaires.

CHÉLIDOINE

Chelidonium majus

Usage interne

• Troubles hépatobiliaires, désordres nerveux

Infusion : comptez 1 cuillerée à café de plante sèche pour 1 tasse d'eau bouillante. Laissez infuser 10 minutes, puis filtrez. Buvez 3 tasses par jour (c'est-à-dire 10 à 15 g par jour, soit 10 à 30 mg d'alcaloïdes exprimés en chélidonine).

Extrait sec : prenez 100 mg deux fois par jour.

Usage externe

• Verrues, papillomes, psoriasis

Suc frais (à défaut teinture mère ou extrait fluide) : appliquez localement deux ou trois fois par jour.

Précautions d'emploi

Pour certains chercheurs, la chélidoine présenterait des risques de toxicité : à ce jour, un cas d'hépatotoxicité a été publié. Mais ce risque semble peu probable aux doses normales.

CHÊNE

Quercus robur

Usage interne

• Diarrhées aiguës non spécifiques

Décoction : comptez 1 poignée de feuilles pour 1 l d'eau bouillante. Faites bouillir 10 minutes. Buvez 3 à 5 tasses par jour.

Usage externe

• Transpiration excessive des pieds, inflammations cutanées, engelures, gerçures, eczéma humide, petites hémorragies

Bains et compresses : comptez 100 g d'écorce pulvérisée pour 1 l d'eau. Faites bouillir 10 minutes puis filtrez. Baignez-vous les pieds ou les mains trois ou quatre fois par jour, ou appliquez localement des compresses imbibées de la solution.

TEINTURE MÈRE DILUÉE À 10 % : faites des bains ou appliquez des compresses trois ou quatre fois par jour.

• Angines, pharyngites

GARGARISMES : comptez 15 g d'écorce broyée ou de feuilles pour 1 l d'eau bouillante. Faites bouillir 10 minutes. Gargarisez-vous trois à six fois par jour.

PRÉCAUTIONS D'EMPLOI

Le chêne ne présente aucun effet secondaire toxique connu à ce jour. Cependant, mieux vaut éviter tout contact avec les yeux, ainsi que les bains par immersion totale en cas de blessure sévère, de dermatite aiguë, de poussée fébrile et de maladie infectieuse.

CHICORÉE *Cichorium intybus*

USAGE INTERNE

• Troubles du foie et des reins, ballonnements, éructations, lenteur digestive, flatulences, manque d'appétit

Utilisez la plante entière (avant floraison) plutôt que la seule racine.

INFUSION : comptez 10 à 15 g de racine et/ou de feuilles séchées pour 1 l d'eau. Laissez infuser 10 à 15 minutes. Buvez 1 tasse midi et soir avant les repas.

CHRYSANTHELLUM

Chrysanthellum indicum

USAGE INTERNE

• Suites d'atteintes hépatiques, excès de cholestérol

EXTRAIT SEC : prenez 300 mg deux fois par jour avant les repas.

PRÉCAUTIONS D'EMPLOI

Si aucune toxicité n'a été signalée à ce jour, on manque toutefois de recul. Le chrysanthellum pouvant provoquer une colite biliaire bénigne et réversible, l'avis médical est conseillé.

CIMICIFUGA

Cimicifuga racemosa (Actaea racemosa)

USAGE INTERNE

• Règles douloureuses, syndrome prémenstruel

EXTRAIT FLUIDE : prenez 5 à 10 gouttes trois fois par jour, en commençant la veille de l'apparition des troubles. Poursuivez jusqu'à la fin des règles.

GÉLULES DE POUDRE DE RHIZOME : prenez 200 à 400 mg par jour sur la même période.

• Bouffées de chaleur de la ménopause

Les produits et les doses sont les mêmes, mais il est préférable de consulter un médecin.

PRÉCAUTIONS D'EMPLOI

Aucun effet toxique n'a été signalé à ce jour même après 6 mois de traitement continu. Cependant, un doute persiste sur une possible toxicité hépatique modérée. Aussi, en cas d'apparition de troubles hépatiques, arrêtez votre traitement et consultez. La prise de cimicifuga est contre-indiquée en cas de grossesse ou d'allaitement.

LE SAVIEZ-VOUS ?

Une étude coréenne a démontré l'effet d'une association de **cimicifuga** et de millepertuis dans la préménopause. Prise pendant 12 semaines, cette association a réduit significativement chez ces femmes l'index de symptômes ménopausiques neuropsychiques. Ce qui confirme l'effet du cimicifuga dans l'insuffisance ovarienne et celui du millepertuis dans les désordres psychiques. Quoique le cimicifuga contienne des phyto-œstrogènes, ce traitement des troubles ménopausiques est le moins œstrogénique.

CITRONNIER

Citrus medica var. *limonium*

USAGE INTERNE

• Artériosclérose, fragilité veineuse et capillaire

TRAITEMENT DE FOND : consommez régulièrement du jus de citron dans votre alimentation.

TRAITEMENT DES CRISES AIGUËS : mettez 2 cl de jus de citron dans 5 cl d'eau chaude et ajoutez éventuellement 1 gousse d'ail écrasée. Buvez ce mélange trois fois par jour.

USAGE EXTERNE

• Rhume, grippe, angine, pharyngite

GARGARISMES : mettez 2 cl de jus dans 2 cl d'eau chaude et gargarisez-vous trois ou quatre fois par jour.

NÉBULISATION : pulvérisez une solution citronnée pour parfumer et désinfecter l'air ambiant.

PRÉCAUTIONS D'EMPLOI

La présence de citrals (des aldéhydes) dans le citron peut le rendre caustique pour la peau et les coumarines risquent d'entraîner une photosensibilisation.

CONDURANGO

Marsdenia condurango (Gonolobus condurango)

USAGE INTERNE

• Inappétence, dyspepsie, maux d'estomac, convalescence

DÉCOCTION : mettez 2 g d'écorce ou de racine finement coupées dans 25 cl d'eau froide, portez à ébullition puis filtrez après refroidissement complet. Buvez 1 verre 30 minutes avant chaque repas.

GÉLULES DOSÉES À 100 MG D'EXTRAIT SEC : prenez-en 1 ou 2 trois fois par jour 30 minutes avant chaque repas.

EXTRAIT FLUIDE : prenez 20 gouttes diluées dans 1 verre d'eau avant chaque repas.

TEINTURE MÈRE : prenez 40 gouttes diluées dans 1 verre d'eau trois fois par jour.

VIN MÉDICINAL : prenez 1 à 2 cuillerées à soupe ou l'équivalent de 1 verre à liqueur 30 minutes avant chaque repas.

• Vomissements dus à la grossesse

EXTRAIT FLUIDE : prenez 20 gouttes diluées dans 1 verre d'eau après chaque repas.

PRÉCAUTIONS D'EMPLOI

À fortes doses, le condurango provoque une salivation exagérée, des vomissements, des diarrhées, des troubles de la coordination motrice, une accélération du pouls et de la respiration ainsi qu'un état de faiblesse.

COQUELICOT *Papaver rhœas*

USAGE INTERNE

• Éréthisme cardiaque, toux sèche, enrouement

INFUSION : comptez 1 pincée (environ 1,5 g) de fleurs pour 1 tasse d'eau bouillante. Laissez infuser 10 minutes puis filtrez. Buvez 2 à 3 tasses par jour. Sucrez éventuellement avec du miel.

• Insomnie légère

INFUSION (VOIR CI-DESSUS) : prenez 1 tasse au coucher.

GÉLULES DE POUDRE (POSOLOGIE ADULTE) : prenez-en 1 ou 2 au coucher.

PRÉCAUTIONS D'EMPLOI

Quelques cas d'intoxication bénigne ont été rapportés chez l'enfant après l'ingestion en excès de sirop de coquelicot.

CORIANDRE

Coriandrum sativum

USAGE INTERNE

• Troubles digestifs, diarrhées

INFUSION : comptez 10 à 30 g de fruits écrasés

pour 1 l d'eau bouillante. Laissez infuser 10 minutes. Buvez 1 tasse après chaque repas (la pharmacopée marocaine préconise la même infusion pour les états grippaux).
TEINTURE MÈRE : prenez 40 gouttes diluées dans 1 verre d'eau trois fois par jour.

COURGE *Cucurbita pepo*

USAGE INTERNE

• Constipation, parasitoses, troubles fonctionnels de la prostate, troubles de la miction

GÉLULES DOSÉES À 500 MG D'EXTRAIT SEC : prenez-en 2 par jour au moment des repas.
GRAINES À MÂCHER : mâchez 3 à 5 cuillerées à soupe de semence mondée une fois par jour pendant 3 jours. Faites suivre d'un purgatif (en cas d'infestation par le ténia).
TEINTURE MÈRE DE GRAINE : prenez 150 gouttes par jour diluées dans 1 verre d'eau.

PRÉCAUTIONS D'EMPLOI

Aucune toxicité n'a été constatée à ce jour. On n'a relevé que peu d'effets indésirables (4 % dans une étude portant sur 2 245 patients). Néanmoins, il convient toujours de faire poser le diagnostic par un médecin, car une hypertrophie bénigne de la prostate peut cacher un cancer.

CUMIN *Cuminum cyminum*

USAGE INTERNE

• Digestion difficile, flatulences, infections intestinales, insuffisance de lait

INFUSION : comptez 1 cuillerée à café de fruits pour 25 cl d'eau bouillante. Faites bouillir 2 à 3 minutes, laissez infuser 10 minutes. Ou encore laissez infuser 10 à 15 minutes 1 à 5 g de fruits broyés dans 1 tasse d'eau bouillante. Buvez 1 tasse après chaque repas.

USAGE EXTERNE

• Articulations douloureuses

POMMADES ET GELS : frictionnez légèrement les zones concernées une ou deux fois par jour.

PRÉCAUTIONS D'EMPLOI

À fortes doses, l'huile essentielle de cumin s'est révélée toxique, entraînant notamment une excitation nerveuse.

CURCUMA *Curcuma longa*

USAGE INTERNE

• Troubles de la digestion

INFUSION : comptez 0,5 à 1 g de rhizome grossièrement pulvérisé dans 1 tasse d'eau bouillante. Laissez infuser 5 à 10 minutes, puis filtrez. Buvez 2 à 4 tasses par jour.
TEINTURE MÈRE : prenez 35 gouttes diluées dans 1 verre d'eau après chaque repas.

PRÉCAUTIONS D'EMPLOI

Le curcuma peut être utilisé sans avis médical. Cependant, à fortes doses, il peut irriter la muqueuse gastrique et provoquer des nausées et des vomissements. La plante est contre-indiquée en cas d'obstruction des voies biliaires.

CYPRÈS *Cupressus sempervirens*

USAGE INTERNE

• Jambes lourdes, varices, hémorroïdes, grippe, rhumatismes

INFUSION : mettez 1 sachet-dose dans 1 tasse d'eau bouillante. Buvez 4 à 5 tasses par jour avant ou entre les repas.
GÉLULES DE POUDRE : prenez-en 1 matin, midi et soir, au moment des repas
COMPRIMÉS : prenez-en 2 à 3 par jour au moment des repas.
SOLUTIONS BUVABLES : prenez 40 à 60 gouttes diluées dans un peu d'eau avant les deux principaux repas.

USAGE EXTERNE

• Jambes lourdes, varices

GELS, POMMADES : appliquez doucement sur les régions variqueuses, de bas en haut jusqu'à pénétration, le soir au coucher.

d

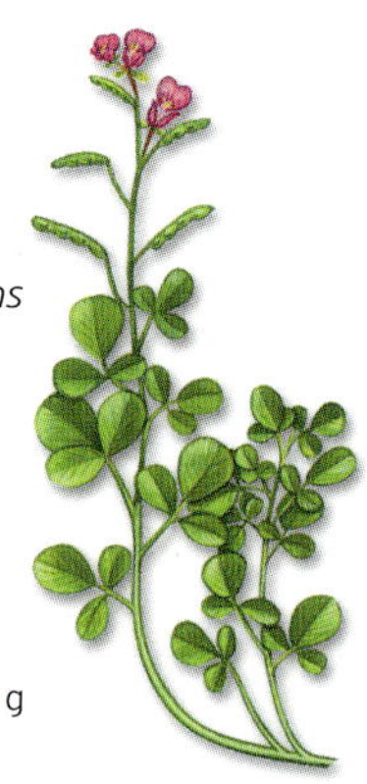

DESMODIUM
Desmodium adscendens

USAGE INTERNE

• Intoxication hépatique d'origine alcoolique ou médicamenteuse, allergies

DÉCOCTION : comptez 8 à 10 g de plante séchée pour 1 à 1,25 l d'eau. Faites bouillir 15 minutes, filtrez et buvez la décoction dans la journée.
DÉCOCTION CONCENTRÉE (EN PHARMACIE) : prenez 2 cl par jour, soit 2 cuillerées à café, midi et soir, diluées dans un peu d'eau.

PRÉCAUTIONS D'EMPLOI

À ce jour, l'expérimentation sur l'animal n'a pu démontrer aucune toxicité du desmodium, même à très fortes doses. Cependant, certains patients ont signalé l'apparition, en cours de traitement, de troubles digestifs tels que nausées et diarrhées.

DROSÉRA *Drosera rotundifolia, D. intermedia, D. anglica*

USAGE INTERNE

• Spasmes bronchiques, bronchite, toux d'irritation, coqueluche

TEINTURE : faites macérer 10 jours 50 g de plante fraîche dans 25 cl d'alcool à 60°. Enfant : donnez 5 à 10 gouttes diluées dans un verre d'eau deux ou trois fois par jour. Adulte : prenez 10 à 20 gouttes diluées dans 1 verre d'eau deux ou trois fois par jour.
TEINTURE MÈRE : prenez 10 gouttes diluées dans 1 verre d'eau deux fois par jour.
INFUSION : comptez 10 g de plante séchée pour 1 l d'eau bouillante. Laissez infuser 10 minutes puis filtrez. Buvez 2 à 4 tasses par jour.

USAGE EXTERNE

• Verrues

SUC FRAIS : appliquez directement sur les verrues une ou deux fois par jour.

PRÉCAUTIONS D'EMPLOI

La plante provoque parfois des irritations de la peau et des muqueuses. Elle peut aussi être à l'origine de nausées et de diarrhées sanguinolentes. En usage interne, il est préférable d'éviter sa consommation à jeun, surtout en cas d'ulcère gastro-intestinal, et d'utiliser des préparations diluées.

e

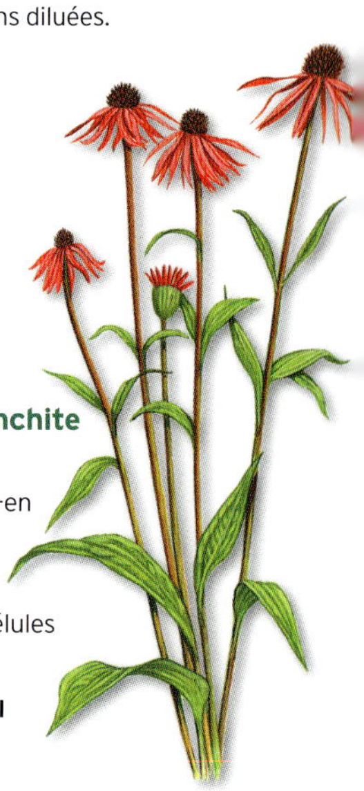

ÉCHINACÉE
Echinacea angustifolia, E. purpurea, E. pallida

USAGE INTERNE

• Rhinite, grippe, bronchite

GÉLULES DOSÉES À 325 MG DE POUDRE DE RACINE : prenez-en 1 à 3 par jour avec 1 verre d'eau avant les repas.
En prévention : prenez 2 gélules par jour.

PRÉCAUTIONS D'EMPLOI

L'échinacée ne semble à ce jour pas présenter de toxicité ou d'effets secondaires. Cependant, il est préférable de disposer d'un avis médical préalable pour éviter de passer à côté d'une pathologie grave qui nécessiterait la mise en œuvre de traitements plus lourds. L'échinacée ne dispense pas, en effet, des traitements par antibiotiques et autres agents anti-infectieux. Son administration par voie parentérale (c'est-à-dire autre que digestive) est déconseillée en raison de risques de réactions allergiques.

ÉGLANTIER *Rosa canina*

Usage interne

• Refroidissements, infections grippales, carence en vitamine C, fatigue générale

Infusion : comptez 2 à 2,5 g de cynorhodon fragmenté pour 1 tasse d'eau bouillante. Laissez infuser 10 minutes puis filtrez. Buvez 3 à 4 tasses par jour.

Gélules dosées à 50-200 mg d'extrait sec : prenez-en 1 ou 2 avec 1 grand verre d'eau trois fois par jour avant les repas.

Teinture mère : prenez 40 gouttes diluées dans 1 verre d'eau trois fois par jour avant les repas.

• Diarrhée

Décoction : comptez 30 à 50 g de cynorhodon fragmenté pour 1 l d'eau bouillante. Faites bouillir 5 minutes à feu doux, laissez infuser 15 minutes puis filtrez. Consommez à volonté (surtout au petit déjeuner).

ÉLEUTHÉROCOQUE

Eleutherococcus senticosus ou Acanthopanax senticosus

Usage interne

• Stress, asthénie, affections virales

Gélules dosées à 0,45 g de poudre : prenez-en 2 deux fois par jour avec 1 grand verre d'eau.

Gélules dosées à 50 mg d'extrait sec : prenez-en 4 à 6 par jour avec un grand verre d'eau.

Teinture mère : prenez 25 à 150 gouttes par jour (selon l'intensité des troubles) diluées dans 1 verre d'eau.

Précautions d'emploi

À ce jour, la plante ne présente aucune toxicité aiguë ni chronique. Elle peut être utilisée sans avis médical mais, comme les contre-indications sont nombreuses, il est plus prudent d'en référer à un médecin. En effet, l'éleuthérocoque ne doit pas être administré à la femme enceinte ou sous contraceptif oral. De même, il est interdit aux enfants avant l'âge de la puberté. Enfin, il est déconseillé en cas d'hypertension artérielle, d'obésité, de palpitations, de mastopathie (affection mammaire) ainsi qu'aux personnes nerveuses ou insomniaques.

ÉPILOBE

Epilobium parviflorum, E. angustifolium

Que ce soit sous forme d'infusion ou de toute autre préparation pharmaceutique, seul un médecin est à même de déterminer un traitement à base d'épilobe.

Précautions d'emploi

La plante est en général bien tolérée ; aucun effet secondaire n'a été relevé à ce jour. Elle ne peut cependant être utilisée que sur avis médical.

LE SAVIEZ-VOUS ?

L'**épilobe** est depuis longtemps connu pour son action bénéfique dans l'hypertrophie bénigne de la prostate. Or seul un rôle anti-inflammatoire avait été trouvé et seul l'épilobe à feuilles étroites semblait efficace. Plusieurs études montrent aujourd'hui que différents épilobes peuvent agir de la même façon sur la prostate. Cet effet est dû aux polyphénols, et en particulier à l'œnothéine B, qui semblent avoir une influence directe sur la prolifération cellulaire en altérant la progression du cycle des cellules prostatiques. Il faut remarquer que tous les épilobes n'ont pas cette propriété, et qu'elle dépend de leur teneur en œnothéine.

ÉPINE-VINETTE

Berberis vulgaris

Usage interne

• Douleurs vésiculaires

Décoction : comptez 5 g d'écorce ou de racine pour 1 tasse d'eau. Faites bouillir 5 minutes et laissez infuser 10 minutes. Buvez 3 tasses par jour.

Teinture mère : prenez 20 gouttes diluées dans 1 verre d'eau deux ou trois fois par jour.

Extrait hydroalcoolique : prenez 50 gouttes diluées dans un verre d'eau deux fois par jour au moment des repas.

Usage externe

• Inflammations oculaires

Collyres (disponibles en pharmacie).

Précautions d'emploi

La présence d'alcaloïdes, particulièrement dans les racines, rend l'épine-vinette toxique. Elle ne doit donc pas être administrée chez la femme enceinte. La présence de berbérine, mais surtout de berbamine, peut entraîner de l'hypotension artérielle par un effet curarisant.

ERYSIMUM *Erysimum officinale (Sisymbrium officinale)*

Usage interne

• Enrouement, laryngite, pharyngite, inflammation des voies pulmonaires

Infusion : comptez 5 g de plante séchée pour 1 tasse d'eau bouillante. Laissez infuser 10 minutes. Buvez 2 à 4 tasses par jour.

Teinture mère : prenez 30 gouttes diluées dans 1 verre d'eau trois ou quatre fois par jour.

Usage externe

• Aphonie

Gargarismes : gargarisez-vous trois ou quatre fois par jour avec de l'infusion (voir ci-dessus).

Précautions d'emploi

L'emploi d'erysimum n'est pas indiqué chez les enfants. Chez l'adulte, un surdosage peut provoquer un ralentissement, voire d'autres perturbations, du rythme cardiaque.

ESCHSCHOLTZIA

Eschscholtzia californica

Usage interne

• Troubles du sommeil, surmenage nerveux, énurésie (enfant)

Infusion : comptez 1 cuillerée à café de plante séchée pour 1 tasse d'eau bouillante. Laissez infuser 10 minutes. Buvez 1 à 2 tasses le soir.

Extrait fluide : prenez 1 à 2 ml le soir dans 1 verre d'eau.

Gélules dosées à 50-75 mg d'extrait sec : prenez-en 1 ou 2 au coucher.

Teinture mère : 45 à 75 gouttes dans 1 verre d'eau.

Précautions d'emploi

L'eschscholtzia ne présente pas à ce jour d'effets indésirables s'il est utilisé aux doses thérapeutiques recommandées.

EUCALYPTUS

Eucalyptus globulus

Usage interne

• Affections bronchiques, maux de gorge, toux, sinusite

Poudre : prenez 4 à 10 g par jour.

Teinture mère : prenez 50 gouttes diluées dans 1 verre d'eau quatre à six fois par jour.

Sirop : prenez 2 à 8 cuillerées à soupe par jour.

Usage externe

• Affections bronchiques, maux de gorge, toux

Baume et pommade : frictionnez la poitrine et la gorge une ou deux fois par jour.

Huile essentielle : frictionnez la poitrine et la gorge une fois par jour.

• Rhume, nez bouché

Inhalations à partir d'une infusion de feuilles ou de l'huile essentielle.

Solutions pour pulvérisations nasales (teinture).

Précautions d'emploi

L'huile essentielle d'eucalyptus est contre-indiquée chez les enfants de moins de 3 ans. Par ailleurs, son ingestion peut entraîner des troubles rénaux. L'eucalyptus est contre-indiqué en cas d'inflammation rénale et/ou des voies urinaires, des voies biliaires, gastro-intestinale, dans les troubles hépatiques sévères. Enfin, son emploi est déconseillé chez la femme enceinte ou qui allaite.

EUPATOIRE

Eupatorium cannabinum

Usage interne

• Troubles hépatiques et rénaux

Infusion : comptez 30 g de racine pour 50 cl d'eau bouillante. Laissez infuser 10 minutes. Buvez-la à petites gorgées en deux fois au cours de la journée.

Teinture mère : prenez 20 gouttes diluées dans 1 verre d'eau trois fois par jour.

Usage externe

• Prurit, couperose, acné rosacée

Teinture mère ou décoction : appliquez localement sous forme de lavages ou de compresses (1 à 2 cuillerées à soupe pour 1 l d'eau bouillie).

Précautions d'emploi

Aucun effet secondaire n'a été signalé à ce jour, mais, en raison de la présence d'alcaloïdes pyrrolizidiniques susceptibles d'être toxiques à fortes doses, il est indispensable de ne pas dépasser les doses prescrites.

EUPHRAISE

Euphrasia officinalis

Usage interne

• Rhume

Teinture mère : prenez 50 gouttes diluées dans 1 verre d'eau deux ou trois fois par jour.

Usage externe

• Blépharite, kératite, orgelet, conjonctivite, fatigue oculaire, larmoiement

Collyre à 2 % de décoction : mettez-en trois fois par jour.

Précautions d'emploi

Aucun effet indésirable n'a été jusqu'à présent décrit pour l'euphraise. La plante peut être utilisée sans danger aux doses prescrites.

f

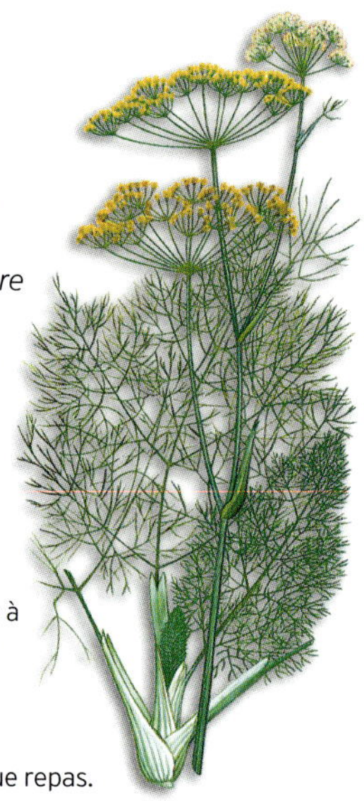

FENOUIL DOUX

Œniculum vulgare var. *dulce*

Usage interne

• Troubles digestifs, insuffisance de lait

Infusion de fruit : comptez 1 cuillerée à café de fruit séché pour 20 cl d'eau bouillante. Buvez 1 tasse après chaque repas.

Soluté buvable : prenez 1 sachet-dose trois fois par jour.

• Dépuratif

Infusion de racine : prenez 1 sachet-dose dans 1 tasse d'eau bouillante trois fois par jour (1 à jeun et 1 après les repas du midi et du soir).

Précautions d'emploi

L'anéthol du fenouil existe sous deux formes isomères (de composition chimique identique mais aux propriétés différentes), dont l'une est nettement plus toxique que l'autre. Une dose journalière maximale de 2,5 mg par kilo de poids a donc été établie. L'essence de fenouil est soumise aux mêmes restrictions de vente que l'huile essentielle d'anis : elle ne peut donc être délivrée en pharmacie que sur ordonnance.

FENUGREC

Trigonella foenum-graecum

Usage interne

• Amaigrissement, anorexie

Poudre : prenez 2 g délayés dans un peu d'eau trois fois par jour.

Extrait fluide ou teinture mère : prenez 30 gouttes diluées dans 1 verre d'eau trois fois par jour. (Attention, ces solutions sont amères.)

Extrait sec en comprimés : prenez 500 mg quatre fois par jour.

Sirop : prenez 1 cuillerée à café trois fois par jour.

Usage externe

• Inflammations cutanées

Cataplasmes de poudre : appliquez-les sur la partie atteinte et remplacez-les toutes les 3 à 4 heures.

Précautions d'emploi

Le fenugrec n'est pas toxique, mais il contient des stéroïdes contre-indiqués pour les enfants avant la fin de la puberté et ne doit pas être administré chez la femme enceinte ou qui allaite.

LE SAVIEZ-VOUS ?

Curieusement ignoré par la phytothérapie française, le **fenugrec** a récemment retrouvé ses lettres de noblesse comme l'un des plus intéressants remèdes naturels du syndrome métabolique associant surpoids, hypertension artérielle, excès de cholestérol et diabète.

Le galactomannane du fenugrec permet de lutter contre l'excès de graisses dans le sang en empêchant le foie de produire des VLDL (lipoprotéines très néfastes). Au niveau du rein, il diminue fortement la formation d'oxalate de calcium et permet de réduire les calculs rénaux calciques. Chez le patient à tendance diabétique, l'extrait aqueux de sa graine agit en augmentant la tolérance au glucose.

FICAIRE *Ranunculus ficaria*

Usage externe

• Hémorroïdes

Pommades, onguents ou suppositoires dosés à 10 % d'extrait : utilisez deux fois par jour.

Précautions d'emploi

La ficaire est considérée à ce jour comme une plante faiblement toxique. Cependant, comme de nombreuses renonculacées, elle est irritante, voire rubéfiante, c'est-à-dire qu'elle peut entraîner une congestion passagère de la peau et qu'un simple contact risque de provoquer des ampoules. Cette action puissante est due à la présence de la protoanéimonine. Ces effets secondaires amènent les thérapeutes à renoncer à son utilisation en usage interne et à la réserver à l'usage externe.

FIGUIER *Ficus carica*

Usage interne

• Encombrement des voies respiratoires

Teinture mère : prenez 50 gouttes diluées dans 1 verre d'eau deux fois par jour.

Décoction : comptez 80 à 100 g de figues sèches pour 1 l d'eau bouillante. Laissez macérer 20 minutes puis filtrez. Buvez-la dans la journée.

• Gastrites

Macérat glycériné de bourgeons : prenez 75 gouttes diluées dans 1 verre d'eau matin et soir.

Usage externe

• Toux

Gargarismes : gargarisez-vous avec la décoction (voir ci-dessus) deux fois par jour.

Précautions d'emploi

Prenez garde à l'effet laxatif du figuier.

FRAGON ÉPINEUX

Ruscus aculeatus

Usage interne

• Syndrome prémenstruel, jambes lourdes, varices, hémorroïdes, crampes, œdèmes

Gélules dosées à 50 mg de poudre : prenez-en 3 par jour avec 1 grand verre d'eau au moment des repas.

Extrait en ampoules buvables : prenez-en 2 ou 3 par jour dans 1 grand verre d'eau au moment des repas.

Usage externe

• Hémorroïdes

Pommades rectales : appliquez localement une fois par jour.

• Jambes lourdes, varices

Crèmes : appliquez en massage une fois par jour, en remontant lentement des chevilles jusqu'aux cuisses.

FRÊNE ÉLEVÉ

Fraxinus excelsior

Usage interne

• Lithiase rénale, rhumatismes, crises de goutte, œdèmes, rétention d'eau, obésité, fièvre

Infusion : comptez 10 à 20 g de feuilles séchées pour 1 l d'eau bouillante. Laissez infuser 10 minutes puis filtrez. Buvez 0,5 à 1 l par jour.

Gélules dosées à 300 mg de poudre : prenez-en 2 avec 1 grand verre d'eau matin, midi et soir.

Teinture mère : prenez 50 gouttes diluées dans 1 verre d'eau trois fois par jour.

Décoction : comptez 50 g d'écorce séchée pour 1 l d'eau bouillante. Faites bouillir 10 minutes puis filtrez. Buvez 3 à 4 tasses par jour jusqu'à ce que la fièvre diminue.

FUCUS *Fucus vesiculosus*

Usage interne

• Obésité

Infusion : comptez 1 sachet-dose ou 1 cuillerée à café pour 20 cl d'eau bouillante. Laissez infuser 10 minutes. Buvez-en une à trois fois par jour.

Gélules dosées à 390 mg de poudre : prenez-en 1 avec 1 grand verre d'eau 15 minutes avant les principaux repas.

Gélules dosées à 200 mg d'extrait sec : prenez-en 1 avec 1 grand verre d'eau à midi.

Suspension buvable : prenez 1 unidose par jour diluée dans 1 verre d'eau.

Usage externe

• Peaux sèches, cellulite (récente)

Gels, crèmes de massage : appliquez localement.

Précautions d'emploi

Le fucus ne doit pas être employé en cas de dysfonctionnement thyroïdien, car un apport supplémentaire d'iode peut aggraver la pathologie et perturber le traitement médicamenteux. Son usage prolongé entraîne d'ailleurs parfois des réactions d'intolérance qui se manifestent notamment par une dilatation douloureuse de la glande thyroïde et disparaissent dès que l'on cesse d'en prendre. Le fucus peut aussi accentuer l'acné. L'algue est par ailleurs déconseillée en cas de grossesse ou d'allaitement, ainsi que chez l'enfant de moins de 12 ans. Elle est contre-indiquée chez les insuffisants cardiaques ou rénaux. Enfin, comme elle peut potentialiser les effets des traitements anticoagulants, mieux vaut l'éviter dans ce cas.

FUMETERRE

Fumaria officinalis

Usage interne

• Troubles gastro-intestinaux ou d'origine biliaire, troubles du rythme cardiaque, hypertension artérielle, asthme

Infusion : comptez 2 cuillerées à café de sommités fleuries pour 15 cl d'eau bouillante. Laissez infuser 10 minutes puis filtrez. Buvez 1 tasse 30 minutes avant les repas et, en cas de crise douloureuse, entre les repas.

Teinture : prenez 30 à 50 gouttes diluées dans 1 verre d'eau 30 minutes avant les repas.

Gélules dosées à 400 mg de poudre : prenez-en 3 à 6 par jour avec un grand verre d'eau.

Gélules dosées à 250 mg d'extrait sec : prenez-en 3 ou 4 par jour avec un grand verre d'eau.

Usage externe

• Psoriasis, eczéma, dartres

Compresses : imbibez un linge de l'infusion et appliquez deux ou trois fois par jour.

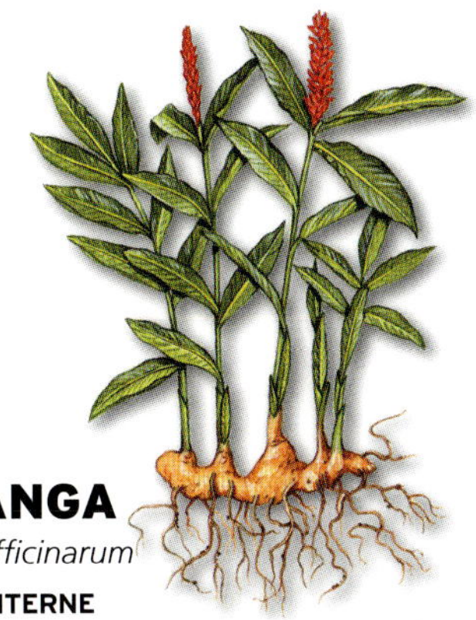

g

GALANGA

Alpinia officinarum

Usage interne

• Troubles digestifs, manque d'appétit

Infusion : comptez 1/2 cuillerée à café de poudre ou 1 cuillerée à café de rhizome séché pour 25 cl d'eau bouillante. Laissez infuser 5 à 10 minutes puis filtrez. Buvez 1 tasse 30 minutes avant les principaux repas.

Gélules dosées à 400 mg de poudre : prenez-en 3 à 6 par jour au moment des repas.

Teinture mère : prenez 30 à 50 gouttes diluées dans 1 verre d'eau, de jus de fruits ou dans une tisane digestive deux ou trois fois par jour avant les repas.

Apéritif ou vin digestif : faites macérer 20 g de rhizome de galanga, 10 g d'écorce de cannelle, 10 g de graines mélangées d'anis, de fenouil, de carvi, de cumin et de coriandre dans une bouteille de vin rouge de Bordeaux (vous pouvez aussi ajouter de l'écorce d'orange amère et/ou de la vanille) pendant 2 à 4 semaines. Buvez 1 verre avant ou après les repas.

Usage externe

• Irritations et infections cutanées

Alcoolat de Fioravanti : appliquez localement deux ou trois fois par jour.

En massage du cuir chevelu : appliquez une ou deux fois par jour.

GALÉGA

Galega officinalis

Seul un médecin est à même de déterminer un traitement à base de galéga.

Précautions d'emploi

L'usage du galéga est bénéfique aux doses normales, mais une consommation excessive de la plante, en particulier de la graine, peut entraîner des accidents hypoglycémiques. Son utilisation sans avis médical est absolument déconseillée – il y a risque d'interaction avec d'autres traitements médicamenteux – et son usage ne peut se substituer à un traitement déjà établi. Signalons que les extraits destinés à favoriser la sécrétion de lait vendus dans le commerce sont parfaitement dosés. Il est impératif de respecter la posologie conseillée.

GARCINIA *Garcinia cambogia*

Usage interne

• Obésité légère

Gélules dosées à 400 mg d'extrait sec : prenez-en 2 avec 1 verre d'eau 30 à 45 minutes avant les principaux repas.

Usage externe

• Rides, acné

Crèmes, lotions contenant 1 à 20 % d'acide hydroxycitrique : appliquez localement une ou deux fois par jour.

Précautions d'emploi

Il est préférable de ne pas l'utiliser en cas de grossesse ou d'allaitement.

GATTILIER *Vitex agnus-castus*

Usage interne

• Insuffisance de corps jaune : syndrome prémenstruel, absence de règles, stérilité, seins douloureux

Gélules dosées à 250 mg d'extrait sec : prenez-en 2 avec 1 grand verre d'eau matin et soir.

Extrait fluide : prenez 100 gouttes par jour diluées dans 1 verre d'eau.

Extrait alcoolique 1/5 : prenez 50 gouttes au coucher.

Précautions d'emploi

L'utilisation du gattilier n'entraîne aucun effet toxique connu à ce jour. Bien que son usage soit autorisé sans prescription médicale, il est cependant préférable, en raison de la spécificité de son action, de demander l'avis d'un médecin.

GENÊT À BALAIS

Cytisus scoparius

Usage interne

• Oliguries, troubles modérés du rythme cardiaque, varices, insuffisance veineuse

Infusion : comptez 1 à 2 g de fleurs séchées pour 25 cl d'eau bouillante. Laissez infuser 10 minutes puis filtrez. Buvez 4 tasses par jour.

Teinture : prenez 2 à 8 gouttes diluées dans 1 verre d'eau deux ou trois fois par jour.

Extrait fluide : prenez 50 à 150 gouttes par jour en potion.

Précautions d'emploi

La toxicité du genêt est due à la spartéine (teneur variable selon les parties de la plante) : à doses élevées, des troubles (vomissements, vertiges, palpitations) peuvent survenir. Il convient de n'utiliser que des préparations standardisées et d'éviter les extraits de genêt pendant la grossesse ou en cas d'hypertension. La présence de tyramine peut entraîner une interaction médicamenteuse avec certains antidépresseurs. Le genêt est contre-indiqué en cas d'hypertension et chez les sujets ayant des palpitations.

GENÉVRIER

Juniperus communis

Usage interne

• Troubles urinaires

Décoction : comptez 10 à 15 g de baies pour 75 cl d'eau bouillante. Faites bouillir 20 minutes puis filtrez. Buvez 2 ou 3 tasses par jour.

• Dyspepsie

Infusion : comptez 0,5 à 2 g de baies écrasées pour 1 tasse d'eau bouillante. Laissez infuser 10 minutes puis filtrez. Buvez 1 tasse 15 minutes avant les repas.

Teinture : prenez 10 à 20 gouttes diluées dans 1 petit verre d'eau sucrée trois fois par jour.

• Facilitation de l'accouchement

Pendant le travail : prenez une baie écrasée avec un peu d'eau. Comptez cinq à dix prises en tout.

Usage externe

• Rhumatismes, névralgies, tendinites, myalgies

Infusion : ajoutez 10 à 20 cl d'infusion (voir ci-dessus) dans l'eau du bain.

Huile essentielle diluée à 3 à 5 % dans une huile végétale : frictionnez-vous deux ou trois fois par jour.

Précautions d'emploi

Les préparations à base de baies de genièvre sont à éviter pendant la grossesse, en cas d'inflammation aiguë des voies urinaires (néphrite) et d'insuffisance rénale. Un usage prolongé (plus de 6 semaines consécutives) ou un surdosage peuvent entraîner une difficulté à la miction, de l'albuminurie et des douleurs rénales. La consommation de baies de genévrier est déconseillée pendant la grossesse, sauf pendant le travail (voir ci-dessus).

GENTIANE JAUNE

Gentiana lutea

Usage interne

• Douleurs gastriques, digestion lente, perte d'appétit, diarrhée, fatigue

Gélules, comprimés : prenez-en 1 à 4 avant les principaux repas.

Solutés buvables, vins médicinaux, sirops : prenez 1 à 4 cuillerées à soupe avant les principaux repas.

Teinture mère : prenez 30 gouttes diluées dans 1 verre d'eau après les principaux repas.

Précautions d'emploi

Bien que la gentiane soit une plante inoffensive, des effets secondaires sont possibles, en particulier des maux de tête occasionnels. La gentiane est par ailleurs contre-indiquée en cas d'ulcère gastroduodénal. En raison des risques de confusion avec le vératre, la récolte doit être réservée aux spécialistes.

GINGEMBRE *Zingiber officinale*

Usage interne

• Gastrite, nausées, vomissements, insuffisances biliaire et pancréatique

Poudre de rhizome : prenez 0,5 à 1,5 g par jour.

Extrait fluide : prenez 0,6 à 1,8 g par jour dilué dans 1 verre d'eau.

Teinture mère : prenez 60 à 100 gouttes par jour diluées dans 1 verre d'eau en deux ou trois prises avant les repas.

Usage externe

• Rhumatismes

Crème à base de poudre de rhizome ou d'huile essentielle : appliquez localement deux ou trois fois par jour.

Précautions d'emploi

À ce jour, on n'a pas relevé de toxicité aiguë ou chronique lors de la prise de rhizome de gingembre aux doses habituellement prescrites. En revanche, on a noté, en cas de surdosage, des crampes intestinales et un blocage de l'activité de l'estomac.

GINKGO *Ginkgo biloba*

Usage interne

• Insuffisance vasculaire cérébrale, perte de mémoire, vertiges, troubles veineux, hémorroïdes

Teinture mère : prenez 100 gouttes diluées dans 1 verre d'eau deux fois par jour.

Extrait sec : prenez 50 à 100 mg trois fois par jour avant les repas.

Précautions d'emploi

Le ginkgo est une plante inoffensive. Par voie

orale, les effets secondaires sont rares et assez bénins (maux de tête, troubles digestifs). L'administration parentérale (c'est-à-dire par une voie autre que digestive) peut en revanche provoquer des accidents graves, mais elle n'a pas cours en France. En raison de son effet fluidifiant sanguin, le ginkgo est déconseillé avant l'accouchement ou une intervention chirurgicale. De même, il convient de se méfier en cas de traitement anticoagulant.

GINSENG *Panax ginseng*

Usage interne

• Stress, asthénie

Gélules dosées à 250 mg de poudre ou 25 à 50 mg d'extrait sec : prenez-en 2 avec 1 grand verre d'eau matin et midi.

Soluté buvable dosé à 0,4 % au minimum de ginsénosides Rb1, Rb2 et Rg1 : 1 ampoule midi et soir, de préférence avant le repas.

Précautions d'emploi

Le ginseng ne présente aucun caractère toxique à ce jour, mais son utilisation prolongée peut entraîner des effets secondaires analogues à ceux que provoque un surdosage en corticoïdes. Il est conseillé de ne pas dépasser l'équivalent de 2 g de poudre par jour, de limiter le traitement à 3 mois et de ne pas prendre de ginseng pendant la grossesse. La plante est également déconseillée chez l'enfant non pubère, ainsi que chez les personnes atteintes de nervosisme, d'obésité, d'insomnie ou d'hypertension artérielle.

LE SAVIEZ-VOUS ?

Le ginseng asiatique, comme d'ailleurs le ginseng américain, agit sur les performances mentales. En effet, cette plante stimule la majorité des neuromédiateurs du cerveau ainsi que la croissance et le développement des cellules nerveuses. Antioxydant, le ginseng s'oppose à la substance bêta-amyloïde (Alzheimer). Il facilite la mémorisation, l'apprentissage et les capacités intellectuelles. Les études les plus récentes montrent qu'il est capable de s'opposer aux comportements addictifs et facilite les sevrages du tabac, de l'alcool, du cannabis, des opiacés, des amphétamines.

GIROFLIER

Syzygium aromaticum (Eugenia caryophyllata)

Usage interne

• Gastrite, dyspepsies, douleurs rhumatismales

Clous de girofle : prenez 1 à 3 g par jour en décoction.

Usage externe

• Maux de dents

Clous de girofle : mastiquez 1 clou trois ou quatre fois par jour.

Précautions d'emploi

L'huile essentielle doit être absorbée sous forme de gélules gastrorésistantes et uniquement sur prescription médicale. Son application cutanée, à effectuer après dilution dans une huile végétale, relève également de la décision d'un médecin.

GRÉMIL

Lithospermum officinale

Usage interne

• Troubles des règles, hypothyroïdie légère

Infusion : comptez 50 g de plante séchée pour 50 cl d'eau bouillante. Laissez infuser 10 minutes puis filtrez. Buvez-la dans la journée.

Gélules d'extrait sec : prenez-en 3 deux ou trois fois par jour au moment des repas.

Teinture mère : prenez 30 à 50 gouttes diluées dans 1 verre d'eau trois fois par jour (sur prescription médicale).

Précautions d'emploi

Lors d'études préalables sur la toxicité du grémil, on a administré la dose journalière de 240 mg d'extrait sec lyophilisé pendant 6 à 8 semaines, et aucun effet secondaire n'a été observé. Cependant, l'utilisation du grémil est contre-indiquée lors de la grossesse et en cas d'insuffisance hépatique, hypophysaire ou thyroïdienne. La prise de grémil est à éviter en cas de désir de grossesse.

GUARANA

Paullinia cupana var. *sorbilis*

Usage interne

• Asthénie

Gélules à 400 mg d'extrait sec : prenez-en 3 à 6 par jour au moment des repas.

• Régimes amaigrissants

Gélules à 200 mg d'extrait sec : prenez-en 2 à 4 par jour.

• Diarrhée légère

Poudre : mettez 2 cuillerées à café rases dans 25 cl d'eau bouillante. Laissez infuser 15 minutes. Buvez-en deux à trois fois par jour.

Précautions d'emploi

La plante est sans danger mais, à doses élevées (supérieures à 100 mg), la caféine peut entraîner des effets secondaires – tachycardie, douleurs d'estomac, nausées, maux de tête, nervosité, insomnie, tremblements – variables selon les individus.

GUGUL (guggul)

Commiphora mukul (C. wightii)

Que ce soit sous forme de gélules, de comprimés ou de toute autre préparation pharmaceutique, seul un médecin est à même de déterminer un traitement à base de gugul.

Précautions d'emploi

La gomme brute peut provoquer des démangeaisons et des diarrhées. Le gugulipide, en principe bien toléré, doit être utilisé avec prudence en cas d'affection hépatique et de troubles intestinaux. Le gugul est déconseillé chez la femme enceinte. On ne doit le prendre que sous surveillance médicale, une fois la pathologie (hyperlipidémie, obésité) diagnostiquée.

GUI *Viscum album*

Que ce soit sous forme d'infusion ou de toute autre préparation pharmaceutique, seul un médecin est à même de déterminer un traitement à base de gui.

Précautions d'emploi

La toxicité des constituants de la feuille de gui (viscotoxines et lectines surtout) a été démontrée. Les baies contiennent elles aussi des principes actifs qui ne sont pas sans danger. Autant de réserves qui font du gui une plante à ne prendre que sur avis médical.

GUIMAUVE *Althaea officinalis*

Usage interne

• Toux liées à la laryngite, à la trachéite ou à la bronchite

Infusion : comptez 1 cuillerée à dessert de fleurs et/ou de feuilles séchées pour 1 tasse d'eau bouillante. Laissez infuser 10 minutes puis filtrez. Buvez 2 ou 3 tasses par jour.

Poudre, extrait sec : prenez 6 g par jour.

Usage externe

• Inflammations de la bouche, abcès dentaires

Gargarismes ou bains de bouche : préparez

une décoction de racine séchée. Mettez 1 poignée de racines coupées dans 1 l d'eau, puis faites bouillir 10 minutes. Gargarisez-vous avec cette décoction trois à six fois par jour.

• Furoncles, acné

Compresses : imbibez un linge de la décoction (voir ci-dessus) et appliquez plusieurs fois par jour.

Précautions d'emploi

Même si l'on ne signale à ce jour aucun effet secondaire, il faut noter que la guimauve peut devenir toxique lorsqu'elle est mise en présence de substances qui précipitent les mucilages : alcool, tanins ou fer. Il convient de ne pas utiliser l'extrait de guimauve avec d'autres médications, car il peut modifier leur absorption. En cas de toux prolongée, il est nécessaire avant tout traitement personnel de faire établir le diagnostic par un médecin.

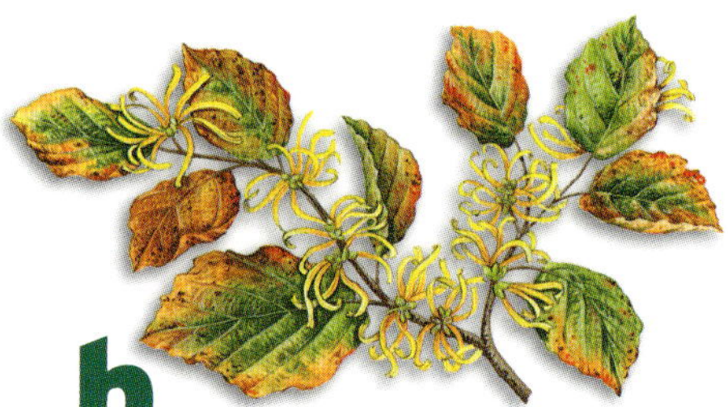

h

HAMAMÉLIS

Hamamelis virginiana

Usage interne

• Insuffisance veineuse, hémorroïdes

Infusion : comptez 10 g pour 1 l d'eau bouillante. Laissez infuser 5 à 10 minutes. Buvez 1 à 2 tasses par jour.

Gélules dosées à 290 mg de poudre : prenez-en 1 ou 2 matin, midi et soir.

Extrait sec : prenez 1 sachet-dose par jour dans 1 verre d'eau.

Extrait fluide : prenez 2 à 6 g par jour dilués dans 1 verre d'eau.

Teinture mère : prenez 50 à 100 gouttes par jour dans 1 verre d'eau.

• Hygiène buccale

Infusion : comptez 10 g pour 1 l d'eau bouillante. Laissez infuser 5 à 10 minutes. Rincez-vous la bouche puis avalez. Buvez 1 à 2 tasses par jour.

Usage externe

• Insuffisance veineuse, hémorroïdes

Gel ou pommade : massez-vous légèrement une fois par jour.

Précautions d'emploi

L'hamamélis peut provoquer des allergies de contact.

HARPAGOPHYTON (griffe-du-diable)

Harpagophytum procumbens

Usage interne

• Rhumatismes bénins, douleurs articulaires légères

Infusion : prenez 1 sachet-dose dans 20 cl d'eau bouillante une à trois fois par jour (pour atténuer l'amertume, sucrez avec du miel).

Gélules dosées à 435 mg de poudre : prenez-en 2 trois fois par jour avec 1 grand verre d'eau à la fin des repas.

Soluté buvable : prenez 1 sachet dans 1 grand verre d'eau deux fois par jour aux repas.

Usage externe

• Douleurs articulaires légères

Pommades, crèmes, gels : en massage doux deux fois par jour.

Précautions d'emploi

Bien toléré, l'harpagophyton peut néanmoins provoquer des diarrhées. Son usage est déconseillé en cas de grossesse ou d'allaitement.

HÉLICHRYSE

Helichrysum arenarium

Usage interne

• Troubles de la sécrétion biliaire, troubles digestifs

Infusion : comptez 1 cuillerée à café de fleurs séchées pour 15 cl d'eau bouillante. Laissez infuser 10 minutes et filtrez. 3 tasses par jour.

Poudre : 1 à 3 g par jour avec 1 verre d'eau.

Teinture mère : prenez 30 à 50 gouttes diluées dans 1 verre d'eau trois fois par jour.

Usage externe

• Plaies non douloureuses

Gels, crèmes : appliquez localement une ou deux fois par jour.

Précautions d'emploi

Bien que reconnue sans danger à ce jour, l'hélichryse est contre-indiquée si le sujet présente des calculs de la vésicule biliaire ou s'il existe une obstruction des voies hépatobiliaires. Consulter un médecin avant tout traitement.

HOUBLON

Humulus lupulus

Usage interne

• Insomnie, anxiété, nervosité

Infusion : comptez 10 à 20 g de cônes pour 1 l d'eau bouillante. Laissez infuser 10 minutes. Buvez 1 tasse le soir au coucher.

Gélules : prenez-en 2 avec 1 verre d'eau au dîner et au coucher.

Teinture mère ou extrait fluide : prenez 50 à 100 gouttes diluées dans 1 verre d'eau le soir.

Usage externe

• Troubles nerveux

Infusion (voir ci-dessus) : versez 1 l d'infusion dans un bain chaud et relaxez-vous 20 minutes.

Précautions d'emploi

Quelques données expérimentales chez l'animal évoquent une toxicité des principes amers (humulone, lupulone). Par ailleurs, on a parfois remarqué des incidences à effet sédatif sur le comportement nerveux des ouvriers travaillant dans les brasseries. Néanmoins, à ce jour, les préparations phytothérapiques disponibles sur le marché ne présentent pas de risque particulier.

HYDRASTIS

Hydrastis canadensis

Seul un médecin est à même de déterminer un traitement à base d'hydrastis.

Précautions d'emploi

L'hydrastine est toxique à fortes doses : il y a alors risque d'hypertension et de convulsions. C'est pourquoi la plante n'est délivrée que sur prescription médicale.

HYDROCOTYLE INDIEN

Centella asiatica

Usage interne

• Insuffisance veineuse, cicatrices

Comprimés titrés à 10 mg d'extrait : prenez-en 3 à 6 par jour avec 1 grand verre d'eau.

Usage externe

• Lésions cutanées

Pommade : appliquez une ou deux fois par jour en massages prolongés après désinfection.

Précautions d'emploi

Hormis quelques rares cas d'allergie signalés, la plante ne présente à ce jour aucun inconvénient aux doses prescrites.

HYPOXIS *Hypoxis rooperi*

Seul un médecin est à même de déterminer un traitement à base d'hypoxis.

Précautions d'emploi

Les essais préliminaires menés sur l'homme ont démontré l'absence de toxicité apparente de l'hypoxis. Mais nous manquons encore de recul, et la plus grande prudence s'impose avec ce type de plante et les composés chimiques qu'elle renferme. C'est pourquoi elle n'est délivrée que sur ordonnance médicale.

HYSOPE *Hyssopus officinalis*

Usage interne

• Asthme, bronchite

Infusion : comptez 2 cuillerées à café de fleurs séchées pour 1 tasse d'eau bouillante. Laissez infuser 5 à 10 minutes. Buvez 3 tasses par jour.

Usage externe

• Traumatismes, ecchymoses, cicatrices

Préparations à base d'huile essentielle : appliquez localement deux ou trois fois par jour.

Précautions d'emploi

L'hysope ne présente à ce jour aucun caractère toxique. Cependant, l'huile essentielle ne doit pas être administrée par voie interne, car elle est neurotoxique.

i

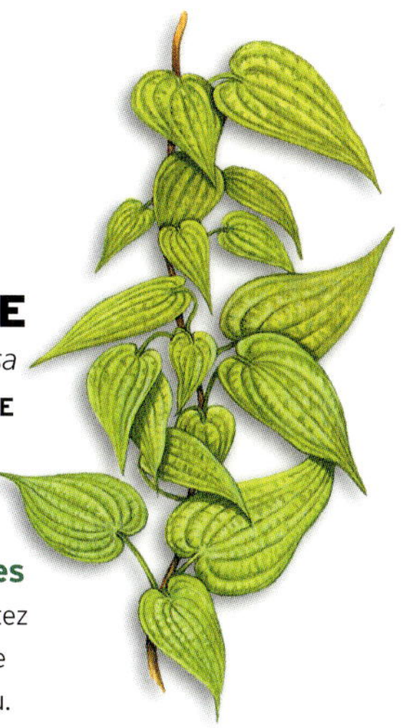

IGNAME SAUVAGE

Dioscorea villosa

Usage interne

• Troubles digestifs, douleurs rhumatismales

Décoction : comptez 1 à 2 g de rhizome pour 1 tasse d'eau. Faites bouillir 15 à 20 minutes, puis filtrez. Buvez 1 à 2 tasses par jour.

Poudre : prenez 1 cuillerée à café délayée dans un peu d'eau deux fois par jour.

Précautions d'emploi

Bien que la plante ne présente à ce jour aucune toxicité, elle est déconseillée chez la femme enceinte ou qui allaite.

ISPAGHUL *Plantago ovata*

Usage interne

• Constipation

Gélules dosées à 350 mg de poudre : prenez-en 1 avec 1 grand verre d'eau matin, midi et soir.

Sachet de poudre pour solution buvable : prenez-en 1 à 2 délayés dans 1 grand verre d'eau au moment du dîner.

Granulés : prenez 3 cuillerées à café avec 1 grand verre d'eau au cours des principaux repas.

Précautions d'emploi

L'utilisation d'un laxatif sur une longue durée est à déconseiller : il faut donc exclure tout usage prolongé de l'ispaghul sans avis médical. Il est en outre particulièrement contre-indiqué en cas de douleurs abdominales de cause inconnue, d'occlusion intestinale, de fécalome ou encore dans certaines affections de l'intestin et du côlon (comme le syndrome du côlon irritable). Parallèlement, il est nécessaire d'adopter une hygiène diététique, c'est-à-dire une alimentation riche en fibres, de boire beaucoup (particulièrement pour les personnes âgées), de pratiquer une activité physique et de veiller à aller régulièrement à la selle.

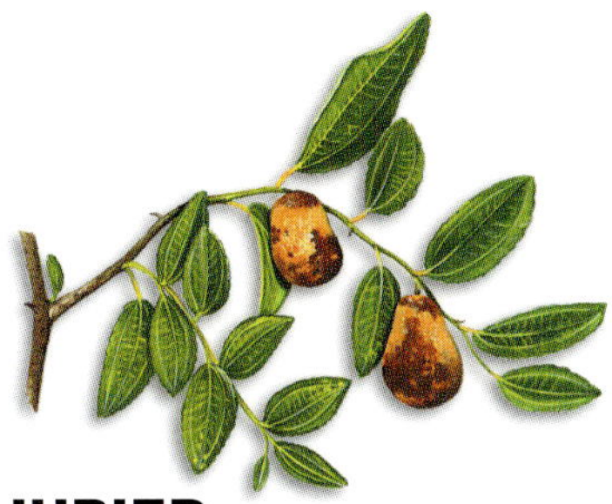

j

JUJUBIER

Zizyphus jujuba (Z. vulgaris)

Usage interne

• Enrouement, pharyngite, toux, bronchite, diarrhée

Décoction : comptez 30 à 50 g de fruits grossièrement écrasés pour 1 l d'eau. Faites bouillir 30 minutes puis filtrez. Buvez à volonté.

Pâte pectorale : faites bouillir 30 minutes 500 g de farine de jujube dans 3,5 l d'eau, filtrez et laissez décanter. Recueillez la partie liquide, puis incorporez 3 kg de gomme arabique pulvérisée et 2 kg de sucre blanc. Portez à ébullition et cuisez à feu doux en remuant, jusqu'à obtention d'une pâte à la consistance épaisse. Versez dans un moule huilé peu profond. Consommez à volonté.

Précautions d'emploi

Les fruits du jujubier sont consommés depuis très longtemps sans qu'aucun effet toxique n'ait encore été mentionné. En revanche, l'emploi et la consommation de l'amande (graine du jujubier) sont contre-indiqués pendant la grossesse.

LE SAVIEZ-VOUS ?

Le **jujubier**, célèbre depuis les Lotophages de l'Antiquité, était aussi un arbre sacré en Égypte. On connaît de l'Afrique du Nord jusqu'en Orient l'effet sédatif de ses baies et de ses graines. Son action semble surtout s'exercer sur les structures sous-corticales du cerveau en agissant sur différents neuromédiateurs, et en particulier sur la sérotonine. Cette propriété est due aux flavonoïdes et aux saponines qui lui sont spécifiques. Le fruit du jujubier est un psychoadaptogène qui calme, modifie favorablement l'humeur et facilite le sommeil.

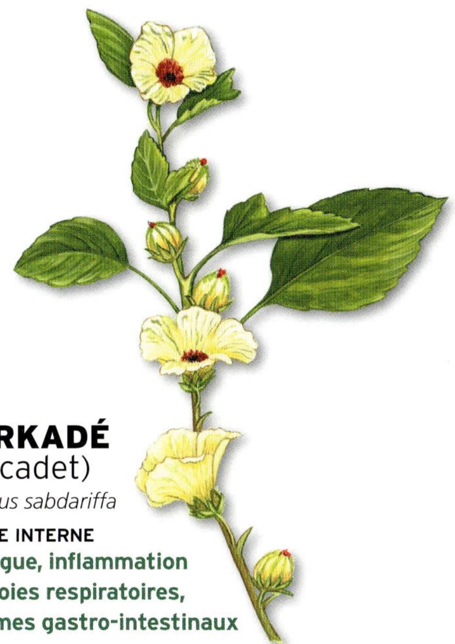

k

KARKADÉ (carcadet)

Hibiscus sabdariffa

Usage interne

• Fatigue, inflammation des voies respiratoires, spasmes gastro-intestinaux

Infusion : comptez 1 cuillerée à soupe de fleurs séchées pour 1 l d'eau bouillante, laissez infuser 10 minutes ; ou bien mettez 1 sachet-dose dans 20 cl d'eau bouillante. Buvez 1 à 3 tasses par jour.

Gélules dosées à 50 mg d'extrait sec : prenez-en 1 ou 2 trois fois par jour.

Usage externe

• Abcès, eczémas suintants

Compresses : préparez une décoction avec 15 g de fleurs séchées pour 1 l d'eau bouillante. Laissez frémir environ 20 minutes. Imbibez un linge et appliquez deux ou trois fois par jour.

Précautions d'emploi

Aucun effet indésirable toxique n'a été signalé à ce jour aux doses thérapeutiques, à l'exception de réactions d'hypersensibilité individuelles.

KAVA (kawa)

Piper methysticum

La délivrance et l'utilisation du kava sont aujourd'hui interdites en Europe en raison de la toxicité supposée des extraits de cette plante pour le foie.

Précautions d'emploi
La commercialisation anarchique de ce type de produit – qui n'a à ce jour aucun statut de médicament – en officine, en supermarché, dans les magasins diététiques ainsi que sur Internet est susceptible d'entraîner des accidents lourds de conséquences, notamment en cas de mauvais usage (absorption de doses supérieures à celles préconisées, interactions avec de nombreux médicaments).

KOLATIER *Cola nitida*

Usage interne

• Asthénies, surmenage

Gélules de poudre dosées à 450 mg ou gélules d'extrait sec dosées à 200 mg : prenez-en 2 avec 1 grand verre d'eau matin et midi.
Soluté buvable : prenez 1 sachet par jour dilué dans de l'eau ou du jus de fruits, de préférence au moment des repas.
Granulés : prenez 1 cuillerée à soupe matin et midi avant le repas.

Précautions d'emploi
Certains effets secondaires (tachycardie, céphalées, nervosité, insomnie, tremblements) peuvent survenir à fortes doses. Il faut aussi noter que la caféine figure sur la liste des substances dopantes interdites.

KONJAC *Amorphophallus konjac*

Usage interne

• Constipation

Poudre : prenez 0,5 g à 2 g dilués dans 1 grand verre d'eau 20 à 40 minutes après les repas.

• Surcharge pondérale

Poudre : suivez la même posologie que ci-dessus mais avant les repas.

Précautions d'emploi
Il est préférable de consommer le konjac sous forme de poudre, à condition de boire abondamment afin d'éviter la formation d'une boule caoutchouteuse dure susceptible d'obstruer les intestins (risque d'occlusion). À fortes doses, les glucomannanes peuvent provoquer nausées et diarrhées. Ces substances, désignées par le code E425, sont utilisées comme épaississants, émulsifiants ou gélifiants dans de nombreux aliments (desserts, charcuteries, brioches). Les confiseries gélifiées qui en contenaient ont fait l'objet d'une interdiction de mise sur le marché à la suite du décès de plusieurs enfants par étouffement, dû à la consistance du produit (arrêté du 11 décembre 2001).

KUDZU

Pueraria lobata (P. montana)

Usage interne

• Affections hépatiques, désordres hormonaux de la ménopause, désintoxication alcoolique

Décoction longue avec réduction : comptez 10 g de racines concassées pour 50 cl d'eau bouillante. Faites réduire doucement de moitié à feu doux puis filtrez. Buvez 1/2 tasse quatre fois par jour.
Poudre : prenez 500 mg trois à six fois par jour.
Extrait sec : prenez 300 mg trois à six fois par jour.
Extrait fluide (contre-indiqué dans la désintoxication alcoolique) : prenez 60 gouttes diluées dans 1 verre d'eau trois à six fois par jour.

Précautions d'emploi
L'usage alimentaire quotidien du kudzu est la garantie de son innocuité jusqu'à ce jour. Cependant, selon les affections ciblées, consultation et suivi médical restent nécessaires.

LE SAVIEZ-VOUS ?

Malgré sa richesse en isoflavones à action œstrogénique (puérarine, diadzéine, diadzine), le **kudzu** était surtout connu pour agir sur la diminution de la consommation d'alcool et sur la dépendance à la cigarette. La recherche scientifique s'intéresse aujourd'hui à un effet possible sur l'ostéoporose par insuffisance œstrogénique. Si chez la souris dont on a enlevé les ovaires *Pueraria lobata* prévient l'ostéoporose, cette action s'exerce aussi chez les souris mâles castrées. Le kudzu semble donc bien agir dans l'hypogonadisme en général.

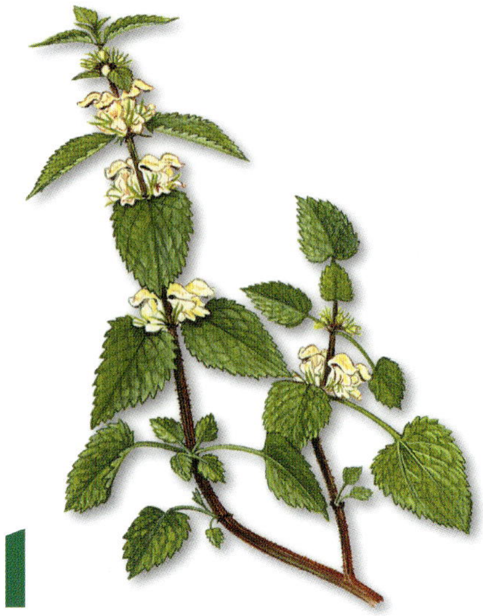

LAMIER BLANC (ortie blanche)

Lamium album

Usage interne

• Troubles urinaires, diarrhée, insomnie, règles douloureuses

Infusion : comptez 2 cuillerées à café de fleurs séchées pour 15 cl d'eau bouillante. Laissez infuser 5 minutes, filtrez et sucrez avec du miel. Buvez 3 tasses par jour.
Teinture mère : prenez 30 gouttes diluées dans 1 verre d'eau trois à six fois par jour.
Poudre : prenez jusqu'à 3 g par jour.

Usage externe

• Inflammations de la peau et des muqueuses

Compresses : préparez une infusion avec 2 cuillerées à café de fleurs séchées pour 10 cl d'eau bouillante. Laissez infuser 10 minutes. Imbibez un linge de cette infusion et appliquez deux ou trois fois par jour.

• Leucorrhée

Injection vaginale : effectuez-en 1 ou 2 par jour avec l'infusion (voir ci-dessus).
Bain de siège : comptez 3 cuillerées à soupe de fleurs séchées dans 50 cl d'eau bouillante. Laissez infuser 10 minutes, puis ajoutez à l'eau du bain de siège.

LAURIER COMMUN

Laurus nobilis

Usage interne

• Troubles digestifs, transpiration insuffisante, fatigue, règles douloureuses

Infusion : comptez 5 à 10 g de feuilles séchées pour 1 l d'eau bouillante. Laissez infuser 10 minutes, puis filtrez. Buvez 2 à 3 tasses par jour.

Usage externe

• Stomatites, aphtes

Huile essentielle : diluez-la à 50 % dans une huile végétale. Appliquez trois ou quatre fois par jour (procédez à un test préalable pour déceler une éventuelle réaction allergique).

Gargarismes : gargarisez-vous avec 1 verre de l'infusion (voir ci-dessus) trois à quatre fois par jour.

• Rhumatismes

Beurre de laurier : appliquez localement deux ou trois fois par jour.

Précautions d'emploi

Ni effet secondaire ni trace de toxicité n'ont été relevés à ce jour en ce qui concerne les feuilles de laurier. En revanche, l'huile essentielle peut provoquer des allergies en usage externe, et son utilisation par voie interne ne peut se faire que sur prescription médicale.

LAVANDE

Lavandula officinalis
(L. angustifolia ou L. vera)

Variétés aux propriétés voisines : lavande aspic *(L. spica* ou *L. latifolia)* et lavandin super *(L. x intermedia)*

Usage interne

• Nervosité

Infusion : comptez 5 g de fleurs pour 1 l d'eau bouillante. Laissez infuser 5 minutes. Buvez 3 à 4 tasses par jour entre les repas.

• Troubles légers du sommeil

Infusion (voir ci-dessus) : buvez 1 grande tasse au coucher.

Gélules dosées à 300 mg de poudre : prenez-en 1 ou 2 au coucher.

• Manque d'appétit, problèmes intestinaux d'origine nerveuse

Infusion : comptez 1 à 2 cuillerées à café de fleurs séchées pour 15 cl d'eau bouillante. Laissez infuser 10 minutes, puis filtrez. Buvez 3 à 4 tasses par jour dont 1 au coucher.

Usage externe

• Infections cutanées bénignes, piqûres d'insectes, petites plaies

Alcoolat : faites macérer 100 g de fleurs dans 0,5 l d'alcool à 30°. Appliquez localement deux ou trois par jour.

• Problèmes circulatoires, dystonie neurovégétative

Additif pour le bain : ajoutez 20 à 100 g de fleurs dans 20 l d'eau tiède.

Précautions d'emploi

Il est préférable de ne pas administrer la lavande aspic et le lavandin chez la femme enceinte ou celle qui allaite. L'huile essentielle ne doit être absorbée que sur prescription médicale.

LESPEDEZA

Lespedeza capitata

Usage interne

• Troubles légers de l'élimination rénale, néphrites, urémie, prévention de l'athéromatose

Teinture mère : prenez 50 à 250 gouttes par jour diluées dans 1 verre d'eau.

Extrait liquide : prenez 1 cuillerée à café une à quatre fois par jour.

LIERRE COMMUN (lierre grimpant)

Hedera helix

Usage interne

• Toux, bronchites aiguës bénignes

Infusion : mettez 1 sachet-dose dans 20 cl d'eau bouillante. Laissez infuser 5 minutes. Buvez 1 à 2 tasses par jour au moment des repas.

Sirop d'extrait : prenez 1 à 3 cuillerées à soupe par jour.

Usage externe

• Régimes amaigrissants, cellulite, dermatoses prurigineuses

Spécialités sous forme de crème ou de gel : appliquez localement deux ou trois fois par jour.

Précautions d'emploi

La plante n'a pas de toxicité connue, mais il existe des risques de dermites de contact chez les personnes qui la manipulent lors de la récolte et de la préparation.

LIN *Linum usitatissimum*

Usage interne

• Constipation chronique, troubles fonctionnels du côlon, inflammations des muqueuses gastrique et intestinale

Macération : laissez macérer une nuit 15 à 20 g de graines dans 1 l d'eau froide. Buvez 1 verre le matin à jeun, puis 4 à 5 verres dans la journée en dehors des repas.

Graines entières : prenez 15 à 20 graines avec un grand verre d'eau trois fois par jour.

Usage externe

• Inflammations articulaires, dermatoses, prurits, contusions

Cataplasme : versez lentement de l'eau (la moins calcaire possible) sur de la farine de lin jusqu'à obtention d'une pâte onctueuse. Faites-la réchauffer à feu doux et étalez-la tiède sur une gaze sur une épaisseur de 1 cm. Appliquez localement une à trois fois par jour.

Précautions d'emploi

Aucune toxicité particulière n'a été à ce jour relevée dans l'usage de la plante. Attention cependant aux farines périmées. Ne l'utilisez pas en cas d'occlusion intestinale.

LITHOTHAMNE

Lithothamnion corallioides

Usage interne

• Douleurs de l'œsophage, de l'estomac et du duodénum, carences calciques

Poudre : prenez 2 gélules matin et soir (1,22 g de calcium sous forme de carbonate par jour).

Spécialités pharmaceutiques (lithothamne en association avec d'autres produits) : en général, prenez 300 mg par prise trois fois par jour.

Usage externe

• Arthrite

Cataplasmes de boues marines.

• Mauvaise circulation, fatigue musculaire

Spécialités pharmaceutiques pour bains.

LOTIER *Lotus corniculatus*

Usage interne

• Troubles du sommeil

Infusion : comptez 1 cuillerée à café pour 1 tasse d'eau bouillante. Buvez 1 tasse entre 17 et 18 heures, puis 1 au coucher.

Teinture mère : prenez 20 gouttes diluées dans 1/2 verre d'eau entre 17 et 18 heures, puis 50 gouttes diluées dans un 1/2 verre d'eau au coucher. En cas de réveil nocturne, prenez 20 gouttes diluées dans 1/2 verre d'eau.

Gélules dosées à 0,2 g d'extrait sec : prenez-en 1 entre 17 et 18 heures, puis 1 au coucher.

• États anxiodépressifs légers

Infusion : comptez 1 cuillerée à café de plante séchée pour 1 tasse d'eau bouillante. Buvez 1 tasse le matin, le midi et au coucher.

Teinture mère : prenez 20 gouttes diluées dans 1/2 verre d'eau matin et midi, et 50 gouttes diluées dans 1/2 verre d'eau au coucher.

Gélules dosées à 0,2 g d'extrait sec : prenez-en 1 le matin, le midi et au coucher.

LUZERNE (alfalfa)

Medicago sativa

Usage interne

• Fatigue, épuisement, nervosisme, maigreur chez l'enfant, troubles de la ménopause

Teinture mère : prenez 50 gouttes diluées dans 1 verre d'eau matin et midi.

Macérat glycériné 1D : prenez 20 gouttes deux ou trois fois par jour.

Précautions d'emploi

Bien que la luzerne ne présente aucune toxicité connue à ce jour, il est prudent de demander l'avis d'un médecin avant usage et de ne pas dépasser les doses conseillées. Ne l'utilisez pas en cas de lupus érythémateux connu.

LYCOPE (chanvre d'eau)

Lycopus europaeus

Que ce soit sous forme d'infusion ou de toute autre préparation pharmaceutique, seul un médecin est à même de déterminer un traitement à base de lycope.

Précautions d'emploi

Le lycope n'a pas de toxicité directe connue, mais les affections qu'il soulage ne peuvent être soignées sans avis médical. C'est pourquoi seul un médecin décidera du traitement et des doses. La plante ne doit être administrée ni à la femme enceinte ni à l'enfant avant la puberté, pas plus qu'au sujet souffrant d'un goitre ou d'une hypothyroïdie. L'administration de lycope peut modifier certains examens diagnostiques, en particulier ceux qui utilisent les isotopes radioactifs (scintigraphie thyroïdienne).

LE SAVIEZ-VOUS ?

Les effets puissants du **lycope** empêchent de l'utiliser en automédication. Pourtant il s'agit d'une plante médicinale très intéressante qui agit sur les excès de fonctionnement de la thyroïde. L'expérimentation permet de montrer l'effet du lycope sur le cœur et l'organime en cas d'hyperthyroïdie. Il permet de diminuer significativement les symptômes de cette pathologie en faisant baisser la température corporelle et la tension artérielle. Il s'agit donc d'un excellent complément au traitement conventionnel.

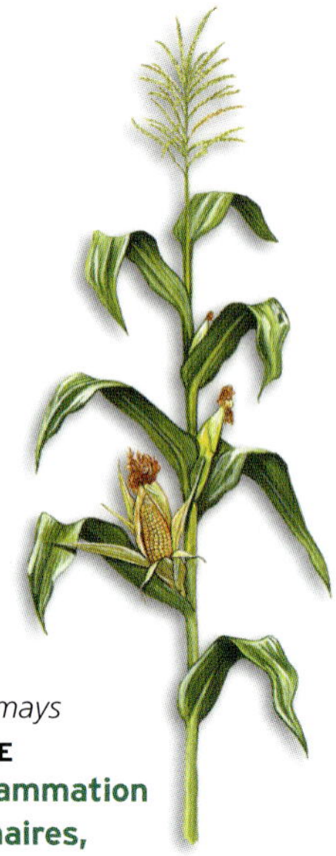

m

MAÏS *Zea mays*

Usage interne

• Cystite, inflammation des voies urinaires, œdèmes rénaux, lithiase rénale

La dose journalière est de 4 à 6 g de stigmates séchés.

Infusion : mettez 1 cuillerée à café de stigmates dans 1 tasse d'eau froide. Portez rapidement à ébullition et laissez infuser 5 minutes. Consommez à volonté selon votre état vésical et votre réponse au traitement.

Gélules dosées à 150 mg d'extrait sec : prenez-en 2 à 4 par jour.

MARJOLAINE

Origanum majorana

Usage interne

• Flatulences, météorisme, nausées, troubles nerveux légers

Infusion : comptez 1 cuillerée à soupe de plante séchée pour 1 tasse d'eau bouillante. Laissez infuser 10 minutes. Buvez 3 tasses par jour.

Poudre : prenez 1 à 2 g à répartir dans la journée.

Teinture : prenez 20 gouttes diluées dans 1 grand verre d'eau ou de jus de fruits trois fois par jour.

Précautions d'emploi

La plante n'a pas d'effets secondaires particuliers signalés à ce jour. En ce qui concerne l'utilisation de l'huile essentielle de marjolaine, il est préférable de demander conseil à un médecin.

MARRONNIER D'INDE

Aesculus hippocastanum

Usage interne

• Hémorroïdes, varices, insuffisances veineuse et capillaire

Infusion : prenez 1 sachet-dose dans 20 cl d'eau bouillante une à trois fois par jour après les repas.

Gélules dosées à 75 mg d'extrait sec : prenez-en 2 ou 3 par jour au moment des repas.

Extrait soluble stabilisé : prenez 50 gouttes diluées dans 1 verre d'eau trois fois par jour.

Intrait® : prenez 250 mg deux fois par jour.

Usage externe

• Hémorroïdes

Pommades, crèmes, gels : appliquez deux ou trois fois par jour.

Précautions d'emploi

En usage interne, le marronnier d'Inde est réputé toxique, même si la toxicité des saponosides est très faible. Il est déconseillé chez le jeune enfant et la femme enceinte ou qui allaite, et peut engendrer nausées et troubles gastriques. Le traitement doit toujours être de courte durée. En usage externe, cette plante semble dénuée d'inconvénients, hormis de rares réactions allergiques signalées.

MARRUBE *Marrubium vulgare*

Usage interne

• Troubles digestifs légers, toux rebelle, inflammation des voies respiratoires

Teinture : prenez 10 à 20 gouttes diluées dans 1 verre d'eau deux ou trois fois par jour avant les repas.

Sirop : mélangez 3 g d'extrait hydroalcoolique à 200 g de sirop simple. Prenez-en 2 à 3 cuillerées à soupe par jour entre les repas.

• Troubles de la sécrétion biliaire

Infusion : comptez 1 cuillerée à soupe de plante séchée pour 1 tasse d'eau bouillante. Laissez infuser 10 minutes. Buvez 1 tasse avant chaque repas.

Usage externe

• Ulcérations, plaies suppurantes

Compresses : préparez une décoction avec 30 à 60 g de plante séchée pour 1 l d'eau bouillante. Faites bouillir 3 minutes et laissez infuser 10 minutes. Imbibez un linge de cette décoction et appliquez une ou deux fois par jour.

Précautions d'emploi

Le marrube contient un principe actif, la marrubiine, qui, à des doses élevées, peut provoquer des troubles du rythme cardiaque.

MATÉ (yerba maté)

Ilex paraguaryensis

Usage interne

• Asthénie, convalescence, troubles rénaux

Infusion : comptez 5 à 8 g de feuilles séchées

pour 1 l d'eau bouillante. Laissez infuser 5 minutes puis filtrez. Buvez 1 à 3 tasses par jour, de préférence avant 17 heures afin de ne pas avoir des difficultés à vous endormir.

Précautions d'emploi
Seules des études épidémiologiques récentes effectuées en Amérique du Sud ont mis en évidence une corrélation possible entre la consommation élevée d'infusions de maté et un risque accru de cancers de la bouche, du larynx et de la vessie. On a noté aussi les habituels effets secondaires qu'entraîne l'absorption à doses élevées de caféine. Il faut rappeler que celle-ci est inscrite sur la liste des substances dopantes interdites.

MATRICAIRE

Matricaria recutita (Chamomilla recutita)

Usage interne

• Spasmes gastriques ou intestinaux, ballonnements, lenteur digestive, éructations, flatulences

Infusion : mettez 1 sachet-dose dans 1 tasse d'eau bouillante. Laissez infuser 10 minutes. Buvez 3 tasses par jour avant les repas.

Usage externe

• Affections dermatologiques, irritation oculaire, hygiène buccale

Spécialités pharmaceutiques : pommades, collyres, collutoires, pastilles, bains de bouche.

Cosmétologie : shampooings (pour blondir les cheveux) et préparations pour protéger la peau du soleil.

Précautions d'emploi
La plante est considérée à ce jour comme totalement dénuée de toxicité. Cependant, on a relevé certaines réactions allergiques (dermatites de contact) dues aux lactones sesquiterpéniques.

MAUVES (grande et petite)

Malva sylvestris et *M. neglecta (ou rotundifolia)*

Usage interne

• Constipation, colites spasmodiques

Infusion : comptez 10 à 15 g de fleurs séchées pour 1 l d'eau bouillante. Laissez infuser 10 minutes puis filtrez. Buvez 3 à 4 tasses par jour.

• Affections bronchiques, toux

Infusion : comptez 5 à 10 g de plante sèche pour 1 l d'eau. Faites bouillir 5 minutes, laissez infuser 10 minutes, puis filtrez. Buvez 1 à 3 tasses par jour.

Gélules dosées à 250 mg de poudre : prenez-en 3 à 5 par jour avec 1 grand verre d'eau.

Usage externe

• Affections cutanées, affections de la cavité buccale

Décoction (concentrée) : comptez 30 g de fleurs et/ou de feuilles séchées pour 1 l d'eau bouillante. Laissez infuser 10 minutes. Utilisez-la en application locale (prurit, peau sèche), en gargarismes ou en bains de bouche (inflammations buccales, enrouement) plusieurs fois par jour.

MELALEUCA

Melaleuca alternifolia

Usage interne

Uniquement sur prescription médicale.

Usage externe

• Pied d'athlète

Crème contenant 1 à 2 % d'huile essentielle : appliquez deux ou trois fois par jour pendant 15 à 30 jours.

Précautions d'emploi
Bien que l'huile essentielle de melaleuca ne présente à ce jour aucune toxicité notoire, le traitement par voie orale ne peut se faire que sur prescription médicale.

MÉLILOT OFFICINAL

Melilotus officinalis

Usage interne

• Hémorroïdes, jambes lourdes, varices, œdèmes, troubles digestifs, troubles du sommeil, troubles de la ménopause

Infusion : comptez 1 à 2 cuillerées à café de fleurs séchées pour 1 tasse d'eau bouillante. Laissez infuser 5 minutes, puis filtrez. Buvez 3 à 4 tasses par jour.

Gélules de poudre dosées à 50 mg : prenez-en 1 ou 2 trois fois par jour au moment des repas.

Teinture mère : prenez 35 gouttes diluées dans 1 verre d'eau trois fois par jour au moment des repas.

Usage externe

• Irritation oculaire, saignements

Compresses : mettez 20 g de fleurs séchées dans 10 cl d'eau. Laissez bouillir 15 minutes. Imbibez un linge de cette solution et appliquez deux ou trois fois par jour.

• Foulures, contusions

Compresses chaudes (voir ci-dessus) : appliquez deux ou trois fois par jour.

Précautions d'emploi
L'hépatotoxicité de la coumarine pure – qui peut provoquer un léger effet narcotique – ne se manifeste qu'à fortes doses.

MÉLISSE

Melissa officinalis

Usage interne

• Digestion lente, ballonnements, éructations, flatulences, troubles mineurs du sommeil, migraines digestives, règles douloureuses

Infusion : comptez 8 à 15 g de feuilles séchées pour 1 l d'eau bouillante. Buvez 1 tasse trois fois par jour après les repas.

Gélules de poudre dosées à 200 mg : prenez-en 3 par jour avant les repas, 2 chez les enfants.

Extrait soluble : prenez 50 gouttes diluées dans un verre d'eau trois fois par jour.

Précautions d'emploi
Aucune toxicité de la mélisse n'a été signalée à ce jour. Cependant, il est préférable d'en éviter l'usage prolongé du fait de son action antigonadotrope (elle freine l'activité des glandes sexuelles).

MENTHE POIVRÉE

Mentha x piperita

Usage interne

• Ballonnements, digestion lente, éructations, flatulences, paresse vésiculaire

Infusion : comptez 1 cuillerée à soupe de feuilles séchées pour 15 cl d'eau bouillante. Laissez infuser 10 à 15 minutes. Buvez 1 tasse après chaque repas. Pour un effet tonifiant : buvez 2 tasses. Pour un effet sédatif : buvez 1 tasse le soir.

Usage externe

• Rhume, affections buccales

Inhalations ou bains de bouche : comptez 1 poignée de feuilles pour un bol d'eau bouillante.

• Affections dermatologiques

Huile essentielle diluée à 5 % dans une huile de noyau : appliquez localement.

Précautions d'emploi
L'usage de la feuille de menthe fraîche ou séchée ne présente pas de risque. En revanche, on ne doit utiliser l'huile essentielle par voie orale que sous contrôle médical. Son emploi en applications près de la bouche ou du nez est formellement contre-indiqué chez l'enfant de moins de 4 ans en raison du risque de spasme laryngé.

MÉNYANTHE
(trèfle d'eau)
Menyanthes trifoliata

Usage interne

• Inappétence, constipation, digestion lente

Infusion : comptez 2,5 à 5 g de feuilles et sommités fleuries pour 50 cl d'eau bouillante. Laissez infuser 15 minutes. 3 tasses par jour.

Décoction : mettez 1 à 2 cuillerées à café de rhizome râpé dans 25 cl d'eau froide. Faites bouillir 5 minutes. Laissez reposer 5 à 15 minutes puis filtrez. Buvez 1 tasse non sucrée 15 à 30 minutes avant les repas.

Macération à froid : utilisez les mêmes quantités employées pour la décoction. Laissez reposer 5 à 6 heures. Buvez 1 tasse non sucrée 15 à 30 minutes avant les repas.

Gélules de poudre dosées à 350-400 mg : prenez-en 3 à 6, à répartir dans la journée.

Précautions d'emploi

Il semble n'y avoir à ce jour aucune contre-indication particulière à l'usage du ményanthe, son amertume limitant les risques d'excès, susceptibles d'entraîner des vomissements.

MILLEPERTUIS
Hypericum perforatum

Usage interne

• Lassitude nerveuse, troubles du sommeil

Infusion : comptez 1 cuillerée à café de plante séchée pour 1 tasse d'eau bouillante. Laissez infuser 5 minutes, puis filtrez. Buvez 2 à 3 tasses par jour au moment des repas.

Précautions d'emploi

Des précautions sont nécessaires du fait de la présence d'hypéricine, connue pour ses propriétés photosensibilisantes. Par voie orale, de nombreuses interactions médicamenteuses ont été mises en évidence : la prise de spécialités pharmaceutiques à base de millepertuis est déconseillée en cas de traitement contenant de la digoxine ou de la théophylline, ou en cas de prise d'un contraceptif oral, d'un antidépresseur, d'une trithérapie (sida) ou d'un antimigraineux de la famille des triptans.

MOUTARDE NOIRE
Brassica nigra

Usage interne

• Inappétence, digestion difficile

Infusion : comptez 1 cuillerée à café (1,5 g) de sommités fleuries pour 1 tasse d'eau bouillante. Laissez infuser 5 minutes puis filtrez. Buvez 3 tasses par jour.

Usage externe

• Bronchite, douleurs rhumatismales et articulaires, affections grippales

Cataplasmes : mélangez 50 g de farine de moutarde noire fraîche et 200 g de farine de lin. Ajoutez de l'eau tiède en quantité suffisante pour obtenir une pâte épaisse, puis enveloppez-la dans une toile. Appliquez ce cataplasme sur la poitrine, le dos ou à l'endroit douloureux pendant une dizaine de minutes. Chez l'enfant, ne dépassez pas 3 à 5 minutes.

Précautions d'emploi

L'usage interne est rapidement irritant et doit être limité à moins d'une semaine. L'application de cataplasmes en concentrations trop élevées ou en contact prolongé peut entraîner des douleurs violentes, une détérioration irréversible du tissu cutané, la formation de vésicules et une nécrose, notamment chez les sujets hypersensibles. Ces préparations sont contre-indiquées en cas de troubles graves de la circulation et de troubles veineux, en particulier de varices.

MUSCADIER
Myristica fragrans

Usage externe

• Douleurs articulaires, rhumatismes, tendinites, traumatismes musculaires

Huile essentielle : diluée à 1 % dans de l'huile végétale, une crème ou une préparation pour bain. Appliquez une à trois fois par jour ou utilisez dans le bain une fois par jour.

Précautions d'emploi

L'huile essentielle de noix muscade ne doit jamais être utilisée en usage interne, car elle est susceptible de provoquer des irritations du tube digestif et des vertiges, des maux de tête et des hallucinations. En usage externe, on se gardera de l'employer de manière prolongée et à fortes doses si l'on veut éviter des irritations cutanées.

MYRRHE *Commiphora myrrha*

Usage externe

• Gingivites, stomatites, pharyngites, lésions dues aux prothèses dentaires

Teinture : diluez 1 cuillerée à café dans 1 verre d'eau. Utilisez-la en bains de bouche ou en gargarismes, ou appliquez-la sur les zones lésées une à trois fois par jour.

Précautions d'emploi

La myrrhe est conseillée en usage externe uniquement. Aucune toxicité n'a été signalée à ce jour, mais évitez de l'utiliser de façon prolongée, des manifestations d'allergie pouvant survenir.

MYRTE *Myrtus communis*

Usage interne

• Affections pulmonaires, sinusites, otites

Infusion : comptez 10 g de feuilles séchées pour 1 l d'eau bouillante. Laissez infuser 10 minutes puis filtrez. Buvez 2 à 3 tasses par jour.

Décoction : comptez 10 g de feuilles séchées pour 1 l d'eau. Faire bouillir 10 minutes, puis filtrez. Buvez 2 à 3 tasses par jour.

Usage externe

• Abcès, furoncles

Compresses : imbibez un linge de la décoction (voir ci-dessus). Appliquez deux ou trois fois par jour.

Précautions d'emploi

La plante ne présente à ce jour aucune toxicité. Mais il convient de rester prudent dans l'utilisation des huiles essentielles : ce sont des concentrés de principes actifs qui peuvent être irritants pour les voies digestives.

MYRTILLE *Vaccinium myrtillus*

Usage interne

• Insuffisance veineuse, troubles de la vision, cystites à colibacilles

Comprimés dosés à 100 mg d'extrait sec : prenez-en 3 à 6 par jour avec 1 verre d'eau.

Extrait fluide : prenez 50 gouttes diluées dans 1 verre d'eau avant les repas.

Précautions d'emploi

À ce jour, la myrtille ne présente ni toxicité ni effets secondaires connus, même en cas d'utilisation prolongée.

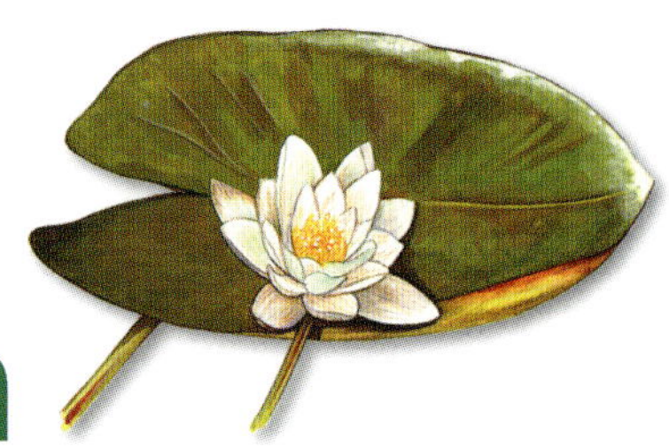

n

NÉNUPHAR
Nymphaea alba, Nuphar luteum

Usage interne

Nénuphar blanc (nénuphar jaune : uniquement sur prescription médicale)

● **États d'excitation, diarrhée**

Infusion : comptez 5 g de fleurs sèches pour 25 cl d'eau bouillante. Laissez infuser 20 minutes. Buvez 2 à 3 tasses par jour.

Décoction : comptez 5 g de rhizome séché pour 20 cl d'eau bouillante. Laissez bouillir 15 minutes. Buvez 2 à 3 tasses par jour.

Usage externe

Nénuphars blanc et jaune

● **Crevasses, gerçures, brûlures, érythèmes solaire et fessier**

Compresses : imbibez un linge de la décoction (voir ci-dessus). Appliquez trois à six fois par jour.

Précautions d'emploi

Aucun effet secondaire n'a été relevé à ce jour. Cependant, l'utilisation abusive de nénuphar blanc, sur une durée prolongée, pourrait entraîner une perte irréversible de la libido.

NOYER *Juglans regia*

Usage interne

● **Diarrhée, déséquilibres de la flore intestinale**

Infusion : comptez 10 g de feuilles séchées pour 1 l d'eau bouillante. Laissez infuser 15 minutes. Buvez 3 à 5 tasses par jour.

Usage externe

● **Acné, eczéma, infections et ulcères cutanés**

Crème, gel ou savon contenant 1 à 3 % de teinture ou d'extrait fluide.

● **Transpiration excessive des pieds**

Décoction : comptez 2 poignées de feuilles séchées ou de brou de noix pour 2 l d'eau. Faites bouillir 15 minutes. Laissez tiédir, puis filtrez. Utilisez-la pour un bain de pieds quotidien.

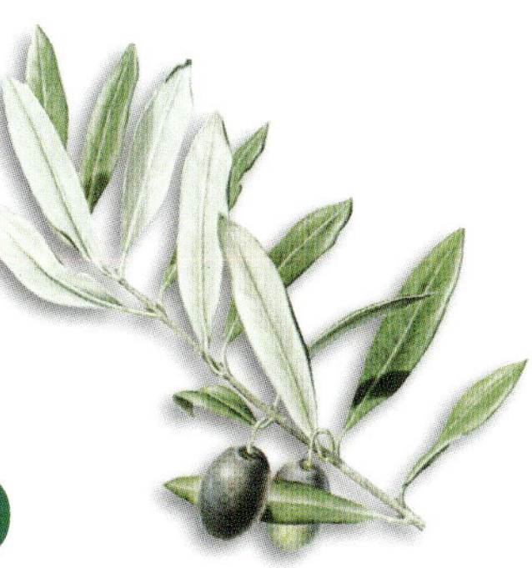

O

OLIVIER *Olea europaea*

Usage interne

● **Hypertension artérielle modérée, formes légères de diabète**

Infusion : comptez 20 feuilles séchées pour 30 cl d'eau. Faites bouillir 30 secondes, laissez infuser 10 minutes puis filtrez. Buvez au moins 3 tasses par jour avant ou au moment des repas.

Teinture mère : comptez 40 gouttes diluées dans 1 verre d'eau trois fois par jour.

Gélules dosées à 50 mg d'extrait sec : prenez-en 1 ou 2 trois fois par jour avec 1 grand verre d'eau au moment des repas.

Usage externe

● **Coups de soleil, brûlures**

Crèmes, liniments à base d'huile d'olive : appliquez plusieurs fois par jour.

LE SAVIEZ-VOUS?

L'oleuropéine est présente dans la feuille de l'**olivier** (et dans ses extraits), dans l'olive et son huile. Les effets antisénescents (vieillissement) sont le plus souvent attribués aux acides gras insaturés présents dans le fruit de l'olivier.

Il a été démontré récemment que l'oleuropéine a un effet sur le protéasome, qui diminue le vieillissement fibroblastique et prolonge le temps de non-vieillissement des fibroblastes. En culture cellulaire, on observe un retard d'apparition des traits morphologiques de la sénescence et la durée de vie des cellules est augmentée de 15 %.

ONAGRE *Oenothera biennis*

Usage interne

● **Syndrome prémenstruel**

Capsules molles de 500 mg : prenez-en 2 avec 1 verre d'eau trois fois par jour les 10 derniers jours du cycle.

● **Eczéma, arthrite rhumatoïde**

Capsules molles de 500 mg : prenez-en 2 avec 1 verre d'eau trois fois par jour au cours des repas.

● **Vieillissement de la peau**

Capsules molles de 500 mg : prenez-en 1 ou 2 par jour avec 1 verre d'eau au cours d'un repas.

ORANGER AMER (bigaradier)

Citrus aurantium

Usage interne

● **Nervosité, troubles du sommeil**

Eau de fleur d'oranger : comptez 20 g de fleurs séchées pour 15 cl d'eau bouillante ou d'infusion sucrée. Buvez 1 tasse au coucher.

● **Digestion lente**

Infusion : comptez 10 g de feuilles séchées pour 1 l d'eau bouillante. Laissez infuser 5 minutes. Buvez 1 tasse après chaque repas.

ORIGAN *Origanum vulgare*

Usage interne

● **Aérophagie, fermentations intestinales**

Infusion : comptez 20 g de sommités fleuries pour 1 l d'eau bouillante. Laissez infuser 10 minutes. Buvez 1 tasse après chaque repas.

● **Bronchite**

Infusion (voir ci-dessus) : buvez 3 à 4 tasses par jour.

Usage externe

● **Rhumatismes, maux de tête**

Huile de massage : faites macérer à chaud pendant 30 minutes 100 g de sommités fleuries dans 50 cl d'huile d'olive. Filtrez et appliquez trois ou quatre fois par jour sur les zones douloureuses, y compris le front et les tempes.

Précautions d'emploi

À fortes doses, la plante pourrait être un excitant, aussi faut-il en réserver l'usage aux adultes. L'huile essentielle ne doit pas être absorbée sans avis médical. Localement, elle est irritante pour la peau et les muqueuses.

ORTHOSIPHON

Orthosiphon stamineus

Usage interne

● **Insuffisance biliaire, calculs rénaux ou biliaires, élimination urinaire insuffisante**

Infusion : comptez 5 à 10 g pour 1 l d'eau bouillante. Laissez infuser 5 minutes. Buvez 1 à 3 tasses par jour, la dernière prise se faisant plusieurs heures avant le coucher.

Gélules dosées à 150 mg d'extrait aqueux ou à 325 mg de poudre : prenez-en 2 avec un grand verre d'eau matin, midi et soir au cours des repas.

ORTIE DIOÏQUE

Urtica dioïca

Usage interne

● **Douleurs rhumatismales, troubles du sommeil ou de l'appétit, fatigue intellectuelle et physique, diarrhée**

Infusion : comptez 3 cuillerées à soupe de feuilles séchées pour 50 cl d'eau bouillante. Laissez infuser 10 minutes. Buvez 4 à 6 tasses par jour.
Jus frais : prenez 2 cl deux fois par jour.
Gélules de poudre dosées à 500 mg : prenez-en 3 à 6 par jour.
Extrait sec : prenez 250 mg deux ou trois fois par jour.
Teinture : prenez 30 à 50 gouttes diluées dans 1 verre d'eau trois à six fois par jour.

• Troubles de la miction d'origine prostatique

Infusion : comptez 2 cuillerées à soupe de racines pour 50 cl d'eau bouillante. Laissez infuser 10 minutes. Buvez 4 tasses par jour.
Gélules de poudre dosées à 300 mg : prenez-en 3 à 6 par jour.
Extrait fluide : prenez 30 à 60 gouttes diluées dans 1 verre d'eau trois à six fois par jour.

Usage externe

• Peaux grasses, alopécie, pellicules

Bouillie de feuilles : appliquez en cataplasmes deux fois par jour.

Précautions d'emploi

Les feuilles peuvent provoquer des réactions allergiques en cas d'usage prolongé. S'il existe des troubles prostatiques, la prise de racine exige un suivi médical.

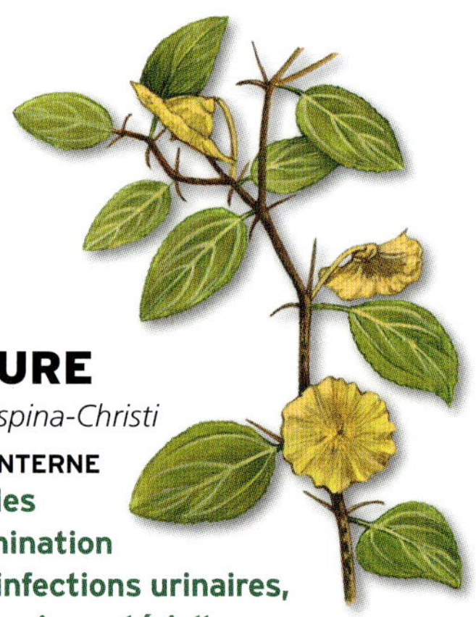

p

PALIURE

Paliurus spina-Christi

Usage interne

• Troubles de l'élimination rénale, infections urinaires, hypertension artérielle

Infusion : comptez 30 g de fruits séchés pour 1 l d'eau bouillante. Laissez infuser 10 minutes. Buvez 3 à 4 tasses entre les repas.
Extrait hydroalcoolique à 30° volume : prenez 30 gouttes diluées dans un peu d'eau trois fois par jour avant les repas.

Précautions d'emploi

À ce jour, aucun effet toxique n'a été signalé aux doses thérapeutiques, mais l'usage du paliure est déconseillé chez la femme enceinte et celle qui allaite.

PALMIER DE FLORIDE (palmier nain)

Serenoa repens (Sabal serrulata)

Usage interne

• Adénome bénin de la prostate

Teinture au 1/10 : prenez 10 gouttes trois fois par jour.
La dose moyenne quotidienne est de 1 à 2 g de drogue ou 320 mg d'extrait lipophile.

PAPAYER *Carica papaya*

Que ce soit sous forme de gélules ou de toute autre préparation pharmaceutique, seul le médecin est à même de déterminer un traitement à base de papayer.

Précautions d'emploi

Bien qu'aucune toxicité de la plante n'ait été signalée à ce jour, l'activité puissante de la papaïne impose une utilisation sur prescription médicale uniquement. Des réactions allergiques peuvent survenir, ainsi que des modifications des facteurs de coagulation.

PASSIFLORE

Passiflora incarnata

Usage interne

• Insomnie, troubles du sommeil, troubles de l'endormissement

Infusion : comptez 1 cuillerée à dessert de plante séchée pour 1 tasse d'eau bouillante. Laissez infuser 5 à 10 minutes puis filtrez. Buvez 1 à 2 tasses au coucher.
Teinture mère : prenez 50 à 75 gouttes diluées dans 1 verre d'eau.
Poudre : prenez 2 à 4 g le soir au coucher.

• Dystonie neurovégétative, palpitations, nervosité

Infusion : buvez 1 tasse trois fois par jour.
Teinture mère : prenez 25 gouttes diluées dans un verre d'eau trois fois par jour.
Poudre : prenez 2 g trois fois par jour peu de temps avant les repas.

PENSÉE SAUVAGE

Viola tricolor

Usage interne

• Eczéma, impétigo, acné, prurit

Infusion : comptez 1 cuillerée à café de parties aériennes séchées pour 1 tasse d'eau bouillante. Laissez infuser 10 minutes puis filtrez. Buvez 3 tasses par jour entre les repas.
Poudre : prenez 1 à 2 g en trois prises au moment des repas.
Extrait sec : prenez 200 à 400 mg en trois prises au moment des repas.

Usage externe

• Acné, séborrhées du cuir chevelu

Compresses : imbibez une compresse stérile avec une infusion préparée avec 20 à 30 g de fleurs fraîches pour 50 cl d'eau. Appliquez sur les parties concernées matin et soir.

Précautions d'emploi

La pensée sauvage ne doit pas être prescrite chez les jeunes enfants par voie orale. Il faut éviter de la consommer fraîche car elle peut se révéler légèrement toxique. Enfin, elle donne aux urines une odeur de pipi de chat.

PERVENCHE (PETITE)

Vinca minor

Usage interne

• Sénescence, insuffisance circulatoire cérébrale

Gélules de poudre dosées à 290 mg : prenez-en 1 matin, midi et soir au moment des repas.

Précautions d'emploi

À ce jour, aucune toxicité n'a été signalée concernant l'utilisation de la petite pervenche aux doses préconisées. Cependant, les extraits de la plante ne peuvent être délivrés que sur prescription médicale.

PILOSELLE

Hieracium pilosella

Usage interne

• Rétention d'eau, œdème des membres inférieurs

Infusion : comptez 5 à 10 g de plante séchée pour 1 l d'eau bouillante. Laissez infuser 10 minutes puis filtrez. Buvez 1 tasse le matin et le midi.
Gélules dosées à 200 mg d'extrait sec : prenez 2 gélules avec 1 grand verre d'eau matin et midi au moment des repas.
Extrait fluide : prenez 30 gouttes diluées dans 1/2 verre d'eau trois fois par jour.

PIMENT

Capsicum frutescens (C. annuum)

Que ce soit sous forme de poudre ou de toute autre préparation pharmaceutique, seul le médecin est à même de prescrire un traitement à base de piment.

Précautions d'emploi

Bien qu'ils soient mieux tolérés que leurs équivalents à la moutarde, les cataplasmes à base de piment ne doivent pas être utilisés sans avis médical. Il en est de même pour les pommades confectionnées avec la plante et pour les préparations aux extraits de piment.

PIN SYLVESTRE

Pinus sylvestris

Usage interne

• Bronchite, toux

Infusion : comptez 20 à 30 g de bourgeons pour 1 l d'eau bouillante. Laissez infuser 10 minutes puis filtrez. Buvez 4 à 5 tasses par jour.

Usage externe

• Laryngite

Infusion (voir ci-dessus) : gargarisez-vous quatre ou cinq fois par jour.

• Rhume, refroidissement

Inhalations d'infusion (voir ci-dessus) : faites-en trois ou quatre fois par jour.

Bains : mettez 250 g d'aiguilles de pin séchées dans un sachet en toile et plongez-le dans l'eau chaude du bain. Ou laissez infuser environ 20 minutes 250 g d'aiguilles de pin dans 2 l d'eau bouillante. Filtrez et ajoutez au bain chaud.

• Douleurs rhumatismales

Pommades ou baumes à base d'essence de térébenthine : appliquez plusieurs fois par jour.

Précautions d'emploi

Jusqu'ici, les bourgeons de pin sylvestre (dits bourgeons de sapin) n'ont présenté aucune toxicité. En revanche, l'emploi d'huiles essentielles pures se fait uniquement sur prescription médicale.

PISSENLIT

Taraxacum officinale (T. dens leonis)

Usage interne

• Rétention hydrique, insuffisance rénale, cellulite, obésité, calculs rénaux

Infusion : mettez 1 sachet-dose (racine ou feuilles) dans 1 tasse d'eau bouillante. Laissez infuser 10 minutes. Buvez 2 tasses par jour 1 heure après les deux principaux repas.

Extrait buvable : prenez 1 ampoule après le repas du midi.

Précautions d'emploi

À ce jour, aucun cas de toxicité dû au pissenlit n'a été signalé, même lors d'une utilisation prolongée. Cependant, la plante est absolument déconseillée en cas d'occlusion des voies biliaires et requiert l'avis du médecin pour les personnes atteintes de calculs biliaires.

PIVOINE

Paeonia officinalis, P. albiflora, P. suffruticosa

Usage interne

• Rhumatismes, spasmes gastro-intestinaux, aménorrhée, dysménorrhée

Décoction : comptez 2 à 3 g de racines fragmentées pour 1 tasse d'eau. Faites bouillir 15 minutes puis filtrez. Buvez 1 tasse avant chaque repas.

• Troubles nerveux

Infusion : comptez 1 cuillerée à café de racines fragmentées pour 1 tasse d'eau bouillante. Laissez infuser 5 à 10 minutes puis filtrez. Buvez 3 tasses par jour.

Usage externe

• Eczéma atopique, douleurs rhumatismales

Compresses : imbibez un linge de la décoction (voir ci-dessus) et appliquez localement deux ou trois fois par jour.

Précautions d'emploi

En cas de surdosage, les racines peuvent entraîner des gastroentérites. Leur consommation est déconseillée chez la femme enceinte et celle qui allaite.

LE SAVIEZ-VOUS ?

La **pivoine** est connue depuis l'Antiquité pour ses propriétés sédatives, anticonvulsivantes et myorelaxantes, dues notammentà ses glycosides. Selon des découvertes récentes, elle pourrait aussi avoir un effet antidépresseur puissant en augmentant la vitalité et en améliorant l'humeur. Des expérimentations ont montré les mêmes résultats chez l'animal. En Orient, la pivoine est communément associée à des plantes ayant un effet similaire, comme la réglisse et le jujubier.

PLANTAIN

Plantago major, P. lanceolata

Usage interne

• Asthme, bronchite, pharyngite, laryngite

Infusion : mettez 1 sachet-dose dans 1 tasse d'eau bouillante (ou comptez 10 g de feuilles séchées pour 10 cl d'eau bouillante). Laissez infuser 5 minutes. Buvez 2 à 4 tasses par jour en dehors des repas.

Gélules dosées à 280 mg de poudre : prenez-en 1 avant les repas, matin, midi et soir.

Extrait fluide : prenez 30 gouttes trois fois par jour.

Usage externe

• Piqûres d'insectes, crevasses

Crème à 4 % d'extrait.

• Irritations oculaires

Collyre : mettez 1 ou 2 gouttes dans chaque œil deux ou trois fois par jour.

POIVRIER *Piper nigrum*

Usage interne

• Digestion lente

Infusion : comptez 3 g de grains de poivre pour 15 cl d'eau bouillante. Aromatisez avec de la menthe. Laissez infuser 5 à 10 minutes, puis filtrez. Buvez 2 à 3 tasses par jour.

Usage externe

• Rhumatismes

Crème à base d'huile essentielle : frictionnez les parties douloureuses deux ou trois fois par jour.

Précautions d'emploi

Les grains de poivre noir ou blanc ne présentent aucun danger et peuvent avoir une action médicinale. En revanche, l'huile essentielle pure ne doit être utilisée que sur prescription médicale.

POLYGALA DE VIRGINIE

Polygala senega

Usage interne

• Toux, inflammations bronchiques

Décoction : comptez 0,5 g de racine pour 15 cl d'eau ou 1 cuillerée à café pour 75 cl. Buvez 2 ou 3 tasses par jour.

Infusion : comptez 10 g de racine pour 1 l d'eau bouillante. Laissez infuser 10 minutes. Buvez 3 à 4 tasses par jour.

Gélules dosées à 40 mg de poudre : prenez-en 3 à 6 par jour.

Teinture : prenez 30 à 40 gouttes diluées dans 1 verre d'eau trois à six fois par jour.

Extrait fluide : prenez 20 gouttes deux à quatre fois par jour.

• Constipation légère, toux grasse chez l'enfant

Sirop : donnez-lui-en 3 ou 4 cuillerées à café par jour.

Précautions d'emploi

La toxicité du polygala est très faible. On note rarement, et seulement en cas de doses excessives ou de cures prolongées, des manifestations digestives (nausées). La racine peut être utilisée fraîche, mais elle se révèle irritante par voie orale. Il est contre-indiqué en cas d'insuffisance cardiaque et d'ulcère de l'estomac. Son usage est déconseillé chez la femme enceinte.

POURPIER *Portulaca oleracea*

Usage interne

• Affections cardiaques, troubles cardiovasculaires

Gélules de poudre dosées à 200 mg : prenez-en 2 ou 3 par jour avec 1 grand verre d'eau.

Plante fraîche : consommez-la en salade ou cuite à la vapeur, chaude ou froide.

Usage externe

• Contractures musculaires

Compresses ou cataplasmes : comptez 100 g de plante fraîche pour 10 cl d'eau froide. Portez à ébullition et laissez frémir 15 à 30 minutes. Appliquez sur les zones douloureuses une ou deux fois par jour.

Précautions d'emploi

Consommée cuite, la plante fraîche ne présente aucun inconvénient à ce jour. À doses inadaptées, les extraits secs de feuilles peuvent provoquer quelques effets digestifs indésirables.

PRÊLE *Equisetum arvense*

Usage interne

• Problèmes rénaux, rhumatismes, obésité, ostéoporose, fractures osseuses, spasmophilie

Infusion : comptez 2 à 4 g de plante sèche pour 20 cl d'eau bouillante. Laissez infuser 10 à 15 minutes. Buvez 3 tasses par jour.

Macération à froid : laissez macérer 12 heures 2 à 4 g de plante sèche dans 20 cl d'eau froide. Filtrez. Buvez-la en deux fois dans la journée.

Poudre : prenez 2 g trois fois par jour.

Extrait fluide : prenez 25 gouttes diluées dans 1 verre d'eau quatre fois par jour.

PRUNIER D'AFRIQUE

Pygeum africanum

Usage interne

• Hypertrophie bénigne et troubles de la prostate

Extrait lyophilisé d'écorce contenant 13 % de stérols : prenez 100 à 200 mg par jour en deux fois au moment des repas.

Précautions d'emploi

Quelques effets indésirables dus à l'extrait de prunier d'Afrique ont été recensés : troubles digestifs, nausées, constipation ou diarrhée.

PSYLLIUM

Plantago afra (P. psyllium)

Usage interne

• Constipation, douleurs intestinales

Graines (en sachets) : prenez 1 à 2 cuillerées à soupe le soir avec 1/2 verre d'eau.

Poudre (effervescente ou non) : prenez 1 sachet une à trois fois par jour délayé dans 1 grand verre d'eau avant les repas.

Précautions d'emploi

Comme tous les laxatifs, le psyllium doit faire l'objet d'un traitement de courte durée, accompagné d'une alimentation riche en fibres, d'une quantité d'eau importante (particulièrement chez les personnes âgées) et d'une activité physique. Le psyllium est déconseillé en cas d'occlusion intestinale ou de douleurs abdominales sans cause établie, de fécalome (rétention importante de matières fécales) ou de certaines maladies de l'intestin et du côlon.

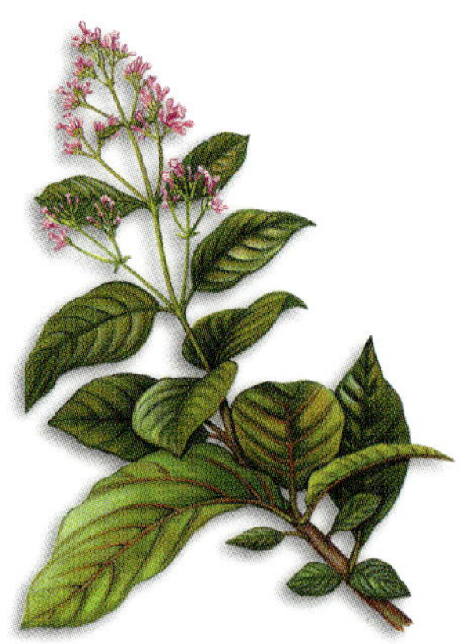

Q

QUINQUINA ROUGE

Cinchona succirubra

Usage interne

• Inappétence, asthénie, troubles digestifs

Teinture : prenez 2 à 4 g dans 1 verre d'eau deux à quatre fois par jour.

Vin médicinal : prenez 1 à 2 cuillerées à soupe trois fois par jour.

• États fébriles, affections grippales

Décoction : mettez 0,5 g d'écorce finement coupée dans 1 tasse d'eau froide. Faites bouillir 2 à 3 minutes. Laissez infuser 10 minutes et sucrez légèrement. Buvez 2 ou 3 tasses par jour 30 minutes avant les repas.

Gélules dosées à 150 mg d'extrait sec : prenez-en 2 ou 3 par jour.

Usage externe

• Escarres, plaies atones

Décoction : comptez 30 g d'écorce hachée pour 1 l d'eau. Utilisez-la en lavages ou en compresses une ou deux fois par jour.

Précautions d'emploi

Il faut éviter de prendre du quinquina en même temps que des anticoagulants, car il potentialise leur action. Les préparations au quinquina sont contre-indiquées pendant la grossesse et en cas d'hypersensibilité à la quinine et à la quinidine.

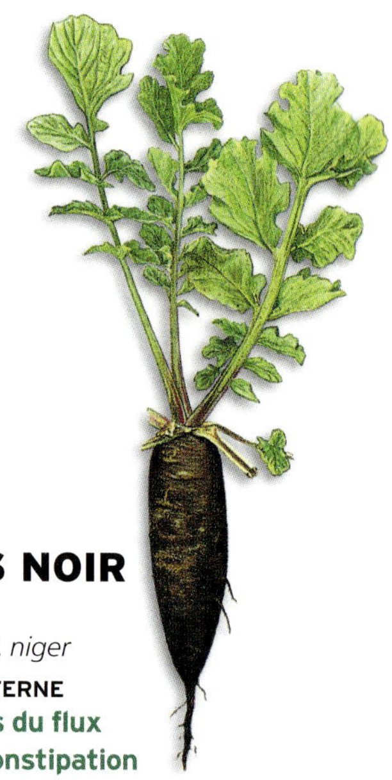

r

RADIS NOIR

Raphanus sativus var. *niger*

Usage interne

• Troubles du flux biliaire, constipation

Jus de racines fraîches : prenez 1 cuillerée à soupe de jus dilué dans un verre d'eau 3 fois par jour.

Gélules dosées à 100 mg d'extrait sec : prenez-en 2 le matin à jeun.

Précautions d'emploi

Efficace pour éviter les calculs biliaires, le radis noir est en revanche contre-indiqué en cas de présence de ces mêmes calculs et d'obstruction des voies biliaires. Il peut provoquer une irritation de la muqueuse gastrique, des aigreurs d'estomac, des diarrhées. Les composés soufrés de son huile essentielle pourraient parfois entraîner une inflammation de la thyroïde.

RAIFORT *Armoracia rusticana (Cochlearia armoracia)*

Il existe de nombreuses spécialités pharmaceutiques contenant du raifort (sirops en cas de toux ou de bronchite, notamment). Mais l'utilisation médicinale du jus de raifort pur ne doit se faire que sur prescription médicale.

Précautions d'emploi

Évitez d'utiliser le jus de raifort pur ainsi que la teinture mère ou les extraits. L'action rubéfiante de la plante pouvant parfois provoquer un afflux sanguin et des inflammations, il est préférable de ne pas l'administrer aux enfants et aux sujets sensibles. L'huile essentielle peut entraîner, au contact de la peau, des rougeurs et des irritations importantes.

RÉGLISSE

Glycyrrhiza glabra

Usage interne

• Troubles digestifs

Décoction : mettez 1 à 1,5 g de racine mondée dans 1 tasse d'eau froide. Portez à ébullition et laissez bouillir 10 à 15 minutes. Buvez 2 tasses par jour au moment des repas, 1 mois sur deux. Autres formes et autres indications : uniquement sur prescription médicale.

Précautions d'emploi

Un traitement à la réglisse doit s'accompagner d'un régime alimentaire pauvre en sel et ne jamais dépasser 4 à 6 semaines. La dose journalière maximale est fixée à 100 mg de glycyrrhizine. Attention donc à ne pas faire une consommation excessive de boissons ou de friandises à la réglisse. Par ailleurs, son usage est contre-indiqué en cas d'hypertension, d'insuffisance cardiaque (prise de digitaliques), de grossesse ou de pathologies impliquant une difficile élimination du sel (l'insuffisance hépatique, par exemple).

REINE-DES-PRÉS

Filipendula ulmaria (Spiraea ulmaria)

Usage interne

• États grippaux, maux de tête, rhumatismes, obésité

Infusion : comptez 1 cuillerée à soupe de sommités séchées pour 1 tasse d'eau à peine frémissante (au-dessus de 90°, les salicylates s'éliminent). Laissez infuser 10 minutes. Buvez 3 ou 4 tasses par jour (la première à jeun).
Teinture mère : prenez 40 gouttes diluées dans 1 verre d'eau trois ou quatre fois par jour.

Usage externe

• Douleurs articulaires

Compresses : imbibez un linge de l'infusion (voir ci-dessus) et appliquez localement trois ou quatre fois par jour.

• Plaies, ulcères

Compresses : préparez une décoction avec 40 à 50 g de sommités fleuries séchées pour 50 cl d'eau. Laissez frémir 20 minutes. Imbibez-en un linge et appliquez localement trois ou quatre fois par jour.

Précautions d'emploi

La reine-des-prés est contre-indiquée en cas d'allergie ou d'intolérance à l'aspirine.

RHUBARBE DE CHINE

Rheum palmatum

La rhubarbe de Chine se prend exclusivement sur prescription médicale. Attention, il existe dans le commerce de nombreuses préparations qui ne sont pas munies d'une autorisation de mise sur le marché (AMM) : elles sont à proscrire, ainsi que les formes en vrac.

Précautions d'emploi

Ne prenez jamais de rhubarbe de Chine sans avis médical. Par ailleurs, l'administration est contre-indiquée chez l'enfant de moins de 10 ans, déconseillée entre 10 et 15 ans ainsi qu'en cas de grossesse ou d'allaitement. Des mesures d'hygiène et de diététique doivent être associées au traitement.

ROMARIN *Rosmarinus officinalis*

Usage interne

• Dyspepsie, crampes, ballonnements, constipation

Infusion : comptez 1 cuillerée à café de plante séchée pour 1 tasse d'eau bouillante. Laissez infuser 10 minutes. 1 tasse après chaque repas.

• Infections bronchiques et ORL

Infusion : comptez 2 cuillerées à café de plante séchée pour 1 tasse d'eau bouillante. Laissez infuser 10 minutes. Buvez 3 tasses par jour.

Usage externe

• Rhumatismes

Infusion : comptez 50 g pour 1 l d'eau. Laissez infuser 30 minutes puis ajoutez à l'eau du bain.
Huile essentielle diluée à 5 % dans une huile de noyau : frictionnez les zones articulaires douloureuses.

Précautions d'emploi

L'huile essentielle de romarin est déconseillée en usage interne et contre-indiquée chez l'enfant et la femme enceinte.

RONCE *Rubus fructicosus*

Usage interne

• Diarrhée légère

Infusion : comptez 2 à 3 g de feuilles séchées pour 1 tasse d'eau bouillante. Laissez infuser 10 minutes. Buvez 3 tasses par jour entre les repas.

Usage externe

• Ulcérations de la gorge, aphtes, stomatite, gingivite

Bains de bouche, gargarismes : faites une décoction avec 10 g de feuilles séchées pour 10 cl d'eau. Faites bouillir 2 à 3 minutes, laissez infuser 15 minutes et sucrez avec du miel. Effectuez 2 bains de bouche ou gargarismes par jour.

• Ulcères atones, plaies rebelles

Compresses : imbibez un linge de la décoction (voir ci-dessus). Appliquez localement une ou deux fois par jour.

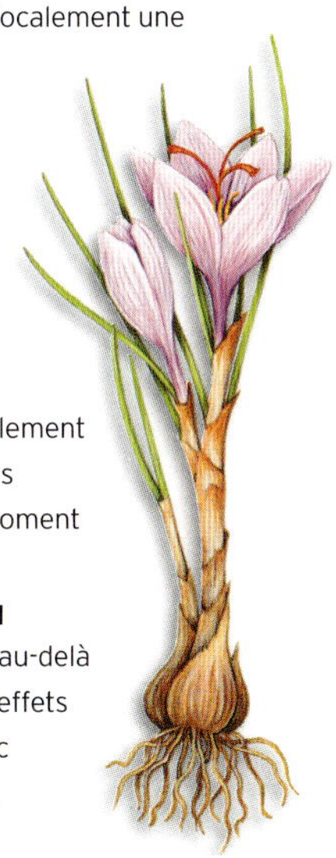

SAFRAN

Crocus sativus

Usage externe

• Douleurs de la poussée dentaire

Sirops, gels : appliquez localement sur les gencives, en frictions douces, 2 à 3 minutes au moment des douleurs.

Précautions d'emploi

À fortes doses, c'est-à-dire au-delà de 5 g, le safran aurait des effets toxiques. La plante est donc déconseillée par voie orale.

LE SAVIEZ-VOUS ?

Selon des études récentes, le **safran** semble avoir des effets antidépresseurs au moins aussi importants que ceux du millepertuis et a été comparé à l'imipramine et à la fluoxétine. Son mode d'action pourrait emprunter la voie de la recapture de la sérotonine et de la dopamine.

Une étude récente montre que lorsqu'on administre du safran les résultats sont satisfaisants chez 76 % de femmes souffrant de syndrome prémenstruel avec troubles de l'humeur et chez 8 % de femmes sous placebo.

SALICAIRE *Lythrum salicaria*

Usage interne

• Diarrhée légère, insuffisance veineuse

Décoction : comptez 10 g de plante séchée pour 1 l d'eau. Laissez bouillir 10 minutes puis filtrez. Buvez 2 à 3 tasses par jour.

Extrait fluide : prenez 50 gouttes diluées dans 1 verre d'eau trois fois par jour, pendant 2 jours maximum.

SALSEPAREILLE

Smilax sarsaparilla

Usage interne

• Psoriasis, prurigo, eczéma, herpès, dermatoses chroniques, calculs rénaux, excès d'urée, constipation, colopathie chronique, dyspepsie

Teinture mère : prenez 10 à 50 gouttes diluées dans 1 verre d'eau deux fois par jour.

Précautions d'emploi

Aux doses préconisées, la salsepareille ne présente à ce jour aucune toxicité, mais elle peut provoquer quelques effets secondaires bénins : gastralgies, troubles intestinaux…

SANTAL *Santalum album*

Même si aucune toxicité n'a été signalé à ce jour , l'usage du bois de santal ne peut se faire que sur prescription médicale.

SARRIETTE DES MONTAGNES

Satureja montana

Usage interne

• Éructations, flatulences, diarrhée

Infusion : comptez 20 g de sommités séchées pour 1 l d'eau bouillante. Faites infuser 10 minutes, puis filtrez. Buvez 2 à 3 tasses par jour.

• Bronchite, cystite

Huile essentielle : uniquement sur prescription médicale.

Usage externe

• Petites plaies, piqûres d'insectes

Infusion : comptez 30 g de sommités séchées pour 1 l d'eau bouillante. Faites infuser 10 minutes. Nettoyez ensuite directement la plaie.

• Mycoses cutanées

Compresses : imbibez un linge de l'infusion (voir ci-dessus) et appliquez localement.

• Aphtes, muguet, angine

Gargarismes : gargarisez-vous trois ou quatre fois par jour avec l'infusion (voir ci-dessus).

Précautions d'emploi

Les feuilles et les sommités fleuries de la sarriette utilisées en infusion ne présentent aucun danger. En revanche, l'huile essentielle risque, en usage externe, d'irriter la peau. Par voie orale, vous ne devez la prendre que sur prescription médicale.

SAUGE OFFICINALE

Salvia officinalis (S. hortensis)

Usage externe

• Troubles digestifs, asthénie, hypersudation nocturne

Infusion : comptez 20 g de feuilles séchées pour 1 l d'eau bouillante. Laissez infuser 10 minutes. Buvez 1 à 2 tasses par jour.

Précautions d'emploi

Alors que, pour peu que l'on n'en prolonge pas l'utilisation, les feuilles ne présentent pas de danger particulier, l'usage interne de l'huile essentielle de sauge officinale est proscrit en raison de sa teneur élevée en cétones neurotoxiques, particulièrement chez l'enfant et la femme enceinte. En revanche, l'huile essentielle de sauge sclarée semble à ce jour dépourvue de toxicité mais ne possède pas les effets liés à l'activité des cétones.

SAULE *Salix alba*

Usage interne

• Fièvre, grippe, maux de tête, états douloureux, rhumatismes

Décoction : comptez 2 à 3 g d'écorce pour 1 tasse d'eau. Laissez bouillir 10 minutes puis filtrez. Buvez 1 tasse avant chaque repas.

Gélules de poudre dosées à 260 mg : prenez-en 3 par jour avec 1 verre d'eau avant les repas.

Teinture mère : prenez 40 gouttes diluées dans 1 verre d'eau trois fois par jour.

• Spasmes utérins, règles douloureuses

Infusion : comptez 5 g de chatons et/ou de feuilles pour 1 tasse d'eau bouillante. Laissez infuser 10 minutes puis filtrez. Buvez 1 tasse avant chaque repas.

• Insomnie

Infusion (voir ci-dessus) : buvez 1 tasse d'eau au coucher.

Usage externe

• Ulcérations, blessures

Compresses : imbibez un linge de la décoction (voir ci-dessus). Appliquez localement deux ou trois fois par jour.

Précautions d'emploi

Utilisée à fortes doses, l'écorce de saule peut entraîner nausées et diarrhées. Elle ne doit pas être administrée aux personnes souffrant d'asthme ou d'un ulcère gastroduodénal ni à celles allergiques aux salicylates. Les tanins peuvent entraîner des effets gastro-intestinaux.

SCHISANDRA

Schizandra chinensis

Usage interne

• Protection cellulaire et musculaire, hypercholestérolémie

Poudre de fruits séchés : prenez 1,5 à 6 g par jour en trois fois.

Extrait sec : prenez 1 à 3 g par jour en trois à six prises.

Teinture : prenez 20 à 40 gouttes diluées dans 1 verre d'eau trois fois par jour.

Précautions d'emploi

Aucune toxicité n'a été relevée à ce jour chez le schisandra. Cependant, ses indications concernent des pathologies qui nécessitent un suivi médical.

LE SAVIEZ-VOUS?

Le **schisandra** est une plante classique de la médecine traditionnelle chinoise ; ses effets sur l'organisme ont été récemment mis en lumière par différentes études. Il s'agit d'une plante adaptogène, comme le ginseng, qui fortifie a priori l'organisme. Ses effets sont nombreux : elle améliore notamment la densité osseuse, protège le foie, est antiallergique et aurait un rôle de protection vis-à-vis du cancer.

Notez que le schisandra a un effet protecteur contre le stress tant physique que psychique sur les individus prédisposés.

SÉNÉ DE L'INDE

Cassia angustifolia

Que ce soit sous forme d'infusion ou de toute autre préparation pharmaceutique, seul le médecin est à même de déterminer un traitement à base de séné.

Précautions d'emploi

Un traitement par le séné ne doit jamais

dépasser 8 à 10 jours. Il ne faut pas associer plus de deux remèdes contenant les mêmes principes anthraquinoniques.
Le séné est contre-indiqué en cas de grossesse, d'allaitement, de traitement digitalique et chez l'enfant de moins de 12 ans. Il est formellement déconseillé en cas de maladie inflammatoire du côlon, en particulier en phase aiguë (qui s'accompagne habituellement de diarrhées), d'un syndrome occlusif ou de douleurs abdominales inexpliquées.

SERPOLET *Thymus serpyllum*

Usage interne

• Ballonnements, digestion lente, éructations, flatulences, toux

Infusion : mettez 1 sachet-dose dans 1 tasse d'eau bouillante. Laissez infuser 5 minutes. Buvez 3 tasses par jour.

• Toux

Sirop : prenez 1 à 3 cuillerées à café par jour.

Usage externe

• Nez bouché, rhume

Solution pour inhalation : mettez 5 à 10 gouttes d'huile essentielle (pure ou en mélange à parts égales avec d'autres huiles essentielles comme celle d'eucalyptus) dans 1 bol d'eau chaude. Inhalez une à trois fois par jour.

• Rhumatismes, entorse

Liniment à base de teinture alcoolique : appliquez localement trois fois par jour.

Précautions d'emploi

L'huile essentielle en usage interne doit être prescrite par un médecin.

SOJA *Glycine soja (G. max)*

Usage interne

• Hypercholestérolémie

Préparations alimentaires : prenez 30 à 40 g de protéines par jour.

• Prévention des risques cardiovasculaires

Capsules molles dosées à 500 mg d'huile ou de lécithine : prenez-en 4 à 6 par jour. Ces capsules peuvent être remplacées par 2 à 3 cuillerées à café de granulés par jour.

Précautions d'emploi

Les graines de soja crues sont impropres à la consommation. De plus, les phyto-œstrogènes contenus dans les produits diététiques à base de soja pour nourrissons et enfants en bas âge constituent un facteur de risque non négligeable car ils les exposent à des doses importantes de substances œstrogénomimétiques.

SOUCI

Calendula officinalis

Usage externe

• Affections de la peau, crevasses, petites plaies, piqûres d'insectes, érythème solaire

Compresses : préparez une infusion avec 6 à 8 g de capitules séchés pour 1 l d'eau bouillante. Laissez infuser 5 minutes. Imbibez un linge de cette infusion et appliquez localement trois ou quatre fois par jour.

• Affections de la cavité buccale

Gargarismes : gargarisez-vous avec l'infusion (voir ci-dessus) chaude mais non bouillante deux ou trois fois par jour.

Précautions d'emploi

L'usage externe du souci ne présente aucun danger à ce jour. En revanche, l'absorption de la plante, quelle qu'en soit la forme, n'est possible que sous contrôle médical.

SUREAU NOIR

Sambucus nigra

Usage interne

• Surpoids

Infusion : comptez 2 à 5 g de fleurs (soit de 1 à 3 cuillerées à café) pour 1 tasse d'eau bouillante. Laissez infuser 5 à 10 minutes. Buvez jusqu'à 5 tasses par jour.

• États grippaux

Infusion : comptez 3 g de fleurs de sureau en association avec 3 g de fleurs de tilleul pour 1 tasse d'eau bouillante. Buvez 6 à 8 tasses par jour.

• Rhumatismes

Décoction : comptez 2 poignées d'écorces pour 1 l d'eau bouillante. Faites bouillir jusqu'à réduction de moitié. Buvez-la en trois fois (première prise le matin à jeun).

Usage externe

• Laryngite, pharyngite, stomatite

Décoction : comptez 50 g de fleurs pour 1 l d'eau bouillante. Faites bouillir 5 minutes et laissez infuser jusqu'à ce que le liquide soit à température modérée, et utilisez-le en gargarismes ou en bains de bouche quatre à six fois par jour, notamment après les repas.

Précautions d'emploi

Aucun cas de toxicité liée au sureau noir, malgré la présence, à teneur infime, de sambunigrine, n'a été constaté à ce jour. Attention, la consommation de fruits crus ou pas assez cuits provoque nausées et vomissements.

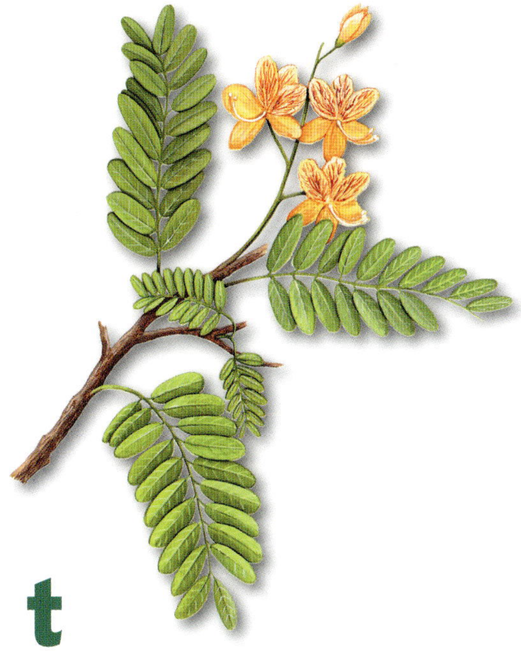

t

TAMARINIER

Tamarindus indica

Usage interne

• Constipation aiguë ou chronique

Pulpe fraîche débarrassée des graines : prenez 10 à 50 g par jour selon l'effet recherché et les réactions individuelles.

Extrait sec (en gélules ou en poudre) : prenez 1 à 2 g par jour avec 1 grand verre d'eau ou d'infusion, après le repas du soir.

THÉIER *Camellia sinensis*

Usage interne

• Asthénie, surcharge pondérale

Infusion : comptez 1 cuillerée à café de thé vert pour 1 tasse d'eau bouillante. Laissez infuser 10 minutes. Buvez 2 tasses par jour.

Gélules de poudre dosées à 150 mg : prenez-en 1 deux fois par jour.

Extrait aqueux ou hydroalcoolique : prenez 1 sachet-dose par jour dilué dans 1 grand verre d'eau.

Précautions d'emploi

Certaines personnes étant plus sensibles que d'autres à l'action de la caféine, il est préférable de ne pas consommer de thé noir après 17 heures afin d'éviter les problèmes d'endormissement. Néanmoins, le thé contient deux à trois fois moins de caféine que le café, et on estime qu'il est mieux supporté. Il convient de noter que les préparations à base de caféine figurent sur la liste des produits dopants.

THYM VULGAIRE

Thymus vulgaris

Usage interne

• Digestion lente, ballonnements, éructations, flatulences, vésicule paresseuse, toux

Infusion : mettez 1 sachet-dose dans 1 tasse d'eau bouillante. Laissez infuser 5 minutes. Buvez 3 tasses par jour après les repas.

Gélules de poudre dosées à 325 mg : prenez-en 3 par jour avec 1 grand verre d'eau.

Usage externe

• Petites plaies

Pommade ou solution antiseptique et cicatrisante : appliquez localement plusieurs fois par jour.

Précautions d'emploi

Aucune toxicité n'a été signalée à ce jour concernant le thym vulgaire utilisé aux doses préconisées. Toutefois, l'usage de l'huile essentielle ne peut se faire sans prescription médicale.

TILLEUL

Tilia cordata, T. platyphyllos
et leurs hybrides

Usage interne

• Troubles mineurs du sommeil

Infusion : comptez 15 à 20 g d'inflorescences séchées pour 1 l d'eau bouillante. Laissez infuser 5 minutes. Buvez 1 tasse le soir pour faciliter l'endormissement.

• Insuffisance hépatique digestive, calculs biliaires, ballonnements

Gélules de poudre d'aubier : prenez-en 1 avec 1 grand verre d'eau matin, midi et soir.

Usage externe

• Crevasses, gerçures, piqûres d'insectes, irritations cutanées

Solution à base d'inflorescences : appliquez localement plusieurs fois par jour.

TUSSILAGE *Tussilago farfara*

Que ce soit sous forme d'infusion ou de toute autre préparation pharmaceutique, seul le médecin est en mesure de déterminer un traitement à base de tussilage.

Précautions d'emploi

En raison de la présence d'alcaloïdes pyrrolizidiniques, dont on connaît mal la toxicité, il est vivement recommandé de ne pas prolonger le traitement par les fleurs de tussilage au-delà de 4 à 6 semaines consécutives. La plante est contre-indiquée chez la femme enceinte ou celle qui allaite.

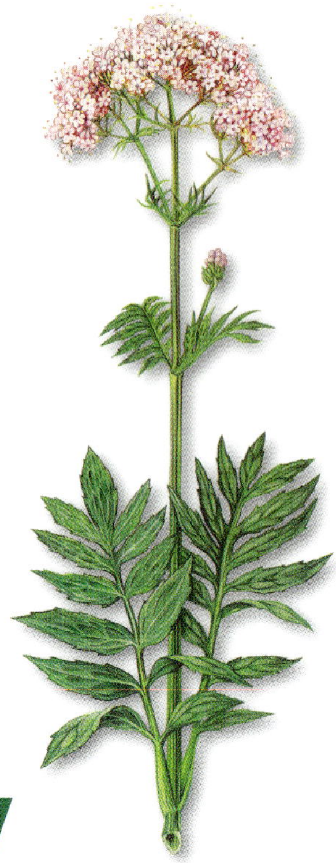

V

VALÉRIANE *Valeriana officinalis*

Usage interne

• Troubles neurovégétatifs, troubles légers du sommeil

Gélules de poudre : prenez-en 2 avec un grand verre d'eau aux deux principaux repas (troubles neurovégétatifs), ou bien 2 avant le dîner et 2 au coucher (troubles légers du sommeil).

Gélules dosées à 50-100 mg d'extrait sec : prenez-en 2 trois fois par jour.

Extrait aqueux ou hydroalcoolique titré à moins de 30° d'alcool, suspension ou solution buvable : prenez-en une ou deux fois par jour (troubles neurovégétatifs), plus une fois au coucher (troubles légers du sommeil).

Précautions d'emploi

Aucune toxicité de la valériane n'a été signalée jusqu'ici, même à doses élevées. Elle est cependant déconseillée au cours de la grossesse ou de l'allaitement.

VERGE D'OR

Solidago virgaurea

Usage interne

• Inflammation et infection des voies urinaires, lithiase urinaire, élimination urinaire insuffisante

Infusion : comptez 1,5 à 3 g de sommités fleuries pour 1 tasse d'eau bouillante. Laissez infuser 10 à 15 minutes, puis filtrez. Buvez 3 à 5 tasses par jour.

Décoction : comptez 1,5 à 3 g de sommités fleuries pour une tasse d'eau froide. Portez à ébullition puis filtrez. Buvez 3 à 5 tasses par jour.

Teinture mère : prenez 30 à 60 gouttes diluées dans 1 verre d'eau deux fois par jour.

Usage externe

• Plaies, ulcérations

Compresses : préparez une décoction avec 50 g de plante pour 1 l d'eau bouillante. Laissez bouillir 2 minutes. Imbibez un linge de cette décoction et appliquez localement deux fois par jour.

Précautions d'emploi

À ce jour, aucun effet indésirable toxique n'a été signalé aux doses thérapeutiques. En cas de néphrite chronique, consultez un médecin avant d'utiliser des préparations à base de verge d'or.

LE SAVIEZ-VOUS?

La **verge d'or,** déjà anciennement utilisée en urologie, a reçu une consécration récente comme « plante complète » du traitement des infections urinaires. Elle a des propriétés diurétiques, anti-inflammatoires, antiseptiques urinaires et même immunostimulantes. Elle agit localement sur la paroi urinaire, mais aussi par voie générale avec une action hypophysaire déclenchant l'activité des glandes surrénaliennes. Elle s'applique pratiquement à toutes les affections urinaires (inflammation, infection, lithiase), et possède une action de détoxification antioxydante en agissant sur la glutathion-S-transférase.

VERGERETTE DU CANADA

Erigeron canadensis
(Conyza canadensis)

Usage interne

• Rhumatismes, arthrose, goutte

Infusion : comptez 20 g de plante séchée pour 1 l d'eau bouillante. Laissez infuser 10 minutes. Buvez 1 tasse après chaque repas.

Décoction : comptez 30 g de plante séchée pour 1 l d'eau bouillante. Laissez bouillir 15 minutes. Buvez 1 tasse après chaque repas.

Gélules dosées à 220 mg de poudre totale cryobroyée, titrée à 0,5 % de flavonoïdes : prenez-en 3 par jour au moment des repas.
Gélules d'extrait sec : la dose moyenne journalière est de 200 à 400 mg. Prenez-en 1 à 3 par jour avec 1 verre d'eau au moment des repas.

Précautions d'emploi

La vergerette du Canada peut être utilisée de façon prolongée dans le traitement de l'arthrose.

VERVEINE ODORANTE, VERVEINE CITRONELLE

Aloysia triphylla
(A. citriodora ; Lippia citriodora)

Usage interne

• Digestion difficile

Infusion : mettez 1 sachet-dose dans 1 tasse d'eau bouillante. Laissez infuser 5 minutes. Buvez 2 tasses par jour après les principaux repas.

VERVEINE OFFICINALE

Verbena officinalis

Usage interne

• États nerveux, crampes, fatigue, grippe

Infusion : comptez 1,5 g de plante séchée pour 1 tasse d'eau bouillante. Laissez infuser 10 minutes.
teinture mère : prenez 30 à 50 gouttes diluées dans 1 verre d'eau trois fois par jour.

Usage externe

• Érythèmes, crevasses, gerçures

Compresses : comptez 1 poignée de plante séchée pour 15 cl d'eau bouillante. Laissez infuser 10 minutes. Imbibez-en un linge et appliquez localement deux ou trois fois par jour.

Précautions d'emploi

La verveine est d'un usage traditionnel courant, et aucun effet toxique n'a été signalé à ce jour, même après 6 mois de traitement continu. Toutefois, elle ne doit pas être utilisée chez la femme enceinte.

VIBURNUM

Viburnum prunifolium

Usage interne

• Fragilité capillaire cutanée, insuffisance veineuse, hémorroïdes, spasmes gynécologiques, règles douloureuses

Infusion : comptez 3 cuillerées à café rases d'écorce pour 50 cl d'eau bouillante. Laissez infuser 10 minutes. Buvez 2 à 3 tasses par jour.
teinture mère : prenez 30 à 50 gouttes diluées dans 1 verre d'eau trois à six fois par jour.
Extrait fluide : prenez 20 gouttes diluées dans 1 verre d'eau trois fois par jour.
Extrait sec : prenez 100 à 300 mg trois fois par jour.

Précautions d'emploi

N'utilisez pas le viburnum pour traiter des symptômes dont le diagnostic n'a pas été confirmé.

VIGNE ROUGE

Vitis vinifera tinctoria

Usage interne

• Insuffisance veineuse, hémorroïdes, ecchymoses, pétéchies

Infusion : comptez 1 sachet-dose ou 1 cuillerée à soupe de feuilles séchées dans 20 cl d'eau bouillante. Laissez infuser 10 minutes. Buvez 1 à 3 tasses par jour.
Gélules d'extrait sec dosées à 50 mg : prenez-en 3 par jour avec 1 grand verre d'eau au moment des repas.
teinture mère : prenez 30 à 60 gouttes diluées dans 1 verre d'eau trois fois par jour.

Précautions d'emploi

Aucune toxicité de la vigne rouge n'a été signalée à ce jour, même en cas d'utilisation prolongée.

VIOLETTE ODORANTE

Viola odorata

Usage interne

• Affections catarrhales des voies respiratoires

Infusion : comptez 1 cuillerée à dessert de fleurs séchées pour une tasse d'eau bouillante. Laissez infuser 10 minutes. Buvez 3 tasses par jour.
Sirop de fleurs : comptez 100 g de fleurs séchées et 500 g de sucre pour 3 l d'eau. Prenez 1 cuillerée à soupe deux ou trois fois par jour au moment des repas.
teinture mère : prenez 50 gouttes diluées dans 1 verre d'eau trois fois par jour.

Usage externe

• Gerçures, crevasses du sein

Appliquez localement des spécialités contenant 3 % de violette odorante.

Précautions d'emploi

La violette odorante ne fait l'objet d'aucune contre-indication connue à ce jour. Cependant, à fortes doses, le rhizome est vomitif.

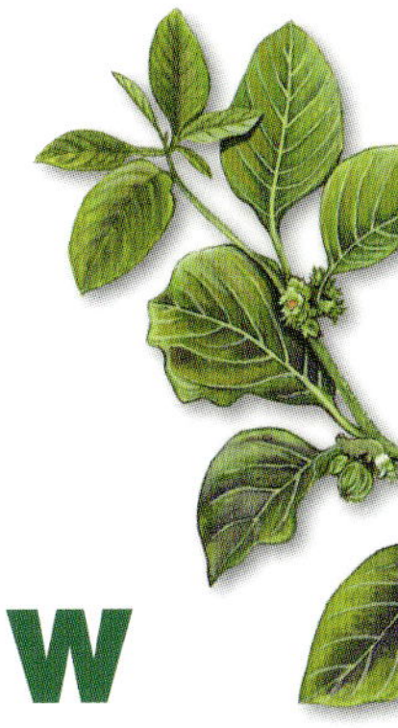

W

WITHANIA *Withania somnifera*

Usage interne

• Fatigue, rhumatismes articulaires

Décoction : comptez 1 à 2 g de racine pour 1 tasse d'eau. Faites bouillir 15 minutes puis laissez infuser 10 minutes. Buvez 2 tasses par jour.
Teinture et extrait fluide : prenez 40 à 80 gouttes diluées dans 1 verre d'eau trois fois par jour.

• Insomnie, anxiété, troubles nerveux

Gélules dosées à 350 mg de poudre : prenez-en 1 ou 2 par jour avec 1 verre d'eau.
Gélules dosées à 125 mg d'extrait sec : prenez-en 1 avec 1 verre d'eau matin, midi et soir.

Précautions d'emploi

La plante est contre-indiquée chez la femme enceinte ou celle qui allaite. Il est préférable d'éviter de prendre des barbituriques ou des anxiolytiques au cours d'un traitement à base de withania : leur activité peut être renforcée par celle de la plante.

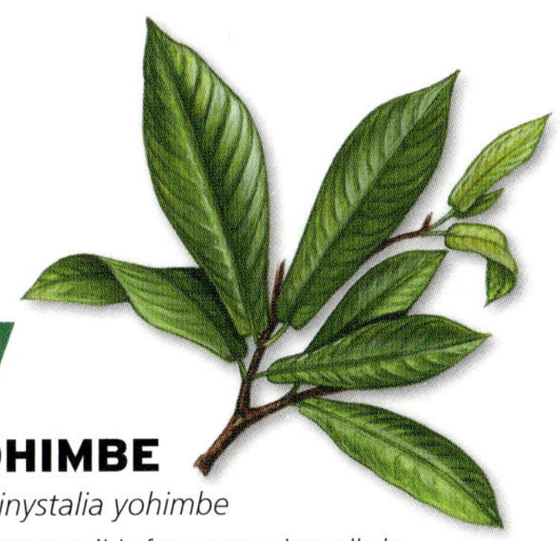

Y

YOHIMBE

Pausinystalia yohimbe

Quelle que soit la forme sous laquelle la préparation pharmaceutique se présente, seul le médecin est à même de déterminer un traitement à base de yohimbe.

Précautions d'emploi

Les propriétés et les indications de l'écorce de yohimbe nécessitent impérativement une consultation médicale. La maîtrise des doses est importante puisque les effets peuvent s'inverser et entraîner des troubles tensionnels, digestifs et nerveux.

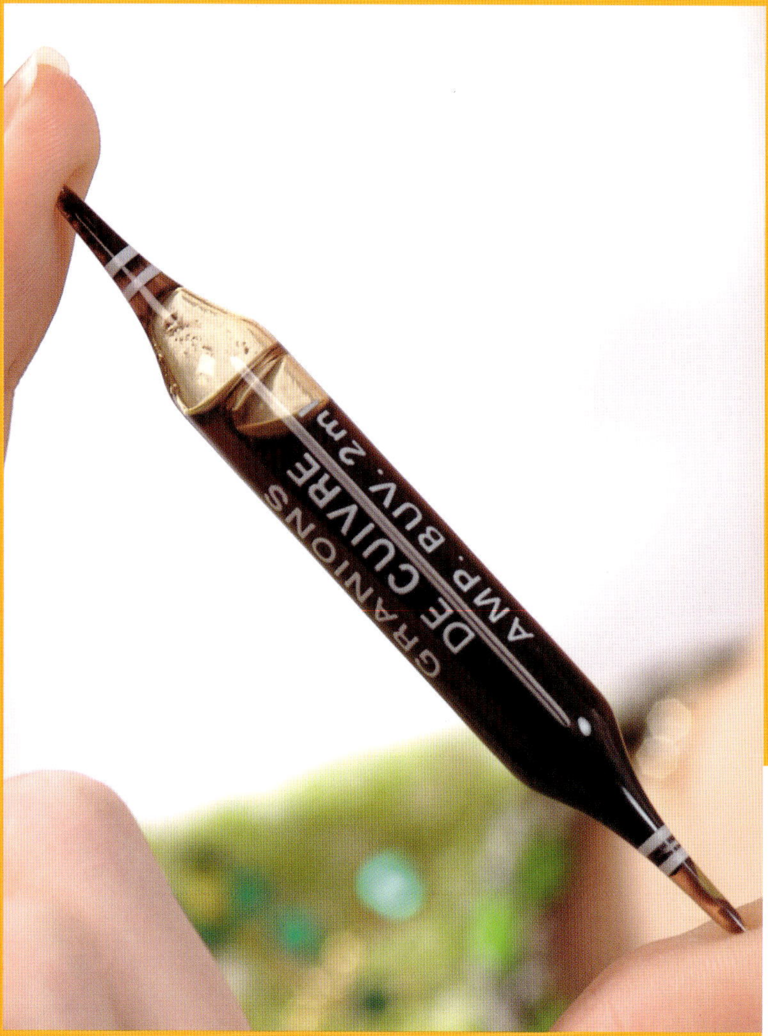

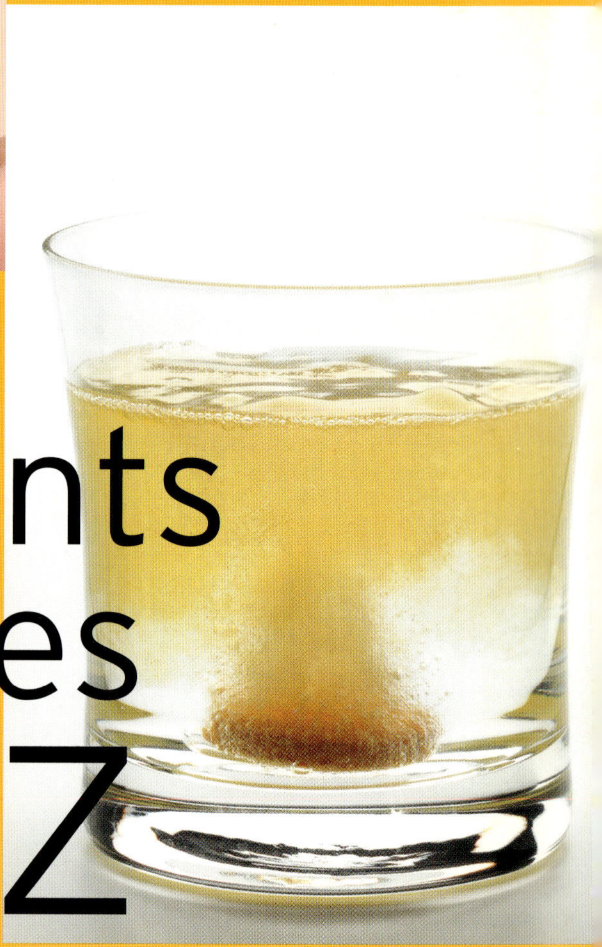

Les compléments alimentaires de A à Z

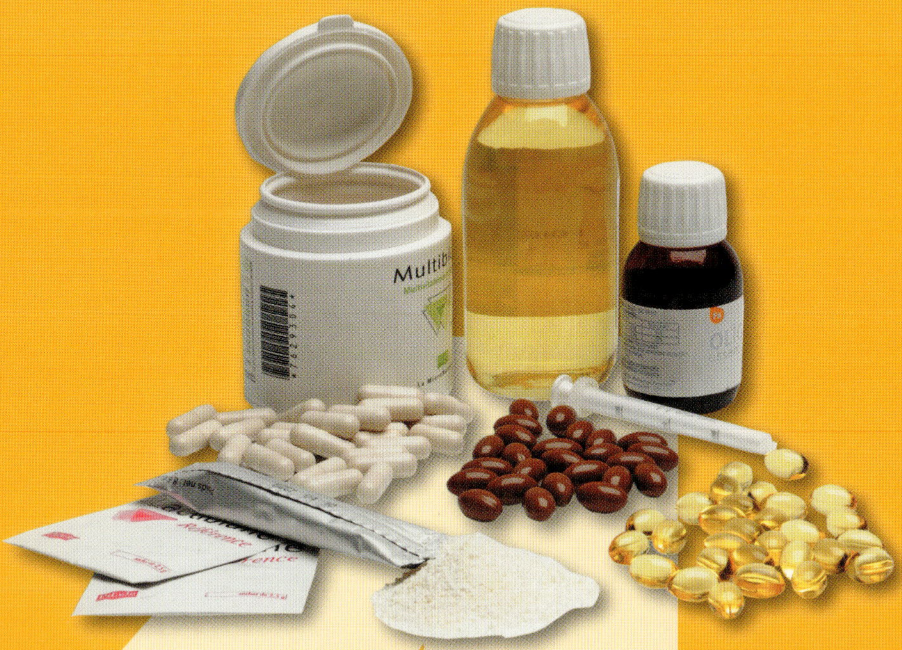

Partie 4

Dictionnaire des compléments alimentaires

Ce dictionnaire rassemble 70 compléments alimentaires. Ne prenez pas ces compléments à la légère et, surtout, consultez votre médecin si vous suivez un traitement. Un avis médical est nécessaire chez les femmes enceintes ou qui allaitent, les très jeunes enfants et les personnes âgées. Les compléments ne doivent pas se substituer à l'alimentation ni aux médicaments, et il faut respecter les doses recommandées. Évitez d'acheter des compléments alimentaires sur Internet : leur formulation est mal contrôlée et certains ne tiennent pas compte de la réglementation française. Choisissez de préférence des marques dont la réputation est bien établie. Les formes sous lesquelles les minéraux sont le mieux assimilés sont l'ascorbate, le citrate et le gluconate.

a

ABEILLE (produits de l')

Propriétés

- **Amélioration des performances, reminéralisation, apport en vitamines** (gelée royale, pollen).
- **Renforcement de l'immunité** (le pollen est riche en sélénium).
- **Action antibactérienne et cicatrisante** (propolis).

Présentation

Produits frais, ampoules, comprimés, gélules, poudre lyophilisée.

Indications

Cures revitalisantes : 250 à 1 000 mg par jour de gelée royale pendant 3 à 6 semaines.

Hypertrophie bénigne de la prostate : 1 à 3 gélules ou cuillerées à café bombées de pollen par jour (les produits de l'abeille se prennent de préférence le matin à jeun ou au début du repas de midi).

Contre-indications

Par prudence : allergies aux piqûres d'abeille.

ACÉROLA

Voir Les plantes de A à Z, *p. 426.*

ACIDE ALPHALIPOÏQUE

Propriétés

- **Vertu antioxydante et lutte contre les radicaux libres.**

Présentation

Capsule, comprimés.

Indications

Diabète : jusqu'à 600 mg par jour.

Maintien de la santé et prévention du vieillissement : 60 à 120 mg par jour.

Contre-indications

Innocuité non établie chez l'enfant, la femme enceinte ou qui allaite, et chez les personnes souffrant de maladie du foie ou des reins.

LE SAVIEZ-VOUS ?

L'**acide alphalipoïque** se comporte comme un excellent antioxydant. L'associer aux vitamines E et C offre une intéressante combinaison qui permet d'avoir un effet préventif sur certaines affections du rein ou du cerveau chez le sujet diabétique. Son effet antioxydant protège et permet aussi de prévenir et de soigner les atteintes neurologiques, rétiniennes et rénales liées au diabète en ralentissant le métabolisme et l'assimilation des sucres. L'acide alphalipoïque préserve également le tissu bronchique de l'oxydation que provoquent les toxines produites par les microbes.

ACIDES AMINÉS ET DÉRIVÉS

Propriétés

- **Rôle fondamental dans la fabrication, l'entretien et la réparation de la peau et des cellules, muscles, tendons et ligaments** (en tant qu'éléments de base constitutifs des protéines).
- **Rôle dans la production d'hormones et d'enzymes.**

Présentation

Ampoules, comprimés, gélules, poudre.

À noter : il existe deux séries d'acides aminés, D ou L.

Préférez celle dernière (L-leucine, L-isoleucine, L-valine), plus proche de la forme physiologique, sauf dans le cas de la phénylalanine.

Indications

Renforcement de l'immunité, lutte contre l'asthénie, forme générale : jusqu'à quelques centaines de milligrammes par jour. Préférez les associations d'acides aminés (par exemple, L-leucine à 300 mg, L-isoleucine à 150 mg, L-valine à 150 mg).

Herpès : 1 g de lysine deux fois par jour pendant les poussées.

Douleurs chroniques : D-L-phénylalanine (sur prescription).

Performance sportive : L-carnitine ou acétyl-L-carnitine (attention, résultats des études non concluants) ; taurine. (*Voir aussi* Créatine.)

État anxieux ou dépressif, régulation de l'appétit, maux de tête : 5-hydroxytryptophane (5-HTP), à prendre de préférence le soir avant le repas, sans dépasser 100 mg.

LUTTE CONTRE LE VIEILLISSEMENT CELLULAIRE ET LE STRESS OXYDATIF : L-glutathion.

ALOE VERA

Voir Les plantes de A à Z, *p. 427*.

ARGAN (huile d')

Voir Les plantes de A à Z, *p. 427*.

ARGILE

PROPRIÉTÉS

- **Reminéralisation** (elle est riche en sels minéraux et en silice).
- **Protection de la muqueuse gastro-intestinale et amélioration du confort digestif en permettant l'adsorption des gaz.**

PRÉSENTATION

Gélules (+/- 300 mg).

INDICATIONS

TROUBLES DIGESTIFS : 2 à 3 gélules par jour, à prendre entre les repas.

BALLONNEMENTS : cure de 15 jours à 1 mois.

CONTRE-INDICATIONS

Constipation (boire régulièrement).

PRÉCAUTIONS D'EMPLOI

Respectez un intervalle de 2 à 4 heures entre la prise d'argile et celle de médicaments.

b

BIÈRE (levure de)

PROPRIÉTÉS

- **Excellente source de vitamines du groupe B, et de chrome.**
- **Régule le métabolisme et le transit intestinal.**
- **Atténue les effets du vieillissement et les troubles cutanés.**

PRÉSENTATION

Comprimés et gélules (+/- 350 à 450 mg), poudre.

INDICATIONS

FORME GÉNÉRALE : habituellement de 1 à 4 cuillerées à café par jour, ou 2 à 4 comprimés ou gélules, à prendre avant ou pendant les principaux repas en cure de 1 mois.

ÉPILEPSIE : 2 à 4 gélules par jour.

CONTRE-INDICATIONS

Déconseillée en cas d'infections récurrentes par les candidas (mycoses).

Allergie possible.

BLÉ (germes de)

PROPRIÉTÉS

- **Facteurs d'équilibre en vitamines et minéraux de l'organisme** (apportent vitamines B, D, E, magnésium, phosphore, potassium, fer, cuivre et zinc).
- **Atténuent les effets du vieillissement.**
- **Facteurs de régulation du taux de cholestérol sanguin.**

PRÉSENTATION

Paillettes, comprimés, gélules, capsules huileuses.

INDICATIONS

ANTI-ÂGE, PROTECTION DE LA PEAU, PRÉVENTION CARDIOVASCULAIRE : en moyenne, l'équivalent de 1 à 2 cuillerées à café par repas, à ajouter aux potages, légumes, crudités, salades, yaourts, etc.

BLÉ (jus d'herbe d'orge ou de)

PROPRIÉTÉS

- **Source de nombreux nutriments : vitamines, minéraux, protéines et enzymes, chlorophylle, etc.**
- **Antioxydant.**

PRÉSENTATION

Poudre à diluer, comprimés, jus frais.

INDICATIONS

FORME GÉNÉRALE ET VITALITÉ : dose non établie (ne dépassez pas 10 g par jour, répartis en trois prises avant les repas).

BOURRACHE (huile de)

Voir Les plantes de A à Z, *p. 430*.

c

CALCIUM

PROPRIÉTÉS

- **Minéralisation du squelette et des dents.**
- **Rôle dans la coagulation du sang, la contraction musculaire et la conduction nerveuse.**

PRÉSENTATION

Comprimés, gélules, tablettes, poudre, solution buvable (+/- 400 à 1 000 mg par dose).

INDICATIONS

MAINTIEN DE LA SANTÉ ET PRÉVENTION DE L'OSTÉOPOROSE : en complément de l'alimentation, de manière à atteindre l'apport nutritionnel conseillé.

DOULEURS MUSCULAIRES : 500 mg deux fois par jour, en association avec 300 mg de magnésium.

OSTÉOPOROSE : 500 mg deux fois par jour.

BRÛLURES D'ESTOMAC : 250 à 500 mg de carbonate de calcium deux fois par jour.

CONTRE-INDICATIONS

MALADIE DE LA PARATHYROÏDE OU DES REINS : demandez l'avis de votre médecin.

Interactions médicamenteuses possibles.

PRÉCAUTIONS D'EMPLOI

Ne dépassez pas 2 000 mg par jour (alimentation + compléments).

CARNITINE, L-CARNITINE

Voir Acides aminés et dérivés.

CAROTÉNOÏDES, BÊTACAROTÈNE, LYCOPÈNE, LUTÉINE, ZÉAXANTHINE

PROPRIÉTÉS

- **Bêtacarotène** (provitamine A) **: précurseur de la vitamine A, antioxydant, protection de la peau contre les agressions extérieures (soleil).**
- **Lycopène : antioxydant.**

PRÉSENTATION

Comprimés, gélules.

INDICATIONS

PRÉVENTION CARDIO-VASCULAIRE, VERRUES, FATIGUE CHRONIQUE : 1,5 mg de caroténoïdes en mélange deux fois par jour au moment des repas.

PROTECTION DE LA RÉTINE : 4 à 6 mg de caroténoïdes (lutéine, zéaxanthine) le matin.

ULCÈRE : 1,5 mg de bêtacarotène deux fois par jour.

Voir aussi Vitamine A.

CONTRE-INDICATIONS

GROSSESSE : consultez votre médecin.

CHAMPIGNONS ASIATIQUES

PROPRIÉTÉS

- **Vertus toniques et renforcement immunitaire.**

PRÉSENTATION

Ampoules, champignons frais ou séchés, gélules, infusions.

INDICATIONS

BRONCHITE, SINUSITE : 1 500 mg d'extrait de reishi ou 600 mg d'extrait de maitake par jour.

RENFORCEMENT DE L'IMMUNITÉ : 100 mg d'extrait de maitake, 200 mg d'extrait de reishi et 200 mg d'extrait de shiitake deux ou trois fois par jour.

PRÉVENTION CARDIOVASCULAIRE : 800 mg d'extrait de reishi et 300 mg d'extrait de maitake par jour.

Contre-indications

Grossesse et allaitement : consultez votre médecin.

Évitez le reishi en cas de prise d'anticoagulants.

Réactions allergiques possibles (rares).

CHARBON VÉGÉTAL ACTIF

Propriétés

- **Adsorption naturelle des gaz intestinaux.**
- **Amélioration du confort digestif.**

Présentation

Gélules, comprimés, capsules (+/− 160 mg par dose).

Indications

Troubles du transit, ballonnements et mauvaise haleine : 1 à 2 doses avant chaque repas.

Contre-indications

Constipation.

CHLORELLA

Propriétés

- **Microalgue d'eau douce source de nombreux nutriments** (protéines, lipides polyinsaturés, sels minéraux, fibres, vitamines et chlorophylle).
- **Détoxification, élimination des métaux lourds.**
- **Stimulation du transit intestinal.**

Présentation

Comprimés, gélules ou poudre.

Indications

Maintien d'un bon état de santé : jusqu'à 5 g par jour en cure de 3 à 4 mois.

Contre-indications

Problèmes rénaux (en raison de la forte teneur en minéraux).

Grossesse et allaitement.

Allergies possibles.

Précautions d'emploi

Cette algue fixe très facilement les métaux lourds et autres polluants. Veillez à ce que le producteur garantisse sa pureté.

CHLOROPHYLLE

Propriétés

- **Réduction de la production des gaz d'origine digestive.**
- **Purification de l'haleine.**
- **Détoxification.**
- **Facteur possible de renouvellement des cellules sanguines et de renforcement immunitaire.**

Présentation

Gélules, dragées.

Indications

Problèmes d'hygiène digestive (notamment en cas de candidose ou de lésions ulcéreuses, ou suite à une chimiothérapie).

Déodorant (mauvaise haleine, forte transpiration, tabagisme ou alcoolisme, etc.).

CHOLINE

Propriétés

- **Facilitation de l'élimination des graisses.**
- **Effets protecteurs du foie montrés chez le rat.**
- **Rôle possible de renforcement de la mémoire et de la capacité de concentration.**

Présentation

Comprimés, capsules, gélules.

Indications

Accompagnement d'un régime minceur, même si aucun effet sur le poids et la silhouette n'a été démontré scientifiquement : de 300 mg à 3 g par jour en trois ou quatre prises.

Optimisation des performances intellectuelles : +/− 250 mg par jour.

CHONDROÏTINE

Propriétés

- **Lubrification des articulations.**
- **Propriétés anti-inflammatoires.**

Présentation

Comprimés, poudre effervescente, tablettes, gélules (de 250 mg à 1 200 mg par dose).

Indications

Problèmes articulaires (en association avec la glucosamine) : ne dépassez pas 2 400 mg par jour en deux ou trois prises.

Contre-indications

Troubles de la coagulation sanguine et hémophilie.

Grossesse et allaitement.

En cas de prise d'anticoagulants, consultez votre médecin.

CHROME

Propriétés

- **Régulation du taux sanguin de glucose** (le chrome est un cofacteur de l'insuline qui augmente l'efficacité de cette dernière).
- **Régulation du métabolisme des graisses et du sucre.**
- **Facteur possible de baisse de la pression artérielle et du taux de cholestérol.**

Présentation

Comprimés, gélules, solution buvable ou tablettes. Généralement en association avec d'autres minéraux et oligoéléments, à des doses variant entre 25 et 200 µg.

Indications

Maintien de la santé et prévention des troubles métaboliques et cardiovasculaires : ne dépassez pas 200 µg, apports alimentaires compris.

Diabète : consultez votre médecin.

Contre-indications

Pathologies digestives (effet irritant sur l'estomac).

Précautions d'emploi

À hautes doses, peut faire obstacle à l'assimilation du fer et du zinc.

COBALT

Propriétés

- **Cofacteur de la vitamine B12 et de diverses enzymes.**
- **Régulateur du système nerveux et hypotenseur.**
- **Stimule la production de globules rouges.**

Présentation

Comprimés, ampoules.

Indications

Spasmes, migraines, hypertension, hémorroïdes : l'OMS recommande un apport quotidien total de 1 µg.

COENZYME Q10 (CoQ10)

Propriétés

- **Vertu antioxydante et lutte contre les radicaux libres.**
- **Régulation de la tension et du taux de cholestérol sanguin.**
- **Stimulation de l'immunité.**

Présentation

Comprimés, gélules, capsules (30 à 100 mg par dose).

Indications

Hypertension artérielle, maladie cardiaque, diabète : de 50 à 150 mg par jour, en complément du traitement médical.

Maintien de la santé et formules anti-âge : 30 à 90 mg par jour.

Maladie des gencives.

Précautions d'emploi

En cas d'hypertension artérielle, de maladie cardiaque ou de diabète, consultez votre médecin.

LE SAVIEZ-VOUS ?

La prise orale de **coenzyme Q10** permet après 8 semaines d'augmenter le taux d'activité de la superoxyde dismutase et de la glutathion-peroxydase dans le plasma et dans le foie. Ceci montre l'effet antioxydant du Q10, qui est encore augmenté s'il est associé à des caroténoïdes ou à du zinc. Il permet de réduire les dommages infligés par les substances oxydantes à l'ADN. Par ailleurs, la coenzyme Q10 agit sur la P-glycoprotéine intestinale et facilite l'absorption et la biodisponibilité des médicaments.

COURGE
(huile de pépins de)

Propriétés

- **Apport d'acide linoléique, un acide gras essentiel intervenant dans la régulation des processus inflammatoires, et de stérols inhibant la croissance du tissu prostatique.**
- **Effets diurétiques et laxatifs.**
- **Action vermifuge.**

Présentation

Capsules (+/– 400 mg à 600 mg), huile d'assaisonnement.

Indications

Confort urinaire, vieillissement de la prostate : 2 capsules matin et soir, en cure d'environ 3 mois.

CRÉATINE

Propriétés

- **Rôle clé dans le stockage et la production d'énergie musculaire.**
- **Amélioration probable des performances sportives lors d'exercices anaérobies très brefs, répétés et intenses, de type sprint, mouvements d'haltérophilie, sauts ou lancers répétés.**

Présentation

Poudre, tablettes, gélules, capsules, sirop.

Indications

Maintien de la santé : environ 2 g par jour (pas d'apport alimentaire ou sous forme de complément recommandé, car elle est normalement synthétisée par l'organisme).

Sportif de forte masse musculaire : jusqu'à 30 g par jour répartis en quatre prises pendant 1 semaine en période de charge, puis 3 à 7 g par jour en entretien.

Contre-indications

Enfants, femmes enceintes et personnes âgées, insuffisants rénaux et diabétiques.

Précautions d'emploi

À long terme, pourrait entraîner déchirures musculaires, rétention d'eau, diabète, atteinte hépatique, problèmes cardiaques, etc.

La pureté des produits trouvés sur Internet n'étant pas garantie (association possible à des produits dopants prohibés), ils étaient interdits à la vente en France jusqu'en 2004.

Selon l'Agence française de sécurité sanitaire des aliments (Afssa), les allégations relatives à l'augmentation de la masse musculaire, aux effets sur la fatigue et sur l'endurance ne sont pas fondées.

CUIVRE

Propriétés

- **Élément indispensable à divers processus vitaux** (formation des globules rouges, notamment) **et à la solidité des os, du cartilage et des tissus.**
- **Rôle dans la bonne utilisation des lipides, dans la pigmentation de la peau et des cheveux, dans la fertilité, dans la régulation du rythme cardiaque, etc.**

Présentation

Ampoules, comprimés, gélules.

Indications

Maintien de la santé : ne dépassez pas 2 mg par jour.

Infections, virales en particulier.

Douleurs articulaires.

Contre-indications

Non spécifiées.

Précautions d'emploi

À hautes doses (10 mg), peut provoquer des nausées, des douleurs musculaires et des maux d'estomac.

d

DHA

Voir Oméga-3.

e

EAU DE MER, PLASMA DE QUINTON

Propriétés

- **Source de minéraux et d'oligoéléments** (composition proche de notre milieu intérieur).
- **Augmentation de la vitalité.**

Présentation

Ampoules buvables isotoniques ou hypertoniques (10 ml).

Indications

Fatigue, stress : 1 à 4 ampoules (isotoniques) par jour.

Convalescence, préparation à la compétition : 1 à 4 ampoules (hypertoniques) par jour.

Contre-indications

Le traitement est déconseillé aux personnes suivant un régime sans sel.

La forme hypertonique est formellement contre-indiquée en cas d'hypertension artérielle et de maladie cardiaque ou rénale.

EPA

Voir Oméga-3.

f

FER

Propriétés

- **Rôle clé dans le transport de l'oxygène dans le sang** (en tant que constituant de l'hémoglobine) **et dans son stockage dans les cellules musculaires** (en tant que constituant de la myoglobine).
- **Rôle essentiel dans de nombreuses fonctions métaboliques.**

Présentation

Ampoules, comprimés, poudre, gélules, tablettes.

Indications

Prévention des carences chez les végétariens, les femmes enceintes ou en cas de règles abondantes : généralement 25 mg par jour, en une à trois prises.

Grossesse : 30 à 50 mg par jour.

Anémie ferriprive de la femme enceinte : 60 à 120 mg par jour.

Contre-indications

Peut inhiber l'action des antibiotiques et de certains autres médicaments. Consultez votre médecin.

Précautions d'emploi
Le thé et le café diminuant l'absorption digestive du fer, prenez-les à des moments bien séparés.

FIBRES ET FRUCTO-OLIGOSACCHARIDES

Propriétés
- **Renforcent le transit intestinal et l'élimination fécale du cholestérol et de certaines substances toxiques.**
- **Facteurs de satiété.**
- **Les fructo-oligosaccharides (FOS) entretiennent la flore intestinale.**

Présentation
Granulés, poudre, tablettes, cubes aux fruits, etc.

Indications
Confort intestinal, prévention des colopathies fonctionnelles et des douleurs hémorroïdaires, aide à la perte de poids et à la prévention des troubles métaboliques : commencez par une petite dose (1 à 2 g par repas) et augmentez peu à peu.
Candidose vaginale, colopathies fonctionnelles : FOS (en association avec bifidus et/ou acidophilus), 2 g quatre ou cinq fois par jour.

Contre-indications
Maladies inflammatoires de l'intestin. Peuvent entraîner des ballonnements, des douleurs abdominales ou une irritation gastrique chez les personnes sensibles, surtout en début de traitement.

Précautions d'emploi
Ne dépassez pas 25 à 30 g par jour.
Laissez passer 2 heures avant la prise de médicaments, les fibres étant susceptibles de retarder leur absorption. Selon certaines études, elles diminueraient aussi l'assimilation des sels minéraux.

FLUOR

Propriétés
- **Lutte contre les bactéries de la plaque dentaire et la déminéralisation de l'émail, renforcement de la structure de celui-ci.**
- **Rôle dans le maintien de la structure des os et des ligaments.**

Présentation
Comprimés, gélules, ampoules ou granulés.

Indications
Prévention des caries dentaires : les apports nutritionnels conseillés (ANC) sont de 0,25 à 1,5 mg par jour chez l'enfant, et de 2 à 2,5 mg par jour chez l'adulte.
Compléments utiles quand l'eau de boisson est pauvre en fluor (il est possible d'utiliser du sel fluoré avec modération).

Précautions d'emploi
Les excès de fluor (doses supérieures à 10 mg par jour) sont très nocifs pour les dents et les os.

g

GELÉE ROYALE

Voir Abeille (produits de l').

GINSENG

Voir Les plantes de A à Z, *p. 439.*

GLUCOSAMINE

Propriétés
- **Maintien de l'intégrité du cartilage articulaire.**

Présentation
Comprimés, capsules, poudre.

Indications
Confort articulaire : 1 500 mg par jour.

Contre-indications
Ne convient pas aux personnes allergiques aux crustacés (contient des éléments provenant de crustacés).
Grossesse et allaitement.
Hypertension : attention à la présence de sodium dans certains compléments.
Diabète : demandez conseil à votre médecin traitant.

GRAINES GERMÉES

Propriétés
- **Nutritives et digestes, elles apportent des minéraux, vitamines, acides aminés, acides gras et fibres.**
- **Action antioxydante et stimulante.**

Présentation
Graines fraîches (légumineuses, céréales, crucifères, oléagineux), poudre.

Indications
Forme générale, cure de revitalisation.

h

HAARLEM (huile de)

Propriétés
- **Associant à la térébenthine du pin, du soufre et de l'huile de lin, elle aurait une action anti-infectieuse, faciliterait le drainage et protégerait les articulations.**

Présentation
Capsules (200 mg) ou gouttes.

Indications
Rhumatisme, sciatique : l'équivalent de 1 capsule trois fois par jour, en cure de 20 jours en moyenne.
Calculs rénaux : 2 capsules trois fois par jour pendant trois périodes de 15 jours, séparées par 1 semaine de repos.
Troubles digestifs : 2 capsules par jour.
Pathologies infectieuses : en moyenne 3 capsules par jour.

HUÎTRE (poudre d')

Propriétés
- **Source de minéraux, de métaux et de métalloïdes** (calcium, sodium, chlore, soufre, magnésium, fer, potassium, brome, cuivre, cobalt, phosphore, magnésium, iode, zinc, etc.).

Présentation
Gélules (+/− 250 mg).

Indication
Maintien de la santé : en moyenne 3 à 6 gélules par jour, à prendre au milieu des repas.

HUÎTRE D'EAU DOUCE (poudre de perle d')

Propriétés
- **Remède chinois traditionnel, source de minéraux** (particulièrement riche en calcium) **et d'oligoéléments, ainsi que d'acides aminés.**
- **Contribue à l'entretien du capital osseux.**
- **Réputée revitalisante.**

Présentation
Gélules (de 300 à 500 mg).

Indications
Maintien de la santé, protection contre l'ostéoporose et le vieillissement cutané : 2 gélules par jour à prendre le matin, en cure de 1 à 3 mois.

Contre-indications
Troubles nerveux, insomnies (ne pas prendre le soir).

5-HYDROXYTRYPTOPHANE (5-HTP, 5-HTrp)

Voir Acides aminés et dérivés.

LE SAVIEZ-VOUS ?

La **poudre d'huître** *(Ostrea gigas)* permet de prévenir l'ostéoporose. C'est la conclusion d'une étude qui montre que cette substance stimule les cellules à l'origine des ostéoblastes (cellules osseuses) en formant des nodules osseux. Selon une expérience menée sur des souris ovariectomisées, cette prévention est possible pour l'ostéoporose dépendant du manque d'œstrogène qui existe à la ménopause. L'effet curateur de la poudre d'huître sur l'ostéoporose existe aussi dans des cas de manque de vitamine D.

i

IODE

Propriétés

- **Rôle déterminant dans la croissance, notamment du cerveau** (permet à la glande thyroïde de fabriquer la thyroxine, une hormone régulant le métabolisme de toutes les cellules du corps).

Présentation

Ampoules, comprimés, tablettes, sel iodé.

Indications

Prévention de l'hypothyroïdie : 150 µg par jour (apport alimentaire et compléments compris).

Précautions d'emploi

Les carences sont de plus en plus fréquentes dans les pays industrialisés. Toutefois, ne prenez des compléments que sur prescription médicale.

j

JUMENT (lait de)

Propriétés

- **Haute valeur nutritive pour un faible apport calorique (composition proche de celle du lait maternel). Stimulation de la flore intestinale et buccale.**

Présentation

Gélules, lyophilisat, doses surgelées.

Indications

Convalescence, fatigue, troubles digestifs.

k

KOLA

Voir Les plantes de A à Z, *p. 442.*

l

LIN (huile de)

Propriétés

- **Bonne source d'acides gras polyinsaturés oméga-3** (en particulier d'acide alphalinolénique) **et oméga-6** (voir ces termes).

Présentation

Gélules, capsules, huile.

Indications

Prévention cardiovasculaire, régulation du taux de cholestérol sanguin, digestion, transit intestinal : jusqu'à 3 000 mg par jour (selon les laboratoires), en deux ou trois prises avant les repas.

Voir aussi Les plantes de A à Z, *p. 443.*

Contre-indications

Diarrhée chronique.

Précautions d'emploi

Autorisée en France en complément alimentaire et dans les huiles d'assaisonnement et margarines à tartiner depuis juillet 2006, l'huile de lin est très fragile et rancit très vite. Ne l'utilisez pas en cas de mauvaise odeur (risque de toxicité).

En flacon : conservez-le au réfrigérateur une fois ouvert.

LUTÉINE

Voir Caroténoïdes.

m

MAGNÉSIUM

Propriétés

- **Le magnésium intervenant dans le fonctionnement neuromusculaire, son déficit peut causer nervosité, irritabilité, fatigabilité, crampes musculaires, difficultés de concentration et d'endormissement.**

Présentation

Gélules, comprimés, ampoules buvables de sels de magnésium.

Indications

Prévention des maladies cardiovasculaires : 400 mg par jour.

Surmenage, fatigue, sommeil difficile : 200 mg deux ou trois fois par jour.

Asthme : 300 mg deux fois par jour pendant 6 semaines.

Arythmie cardiaque : 400 mg deux fois par jour. Hypersensibilité nerveuse, états spasmophiles.

Contre-indications

Insuffisance rénale.

MAITAKE

Voir Champignons asiatiques.

MANGANÈSE

Propriétés

- **Agit en synergie avec de nombreux systèmes enzymatiques de l'organisme.**
- **Nécessaire à beaucoup de fonctions : reproduction, croissance osseuse, fonctionnement cérébral, etc.**
- **Intervient dans les mécanismes de la coagulation sanguine, en relation avec la vitamine K.**
- **A des effets anti-inflammatoires.**

Présentation

Comprimés, gélules, solution buvable.

Indications

Forme générale : besoins évalués à 2 à 3 mg par jour, généralement couverts par l'alimentation.

Fatigue, asthénie ou convalescence : la prise de compléments alimentaires peut être envisagée, sans dépasser 3,5 mg par jour.

MOLYBDÈNE

Propriétés

- **Participe à la synthèse et à la dégradation des acides nucléiques ADN et ARN.**
- **Contribue à la maturation du système nerveux.**
- **Intervient dans l'absorption intestinale du fer.**

Présentation

Solution buvable.

Précautions d'emploi

Besoins de 30 à 50 µg par jour, normalement couverts par l'alimentation.

Autorisé dans les compléments alimentaires par l'arrêté du 9 mai 2006 : la dose maximale journalière admise est de 150 µg.

MORUE (huile de foie de)

Propriétés

- **Excellente source de vitamines A et D** (voir ces termes).

Présentation

Capsules, gélules, comprimés, flacon doseur.

Indications

Voir vitamines A et D.

n

NICKEL

Les besoins (75 µg par jour chez l'adulte) sont largement couverts par l'alimentation. Ne figure pas dans la liste des minéraux autorisés pour la fabrication des compléments alimentaires en France.

- **Toxique à des doses supérieures à 600 µg par jour.**

NONI (jus de)

Propriétés

- **Ce fruit tropical d'usage médicinal traditionnel en Polynésie stimulerait le système immunitaire et aiderait à lutter contre les infections.**
- **Aiderait à prévenir la formation de tumeurs.**
- **Soulagerait les douleurs inflammatoires.**

Présentation

Bouteilles, ampoules, gélules.

Indications

Forme générale : dose utile non établie.

Précautions d'emploi

Les allégations relatives aux nombreuses vertus thérapeutiques du jus de noni (cancer, diabète, fibromyalgie, arthrite, obésité, maladie d'Alzheimer, etc.) ne sont pas fondées scientifiquement. Ne le substituez en aucun cas à un traitement médical.

o

OMÉGA-3 (dont acides gras AAL, EPA, DHA)

Propriétés

- **Constituants des membranes cellulaires.**
- **Régulation du taux de cholestérol sanguin.**
- **Rôle dans la régulation de la tension artérielle, l'élasticité des vaisseaux, les réactions anti-inflammatoires et la coagulation sanguine.**
- **DHA** (acide docosahexaénoïque) **: développement du cerveau et de la rétine.**

Présentation

Capsules, gélules, flacons doseurs.

Indications

Prévention cardiovasculaire, hypertension, diabète, acné, cataracte, inflammation de l'intestin : 600 mg par jour (ou 2 capsules d'huiles de poisson).

Mémoire et concentration (étudiants, seniors) : DHA, autour de 120 à 200 mg par jour (généralement sous forme de capsules d'huiles de poisson). Les doses peuvent être augmentées.

Précautions d'emploi

Ne dépassez pas la dose de 600 mg par jour en cas de prise d'anticoagulants.

> **LE SAVIEZ-VOUS ?**
>
> Dans le traitement de la dégénérescence maculaire liée à l'âge, le DHA active les récepteurs de la membrane rétinienne et favorise la transduction du signal nerveux.
> L'association de l'acide docosahexaénoïque (**oméga-3, DHA**) et de la lutéine a un effet sur la pigmentation de la macula. La lutéine offre une pigmentation multiforme et le DHA facilite celle du centre de la tache jaune en permettant la régénération de la rhodopsine. Il s'agit donc d'un complément indispensable au traitement de la dépigmentation sénile de la macula.

OMÉGA-6 (dont acide gras AL, AA, GLA)

Propriétés

- **Utiles au fonctionnement des systèmes nerveux, cardiovasculaire et immunitaire.**
- **Participent aux réactions allergiques et inflammatoires et à la guérison des blessures.**
- **Précurseurs des prostaglandines, qui interviennent dans l'intégrité de la peau et des tissus.**

Présentation

Capsules, gélules, flacons doseurs.

Indications

Santé de la peau.

Précautions d'emploi

Un apport trop important en oméga-6 freine les effets de régulation du taux de cholestérol des oméga-3.

En excès par rapport aux oméga-3, ils accroissent les phénomènes d'inflammation.

ONAGRE (huile d')

Voir Les plantes de A à Z, *p. 447.*

ORGE (jus d')

Voir Blé.

p

PAMPLEMOUSSE (extrait de pépins de)

Propriétés

- **Antimicrobien, virucide et fongicide.**
- **Apporte de la vitamine C.**

Présentation

Solution buvable, comprimés, gélules ou poudre.

Indications

Rhumes, états grippaux, mycoses de la bouche et du système digestif : posologie selon la marque.

Contre-indications

La prudence s'impose en cas d'allergie aux agrumes.

PHOSPHORE

Propriétés

- **Rôle capital dans la formation des os et de l'émail dentaire.**
- **Nécessaire à la formation des membranes cellulaires.**

Présentation

Comprimés, gélules, solution buvable, tablettes.

Indications

Complément à prendre uniquement sur prescription médicale pour combler une déficience, extrêmement rare (maladie intestinale ou rénale, brûlure grave).

PLASMA DE QUINTON

Voir Eau de mer.

POISSON (huiles de)

Voir Oméga-3.

POLLEN

Voir Abeille (produits de l').

POLYPHÉNOLS (anthocyanes, flavonoïdes, quercétine)

Propriétés

- **Vaste famille de phytonutriments présentant en particulier de puissants effets antioxydants.**
- **Agents anti-inflammatoires.**

Présentation

Capsules, gélules (très nombreux produits).

Indications

Maintien de la santé et prévention cardiovasculaire.

Protection contre le vieillissement : 100 mg de flavonoïdes deux fois par jour (en association avec de la vitamine C).

POTASSIUM

Propriétés

- **Intervient dans la conduction nerveuse, la contraction musculaire et la régulation du rythme cardiaque et de la pression artérielle.**
- **Participe à l'équilibre hydrique du corps.**
- **Diurétique.**

Présentation

Comprimés, gélules, ampoules buvables, boissons de récupération.

Indications

Prévention de l'hypertension artérielle et des maladies cardiaques : besoins autour de 3 à 3,5 g par jour, normalement couverts par l'alimentation. Une complémentation de l'ordre de 2 g par jour pourrait cependant être utile pour faire baisser légèrement la tension, ou encore chez les personnes pratiquant une activité sportive intense et prolongée (compensation des pertes par sudation), à prendre au milieu du repas avec un grand verre d'eau pour limiter l'irritation de l'œsophage et de l'estomac et les éventuelles nausées.

Précautions d'emploi

Si vous suivez un traitement contre l'hypertension ou que vous souffrez d'une pathologie cardiaque ou rénale, ne prenez de complément de potassium que sur avis médical.

PROBIOTIQUES (bactéries, levures)

Propriétés

- **L'acidophilus, le bifidus et autres souches de ferments lactiques participent à l'équilibre de la flore intestinale, facilitent la digestion et modulent d'autres microflores de l'organisme (vaginale, buccale).**
- **Pourraient renforcer nos défenses naturelles.**

Présentation

Comprimés, gélules, ampoules, poudre.

Indications

Problèmes intestinaux, candidose vaginale : acidophilus et/ou bifidus, 2 gélules trois fois par jour, loin des repas. Ne prenez pas de compléments alimentaires en continu.

Contre-indications

Certains probiotiques contiennent de l'iode et sont déconseillés en cas d'hyperthyroïdie. Grossesse et allaitement : consultez votre médecin.

PROPOLIS

Voir Abeille (Produits de l').

r

RAISIN (extrait et huile de pépins de)

Propriétés

- **Extrait : vertu antioxydante** (contient des procyanidines, de la famille des flavonoïdes) **; amélioration de la circulation du sang, de la vision et de l'état de la peau.**
- **Huile : facteur de régulation des taux de triglycérides et de cholestérol sanguins.**

Présentation

Gélules (de préférence extrait titré à 92-95 % de procyanidines, ou OPC), huile d'assaisonnement.

Indications

Maintien de la santé et prévention cardiovasculaire : 50 mg une ou deux fois par jour, ou 2 cuillerées à soupe d'huile par jour, en remplacement des huiles classiques.

Insuffisance vasculaire, varices, hémorroïdes, affections de l'œil (fatigue due au travail sur écran, DMLA, cataracte) : 150 à 300 mg par jour ; pour des effets optimaux, respectez des horaires de prise réguliers.

REISHI

Voir Champignons asiatiques.

REQUIN (cartilage de)

Propriétés

- **Source de minéraux, de chondroïtine** (voir ce mot) **et de glucosamine** (voir ce mot).
- **Rôle possible de protection des articulations** (non démontré jusqu'à présent).

Présentation

Gélules (+/− 400 mg).

Indications

Douleurs articulaires : ne dépassez pas 6 gélules par jour (pas de dosage scientifiquement établi). Étudié dans la lutte contre certaines maladies de peau (psoriasis)

Contre-indications

Grossesse, allaitement, infarctus récent.
Ne convient pas aux enfants ni aux personnes présentant des plaies non cicatrisées ou ayant récemment subi une intervention chirurgicale.

Précautions d'emploi

Le cartilage de requin contient des agents antiangiogéniques (s'opposant à la formation de vaisseaux sanguins) qui seraient susceptibles de freiner le développement des tumeurs cancéreuses. Cette action anticancéreuse n'étant pas démontrée, il ne doit en aucun cas se substituer à un traitement médical.

REQUIN (huile de foie de)

Propriétés

- **Stimulation possible du système immunitaire** (présence d'alkylglycérol, ou AKG).
- **Source de vitamines A et D** (voir ces termes).

Présentation

Capsules (+/− 500 mg).

Indications

Renforcement des défenses immunitaires : habituellement 2 capsules matin et soir, au cours du repas, en cure de 30 jours.

Précautions d'emploi

Ne l'employez jamais en automédication en cas de cancer car, même s'il existe des indices favorables, l'utilité dans le traitement de cette maladie n'est pas établie.
Ne dépassez pas les dosages recommandés (toxicité possible).

S

SÉLÉNIUM

Propriétés

• Agit par l'intermédiaire de sélénoprotéines, les glutathions peroxydases notamment, qui sont des enzymes antioxydantes protégeant l'organisme de l'agression des radicaux libres.

• En association avec la vitamine E, aide à prévenir les cancers et les maladies cardiovasculaires.

• Ralentirait le vieillissement cellulaire. Participe à la protection contre la cataracte et la dégénérescence maculaire.

• Contribue à améliorer les fonctions immunitaires.

Présentation

Ampoules, comprimés, gélules, tablettes.

Indications

Maintien de la santé, acné et protection contre le vieillissement : de l'ordre de 50 à 100 µg par jour. Des doses thérapeutiques de 200 à 500 µg par jour sont parfois prescrites dans le cadre du traitement d'une infection virale ou d'un cancer.

Précautions d'emploi

L'apport quotidien recommandé de sélénium ne dépasse pas 60 µg par jour pour les hommes et 50 µg par jour pour les femmes (apport alimentaire et compléments compris), la limite maximale à ne pas dépasser étant de 150 µg par jour.

Au long cours, des doses thérapeutiques élevées (supérieures à 900 µg par jour) peuvent provoquer des signes d'intoxication : dépression, nervosité, vomissements, fatigue.

LE SAVIEZ-VOUS ?

Une nouvelle approche du **sélénium** est celle de son rôle thérapeutique dans les affections auto-immunes de la thyroïde. La supplémentation en sélénium de 50 à 100 µg par jour permet de faire chuter le taux des anticorps antithyroïdiens. On se rend compte aussi que les malades atteints de thyroïdite présentent un taux insuffisant de sélénium dans le sang et, chez eux, le fait de rajouter cet élément au traitement par la L-thyroxine conduit à un retour plus rapide à la normale.

SHIITAKE

Voir Champignons asiatiques.

SILICIUM ORGANIQUE, SILICE COLLOÏDALE

Propriétés

• Apporté sous forme d'émulsion stable de silice minérale (silice colloïdale) **ou sous forme hydrosoluble, en association avec des acides aminés** (silicium dit organique)**, le silicium améliore la rigidité des os et du cartilage, ainsi que la souplesse et l'élasticité des tissus riches en collagène et en élastine** (tendons, articulations et peau).

Présentation

Complément nutritionnel à boire, capsules, gel et lotion cutanés.

Indications

Santé de la peau, confort articulaire.

SOJA (isoflavones de)

Propriétés

• Phytonutriments entrant en compétition avec les œstrogènes endogènes, susceptibles de mimer leurs effets et de pallier les carences chez la femme à la ménopause , ou au contraire d'avoir des effets antiœstrogéniques et de protéger l'homme du cancer de la prostate.

Présentation

Comprimés, gélules.

Indications

Préménopause, ménopause (bouffées de chaleur) et prévention du cancer de la prostate : dose efficace non établie. Ne dépassez pas 1 mg/kg de poids corporel (exprimés en équivalents aglycones, forme active des isoflavones).

Contre-indications

Femmes enceintes ou allaitantes, nourrissons.

Sujets hypothyroïdiens (interaction des phyto-œstrogènes avec la synthèse des hormones thyroïdiennes) et chez ceux qui reçoivent un traitement hormonal (tamoxifène, par exemple).

Chez les femmes présentant un risque de cancer du sein hormonodépendant, ou en ayant eu un, la prudence est d'éviter la prise d'isoflavones de soja. Les études cliniques menées jusqu'à présent ont donné des résultats contradictoires.

SOJA (lécithine de)

Propriétés

• Ce phospholipide participe à la formation des membranes cellulaires, notamment dans les tissus nerveux, et entre dans la composition de la bile.

• Protège les cellules hépatiques.

• Régule le taux de cholestérol sanguin.

Présentation

Capsules molles, comprimés, gélules, granulés, poudre.

Indications

Calculs biliaires : 2 gélules, deux fois par jour, ou 2 cuillerées à café de granulés une fois par jour, avant le repas.

Amélioration des fonctions cérébrales.

Protection cardiovasculaire.

Précautions d'emploi

À hautes doses (10 g par jour), peut provoquer sueurs, nausées, vomissements, ballonnements, diarrhées, voire entraîner une arythmie cardiaque.

SPIRULINE

Propriétés

• Algue bleue microscopique très riche en nutriments : acides aminés essentiels, bêtacarotène et caroténoïdes antioxydants, chlorophylle, acides gras insaturés, provitamine A, vitamines du groupe B, vitamine E, nombreux minéraux et oligoéléments.

• Stimule les défenses naturelles et le métabolisme.

Présentation

Comprimés (+/− 300 à 500 mg), tablettes, poudre ou flocons.

Indications

Maintien de la santé, revitalisation et mauvaise haleine : en règle générale, autour de 3 g par jour à prendre avec 1 grand verre d'eau avant les repas, en cure de 1 à 3 mois.

Contre-indications

Phénylcétonurie (contient de la phénylalanine).

Régime sans sel : demandez l'avis de votre médecin (teneur élevée en sodium).

V

VANADIUM

En février 2008, l'Autorité européenne de sécurité des aliments (EFSA) a émis un avis

défavorable concernant les composés contenants du vanadium utilisés notamment dans les compléments alimentaires.
Ne figure pas sur la liste des minéraux pouvant être utilisés pour la fabrication de compléments alimentaire en France.

VITAMINE A (rétinol)

Propriétés

- **Antioxydante.**
- **Indispensable à la vision.**
- **Rôle dans la différenciation cellulaire et dans la croissance.**
- **Participe à l'immunité et aide à lutter contre les infections.**

Présentation

Comprimés, gélules.

Indications

Maintien de la santé, cicatrisation, santé de la peau : ne dépassez pas 1 000 µg par jour (alimentation et compléments compris). L'apport sous forme de bêtacarotène (provitamine A transformée en vitamine A dans l'organisme), à raison de 1,5 à 2 mg par jour, est à privilégier.

Contre-indications

Grossesse et allaitement : consultez votre médecin (des doses trop élevées entraînent un risque de malformation du fœtus).

Précautions d'emploi

Ne dépassez pas les doses indiquées (toxicité à doses relativement faibles).

VITAMINE B1 (thiamine)

Propriétés

- **Contribue au métabolisme énergétique** (conversion en énergie des glucides apportés par l'alimentation) **et au bon fonctionnement du système nerveux.**
- **Utile à la santé des cheveux et de la peau, à la croissance et à l'immunité.**
- **Aiderait à soulager la dyspepsie.**
- **Notez que les différentes vitamines du groupe B sont souvent associées, à des doses différentes, dans une même formulation. Ces complexes de vitamines B peuvent notamment aider à lutter contre le stress ou les méfaits du tabagisme, le lupus érythémateux disséminé, etc.**

Présentation

Comprimés, gélules.

Indications

Alcoolisme : 50 à 100 mg par jour (complexe de vitamines B).
Douleurs dues au zona : 100 à 250 mg par jour.
Dyspepsie : 50 mg par jour, le matin.
Fourmillements, bourdonnements d'oreilles, dépression : 50 mg par jour, de préférence sous la forme d'un complexe de vitamines B.
Troubles de l'humeur : à l'étude.

VITAMINE B2 (riboflavine)

Propriétés

- **Indispensable au métabolisme énergétique.**
- **Contribue au bon état de la peau, des yeux et des cellules nerveuses.**
- **Essentielle à la production de l'hormone thyroïdienne.**

Présentation

Comprimés, gélules, tablettes.

Indications

Prévention de la cataracte : 5 mg par jour.
Migraine, acné rosacée : 10 mg chaque matin (préférez les comprimés de riboflavine pure).

VITAMINE B3 OU PP (acide nicotinique, nicotinamide ou niacine)

Propriétés

- **Intervient dans l'élaboration d'hormones et dans la protection des fonctions nerveuses.**
- **Participe au contrôle de la glycémie et joue un rôle essentiel dans différents métabolismes.**
- **Nécessaire à la santé de la peau et des muqueuses digestives.**
- **A un effet anti-inflammatoire sur les rhumatismes articulaires.**

Présentation

Ampoules, comprimés, gélules.

Indications

Anxiété et dépression : 30 mg par jour.
Insomnie : 30 mg 1 heure avant le coucher.
Arthrite : 100 mg une fois par jour (sous contrôle médical).
Prévention de la lucite : 500 à 1 000 mg par jour, sur prescription médicale uniquement.

Contre-indications

En cas de diabète, hypotension artérielle, problèmes hémorragiques, glaucome, goutte, maladie du foie ou ulcère, demandez l'avis de votre médecin, car la prise de niacine risque d'aggraver ces maladies.

VITAMINE B5 (acide pantothénique)

Propriétés

- **Entre dans la composition de la coenzyme A, impliquée dans tous les métabolismes énergétiques (conversion des nutriments en énergie).**
- **Indispensable au bon fonctionnement neuromusculaire.**

Présentation

Comprimés, gélules, solution buvable.

Indications

Santé des ongles et des cheveux, forme générale : les suppléments polyvitaminés et les complexes de vitamines B apportent suffisamment de vitamine B5. L'apport nutritionnel conseillé (5 mg par jour) est en général largement couvert par l'alimentation.

VITAMINE B6 (pyridoxine)

Propriétés

- **Impliquée dans un grand nombre de processus biologiques, notamment dans la production des globules rouges, dans l'élaboration de médiateurs chimiques du système nerveux et d'anticorps, dans l'équilibre psychique, dans la mobilisation de l'énergie musculaire…**

Présentation

Comprimés, gélules, tablettes.

Indications

Acné : 2 mg chaque matin.
Insomnie : 5 mg à prendre le soir avec 30 mg de vitamine B3.
Syndrome prémenstruel : 5 mg par jour.
Syndrome du canal carpien aigu : 10 mg deux fois par jour.

Précautions d'emploi

Des doses élevées sur une longue période peuvent provoquer des troubles nerveux. La dose à ne pas dépasser a été fixée à 5 mg par jour (au-delà des apports alimentaires). Les doses supérieures doivent être prises uniquement sur prescription médicale (doses thérapeutiques).

VITAMINE B8 (vitamine H ou biotine)

Propriétés

- **Permet le fonctionnement de diverses enzymes métaboliques.**
- **Intervient dans la synthèse des acides gras et du cholestérol.**

• Indispensable au bon fonctionnement neuromusculaire.

Présentation

Comprimés, gélules, solution buvable.

Indications

Santé des ongles : 100 µg deux fois par jour pendant 8 semaines.

VITAMINE B9 (acide folique ou folates)

Propriétés

• Rôle dans la formation des acides aminés, le renouvellement des globules rouges, la cicatrisation, l'immunité, le métabolisme cérébral et nerveux.

• Indispensable au développement et à la croissance.

Présentation

Comprimés, tablettes ou gélules.

Indications

Maintien de la santé : 200 µg par jour.

Prévention des risques cardiovasculaires : 200 µg par jour (en association avec vitamines B6 et B12).

Protection du fœtus contre les malformations, en préparation à la grossesse (surtout après contraception hormonale) et chez la femme enceinte : 400 µg par jour.

Dépression (personnes âgées, notamment) : 400 µg par jour.

Contre-indications

Ne dépassez pas 600 µg par jour.

Dangereux à fortes doses dans les cas de cancer, de leucémie, d'épilepsie.

Précautions d'emploi

Les compléments peuvent masquer une anémie due à une carence en vitamine B12, qui risque de provoquer des lésions nerveuses irréversibles. De la même manière, un apport complémentaire en vitamine B12 peut masquer une déficience en vitamine B9. En cas de carence mixte (B9 et B12), commencez toujours par la prise de vitamine B12.

VITAMINE B12 (cobalamine)

Propriétés

• Nécessaire à la formation des globules rouges et au renouvellement cellulaire.

• Préserve la myéline, substance protectrice des nerfs.

• Rôle dans la production de substances affectant l'humeur et le psychisme.

Présentation

Ampoules, comprimés, gélules, tablettes.

Indications

Engourdissement et fourmillements des extrémités, prévention des maladies cardiovasculaires : 5 µg par jour, en association avec la vitamine B6 (3 mg) et l'acide folique (400 µg).

Prévention de l'anémie en cas de régime strict : 5 à 10 µg par jour.

Troubles du système nerveux : 100 µg deux fois par jour.

VITAMINE C (acide ascorbique)

Propriétés

• Fortifie les vaisseaux capillaires sanguins et les parois des cellules.

• Intervient dans la formation du collagène (santé des ligaments, tendons, gencives) **et dans la cicatrisation.**

• Aide à lutter contre les infections.

• Favorise l'absorption du fer.

• Possède des propriétés antioxydantes.

• Intervient dans plusieurs mécanismes hormonaux.

Présentation

Ampoules, comprimés, gélules, poudre, tablettes.

Indications

Maintien de la santé, acné, protection contre le vieillissement : 50 mg deux fois par jour au cours des repas. L'apport journalier recommandé est de 110 mg par jour (aliments et compléments compris), mais on conseille 150 à 200 mg par jour pour un bon état général.

Gingivite, sinusite : 100 mg deux fois par jour (en association avec des flavonoïdes).

Maux de gorge, infections, lupus érythémateux : jusqu'à 500 mg deux fois par jour.

Tabagisme : 100 mg trois fois par jour.

Contre-indications

Calculs rénaux, maladie rénale, hémochromatose : consultez votre médecin.

Précautions d'emploi

En règle générale, ne dépassez pas 1 000 mg par jour (au-delà, risque de troubles gastriques et de diarrhées).

La vitamine C peut altérer les résultats de tests médicaux concernant le diabète, le cancer du côlon et le taux d'hémoglobine.

VITAMINES D (calciférol), D2 (ergocalciférol) et D3 (cholécalciférol)

Propriétés

• Permettent l'assimilation du calcium par l'organisme.

• Rôle essentiel dans la croissance et la santé des os et des dents.

• Interviennent dans les défenses immunitaires.

Présentation

Capsules molles, gélules, solution buvable (gouttes).

Indications

Prévention du rachitisme chez l'enfant et de l'ostéoporose chez l'adulte (sur prescription).

Contre-indications

Lithiase calcique.

Précautions d'emploi

L'abus de vitamines D peut provoquer une forte hausse du calcium sanguin et entraîner perte de poids, nausées, lésions cardiaques et rénales.

VITAMINE E (tocophérol)

Propriétés

• Puissant antioxydant, susceptible de ralentir le vieillissement cellulaire.

• Stimule le système et les fonctions immunitaires.

• Action anti-inflammatoire.

Présentation

Capsules molles, comprimés, gélules.

Indications

Gingivites : 25 mg deux fois par jour.

Maintien de la santé, prévention cardiovasculaire et protection contre le vieillissement : entre 20 et 40 mg par jour (isolée ou associée à d'autres antioxydants comme la vitamine C).

Lupus érythémateux disséminé : 250 mg par jour (en association avec la vitamine C).

Hypercholestérolémie, artériopathies : éventuellement, de 200 à 500 mg par jour, sur prescription médicale.

Contre-indications

Si vous êtes sous traitement anticoagulant, consultez votre médecin.

Stoppez les compléments 2 jours avant une intervention chirurgicale.

VITAMINE K

Propriétés

- **Rôle dans la coagulation sanguine.**
- **Contribue à la calcification du squelette.**

Présentation

Capsules molles, gélules.

Indications

Besoins normalement largement couverts par l'alimentation. Peut être prescrite à dose thérapeutique en cas de maladie hémorragique.

Y

YAM

Propriétés

- **Plante originaire d'Amérique centrale et du Nord, de la famille de l'igname, source de substances anti-inflammatoires, de phytostérols et de tanins.**
- **Agit comme relaxant musculaire et comme antispasmodique.**

Présentation

Gélules, plantes séchées, teinture mère.

Indications

Crampes menstruelles et intestinales : 1/2 cuillerée à café de teinture trois ou quatre fois par jour, ou 1 ou 2 gélules chaque jour, ou encore 1 tasse de tisane trois fois par jour.

Endométriose : 250 mg d'extrait sec deux fois par jour.

N'a pas fait ses preuves en tant que thérapie alternative au traitement hormonal de substitution après la ménopause.

Contre-indications

Interdit aux femmes enceintes.

Z

ZINC

Propriétés

- **Rôle dans la croissance cellulaire et le métabolisme, dans la maturation sexuelle, la fertilité, la santé de la peau et des cheveux.**
- **Permet le bon fonctionnement du système immunitaire.**
- **Antioxydant.**

Présentation

Comprimés, gélules, pastilles, tablettes.

Indications

Problèmes de cheveux et de peau, hémorroïdes : 15 mg par jour 1 heure avant ou 2 heures après les repas.

Rhume et grippe : sucez une pastille de zinc toutes les 2 à 4 heures pendant 1 semaine, sans dépasser 30 mg par jour.

DMLA, diabète, affections de la prostate : 30 mg par jour.

Précautions d'emploi

À hautes doses (plus 30 mg par jour) et à long terme, le zinc inhibe l'absorption du cuivre, fait baisser le taux de bon cholestérol (HDL) et affaiblit l'immunité.

En cas de traitement prolongé, veillez à assurer un apport supplémentaire de 1 mg par jour de cuivre.

LE SAVIEZ-VOUS ?

Le **zinc** participe à l'élaboration des organes génitaux. En expérimentation, on montre qu'il protège par exemple les testicules d'une atteinte par l'absorption de sels de cadmium. Il préserve les cellules de Leydig du cadmium mais aussi d'une cancérisation. À la suite d'un traumatisme des bourses, l'aspartate de zinc limite la progression des lésions et protège la formation du sperme. Cependant, des doses élevées de zinc altèrent considérablement les fonctions des testicules.

Quelques combinaisons courantes

Complément multivitamines et multiminéraux
Apporte pour la journée une bonne fraction (ou la totalité) des apports nutritionnels conseillés (ANC) des principaux minéraux et vitamines (ou de quelques-uns d'entre eux), afin d'assurer un état de santé optimal.

Formule anti-âge
Prévient les dommages liés à l'excès de radicaux libres par l'apport de substances antioxydantes, notamment bêtacarotène et caroténoïdes, vitamines C et E, sélénium, parfois zinc, et différents phytonutriments (lutéine, lycopène, extraits de végétaux, extraits de thé vert, etc.).

Formule « coup de fouet »
Favorise la performance par l'apport de glucides, de magnésium, de vitamines du groupe B et C, ou encore de gelée royale, de ginseng, etc.

Formule « croissance »
Association de vitamines et de minéraux répondant aux besoins spécifiques de l'enfant (Fe, Ca, vitamine C, etc.).

Formule « femme »
Favorise le bien-être et l'équilibre hormonal après la cinquantaine par l'apport de vitamines B6, B9 et E, de zinc, de magnésium, souvent d'isoflavones ou de phyto-œstrogènes.

Formule « femme enceinte »
Association de vitamines et de minéraux répondant aux besoins spécifiques du fœtus (Fe, Mg, Ca, Cu, Mn, vitamines B, dont folates, D et E, oméga-3, parfois iode, voire vitamine A).

Formule « minceur »
Évite les carences en vitamines liposolubles, en vitamines B, en magnésium, etc., en cas de régime très restrictif.

Formule « peau, cheveux, ongles »
Contribue à la santé de la peau, des cheveux et des ongles par l'apport de vitamines du groupe B, de vitamine E, de zinc, de magnésium, parfois d'huiles de poisson ou de sélénium.

Carnet d'adresses

Acupuncture

France

• Association française d'acupuncture (AFA)
7, rue Marius-Reinaud
13100 Aix-en Provence
Tél. : 04 42 52 59 07
Site Internet :
www.acupuncture-france.com

Belgique

• Association belge des médecins-acupuncteurs (ABMA)
2, rue du Serpollet
1080 Bruxelles
Tél. : 02 414 73 44
Site Internet : www.acupunctuur.be

Québec

• Association des acupuncteurs du Québec (AAQ)
441, rue Ste-Hélène
Bureau 1
Longueil (QC), J4K 3R3
Tél. : 514 982 65 67
Site Internet :
www.acupuncture-quebec.com

Suisse

• Association des sociétés médicales suisses d'acupuncture et de médecine chinoise
Site Internet :
www.akupunktur-tcm.ch

Aromathérapie

Voir Phytothérapie

Art-thérapie

France

• Fédération française des arts-thérapeutes (FFAT)
14 *bis*, rue Dulaar
69004 Lyon
Tél. : 04 78 27 99 61
Site Internet : ffat.free.fr

Québec

• Association des art-thérapeutes au Québec (AATQ)
5764, avenue Monkland
bureau 301
Montréal H4A 1E9
Tél. : 514 999 54 15
Site Internet : www.aatq.org/fr

Suisse

• Association professionnelle suisse des art-thérapeutes (APSAT)
CP 126, 1026 Denges
Tél. : 076 329 38 11
Site Internet :
www.art-therapeute.ch

Auriculothérapie

France

• Groupe lyonnais d'études médicales (GLEM)
49, rue Mercière
69002 Lyon
Tél. : 04 72 41 80 08
Site Internet : www.upml.fr/glem/

Bates (méthode de)

• L'Art de voir
Site Internet :
www.artdevoir.asso.fr

Chiropractie

• Council on Chiropractic Education (CCE)
8049 N 85th Way
Scottsdale, A2 85258-4321
États-Unis
Site Internet : www.cce-usa.org

France

• Association française de chiropratique (AFC)
76, avenue des Champs-Élysées
75008 Paris
Tél. : 0820 888 377
Site Internet :
www.chiropratique.org

Belgique

• Union belge des chiropracteurs
Tél. : 09 221 76 58
Site Internet : www.chiropraxie.org

Québec

• Syndicat professionnel des chiropraticiens du Québec
87-B, boulevard Brunswick
Dollar-des-Ormeaux QC-H9B 2J5
Tél. : 514 990 66 58
Site Internet : spcq.cpmdq.com

Suisse

• Association suisse des chiropraticiens (ASC)
Sulgenauweg 38
3007 Berne
Tél. : 031 371 03 01
Site Internet : www.chirosuisse.ch

Chromothérapie

Voir Acupuncture, Iridologie, Naturopathie

Digitopuncture

Voir Chiropractie, Naturopathie, Ostéopathie, Shiatsu

Fasciathérapie

France

• Association nationale des kinésithérapeutes fasciathérapeutes (ANKF)
9, rue Jean-Macé
75011 Paris
Tél. : 06 72 93 73 82
Site Internet : www.ankf.fr
• Fédération des professionnels en somato-psychopédagogie (FPSP)
18, rue de la Bouline
44230 Saint-Sébastien-sur-Loire
Tél. : 02 40 33 59 26
Site Internet : www.fpspp.fr.

Belgique

• Site Internet dédié à la fasciathérapie :
www.fascia-info.be
Association belge des fasciathérapeutes
BFMDB
215, rue Frans-Robbrechts
1780 Wemmel
Tél. : 0475 46 64 89

Québec

• Association québécoise Méthode Danis Bois
506, rue Bolduc
Sherbrooke, Québec, J1L 1M3
Tél. : 819 565 83 88
Site Internet : www.aqmdb.com

Suisse

• Formation suisse Méthode Danis Bois
23, rue Jacques-Grosselin
1227 Carouge-Genève
Tél. : 022 342 45 49
Site Internet :
www.methodedanisbois.ch

Feldenkrais (méthode)

France

• Feldenkrais France
16 *bis*, rue des Fontenelles
91310 Linas
Tél. : 01 60 19 39 33
Site Internet :
www.feldenkrais-france.org

Belgique

• Feldenkrais Belgique
Isabelle Calmant
52, rue Fays
44000 Flemalle
Tél. 04 275 63 09
Site Internet :
www.feldenkrais-belgique.org

Québec

• Association Feldenkrais MD Québec
5165, rue Sherbrooke Ouest
bureau 206
Montréal, QC, H4A 1T6
Tél. : 514 807 32 96
Site Internet :
www.feldenkraisqc.info

Suisse

• Association suisse Feldenkrais
Rebhalde 33
8645 Jona
Tél. : 055 214 26 58
Site Internet : www.feldenkrais.ch

Gélothérapie

France

• École française du rire
Tél. : 06 25 70 69 36
Site Internet : clubderire.free.fr

Belgique

• Clubs de rire de Belgique
42, avenue de Luxembourg
6700 Arlon
Tél. : 063 22 36 50
Site Internet : www.clubderire.be

Québec

• Le Club de rire international du Québec
8A, rue Willowdale
Outremont, Montréal (Québec)
Canada H3T 1E9
Tél. : 514 733 2402
Site Internet :
www.clubderirequebec.com

Suisse

• École suisse du rire relationnel
1, place de l'Église
1188 Gimel
Tél. : 079 293 57 83
Site Internet : www.clubderire.ch

Gestalt-thérapie

France

• École parisienne de gestalt EPG
27, rue Froidevaux
75014 Paris
Tél. : 01 43 22 40 41
Site Internet : www.gestalt.asso.fr
• Institut français de gestalt-thérapie (IFG)
305, route du Chemin-Court
33240 Saint-Romain-la-Virvée
Tél. 05 57 58 29 70
Site Internet : www.gestalt-ifgt.com

Belgique

• Institut belge de gestalt-thérapie (IBG)
186, avenue de Tervueren,
boîte 19
1150 Bruxelles
Tél. : 02 640 91 03
Site Internet : www.gestalt.be

Québec

• Institut québécois de gestalt-thérapie (IQGT)
406, boulevard Saint-Joseph Est
Montréal H2J 1J5
Tél. : 514 288 20 82
Site Internet : www.iqgt.ca

Suisse

• Société suisse romande de gestalt-thérapie (SSRGT)
2, avenue Solange
1006 Lausanne
Tél. : 021 311 03 80
Site Internet :
www.gestalt-suisse-romande.ch

Gymnastiques douces

Gymnastique holistique® du docteur Lily Ehrenfried

France

• Association des élèves du docteur Ehrenfried (AEDE)
25, rue Fresnel
75116 Paris
Tél. : 01 49 76 05 01
Site Internet :
www.gym-dr-ehrenfried.fr

Technique Alexander

France

• Association française des professeurs de la technique Alexander
42, terrasse de l'Iris
La Défense 2
Courbevoie 92400
Tél. : 01 40 90 06 23
Site Internet :
www.techniquealexander.info

Belgique

• Association des enseignants de la technique F.M. Alexander de Belgique (AEFMAT)
Breusselstraat 408
1705 Groot-Bijgaarden
Tél. : 02 427 02 69

Site Internet :
www.fmalexandertech.be
Québec
• Société canadienne
des professeurs de la technique
Alexander
5126, avenue de Lorimier
Montréal QC H2H 2C2
Tél. : 877 598 8879
Site Internet : www.canstat.ca
Suisse
• Association suisse des
professeurs de la technique
F.M. Alexander (ASPTA-SVLAT)
Postfach
8032 Zürich
Tél. : 044 201 03 43
Site Internet :
www.alexandertechnik.ch

Eutonie® de Gerda Alexander
France
• Groupe de recherche en
eutonie Gerda Alexander
Site Internet : www.eutonie.fr
Suisse
• Association suisse d'eutonie
Gerda Alexander
Site Internet : www.eutonie.ch
Belgique
• Association belge d'eutonie
Gerda Alexander
Site Internet :
www.eutonie-gerda-alexander.be
Québec
• Association québecoise
d'eutonie Gerda Alexander
Site Internet : www.eutonie.ca

Méthode de libération des cuirasses (MLC®) de Marie-Lise Labonté
• Séminaires et conférences
internationales, site Internet :
www.marieliselabonte.com
France
• Association MLC© France
8, rue Lemercier
75017 Paris
Site Internet :
www.mlcfrance.asso.fr
Belgique
• Association MLC© Belgique asbl
Tél. : 02 743 05 00 ou
0475 377 024
Site Internet : www.mlcbelgique.be
Québec
• Association MLC© Québec
Tél. : 438 888 62 33
Site Internet : www.mlcquebec.ca
Suisse
• Association MLC© Suisse
Site Internet : www.mlcsuisse.ch

Voir aussi Mézières (méthode), Feldenkrais (méthode) et Yoga

Haptonomie

• Centre international de
recherche et de développement
de l'haptonomie (CIRDH)
Mas del Ore
66400 Oms
Tél. : 04 68 39 42 23
Site Internet : www.haptonomie.org

Homéopathie

France
• Syndicat de la médecine
homéopathique (SMH)
72, avenue du Général-Leclerc
94700 Maisons-Alfort
Tél. : 01 43 96 59 45
Site Internet : www.smhomeo.fr
• Syndicat national des médecins
homéopathes français (SNMHF)
79, rue de Tocqueville
75017 Paris
Tél. : 01 44 29 01 31
Site Internet : www.snmhf.org
Belgique
• Unio Homeopathica Belgica
(Union professionnelle
nationale homéopathique)
132, chaussée de Bruxelles
boîte 11190 Bruxelles
Tél. : 02 346 18 26
Site Internet : www.homeopathy.be
• Les Amis de l'homéopathie
2/27, square du Vieux-Tilleul
1050 Bruxelles
Tél. : 02 345 03 92
Site Internet : www.amivrihomeo.be
Québec
• Syndicat professionnel des
homéopathes du Québec
1600, rue de Lorimier
Bureau 106
Montréal QC H2K 3W5
Tél. : 514 525-2037
Site Internet : www.sphq.org
Suisse
• Société suisse des médecins
homéopathes
Dorfhaldenstrasse 5
6052 Hergiswil
Tél. : 041 630 07 60
Site Internet : www.dzvhae.com

Hydrothérapie

Voir Homéopathie et Naturopathie

Hypnose

France
• Association française pour l'étude
de l'hypnose médicale (AFEHM)
19, avenue Franklin-Roosevelt
75008 Paris
Tél. : 01 42 56 65 65
Site Internet :
www.hypnose-medicale.com
• Institut Milton Erickson de Paris
27, rue Fourcroy
75017 Paris
Tél. : 01 39 16 17 72
Site Internet : www.hypnose-erickson-therapies.com
Québec
• Institut Milton H. Erickson
33, Beaudette
Canton-de-Hatley
Québec J0B 2C0
Tél. : 819 842 45 49
Site Internet :
www.ericksonquebec.org

Iridologie

• Association française
d'iridologie rénovée,
département international de
recherche et enseignement en
médecine alternative
9, bd du Général-Vautrin
06600 Antibes
Tél. : 04 93 33 33 77
Site Internet :
monsite.wanadoo.fr/afir-direma/

Voir aussi Naturopathie

Kinésiologie

France
• Fédération française de
la kinésiologie spécialisée
(FFKS)
33, rue Gabriel-Fauré
78990 Élancourt
Tél. : 01 30 66 05 40
Site Internet : www.ffks.org
Belgique
• Institut belge de kinésiologie
26, avenue Paul-Nicodème
1330 Rixensart
Tél. : 02 652 26 86
Site Internet : www.ibk.be
Québec
• Institut de kinésiologie
spécialisée du Québec
7825, rue Saint-Denis
Montréal H2R 2E9
Tél. : 514 948 54 63
Site Internet :
www.kinesiologie.qc.ca

Lithothérapie

Voir Homéopatie, Naturopathie, Phytothérapie

Luminothérapie

Voir Naturopathie

Magnétothérapie

Voir Acupuncture, Massages et Ostéopathie

Massages de prise de conscience du corps

France
• Annuaire officiel
des masseurs-kinésithérapeutes
diplômés d'État :
www.kinesitherapeute.portail-medical.com
• Fédération française de
massage bien-être (FFMBE)
1 *bis*, rue Pierre-et-Marie-Curie
92140 Clamart
Tél. : 09 64 31 86 36
Site Internet : www.ffmbe.fr

Massages énergétiques

Voir Médecine traditionnelle chinoise

Médecine anthroposophique

France
• Société anthroposophique
en France
2-4, rue de la Grande-Chaumière
75006 Paris
Tél. : 01 43 26 09 94
Site Internet :
www.anthroposophie.fr
• Association des patients
de la médecine d'orientation
anthroposophique (APMA)
13, rue Gassendi
75014 Paris
Tél. : 01 40 47 03 53
Site Internet : www.apma.fr
Autres pays
• Fédération internationale
des Associations médicales
anthroposophiques (information
sur les recherches, la pratique,
les médecins à travers
le monde, etc.)
Site Internet : www.ivaa.info
• Fédération européenne
des associations de patients pour
la médecine anthroposophique
Site Internet : www.efpam.org

Médecine dentaire holistique

France
• ODENTH (odontologie énergétique
et thérapeutique)
2 *bis*, boulevard d'Arcole
31000 Toulouse
Tél : 05 61 62 83 32
Site : www.odenth.com
• NAMD (Non au mercure
dentaire)
4, impasse de la Rocaille
30800 Saint-Gilles
Site Internet :
nonaumercuredentaire.free.fr

Médecine traditionnelle chinoise

France
• Fédération nationale de
médecine traditionnelle
chinoise (FNMTC)
7, rue Louis-Prével
06000 Nice
Tél. : 09 50 30 48 70
Site Internet : www.fnmtc.fr
Belgique *Voir Acupuncture*
Québec
• Chinese Medicine
and Acupuncture Association
of Canada (CMAAC)
154, Wellington Street
London ON-N6B 2K8
Tél. : 519 642 1970
Site Internet : www.cmaac.ca
Suisse
• Organisation professionnelle
suisse de médecine
traditionnelle chinoise
Kälhstrasse 8
9113 Degersheim
Tél. : 071 372 01 11
Site Internet : www.sbo-tcm.ch

Mésothérapie

France

• Société française
de mésothérapie (SFM)
89, route de Mantes
78200 Buchelay
Tél. : 01 34 77 54 44
Site Internet :
www.sfmesotherapie.com

Mézières (méthode)

France, Belgique, Québec et Suisse

• Association méziériste
internationale
de kinésithérapie (AMIK)
76, rue du Dr-Albert-Barraud
33000 Bordeaux
Tél. : 05 56 79 17 19
www.methode-mezieres.com

Musicothérapie

France

• Centre international
de musicothérapie (CIM)
49, avenue Aristide-Briand
93163 Noisy-le-Grand Cedex
Tél. : 01 49 32 11 62
Site Internet :
www.centre-musicotherapie.com

Belgique

• Association pour la recherche,
l'enseignement et
les applications de
la musicothérapie en Belgique
(AREAM)
23, rue Portaels
1030 Bruxelles
Tél. : 02 245 33 83
Site Internet : www.aream.be

Québec

• Association de musicothérapie
du Canada
Wilfrid Laurier University
Waterloo, Ontario N2L 3C5
Tél. : 519 884 19 70
Site Internet :
www.musictherapy.ca

Naturopathie

France

• Fédération européenne
de naturopathie vitaliste
(FENAVI)
Pôneuf
86600 Saint-Sauvant
Tél. : 05 49 59 72 60
Site Internet : www.fenavi.net
• Fédération française de
naturopathie (FENAHMAN)
119, rue Championnet
75018 Paris
Tél. : 01 42 39 08 01
Site Internet : www.fenahman.org

Québec

• Fédération mondiale
de naturopathie
Tél. : 514 596 11 22
Site Internet : www.naturopathie.org

Neuralthérapie

Suisse

• Société suisse de thérapie
neurale selon Huneke (SANTH)
Tél. : 031 311 97 57
Site Internet :
www.neuraltherapieschweiz.ch

Oligothérapie

Voir Acupuncture, Homéopathie, Ostéopathie, Phytothérapie

Organothérapie

Voir Acupuncture, Homéopathie, Phytothérapie, Naturopathie

Ostéopathie

France

• Registre des ostéopathes
de France (ROF)
8, rue Thalès
33692 Mérignac Cedex
Tél. : 05 56 18 80 44
Site Internet : www.osteopathie.org
• Union fédérale des ostéopathes
de France (UFOF)
Rue des Trois-Capitaines
26400 Crest
Tél. : 04 75 25 79 04
Site Internet : www.osteofrance.com
• Syndicat français
des ostéopathes (SFDO)
29, rue Jean-Poulmarch
95100 Argenteuil
Tél. : 01 30 25 38 28
Site Internet : www.sfdo.fr
• Syndicat de médecine manuelle -
Ostéopathie France (SMMOF)
Domus Medica
79, rue de Tocqueville
75017 Paris
Tél. : 06 30 42 14 14
Site Internet :
www.medecins-osteo.org

Belgique

• Société belge d'ostéopathie (SBO)
59, avenue Charles-Madoux
1160 Auderghem
Tél. : 02 512 35 89
Site Internet : www.osteopathie.be

Québec

• Registre des ostéopathes
du Québec
447, rue Saint-Jean
Longueuil (Québec) J4H 2Y1
Tél. : 450 670 15 32
Site Internet : www.registre.org

Suisse

• Fédération suisse
des ostéopathes (FSO-SVO)
2, route du Lac
1094 Paudex
Case postale 1215
1001 Lausanne
Tél. : 021 796 33 30
Site Internet :
www.osteopathes-suisses.ch

Phytothérapie

France

• Association des usagers
de la phytothérapie
Phyto 2000
BP 6116
75762 Paris Cedex 16
Tél. : 01 47 04 32 18
Site Internet : www.phyto2000.org

Belgique

• Institut international
de phytothérapie
38, avenue des Passereaux
1060 Bruxelles
Tél. : 02 761 61 70
Site Internet :
www.phytotherapie.be

Suisse

• Société suisse de phytothérapie
médicale
Grüental, Postfach
8820 Wädenwil
Tél. : 058 934 58 06
Site Internet : www.sspm.org

Pilates (méthode)

• United States Pilates Association
3342 NE 42nd Street
Ft. Lauderdale, Florida 33308
États-Unis
Site Internet :
www.unitedstatespilates
association.com

Psychothérapie

Adresses générales

France

• Site Internet fournissant
une liste de praticiens
avec leur orientation :
psychologue.fr
• Fédération française
de psychothérapie et
psychanalyse (FF2P)
2 *bis*, rue Scheffer
75116 Paris
tél. : 01 44 05 95 50
Site Internet : www.ff2p.fr

Belgique

• Fédération belge
des psychologues
Galerie Agora, bureau 421
105, rue du Marché-aux-Herbes
1000 Bruxelles
Tél. : 02 514 75 09
Site Internet : www.bfp-fbp.be

Québec

• Association des psychologues
du Québec (APQC)
7400, boulevard Les Galeries-
d'Anjou
Bureau 410
Ville d'Anjou
Québec, Canada H1M 3M2
Tél. : 514 353 75 55
Site Internet : www.apqc.ca

Suisse

• Fédération des psychologues
suisses (Föderation
der Schweizer Psychologinnen
und Psychologen [FSP])
Choisystrasse 11
Case postale 510
3000 Berne 14
Tél. : 031 388 88 00
Site Internet : www.psychologie.ch

Psychothérapies comportementales et cognitives

France

• Association française
de thérapie comportementale
et cognitive (AFTCC)
100, rue de la Santé
75674 Paris Cedex 14
Tél. : 01 45 88 35 28
Site Internet : www.aftcc.org
• EMDR FRANCE
20, rue d'Armenonville
92200 Neuilly-sur-Seine
Tél. : 01 46 24 55 02
Site Internet :
www.emdr-france.org

Belgique

• Association pour l'étude,
la modification et la thérapie
du comportement (AEMTC)
ULG, département des sciences
cognitives
Thérapies comportementales
Boulevard du Rectorat (B33)
4000 Liège Sart Tilman
Site Internet :
www.ulg.ac.be/aemtc

Suisse

• Société suisse de thérapie
comportementale et cognitive
Hotelgasse 8
Case postale 866
3000 Berne 8
Tél. : 031 311 12 12
Site Internet : www.sgvt-sstcch

Psychothérapies corporelles

• Association européenne des
thérapeutes psychocorporels
et relationnels (AETPR)
21, rue Vauban
67000 Strasbourg
Tél. : 03 88 90 78 52
Site Internet :
www.aetpr-psychologie.org
• Sociétés francophones
d'analyse bioénergétique
Site Internet :
www.analyse-bioenergetique.com

France

• Association française
de bioénergétique (AFB)
93, boulevard Ampère
BP 30001
79184 Chauray Cedex
Tél. : 05 49 28 11 22
Site Internet : www.francaise-bio-
energetique.com

Belgique

• Société belge d'analyse
bioénergétique (SOBAB)
356A, rue Engeland
1180 Bruxelles
Tél. : 02 653 78 26 ou
02 660 82 65
Site Internet : www.sobab.org

Psychothérapies existentielles et humanistes

France

• Association française de psychothérapie dans l'approche centrée sur la personne (AFPACP)
17, rue Dupin
75006 Paris
Site Internet : afpacp.fr

• Institut de formation et de recherche pour le développement de la personne (IFRDP)
Hameau d'Angote
21230 Allerey
Tél. : 03 80 84 13 88
Site Internet : www.ifrdp.net

• Institut français d'analyse transactionnelle (IFAT)
22, rue Saint-Augustin
75002 Paris
Tél. : 01 47 70 22 62
Site Internet : www.ifat.net

Suisse

• Société suisse pour l'approche et la psychothérapie centrée sur la personne (SPCP)
Josefstrasse 79
8005 Zurich
Tél. : 44 271 71 70
Site Internet : www.sggt-spcp.ch

Psychothérapies systémiques

Voir Psychothérapie

Qi gong

• Fédération européenne de qi gong et arts énergétiques (FEQGAE)
43, avenue Paul-Cézanne
13090 Marseille
Tél. : 04 42 93 34 31
Site Internet : www.federationqigong.com

France

• Fédération française de wushu arts énergétiques et martiaux chinois
17, rue du Louvre
75001
Tél. : 01 40 26 95 50
Site Internet : www.ffwushu.fr

Belgique

• Fédération belge de qi gong
42, chaussée de Mariemont
7140 Morlanwelz
Tél. : 064 44 83 78

Québec

• Institut de qigong du Québec (IQQ)
Tél. : 514 299 44 90
Site Internet : www.quebec-qigong.com

Reiki

• International Association of Reiki Professionals (IARP, Association internationale de praticiens du monde entier)
Site Internet en anglais, en espagnol et en français qui fournit des adresses de praticiens à travers le monde : www.iarp.orp

Relaxation musculaire

France

• Fédération internationale de relaxologie (FIR)
1, rue Marceau
49130 Les Ponts-de-Cé
Site Internet : www.psyrelax.org

Voir aussi Sophrologie et Yoga

Shiatsu, do-in

• International Shiatsu Network (ISN)
Site Internet : www.shiatsunetwork.com

France

• Fédération française de shiatsu traditionnel (FFST)
12, rue de Épinettes
75017 Paris
Tél. : 01 42 29 64 22
Site Internet : www.ffst.fr

Belgique

• Fédération belge de shiatsu asbl
Site Internet : www.shiatsu.be

Suisse

• Shiatsu Gesellschaft Schweiz (Fédération suisse de shiatsu)
Case postale 350
5430 Wettingen 1
Tél. : 056 4 27 15 73
Site Internet : www.shiatsuverband.ch

Sophrologie

• Fédération européenne de sophrologie
Tél. : 05 58 82 06 68
Site Internet : www.federation-sophrologie.com

France

• Société française de sophrologie (SFS)
24, quai de la Loire
75019 Paris
Tél. : 01 40 59 94 95
Site Internet : www.sophrologie-francaise.com

Taiji quan

Voir Qi gong

Tomatis® (méthode)

• Tomatis Développement SA
25, Grand-Rue
L 1661 Luxembourg
Site Internet : www.tomatis-group.com

Toucher énergétique

Voir Massages de prise de conscience du corps

Yoga

• Fédération internationale de yoga (International Yoga Federation)
Site Internet : www.internationalyogafederation.net

France

• Fédération nationale des enseignants de yoga (FNEY)
3, rue Aubriot
75004 Paris
Tél. : 01 42 78 03 05
Site Internet : www.lemondeduyoga.org

• Fédération française de hatha yoga (FFHY)
50, rue Vanneau
75006 Paris
Tél. : 01 45 44 02 59
Site Internet : www.ff-hatha-yoga.com

• Institut français du yoga (IFY, école de Madras)
2, rue de Valois
75001 Paris
Tél. 01 42 96 44 55
Site Internet : www.ify.fr/d_pres.php

• Association française de yoga IYENGAR (AFYI)
141, avenue Malakoff
75016 Paris
Tél. : 01 45 05 05 03
Site Internet : www.yoga-iyengar.asso.fr

Belgique

• Association belge des enseignants et pratiquants de yoga (ABEPY)
16, rue Bois-Paris
1380 Lasne
Tél. : 02 633 53 99
Site Internet : www.yoga-abepy.be

Québec

• Fédération francophone de yoga
Site Internet : www.federationyoga.qc.ca

Suisse

• Association suisse de yoga (Schweizer Yogaverband)
Sellerstrasse 24
3011 Berne
Tél. : 031 382 18 10
Site Internet : www.swissyoga.ch

Annuaires généralistes de praticiens de médecines naturelles

France, Belgique et Suisse :
www.naturosante.com
France :
www.portail-sante.fr,
www.annuaire-bien-etre.info
Belgique :
www.portail-sante.be
Suisse :
www.portail-sante.ch

Organismes de lutte contre les sectes

France

• Union nationale des associations pour la défense des familles et de l'individu (UNADFI), organisme chargé de la prévention contre les sectes
130, rue de Clignancourt
75018 Paris
Tél. : 01 44 92 35 92
Site Internet : www.unadfi.org

Belgique

• Association des victimes des pratiques illégales de la médecine (AVPIM)
82, rue de la Vignette
1160 Bruxelles
Tél. : 02 673 34 34

• Contacts et informations des groupes sectaires (CIGS)
9, rue du Congrès
1000 Bruxelles
Tél. : 02 219 87 66
Site Internet : www.cigs-belgique.be

Québec

• Info-Secte
5655, avenue du Parc
Bureau 208
Montréal, Canada, H2V 4H2
Tél. : 514 274 23 33
Site Internet : infosect.freeshell.org

Suisse

• Association suisse de défense des familles et de l'individu (ASDFI)
Case postale 5166
1002 Lausanne
ou Case postale 37
1211 Genève 13
Tél. : 022 788 1110
Site Internet : www.asdfi.org

Index

Les numéros de page en gras renvoient à une entrée principale; en italique, à une légende : avec un astérisque, à un encadré.

Crédits des illustrations

Abréviations : h = haut, m = milieu, b = bas, g = gauche, d = droite.

Photos

Couverture : hg, hmd : JUMP/Kristiane Vey ; hmg : SUCRÉ SALÉ/Lawton ; hd : BSIP/Cardoso ; bg : L. MANCINI ; bm : BSIP/Oliel ; bd : JUPITER. **Quatrième de couverture :** hg et md : FOOD COLLECTION ; hmg et md : BSIP/Bruno Boissonnet ; hd, bd : S.R.D./Jean-Pierre Delagarde.

Pages : 8 : PHANIE/Burger ; 8 hg : OREDIA/Compiglio Alfonso ; 9 bd : BSIP/Jamie Grill ; 11 md : BSIP/TH FOTO ; 11 hd : CORBIS/Alessandra Schellnegger/zefa ; 11bg : CORBIS/Holger Winkler/A.B./zefa ; 11 hm : CORBIS/M. Neugebauer/zefa ; 11 hg : PHANIE/Alix ; 11bd : PHOTODISC ; 12 hg : CORBIS/epa ; 12 md : CORBIS/Strauss/Curtis ; 14 mg : PHANIE/Burger ; 15 bg, bm : Photo Dr K.-p. SCHLEBUSCH, Maric Oehler, 2004 ; 16 : PHANIE/Alix ; 17, 21 hd : BSIP/Chassenet ; 21 b : SRD/Jean-Pierre DELAGARDE ; 23 mg : BSIP/Chassenet ; 23 hd : BSIP/MAY ; 24 hg : PHANIE/EYE OF SCIENCE ; 25 bg : CORBIS/Hulton-Deutsch Collection ; 26 md : CORBIS/Lynsey Addario ; 26bm : CORBIS/Paul Almasy ; 26 mg : CORBIS/Sandra Seckinger/zefa ; 27 hg : BSIP BL ; 27 bg : BSIP/Dan Aucante ; 27 md : BSIP PHOTOTAKE/MENASHE ; 30 mg : PHANIE/GARO ; 30 md, 30 bd : Sédatelec ; 31 bd : CORBIS/Jutta Klee ; 31 bg, 32 : PHOTODISC ; 33 bm : PHANIE/Garo ; 33 bd, 35 bg : PHANIE/Garo ; 35 bd : PHANIE/Voisin ; 36 bd : JUPITERIMAGES/PREMIUM/THINKSTOCK LLC © 2008 ; 37 md : PHANIE/Raguet ; 38 mg : BSIP/Bruno Boissonnet ; 39 bd : PHANIE/Raguet ; 41 bg : PHANIE/Alix ; 41 hd : PHANIE/Garo ; 42 mh : BRAND X PICTURES ; 42 mm, hd : PHOTO ALTO ; 42 gm : FOOD COLLECTION ; 42 gb : BSIP/Oliel ; 43 bg : PHOTODISC ; 43 md : FOOD COLLECTION ; 44 gm : PHOTODISC ; 44 md : FOOD COLLECTION ; 44 gb : PHANIE/Alix ; 45 bg, md : PHANIE/Alix ; 45 mg : PHANIE/Garo ; 46 hg : BSIP/Cardoso ; 47 bd : PHOTODISC ; 47 bg : FOOD COLLECTION ; 48 bm : PHANIE/Garo ; 48 md : PHANIE/Voisin ; 49 bg : BSIP/Cortier ; 49 bd : CORBIS/photocuisine ; 49 hd : PHANIE/Burger ; 51 mg : CORBIS/Martin Meyer/zefa ; 51 md, bd : PHANIE/Voisin ; 53 bd, md : PHANIE/Garo ; 54 mg, 55 bd : BSIP/Chassenet ; 55 ; mg : BSIP/Mendil ; 56 mg : Point Appui ; 58 mm, hd : PHANIE/Voisin ; 59 mg : PHANIE/Burger ; 59 mb, bd : PHANIE/Garo ; 60 md, 61 bg, bd : Photo Association Feldenkrais ; 63 bg : BSIP/Cardoso ; 63 bd : PHANIE/Garo ; 64 bg, mm : BSIP/B. Boissonnet ; 64 md : BSIP/Cardoso ; 64 bd : S.R.D./Jean-Pierre Delagarde ; 65 md : BSIP/B. Boissonnet ; 65 bd : PHANIE/Garo ; 70 bg : BSIP/Deloche ; 71 bg : PHANIE/Voisin ; 72 hd, hm, hb : PHANIE/Garo ; 73 : JUPITERIMAGES/PREMIUM/GOODSHOOT © 2008 ; 74 hg : BSIP/Rafal Strzechowski ; 74 bg : CORBIS/Eleanor Bentall ; 74 md : CORBIS/Pete Saloutos/zefa ; 75 md : PHANIE/Burger ; 75 bd : PHANIE/Garo ; 75 hd : BSIP/Hardas ; 76 md : BSIP/John Birdsall ; 77 mm, bg : PHANIE/Alix ; 78 : OREDIA/Stonehouse/Camerapress ; 79 bd : BSIP/Oliel ; 79 mg : CORBIS/Bettmann ; 82 hd : CORBIS/Annebicque Bernard/SYGMA ; 82 bm, 83 mm : PHANIE/Garo ; 83 hd : PHANIE/Voisin ; 85 bg : BSIP/PURESTOCK ; 86 mm : CORBIS/Owen Franken ; 86 mg : OREDIA/Be&w ; 86 bd : OREDIA/Urbanlip ; 87 hd : CORBIS/Sandra Seckinger/zefa ; 87 mm : OREDIA/Patrice Lucenet ; 88 : PHANIE/Garo ; 89 hg : PHANIE/Alix ; 89 hd : PHANIE/Voisin ; 90 : BSIP/Renard ; 91 : BSIP/Raguet ; 92 hm : OREDIA/Reeson Philip/Retna ; 92 md : OREDIA/Reeson Philip/Retna ; 93 hd : PHANIE/Burger ; 94 : PHANIE/Garo ; 95 : THINKSTOCK LLC/ Jupiterimages ; 96 : BSIP/Platriez ; 97 mm : BSIP/Brisbois ; 97 hd : BSIP/Deloche ; 99 : BSIP/O. Diez/ARCO ; 100 : BSIP/Lurent/Laeticia ; 101 md, bd : PHANIE/Garo ; 102 md : BSIP/T & L ; 102 hd : S.R.D./Jean-Pierre Delagarde ; 103 : BSIP/Lemoine ; 104 : PHANIE/Burger ; 105 hd, mm : BSIP/Chassenet ; 106 hd, md : BSIP/Martin Lee ; 107 : CORBIS/Luca Tettoni ; 108 mm, bg : BSIP/Marka Ubik ; 108 mh : CORBIS/Macduff Everton ; 109 mg : CORBIS/Luca Tettoni ; 109 bg : CORBIS/Patrick Frilet/Hemis ; 109 bd : PHANIE/Alix ; 110 md : AKG-images ; 111 : S.R.D./Jean-Pierre Delagarde ; 112 hg, mg : AKG-images/Erich Lessing ; 112 bd : S.R.D./Jean-Pierre Delagarde ; 114, 115, 116, 117 hm, hd : CORBIS/Luca Tettoni ; 119 bd : PHANIE/Garo ; 121 bg : CORBIS/Kazuyoshi Nomachi ; 122 bg : CORBIS/Hamid Sardar ; 122 hd : CORBIS/Olivier Martel ; 123 bd : CORBIS/Anders Ryman ; 123 hg : CORBIS/Roger de La Harpe, Gallo Images ; 124 bg : BSIP/Chassenet ; md : CORBIS/Luca Tettoni ; 125 md : AKG-images/Mark De Fraeye ; 127 mg : BSIP/DOCSTOCK/P. Va Riel ; 128 bg : AKG-images/Mark De Fraeye ; 128 md, bd : BSIP/ABLESTOCK ; 128 mg : S.R.D./Jean-Pierre Delagarde ; 129 bd : PHOTO ALTO ; 129 hd : FOOD COLLECTION ; 129 mg : CORBIS/Studio Eye ; 130 : PHOTO ALTO ; 131 bd : CORBIS/Macduff Everton ; 131 hd : CORBIS/Roulier/Turiot/photocuisine ; 132 md : CORBIS/Annie Griffiths Belt ; 132 hm : JUPITERIMAGES/PREMIUM/CREATAS© 2008 ; 133 : CORBIS/Robert Kenney ; 135 : Corbis/Zefa/Pete Saloutos ; 136 : PHANIE/Garo ; 138 md : PHANIE/Garo ; 138 mg : BSIP/Cortier ; 139 bg : BSIP PHOTOTAKE/Menashe ; 140 mg : BSIP/Deloche ; 140 bg : PHANIE/Voisin ; 142 bd : PHOTODISC ; 142 hd : CORBIS/John Henley ; 143 mg, bg : PHOTODISC ; 144 : PHANIE/Voisin ; 145 : PHOTODISC ; 146 hd : PHANIE/Burger ; 147 hd : BRAND X PICTURES ; 147 bd : PHANIE/Alix ; 148 bd : BSIP/BOL/CHROMORANGE ; 148 mm : PHANIE/Garo ; 149 : PHANIE/Voisin ; 151 : CORBIS/Jim Craigmyle ; 152 : PHANIE/Alix ; 160 : PHANIE/Garo ; 161 bd : FOOD COLLECTION ; 161 hd : CORBIS/Studio Eye ; 162 hd : PHANIE/burger ; 162 bm, 162 bd : BRAND X PICTURES ; 163 hg, md et bd : S.R.D./Jean-Pierre Delagarde ; 164 : PHOTODISC ; 165, 168 hg, cg : BSIP/B. Boissonnet ; 168 bg : S.R.D./Jean-Pierre Delagarde ; 169 : BSIP/May ; 170 : BSIP/Marka Oppo ; 171 : S.R.D./Jean-Pierre Delagarde ; 172 : PHANIE/Burger ; 173, 174, 175, 176 md, bd : PHANIE/Burger ; 176 mg, bg : PHANIE/Voisin ; 178 : PHANIE/Garo ; 179 hd : PHOTODISC ; 180 dhh, dhm, db et dbm : CORBIS/DK Limited ; 180 hg : PHANIE/BURGER ; 181 db : S.R.D./Jean-Pierre Delagarde ; 181 dh : PHANIE/Garo ; 181 dm : PHANIE/Voisin ; 182 gm : JUPITERIMAGES/FOODPIX ; 182 dh : JUPITERIMAGES/PREMIUM/THINKSTOCK LLC © 2008 ; 182 gh : CORBIS/Robert Levin ; 182 dm : JUPITERIMAGES/PREMIUMBRANDX © 2008 ; 183 gb : PHANIE/Alix ; 183 db : PHANIE/Garo ; 184 dm : BSIP/Cardoso ; 186 db : GETTY IMAGES/Michael Rougier/Time & Life Pictures ; 187 mm : CORBIS/Rick Gomez ; 187 db : OREDIA/Kampfner.com/Retna ; 187 dh : CORBIS/ZEFA/A. Inden ; 187 dm : CORBIS/Jim Cummins ; 188 : Mary Evans Picture Library 2008 ; 189 hg : BSIP/Furgolle ; 189md : PHANIE/Burger ; 190 : AKG-images/RIA Nowosti ; 191 md : BSIP/MENDIL ; 191 bd : PHANIE/Voisin ; 192 db : BSIP/PHOTOTAKE/Conner ; 192 gm : OREDIA/Ajphoto ; 195 dm : CORBIS/Bettmann ; 196 dh : CORBIS/Emely/zefa ; 197 gh, db : BSIP/Bruno Boissonnet ; 199 : PHANIE/Voisin ; 200 : PHANIE/Burger ; 202 db : BSIP/WILL & Deni MCIntyre ; 202 gh : CORBIS/Roger Ressmeyer ; 203 : CORBIS/Norbert Schaefer ; 204 : BSIP/DOCSTOCK/N. Reismann ; 206, 207 : Editions Quimetao/M. ZHANG Zhuo ; 208, 211 mb, dm : BSIP/DOCSTOCK/A. Heinrich ; 211 db : CORBIS/Peter Pfander/zefa ; 211 gb : CORBIS/Sydney Shaffer/zefa ; 213 db : BSIP/Rafal Strzechowski ; 213 gh, gb, mh et mb et dh : OREDIA/Campiglio Alfonso ; 215 gh, mm et db : PHANIE/Alix ; 217 : CORBIS/ZEFA/Alessandra Schellnegger ; 218 : PHANIE/Burger ; 219 : Luca Tettoni/Corbis ; 221 gh : BSIP/O. Diez/ARCO ; 222 : JUPITERIMAGES/PREMIUM/THINKSTOCK LLC © 2008 ; 223 : BSIP/Belmonte ; 224 : OREDIA/Be&w ; 225 : BSIP/Bruno Boissonnet ; 227, 228 gm : BSIP/Bruno Boissonnet ; 228 dm, db : PHANIE/Burger ; 229 gh : BSIP/Gyssels ; 230 gb : BSIP/O. Diez/ARCO ; 232 db : CORBIS/Templer/zefa ; 232 dh, 233 dm : Editions Quimetao/M. ZHANG Zhuo ; 234 gb : BSIP/Chassenet ; 235 db : BSIP/Bill Bachman ; 235 dh : BSIP/OTO/THALAZUR ; 236 dm : CORBIS/Owen Franken ; 236 dh : PHANIE/Alix ; 237 gb : OREDIA/Gangi Claudio/Photomasi ; 238 gb, dh : PHANIE/Alix ; 238 gm, gmm : PHANIE/Garo ; 239 : Rééducation 66 ; 240 gb : CORBIS/Christophe Boisvieux ; 240 db : CORBIS/Michael S. Yamashita ; 240 dh : OREDIA/Patrice Lucenet ; 241 db : PHANIE/Bourreau ; 242 gm : BSIP/Omikron ; 242 dm : PHANIE ; 242 gb : JUPITERIMAGES/PREMIUM/PHOTOOBJECTS © 2008 ; 243 : BSIP/PHOTOTAKE/Neil Lavey ; 244 gm : CORBIS/Luca Tettoni ; 244 gb : PHANIE/Burger ; 245 : JUPITERIMAGES/PREMIUM/BANANASTOCK LTD © 2008 ; 246 : CORBIS/Alessandra Schellnegger/zefa ; 247 : CORBIS/Emely/zefa ; 248 : BSIP/Jamie Grill ; 249 : AKG-images/British Library ; 250 : BSIP/Tetra ; 251 gb : BSIP/BL ; 251 dh : CORBIS/Simon Marcus ; 252 mm, bd : BSIP/Rafal Strzechowski ; 252 gb : BSIP/Tetra ; 253 mm : BSIP/Bruno Boissonnet ; 254 hg : OREDIA/Urbanlip ; 254 bd : BSIP/Bruno Boissonnet ; 255 : DIGITAL STOCK ; 256 : BSIP/Bruno Boissonnet ; 257 : PHOTODISC ; 258 : BSIP/Lemoine ; 259 mg, bd : PHOTO ALTO ; 262 : PHOTODISC ; 263 : BRAND X PICTURES ; 264 mh : PHOTO ALTO ; 264 bd, 266 : BRAND X PICTURES ; 267 : BSIP/Bruno Boissonnet ; 269 : BRAND X PICTURES ; 270 : BSIP/Bruno Boissonnet ; 272 mg : BRAND X PICTURES ; 272, 273 : BSIP/Bruno Boissonnet ; 275 : BRAND X PICTURES ; 276 mm : BSIP/LAURENT/BORG ; 278 md : PHOTO ALTO ; 278 bg : BRAND X PICTURES ; 280 m : BSIP/Deloche ; 280 bd : BSIP/John Birdsall ; 281 hd : SIGNATURES/Florence Levillain ; 281 mg : PHANIE/Alix ; 282 bm : CORBIS/© Peter Pfander/zefa ; 283 md : FOODCOLLECTION ; 283 bg, 284 : PHOTODISC ; 285 bd : PHANIE/Garo ; 286 m : PHOTO ALTO ; 286 g, d : PHOTODISC ; 287 bm : FOODCOLLECTION ; 287 bd : PHOTO ALTO ; 289 : FOOD COLLECTION ; 291 hg : BRAND X PICTURES ; 291 jm : BRAND X PICTURES ; 291 hmd, hd : BRAND X PICTURES ; 291 b : BSIP/Bruno Boissonnet ; 293 hg : PHOTODISC ; 293 hd, bd : BSIP/Bruno Boissonnet ; 294 : BRAND X PICTURES ; 295 : FOOD COLLECTION ; 296 : BRAND X PICTURES ; 297 : BSIP/Bruno Boissonnet ; 298 bg : BRAND X PICTURES ; 298 bd, 300 : BSIP/Bruno Boissonnet ; 304 : PHOTODISC ; 304 mg : FOOD COLLECTION ; 304 bg : BRAND X PICTURES ; 304 bd, 307 : BSIP/Bruno Boissonnet ; 309 : DIGITAL STOCK ; 311 : BRAND X PICTURES ; 312 bd : OREDIA/Urbanlip ; 313 mh : PHOTO ALTO ; 313 hg, mg : BRAND X PITURES ; 313 bd : BSIP/Bruno Boissonnet ; 314 : REA/Sebastien Ortola ; 315 : CORBIS SYGMA/Bembaron Jeremy ; 316 hg : CORBIS/ZEFA/Malcom Fife ; 316 bd : CORBIS ; 317 hm : GETTY IMAGES/Taxi/Nacivet ; 317 md : JUPITERIMAGES/ PREMIUM/GOODSHOOT © 2008 ; 319, 321 : BSIP/Bruno Boissonnet ; 323 : FOOD COLLECTION ; 323 : BSIP/Bruno Boissonnet ; 325 : BRAND X PICTURES ; 327 hg : PHOTO ALTO ; 327 hd : BSIP/Bruno Boissonnet ; 328 : BRAND X PICTURES ; 329 bg : FOOD COLLECTION ; 329 bd : PHOTO ALTO ; 331 hd : FOOD COLLECTION ; 331 mg : DIGITAL STOCK ; 331 bg : BRAND X PICTURES ; 332 : BSIP/Bruno Boissonnet ; 333 bg : FOOD COLLECTION ; 333 bm, bd : PHOTODISC ; 334 bm, bg : FOOD COLLECTION ; 334 md : PHOTO ALTO ; 336, 338 : BSIP/Bruno Boissonnet ; 339 : FOOD COLLECTION ; 340 : BSIP/Bruno Boissonnet ; 341 : BRAND X PICTURES ; 344, 346 : BSIP/Bruno Boissonnet ; 348 : FOOD COLLECTION ; 350 : PHOTO ALTO ; 352 hg : PHOTODISC ; 352 bd : BSIP/Bruno Boissonnet ; 355 mg : PHOTODISC ; 355 bg : BRAND X PICTURES ; 356 : BSIP/Bruno Boissonnet ; 359 mg : BRAND X PICTURES ; 359 bg : FOOD COLLECTION ; 359 mbd : BSIP/Bruno Boissonnet ; 361 : FOOD COLLECTION ; 362 : PHANIE/Alix ; 363 mg : DIGITAL STOCK ; 363 m : PHOTO ALTO ; 363 bm : FOOD COLLECTION ; 366 m : PHOTODISC ; 366 bg : DIGITAL STOCK ; 366 bd : PHOTO ALTO ; 366 b : BRAND X PICTURES ; 367 : BSIP/Bruno Boissonnet ; 369 : PHOTODISC ; 370 : BSIP/PURESTOCK ; 373 mm, mg, bm : BRAND X PICTURES ; 373 md : PHOTODISC ; 374 : CORBIS/Joson ; 377 : BRAND X PICTURES ; 380, 382, 383 et 384 : BSIP/Bruno Boissonnet ; 386 hd : BRAND X PICTURES ; 386 mmd : PHOTODISC ; 386 bg : BRAND X PICTURES ; 387 : BSIP/Bruno Boissonnet ; 388 bg : FOOD COLLECTION ; 388 bm : BRAND X PICTURES ; 388 bd : FOOD COLLECTION ; 389 : BSIP/Bruno Boissonnet ; 391 : FOOD COLLECTION ; 394 : PHOTO ALTO ; 395 : BRAND X PICTURES ; 396 g : FOOD COLLECTION ; 396 d : PHOTODISC ; 396 bg : PHOTO ALTO ; 397 : BSIP/Bruno Boissonnet ; 398 bg : FOODCOLLECTION ; 398 md : PHOTODISC ; 399 hg, hmd : PHANIE/Garo ; 400 : BSIP/Bruno Boissonnet ; 402 mg : PHOTODISC ; 402 mb, b : BRAND X PICTURES ; 402 bd, 404, 406 : BSIP/Bruno Boissonnet ; 408 : FOOD COLLECTION ; 409, 410 : BSIP/Bruno Boissonnet ; 411 : BRAND X PICTURES ; 412 bg : FOOD COLLECTION ; 412 hd : PHOTODISC ; 413 : FOOD COLLECTION ; 414 : BRAND X PICTURES ; 416 mg : FOOD COLLECTION ; 416 d, b : BSIP/Bruno Boissonnet ; 418 mg, m et b : BRAND X PICTURES ; 418 bg : FOOD COLLECTION ; 422 : BSIP/Bruno Boissonnet ; 424 : PHOTODISC ; 424 : PHANIE/Alix ; 456 : BSIP/May ; 456, 457 : S.R.D./Jean-Pierre Delagarde.

Dessins

Brian Delf : 412 ; Denise Weber : 25, 391 ; Françoise Bonvoust : 336 d, 454 ; Françoise de Dalmas : 361 ; Guy Michel : 111, 450 d ; Jean Coladon : 336 g, 416 ; Jean-Paul Turmel : 23 d, 275 ; Jenny Chan : 125, 214 ; Josiane Lardy : 304 ; Luc Bosserdet : 436 ; Studio Demi/Sergio Borella, Paola Farinone : 447, William Fraschini : 23 g, 89, 141, 185 g, 185 bd, 309, 311, 323 d, 329, 332, 342 g, 342 d, 348, 350, 379, 387, 425, 426, 429, 431, 435 g, 435 d, 437, 440, 441, 442, 444, 446, 448, 450 g, 451, 453, 455.

Secrets des médecines alternatives

est une réalisation de Sélection du Reader's Digest.

PREMIÈRE ÉDITION
Premier tirage

Impression : novembre 2008
Dépôt légal en France : janvier 2009
Dépôt légal en Belgique : D-2009-0621-26

Imprimé en Chine
Printed in China

ISBN : 978-2-7098-2038-7